Prof. Dr. Udo Rauchfleisch

DICCIONARIO DE PSIQUIATRÍA

DICCIONARIO DE PSIQUIATRÍA

Bajo la dirección de
RAYMOND BATTEGAY, JOHANN GLATZEL,
WALTER PÖLDINGER y UDO RAUCHFLEISCH

BARCELONA
EDITORIAL HERDER
1989

Versión castellana de DIORKI, de la obra de
R. BATTEGAY, J. GLATZEL, W. PÖLDINGER y U. RAUCHFLEISCH, *Handwörterbuch der Psychiatrie*,
Ferdinand Enke Verlag, Stuttgart 1984

Al mencionar determinados productos farmacéuticos no se alude expresamente a su carácter de marcas registradas,
por lo que sería erróneo concluir que se trata de productos no amparados por la ley

© *1984 Ferdinand Enke Verlag, Stuttgart*
© *1989 Editorial Herder S.A., Barcelona*

No está permitida la reproducción total o parcial de esta obra, ni el almacenamiento en un sistema informático,
ni la transmisión en cualquier forma o medio: electrónico, mecánico, por fotocopia, por registro o por otros
métodos, sin el permiso previo y por escrito de los titulares del Copyright

ISBN 84-254-1580-2

ES PROPIEDAD   DEPÓSITO LEGAL: B.32.447-1988   PRINTED IN SPAIN

GRAFESA - Nápoles, 249 - 08013 Barcelona

ÍNDICE

Prólogo	7
Colaboradores	9
Agresión	15
Amencia	19
Análisis del destino	21
Análisis existencial	25
Análisis transaccional	29
Anamnesis	33
Angustia	36
Anorexia nerviosa	40
Anormalidad	44
Antidepresivos	47
Antipsiquiatría	57
Autismo	60
Ayuda a morir	63
Biofeedback	66
Bioquímica	70
Capacidad jurídica y capacidad de obrar	77
Comprensión	80
Concepto de enfermedad	84
Confianza originaria	86
Cuestionarios de autoevaluación	89
Defecto	94
Delirio	97
Dependencia del alcohol	107
Depresión	116
Desarrollo: el aspecto cognitivo	119
Desarrollo: el aspecto psicoanalítico	126
Desviación	137
Diagnóstico	140
Diagnóstico cognitivo	142
Diagnóstico de curso	144
Diagnóstico de la senectud	148
Diagnóstico de las lesiones cerebrales	151
Diagnóstico de los trastornos del desarrollo mental	155
Diagnóstico de los trastornos del comportamiento infantil	158
Diagnóstico del desarrollo	163
Diagnóstico neuropsicológico	168
Diagnóstico psicoanalítico	171
Documentación	176
Dolor	178
Drogadicción	180
Electroencefalografía en psiquiatría	187
Endógeno	190
Enfermedad maniacodepresiva	192
Enfermedad mental	200
Entrenamiento autógeno	203
Epilepsia	206
Ergoterapia	210
Escalas de juicio clínico	212
Esquizofrenia	216
Evaluación de las terapias farmacológicas	232
Evaluación de los métodos psicoterapéuticos	234
Exógeno	236
Explicación	238
Exploración	241
Fantasía catatímica	244
Farmacología	250
Fisioterapia	258
Formas de neurosis	261
Fundamentos psicométricos del diagnóstico	268
Genética psiquiátrica	270
Grupos Balint	278
Hallazgos somáticos en las psicosis	281
Hipnosis	288
Ilusión sensorial	293
Impulso y sus trastornos	295
Incapacidad civil y tutela	299

Índice

Logoterapia	304
Lúes del sistema nervioso	305
Medicina sexual	308
Método fenomenológico	313
Métodos audiovisuales en psiquiatría	319
Métodos gráficos	321
Métodos lúdicos	324
Modelo de psicosis	326
Modelo estructural de personalidad	328
Modelo tópico de personalidad	330
Musicoterapia	332
Neopsicoanálisis	335
Neuroendocrinología	340
Neurolépticos	345
Neurosis experimentales	358
Oligofrenia	364
Paranoia	369
Pastoral psiquiátrica	371
Perversión sexual	375
Proceso	380
Psicoanálisis	383
Psicocirugía	392
Psicodrama	398
Psicohigiene	402
Psicología analítica	406
Psicología individual	410
Psicología médica	414
Psicopatía	418
Psicopatología	421
Psicosis	424
Psicosis emocional	426
Psicosis orgánicas y sintomáticas	428
Psicosomática	433
Psicoterapia	442
Psicoterapia centrada en el cliente	445
Psicoterapia de grupo	449
Psicoterapia de la pareja	455
Psicoterapia humanista	460
Psiquiatría	462
Psiquiatría de los perseguidos	469
Psiquiatría de urgencia	475
Psiquiatría familiar	484
Psiquiatría hospitalaria	488
Psiquiatría infantil y juvenil	491
Psiquiatría social	498
Responsabilidad civil e imputabilidad	507
Síntoma	511
Sueños	514
Suicidio	518
Teoría de los sistemas	525
Terapéutica electroconvulsivante	529
Terapéutica mediante la poesía y biblioterapia	531
Terapia cognitiva	533
Terapia de la conducta	536
Terapia del movimiento y del cuerpo	541
Terapia guestáltica	544
Terapia primaria	547
Terapia psicodélica	549
Terapia psicolítica	551
Terapia sistémica	554
Terapias analíticas breves	558
Test	562
Tests con aparatos	564
Tests de angustia	569
Tests de personalidad	572
Tests de rendimiento	576
Tests proyectivos	579
Tranquilizantes	582
Trastornos afectivos	589
Trastornos de la memoria	594
Trastornos del pensamiento	597
Trastornos del sueño	599
Trastornos fronterizos	603
Trastornos narcisistas de la personalidad	607
Trastornos sexuales funcionales	612
Tratamiento con antiandrógenos	619
Índice de autores	623
Índice de materias	639

PRÓLOGO

La explicación de los conceptos más corrientes es una tarea esencial en psiquiatría, dadas las diversas acepciones de un mismo término en los distintos autores. El presente diccionario incluye los aspectos más importantes de la psiquiatría y de la psicopatología, de la psicodinámica, la bioquímica, la neuroendocrinología, la psicoterapia y la psicofarmacología, de las psicosis, neurosis y psicosomática, de los trastornos cerebrales sintomáticos y orgánicos y de todas las otras enfermedades psiquiátricas en las diversas edades de la vida, de la psiquiatría forense y de los tests psicológicos. En una obra de este género tampoco podían faltar los aspectos psiquiátrico-sociales.

Se ha encomendado la exposición de cada tema a los especialistas respectivos. Los autores han contrastado diversos puntos de vista tanto a nivel histórico como de actualidad. La obra no está concebida como una unidad compacta, sino que pretende ofrecer una visión global de las diversas corrientes teóricas, al tiempo que presenta esquemas conceptuales más allá de las opiniones de escuela. Se ha otorgado importancia por igual a los aspectos clínicos y científicos. En las ciento cuarenta y dos colaboraciones de que consta la obra, los autores han intentado, por una parte, definir conceptos y exponer de forma sintética la materia, y, por otra, han procurado proporcionar una visión global lo más completa posible. En general, después de cada entrada se enumera una serie más o menos larga de palabras clave. Éstas, lo mismo que los subtítulos, permiten obtener una rápida información de cada tema. La bibliografía al final de cada artículo ayudará al lector interesado a profundizar en el estudio de la materia respectiva.

Sabemos que existen en el mercado otras obras similares sobre psiquiatría. Sin embargo, hemos considerado oportuna la publicación del presente diccionario manual porque echábamos de menos una obra de consulta breve que a la vez ofreciera una sólida iniciación en los diversos conceptos y áreas del saber psiquiátrico.

Debemos expresar nuestra gratitud a la editorial Ferdinand Enke, y muy concretamente a la doctora M. Kuhlmann, por la buena disposición con que han acogido siempre nuestras sugerencias y deseos. Agradecemos también a la señora R. Dufner-Stump su valiosa ayuda en la confección de los índices. Y no podemos menos de manifestar nuestro reconocimiento a los autores por su colaboración tan puntual como rigurosa.

La presente obra brindará sin duda a psiquiatras, psicólogos y público interesado en estas materias una información general que difícilmente podrían obtener de otro modo. Nuestro deseo es que sea un valioso auxiliar para todos los lectores.

LOS DIRECTORES

ADVERTENCIA EDITORIAL

La Editorial Herder ha considerado oportuno prescindir, en la versión castellana, de un pequeño número de artículos —5 en total— dedicados a la legislación alemana en temas relacionados con la psiquiatría. En su lugar se han redactado de nuevo los artículos *Capacidad jurídica y capacidad de obrar*, *Enfermedad mental* —excepto el apartado 1—, *Incapacidad civil y tutela* y *Responsabilidad civil e imputabilidad*. Estos artículos ofrecen un resumen de la legislación española sobre los temas en cuestión. Externamente son fácilmente identificables por ser los únicos presentados de forma anónima.

COLABORADORES

Adler, Meinhard, Prof. Dr. Med., Hauptstr. 3-4, 5449 Kisselbach *(Psicocirugía).*

Adler, Rolf, Priv.-Doz. Dr. Med., Jefe del Departamento de medicina del Inselspital de Berna, C.L. Lory-Haus, CH-3010 Berna *(Psicosomática).*

Alac, Slobodan, Dr. Med., Clínica psiquiátrica cantonal de Wil (San Gall), Züricher Str. 30, CH-9500 Wil/San Gall *(Ergoterapia).*

Anderegg, Erwin, Sacerdote, Clínica psiquiátrica de la Universidad de Basilea, Thiersteinerrain 67, CH-4059 Basilea *(Pastoral psiquiátrica).*

Arnds, H.G., Dipl. Ps., Instituto psicoanalítico y psicoterapéutico de la Asociación psicoanalítica alemana, Kaiser-Joseph-Str. 239, 7800 Friburgo *(Anamnesis).*

Battegay, Raymond, Prof. Dr. Med., Policlínica psiquiátrica universitaria, Petersgraben 4, CH-4031 Basilea *(Confianza originaria, Formas de neurosis, Psicoanálisis, Psicoterapia, Trastornos narcisistas de la personalidad).*

Baumann, Urs, Prof. Dr. Phil., Instituto de psicología, Universidad de Salzburgo, Akademiestrasse 22, A-5020 Salzburgo *(Diagnóstico de curso, Documentación).*

Becker, Peter, Prof. Dr. Phil., Departamento (FB I) de psicología, Universidad de Tréveris, Schneidershof, 5500 Tréveris *(Tests de angustia).*

Benedetti, Gaetano, Prof. Dr. Phil., Inzlingerstr. 291, CH-4125 Riehen *(Desarrollo: el aspecto psicoanalítico, Psicohigiene).*

Berner, Peter, Prof. Dr., Director de la Clínica psiquiátrica de la Universidad de Viena, Währinger Gürtel 74-76, A-1090 Viena *(Paranoia).*

Boeters, Ulrich, Prof. Dr. Med., Clínica neurológica universitaria, Departamento de psiquiatría, Niemannsweg 147, 2300 Kiel *(Psicosis emocional).*

Boss, Medard, Prof. Dr. Med., Bahnhofstr. 53, CH-8702 Zöllikon-Zurich *(Sueños).*

Brefin, Matthias, Sacerdote, Clínica psiquiátrica cantonal de Liestal, Rehhagstr. 15, CH-4410 Liestal *(Pastoral psiquiátrica).*

Brengelmann, Johannes Clemens, Prof. Dr. Med., Dr. Rer. Nat., Director de Departamento de psicología del Instituto Max-Planck de psiquiatría, Kraepelinstr. 10, 8000 Munich 40 *(Terapia de la conducta).*

Bresser, Paul H., Prof. Dr. Med., Dr. Phil., Director del Departamento de psicología legal y psiquiatría, Instituto de medicina legal de la Universidad de Colonia, Melatengürtel 60, 5000 Colonia 30 *(Enfermedad mental,* apartado 1).

Brickenkamp, Rolf, Dr. Rer. Nat., Director del Seminario de psicología, sociología y economía, Universidad de Colonia, Gronewaldstr. 2, 5000 Colonia 41 *(Tests de rendimiento).*

Condrau, Gion, Prof. Dr. Med., Dr. Phil., psiquiatra y psicoterapeuta, Strehlgasse 15, CH-8704 Herrliberg *(Análisis existencial).*

Czernik, Adelheid, Priv.-Doz. Dr. Med., Departamento de psiquiatría de la Universidad de Aquisgrán, Goethestr. 27-29, 5100 Aquisgrán *(Neuroendocrinología).*

Chrzanowski, Gerard, M.D., P.C., 250 East 87th street, Nueva York, N.Y. 10028, USA *(Teoría de los sistemas).*

Demuth, Wolfgang, Dr. Rer. Nat., Clínica psiquiátrica y policlínica de la Universidad Johannes

Colaboradores

Gutenberg, Langenbeckstr. 1, 6500 Maguncia *(Ilusión sensorial).*

Duss-von Werdt, Josef, Instituto para el matrimonio y la familia, Wiesenstr. 9, CH-8032 Zurich *(Terapia sistémica).*

Eggers, Christian, Prof. Dr. Med., Director de la clínica psiquiátrica infantil y juvenil, Hufelandstr. 55, 4300 Essen 1 *(Autismo, Psiquiatría infantil y juvenil).*

Eggert, Dietrich, Prof. Dr., Universidad de Hannover, Ciencias de la educación (FB I), Bismarckstr. 2, 3000 Hannover 1 *(Diagnóstico de los trastornos del desarrollo mental).*

Eicher, Wolf, Prof. Dr. Med., Clínica ginecológica del Hospital de las Diaconisas, Universidad de Heidelberg, Speyerer Str. 91, 6800 Mannheim 1 *(Medicina sexual).*

Feuerlein, Wilhelm, Prof. Dr. Med., Director de la Policlínica psiquiátrica, Instituto Max-Planck de psiquiatría, Kraepelinstr. 10, 8000 Munich 40 *(Dependencia del alcohol).*

Fierz, Heinrich Karl, Dr. Med., Clínica de Zürichberg, Dolderstr. 107, CH-8032 Zurich *(Psicología analítica).*

Flügel, Kurt A., Prof. Dr. Med., Clínica neurológica universitaria, Schwabachanlage 6, 8520 Erlangen *(Trastornos de la memoria).*

Glatzel, Johann, Prof. Dr. Med., Clínica psiquiátrica universitaria, Langenbeckstr. 1, 6500 Maguncia 1 *(Anormalidad, Antipsiquiatría, Psicopatía, Psicopatología).*

Gnirss, Fritz, Prof. Dr. Med., Clínica psiquiátrica de Königsfelden, CH-5200 Königsfelden *(Trastornos del sueño).*

Häfner, Heinz, Prof. Dr. Med., Dr. Phil., Instituto central para la salud mental, J 5, 6800 Mannheim 1 *(Concepto de enfermedad).*

Hagen, Monika, Dr., Clínica psiquiátrica universitaria, Am Ortenberg, 3550 Marburgo *(Endógeno).*

Hansen, Jürg, Prof. Dr. Med., Hospital universitario Eppendorf, Clínica psiquiátrica y neurológica, Martinistr. 52, 2000 Hamburgo 20 *(Impulso y sus trastornos, Trastornos afectivos).*

Haring, Claus, Prof. Dr. Med., Clínica estatal renana, Clínica psiquiátrica de la Universidad de Düsseldorf, Bergische Landstr. 2, 4000 Düsseldorf 12 *(Psiquiatría).*

Harrer, Gerhart, Prof. Dr. Med., Director médico de la Clínica neurológica del Estado, Presidente del Instituto de psiquiatría forense de la Universidad de Salzburgo, Ignaz-Harrer-Str. 79, A-5020 Salzburgo *(Musicoterapia, Terapéutica electroconvulsivante).*

Hartmann, Wolfgang, Prof. Dr. Med., Médico jefe de la Clínica psiquiátrica, Hospital Clínico de Ingolstadt, Krumenauerstr. 25, 8070 Ingoldstadt *(Diagnóstico, Exploración).*

Heim, Edgar, Prof. Dr. Med., Director de la Clínica psiquiátrica universitaria, Murtenstr. 21, CH-3010 Berna *(Métodos audiovisuales en psiquiatría).*

Henke, Hermann, Prof. Dr., Instituto de fisiología de la Universidad de Munich, Pettenkoferstr. 12, 8000 Munich 2 *(Bioquímica).*

Hobi, Viktor, Prof. Dr. Phil., Clínica psiquiátrica de la Universidad de Basilea, Wilhelm Klein-Str. 27, CH-4025 Basilea *(Tests con aparatos).*

Hofer, Gunter, Prof. Dr. Med., Centro de medicina psicológica, Facultad de medicina de Hannover, Postfach 61 01 80, 3000 Hannover 61 *(Delirio).*

Hoffmann, Sven Olaf, Prof. Dr. Med., Director de la Clínica y policlínica de medicina psicosomática y psicoterapia de la Universidad de Maguncia, Langenbeckstr. 1, 6500 Maguncia 1 *(Agresión).*

Horn, H.J., Prof. Dr. Med., Director médico, Departamento de psiquiatría forense de la Clínica neurológica estatal de Andernach, Am Nettegut 2, 5470 Andernach *(Tratamiento con antiandrógenos).*

Huber, Gerd, Prof. Dr. Med., Director de la Clínica neurológica y policlínica universitaria, Sigmund-Freud-Str. 25, 5300 Bonn-Venusberg *(Hallazgos somáticos en las psicosis, Psicosis orgánicas y sintomáticas).*

Huth, Werner, Dr. Med., neurólogo y psicoterapeuta, Nördliche Auffahrtsallee 18, 8000 Munich 19 *(Análisis del destino).*

Kerekjarto, Margit v., Prof. Dr., Directora del Departamento II de psicología médica, Clínica médica, Hospital universitario de Eppendorf, Martinistr. 52, 2000 Hamburgo 20 *(Psicología médica).*

Killian, Wolfgang, Dr. Dr., Hospital neurológico de la ciudad de Viena, Departamento de trastornos en el desarrollo infantil, Riedelgasse 5, A-1130 Viena *(Oligofrenia).*

Kocher, Ralph, Priv.-Doz. Dr. Med., neurólogo y psiquiatra, Clínica universitaria de Basilea, Wilhelm Klein-Str. 27, CH-4025 Basilea *(Dolor).*

König, Claudia, Dipl. Ps., Bergstr. 54, 5501 Newel-Butzweiler *(Psicoterapia centrada en el cliente).*

König, Karl, Prof. Dr. Med., psicólogo clínico de grupo, Humboldtallee 3, 3400 Gotinga *(Angustia).*

Kraus, A., Prof. Dr. Med., Hospital clínico de la Universidad de Heidelberg, Clínica psiquiátrica, Vossstr. 4, 6900 Heidelberg 1 *(Depresión, Enfermedad maniacodepresiva).*

Krebs-Roubicek, Eva, Dr. Med., Directora del Centro de electroencefalografía de la Clínica psiquiátrica cantonal, CH-9500 Wil/San Gall *(Electroencefalografía en psiquiatría).*

Labhardt, Felix, Prof. Dr. Med., Director adjunto de la Clínica psiquiátrica de la Universidad de Basilea, Wilhelm Klein-Str. 27, CH-4025 Basilea *(Entrenamiento autógeno, Grupos Balint).*

Ladewig, Dieter, Prof. Dr. Med., Clínica psiquiátrica de la Universidad de Basilea, Wilhelm Klein-Str. 27, CH-4025 Basilea *(Drogadicción).*

Laux, Gerd, Dr. Med., Hospital psiquiátrico estatal de Weinsberg, 7102 Weinsberg *(Psiquiatría hospitalaria).*

Leuner, Hanscarl, Prof. Dr. Med., Departamento de psicoterapia y psicosomática, Universidad Georg-August de Gotinga, v. Siebold-Str. 5, 3400 Gotinga *(Biofeedback, Fantasía catatímica, Modelo de psicosis, Terapia psicodélica, Terapia psicolítica).*

Leutz, Grete Anna, Dr. Med., Directora del Instituto Moreno, Uhlandstr. 8, 7770 Überlingen *(Psicodrama).*

Louis, Viktor, Dr. Med., Selnaustr. 15, CH-8002 Zurich *(Psicología individual).*

Masserman, Jules H., Prof., M.D., 8 South Michigan avenue, Chicago, Ill. 60603, USA *(Neurosis experimentales).*

Matussek, Norbert, Prof. Dr. Med., Departamento de neuroquímica de la Clínica psiquiátrica y policlínica de la Universidad de Munich, Nussbaumstr. 7, 8000 Munich 2 *(Bioquímica).*

Matussek, Paul, Prof. Dr. Med., Dr. Phil., investigador en psicopatología y psicoterapia por cuenta de la Sociedad Max-Planck, Montsalvatstr. 19, 8000 Munich 40 *(Esquizofrenia, Psiquiatría de los perseguidos).*

Maurer, Yvonne, Dr. Med., psiquiatra y psicoterapeuta, Clínica psiquiátrica del Sanatorio de Kilchberg, CH-8802 Kilchberg ZH *(Fisioterapia).*

Meerwein, Fritz, Prof. Dr. Med., neurólogo, Mühlebachstr. 82, CH-8008 Zurich *(Ayuda a morir).*

Merz, Jürg, Lic. Phil., Hospital de la Universidad de Zurich, Policlínica psiquiátrica, Pestalozzistr. 10-12, CH-8032 Zurich *(Psicoterapia de la pareja).*

Meyer, Adolf-Ernst, Prof. Dr. Med., Dr. Rer. Soc., Departamento de medicina psicosomática, Hospital universitario de Eppendorf, Martinistr. 52, 2000 Hamburgo 20 *(Modelo estructural de personalidad, Modelo tópico de personalidad).*

Michel, Lothar, Prof. Dr. Phil., Cátedra de psicología, Universidad de Mannheim, Schloss, 6800 Mannheim 1 *(Fundamentos psicométricos del diagnóstico).*

Minsel, Wolf-Rüdiger, Prof. Dr. Phil., Seminario de psicología, sociología y economía, Richard Wagner-Str. 39, 5000 Colonia 1 *(Psicoterapia centrada en el cliente).*

Möller, Hans Jürgen, Prof. Dr. Med., Clínica psiquiátrica de la margen derecha del Isar de la UT de Munich, Möhlstr. 26, 8000 Munich 80 *(Escalas de juicio clínico).*

Mundt, Ch., Priv.-Doz. Dr. Med., Clínica psiquiátrica, Hospital clínico de la Universidad de Heidelberg, Vossstr. 4, 6900 Heidelberg 1 *(Defecto).*

Oesterreich, Klaus, Prof. Dr. Med., Clínica psiquiátrica, Hospital clínico de la Universidad de Heidelberg, Departamento de gerontopsiquiatría, Vossstr. 4, 6900 Heidelberg 1 *(Diagnóstico de la senectud).*

Orban, Peter, Dr., Eduard Rüppell-Str. 3, 6000 Francfort del M. *(Terapia primaria).*

Orengo, P., Dr. Med., Clínica psiquiátrica universitaria, Postfach 3960, 6500 Maguncia *(Exógeno).*

Pauleikhoff, Bernhard, Prof. Dr. Med., Dr. Phil., Clínica neurológica universitaria, Roxeler Str. 131, 4400 Münster *(Amencia).*

Perret, Etienne, Prof. Dr. Phil., Clínica neurológica, Departamento de neuropsicología, Hospital de la Universidad de Zurich, Vogelsangstr. 52, CH-8006 Zurich *(Diagnóstico neuropsicológico).*

Petri, Horst, Priv.-Doz. Dr. Med., Kunzendorfstr. 27, 1000 Berlín 37 *(Diagnóstico de los trastornos del comportamiento infantil).*

Petzold, Hilarion, Dr., Instituto Fritz Perls, Brehmstr. 9, 4000 Düsseldorf 1 *(Terapia del movimiento y del cuerpo, Terapia guestáltica, Terapéutica mediante la poesía y bibliotarapia).*

Plaum, Ernst, Dr., Universidad de Constanza, Facultad de psicología y sociología, Universitatsstr.

Colaboradores

10, 7750 Constanza *(Diagnóstico cognitivo, Terapia cognitiva)*.

Pöldinger, Walter, Prof. Dr. Med., Médico jefe de la Clínica psiquiátrica cantonal, CH-9500 Wil/San Gall *(Antidepresivos, Logoterapia, Neurolépticos, Psiquiatría de urgencia, Tranquilizantes, Trastornos sexuales funcionales)*.

Radvila, Andreas, Dr. Med., Clínica universitaria, Inselspital de Berna, C.L. Lory-Haus, CH-3010 Berna *(Psicosomática)*.

Rauchfleisch, Udo, Priv.-Doz. Dr. Rer. Nat., Clínica psiquiátrica universitaria, Hospital cantonal, Petersgraben 4 CH-4031 Basilea *(Desviación, Psicoterapia, Test, Tests de personalidad, Tests proyectivos)*.

Reimer, Fritz, Prof. Dr. Med., Director médico del Hospital psiquiátrico estatal de Weinsberg, 7102 Weinsberg *(Psiquiatría hospitalaria)*.

Remschmidt, Helmut, Prof. Dr. Med., Dr. Phil., Clínica y policlínica de psiquiatría infantil y juvenil, Hans-Sachs-Str. 6, 3550 Marburgo *(Diagnóstico del desarrollo)*.

Rett, Andreas, Primarius Univ.-Prof. Dr. Med., Hospital neurológico de la ciudad de Viena, Departamento de trastornos del desarrollo infantil, Riedelgasse 5, A-1130 Viena *(Oligofrenia)*.

Ringel, Erwin, Univ.-Prof. Dr. Med., Presidente del Instituto de psicología médica de la Facultad de Medicina de la Universidad de Viena, Währingergürtel 74-76, A-1090, Viena *(Suicidio)*.

Rohde-Dachser, Christa, Priv.-Doz. Dr. Med., Colmarstr. 2, 3000 Hannover 71 *(Trastornos fronterizos)*.

Rudolf, Gerd, Prof. Dr. Med., Hospital clínico de Charlottenburg, Departamento de psicoterapia y medicina psicosomática, Spandauer Damm 130, 1000 Berlín 19 *(Evaluación de los métodos psicoterapéuticos)*.

Schaefer, Michael, Dr. Med., Centro de neurología, Clínica psiquiátrica, Ortenbergstr. 8, 3550 Marburgo *(Comprensión, Método fenomenológico, Proceso)*.

Scharfetter, Christian, Prof. Dr. Med., Clínica psiquiátrica de la Universidad de Zurich, Lenggstr. 31, CH-8029 Zurich *(Síntoma)*.

Scheid, Werner, Prof. Dr. Med., Gyrhofstr. 19, 5000 Colonia-Lindenthal *(Lúes del sistema nervioso)*.

Schindler, Raoul, Univ.-Doz. Prim. Dr. Med., Bennogasse 8, A-1080 Viena *(Psicoterapia de grupo)*.

Schlegel, Leonhard, Dr. Med., psiquiatra y psicoterapeuta, Merkurstr. 56, CH-8032 Zurich *(Análisis transaccional)*.

Schmitt, Wolfram, Prof. Dr. Med., Dr. Phil., Clínica psiquiátrica, Hospital clínico de la Universidad de Heidelberg, Vossstr. 4, 6900 Heidelberg 1 *(Explicación)*.

Schneider, Kristine, Dr. Phil., psicoterapeuta guestáltica, Hauptstr. 87, 5000 Colonia 50 *(Psicoterapia humanista)*.

Schrappe, Otto, Prof. Dr. Med., Director de la Clínica psiquiátrica, Clínica neurológica universitaria, Füchsleinstr. 15, 8700 Wurzburgo *(Psicosis)*.

Schütze, Gerd, Prof. Dr. Med., Director del Departamento de psiquiatría infantil y juvenil, Clínica neurológica universitaria, Niemannsweg 147, 2300 Kiel *(Anorexia nerviosa)*.

Sehringer, Wolfgang, Prof. Dr. Phil., Facultad de pedagogía de Heidelberg, Departamento de psicología (FB I), Keplerstr. 87, 6900 Heidelberg 1 *(Métodos gráficos)*.

Seyfeddinipur, N., Dr. Med., Clínica psiquiátrica y policlínica, Hospital clínico de la Universidad Johannes Gutenberg, Langenbeckstr. 1, 6500 Maguncia 1 *(Epilepsia)*.

Sifneos, Peter E., Prof., M.D., Facultad de medicina de Harvard, Hospital Beth Israel, Departamento de psiquiatría, 330 Brooklin avenue, Boston, MA 02215, USA *(Terapias analíticas breves)*.

Solms, Hugo, Prof. Dr. Med., psiquiatra y psicoterapeuta, 16, rue Albert-Gos, CH-1206 Ginebra *(Perversión sexual)*.

Süllwold, Lieselotte, Prof. Dr. Phil., Hospital clínico de la Universidad Johann Wolfgang Goethe, Departamento de psiquiatría clínica II, Heinrich-Hoffmann-Str. 10, 6000 Francfort del M. 71 *(Trastornos del pensamiento)*.

Steiner, Gerhard, Prof. Dr. Phil., Director del Instituto de psicología, Universidad de Basilea, Bernoullistr. 14, CH-4056 Basilea *(Desarrollo: el aspecto cognitivo)*.

Stierlin, Helm, Prof. Dr. Med., Dr. Phil., Clínica psicosomática, Departamento de investigación básica y de terapia familiar de orientación psicoanalítica, Mönchhofstr. 15a, 6900 Heidelberg 1 *(Psiquiatría familiar)*.

Stumpf, Christof, Prof. Dr. Med., Instituto neurofarmacológico de la Universidad de Viena, Währinger Str. 13a, A-1090 Viena *(Farmacología)*.

Tischtau-Schröter, Regine, Dipl. Ps., psicoterapeuta clínica de grupos, Humboldtallee 3, 3400 Gotinga *(Angustia).*

Uchtenhagen, Ambros, Prof. Dr. Phil., Dr. Med., Servicio de psiquiatría social de la Clínica psiquiátrica universitaria, Lenggstr. 31, CH-8029 Zurich *(Psiquiatría social).*

Vogel, Horst, Prof. Dr. Phil., Instituto Sigmund-Freud, Myliusstr. 20, 6000 Francfort del M. *(Diagnóstico psicoanalítico).*

Welter-Enderlin, Rosmarie, MSW, Instituto para el matrimonio y la familia, Wiesenstr. 9, CH-8032 Zurich *(Terapia sistémica).*

Werder, Hans, Dr. Phil., Servicio de psicología infantil y juvenil, Hermann-Keller-Str. 9, CH-4310 Rheinfelden *(Diagnóstico de las lesiones cerebrales, Métodos lúdicos).*

Willi, Jürg, Prof. Dr. Med., Director del Departamento de medicina psicosocial y de terapia familiar, Hospital de la Universidad de Zurich, Pestalozzistr. 10, CH-8032 Zurich *(Psicoterapia de la pareja).*

Woggon, Brigitte, Dr. Med., Clínica psiquiátrica de la Universidad de Zurich, Lengstr. 31, CH-8029 Zurich *(Evaluación de las terapias farmacológicas).*

Wolff, Konrad, Dr. Med., psiquiatra y psicoterapeuta, Lange Gasse 34, CH-4102 Binningen-Basilea *(Hipnosis).*

Zander, Esther, Dr. Med., Hildegardstr. 30, 8035 Gauting *(Neopsicoanálisis).*

Zander, Wolfgang, Priv.-Doz. Dr. Med., Instituto de psicología médica y psicoterapia de la UT de Munich, Langerstr. 3, 8000 Munich 80 *(Neopsicoanálisis).*

Zerbin-Rüdin, Edith, Priv.-Doz. Dr. Med., Instituto Max-Planck de psiquiatría, Kraepelinstr. 2, 8000 Munich 40 *(Genética psiquiátrica).*

Zerssen, Detlev v., Prof. Dr. Med., Instituto Max-Planck de psiquiatría, Kraepelinstr. 10, 8000 Munich 40 *(Cuestionarios de autoevaluación).*

A

AGRESIÓN. → Psicoanálisis, psicología de la motivación, teoría de la conducta, determinismo social, → psicopatología.

La agresión es un concepto general que incluye *motivos, pensamientos, afectos y manifestaciones comportamentales* a los que se atribuye una *influencia directa, eficaz, y por lo general nociva, sobre cosas y personas*. El uso clínico del término alcanza desde la descripción de la conducta agresiva y antisocial hasta la detección de emociones y fantasías agresivas. Desde el punto de vista práctico se pueden distinguir en clínica dos significados principales en el uso del concepto de agresión: 1. El área de la agresión *no manifiesta:* se trata sobre todo de pensamientos, fantasías, ensueños, deseos e impulsos agresivos, con sus correspondientes afectos y emociones. 2. El área de la agresión *manifiesta,* es decir, la conducta agresiva y la agresión expresada verbalmente. Esta última se designa también a veces como *agresividad,* concepto que alude a una acentuada propensión a la manifestación agresiva. Esta bipartición elemental no coincide con la distinción entre agresión consciente y agresión inconsciente.

El planteamiento científico ha abordado sobre todo la cuestión relativa a la génesis y la conceptualización de la agresión. Por lo que se refiere a estos problemas se ha llegado a una polarización de las investigaciones que presenta, por una parte, una notable alianza de psicoanalistas (→ psicoanálisis) y biólogos, que consideran la agresión, sobre todo, desde el punto de vista de lo pulsional, y, por otra, el amplio espectro de la psicología de orientación conductista para la cual la agresión se reduce exclusivamente al comportamiento agresivo, sobre todo en su determinación social.

1. Génesis y conceptualización de la agresión. La investigación científica de la agresividad humana comenzó hace alrededor de 60 años con S. Freud. Éste, en su teoría de la motivación, partió siempre de dos formas pulsionales que actúan en sentido antagonista. En su última versión presenta el enfrentamiento de la pulsión de vida (sexualidad) y de la pulsión de muerte (agresión). La agresividad y la destructividad serían, pues, manifestaciones de la pulsión de muerte. Sin embargo, quedaba sin resolver un decisivo problema teórico. Mientras que la energía agresiva incluye momentos activos en el sentido del *adgredi* latino, o también del interés vehementemente comunicativo (Battegay 1979) —desde la actividad general, dirigida al objeto, hasta el sadismo—, la meta de la pulsión de muerte sería, según Freud, completamente pasiva: la pulsión de muerte comparte «el anhelo más general de toda vida de volver al reposo del mundo inorgánico» (1920, p. 68). Esto, en realidad, tiene poco que ver con las motivaciones o con la conducta agresiva. La mayoría de los psicoanalistas tienden, en cambio, a aceptar la hipótesis de una pulsión de agresión y a rechazar que exista una pulsión de muerte. La primera conceptualización de una pulsión de agresión se remonta a A. Adler (1908), aunque no ejerció influencia posterior. Freud, en la segunda versión de su teoría, desarrolló el supuesto de que, en todas las manifestaciones clínicas, las pulsiones de vida y las de muerte van más o menos mezcladas y que las fuerzas agresivas están sometidas a las reglas generales de la dinámica pulsional (mezcla, neutralización, defensa, economía, etc.). Hartmann y colaboradores (1949) refundieron esta teoría en una línea consecuente. Hacker (1973) ha propuesto una versión actualizada. Algunos biólogos y etólogos, cuyo representante más destacado es K. Lorenz (1963), defienden hoy una concepción similar en muchos puntos. Consideran la agresividad como un potencial innato de conducta, de máxima importancia para la conservación y la selección de las especies. La agresividad es un modelo pulsional pleno de sentido dentro de la evolución. Los biólogos rechazan una pulsión de muerte de corte freudiano. Las investigaciones de fisiología cerebral de Hess habían apuntado ya a un potencial de agresión presente en el diencéfalo y estimulable experimentalmente.

La pregunta lógica sobre los estímulos o influencias que provocan la agresividad humana halló una respuesta decisiva cuando J. Dollard y colaboradores (1939) establecieron la tesis de que es la frustración la que conduce principalmente a la agresión. Ésta pasa a ser así una respuesta emocional a un fracaso («hipótesis de la frustración-agresión»). Esta tesis también aparece ya formulada en Freud (1930): La «frustración cultural» es la causa de la agresión, que afecta a todas las sociedades. Dollard y sus colaboradores proponen también la idea de la *catarsis* o reducción de la motivación agresiva mediante una especie de drenaje. Esta idea aparece recogida en las teorías pulsionales sobre la agresión y actualmente es objeto de crítica. La agresión como consecuencia de influencias sociales frustrantes es también el contenido de las teorías neoanalíticas de Horney (no muy elaboradas) y de Fromm (1977). Rara vez se analiza el hecho de que la frustración perjudica las inhibiciones de la agresión o impide adquirirlas. La otra tesis general sería que la frustración daña la estructura de los rendimientos del yo, entre los que se cuentan las inhibiciones de la agresión.

A los teóricos de las pulsiones y de las necesidades se contraponen desde hace unos veinte años los psicólogos del aprendizaje y los psicólogos sociales. Cabe mencionar como representantes a Berkowitz, Bandura y Selg. Los autores de esta orientación nunca consideran la agresión como una pulsión o una necesidad, y menos aún como motivo o como emoción, sino, en primer término, como un *comportamiento* (mensurable). Identifican en buena medida la agresión con la agresividad. Se trata de una conducta adquirida en la vida social; es el resultado de procesos de aprendizaje.

Sin embargo, la alternativa pulsión-comportamiento parece tan errónea como la contraposición herencia-medio ambiente. Es indudable que hay en el hombre un potencial (¿residual?) agresivo que puede ser estimulado mediante influencias sociales o cuya inhibición puede quedar perjudicada por las mismas influencias. La acusación de biologismo no invalida en absoluto esta opinión. Parece seguro, no obstante, que la conducta agresiva puede aprenderse y se aprende constantemente con arreglo a determinadas leyes, sin necesidad de recurrir al concepto de pulsión (véase *infra*). Hay razones para afirmar que no se trata de alternativas, sino de aspectos complementarios del mismo fenómeno, a los que tan sólo cabe aludir.

2. La agresión como motivo. El carácter de la agresión como genuino motivo de la conducta aparece subrayado especialmente por el → psicoanálisis. La idea de la neutralización de impulsos originarios permite la descripción de un amplio espectro de motivos, que alcanza desde un interés activo (abordar algo) hasta los objetivos pulsionales destructivos y sádicos. Esto pone de manifiesto que desde esta perspectiva no pueden considerarse los fines agresivos en un sentido moral. La idea de considerar la agresión como motivo abre el acceso a todo el campo de impulsos, emociones y afectos agresivos y a quimeras, fantasías, representaciones y → sueños familiares a todo individuo, siempre que no haya de defenderse contra ellos de un modo total. Baste recordar aquí el concepto de ira o *furor narcisista* (Kohut 1972), que representa un enriquecimiento en la comprensión de la agresión y la destructividad.

Estar dominado por afectos agresivos («furor») sería consecuencia de una afrenta o humillación que desencadena en el sujeto sentimientos de impotencia. Estos sentimientos de impotencia generan una merma insoportable de la autoestima, y la acción agresiva, irracional, constituye un intento de compensación («venganza»). Ejemplos literarios muy conocidos son los personajes Michael Kohlhaas, en Kleist, y el capitán Ahab, en Melville *(Moby Dick)*. Aunque se hable en este contexto de «impulsos agresivos», se trata de tensiones y de fuerzas motivacionales y no de fuerzas pulsionales.

3. La agresión como conducta. Bandura demostró en los años 60 que lo niños que ven una película con escenas agresivas muestran después una conducta más agresiva en sus juegos. Partiendo de tales observaciones, desarrolló la teoría del «aprendizaje mediante modelos». Esto significa que la conducta agresiva aumenta cuando existen modelos agresivos cuyo comportamiento asume (aprende) el sujeto. Esta idea concuerda con el estudio de Sears y colaboradores (1957), según el cual los niños se comportan más agresivamente cuando sus madres les aplican castigos corporales —con una permisividad simultánea ante la agresión—, y que son mínimamente agresivos los niños cuyas madres no les infieren castigos corporales ni toleran los actos agresivos de los niños (desde la perspectiva psicoanalítica es obvia la comparación con la idea de identificación con el agresor). Bandura (1976, junto con Walters 1963) propuso más tarde una concepción relativa al *refuerzo* de la conducta agresiva en el desarrollo del niño y en el ámbito social en general, concepción que se basa en varios principios del aprendizaje: 1. *Refuerzo positivo:* este principio de aprendizaje clásico subraya las «recompensas» por la conducta agresiva, bien directamente a través del medio ambiente (por ej., asocial) o simplemente por el prestigio, que puede tener un efecto reforzante, bien a través de la víctima de la agresión (por ej., reconocimiento del más fuerte, sumisión). 2. *Aprendizaje mediante modelo (modeling, observational* o *vicarious learning):* el sujeto asume el comportamiento del modelo, a menudo después de una única observación, sin haberse ejercitado en él *(no trial)*. 3. *Autorrefuerzo (self reinforcement):* la autoconfirmación, sabiendo que se está de acuerdo con la norma, da lugar al sentimiento de obrar «correctamente», de comportarse como es debido. Bandura ve este fenómeno como un refuerzo esencial de la conducta según se verá más adelante. Las condiciones básicas para tales procesos de aprendizaje parecen ser, en general, las frustraciones, especialmente la frustración emocional en el desarrollo (Bowlby 1973). También es importante la destrucción de las inhibiciones agresivas en grupos sociales («mal ejemplo»). Berkowitz señala el sentimiento de amenaza y de miedo como base de las propias acciones agresivas. La probabilidad de más agresión aumenta con la experiencia de haber obtenido éxito mediante agresiones anteriores. Es probable, en fin, que haya diferencias constitucionales en la disposición a reaccionar agresivamente («temperamento colérico»).

4. La agresión como fenómeno social. Ya el apartado anterior apuntaba algunas condiciones sociales del origen y mantenimiento de la agresión. Hay que mencionar otras. En primer lugar está el papel desempeñado por la sociedad o la cuestión relativa a la postura que con respecto a la agresión adopta la sociedad, o más bien, con frecuencia, el estrato social dominante y determinante de la moral. En la mayoría de las culturas encontramos una postura ambigua ante la agresión. La sociedad suele considerar como tal la violencia ejercida contra ella, mientras que suele considerar como necesaria, racional y fundamental para el Estado la violencia de los que mandan en ella (cf. la noción de «agresión de dominio» en Fürntratt 1974). Es, pues, un deber del individuo que se desarrolla en tal sociedad aprender a distinguir entre la agresión lícita y la ilícita.

Pero la organización (estatal) ofrece al individuo la posibilidad de regular su agresividad subjetiva. Hacker menciona en su teoría del pluralismo agresivo tres posibilidades: 1. Mediante control de la agresión. 2. Mediante permisividad de la agresión con arreglo a normas dictadas por la organización. 3. Mediante justificación de la agresión al servicio de la organización. «Las instituciones transforman la libre agresión en agresión reglamentada, la agresión individual en agresión colectiva» (1973, p. 110). Casi todos los autores recientes coinciden en afirmar que el enjuiciamiento de la moralidad de la agresión nunca puede hacerse desde el fenómeno aislado, sino dentro del contexto social. Esto significa que es preciso explicar *quién, ante quién, cómo* y *por qué* se comporta agresivamente (limitando el problema a la agresión manifiesta, lo que ya es bastante difícil). «Sólo cuando la agresión se produce bajo un pabellón falso, de incógnito, y enmascarada mediante etiquetas engañosas, es el principio del mal, y así se ha considerado durante largo tiempo» (Hacker 1973, p. 181).

5. Elaboración correcta e incorrecta de los impulsos agresivos. Aunque sólo es el contexto social el que introduce la cuestión de la moral en el tema de la agresión, tal separación apenas es posible: la mayoría de las personas tienden a considerar la agresión, siquiera sea en la fantasía, como un fenómeno moral. El veredicto arcaico contra los impulsos agresivos determina la adopción de medidas de defensa individuales y sociales; por eso los individuos y las sociedades difieren notablemente en su tolerancia frente a las acciones agresivas. Un ejemplo de medidas defensivas sociales es la proyección de las tensiones que surgen en el seno de una sociedad, sobre un tercero, un adversario externo. Las formas de defensa individual contra la agresión corresponden en buena parte a las formas generales, internalizadas en el curso del desarrollo («socialización»). El tratamiento adecuado de los impulsos agresivos consiste en tomar en consideración las necesidades humanas y darles salida de forma que no perjudiquen al individuo ni a su entorno social. En tal supuesto no se producirían fenómenos clínicos. Si el rechazo individual y social de la agresión ahoga el impulso correspondiente, es previsible la aparición de múltiples vías que conducen a fenómenos patológicos. Freud describió un mecanismo complejo según el cual en casos de → *depresión* se dirige la agresión contra la propia persona. Esta autoagresión es quizá más impresionante en el *masoquismo psíquico*. También con respecto a la → paranoia, Freud consideró decisivo para la psicodinámica el mecanismo de proyección de la propia agresión (que aquí es ya consecuencia de otro proceso de defensa) sobre el vivenciado como perseguidor. La *personalidad histérica* se defiende de sus impulsos agresivos mediante la represión, la ingenuidad como actitud de rechazo de la sexualidad y una serie de diversos mecanismos. La formación reactiva, la intelectualización, y la racionalización caracterizan la estrategia del *carácter obsesivo* contra los impulsos agresivos (Hoffmann 1979). La serie de formas inespecíficas y específicas de defensa en el campo de la psicología de las neurosis se podría alargar notablemente. También se debate el papel etiológico de la agresión inhibida y reprimida en todo el ámbito de las *enfermedades psicosomáticas*. F. Alexander (1950) creyó detectar la presencia de tensiones agresivas mal resueltas en la artritis, el asma, la diarrea, la neurosis cardíaca, la hipertensión, el hipertiroidismo, el estreñimiento y en otros cuadros patológicos. Recientes revisiones sobre la medicina psicosomática señalan el papel de la inhibición de la agresión, especialmente en la artritis reumática, en la hipertensión esencial (cf. von Uexküll 1981) y en las enfermedades coronarias (Kimball 1975).

6. La agresión como síntoma. Esta opinión es la más familiar al clínico: la consideración de la presión como → síntoma, como consecuencia de un trastorno anterior. La agresión se considera como anormal (→ anormalidad) cuando rebasa la proporción media socialmente aceptada. Cuando se habla de la agresión como → síntoma, se trata en realidad de agresión manifiesta. Ya hemos mencionado antes los síntomas que se observan en la agresión latente. La irrupción de la conducta agresiva en una persona que no suele reaccionar de ese modo obedece, en la mayoría de los casos, a un fallo de las posibilidades de inhibición de la agresión. Este fallo puede ser de naturaleza orgánica (por ej., explosiones de ira en síndromes psicopatológicos transitorios después de un trauma cerebral o en epilepsias de lóbulos temporales) o puede producirse en el marco de las → psicosis (por ej., conducta agresiva en la manía erótica). Algo diferente es la situación en la conducta crónicamente agresiva. Aunque exista, por ejemplo, una demencia como consecuencia de una lesión cerebral en la primera infancia —es decir, una causa inequívocamente orgánica—, se añaden a ella procesos psíquicos y sociales: el lesionado no asimila bien las inhibiciones sociales (relaciones sociales alteradas), no puede manejar las diversas estrategias frente a la agresión (capacidad de aprendizaje reducida) y a menudo es víctima secundaria del abandono emocional (educación en hospicios), que induce a su vez una tensión agresiva reforzada. Estas limitaciones van más allá de la causa somatógena de la agresión aquí señalada, ya que «una buena parte de la conducta agresiva no delata, como es obvio, una patología cerebral demostrable, sobre todo en personas jóvenes» (Benson y Geschwind 1981, p. 209). Téngase en cuenta que es también el medio ambiente el que decide cuándo una conducta pasa a ser → síntoma, es decir, cuándo la agresión excede de la proporción tolerada.

Bibliografía. A. Adler, *Der Aggressionstrieb im Leben und in der Neurose*, «Fortschr. Med.» 19 (1908); F. Alexander, *Psychosomatische Medizin*, De Gruyter, Berlín ²1971; A. Bandura, *Lernen am Modell*, Klett, Stuttgart 1976; A. Bandura, R.H. Walters, *Social learning and personality development 1963*, Holt, Rinehart a. Winston, Nueva York 1970; R. Battegay, *Aggression, ein Mittel der Kommunikation?*, Huber, Berna-Stuttgart-Viena 1979; F. Benson, N. Geschwind, *Psychiatric conditions associated with focal lesions of the central nervous system*, en S. Arieti (dir.), *Am. handbook of psychiatr.*, vol. 4, Basic Books, Nueva York ²1975, p. 208-243; L. Berkowitz, *Aggresion*, McGraw-Hill, Nueva York 1962; J. Bowlby, *Mütterliche Zuwendung und geistige Gesundheit*, Kindler, Munich 1973; J. Dollard y otros, *Frustration and aggression*, Yale Univ. Press, New Haven 1939; S. Freud, *Jenseits des Lustprinzip*, en *Gesammelte Werke* XIII, 1920, p. 1 (trad. cast., *Más allá del principio del placer*, en *Obras completas* VII, Biblioteca Nueva, Madrid 1974); —, *Das Unbehagen in der Kultur*, en íd. XIV, 1930, p. 419 (trad. cast., *El malestar en la cultura*, en íd. VIII, 1974); E. Fromm, *Anatomie der menschlichen Destruktivität*, Rowohlt, Reinbek 1977; E. Fürntratt, *Angst und instrumentelle Aggression*, Beltz, Weinheim 1974; F. Hacker, *Aggression*, Rowohlt, Reinbek 1973; H. Hartmann y otros, *Notes on the theory of aggression*, «Psa. Study Child» 3-4 (1949) 9-36; W.R. Hess, *Das Zwischenhirn*, Schwabe, Basilea 1948; S.O. Hoffmann, *Charakter und Neurose*, Suhrkamp, Francfort 1979; C. P. Kimball, *Psychological aspects of cardiovascular disease*, en S. Arieti (dir.), *Am. handbook of psychiatr.*, vol. 4, Basic Books, Nueva York ²1975, p. 608-652; H. Kohut, *Überlegungen zum Narzissmus und zur narzisstischen Wut*, «Psyche» 27 (1972) 513-554; K. Lorenz, *Das sogenannte Böse*, Borotha-Schoeler, Viena 1965; R.R. Sears y otros, *Patterns of child rearing*, Row a. Peterson, Evanston 1957; H. Selg, *Zur Aggression verdammt?*, Rowohlt, Reinbek ³1973; Th. v. Uexküll (dir.), *Lehrbuch der Psychosomatischen Medizin*, Urban & Schwarzenberg, Munich ²1982.

SVEN OLAF HOFFMANN

AMENCIA. Antropología, biografía, tiempo.

La amencia (*mens:* mente, entendimiento) es uno de los diagnósticos más antiguos, pero ha experimentado en el curso del tiempo un notable cambio de significado y sigue siendo actualmente objeto de debate como cuadro patológico. El término aparece ya en Cicerón *(amentia),* con referencia a Sócrates, junto al término *dementia,* como «una dolencia del alma que está privada de la luz de la mente». Kant distingue entre *Wahnsinn* (enajenación o demencia) y *Unsinnigkeit* (absurdidad o amencia); esta última es la «incapacidad de coordinar las representaciones en la medida necesaria para que sea posible la experiencia». Nasse (1818) utiliza el término con el significado de subnormalidad y Meynert publicó en 1890 un trabajo de más de 100 páginas titulado *Amentia, die Verwirrtheit* (Amencia, la confusión mental), que provocó muchos debates sin llevar a conclusiones definitivas. Ya en 1874 Fürstner señala la «locura alucinatoria de las puérperas», muy próxima al cuadro patológico de la amencia.

Este diagnóstico, considerado hoy como obsoleto (cf. Walther-Büel), debe mantenerse para una determinada clase de *psicosis puerperal* (→ psicosis emocional) y es insustituible en ella, ya que otras denominaciones no expresan lo específico de esta enfermedad y constituyen, en este sentido, falsos diagnósticos. La espectacular enfermedad suele estallar entre el tercero y el quinto días del parto en mujeres que no padecían previamente trastornos psíquicos. Comienza a menudo con una fase maniaca o depresiva (→ enfermedad maniacodepresiva), a la que siguen pronto intensas inquietud y excitación. El núcleo de las alteraciones es una *confusión onirode* que no se observa en ninguna otra psicosis y parece transportar a las pacientes a otro mundo, para hacerlas actuar como si careciesen de entendimiento *(a-mentia).* El esposo les parece un ser extraño, rechazan a su propio hijo y no reconocen en absoluto la situación. De vez en cuando surgen momentos de lucidez, pero en conjunto el cuadro permanece oscilante, con un trastorno de la conciencia acompañado de reconocimientos ilusorios y alucinaciones que inducen a catalogarlo erróneamente como delirio exógeno o como una forma de esquizofrenia, sin serlo en modo alguno.

Kraepelin, siguiendo a Meynert, ofrece en su tratado de 1893 la siguiente clásica descripción de este cuadro patológico: «El cuadro se inicia habitualmente por insomnio e íntima inquietud. Las enfermas sienten angustia, excitación, tienen presentimientos de muerte, no pueden concentrarse y se quejan de embotamiento y confusión mental. En el curso de pocos días aumenta el trastorno hasta incapacitar a las pacientes para desenvolverse adecuadamente en los acontecimientos de su entorno. Todo les parece fantásticamente alterado; no reconocen a las personas; en diversos ámbitos sensoriales se establecen alucinaciones aisladas o múltiples para convertirse, al igual que las impresiones reales deformadas, en ideas delirantes oníricamente confusas, contradictorias. Las pacientes ven rostros flotantes en el aire, al judío errante, en la estufa surge el demonio, pájaros volando, animales salvajes debajo del lecho, dos ahorcados en la ventana; oyen acusaciones, amenazas, promesas. Alguien las llama; escuchan una canción "como si Dios ya no existiera". Todo es devastación en la casa; han quemado en la hoguera a los caballeros del Santo Grial; el árbol genealógico se ha vuelto del revés; la escalera del cielo se rompe. En algunos casos predominan las ideas de grandeza: los enfermos son príncipes y tienen relaciones sexuales con reinas. El estado anímico en la amencia es muy variado. A veces predomina persistentemente una jubilosa exaltación; pero es más frecuente un cierto ánimo deprimido. Casi siempre se da un evidente cambio del estado psíquico.»

En la actualidad, la conducta de las pacientes es quizás algo más moderada, pero la alteración básica representada por la confusión mental oniroide con sus imágenes fantásticas persiste, a menos que los medicamentos desdibujen demasiado el cuadro. En la literatura francesa, Marcé describe ya en el año 1858 psicosis puerperales con cuadro amencial, presentándolas sobre todo como manía. En los Estados Unidos, en 1962, Hamilton señala que el *postpartum delirium* se caracteriza por un estado oniroide (→ sueños), que no raras veces se transforma en síndromes psicopatológicos de otro tipo y que, sobre todo, deriva muchas veces hacia una depresión. Por ello no podemos estar, en modo alguno, de acuerdo con Conrad cuando en 1960 recomienda lo siguiente: «No parece muy razonable esforzarse demasiado en establecer una distinción conceptual estricta entre el síndrome delirante y el síndrome amencial.» Hay que diferenciar netamente entre la confusión amencial y la confusión delirante, ya que los trastornos de conciencia de ambos cuadros son completamente distintos. Mientras que el delirio exógeno supone más bien un deterioro y una destrucción de la conciencia, en la amencia se trata más bien de un trastorno que se produce en el curso temporal de la vida psíquica, en el sentido de la ciclotimia, en la que aparecen el principio maniaco y el principio melancólico conjunta y sucesivamente, y cuyo cuadro debe distinguirse a su vez del estado crepuscular epiléptico (→ epilepsia). Wernicke llama a la amencia «psicosis hipercinética de la motilidad»; Störring y sus colaboradores hablan de → psicosis emocional de aspecto oniroide. Estos diagnósticos no coinciden con el de amencia, pero la incluyen. Hay que recordar también que en inglés *amentia* significa oligofrenia primaria.

El curso de la amencia fue tema debatido durante mucho tiempo. Aunque Kraepelin señala primeramente un curso favorable que puede llevar a la curación en el plazo de dos o tres meses, el mismo autor se expresa así en una conferencia de 1905: «Yo creí en una evolución favorable, pero ahora considero dudoso que esto sea seguro y no excluyo la posibilidad de casos de amencia persistente en el sentido que he indicado.» En 1964 nosotros pudimos llevar a cabo catamnesis, que ya se exigían en aquella época, y llegamos a establecer con certeza, que las mujeres que han sufrido amencia puerperal rara vez vuelven a enfermar de esta dolencia después de otro parto y que tan sólo raramente enferman en el ulterior transcurso de su vida de distimia climatérica o de otra forma de alteración psíquica. La psicosis puerperal amencial suele desaparecer a los tres meses y su curso es totalmente favorable en comparación con un gran número de psicosis endógenas. A diferencia de la ciclotimia, con la que parece guardar estrecha afinidad, es frecuente que las pacientes no recuerden detalles de su psicosis o sólo fragmentariamente. Al cabo de algunos meses de enfermedad suelen despertar como de un sueño (→ sueños), para recuperarse casi siempre en pocos días. Este hecho delimita claramente la amencia con respecto a otras psicosis endógenas, pero no permite en modo alguno inferir sin más con seguridad un fundamento somático de los trastornos (→ psicosis orgánicas y sintomáticas).

Las causas de la amencia son todavía, en buena parte, desconocidas. Parecen radicar en el hecho del parto y en la situación puerperal, donde es preciso considerar tanto los factores orgánicos como los anímicos. La característica alternancia de los síntomas obedece a que el curso temporal de los fenómenos puede tanto lentificarse e inhibirse, como acelerarse e incrementarse, y estas oscilaciones contrapuestas pueden aparecer de modo sucesivo o bien, eventualmente, entremezcladas. Dado que es fácil influir sobre el cuadro, la terapéutica debe estar encaminada a proteger a las pacientes, fácilmente irritables, frente a influencias externas que tan sólo contribuyen a intensificar su inquietud. Una enferma comenzaba a bailar en su habitación cuando veía u oía que en el exterior se jugaba al badminton. Tal estado de inquietud de las pacientes hace casi inevitable el tratamiento en internamiento hospitalario. El médico no puede renunciar, desde luego, al empleo de sedantes por razones de asistencia, pero estos u otros medicamentos no abrevian sustancialmente la duración de la psicosis. La amencia suele aparecer en el primer parto. Se suele decir y asegurar siempre a las jóvenes madres que no deben temer un nuevo brote en ulteriores partos, aunque conviene adoptar medidas profilácticas en los embarazos sucesivos, para dar una mayor seguridad a toda la familia. En cambio, la amencia puede reiterarse en la hija.

Bibliografía. M.T. Cicerón, *Tusculanae disputationes*, trad. alemana de O. Gigon, Reclam, Stuttgart 1973; K. Conrad, *Die symptomatischen Psychosen*, en *Psychiatrie der Gegenwart,* vol. II, p. 409, Springer, Berlín-Gotinga-Heidelberg 1960; C. Fürstner, *Über Schwangerschaft- und Puerperalpsychosen*, «Arch. Psychiatr. Nervenkr.» 5 (1874) 505; J.A. Hamilton, *Postpartum psychiatric problems*, The C.V. Mosby Company, Saint Louis 1962; I. Kant, *Werke*, vol. VI, *Schriften zur Anthropologie*, ed. de W. Weischedel, Insel, Wiesbaden-Francfort 1964; E. Kraepelin, *Psychiatrie*, Abel (Meiner), Leipzig ^{4}1893; —, *Fragestellungen der klinischen Psychiatrie*, «Cbl. Nervenheilk.» 28 (1905) 573; L.V. Marcé, *Traité de la folie des femmes enceintes, des nouvelles accouchées et des nourrices*, Baillière et Fils, París 1858; Th. Meynert, *Amentia, die Verwirrtheit*, «Jahrbuch d. Psychiatrie», vol. IX, p. 1, Deuticke, Leipzig-Viena 1890; Fr. Nasse, *Über die Benennung und die vorläufige Entheilung des psychischen Krankseyns*, «Z. Psychische Ärzte» 1 (1818) 17; B. Pauleikhoff, *Seelische Störungen in der Schwangerschaft und nach der Geburt. Ihre Häufigkeit, Entstehung, lebensgeschichtliche Problematik, Diagnose, Prognose und Therapie*, Enke, Stuttgart 1964; —, H. Müller-Fahlbusch, U. Meissner, *Die Amentia, Symptomatologie, Verlauf, Prognose*, «Fortschr. Neurol.» 35 (1967) 125; G.E. Störring, R. Suchenwirth, H. Völkel, *Emotionalität und cycloide Psychosen. Zur Psychopathologie der sogenannten Randpsychosen*, «Psychiatr. Neurol. Med. Psychol.» 14 (1962) 85; H. Walther-Büel, *Amentia*, en *Lexikon der Psychiatrie*, Springer, Berlín-Heidelberg-Nueva York 1973, p. 24; C. Wernicke, *Grundriss der Psychiatrie in klinischen Vorlesungen*, Thieme, Leipzig 1900, ^{2}1906.

BERNHARD PAULEIKHOFF

ANÁLISIS DEL DESTINO. Genotropismo, lenguaje selectivo del inconsciente familiar, test de Szondi, análisis del yo, terapia basada en el análisis del destino.

Sigmund Freud publicó en 1937, a sus 81 años, su testamento científico, el escrito *Die endliche und die unendliche Analyse* (Freud XVI, p. 57-99; trad. cast., *Análisis terminable e interminable*). El mismo año el psiquiatra húngaro Leopold Szondi, que vivió en Suiza desde 1944, inició con su trabajo *Contributions to fate analysis* (Szondi 1937) la corriente investigadora del análisis del destino, que debe considerarse en una parte esencial del mismo como el intento de realizar el testamento de Freud y, al mismo tiempo, como una ampliación decisiva del planteamiento psicoanalítico.

En *Análisis terminable e interminable* el fundador del → psicoanálisis afirmaba que los métodos de tratamiento propuestos por él sólo garantizaban su validez en la terapia de neurosis traumáticas. En cambio, la fuerza constitucional de las pulsiones y las alteraciones del yo «en el sentido de una distorsión y limitación» apenas se benefician de los efectos del análisis; existe, al parecer, una relación entre ambos extremos. Se sabe aún poco sobre estas materias, según Freud, y su estudio es la tarea más importante, en el futuro, para el psicoanálisis (Freud XVII, p. 64-65).

Las sugerencias de Freud hallaron escasa acogida, aparte de su influencia sobre el análisis del destino; esto obedeció a tres razones:

— La genética psiquiátrica fue mirada con recelo desde los asesinatos en masa y las esterilizaciones forzadas de los «enfermos mentales» realizados por los nazis.

— Los trastornos de los pacientes que visitan al psicoterapeuta aparecen, sobre todo, dentro de contextos biográficos y sociales. Este hecho lleva a identificar, erróneamente, la patogénesis o *historia* de la enfermedad, con la etiología o *causa* de la misma, sin buscar pruebas concretas de este supuesto.

A ello hay que añadir, en tercer lugar, que la psicología profunda, fragmentada en numerosas escuelas, perdió en buena medida el contacto con las diversas corrientes y especialmente con la → psiquiatría. Sólo había unanimidad en cuanto a la idea de que la genética era una ciencia anticuada que no debía tomarse en consideración en el plano etiológico (cf. Huth 1978, p. 9-10).

El análisis del destino intenta, en cambio, construir una *teoría* global de psicología profunda que absorba los hallazgos esenciales de las escuelas de psicología profunda más importantes, pero también de la psiquiatría tradicional y de la genética psiquiátrica. Le sirve de puente una psicología del yo basada en el psicoanálisis tradicional, pero ampliada sustancialmente. Además, el análisis del destino atiende *de hecho* principalmente a aquellos pacientes cuyas alteraciones en la esfera de las pulsiones y del yo, con una base constitucional, hereditaria, requieren un «análisis interminable» en el sentido freudiano. Intenta movilizar funciones aisladas del yo mediante técnicas nuevas de tratamiento y sustituir las disposiciones patológicas o socialmente negativas («exigencias de los antepasados») por otras menos peligrosas (Szondi 1963).

Una condición previa para esa técnica de tratamiento es la *regla del genotropismo* hallada por Szondi (Szondi 1965, p. 513): éste pudo demostrar, a base de cientos de árboles genealógicos, que los seres humanos buscan como pareja a aquellos que son portadores (en expresión genética, conductores) de la misma enfermedad hereditaria, a condición de que esa enfermedad no se manifieste en los dos consortes. En otros términos, nuestra elección de pareja está determinada en parte, con frecuencia, genéticamente.

Szondi encontró en sus investigaciones que, dentro de un determinado círculo genético, no sólo aparecen con frecuencia ciertas enfermedades, sino que existe una tendencia a elegir determinadas profesiones y a mostrar dotes especiales. Llamó a este fenómeno *ergotropismo* (Szondi 1957, p. 57). Se dan a veces interferencias entre estos modos. Las formas más importantes presentan estas características (cf. Moser 1953, p. 84-100):

— Se elige una profesión en la que puedan satisfacerse de un *modo socialmente gratificante* ciertas necesidades pulsionales peligrosas, cuya satisfacción directa sería relativamente arriesgada: es frecuente, por ejemplo, que los parientes de pirómanos se hagan bomberos.

— Se elige una profesión *en la que el sujeto pueda tratar con personas genéticamente afines:* el hijo de una madre esquizofrénica llega a ser un conocido psiquiatra que trabaja especialmente en → psicoterapia de esquizofrénicos.

— Se *transfiere a una profesión* un *esquema afectivo* que está ya condicionado por una constelación pulsional: una relación madre-hijo en cuanto unión dual aparece reproducida en la profesión de una enfermera o de una asistenta de guardería infantil.

A las formas de *ergotropismo originario* mencionadas se puede contraponer el *ergotropismo de defensa*. La elección de la profesión se hace entonces al servicio de la actitud defensiva del yo contra ciertas necesidades pulsionales reprimidas: es frecuente que las personas con carácter obsesivo elijan profesiones que favorecen su tendencia en este sentido.

Una consecuencia práctica de la teoría del ergotropismo es que determinadas profesiones dan la posibilidad al individuo de satisfacer tendencias pulsionales peligrosas sin llamar la atención y sin que el sujeto sea siempre consciente de tales tendencias. Mediante la orientación profesional o la → ergoterapia se puede cumplir tal posibilidad. Por lo demás, es obvio que no todo peluquero es un homosexual latente ni que todo agente de brigada criminal es un delincuente latente, como se afirma a veces. Lo insostenible de tales supuestos es evidente, teniendo en cuenta que los actos electivos humanos están determinados, según Szondi, *por una serie de factores* que suelen ser inconscientes, mientras que el afectado tiene la impresión subjetiva de elegir de modo consciente. Además de la herencia, son factores que determinan la elección (Szondi, *Szondiana* VI, p. 22):

— La *naturaleza pulsional y afectiva especial* de la persona, cuyo núcleo tiene una base genética, pero que el yo ha individualizado e «incorporado» en el curso de la vida.

— El *entorno social,* que con sus diversos condicionamientos vitales y estilos de trato humano favorece determinadas posibilidades existenciales en su manifestación, e inhibe otras.

— Las cosmovisiones y los grados de conciencia *(entorno mental)* donde el individuo está inserto y tiene que hacer su vida con sus capacidades y dotes.

Estos cuatro factores determinan el *destino forzoso* del ser humano. «Destino forzoso» significa, pues, que incorporamos *ab ovo* determinadas características, formas vocacionales o existenciales impuestas por nuestro patrimonio genético (los «antepasados»), nuestro entorno y la situación histórica. Es posible, sin embargo, hasta cierto punto descubrir estas circunstancias que, en rigor, se hallan fuera de nosotros mismos, y dirigir nuestra propia elección dentro de ciertos límites («fatalismo gobernable», Szondi 1956, p. 26). Esto ocurre cuando el hombre, en virtud de su yo, es capaz de participar en una realidad supraindividual que da sentido a las cosas («espíritu»), y se siente comprometido con unos valores filosóficos, humanitarios o religiosos y transciende así las circunstancias vitales dadas.

Las ideas de Szondi sobre los factores electivos inconscientes no vienen a sustituir sino a complementar los hallazgos anteriores sobre la dinámica del inconsciente. Un análisis global del inconsciente presupone, según Szondi, la consideración de sus tres «lenguajes»: el lenguaje *sintomático* del inconsciente personal descubierto por Freud, el lenguaje *simbólico* del inconsciente colectivo explorado por Jung, y el lenguaje *electivo* del inconsciente familiar analizado por el propio Szondi. → *Síntoma, símbolo y elección son las tres grandes formas de manifestación del inconsciente* (Szondi 1965, p. 17ss).

La dinámica inconsciente del individuo se puede determinar empíricamente con ayuda del → test construido por Szondi y que lleva su nombre (Szondi 1972). El objetivo de la investigación mediante el test de Szondi es, pues, no tanto el establecimiento estático de → diagnósticos psiquiátricos, sino poner de manifiesto las diversas formas de existencia del individuo, en cuanto son sus diversas posibilidades de destino; así, cada ser humano dispone de más *formas de existencia* de lo que se manifiesta clínicamente en forma de → síntomas (Szondi, *Szondiana* VI, p. 21).

El test de Szondi es una prueba de elección no verbal, en la que el sujeto recibe seis series de ocho retratos por serie y debe realizar la tarea de elegir las dos caras que le resulten más simpáticas y las dos más antipáticas. Los retratos son de individuos que padecen enfermedades pulsionales manifiestas graves y cuyo historial y → diagnóstico clínico se conocen con exactitud. El → test lleva implícito el supuesto de que cada retrato posee un «carácter invitativo» especial, que responde a aquella necesidad pulsional que prevalecía en el individuo fotografiado. Al mirar los retratos, se activan en el sujeto, por vía asociativa, sus estados de tensión. Si se trata de una necesidad ya satisfecha, no se produce la elección; las necesidades insatisfechas, en cambio, dan lugar a reacciones electivas en sentido positivo o negativo (reacción de simpatía o de antipatía). Una elección positiva indica que el sujeto afirma la necesidad correspondiente, y por tanto, que no elude el satisfacerla. Las reacciones de elección negativa indican las necesidades pulsionales que están estancadas o reprimidas. El acto de elección se produce asociativamente por el carácter invitativo específico del retrato individual y por la toma de posición del yo.

Los ocho factores pulsionales que incluye cada test de Szondi se relacionan con las ocho «radicales pulsionales» que él distingue en su teoría de las pulsiones y que pueden concebirse como sistema de posibilidades antropológicas fundamentales, según han señalado concretamente J. Schotte y colaboradores (cf. Melon 1981*a* y *b*).

El test suele realizarse diez veces, para obtener una visión general sobre las diversas posibilidades existenciales del individuo. La verdadera dificultad de la valoración consiste en que los distintos factores no deben interpretarse en mera yuxtaposición y aislados a modo de un mosaico, sino que deben determinarse siempre en correlación con los otros factores.

Pero el análisis del destino no se limita al esclarecimiento de las posibilidades de existencia humana en sus manifestaciones sanas y patológicas, sino que se orienta, como se ha indicado, en sentido terapéutico. La terapia basada en el análisis del destino se apoya en la técnica del análisis clásico con todas las variantes y ampliaciones que ha experimentado hasta hoy. Amplía dicha técnica, sin embargo, en el sentido de un *método de tratamiento activo* (Szondi 1963, p. 140-187).

El «análisis activo» no significa en modo alguno que el proceso de autoanálisis del paciente en presencia de un analista participante, entre la transferencia y la contratransferencia, deba abandonarse en favor de una mayor actividad terapéutica. Cuando esto ocurre, existe el peligro de bloquear el camino que lleva a un conocimiento profundo del analizando. La «terapia activa» significa la aplicación de determinados métodos cuando es evidente el peligro de fracaso y malogro del análisis después de un largo período pasivo (de 100 sesiones como mínimo), y aun entonces sólo episódicamente; su fin es estimular la actividad o la actuación del analizando (Szondi 1963, p. 149). El objetivo de la terapia es reelaborar situaciones patógenas, bien se trate de determinados hechos traumáticos o de tendencias patológicas ancestrales, más allá de la medida propuesta por Freud, permitiendo no sólo revivirlas, sino reactivarlas con la máxima intensidad. Se provoca, pues, durante la sesión terapéutica, mediante técnicas especiales, una enfermedad familiar latente. El paciente, acostado en el diván, revivirá su «pasado patológico», hasta ahora inconsciente y perturbador, y se convertirá pasajeramente «—bajo el control de la propia conciencia y del analista— en un epiléptico (→ epilepsia) o en un esquizofrénico» (→ esquizofrenia; Szondi 1963, p. 175).

La *premisa* de toda psicoterapia basada en el análisis del destino es un dictamen riguroso acerca de la indicación, que incluye una exposición, por escrito, de la biografía del paciente, un árbol genealógico controlado lo más objetivamente posible y diez aplicaciones del test de Szondi. La *metodología* de esta psicoterapia se basa en el análisis de → sueños sobre familiares psíquicamente enfermos («sueños ancestrales», cf. Kürsteiner 1980) y de asociaciones libres sobre estas personas. En el aspecto *técnico*, se expone casi cada ocurrencia como palabra estímulo; de ese modo la cadena de ocurrencias se transforma en una cadena continuada de respuestas (Szondi 1956, p. 136). Una segunda modificación del método de asociación consiste en el «método reiterativo de asociación». Tiene el carácter de una especie de acoso: «1. Por repetición en eco de cada ocurrencia. 2. Por repetición insistente de una única palabra-ocurrencia, que exponemos innumerables veces hasta que lo reprimido o la figura ancestral aparece con su sintomatología psiquiátrica (→ epilepsia, → esquizofrenia, etc.) en el paciente acostado sobre el diván. 3. Por la combinación de ambos métodos, con martilleo de las palabras estímulo y una aceleración insoportable del ritmo de exposición» (Szondi 1963, p. 137). Además de la mencionada interpretación de los sueños, basada en el análisis del destino y la técnica de asociación libre, está la confrontación del analizando con su test pulsional y con su árbol genealógico; de ese modo disponemos de cuatro fuentes para la obtención de «material» sobre análisis del destino.

La psicoterapia basada en el análisis del destino debe concluir con una *fase de análisis del yo*. Ésta se inicia poco antes de finalizar el análisis, una vez que se comprueba a través de los → sueños que el paciente comienza a afrontar las diversas funciones del yo. El objetivo de esta fase es potenciar la capacidad de relación, avivar el interés por la realidad, alcanzar nuevos ideales personales y ayudar al paciente a capacitarse para hacer nuevas renuncias, en lugar de represiones. No se trata de resucitar la antigua exigencia de la psicosíntesis, de la que Freud dijo que era una «frase sin contenido» (Freud XII, p. 185), porque la psicosíntesis se realiza automática e ineludiblemente en cada → psicoanálisis. La observación de Freud es válida tan sólo para neurosis traumáticas o de transferencia y no para aquellos trastornos hereditarios del yo que son el objetivo de tratamiento en el análisis del destino (Szondi 1963, p. 190). Aquí fracasa la capacidad del yo para integrar sus diversas funciones entre sí. No se produce el juego de conjunto de las funciones más importantes del yo: participación, inflación, introyección y negación en el sentido de una «órbita alrededor del yo» (Szondi 1963, p. 391), que hacen del individuo un *pontifex oppositorum*, o el superador de sus propias contradicciones interiores, y de los contrastes existentes entre el yo y el mundo (cf. Huth 1978, p. 219ss). Sin este juego de conjunto el hombre es un «disgregado pulsional». «Pero la disgregación pulsional es, de hecho en → psiquiatría y en la teoría de las neurosis un factor patogénico extremadamente importante y que se ha venido descuidando hasta ahora» (Szondi 1980, p. 16).

Bibliografía. Principales escritos de L. Szondi: *Contributions to fate analysis: Analysis of mariages*, «Acta Psychol.» 3 (La Haya 1937) 1-80; *Schicksalsanalyse: Wahl in Liebe, Freundschaft, Beruf, Krankheit und Tod*, Schwabe, Basilea 1944, ²1948, ³1963; *Lehrbuch der experimentellen Triebdiagnostik*, Huber, Berna-Stuttgart-Viena ¹1947, ²1960, ³1972 (trad. cast., *Tratado del diagnóstico experimental de los instintos*, Biblioteca Nueva, Madrid 1970); *Triebpathologie. Elemente der exakten Triebpsychologie und Triebpsychiatrie*, Huber, Berna 1952; *Ich-Analyse: Die Grundlagen zur Vereinigung der Tiefenpsychologie*, Huber, Berna-Stuttgart 1956; *Schicksalsanalytische Therapie*, Huber, Berna-Stuttgart 1963; *Kain: Gestalten des Bösen*, Huber, Berna-Stuttgart-Viena 1969 (trad. cast., *Caín y el cainismo en la historia universal*, Biblioteca Nueva, Madrid 1975); *Moses: Antwort auf Kain*, Huber, Berna-Stuttgart-Viena 1973; *Die Triebentmischten*, Huber, Berna-Stuttgart-Viena 1980.

A esto hay que añadir las colaboraciones de L. Szondi publicadas en *Szondiana* I-X, suplemento de la «Schweizerische Zeitschrift für Psychologie und ihre Anwendungen», Huber, Berna-Stuttgart-Viena, s.a., y, desde 1981, diversos artículos sobre el análisis del destino, Cabay, Lovaina-La-Neuve.

Obras complementarias: S. Freud, *Gesammelte Werke*, tomos I-XVII, Imago, Londres, s.a. (trad. cast., *Obras completas de Sigmund Freud*, 9 vols., Biblioteca Nueva, Madrid 1972ss); W. Huth, *Wahl und Schicksal: Voraussetzungen, Grundprinzipien und Kritik der Schicksalsanalyse von Leopold Szondi*, Huber, Berna-Stuttgart-Viena 1978; G. Kürsteiner, *Ahnenträume: Die besondere Art der Träume in der Schicksalsanalyse*, Huber, Berna-Stuttgart-Viena 1980; J. Melon, *Weiterentwicklung der schicksalsanalytischen Theorie an der Universität von Louvain-La-Neuve*, 1.ª parte, *Beitr. zur Schicksalsanalyse*, 1981, cuaderno 1, p. 18-70; 2.ª parte, *Beitr. zur Schicksalsanalyse*, cuaderno 2, p. 147-180, 1981; U. Moser, *Psychologie der Arbeitswahl und der Arbeitsstörungen*, Huber, Berna 1953.

Werner Huth

ANÁLISIS EXISTENCIAL. Analítica existencial, ser en el mundo, fenomenología, existenciales, cuidado (angustioso), preocupación o solicitud (desinteresada).

El *análisis existencial* tuvo su origen y desarrollo en determinadas corrientes culturales que siguieron a las dos guerras mundiales. En el campo de la psiquiatría surgió en los años veinte un movimiento desencadenado en parte por la polémica con el → psicoanálisis freudiano y por el malestar científico ante la → psicopatología clínica tradicional de tipo sistemático, que buscó un nuevo horizonte para comprender los fundamentos de la existencia humana y sus posibles trastornos. Este movimiento sometió a una severa crítica las premisas de la → psiquiatría y de la → psicoterapia, inspiradas unilateralmente en las ciencias naturales. Nació así la → psiquiatría «antropológica», fundada por investigadores renombrados como Ludwig Binswanger, Viktor von Weizäcker, Erwin Straus, Viktor von Gebsattel, Eugène Minkowski, Hans Kunz y otros, que ya antes del año clave 1927 se inspiraron en las obras de Scheler, Kierkegaard, Brentano, Dilthey, Natorp, Lipps, Bergson y, sobre todo, en Husserl, Szilasi y Heidegger. Menos importante fue la influencia de Karl

Jaspers y de Jean Paul Sartre, si bien el primero procedía de la psiquiatría y el segundo creó su propio *psychanalyse existentielle*.

Ludwig Binswanger (1881-1966) es el fundador propiamente dicho de la → psiquiatría existencial. En un principio, sin embargo, Binswanger designó su orientación de la investigación, apoyada directamente en la fenomenología de Husserl, como «antropología fenomenológica». Tan sólo en 1941 la denominó, siguiendo una sugerencia de Jakob Wyrsch, «análisis existencial» *(Daseinsanalyse)*. En esta época Binswanger había experimentado ya, de modo decisivo, la influencia de las obras de Martin Heidegger, especialmente de *Sein und Zeit (El ser y el tiempo)*, publicado en 1927. El año 1942 apareció la obra capital de Binswanger *Grundformen und Erkenntnis menschlichen Daseins* (Formas fundamentales y conocimiento de la existencia humana), a la que siguió una larga serie de trabajos sobre análisis existencial, lenguaje y conducta de los esquizofrénicos (→ esquizofrenia) y sobre la melancolía y la manía. Binswanger consideró que la misión del análisis existencial en → psiquiatría consistía en indagar la estructura de la existencia de un ser humano concreto, al margen de la distinción entre sano y enfermo, entre ajustado a la norma y contrario a la misma. El análisis existencial de Binswanger no nació, como el → psicoanálisis, de un afán terapéutico, sino de un afán «científico» basado en la insatisfacción ante la falta de una base y un suelo epistemológicos para la → psicopatología. El nuevo método de investigación creado por Binswanger habría de permitir a la → psiquiatría comprender y describir *fenomenológicamente* los → síntomas y síndromes psicopatológicos concretos, directamente perceptibles. El fundador del análisis existencial trató de demostrar, paso a paso, cómo el método basado en las ciencias naturales fracasa en el ámbito de la conducta humana y deja escapar justamente lo específicamente humano. Se apoyó para ello en la destrucción heideggeriana de la idea fundamental de René Descartes, idea que había provocado la escisión del mundo en sujeto y objeto y que Binswanger calificó como el «cáncer» de la ciencia. Binswanger se propuso superar esta escisión de sujeto y objeto en el campo de la psiquiatría y aprovechó para ello las numerosas sugerencias que le ofrecían los historiales de enfermos esquizofrénicos.

El análisis existencial psiquiátrico de Binswanger benefició sobre todo a la investigación contemporánea de la → esquizofrenia y la → psicopatía. En lugar de la sintomatología y la patología clínicas, presentaba al hombre psicótico y psicopático con su mundo, al hombre en y con su mundo. Pero el «mundo es siempre un mundo con» *(Mitwelt)*. Según Binswanger, el hombre se sitúa en un «modo de ser dual» en una «comunicación existencial», que va más allá de la relación entre el médico y el enfermo en el marco de unas «relaciones de transferencia y resistencia» y pasa a ser una «existencia con otros y para otros». Binswanger reprocha a Heidegger el olvido del fenómeno del «amor» como un transcender «más allá del mundo y sobre él», al haber reducido el «ser en el mundo» a «cuidado» *(Sorge)*. Este malentendido de la estructura de la existencia como «cuidado» por parte de Binswanger le apartó de Heidegger y de la escuela analiticoexistencial de Zurich. En efecto, el «cuidado» en el sentido de *Sein un Zeit* de Heidegger no es sino la estructura fundamental de la existencia humana. El cuidado (angustioso) es el ser del «ser ahí». El «ser en el mundo» es la *base* de *todos* los comportamientos posibles, del amor y del odio, de la solicitud por los semejantes y por las cosas de este mundo, y es también la base de la *práctica psiquiátrica y psicoterapéutica*.

Poco antes de la segunda guerra mundial nació en Zurich, al margen de Binswanger, una escuela de análisis existencial, cuyo objetivo primario no fue exclusivamente la fundamentación científica de la → psiquiatría sino la aplicación práctica del pensamiento de Heidegger a la teoría de las neurosis y a la → psicoterapia. Medard Boss (1903) logró que Heidegger se interesara personalmente por los proyectos de los psicoterapeutas y participara en el programa de formación de los mismos. Esto originó una polémica con la metapsicología del → psicoanálisis freudiano y con la «psicología compleja» representada por C.G. Jung, y significó el intento de establecer un acceso fenomenológico-existencial a las enfermedades neuróticas, psicosomáticas y psicóticas. Dentro de esta perspectiva no había que explorar ya ciertas fuerzas inconscientes situadas «detrás de los fenómenos», ni era preciso *explicar* el enfermar humano de modo genético-causal, sino que se otorgaba la primacía a la → comprensión del contenido de sentido y de significación de la existencia humana en su vertiente sana y patológica.

Martin Heidegger (1889-1976) había utilizado los conceptos de «analítica existencial» *(Daseinsanalytik)* y «análisis existencial» *(Daseinsanalysis)* en sentido ontológico, para designar el análisis del *Dasein,* es decir, del ser humano, del «ser ahí» del hombre. La analítica de *Dasein* implica la fundamental cuestión ontológica acerca del sentido del ser, del ser del ente. «Ser» no es, pues, un concepto abstracto, sino que es siempre el ser del ente. Si sólo el hombre, que sepamos, posee una comprensión primaria del ser, el análisis del ser debe partir de un análisis (ontológico) del *Da-sein* («ser ahí»). Heidegger, apartándose de la metafísica de la esencia defendida en la historia de la filosofía hasta la edad moderna, no encuentra la esencia del *Dasein* (el «ser ahí») en una *essentia* separable de la *existentia,* sino justamente en la *Existenz;* utiliza el término latino *ex-stare* y entiende por *Ekstenz* la transcendencia que se sitúa en el «claro» del ser. Alude así a la condición abierta del *Dasein,* «estar ahí» que percibe cuanto sale al encuentro del hombre en su pleno contenido de significado. Por ello, los rasgos esenciales de la existencia *(Existenz)* humana son los «existenciales» *(Existenziale);* Heidegger englobó su análisis bajo el concepto superior de «analítica existencial». El «mundo» de la analítica existencial no es ya un objeto, separado de un yo sujeto y fundamento de todas las ciencias naturales, como en la filosofía cartesiana, sino que es desde el principio e inseparablemente un «mundo con» *(Mitwelt).* De ahí se sigue que el hombre puede comprenderse directamente a sí mismo y a todo lo que le sale al encuentro. La apertura al mundo y el «ser ahí» «con el mundo» no son, sin embargo, en cuanto existenciales meras propiedades que el hombre posee. El hombre como hombre, en su realidad más propia y primordial es *esencialmente* un ser que percibe y que comprende. Sólo así es posible la fenomenología.

La *fenomenología* debe entenderse, según Heidegger, como un esfuerzo por ver aquello que se manifiesta, tal como por sí mismo se manifiesta y a partir de sí mismo. No se trata de describir lo sensorialmente experimentable, sino de captar la esencia de lo que «se muestra», que generalmente está oculta y debe ser descubierta hermenéuticamente. De este modo se descubren o revelan otros rasgos fundamentales del «ser ahí» humano: la espacialidad y la temporalidad originarias, el ser con, el talante, la corporalidad y el carácter mortal del «ser ahí», la culpabilidad existencial, la angustia y el cuidado o cura.

Los existenciales, analizados por Heidegger fenomenológicamente en perspectiva ontológica, se demostraron como *base* fecunda de la *antropología y la terapia existenciales*. La reflexión sobre la constitución fundamental de la existencia humana es de la máxima relevancia para la medicina en general y para la → psiquiatría en particular, porque todo «estar enfermo» tan sólo se puede comprender desde el «estar sano» y desde la imperturbada condición fundamental humana, y esto es así, porque el «estar enfermo» no es otra cosa que manifestaciones particularmente diversificadas a partir del «estar sano». La salud consiste en que el hombre esté capacitado para disponer libremente de todas las posibilidades de relación que se le ofrecen desde la apertura de su mundo. La enfermedad presenta la misma estructura unitaria. La enfermedad sólo puede existir bajo el supuesto de una «libertad de movimientos», por muy limitada que esa libertad sea. De ahí nace la pregunta existencial: ¿*Qué* posibilidad de relación se altera, de *qué* modo, frente a *qué* sector de lo que «sale al encuentro»? Partiendo de esta pregunta fundamental, Medard Boss propuso una nueva patología general adecuada a la existencia humana, relevante no sólo para la psiquiatría, sino también para la medicina somática. Así, el «estar enfermo» humano puede dividirse, por ejemplo, del siguiente modo:

1. Estar enfermo con daño manifiesto de la dimensión corporal propia del existir humano.

2. Estar enfermo con deterioro acentuado de la espacialidad y de la temporalidad del «ser en el mundo».

3. Modos de estar enfermo con acentuados

trastornos en cuanto al cumplimiento del tono anímico concorde con la propia esencia.

4. Estar enfermo con daño especial del «ser con».

5. Modos de estar enfermo con acentuado trastorno en la realización del «permanecer abierto» y de la libertad del «ser ahí».

En esta clasificación se habla deliberadamente de trastorno «manifiesto» o trastorno «acentuado» en la realización de los diversos caracteres del existir humano. Todos esos caracteres forman, como rasgos esenciales del «ser ahí», una estructura *unitaria* e *indivisible*. Si uno de ellos está alterado, todos los otros se resienten.

Descubrir y aclarar hermenéuticamente el contenido que en cuanto a sentido y significación tiene la enfermedad deja pendiente, sin embargo, la pregunta relativa a la *motivación* de la conducta patológica. No se trata de buscar una → explicación geneticocausal, sino el móvil de una *libertad* fundamental, aunque limitada, del ser humano. Las leyes causales pueden tener justificación en el ámbito de la naturaleza inanimada, mas no en la existencia humana. Así, la psicoterapia existencial hace preguntarse a los enfermos, no raras veces, *por qué no* quieren asumir, *realmente* su propia responsabilidad en favor de esta o aquella conducta, en lugar de indagar siempre en busca de alguna «causa» desencadenante. Heinz Häfner (1956) y Gion Condrau (1962) han analizado la significación de la → *angustia* y de la *culpa* a este respecto, una significación diferente de la que les otorga el → psicoanálisis.

Ya que la teoría y la práctica no pueden separarse fundamentalmente jamás, el análisis existencial no podía menos de diferir esencialmente del → psicoanálisis en su *procedimiento metodológico*. En este punto hay que salir al paso de la objeción según la cual el análisis existencial relegó la metapsicología de Freud, pero retuvo sus normas prácticas de análisis. Una primera distinción se advierte ya en el tratamiento de la «situación de transferencia» y del «actuar» en el análisis. Es cierto que las personas neuróticas se encuentran limitadas en sus relaciones humanas por ciertas improntas comprensibles a partir de su trayectoria vital. Esto no significa, sin embargo, que dichas personas «transfieran» sus sentimientos a otro. Sus sentimientos de amor o de odio al terapeuta son auténticos y no hay por qué considerarlos dirigidos a otra persona. Por la misma razón, sus iniciativas en el proceso terapéutico no deben interpretarse como actos de resistencia, ya que pueden ser la manifestación inmediata y auténtica del inicio de nuevas posibilidades de relación. El análisis existencial difiere, en especial, de todas las otras corrientes psicoterapéuticas en la *interpretación de los* → *sueños* y de los síntomas patológicos declarados como *psicosomáticos*. Rechaza todo intento de atribuir los fragmentos oníricos que se recuerdan en estado de vigilia a pensamientos inconscientes que estarían «latentes» en los sueños, pensamientos reprimidos o desfigurados que sería preciso elaborar y descifrar en el contenido onírico «manifiesto». Los → sueños (recordados) dan a conocer por sí mismos el «existir ensoñador» del ser humano. Algo similar cabe decir sobre la → *psicosomática* fenomenológica. Todo → síntoma declarado por la medicina como psicosomático es para el análisis existencial la expresión corporal de una determinada relación con el mundo; por ello el análisis existencial habla de la «corporización» de una referencia al mundo.

Hay que señalar, en fin, que el análisis existencial se atiene rigurosamente al consejo de Martin Heidegger: Preocuparse o mostrar solicitud por el prójimo no sólo «de momento», sino sobre todo «preventivamente». Sólo esta solicitud puede ayudarle a asumir la propia libertad y responsabilidad para la realización práctica de su existencia, que es el *objetivo* último de toda terapia.

Bibliografía. Ludwig Binswanger, *Grundformen und Erkenntnis menschlichen Daseins*, Niehans, Zurich ²1953; —, *Drei Formen missglückten Daseins*, Niemeyer, Tubinga 1956; —, *Ausgewählte Vorträge und Aufsätze*, vol. I, ²1961, vol. II, 1955, Franke, Berna; Wolfgang Blankenburg, *Der Verlust der natürlichen Selbstverständlichkeit*, Enke, Stuttgart 1971; Medard Boss, *Der Traum und seine Auslegung*, Huber, Berna 1953; —, *Psychoanalyse und Daseinsanalyse*, Huber, Berna 1957; —, *Grundriss der Medizin und der Psychologie*, Huber, Berna ²1975; —, *Praxis der Psychosomatik*, Benteli, Berna 1978; —, Gion Condrau, Alois Hicklin, *Leiben und Leben*, Benteli, Berna 1977; Gion Condrau, *Angst und Schuld als Grundprobleme der Psycho-*

therapie, Huber, Berna 1962; Suhrkamp, Francfort del M. ²1976; —, *Daseinsanalytische Psychotherapie,* Huber, Berna 1963; —, *Psychosomatik der Frauenheilkunde,* Huber, Berna 1965; —, *Einführung in die Psychotherapie,* Kindler TB, Munich ³1974; —, *Medizinische Psychologie,* Kindler TB, Munich ²1975; Valerie Gamper, *Die Daseinsanalyse als Beitrag zu einem anthropologischen Verständnis von Entwicklung und Erziehung,* Juris, Zurich 1980; Heinz Häfner, *Schulderleben und Gewissen,* Klett, Stuttgart 1956; Martin Heidegger, *Sein und Zeit,* Niemeyer, Tubinga 1927 (trad. cast., *El ser y el tiempo,* FCE, México ⁵1974); —, *Über den Humanismus,* Klostermann, Friburgo de Brisg. 1947; Alois Hicklin, *Begegnung und Beziehung,* Benteli, Berna 1982; Alfed Storch, *Wege zur Welt und Existenz des Geisteskranken,* Hippokrates, Stuttgart 1965.

Gion Condrau

ANÁLISIS TRANSACCIONAL. → Psicoterapia, psicología profunda, guión.

Se entiende por *análisis transaccional* el método basado en los hallazgos psicológicos y psicoterapéuticos de Eric Berne y sus discípulos. Eric Berne (1910-1970) trabajó como psiquiatra y como psicoanalista en los Estados Unidos. En la teoría y en la práctica del análisis transaccional se combinan elementos de psicología de la comunicación, → terapia de la conducta, → psicoanálisis y → psicología individual.

1. La teoría de los estados del yo (análisis estructural). Las vivencias y la conducta individuales responden en cada momento a un *estado del yo infantil* (N), a un *estado del yo paterno-materno* (P-M), o a un *estado del yo adulto* (A). Se halla en estado de yo infantil aquel que expresa directamente sus necesidades y sentimientos; se halla en estado de yo paterno-materno aquel que se preocupa de los otros en sentido benévolo o en sentido crítico y formula juicios de valor moral; se halla en estado de yo adulto aquel que reúne informaciones y, apoyándose en ellas, decide objetivamente y con referencia a la realidad. También para los adultos puede ser a veces razonable hallarse en estado de yo infantil o en estado de yo paterno-materno. Pero en el curso de la socialización, el *niño interior espontáneo* —es decir, el núcleo auténtico de la personalidad— es reprimido, al menos en parte y a veces totalmente, por un *niño interior reactivo (dócil o rebelde).*

Si alguien cree que su opinión o su decisión se basa en reflexiones objetivas, pero se deja influir por deseos o por prejuicios, padece un *enturbiamiento* de su yo adulto. Se da también la *sujeción* a un estado del yo: por ejemplo, el que tiende a preocuparse, a adoctrinar o a exhortar, es víctima de su yo paterno-materno. Padece de exclusión de un estado del yo aquel que ya no percibe ni puede hacer valer sus necesidades y sentimientos elementales, es decir, quien ha perdido, por decirlo así, el contacto con su yo infantil, quien lo ha reprimido.

2. El análisis de transacciones como aplicación de la teoría de los estados del yo en el marco de la psicología de la comunicación. Una *transacción* es una unidad de comunicación que consta de una *interpelación* (por ejemplo, «¿me ha comprendido usted?») y de la *respuesta* correspondiente (por ejemplo, «sí» o un asentimiento con la cabeza). La respuesta puede funcionar a su vez como una interpelación, de suerte que toda la secuencia comunicativa puede constar de transacciones concatenadas.

Un mensaje brota de un estado del yo y se dirige a otro estado del yo del interpelado. No son problemáticas en general las *transacciones con mensajes complementarios* como: «¿Qué hora es?» (A a A) —«Las nueve y media» (A a A); o (suspirando): «Me he matado a trabajar» (N a P-M) —«Acuéstate» (P-M a N). Hay también *transacciones con mensajes subliminales:* «Hoy hace buen tiempo» (A a A), y en el fondo: «Me gustaría hacer deporte náutico contigo» (N a N) —«Sí, hace buen tiempo» (A a A), y en el fondo: «No tengo ganas de hacer deporte náutico» (N a N). En *transacciones con mensajes dispares* no se produce una respuesta directa. En tono objetivo: «¿Dónde tienes la sal?» (A a A) —«Nunca tienes ordenado el escritorio» (P-M a N). El contenido emocional es decisivo para saber qué estado del yo impregna primariamente un mensaje.

3. Caricia, desatención, evitación. Se entiende por *caricia* en el análisis transaccional la *atención emocional.* Esta atención puede ser *incondicional* («¡Qué bien que existas!»), o puede estar *referida a la conducta* («¡Qué horror! ¡Cuántas vueltas das!»). Los dos tipos pueden ser positivos (primer ejemplo) o negativos (segundo ejemplo). El niño necesita de la atención emocional, siquiera negativa, para poder sobrevivir. Si alguien recibió tan sólo en su infancia una atención negativa, más tarde intentará recibir sólo ese mismo tipo de atención y pasará por alto, rechazará o no tomará en serio la atención positiva.

El análisis transaccional entiende por *desatención (discounting)* la *no atención* o *desestima* de las necesidades, sentimientos, ideas o capacidades propios o ajenos. Si se «desatienden», por ejemplo, los sentimientos o los primeros intentos de reflexión lógica de un niño pequeño, más tarde éste no confiará en sí mismo.

Si alguien no advierte que su matrimonio es problemático o subestima la importancia de los problemas, o cree que nada puede hacerse o que al menos él no puede hacer nada, se habla de desatención, que puede ser de diverso grado.

La *evitación* significa: 1. *Descargo de la responsabilidad* propia en otro individuo o en «el destino» («actitud simbiótica», que adopta también el que asume una responsabilidad sin encargo previo). 2. *Negación* o *reinterpretación* de hechos reales para mantener la imagen de sí mismo y del mundo creada en la infancia. 3. *Eludir* la aclaración y solución de problemas objetivos e interhumanos por subestima de las propias capacidades y miedo a la confrontación.

4. Modelo de vivencia y de conducta autoconfirmatorias. 1. El que experimenta sentimientos de inferioridad vive a partir de la *actitud fundamental* «yo no valgo, tú (vosotros o ellos) vales (valéis, valen)». Su polo opuesto es aquel que vive en actitud de «yo valgo, tú no vales». El que adopta esta actitud, se cree superior a otros. No es necesario exteriorizarlo en el porte arrogante; puede revelarse en la disposición a ayudar a otros o a asumir la responsabilidad cuando otros pueden ser igualmente competentes. El que adopta la actitud de «yo no valgo, tú no vales», no le ve ningún sentido a la vida; no puede fiarse de sí mismo ni de los otros; ningún tipo de educación humana y ninguna ideología tienen consistencia para él. Pero el que adopta la actitud de «yo valgo y tú vales», se acepta y se respeta a sí mismo igual que al otro o a los otros, no sólo en lo referente a la conducta, sino a su condición humana y a la de los otros. No se siente inferior ni superior, ni más importante ni menos importante que los otros.

2. Los *juegos manipulativos* son secuencias de comunicación que cursan siempre en forma similar entre una persona determinada y las otras o entre los mismos interlocutores. El iniciador ofrece un *cebo* (el paciente al terapeuta: «Acudo a usted porque he perdido la brújula»). El que es invitado al juego se dejará enredar en una debilidad si no está atento (el terapeuta lo alienta paternalmente: «Seguro que habrá algún remedio»). Con el mensaje siguiente, el sujeto *se delata* (paciente: «Bien, haga conmigo lo que mejor le parezca»). Sigue un momento de *perplejidad* (en el terapeuta, antes de comprobar que el paciente le ha tomado la palabra y descarga en él toda la responsabilidad). El resto son *malos sentimientos* (en el terapeuta, aturdimiento y la convicción: «Todos los pacientes quieren ponerme en evidencia»; en el paciente, una sensación trivial de triunfo y de que «éste se va a estrellar conmigo»). El concepto de juego manipulativo puede ampliarse considerando todo mensaje que persiga en el fondo intenciones innobles, como introducción de un juego. El que practica siempre el mismo juego desea ver confirmada la imagen que tiene de sí mismo y del mundo y descarta un encuentro sincero al margen del juego.

3. Toda persona posee un *talante negativo* que le es *familiar;* por ejemplo, sentimientos de inferioridad, sentimientos de culpa, distimias depresivas o agresivas a las que sucumbe en situaciones críticas, no sin experimentar un cierto placer masoquista, lo cual le impide afrontar los problemas de modo constructivo. A veces interviene la creencia mágica de que la situación cambiará perseverando largo tiempo en dicha distimia. Es frecuente que el individuo caiga en la distimia cuando la situación provoca en él sentimientos que aprendió a rechazar en su infancia.

5. El plan de vida inconsciente o guión. El niño pequeño va forjando hasta la edad de los seis años aproximadamente una determinada imagen de sí mismo y del mundo que presidirá todas sus experiencias posteriores. En estrecha conexión con esta imagen, alimenta ideas y fantasías sobre su suerte futura; por ejemplo, si tendrá éxito o no, si se casará o no, si se llevará bien con los jefes, si morirá joven o viejo, etc. Este destino (imaginado) es el *plan de vida* o *guión inconsciente* que servirá de orientación al sujeto para configurar su destino y elegir a los otros «actores».

La imagen de sí mismo y del mundo, junto con el guión, se rigen por las primeras impresiones infantiles, incluso de la época en que el niño no podía pensar o hablar con arreglo a conceptos. Son importantes las influencias no verbales de los padres, sus expectativas y temores. El análisis transaccional formula las influencias más marcadas como *mensajes* restrictivos; por ejemplo, para un niño cuyos padres tuvieron que contraer, de mala gana, un matrimonio forzoso: «Tú no deberías haber nacido.» Otros mensajes: «Tú acabarás en el manicomio como tía Elsa, a la que tanto te pareces»; o: «Tú eres como tu abuela; serás feliz, como lo fue ella.» Otros mensajes responden a lemas educativos, por ejemplo: «Sé siempre el mejor», «Sé fuerte. No manifiestes tus sentimientos», o «Sé siempre amable. Deja siempre la precedencia a los demás».

Los pacientes que sufren una neurosis (→ formas de neurosis), → psicosis o sociopatía siguen casi siempre *lemas de un guión negativo*. Esto se comprueba en la reiteración de la misma situación negativa, como lo describió ya Freud, atribuyéndolo a una compulsión a la repetición (1920, p. 20). A veces toda la vida transcurre como una tragedia incesante. A veces se pone de pronto de manifiesto un plan de vida destructivo en un acto criminal o en un → suicidio, como final de una vida que externamente no había llamado la atención.

6. Terapéutica. El consejo o el tratamiento no requieren siempre y necesariamente un análisis de las líneas directrices o del guión que preside una vida. Muchas veces basta con que el paciente aprenda a percibir su yo adulto y a afrontar serenamente las decisiones y problemas importantes.

Cuando se trata de trastornos relacionales, puede ser suficiente con evitar las transacciones cargadas de mensajes incoherentes o subliminales y guardarse de los juegos manipulativos.

La terapéutica más profunda consiste, sin embargo, en descubrir guiones restrictivos o destructivos, para liberar al afectado de pautas persistentes de vivencia y de conducta y de expectativas ilusorias y destructivas que lo tienen atenazado. El analista de guiones se apoya sobre todo en la historia vivenciada, en representaciones de futuro latentes bajo un soñar despierto compensatorio, en la actitud fundamental, en el «talante negativo habitual», en los juegos manipulativos preferidos. Puede ser importante formular expresamente preguntas sobre guiones; por ejemplo: «¿Qué es lo peor que le oíste decir sobre ti a tu padre?»; o «¿Qué crees tú que podías haber sentido y pensado cuando viniste al mundo?»

Contra los mensajes destructivos o restrictivos se aplican los *permisos* que algunos terapeutas le formulan directamente, en cierto momento, al paciente; por ejemplo, contra el mensaje «tú no eres importante», el permiso «no tienes por qué sentirte importante»; contra el mensaje «¡No estés nunca contento!», el permiso «¡Te es lícito estar contento y ser feliz!», o contra el mensaje «tendrás que pagar el hecho de haber matado a tu hermanita con tus malos pensamientos», el permiso «puedes vivir y disfrutar de la vida». Los permisos se dirigen al niño interior del paciente. Formular exactamente el permiso individual correcto resulta un arte difícil. Es importante, en fin, interiorizar los permisos de modo eficiente, operación que supone una *nueva opción* (Goulding 1981). Berne, en efecto, llama al primer sometimiento del niño pequeño a los mandatos destructivos «la primera opción». Los nuevos comportamientos resultantes de una nueva opción requieren generalmente un impulso previo dado por el terapeuta y eventualmente por el grupo.

El objetivo de la terapéutica es la *autorresponsabilidad,* la libertad de decisión, la espontaneidad, así como también la *capacidad para el encuentro interhumano sincero* y para la participación empática, sin asumir los problemas de los otros como propios. Esto supone la *renuncia a la desatención y a la evitación.*

Los representantes del análisis transaccional ejercen a menudo la terapia de grupo. Se determina en el *contrato terapéutico* el objetivo (provisional) del tratamiento y se formula como un cambio concreto de conducta. Se promueve la actividad del paciente, se respeta su autodeterminación. Sólo se permiten regresiones en forma intencionada y estructurada, por ejemplo, en monodramas de *terapia guestáltica* o en fantasías tematizadas. Se afrontan activamente las resistencias, pero no se atacan con violencia. Se apunta siempre hacia la realidad.

7. El análisis transaccional y la psicopatología. Los síndromes psicopatológicos se interpretan en relación con las vivencias, al igual que en el → psicoanálisis y en la → psicología individual, como punto de arranque para el tratamiento. Cf. más pormenores en Berne (1961; 1966, p. 341ss). La discutida escuela de Schiff aborda el tratamiento de jóvenes esquizofrénicos (→ esquizofrenia) en comunidades terapéuticas. La eficacia del método de tratamiento de Schiff se explica por la aplicación que hace de los conceptos y esquemas transaccionalanalíticos (Childs-Gowell 1979).

8. El análisis transaccional y otras corrientes psicoterapéuticas. Teniendo en cuenta que el análisis transaccional retrotrae los modos deteriorados y patológicos de vivencia y de conducta a influencias de la primera infancia y que estas influencias se descubren en la terapia, personalmente lo incluyo dentro de la psicología profunda, a pesar del empleo simultáneo de ciertos enfoques de terapia de la comunicación y de la conducta. Muchos profesionales del análisis transaccional trabajan a la vez en → terapia guestáltica. El análisis transaccional se puede combinar sin dificultad con otros métodos.

Las analogías con la perspectiva psicoanalítica son numerosas; por ejemplo, entre los *estados del yo* y los *conceptos psicoanalíticos sobre el yo* (yo placer, yo real, super yo). Una de las diferencias fundamentales consiste en que Freud quiso explicar, sobre todo, los procesos *intrapersonales,* mientras que el análisis transaccional considera los estados del yo como el fundamento para el *método terapéutico de la comunicación*. La teoría de los juegos manipulativos es una consideración específica de lo que el → psicoanálisis llamó posteriormente constelaciones de defensa interpersonal (Mentzos 1976). Los analistas transaccionales se apoyan en una *transferencia* positiva sin que, al parecer, tengan siempre una conciencia clara de su importancia. Ellos son superiores, en cambio, a los psicoanalistas en el análisis diferencial del *super yo (yo paterno-materno)*. La introducción de la terapia transaccional con un contrato recuerda la *focalización* que tiene lugar en la terapia psicoanalítica breve. Un tratamiento prolongado en el análisis transaccional procede a menudo por tratos sucesivos, como cuando el psicoanálisis a largo plazo es sustituido por fases de tratamiento de terapia focal. De hecho, los principios de la terapia psicoanalítica breve son muy afines a los principios terapéuticos del análisis transaccional, especialmente cuando se incluyen las intervenciones no analíticas propuestas por Wolberg (1980). Pero en el análisis transaccional el terapeuta no se limita a interpretar, sino que coloca al paciente ante las decisiones que ha de adoptar y lo impulsa hacia comportamientos constructivos.

El *análisis de guión* se inspira en buena medida en el análisis del estilo de vida de la psicología individual de Alfred Adler (1914-1974). Pero el análisis transaccional no siempre considera como objetivo de las directrices destructivas condicionadas por el guión, el logro de la superioridad o la evitación de los fracasos; así, cuando alguien intenta inconscientemente matarse mediante una adicción (→ dependencia del alcohol, → drogadicción) o practicando un deporte peligroso, como consecuencia del mandato «no existas». La noción de *primera* o *temprana opción* se encuentra también en la → psicología individual, que considera como un *acto creativo e independiente* del niño la forma en que éste reacciona a sus dotes y carencias y a las influencias del entorno (Adler 1933/1974, p. 23).

Bibliografía. Para una buena introducción sistemática en la teoría y la práctica del análisis transaccional, véanse Berne 1977, Schlegel ²1983, Steiner 1974, Woollams y Brown 1978. Revista especializada: «Transactional Analysis Journal», San Francisco.

Bibliografía citada: A. Adler, *Die Individualpsychologie* (1914), en *Praxis und Theorie der Individualpsychologie,* Fischer, Francfort del M. 1974; p. 19; —, *Der Sinn des Lebens* (1933), Fischer, Francfort del M. 1973; D. Beck, *Die Kurztherapie,* Huber, Berna 1976; E. Berne, *Transactional analysis in psychotherapy,* Grove, Nueva York 1961; —, *Principles of group treatment,* Oxford, Univ. Press, Nueva York 1966; —, *Beyond games and scripts,*

Grove, Nueva York 1977; E. Childs-Gowell, *Reparenting schizophrencs*, Christopher, North Quincy (Mass.) 1979; S. Freud, *Jenseits des Lustprinzips* (1920), en *Ges. Werke*, vol. XIII, p. 20s (trad. cast., *Más allá del principio del placer*, en *Obras completas*, vol. VII, Biblioteca Nueva, Madrid 1974); Goulding, M. McClure, R. Goulding, *Neuentscheidung*, Klett-Cotta, Stuttgart 1981; St. Mentzos, *Interpersonale und institutionalisierte Abwehr*, Suhrkamp, Francfort del M. 1976; L. Schlegel, *Die transaktionale Analyse*, Francke, Munich ²1983; C. Steiner, *Scripts people live*, Grove, Nueva York 1974; L.R. Wolberg, *Short-term psychotherapy*, Thieme-Strotten, Nueva York 1980; St. Woollams, M. Brown, *Transactional analysis*, Huron Valley, Dexter (Mich.) 1978.

Leonhard Schlegel

ANAMNESIS. Anamnesis biográfica, diagnóstico relacional, diagnóstico del conflicto, conclusión micropsicológica.

La forma más estricta de anamnesis es el interrogatorio del paciente y de las personas allegadas a él para indagar sus enfermedades anteriores y las de su familia o los síntomas precursores del cuadro clínico actual. La captación y descripción fenomenológicas lo más exactas posible de todos los síntomas y de cuanto llame la atención desde el punto de vista psicopatológico es siempre una condición necesaria para el dictamen diagnóstico específico y relevante; mas, desde el actual punto de vista, no es suficiente.

Desde esta perspectiva, el devenir del paciente y la comprensión de su historia vital y vivenciada reviste «al menos tanta importancia» como el diagnóstico mismo (Rauchfleisch 1980, p. 177).

En el curso del presente siglo se han desarrollado otras numerosas formas de anamnesis, especialmente por parte de psiquiatras de orientación psicodinámica, de psicoterapeutas, psicoanalistas y psicólogos que han tenido en cuenta tanto la *influencia interaccional* que ejercen la personalidad del que realiza la anamnesis y la situación anamnésica como los resultados psicosociológicos y psicodiagnósticos de las correspondientes investigaciones. Schmidt y Kessler (1976) analizan con rigor los múltiples problemas metodológicos, las estrategias de indagación y los esquemas de anamnesis (cf. también → exploración, → psicoterapia de la pareja, → comprensión, → diagnóstico psicoanalítico).

1. Método biográfico. El método que consiste en la inclusión de la biografía del paciente en el proceso diagnóstico y en la planificación terapéutica se debe a la influencia del psicoanálisis. Otros sinónimos de anamnesis aparecen también en autores que parten de la doctrina psicoanalítica acerca de la enfermedad o de las neurosis: anamnesis psicológica profunda en sentido estricto o amplio (Schultz-Hencke 1965), diálogo clínico (Schraml 1970), entrevista psicoanalítica o primera entrevista (Argelander 1970), anamnesis psicoanalítico-diagnóstica (Arnds 1975), entrevista psiquiátrica (Balint y Balint 1963 y Sullivan 1976), anamnesis biográfica (Dührssen 1981).

2. Diagnóstico relacional. Los Balint (1963) llaman entrevista psiquiátrica a la suma de las reacciones del paciente ante un médico concreto, en un momento concreto y en un entorno concreto. Teniendo en cuenta que ninguno de estos elementos y circunstancias específicas debe aislarse de la investigación, será preciso indagar siempre en la anamnesis la influencia mutua y será necesario, por tanto, el diagnóstico relacional (Studt y Arnds 1979).

Además de la averiguación y el registro de los antecedentes de la enfermedad actual y de la detección y clasificación nosológica de los síntomas, debe elaborarse, pues, la biografía basada en las vivencias personales del paciente. Sobre esta base se puede comparar el talante específico de cada paciente con la actitud y el «prejuicio» de cada investigador.

Este «prejuicio», en el sentido de un marco de referencia, no lo necesita el investigador únicamente para articular la multitud de informaciones y mensajes verbales y no verbales que le llegan del paciente; éste tiene derecho a contar con un «especialista en relaciones interhumanas» (Sullivan 1976, p. 9ss) en posesión de una competencia profesional. El prejuicio del médico o del psicólogo comprende, en sentido lato, la teoría que mantenga acerca de la personalidad (Rauchfleisch 1980), sin olvidar la estructura de su propia personalidad. La personalidad del investigador es un factor esencial en la selección que éste hace a partir de lo que el paciente le comunica. La teoría mantenida por el investigador guía sus preguntas explícita o implícitamente, determina en parte algunas respuestas del paciente e influye sobre el resultado diagnóstico. Pero incluso ciertas actitudes menos teóricas y menos conscientes por parte del investigador le sugieren ya al investigado reacciones esperadas o paradójicas, con arreglo a sus automatismos de adaptación. Por regla general, el médico sólo suele enterarse de aquello que tiene *in mente,* de aquello que le interesa. Eso es lo que explorará más intensivamente, sin darse cuenta, teniendo así lugar una «confusión entre el criterio... y los predictores» (Schmidt y Kessler 1976, p. 185).

Después de criticar las *fuentes de error* en las estrategias de anamnesis, continúan Schmidt y Kessler (1976, p. 139): «Parece ser que los datos anamnésicos están influidos sobre todo por la interacción entre el entrevistador y el entrevistado.»

El paciente quiere ser ayudado y sondea de modo reflejo las correspondientes condiciones; por ejemplo, las palabras, las quejas o el mutismo que le permitan lograr consciente o inconscientemente lo deseado por el médico. El investigador a su vez desea, por ejemplo, explicaciones causales de los trastornos que el paciente le ha descrito. La necesidad de conocer las causas puede ser tan apremiante que fuerce *prematuramente* la conclusión del proceso diagnóstico (Schmidt y Kessler 1976, p. 191).

Pero si algunas decisiones importantes, como el diagnóstico, el pronóstico y la propuesta terapéutica, dependen de la anamnesis, tampoco hay que olvidar las dificultades y los errores que pueden darse en ella, y por tanto es preciso *relativizar* los resultados y las conclusiones a que llegue. Con el conocimiento de las condiciones mencionadas y teniendo en cuenta los peligros, las posibilidades y los límites, el análisis detallado de la biografía vital y vivencial puede ser útil para la comprensión del paciente, como señaló expresamente Sullivan (1976) y ha reiterado Dührssen (1981) a propósito de la experiencia psiquiátrica y psicoterapéutica y de la práctica clínica.

3. Acontecimientos externos e internos. Las declaraciones del paciente sólo pueden aceptarse, asumirse, ponderarse, traducirse, utilizarse para establecer conclusiones específicas, así como clasificarse y articularse de modo comprensivo considerando la *situación médico-paciente*. En la literatura psiquiátrica, psicológica y psicoanalítica se incluyen investigaciones sobre acontecimientos vitales en el devenir del paciente, demostrativos de que ningún hecho desencadena forzosa y automáticamente la enfermedad si previamente no existe una *vulnerabilidad específica* en el individuo enfermo. Generalmente, los hechos externos que no guardan una relación especial con la personalidad neurótica —aspecto que hay que demostrar positivamente— de un paciente *no* son un factor desencadenante de descompensaciones; por eso el simple elenco de acontecimientos exteriores no basta para la comprensión de aquél.

4. Conclusión micropsicológica. La mencionada *demostración positiva de neurosis* significa que las etiquetas de «psicógeno», «neurótico», «histérico» o «nervioso» no deben ser utilizadas en caso alguno en el diagnóstico por exclusión. «La expresión "enfermedad psicógena" sólo se justifica en el diagnóstico si se ha encontrado una relación concluyente entre el cuadro caracterológico neurótico previo, la correspondiente situación vital desencadenante y los síntomas patológicos, presentes, o si se ha puesto en claro que los dinamismos inconscientes específicos de la personalidad son de acción tan persistente que la enfermedad no cura y las molestias no pueden remitir» (Dührssen 1981, p. 15).

1. *Sintomatología y situación desencadenante.* Centrar la percepción en la realidad íntima del paciente significa tratar de ampliar su espectro sensorial, el ámbito de las ocurrencias y las vivencias (del diagnosticador en primer término). Así resulta posible la comprensión de las descompensaciones que han llevado, bajo presión típica y específica, a la pérdida del equilibrio psicobiológico. Esta comprensión ayuda a establecer una relación entre la *sintomatología y la situación de tentativa y frustración desencadenante*.

No se puede estandarizar la anamnesis que persigue el objetivo descrito, al menos en lo concerniente a las informaciones circunstanciales y «la revisión de las evitaciones de conflicto» (Arnds 1975, p. 61); la anamnesis no ha de limitarse, pues, a aportar «datos sólidos», sino una mezcla típica e individual de datos demostrables objetivamente (coincidentes con la «realidad exterior») y datos subjetivos, no menos significativos y seguros con respecto a la decisión específicamente necesaria a adoptar en el caso individual. Dependerá de la situación y de las posibilidades del investigador si está más indicado y es más factible un método «detectivesco» o un método de «diagnóstico a primera vista» (Balint y Balint 1963). El objetivo de Balint, que es la concatenación de sendas vitales individuales y cuadros patológicos, se puede seguir manteniendo, aunque el término «diagnóstico total» parezca pretencioso desde la perspectiva actual.

2. *Estructura de la personalidad.* Es perfectamente posible encontrar una «fórmula psicodinámica» o una «hipótesis focal» partiendo del conflicto estructural «escenificado» (Argelander 1970). Los *conflictos* subyacentes a la enfermedad o a un trastorno funcional aparecen también con particular evidencia en el «diálogo multipersonal» (Studt y Arnds 1979, p. 309), que utiliza las experiencias de la dinámica de grupo, la psicoterapia de grupo y la psicoterapia infantil y juvenil. El objetivo consiste en una fórmula breve y claramente formulada para expresar el «conflicto actual del paciente, su formación neurótica del carácter y su trayectoria vital hasta la fecha» (Dührssen 1981, p. 23ss). Es preciso indagar: 1. Dónde están fijados rígidos automatismos reactivos o estereotipias comportamentales inamovibles (cf. Sullivan 1976). 2. Si existen valoraciones del mundo basadas en una desfiguración de éste. 3. Qué estrategias faltan para el dominio y la solución de problemas.

Hay que prevenir contra el abuso del concepto de conflicto (Dührssen 1981), ya que aparte de «conflictos neuróticos» existen «conflictos normales, antinómicos, trágicos, así como también conflictos aparentes debidos a mecanismos de desplazamiento». Además, la «evitación de conflicto» (Arnds 1975) caracteriza precisamente a modos patógenos de vivencia y elaboración.

3. *Psicogénesis.* Si se ha hecho inteligible la sintomatología junto con las situaciones desencadenantes de molestias, disponemos ya de un concepto hipotético acerca de la *estructura de la personalidad* del paciente. Esta estructura de la personalidad ha de ser, a su vez, claramente concebible psicológicamente sobre el trasfondo de su *psicogénesis.* El marco biográfico debe ampliarse, como mínimo, a tres generaciones de la familia del paciente (Dührssen, 1981), ya que los abuelos ejercen una influencia notable y directa en el desarrollo infantil de una cuarta parte de los pacientes, aproximadamente. «Es preciso compendiar en una fórmula breve toda la biografía de un paciente y su correspondiente situación patológica, de forma que se puedan interrelacionar las molestias del enfermo, sus modos de sentirse o de estar íntimos y los datos más importantes de su historial, con las características de la interacción médico-paciente» (Dührssen 1981, p. 136).

5. **Indicaciones prácticas.** El *modo práctico* de proceder en la anamnesis aparece descrito detalladamente en Sullivan (1976), en Arnds (1975) y en Dührssen (1981). Suelen dedicarse dos o tres horas a la recogida de datos; correspondiendo a las fases de la primera toma de contacto, destinada a esclarecer aquello que el paciente desea y a posibilitar una observación precisa de sus manifestaciones espontáneas; una segunda fase de interrogatorio por parte del investigador, en la que éste se forma una imagen acerca de las circunstancias fácticas de la vida del paciente, imagen que no es posible sin tener un perfil social de este último; y, eventualmente, una fase de correlaciones y conclusiones específicas, que pueden establecerse sobre todo mediante la aclaración de lo omitido por el paciente. Las *omisiones* en las quejas y en los informes del paciente son tan importantes como sus descripciones; las imágenes fragmentarias o imprecisas sugieren puntos clave para la comprensión del trastorno.

Dado que el paciente «no ha acudido a mí, en realidad, para ofrecerme una satisfactoria biografía de sí mismo» (Sullivan 1976, p. 69), la anamnesis se efectúa siempre frente a un cúmulo de resistencias. Reconocer éstas y elaborarlas exige conocimientos acerca de la teoría psicoanalítica de la enfermedad y una buena formación en el reconocimiento de los diversos sectores del vivenciar humano, incluidos los puntos críticos neuróticos.

Para la *ulterior* organización y registro de los datos, se recomienda observar las siguientes normas (Dührssen 1981, p. 137):

— indicaciones sobre la impresión general proporcionada por el paciente,
— sintomatología,
— situación desencadenante,
— circunstancias vitales presentes,
— antecedentes infantiles personales,
— actividad escolar y profesional,
— lazos personales, relaciones amorosas, desarrollo sexual,
— relaciones familiares actuales,
— síntesis.

Es preciso mantener siempre la diferencia entre los datos espontáneamente proporcionados por el paciente, los datos indagados y la interpretación por parte del realizador de la anamnesis.

Bibliografía. H. Argelander, *Das Erstinterview in der Psychotherapie*, Wiss. Buchgesellschaft, Darmstadt 1970; H.G. Arnds, *Klinisch-psychoanalytische Diagnostik*, en *Klinische Psychotherapie in ihren Grundzügen*, Hippokrates, Vandenhoeck & Ruprecht, Stuttgart-Gotinga 1975, p. 48-72; M. Balint, E. Balint, *Psychoterapeutische Techniken in der Medizin*, Huber-Klett, Berna-Stuttgart 1963; A. Dührssen, *Die biographische Anamnese unter tiefenpsychologischem Aspekt*, Vandenhoeck & Ruprecht, Gotinga-Zurich 1981; R. Lutz, P. Kretschmer, *Anamnese, Exploration, Interview. Zur Psychologie der Gesprächsführung*, en *Klinische Psychologie*, Fischer, Stuttgart-Nueva York 1981, p. 29-38; U. Rauchfleisch, *Testpsychologie. Eine Einführung in die Psychodiagnostik*, Vandenhoeck & Ruprecht, Gotinga 1980; L.R. Schmidt, B.H. Kessler, *Anamnese. Methodische Probleme. Erhebungsstrategien und Schemata*, Beltz, Weinheim-Basilea 1976; W.J. Schraml, *Das klinische Gespräch in der Diagnostik*, en *Klinische Psychologie*, Huber, Berna-Stuttgart-Viena 1970 (trad. cast., *El diálogo clínico en el diagnóstico*, en *Psicología clínica*, Herder, Barcelona 1975); H. Schultz-Hencke, *Lehrbuch der analytischen Psychotherapie*, Thieme, Stuttgart [2]1965; H.H. Studt, H.G. Arnds, *Probleme der psychosomatischen Diagnostik*, en *Die Psychologie des 20. Jahrhunderts*, vol. IX, Kindler, Zurich 1979, p. 299-313; H.S. Sullivan, *Das psychotherapeutische Gespräch*, Fischer, Francfort 1976.

H.G. Arnds

ANGUSTIA. Angustia y normas sociales, concepciones filosóficas de la angustia, angustia en situaciones límite, angustia como enfermedad, angustia y estructura caracterológica.

El término *angustia* se emplea en el lenguaje corriente para designar tanto la ansiedad inconcreta (angustia en sentido estricto) como el *temor* (angustia concreta). El lenguaje científico trata de establecer una clara delimitación entre ambos conceptos; así, en el campo de la psicología cognitiva (Epstein 1972, Lazarus y Averill 1972), el temor aparece como la emoción concomitante de la huida, mientras que la angustia hace referencia a una situación de vaga peligrosidad sin ninguna posibilidad de dominarla. Butollo (1979) habla de un continuo, con zonas de transición, entre ambos extremos. Otros autores, como por ejemplo el psiquiatra Schneider (1959), Schulte (1961) y la mayoría de los terapeutas de la conducta (cf. Eysenck 1959, Marks 1969, Rachman 1974), descartan el intento de una diferenciación entre angustia y temor. Las definiciones propuestas son específicas de cada escuela; no hay definiciones generalmente reconocidas. Freud (1926, p. 199) emplea los términos angustia y temor como sinónimos, según se desprende de la frase: «La angustia es... por un lado, la expectativa del trauma, y por otro, la reiteración atenuada del mismo.»

También se establece una distinción entre propensión general a la angustia, angustias situacionales y angustias objetivas. Algunas formas expresivas de la angustia se encuentran en la conducta observable, en reacciones fisiológicas (cf. especialmente Birbaumer 1977) y en el vivenciar subjetivo. Para la captación de diversos aspectos del fenómeno «angustia» se pueden utilizar la observación de la conducta, mediciones fisiológicas, la exploración y los cuestionarios elaborados a ese objeto (psicología de los → tests; primera entrevista, → anamnesis biográfica, psicofisiología).

La angustia, cuando no es excesiva, puede potenciar la capacidad de rendimiento. Puede motivar la acción para hacer frente a un peligro que amenaza la integridad corporal o la vida. La angustia puede ser útil también para el mantenimiento de relaciones sociales, al prevenir contra la infracción de normas implícitas y explícitas (→ psiquiatría social). En el plano interpersonal se puede observar una conducta que sirve para identificar a las personas sobre las que se transfiere con el objeto transferido o con una parte de sí mismo. Esta conducta obedece al deseo de seguridad (Sandler 1961, 1976) o de «familiaridad» (König 1982); este último concepto implica la búsqueda de protección contra el peligro.

Más allá de la finalidad biológica, algunos filósofos (Heidegger 1979, Jaspers 1973, Kierkegaard 1844, Sartre 1962, y otros) conciben la angustia como un sentimiento que caracteriza de modo especial al «ser hombre». Dentro de una concepción no determinista, las múltiples posibilidades del ser humano dan lugar a una responsabilidad especial por el propio destino y por aquellas personas con las que cualquiera puede tratar. Se cuestionan comportamientos convencionales como insuficientes e inauténticos (Kierkegaard), son rechazados como alienantes (Heidegger), valorados como motivados de modo superficial (Jaspers), o excluidos por ser incompatibles con el concepto de libertad del ser humano (Sartre). El cuestionamiento de normas y tradiciones causa al hombre angustia, una angustia que éste debe soportar. En situaciones límite (Battegay 1981, Jaspers 1973), en las que puede vivenciarse angustia en especial medida, se evidencian las posibilidades de individuos y de grupos, no en el sentido de un aumento de capacidad de rendimiento merced al incremento moderado de la angustia, sino como respuesta autónoma a un reto. La negación de peligros presentes, por ejemplo en el ámbito de la ecología, hace que las personas con menor capacidad para soportar la angustia puedan vivir relativamente libres de ésta, pero impide llevar a cabo actos dotados de sentido y destinados a enfrentarse con el peligro. Las normas sociales que se han desarrollado en la edad moderna, hasta la actualidad en la línea de una exaltación del morir, por una parte, y de su negación, por otra, impiden el enfrentamiento del hombre con la muerte, considerada ésta como el peligro primordial al que pueden referirse todos los otros: la angustia ante la pérdida de los allegados, de la integridad corporal y espiritual, ante la pérdida de las relaciones sociales por ostracismo (Battegay 1981, König 1981, Meyer 1979).

La angustia puede asumir valor de enfermedad si es más intensa de lo que corresponde al peligro real; pero puede estar justificada y ser, sin embargo, patológica cuando aparece como consecuencia de una estructura deficiente del yo. Esto hace que la persona no pueda afrontar de modo competente el mundo exterior y el mundo interior.

Hay que distinguir la angustia real, referida a la realidad externa; la angustia ante impulsos internos, ante sentimientos de culpa provocados por el incumplimiento de normas interiorizadas; y la angustia ante una pérdida imaginaria de los límites de la propia personalidad. Un peligro interno puede proyectarse hacia el exterior. Entonces se considera equivocadamente como peligrosa una situación que no lo es. La angustia puede ser resultado de un aprendizaje, bien a consecuencia de la elaboración de experiencias traumáticas o por asimilación de la angustiabilidad de personas que tienen importancia para el individuo, a modo de un aprendizaje por modelo (Bandura 1976, Anna Freud y Dorothy Burlingham 1971).

Los peligros a los que reacciona el modelo o ejemplo pueden ser a su vez reales o imaginados por éste. La angustia ante impulsos pulsionales que pueden avasallar al yo incluye también la angustia ante un propio modo peligroso de actuar, que resulte de dichos impulsos. La acción temida puede anticiparse por vía consciente o inconsciente.

Freud, en su primera teoría sobre la angustia (1895), describe el origen de ésta por transformación de la libido acumulada, fenómeno que Freud relacionaba con una ausencia de descarga de la pulsión sexual. Freud nunca abandonó de modo explícito esta teoría, que apenas desempeña un papel en la actualidad. En su segunda teoría de la angustia, Freud (1926) sostiene que ésta es desencadenada por la presión de impulsos pulsionales y sirve como señal para poner en marcha los mecanismos de defensa. Tan sólo cuando la angustia rebasa cierto grado de intensidad puede irrumpir en el yo consciente, no teniendo necesidad de hacerse consciente el impulso pulsional que la provoca. También la angustia ante la intensidad de un pánico (angustia ante la angustia) puede imposibilitar que se actúe racionalmente. La angustia vivenciada provoca una conducta de evitación: se eluden los objetos y las situaciones que puedan desencadenar los temidos impulsos pulsionales. El resultado es una pérdida de la libertad de acción por parte del individuo.

Las estructuras caracterológicas pueden clasificarse con arreglo a las angustias existenciales básicas (Battegay 1976, Riemann 1975, Schultz-Hencke 1951). Así, el esquizoide (→ esquizofrenia) teme la disolución, el depresivo (→ depresión) la separación, el obsesivo la modificación, y el histérico el «estar firmemente fijado». Se trata evidentemente tan sólo de aspectos parciales del carácter. La estructura caracterológica fóbica (König 1981) une representaciones procedentes de la psicología del yo y de la teoría de la referencia al objeto: en la interacción con personas de la primera infancia que operaban como objetos de referencia, sobre todo la madre, se constituye un objeto rector interno. Por la interiorización de la conducta materna queda determinada la actitud angustiosa ante el entorno y frente al propio actuar. El objeto interno rector dirige también la acción en el ámbito social. Las funciones del yo se subordinan a él. La acción es deficiente si la madre priva al niño de iniciativa o le impide aprender mediante «ensayo y error», o si le hace refugiarse en la resignación por exigirle demasiado en relación con las correspondientes competencias. Las personas fóbicamente estructuradas buscan en el mundo exterior objetos que asuman, por ellos, funciones rectoras. Esto se advierte también en el trato con el psicoterapeuta. Si éste acepta, sin más, el papel que se espera de él, fija la neurosis; si rechaza dicho papel, la angustia del paciente puede rebasar su límite de tolerancia.

La estructura fóbica del carácter predispone a la aparición de la angustia patológica, al igual que la estructura depresiva dispone a la aparición de depresiones neuróticas (→ depresión), o una estructura obsesiva, a la neurosis obsesiva. En pacientes con → trastornos fronterizos, el yo puede estar en general debilitado; un trastorno de desarrollo del objeto rector se combina con considerables signos de debilidad general del yo, por ejemplo, control insuficiente de los impulsos, escasa tolerancia a la angustia y escasa capacidad de sublimación (cf. Kernberg 1979). En general, la angustia «libre y flotante» (Freud) parece ser más frecuente en trastornos precoces, contrariamente a lo que ocurre con la angustia fóbica (Ermann 1981, Studt 1974). En las → psicosis pueden aparecer grados elevados de angustia, por ejemplo, en forma de temores a la destrucción o al fin del mundo. La angustia desempeña asimismo un papel en gran número de cuadros patológicos neuróticos, aunque no ocupe el centro de la sintomatología. Quizá se manifieste esto, sobre todo, en la neurosis obsesiva: los enfermos pueden experimentar una angustia insoportable si se les impide la ejecución de los actos obsesivos. Fenichel (1975) y Hoffmann (1979) han establecido una clasificación, clínicamente útil, de las manifestaciones de la angustia patológica en sentido estricto, desde la perspectiva psicoanalítica, y Marks (1969) desde una perspectiva clinicofenomenológica.

Las concepciones psicoanalíticas y los esquemas de la psicología académica siguen aún parcialmente enfrentados; la psicología académica, sin embargo, evoluciona hacia teorías más complejas, menos verificables empíricamente, pero que explican mejor los fenómenos clínicos y se aproximan en algunos puntos a los modelos psicoanalíticos (revisión de conjunto en Krohne 1981).

La psicología académica de la dualidad estímulo-respuesta desarrolló en un principio teorías simples y empíricamente demostrables, pero reduccionistas, sobre el origen y tratamiento de la angustia, especialmente en fobias aisladas (cf. Krohne 1981). El aprendizaje de la angustia, en el sentido de la psicología del estímulo-respuesta tiene lugar a través de un proceso multifásico, en el que se aprenden tanto la reacción de angustia como la evitación de la misma. Los estímulos aversivos pueden acoplarse con estímulos acústicos, ópticos u otros, no aversivos. Como signo de la situación aversiva, desencadenan entonces, por sí mismos, la angustia. Dollard y Miller (1950) intentaron ya transferir las concepciones teóricas sobre estímulo-respuesta a fenómenos más complejos de la angustia, en su «modelo conflictivo» de la angustia. Trataron de transferir conceptos del → psicoanálisis, como los de conflicto, represión y desplazamiento, al sistema conceptual operacionalizado de la teoría del aprendizaje. Las teorías cognitivas sobre el origen de la angustia (Epstein 1972, Lazarus y Averill 1972) destacan en primer plano las expectativas y valoraciones frente a situaciones complejas. Epstein combina el concepto cognitivo de expectativa —concepto que utiliza también Freud (1926)— con el de conflicto y de excitación interna consecutiva a este último. Lazarus destaca el juicio cognitivo acerca de la situación previsiblemente generadora de angustia y el juicio relativo a las posibilidades de superarla. Las mencionadas teorías cognitivas se refieren a diversos aspectos de la génesis de la angustia; abarcan en conjunto una amplia zona del complejo proceso de la angustia. Coinciden, sin embargo, con las teorías basadas en la dualidad estímulo-respuesta en dejar de lado el concepto de inconsciente.

Las teorías psicoanalíticas, las teorías estímulo-respuesta y las teorías cognitivas de la angustia determinan diversos principios sobre los que fundamentar los tratamientos. Dentro del → psicoanálisis hay que distinguir entre la orientación basada en la teoría de las pulsiones, la orientación fundamentada más bien en la psicología del yo y la orientación referida a las teorías de la relación objetal. El psicoanálisis y las teorías cognitivas coinciden en utilizar métodos terapéuticos basados en el reconocimiento como factor de eficacia terapéutica, mientras que la → terapia de la conducta otorga gran importancia a los factores cognitivos en la planificación de programas de tratamiento, y no tanto en la terapia misma. También los tratamientos basados en la teoría estímulo-respuesta se pueden interpretar psicoanalíticamente, si se incluyen las relaciones transferenciales de los pacientes con el terapeuta y las experiencias emocionales correctoras correspondientes, que dependen a su vez de una percepción y evaluación diferenciadas de la conducta del terapeuta (König 1981).

Las terapias de grupo (→ psicoterapia de grupo), en forma de grupos pequeños o grandes, son de creciente importancia en → psiquiatría y en → psicoterapia. En la → psicoterapia de grupo analítica se incluyen conceptos correspondientes a la psicología social y al psicoanálisis (Annelise Heigl-Evers 1978). El miedo ante un enemigo exterior potencia la cohesión de un grupo (Battegay 1976, Schindler 1968). Es un factor que influye en la imposición de normas colectivas y regula la relación del individuo con el grupo, especialmente en lo concerniente a la «proximidad» y la «distancia» (Battegay 1976). La angustia puede desencadenar la regresión, pero también puede impedir que los pacientes se abandonen a una regresión al servicio del yo, para reconocerse en ella.

Bibliografía. A. Bandura, *Lernen am Modell*, Klett, Stuttgart 1976; R. Battegay, *Angst und Sein*, Hippokrates, Stuttgart ²1976; —, *Grenzsituationen*, Huber, Berna 1981; N. Birbaumer (dir.), *Psychophysiologie der Angst*, Urban & Schwarzenberg, Munich ²1977; W. Butollo, *Chronische Angst. Theorie und Praxis der Konfrontationstherapie*, Urban & Schwarzenberg, Munich 1979; J. Dollard, N. E. Miller, *Personality and psychotherapy*, McGraw-Hill, Nueva York 1950; S. Epstein, *The nature of anxiety with emphasis upon its relationship to expectancy*, en C.D. Spielberger (dir.), *Anxiety: Current trends in theory and research*, vol. II, Academic Press, Nueva York 1972, p. 291-337; M. Ermann, *Zur Psychotherapie strukturell Ich-gestörter Angstpatienten*, en H. Helmchen, U. Lindem, V. Rüger (dirs.), *Psychotherapie in der Psychiatrie*, Springer, Berlín 1981; H.J. Eysenck, *Learning theory and behaviour therapy*, «J. Ment. Sci.» 10 (1959) 61-75; O. Fenichel, *Psychoanalytische Neurosenlehre*, vol. II, Walter, Olten 1975; Anna Freud, Dorothy Burlingham, *Heimatlose Kinder. Zur Anwendung psychoanalytischen Wissens auf die Kindererziehung*, Fischer, Francfort del M. 1971; S. Freud, *Über die Berechtigung, von der Neurasthenie einen bestimmten Symptomenkomplex als Angstneurose abzutrennen* (1895), en *Ges. Werke*, vol. I, p. 315-342 (trad. cast., *La neurastenia y la neurosis de angustia*, en *Obras completas*, vol. I, Biblioteca Nueva, Madrid ²1983); —, *Hemmung, Symptom und Angst* (1926), en *Ges. Werke*, vol. XIV, p. 111-205 (trad. cast., *Inhibición, síntoma y angustia*, en id., vol. VIII, Madrid 1974); M. Heidegger, *Sein und Zeit*, Niemeyer, Tubinga ¹⁵1979 (trad. cast., *El ser y el tiempo*, FCE, México ⁵1974); Annelise Heigl-Evers, *Konzepte der analytischen Gruppenpsychotherapie*, Verlag für Medizinische Psychologie im Verlag Vandenhoeck & Ruprecht, Gotinga ²1978; S.O. Hoffmann, *Charakter und Neurose*, Suhrkamp, Francfort del M. 1979; K. Jaspers, *Philosophie*, vols. I-III, Springer, Berlín ⁴1973; O.F. Kernberg, *Borderline-Störungen und pathologischer Narzissmus*, Suhrkamp, Francfort del M. ³1979; S. Kierkegaard, *Der Begriff Angst. Vorworte* (1844), en *Ges. Werke*, sección 11/12, Gütersloher Taschenbücher Siebenstern, Gütersloh 1981; K. König, *Angst und Persönlichkeit. Das Konzept vom steuernden Objekt und seine Anwendungen*, Verlag für Medizinische Psychologie im Verlag Vandenhoeck & Ruprecht, Gotinga 1981; —, *Interaktioneller Anteil der Übertragung und phobische Persönlichkeitsstruktur*, «Praxis Psychother. Psychosom.» 27 (1982) 25-32; H.W. Krohne, *Theorien zur Angst*, Kohlhammer, Stuttgart 1976; R.S. Lazarus, J.R. Averill, *Emotion and cognition: with special reference to anxiety*, en C.D. Spielberger (dir.), *Anxiety: Current trends in theory and research*, vol. II, Academic Press, Nueva York 1972, p. 242-283; I. Marks, *Fears and phobias*, Heinemann, Londres 1969; J.E. Meyer, *Todesangst und das Todesbewusstsein der Gegenwart*, Springer, Berlín 1979 (trad. cast., *Angustia y conciliación de la muerte en nuestro tiempo*, Herder, Barcelona 1983); S. Rachman, *The meanings of fear*, Penguin, Manchester 1974; F. Riemann, *Grundformen der Angst. Eine tiefenpsychologische Studie*, Reinhardt, Munich [11]1975 (trad. cast., *Formas básicas de la angustia*, Herder, Barcelona 1978); J. Sandler, *Sicherheitsgefühl und Wahrnehmungsvorgang*, «Psyche» 15 (1961) 124-131; J. Sandler, *Countertransference and role responsiveness*, «Int. Rev. Psycho-Anal.» 3 (1976) 43-47; J.P. Sartre, *Das Sein und das Nichts*, Rowohlt, Hamburgo 1962 (trad. cast., *El ser y la nada*, Losada, Buenos Aires 1966); R. Schindler, *Grundprinzipien der Psychodynamik in der Gruppe*, «Psyche» 11 (1957/58) 308-314; —, *Dinamische Prozesse in der Gruppenpsychotherapie*, «Gruppenpsychother. Gruppendynamik» 2 (1968) 9-20; K. Schneider, *Klinische Psychopathologie*, 5.ª ed., Thieme, Stuttgart; W. Schulte, *Angstsyndrome*, «Monatskurse f. ärztl. Fortbildung» 11 (1961) 586; H. Schultz-Hencke, *Lehrbuch der analytischen Psychotherapie*, Thieme, Stuttgart 1951; H.H. Studt, *Psycho- und Somatoneurosen im Vergleich: Angstneurose/Phobie — Asthma bronchiale. Eine psychosomatische Erkundungsstudie*, tesis para la habilitación, Friburgo 1974.

Karl König
Regine Tischtau-Schröter

ANOREXIA NERVIOSA. Anorexia nerviosa, sintomatología, diagnóstico diferencial, patogénesis, terapia.

1. Introducción y sintomatología. La anorexia nerviosa —sinónimos: anorexia mental, caquexia puberal, caquexia psicógena— fue descrita por primera vez el año 1964 por el inglés Morton, de modo muy preciso, como cuadro patológico autónomo (cit. según Thomä 1961). La enfermedad, catalogada entre los síndromes psicosomáticos, se caracteriza por una limitación de la toma de alimentos y por la caquexia correspondiente. La pérdida de peso puede ser más o menos acentuada; en la fase final puede ser superior al 50 % respecto al peso medio normal, y el curso espontáneo de la enfermedad puede acarrear la muerte en el 10 % de los casos. La reducción de la toma de alimento —voluntaria inicialmente— es facilitada en el curso de la enfermedad por una clara disminución de las sensaciones de hambre. La pérdida total de apetito (anorexia) sólo se constata en la fase final. Hasta ésta, la represión del apetito se manifiesta por determinadas tendencias hacia ciertos alimentos o platos culinarios, así como por coleccionar recetas o alimentos o también por contemplar descaradamente, por ejemplo por la ventana de un restaurante, cómo comen otros. El sujeto vive estas situaciones como un triunfo del espíritu sobre el cuerpo, como una señal de autonomía de la propia personalidad, de matiz especialmente placentero. Contrasta con el decaimiento corporal la agitación motora, una actividad desenfrenada y vacía.

Otro síntoma primario es la amenorrea, ligada a la pérdida de la libido. El carácter sintomático primario de la amenorrea se pone de manifiesto en su aparición temprana en dos tercios de las pacientes, antes del adelgazamiento (Fey 1970, Fries 1974, Theander 1970). La importancia de la amenorrea como síntoma no disminuye por su lógica ausencia en muchachos o en la prepubertad. También el estreñimiento, el tercer síntoma primario, suele ser un síntoma precoz. Tanto la amenorrea como el estreñimiento son, sin embargo, síntomas (→ síntoma) eventuales y pueden faltar en estados avanzados de enfermedad, si bien es raro esto último.

El cuadro somático de la anorexia nerviosa, como secuela del adelgazamiento, se caracteriza además por alteraciones cutáneas (sequedad, caída del cabello y del vello), alteraciones endocrinológicas leves, trastornos circulatorios (bradicardia, hipotermia, centralización con acrocianosis), reducción del metabolismo basal y cambios neurovegetativos en forma de agotamiento simpático (Fey 1970). Se discute si los síntomas revelados por el electroencefalograma, como actividad hipersincrónica, disritmias y descargas puntasondas de 5-6 segundos, poseen una significación primaria como expresión de debilidad diencefálica constitucional en los pacientes (Schenck y Remschmidt 1974).

La → psicopatología de estos enfermos —demostrada en el 94 % de los 124 pacientes de un estudio propio (Schütze 1980)— no es menos significativa que los síntomas somáticos. Es importante la falta total o parcial de conciencia de enfermedad, el aislamiento autista, rompiendo los contactos extrafamiliares, la reclusión en la familia (la madre), la alteración de la imagen del propio cuerpo *(body image)* (Bruch 1973) y una especie de «ambición de rendimientos», con la ya mencionada actividad vacía y sin descanso. Los aspectos anancásticos de la personalidad se mezclan con rasgos caracterológicos histéricos, fóbicos, depresivos o también esquizoides. Este grupo de pacientes son ya en la fase premórbida verdaderos «niños modelo» (Bruch 1978) que, dejando aparte el problema alimenticio, se comportan dócilmente ante las exigencias exteriores, con intensa inhibición de la agresividad y superadaptados. La capacidad intelectual es más bien reproductiva que creativa, pero en conjunto, superior a la media. El test de inteligencia Hamburg-Wechsler puso de manifiesto en 40 pacientes un cociente intelectual de 115, por término medio, con oscilaciones entre 95 y 133 (Schütze 1980). El bajo nivel intelectual parece ser incompatible con la anorexia nerviosa.

2. Diagnóstico general y diagnóstico diferencial. El → diagnóstico de una anorexia nerviosa o, más exactamente, de un síndrome anoréxico, se puede formular con arreglo a estos síntomas cardinales:

1. Reducción de la toma de alimentos, con pérdida de peso de más del 20 % referido al peso medio ideal, acompañada de inquietud motora.

2. → Psicopatología característica, en forma de falta de conciencia total o parcial de enfermedad, aislamiento social y emocional, trastornos de la imagen del propio cuerpo, «ambición de rendimientos» y superadaptación acompañada de inhibición de la agresividad, y huida hacia situaciones claramente estructuradas en un orden jerárquico.

Como síntomas eventuales o facultativos hay que mencionar la amenorrea con pérdida de libido y el estreñimiento. Aunque no suele ser difícil formular positivamente el → diagnóstico de un síndrome anoréxico, a partir del cuadro fenomenológico, es preciso excluir rigurosamente en el diagnóstico diferencial algunas formas internistas, neurológicas y psiquiátricas de enfermedad. Hay que excluir en concreto: enfermedades endocrinológicas de la hipófisis, de la corteza suprarrenal y del tiroides; enfermedades del tracto gastrointestinal; enfermedades del metabolismo; tumores cerebrales; psicosis esquizofrénicas (→ esquizofrenia) o depresivas (→ depresión) y neurosis fóbicas, histéricas, anancásticas o depresivas (→ formas de neurosis).

El síndrome anoréxico comprende, como variantes más leves, la reacción anoréxica, el grupo nuclear de la anorexia y la hiperorexia nerviosas. La hiperorexia, descrita por Ziolko (1976), se caracteriza por alimentación normal o excesiva, ligada a vómito inmediato; en cambio, su nexo con la reacción anoréxica o bien su inclusión en el grupo nuclear crea notables dificultades para el diagnóstico diferencial y sólo se confirma en los puntos básicos. La reacción anoréxica, como variante más benigna, viene a llenar la zona de transición entre el cuadro completo de la enfermedad anoréxica, por una parte, y el afán normal de delgadez de muchos jóvenes, por otra. Además de una menor pérdida de peso —pérdida, por otra parte, no demostrativa desde el punto de vista patológico—, el aislamiento menos acentuado, la conciencia de enfermedad y la menor alteración de la imagen del propio cuerpo caracterizan la reacción anoréxica. Mientras que desde el punto de vista terapéutico tan sólo reviste importancia secundaria una neta separación entre la reacción anoréxica, por un lado, y el grupo nuclear, por otro, su nexo, en cambio, posee más valor para la elaboración científica, especialmente para la comparación de investigaciones catamnésicas.

3. Epidemiología. No existen aún investigaciones epidemiológicas científicamente exactas sobre la anorexia nerviosa. La incidencia se calcula en 0,1 hasta 0,6 por 100 000 habitantes (Halmi 1974, Theander 1970). La tasa de prevalencia en muchachas de edades comprendidas entre 15 y 25 años es de 15 a 75 casos por 100 000 habitantes (Halmi 1974) o, según investigaciones de Crisp (1977), un caso por 150 a 200 adolescentes femeninas. La primera manifestación de la enfermedad tiene lugar, en el 85 a 90 % de los casos, entre los 10 y los 25 años de edad, con un clímax de frecuencia entre los 13 y 14 años. Se admite en general un aumento de frecuencia de la enfermedad desde 1960 aproximadamente, pero aún no se ha demostrado científicamente (Halmi 1974, Theander 1970).

Las familias de procedencia de los pacientes no presentan peculiaridades en cuanto a su pertenencia a un estrato social, en comparación con otros pacientes jóvenes. Se trata, sin embargo, predominantemente de familias con varios hijos, en las que los enfermos suelen ocupar un lugar intermedio dentro de la serie de hermanos más raramente se da en el hijo menor (Schütze 1980). La proporción entre niñas y niños es de 10 a 1, según estudios realizados sobre muestras amplias o en revisiones de conjunto. Hay que hacer notar que la anorexia masculina no difiere sustancialmente de la femenina.

4. Patogénesis. Aunque en un principio se atribuyó transitoriamente la anorexia nerviosa a causas somáticas, actualmente se reconoce, de modo general, la psicogénesis de la enfermedad. Leibbrand (1939) fue el primero en señalar el conflicto de adolescencia (la incapacidad de desligarse de los padres y de independizarse) como trastorno característico en estos pacientes. Las ulteriores investigaciones de Bruch (1973), Fleck (1969), Selvini (1974), Thomä (1961) y otros, de marcada orientación psicoanalítica, abordaron la dinámica intrapsíquica y las relaciones objetales de los pacientes. Dentro de esta perspectiva se interpreta la anorexia nerviosa como una defensa en forma de regresión y desplazamiento de los impulsos pulsionales genitales de la pubertad hacia la zona oral. En este sentido se ha atribuido incluso una importancia central a fantasías de embarazo oral. Bruch (1973) describe además, como factor de la anorexia nerviosa, un trastorno precoz de la interacción entre el medio ambiente y el niño; así, por ejemplo, cuando la madre no reaccionó adecuadamente o lo hizo de modo insuficiente, a señales que eran expresión por parte del niño de necesidades infantiles, especialmente en relación con la toma de alimento.

La anorexia nerviosa puede entenderse también como expresión de un trastorno en el desarrollo hacia la emancipación durante la adolescencia o en las fases evolutivas de la primera infancia. En consecuencia, Sperling y Massing (1970) investigaron a las familias de anoréxicos incluyendo tres generaciones. Hallaron una constelación que no es característica exclusiva de las «familias anoréxicas»: una abuela materna dominante, «eminencia gris», una madre dependiente y sumisa o profesional, fría y superactiva, y un padre más bien débil o con escasa presencia física o psíquica. Más recientemente, Minuchin (1978) ha descrito la «familia anoréxica» desde un enfoque sistémico como un grupo bien definido hacia fuera, pero de límites internos difusos y poco diferenciados. Señala, como rasgos característicos, una marcada vinculación íntima entre sus miembros, exceso de preocupación de unos por otros, estrategias de evitación de conflictos y rigidez del sistema familiar en su conjunto. Este tipo de familia así estructurada reprime todo desarrollo de autonomía. La sintomatología anoréxica sirve para mantener la estabilidad del sistema familiar, que se ve amenazada por el proceso evolutivo del adolescente (Minuchin 1978). Selvini (1975) ha estudiado las peculiaridades de las estructuras de comunicación en familias anoréxicas. Unas relaciones excesivamente rígidas entre los miembros de la familia impiden que surjan en ella la objetividad, la lógica, la coherencia y la justicia. Nadie está dispuesto a asumir la responsabilidad de la dirección. Tampoco caben las alianzas explícitas entre los distintos miembros de la familia (Selvini 1975).

Según nuestras observaciones, en la anorexia nerviosa se trata de la expresión de un conflicto emancipatorio insoluble, que se produce en la adolescencia (conflicto central) y tiene su origen en una individuación infantil insuficiente (conflicto básico), fundamentada a su vez en una insuficiente madurez emancipatoria por parte de los padres. Éstos, especialmente la madre, necesitan del niño para la estabilización de su propio rol de dominación, como madre determinante, sobre su hijo aún determinable, y, por ello, dependiente. En estas familias apenas se logra la existencia de unas relaciones maduras entre sus miembros, con igualdad de derechos para todos (Schütze 1980). Por último, el curso de la anorexia nerviosa es determinado asimismo por mecanismos somatógenos y psicógenos de autorrefuerzo de la sintomatología, en forma de alteraciones de la personalidad, del propio enfermo así como por la reestructuración del modelo de relación intrafamiliar.

5. Tratamiento. El tratamiento de la anorexia está orientado hacia la desaparición de las limitaciones de la nutrición y, al mismo tiempo, a dar una continuidad en el desarrollo de la personalidad hacia una madurez independiente. Puesto que una verdadera emancipación sólo puede concebirse como logro de una independencia con respecto a los padres, resulta indispensable la inclusión de la familia, al menos de la familia nuclear, en el → proceso terapéutico.

Las medidas tomadas para contrarrestar los síntomas previenen, por un lado, el resultado fatal de la enfermedad y ayudan, por otro, a desmontar la autonomizada dinámica condicionada por la enfermedad. Además de intervenciones de psicoterapia de la conducta y del condicionamiento operante, con reforzadores positivos, se utiliza una alimentación con sonda, durante períodos limitados, y como intervención de urgencia. A fin de evitar una transformación de síntomas —por ejemplo, el desarrollo de una hiperorexia nerviosa—, las medidas terapéuticas sintomáticas deben estar en consonancia con el tratamiento orientado hacia el conflicto, a fin de obviar una sobrecarga psíquica y una nueva descompensación del paciente.

La desvinculación y la independización —es decir, la emancipación— tan sólo pueden concebirse partiendo de una constelación de dependencia. Por ello, y mediante una esclarecedora confrontación de los pacientes con su enfermedad y de un análisis de las «reacciones de contratransferencia» (Thomä 1961), conviene establecer una alianza laboral (una relación terapéutica dual) con los pacientes. Especialmente en casos de pacientes del grupo nuclear (inmaduro y esquizoide), ha dado buen resultado trabajar inicialmente en el plano de la ruptura de dependencias infantiles, utilizando una «alianza de tres personas» (Schütze 1980). Después de la labor preparatoria de los padres, debe favorecerse la emancipación del adolescente en el campo de las relaciones familiares, bien en forma de conversaciones en común o mediante un tratamiento individual basado en el análisis de la dinámica familiar. Si el tratamiento es hospitalario, se puede influir positivamente en el campo de las relaciones extrafamiliares, de acuerdo con la edad, recurriendo a medidas de pedagogía terapéutica.

Los pacientes más jóvenes (preadolescencia y primera adolescencia), con curso evolutivo breve y sintomatología poco acentuada en el sentido de la reacción anoréxica, pueden ser tratados dentro del marco de una terapia familiar ambulatoria (→ psiquiatría familiar); si se trata, en cambio, de pacientes de más edad (adolescencia media y postadolescencia) con enfermedades cronificadas de grupos nucleares, el tratamiento ha de ser al menos parcialmente hospitalario, en una combinación de terapia individual y terapia familiar.

Minuchin (1978) menciona, como puntos de intervención en terapéutica familiar, la dependencia, la superprotección y la evitación de conflicto. Es interesante y especialmente original el «almuerzo en familia» del terapeuta con el paciente y los familiares de éste, que permita observar directamente las relaciones entre los mismos. Selvini (1975), partiendo de la escuela de Palo Alto (Bateson, Haley, Watzlawick y otros), da prioridad en su labor terapéutica al análisis de la paradoja en la comunicación intrafamiliar y a su disolución mediante la contraparadoja.

6. Pronóstico. El pronóstico de evolución espontánea de la anorexia nerviosa es desfavorable. Además de una tasa de mortalidad del 5 al 10 %, se produce en un 40 % la cronificación y en un 10 % la descompensación psicótica. Sólo en el 30 % aproximadamente se puede contar con una remisión espontánea en lo concerniente a la alimentación (Köhle 1981).

Las investigaciones catamnésicas después de la terapia muestran una evolución más favorable (Thomä 1961, Tolstrup 1965). Minuchin (1978) habla de más del 86 % de tratamientos con resultados positivos en un total de 54 pacientes. Nosotros hemos encontrado una evolución favorable en el 79 % de los 49 pacientes tratados (Schütze 1980). No obstante, todas las investigaciones catamnésicas efectuadas hasta ahora, incluidas las nuestras, arrojan notables deficiencias estructurales, por lo que poseen un valor relativo. No tenemos suficientes garantías para considerar una forma de tratamiento como eventualmente superior a otras. Se necesitan concretamente:

1. Criterios inequívocos sobre la forma y la clase de enfermedad tratada.
2. Características claramente objetivables en relación con el resultado terapéutico.
3. Investigaciones a largo plazo hasta la edad adulta.

A tenor de los informes existentes, parece que la detección precoz de la enfermedad, la brevedad del tiempo transcurrido hasta el comienzo del tratamiento, así como una sintomatología en el sentido de la reacción anoréxica, facilitan un pronóstico fundamentalmente más favorable. Todo hace pensar, además, que se produce una disolución de los síntomas más que una verdadera influencia positiva en la estructura dañada de la personalidad o en la auténtica y real maduración de ésta.

Bibliografía. H. Bruch, *Eating disorders. Obesity, anorexia nervosa and the person within*, Basic books, Nueva York 1973; —, *The golden cage. The enigma of anorexia nervosa*, Harvard University Press, Cambridge (Mass.) 1978; A.H. Crisp, *The prevalence of anorexia nervosa and some of its associations in the general population*, en *Adv. in Psychosom. Med.*, vol. 9, p. 38-47, Karger, Basilea 1977; M. Fey, G.A. Hauser, *Die Pubertätsmagersucht*, Huber, Berna-Stuttgart-Viena 1970; L. Fleck, *Die Pubertätsmagersucht des jungen Mädchens und ihre Behandlung*, en G. Biermann (dir.), *Handbuch der Kinderpsychiatrie*, Reinhardt, Basilea 1969, p. 921-955; H. Fries, *Secondary amenorrhoe, selfinduced weight reduction and anorexia nervosa*, «Acta Psychiat. Scand.» suplem. 248, 1974; K.A. Halmi, *Anorexia nervosa: Demographic and clinical features in 94 cases*, «Psychosom. Med.» 36 (1974) 18-26; K. Köhle, G. Simons, *Anorexia nervosa*, en T. v. Uexküll (dir.), *Lehrbuch der psychosomatischen Medizin*, Urban & Schwarzenberg, Munich-Viena-Baltimore ²1981, p. 529-556; W. Leibbrand, *Der göttliche Stab des Äskulap*, 3.ª ed., Salzburgo, O. Müller, Leipzig 1939; S. Minuchin, B.L. Rosman, L. Baker, *Psychosomatic families. Anorexia nervosa in context*, Harvard University Press, Cambridge (Mass.)-Londres 1978; K. Schenck, H. Remschmidt, *EEG-Befunde bei Anorexia nervosa*, «Z. Kinder. Jugendpsychiatr.» 2 (1974) 200-210; G. Schütze, *Anorexia nervosa*, Huber, Berna-Stuttgart-Viena 1980 (trad. cast., *Anorexia mental*, Herder, Barcelona 1983); M. Selvini-Palozzoli, *Self-starvation*, Human Context Books, Londres 1974; —, *Die Familie des Anorektikers und die Familie des Schizophrenen; eine transaktionelle Untersuchung*, «Ehe» 3 y 4 (1975) 107-116; E. Sperling, A. Massing, *Der familiäre Hintergrund der Anorexia nervosa und die sich daraus ergebenden therapeutischen Schwierigkeiten*, «Z. Psychosom. Med.» 16 (1970) 130-141; S. Theander, *Anorexia nervosa. A psychiatric investigation of 94 female patients*, «Acta Psychiatr. Scand.», suplem. 46 (1970); H. Thomä, *Anorexia nervosa*, Huber, Berna - Klett, Stuttgart 1961; K. Tolstrup, *Die Charakteristika der jüngeren Fälle von Anorexia nervosa*, en J.E. Meyer, H. Feldmann (dirs.), Thieme, Stuttgart 1965, p. 51-59; H.U. Ziolko, *Hypererexia nervosa*, «Psychoter. Med. Psychol.» 26 (1976) 10-12.

GERD SCHÜTZE

ANORMALIDAD. Norma, → comprensión, → explicación, → psicopatología.

La → psicopatología, en el sentido que K. Jaspers dio a este término, tuvo su punto de partida en la filosofía de la vida y en la psicología de las ciencias del espíritu de finales del siglo XIX. Su concepción inicial de los fenómenos psíquicos anormales se basó en la psicología elementarista de Wundt, una corriente precrítica ya desfasada en aquella época. Apoyándose en esta psicología, Jaspers y los investigadores afines a él describieron los modos de manifestación anormales de los actos y realizaciones, distinguiendo entre sus modificaciones cuantitativas y cualitativas. Dentro de la variedad de los estados de cosas psicopatológicos, señalaron un grupo de los mismos a los que adjudicaron el valor de signos patológicos con arreglo a determinados criterios. Mientras que el discurso acerca de la anormalidad cuantitativa se refería a una norma real, a establecer estadísticamente y de modo «libre de valores», para establecer la normalidad cualitativa, en cambio, hubo que recurrir al teorema de la incomprensibilidad de Jaspers-Gruhle (→ psicosis), partiendo del supuesto de que algunos hechos psicopatológicos son inaccesibles a la «participación íntima», no pudiendo hacerse empáticamente presentes. El postulado relativo al límite absoluto del comprender (→ psicosis), que incluso la «psicología comprensiva» creyó obligado aceptar, sigue siendo la principal objeción contra la psicopatología alemana clásica. Los dos aspectos de este concepto de anormalidad psíquica —la orientación basada en el criterio externo proporcionado por la psicología de Wundt y el teorema de la incomprensibilidad— no deben considerarse, sin embargo, por separado. Tienen en común la convicción de que «anormalidad psíquica» significa un estado de cosas constituido o bien dado ya de antemano en el individuo y que caracteriza a la personalidad a modo de una cualidad, en el sentido tradicional de este término.

Las escuelas de psicología profunda atacaron en primer término el teorema de la incomprensibilidad sostenido por la psicología comprensiva (→ comprensión). Sin poner en duda el carácter de «cualidad» de la anormalidad psíquica, atribuyeron incluso el delirio y las seudopercepciones a dinamismos psíquicos y a estrategias destinadas a la estabilización de un equilibrio intrapsíquico perturbado, dinamismo y estrategias que también alteran la vida anímica normal (→ psicoanálisis). Comprender el vivenciar y el comportamiento anómalos supone, pues, un reconocimiento de reglas y pautas normales, aun en lo aberrante; es decir: se le niega a esto último la cualidad de algo de nueva índole, extrañamente ajeno e inabordable. A partir de la intensa polémica entre la psicología profunda y la psicopatología clásica brotó, en buena parte, una falta de entendimiento acerca del concepto de «comprensión» (→ explicación), utilizado por una y otra parte. Freud y sus discípulos no superaron el teorema de la incomprensibilidad de Jaspers (→ proceso), sino que se sirvieron de otro concepto de «comprensión».

Si se intenta destacar algunos rasgos constitutivos de la anormalidad psíquica, hay que subrayar expresamente que no puede haber un concepto unívoco de esta última (→ diagnóstico). El mismo supone más bien un supraconcepto, tan amplio como impreciso, que abarca multitud de tipos de «ser de otro modo» psíquicamente que requieren una mayor precisión y que han de sopesarse diversamente desde el punto de vista psicopatológico-psiquiátrico (→ psicopatología).

Es propio de la anormalidad psíquica el elemento de lo inesperado, lo sorpresivo. Desde luego, en muchos casos se logra captar la perspectiva especial que determina el modo vivencial de lo anormal —es decir, cabe interpretar las conductas verbal y no verbal en un sentido específico—, pero continúa siendo sorprendente que el sujeto haya hecho propiamente suya precisamente tal perspectiva. Lo inesperado no consiste, pues, en la intención que determina el comportamiento; lo imprevisible es, más bien, la comprensión de la situación a partir de la cual surgen, como resultado, las actitudes y los actos del anormal. Mas estas afirmaciones no bastan, sin embargo, para definir suficientemente la anormalidad psíquica, ya que se pueden aplicar por igual al «loco» (en el sentido de bufón), al simulador y al delincuente. El primero interpreta la situación actual en contra de las expectativas, bien para divertir al sorprendido interlocutor, bien para lograr que se admita o reconozca algo cuya percepción social se halla obstaculizada por una estrategia consensual de encubrimiento; el simulador y el delincuente, en cambio, buscan la prolongación del disenso por lo que respecta al entendimiento de la situación, porque ven en ello una posible ventaja de cualquier tipo que sea. Los tres —el «loco», el simulador y el delincuente— tienen en común un grado previo de libertad frente a lo psíquicamente anormal, en cuanto a adoptar o no la definición de la situación, basada en consenso, o bien la perspectiva de captación de la misma. Esto es válido tanto para aquellos delincuentes cuya desolada situación vital desemboca, con íntima fatalidad, en la delincuencia, como para el innovador genial o presa de una convicción fanática. Nos encontramos aquí ante la imposibilidad de abordar el concepto de anormalidad psíquica dentro del contexto de alguna de las teorías sociológicas de la → desviación. El comportamiento aberrante no es indicio de anormalidad psíquica si hay factores internos o externos que impulsan al desviado a quebrantar las reglas. El individuo psíquicamente anómalo no vulnera un, para él, sistema conocido de reglas, ni las da de lado, ni cuestiona su legitimidad. Naturalmente, el psíquicamente anormal se da cuenta de que vivencia otras cosas y de otro modo que su interlocutor. Sin embargo, ve confirmado su entendimiento de la situación, a base del cual orienta sus actos, rasgos o signos percibidos o inferidos de modo legítimo, que son unívocos, sobre el trasfondo de reglas y normas consensuales, respecto al comportamiento que de él se espera. Su saber y sus percepciones especiales le fuerzan a una conducta que su interlocutor —y a veces él mismo— considera fuera de lugar, por disconforme con su propia visión de la realidad, pero a la cual, con arreglo a su saber, se considera obligado, porque de lo contrario se comportaría de modo disconforme a sus propios ojos. La anormalidad psíquica se manifiesta por un comportamiento absolutamente conforme a las reglas y a las normas, pero son precisamente la rigidez y la inflexibilidad lo que llama la atención en el trato con el psíquicamente anormal. Ahora bien, en casi todas las enfermedades o afecciones corporales aparecen normas nuevas para el paciente, en cuanto que éste debe reorganizar de otro modo sus relaciones con el entorno físico y humano, a fin de adaptarse a sus posibilidades de controlar la situación. Quedan invalidadas ciertas pautas antes vigentes, mientras que otras adquieren para él un nuevo vigor.

Tanto el carácter normativo de la enfermedad como el de la conducta innovadora hacen referencia a un mundo común. Se da, pues, para los otros, una correspondencia entre la nueva identidad y la conducta manifiesta. Esto se produce de modo tal que surge un consenso entre el sujeto y los otros con respecto a las expectativas de conducta que aquél despierta o que acepta como compatibles con la imagen que de sí mismo tiene. No ocurre así con el anormal psíquico. Las normas que éste —a quien podemos reconocer en sus vivencias y conducta— considera vinculantes derivan de su modo de definir la situación. Se refieren a un entendimiento del mundo que todos comparten, a su juicio; pero él ve que los otros se desvían del mismo. La anormalidad psíquica no se realiza por un cambio especial de actitud, que pueda identificarse en cuanto a sus determinantes y disposiciones para la acción, determinantes, a su vez, del comportamiento, como un rasgo esencialmente propio de la personalidad, y cuyo conocimiento permite predecir la perspectiva de captación de las cambiantes situaciones. Cierto es que cabe conjeturar con mayor probabilidad la conducta mediante un mayor conocimiento de la idiosincrasia del sujeto; pero no se pueden establecer las normas concretas que rigen esa conducta.

En este sentido, el rasgo básico normativo de la anormalidad psíquica se revela siempre, tan sólo, en la situación actual y, por tanto, en la interacción actual. Como toda relación interhumana se desarrolla en el tiempo, rigen diferentes normas en su curso, con arreglo al tema dominante y al grado de intimidad. Los interlocutores establecen tales normas al inicio de toda interacción. El consenso sobre ellas es un requisito necesario del mantenimiento de la relación. Incluso aquella relación cuyas singularidades nos hacen detectar en el otro la anormalidad psíquica es, en este sentido, una configuración temporal; pero no se produce en ella un acuerdo explícito sobre la identidad con que han de ingresar en la situación los interlocutores. Más bien uno de éstos impone por su cuenta las normas obligatorias, para modificarlas con la misma autonomía, o bien cambiarlas si así lo determina, sin tener en cuenta al otro. A diferencia del innovador o del delincuente, el psíquicamente anormal no contradice deliberadamente las expectativas de los otros, y, a diferencia del equivocado o del incrédulo, no es consciente del disenso real. Así, pues, si algún sentido puede tener hablar de «opacidad a la empatía» (→ proceso) a propósito de la anormalidad psíquica, hay que decir que lo característico del sujeto psíquicamente anormal es la imposibilidad de lograr la «empatía» o «participación íntima» con él.

Bibliografía. H. Binder, *Die Bedeutung der Begriffe normal und abnorm, gesund und krank für die psychiatrische Beurteilung,* «Schweiz. Arch. Neurol. Psychiatr.» 66 (1952) 5; W. Blankenburg, *Ein Beitrag zum Normproblem,* en J.M. Broekman, J. Maurits, G. Hofer (dirs.), *Die Wirklichkeit des Unverständlichen,* La Haya 1974; G. Canguilhem, *Das*

Normale und das Pathologische, Francfort-Berlín-Viena 1977; G. Devereux, *Normal und anormal. Aufsätze zur allgemeinen Ethnopsychiatrie*, Francfort 1974; E. Durkheim, *Selbstmord*, Neuwied 1967; V.D. Engelhard, J. Glatzel, *Abweichung und Norm*, en F. Böckle, F.X. Kaufmann, K. Rahner, B. Welte (dirs.), *Christlicher Glaube in moderner Gessellschaft*, vol. 16, Friburgo 1982; J. Glatzel, *Das psychisch Abnorme*, Munich-Viena-Baltimore 1977; —, *Allgemeine Psychopathologie*, Stuttgart 1978; H. Keupp (dir.), *Normalität und Abweichung. Fortsetzung einer notwendigen Kontroverse*, Munich-Viena-Baltimore 1978; H. Müller-Suur, *Das psychisch Abnorme. Untersuchungen zur allgemeinen Psychiatrie*, Berlín-Gotinga-Heidelberg 1950; K. Schneider, *Klinische Gedanken über die Sinngesetzlichkeit*, «Monatsschr. Psychiatr.» 125 (1953) 666; Th.J. Scheff, *Das Etikett «Geisteskrankheit». Soziale Interaktion und psychische Störung*, Francfort 1973.

JOHANN GLATZEL

ANTIDEPRESIVOS. Puesto ocupado por los antidepresivos en el plan conjunto de tratamiento de las enfermedades depresivas. Antidepresivos tricíclicos, antidepresivos no tricíclicos, inhibidores de la monoaminooxidasa, litio, terapéutica y profilaxis de la → depresión.

Actualmente es de sobra conocido que los antidepresivos tan sólo actúan sobre los → síntomas, tanto en depresiones endógenas como en no endógenas (→ depresión). Por ello deben administrarse en depresiones endógenas mientras dure el curso espontáneo de la fase depresiva. En depresiones no endógenas, es decir, psicógenas, no es posible, obviamente, solucionar problemas y conflictos con medicamentos. Es posible, sin embargo, que los pacientes, tras una tranquilización, relajación o amortiguación de los síntomas depresivos mediante psicofármacos, se sientan capaces por primera vez, o más a fondo, para hablar sobre sus problemas. Los pacientes, pues, pueden ser susceptibles de tratamiento psicoterápico gracias a los psicofármacos, especialmente a los antidepresivos.

Paralelamente a la psicofarmacoterapia, la psicoterapia verbal contra la depresión y contra el suicidio desempeña un papel relevante. La tabla 1 recoge los aspectos más importantes de un tratamiento de este tipo.

Además de la psicoterapia centrada en el cliente, la → psicoterapia analítica reviste cierta importancia, pero sólo durante el intervalo entre las fases. Se aplica sobre todo en depresiones neuróticas.

Mayor importancia han alcanzado, en cambio, la → terapia de la conducta y, sobre todo, la → terapia cognitiva. Esta última, sobre todo porque cabe interpretar también la → depresión como un estado de indefensión aprendido y es posible obtener una mejoría sustituyendo los pensamientos negativos, habituales en las depresiones, por otros pensamientos positivos.

Tabla 1. Psicoterapia centrada en el cliente en casos de depresión e ideas de suicidio

---

1. Las depresiones y las ideas de suicidio son frecuentes; el paciente no es un caso único.

2. Se trata de enfermedades que son susceptibles de tratamiento.

3. Dejar hablar al paciente sobre sus depresiones e ideas de suicidio (efecto catártico).

4. Ofrecer una colaboración al paciente para la superación de sus problemas y aceptarlo sin reservas (número de teléfono para que llame a cualquier hora).

5. Para el caso de que el terapeuta esté ausente, facilitar al paciente el número de un teléfono de urgencia.

6. Explicar a los familiares que es contraproducente apelar a la «voluntad» del sujeto, pues éste se encuentra enfermo y la «apelación dramática» puede hundirlo más en la depresión.

7. No tratar de convencer al paciente de que está mejorando si en realidad no experimenta una mejoría.

8. Evitar que el paciente tome decisiones importantes mientras se halla en estado de depresión.

9. Indicar gradualmente al enfermo los objetivos terapéuticos (sueño, atenuación de la angustia, entonación del estado anímico, estimulación) y ayudarle a alcanzarlos.

10. Hacer trabajar y dar ocupación al paciente todo el tiempo posible para evitarle preocupaciones obsesivas y el progresivo aislamiento. No prescribir temporadas de balneario y descanso durante la depresión, sino después de ella.

---

1. Modo de acción de los antidepresivos. Hoy se puede explicar la acción de los antidepresivos, basándose en Matussek, diciendo que su efecto bioquímico más importante —como hace ver la figura 1— consiste en inhibir el transporte de retorno de las aminas biógenas liberadas, desde el reservorio presináptico. Según recientes investigaciones bioquímicas, podemos suponer que, en las depresiones psicógenas, una sobrecarga emocional prolongada llega a vaciar el almacén presináptico de aminas biógenas. Así queda reducida la transmisión del impulso nervioso de una sinapsis a otra. Desactivando el transporte de retorno de las aminas biógenas se produce una mayor concentración de la amina liberada en el espacio sináptico. En las depresiones endógenas, por el contrario, cabe pensar, según las últimas investigaciones, que no se trata de una carencia de aminas biógenas en el reservorio presináptico, sino que ha disminuido la sensibilidad de los receptores postsinápticos. Los antidepresivos, al inhibir el transporte de retorno, provocan un aumento de aminas biógenas por encima de la concentración media, y la elevada concentración de estas sustancias da lugar a la excitación de los receptores postsinápticos.

Reservorio presináptico   Receptor postsináptico

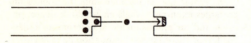

Amina biógena libre

Inhibición de la inactivación de aminas biógenas mediante transporte de retorno al reservorio

Sensibilidad disminuida de los receptores en depresiones endógenas

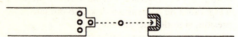

Carencia de aminas biógenas en depresiones psicorreactivas

Figura 1. Espacio intersináptico

Los inhibidores de la monoaminooxidasa actúan de otro modo. La monoaminooxidasa descompone los transmisores que se encuentran en el reservorio superficial. La inhibición de la monoaminooxidasa origina así un aumento de las sustancias transmisoras en el reservorio presináptico. Hay que añadir, por último, que una pequeña parte de las sustancias transmisoras situadas en el espacio intersináptico es desintegrada asimismo por la O-metiltransferasa.

La tabla 2 reproduce un esquema de Beckmann en el que éste distingue diversos antidepresivos en relación con su acción potenciadora de la noradrenalina o de la serotonina y considera también el efecto anticolinérgico y la potenciación de la dopamina. Esta tabla muestra, por ejemplo, cómo los derivados de la imipramina —la desipramina y la clomipramina— difieren básicamente entre sí y de la sustancia madre en lo referente a estas propiedades.

Tabla 2. Comparación entre las propiedades farmacológicas de algunos antidepresivos tricíclicos y no tricíclicos de uso corriente. El cuadro se basa en investigaciones realizadas en laboratorio dentro de un margen de dosis que se alcanza en condiciones terapéuticas (según Beckmann 1981)

Antidepresivo	Efecto anti-colinérgico	Potenciación de la noradrenalina	Potenciación de la serotonina	Potenciación de la dopamina
Amitriptilina	+++	−	++	−
Nortriptilina	+	++	+	−
Imipramina	+	(+)	+	−
Desipramina	(+)	+++	−	−
Clomipramina	+	(+)	+++	−
Maprotilina	+	+++	−	−
Viloxacina	(+)	++	−	−
Trazodona	−	+ (¿SNC?)	Bloqueo	(+)
Mianserina	−	−	Bloqueo	?
Nomifensina	−	+	−	+

2. Clasificación de los antidepresivos. La clasificación de los antidepresivos puede realizarse de diversos modos. Kielholz, sobre todo, ha mostrado la necesidad de distinguir entre antidepresivos cuyo efecto principal es la elevación del estado de ánimo y otros cuyo efecto principal es la desinhibición o bien el amortiguamiento de la agitación. Diversos autores siguen esta clasificación, pero sin hacer hincapié en el grupo de los antidepresivos elevadores del estado de ánimo. Se admite generalmente la distinción entre antidepresivos de acción prevalentemente activadora y de acción prevalentemente amortiguadora. Pero también esta división es controvertida, ya que son simplemente resultados estadísticos los que la fundamentan. En casos particulares, un paciente puede reaccionar de modo muy diverso.

Junto a esta clasificación se ha propuesto recientemente una distinción entre antidepresivos tricíclicos, tetracíclicos y no tricíclicos ni tetracíclicos. Por último, intervienen también en el tratamiento de la depresión los precursores del triptófano: el L-triptófano y el 5 hidroxi-triptófano, con la designación química abreviada de oxitriptano. La tabla 3 incluye los antidepresivos más importantes con sus fórmulas químicas abreviadas, con arreglo a estos diversos principios clasificadores.

Es importante saber que los antidepresivos no tricíclicos no difieren de los tricíclicos en la cualidad de su acción, sino sobre todo en su mejor tolerancia cardíaca. Si los antidepresivos tricíclicos a dosis altas, como sucede en tentativas de suicidio provocan fenómenos graves de intoxicación cardíaca, los no tricíclicos son mucho mejor tolerados en este aspecto. Sin combinación con alcohol y otros medicamentos, resulta difícil suicidarse tras ingerir antidepresivos no tricíclicos. En la zona intermedia entre los antidepresivos tricíclicos y los no tricíclicos se han introducido la lofepramina y la maprotilina. La lofepramina es un antidepresivo tricíclico, pero muy bien tolerado (sobre todo cardiológicamente), a causa de una transformación de su cadena lateral, y la maprotilina pertenece ya a las combinaciones tetracíclicas, si bien los químicos dudan acerca de si se trata, en realidad, de una combinación tricíclica con un puente etílico.

Los mencionados precursores se recomiendan como antidepresivos. Producen un efecto antidepresivo muy notable en ciertas depresiones, sobre todo en las debidas a carencia de serotonina. Pero, siendo estas depresiones poco detectables clínicamente, el efecto no es, según nuestras experiencias, tan seguro como con otros antidepresivos. Nosotros los empleamos, como más adelante expondremos, en trastornos del sueño.

3. Indicaciones. Ya que los diversos antidepresivos difieren entre sí por su acción activadora-desinhibidora o amortiguadora, la indicación de su empleo debe regirse por la fenomenología de los cuadros depresivos. Las depresiones inhibidas pueden tratarse con antidepresivos activantes, y las depresiones ansiosas-agitadas han de tratarse, en cambio, con antidepresivos amortiguadores o mediante una combinación de antidepresivos y una sustancia ansiolítica, por ejemplo, → tranquilizantes, bloqueadores de receptores beta o → neurolépticos.

Es importante saber sin embargo que, a diferencia de otros psicofármacos, el efecto de los antidepresivos suele ser lento. Es frecuente que la acción antidepresiva sólo pueda constatarse al cabo de unos días y en ocasiones después de 1 ó 2 semanas. Por ello es importante, en la práctica, no modificar bruscamente el tratamiento si no se observa un resultado positivo. Habría que esperar 2 ó 3 semanas antes de elegir otro antidepresivo. Durante esas 2 ó 3 semanas conviene ir aumentando la dosis, de forma que se pueda esperar un efecto óptimo sin traspasar los límites de tolerancia del paciente. Es, pues, importante que la indicación para el empleo de antidepresivos no se rija por el diagnóstico nosológico, sino por el cuadro fenomenológico (→ método fenomenológico) de las depresiones.

4. Modo de administración y dosificación. Los antidepresivos suelen administrarse por vía oral, pero parte de ellos se pueden también inyectar intramuscularmente. Recientemente se ha hablado mucho del tratamiento mediante infusiones en depresiones resistentes a la terapia. Al principio, los antidepresivos eran administrados tres veces al día. Más adelante se han obtenido formas de acción retardada, como es el caso de la amitriptilina, que exigen una preparación galénica especial. Disponemos también de antidepresivos con efecto prolongado, que deben administrarse una sola vez al día. Uno de ellos es la maprotilina. Estas dos especialidades se administran una sola vez al día.

Tabla 3. Antidepresivos

		Activantes psicomotores	Estabilizantes psicomotores	Sedantes psicomotores
No inhibidores de la MAO	*Tricíclicos*	Desipramina PERTOFRAN Nortriptilina ACETEXA NORTRILEN Protriptilina MAXIMED	Imipramina TOGRANIL Imipraminóxido IMIPREX Clomipramina ANAFRANIL Dibencepina NOVERIL Melitraceno DIXERAN TRAUSABUN Dimetacrina ISTONIL Noxiptilina AGEDAL Lofepramina GAMONIL	Amitriptilina LAROXYL SAROTEN TRYPTIZOL Amitriptilinóxido AMBIVALON EQUILIBRIN Trimipramina STANGYL SURMONTIL Doxepina APONAL SINEQUAN SINQUAN Dosulepina XERENAL Butriptilina EVASIDOL
	No tricíclicos	Nomifensina ALIVAL	Maprotilina LUDIOMIL Mianserina TOLVIN TOLVON Viloxacina VIVALAN Fluvoxamina FLOXY FRAL	Trazadona THOMBRAN TRITTICO
	Precursores			L-triptófano ARDEYDORM DEPREDOR KALMA L-TRYPTHOPHAN Oxitriptano LEVOTHYM
Inhibidores de la MAO		Isocarboxacida Tranilcipromina	MARPLAN PARNATE	

Habiéndose comprobado, no obstante, que los medicamentos prescritos tres veces al día suelen tomarse, a lo sumo, sólo dos veces, se ha impuesto el uso de administrar dos dosis: una por la mañana y otra por la noche. Cabe combinar, por ejemplo, un antidepresivo desinhibidor y activador por la mañana y otro ansiolítico y sedante por la noche. Así es posible evitar a menudo la administración suplementaria de somníferos.

Debido sobre todo a la angustia y a las ideas de suicidio, muchas veces se hace necesaria la administración, con los antidepresivos, de sustancias sedantes, como son los → tranquilizantes y los → neurolépticos. De ahí que la industria farmacológica ofrezca toda una serie de preparados combinados. Así, la tabla 4 señala, además de cada una de las sustancias, los preparados combinados, con sus fórmulas químicas abreviadas. En esa tabla, que distingue entre no inhibidores e inhibidores de la monoaminooxidasa, se han marcado con un asterisco las combinaciones no tricíclicas.

5. Estados de angustia en los depresivos. Los estados de → angustia son muy frecuentes en pacientes depresivos y resulta muy difícil, por no decir imposible, distinguir claramente entre depresividad y angustiabilidad, incluso mediante tests psicológicos. Cabe afirmar, sin embargo, que en algunos casos la angustia es tan pronunciada que requiere un tratamiento adicional, sobre todo inicialmente. Sólo inicialmente porque, al mejorar la depresión por la acción del antidepresivo, no es por lo general preciso, pasado algún tiempo, un tratamiento adicional de los estados de angustia. Suelen considerarse como medicaciones adicionales en depresiones de angustia y agitación los tranquilizantes, los neurolépticos y los betabloqueadores.

6. El tratamiento de pacientes depresivos con tendencia al suicidio. En el marco del tratamiento de pacientes con tendencia al → suicidio hay que pensar, ante todo, en dominar la crisis, durante la situación aguda. A este fin, el médico general Irniger ha propuesto el siguiente modelo: en un primer paso es preciso atemperar la situación crítica separando a los contendientes si se trata de un enfrentamiento y hablando con los pacientes más afectados, a fin de crear una función de válvula de escape para los impulsos de suicidio mediante la expresión verbal. En un segundo paso es preciso aclarar la situación, escuchando atentamente, interrogando, no sólo a la persona en crisis, sino también a personas ajenas. Como tercer paso, en fin, hay que adoptar medidas. En pacientes gravemente ansiosos y agitados, a veces agresivos, se intentará obtener cuanto antes una sedación medicamentosa, eventualmente con ayuda de un tercero. Son apropiados a estos efectos los neurolépticos, como la tioridacina o el clorprotixeno, que poseen ya una cierta propiedad antidepresiva. Luego se decidirá si es necesario o no hospitalizar al paciente. Esto depende, como queda dicho, más que del diagnóstico nosológico, del cuadro fenomenológico. Los pacientes gravemente ansiosos y agitados y con tendencia al suicidio deben ser hospitalizados, siquiera por breve tiempo. Si el caso no es tan dramático, la situación ambiental determinará si la hospitalización es o no necesaria. Si el paciente se encuentra en un ambiente familiar donde siempre existe alguien que lo vigila constantemente y duerme junto a él, se establecerá más bien un tratamiento ambulatorio; no así en el caso de un paciente que está abandonado a sí mismo, que reside en una vivienda unipersonal y a veces no recibe visitas durante días.

Cualquiera que sea el tratamiento elegido, será necesario, en casos de pacientes con tendencia al suicidio, un tratamiento neuroléptico inicial simultáneamente con la medicación antidepresiva. Los neurolépticos deben administrarse hasta que la depresión vaya cediendo y remita el riesgo de suicidio.

Es importante para el paciente con tendencia al suicidio la administración lo suficientemente prolongada de antidepresivos.

Es, sin embargo, la → psicoterapia centrada en el cliente, junto con la intervención farmacoterapéutica de urgencia, la que reviste la máxima importancia. A un individuo que está a punto de suicidarse habría que darle la posibilidad de poder expresarse, ya que ello ejerce un cierto efecto catártico. Si se opta por un tratamiento ambulatorio, hay que decirle al paciente que en todo momento puede apelar al médico correspondiente, al tiempo que se le facilita el número de teléfono más

Antidepresivos

Tabla 4. Antidepresivos más comunes en el mercado en Suiza (CH), Alemania (D) y Austria (A)

Designación internacional (INN)	Nombre comercial
1. No inhibidores de la MAO	
1.1. Activantes a nivel psicomotor	
Desipramina	PERTOFRAN (CH, D, A)
*Nomifensina	ALIVAL (CH, D, A)
Nortriptilina	ACETEXA (D)
	NORTRILEN (CH, D, A)
Protriptilina	MAXIMED (D)
1.2. Estabilizadores a nivel psicomotor	
Clomipramina	ANAFRANIL (CH, D, A)
	ANAFRANTIL SR 75 (CH)
Dibencepina	NOVERIL (CH, D, A)
	NOVERIL MITE (D, A)
	NOVERIL RETARD (D)
	NOVERIL 240 (A)
	NOVERIL 240TR (CH)
Dimetacrina	ISTONIL (CH, D, A)
*Fluvoxamina	FLOXY FRAL (CH)
Imipramina	TOFRANIL (CH, D, A)
	TOFRANIL MITE (D)
Imipraminóxido	IMIPREX (CH)
Lofepramina	GAMONIL (CH, D, A)
*Maprotilina	LUDIOMIL (CH, D, A)
	LUDIOMIL MITE (D)
Melitraceno	DIXERAN (CH, A)
	TRAUSABUN (D)
*Mianserina	TOLVIN (D)
	TOLVON (CH, A)
Noxiptilina	AGEDAL (D)
*Viloxacina	VIVALAN (D)
1.3. Sedantes a nivel psicomotor	
Amitriptilina	LAROXYL (CH, D)
	SAROTEN (D, A)
	SAROTEN RETARD (CH, D, A)
	TRYPTIZOL (CH, D, A)
Amitriptilinóxido	AMBIVALON (CH)
	EQUILIBRIN (D)
Butriptilina	EVASIDOL (A)
Dosulepina	XERENAL (A)
Doxepina	APONAL (D)
	APONAL FORTE (D)
	SINEQUAN (A)
	SINQUAN (CH, D)
Opipramol	INSIDON (CH, D, A)
*Trazodona	THOMBRAN (D)
	THOMBRAN FORTE (D)
	THOMBRAN MITE (D)
	TRITTICO (CH, A)
Trimipramina	STANGYL (D, A)
	SURMONTIL (CH)
2. Inhibidores de la MAO	
Isocarboxácido	MARPLAN (CH)
Tranilcipromina	PARNATE (D)
3. Precursores de la serotonina	
L-triptófano	ARDEYDORM (D)
	DEPREDOR (CH)
	KALMA (D)
	L-TRYPTOPHAN (CH, D)
Oxitriptano	LEVOTHYM (D)

*Antidepresivos no tricíclicos

Preparados combinados

Designaciones químicas	Nombre comercial
Amitriptilina + clordiacepóxido	LIMBATRIL (D)
	LIMBATRIL TABS (D)
	LIMBATRIL F (D)
	LIMBITROL (CH, A)
	LIMBITROL TABS (CH)
	LIMBITROL F (CH)
	PANTROP RETARD (D)
Amitriptilina + perfenacina	LONGOPAX (D)
	LONGOPAX MITE (D)
	LONGOPAX SPEZIAL (D)
Nortriptilina + flupentixol	BENTON (D)
Nortriptilina + flufenacina	ELDORAL (D)
Dosulepina + diacepam	HARMOMED (A)
Melitraceno + flupentixol	DEANXIT (CH, A)
Tranilcipromina + trifluoperacina	JATROSOM (D, A)
Nomifensina + clobazan	PSYTON (D)
Oxitriptano + oxacepan	LEVOTHYM PLUS OXACEPAM (D)

accesible. En caso de ausencia del médico, estos pacientes deben conocer el número de teléfono de los servicios de urgencia más próximos. Así, en una situación de crisis, pueden conversar con personas especialmente preparadas, que intentarán convertir el contacto anónimo en un contacto personal para proveer lo necesario, por ejemplo, una intervención médica inmediata.

7. El tratamiento de los trastornos del sueño en pacientes depresivos. Los trastornos del sueño son síntomas casi obligados en las depresiones. Los pacientes se quejan, sobre todo, de dificultad para conciliar el sueño, de sueño discontinuo, y especialmente los depresivos endógenos, de no descansar lo suficiente: en el sentido de despertar muy temprano y sentirse especialmente deprimidos a media mañana. El primer paso para el tratamiento de los trastornos de sueño en los depresivos consiste en administrarles, preferentemente por la noche, un antidepresivo amortiguador y, en caso de que sea preciso prescribir antidepresivos activantes, fijar la última dosis para la tarde. Si es necesario un tratamiento suplementario, comenzaremos con la administración adicional de hipnobenzodiacepinas. La tabla 5 muestra las ventajas de las hipnobenzodiacepinas y sus designaciones químicas abreviadas. Pero esta combinación no debe utilizarse demasiado tiempo, para que los pacientes no se habitúen a las hipnobenzodiacepinas y les resulte difícil renunciar a ellas.

En trastornos del sueño de origen depresivo, nosotros hemos obtenido resultados muy positivos con la administración adicional de precursores de la serotonina. Hemos empleado principalmente L-triptófano y, siguiendo la recomendación de Schneider-Helmert, prescribimos durante tres días 2 g de L-triptófano para hacer luego una pausa de 4 días. Concretamente, administramos L-triptófano viernes, sábado y domingo. Este tratamiento intermitente del insomnio es probablemente más eficaz porque, tanto las depresiones como los trastornos del sueño, pueden considerarse como alteraciones del ritmo circadiano.

Es también posible administrar adicionalmente neurolépticos en trastornos del sueño, sobre todo neurolépticos sedantes. Nosotros hemos excluido por completo los barbitúricos, sobre todo en depresivos, porque, a causa de su efecto tóxico, son peligrosos en individuos con tendencia al suicidio y porque existe toda una serie de interacciones entre los barbitúricos y otros psicofármacos. Hemos observado además que cuando se abandona el uso de barbitúricos aparece un «insomnio por rebote» que suele intranquilizar casi siempre a los depresivos.

Tabla 5. Derivados de la benzodiacepina inductores de sueño y sus ventajas

Designación internacional (INN)	Nombre comercial
Hipnobenzodiacepinas	
Brotizolan	LENDORMIN (CH, D)
Flunitracepan	ROHYPNOL (CH, D, A)
Fluracepan	DALMADORM (CH, D, A)
	DALMADORM MITE (CH)
	STAURODORM (CH)
	STAURODORM MITE (CH)
	STAURODORM NEU (D)
Lormetacepan	LORAMET (CH)
	NOCTAMID (CH, D, A)
	NOCTAMID MITE (CH)
Midazolan	DORMICUM (CH)
Nitracepan	DORMO-PUREN (D)
	DUMOLID (CH)
	EATAN N (D)
	IMESON (D)
	INSOMIN (CH)
	MOGADAN (D)
	MOGADON (CH, A)
	SOMNIBEL N (D)
Temancepan	LEVANXOL (A)
	VORMISON (CH)
	PLANUM (CH, D)
	PLANUM MITE (CH, D)
	REMESTAN (D)
	REMESTAN MITE (D)
Triazolan	HALCION (CH, D)

Ventajas de las benzodiacepinas
Buena tolerancia
  «Inoperante para el suicidio»
Constancia del efecto
  Aumento de dosis innecesario
Sin interacciones con otros fármacos
Sin micronarcosis
Sin inhibición del sueño REM
(Son raras las hiposomnias por habituación)

8. Tratamiento antidepresivo prolongado. Se rige sobre todo con arreglo al curso de la enfermedad básica, porque todos los antidepresivos actúan tan sólo de modo sintomático. Esto significa que el tratamiento debe aplicarse, en depresiones endógenas, durante el tiempo que duraría espontáneamente la fase. Se puede determinar el final de la fase, bien a partir de la duración de fases anteriores o mediante ensayos de reducción de dosis o intentos de suspensión. Si la depresión no ha desaparecido, el intento de reducción o de suspensión actúa en el sentido de un empeoramiento. En ese caso debe administrarse de nuevo la dosis completa.

En depresiones no endógenas es más difícil juzgar el curso de la enfermedad. No obstante, en depresiones por agotamiento o en depresiones neuróticas suele ser necesario un tratamiento de varios meses de duración. En depresiones reactivas, que frecuentemente no requieren tratamiento antidepresivo, por ser suficiente una terapia relajante durante 1 ó 2 días, el tratamiento puede ser muy breve.

9. Tratamiento de depresiones resistentes a la terapia. Sólo cabe hablar de depresiones resistentes a la terapia cuando no han producido efecto dos antidepresivos administrados en dosis suficiente durante tres semanas. La tabla 6 presenta las posibilidades que se ofrecen en este tipo de depresiones. Las posibilidades son principalmente el tratamiento mediante infusiones, eventualmente en forma de goteo permanente, la administración de hierro en caso de carencia de éste, y la privación de sueño. La privación de sueño consiste en impedir al paciente dormir de noche una vez por semana, manteniéndolo ocupado para que no pueda dormitar a intervalos breves. Especialmente en combinación con la farmacoterapia, la privación de sueño puede hacer que los antidepresivos surtan efecto. Se puede intentar asimismo, en depresiones resistentes a la terapia, un tratamiento con neurolépticos, intensivo y de breve duración. Se sospecha que se podría favorecer así una sensibilización de los receptores. Cabe pensar, por último, y en depresiones resistentes a cualquier otro tratamiento, en los electrochoques (→ terapéutica electroconvulsivante), que sigue siendo uno de los tratamientos antidepresivos más eficaces.

Si se opta por un tratamiento mediante infusión, puede efectuarse en forma ambulatoria administrando al paciente una infusión (inyección de gran cantidad de líquido a poca presión) durante breve tiempo y distribuyendo el resto de los antidepresivos durante el día por vía oral. La tabla 7 indica los antidepresivos apropiados para el tratamiento mediante infusión, que admite también combinaciones.

10. Profilaxis de fases depresivas y maniacas. Si un paciente depresivo atraviesa en muy breve tiempo tres fases depresivas o, quizá,

Tabla 6. Tratamiento de depresiones rebeldes a la terapia

Tratamiento mediante infusiones
Goteo permanente
Eventual sustitución de hierro
Privación de sueño
Tratamiento intensivo de breve duración con neurolépticos
Electrochoques

Tabla 7. Tratamiento mediante infusiones

Clomipramina	ANAFRANIL	25 mg/ 2 ml amp.	75-150 mg
Maprotilina	LUDIOMIL	25 mg/ 2 ml amp.	75-150 mg
Dibencepina	NOVERIL	125 mg/ 6 ml amp.	Infusión
		720 mg/10 ml amp.	Infusión gota a gota duradera
Nomifensina	ALIVAL	25 mg/25 ml amp.	50-100 mg
Modo de aplicación	Infusión		
	Infusión gota a gota		
Combinaciones:	ANAFRANIL / LUDIOMIL		75-150 mg respectivamente
	LUDIOMIL / ENTUMIN (Clotiapina)		75-150 mg/40-80 mg

entre ellas una fase maniaca (→ enfermedad maniacodepresiva), está indicado un tratamiento con sales de litio. Éste debe comenzar gradualmente, para favorecer una mejor tolerancia, pero luego es importante dosificar el contenido sérico en litio entre 0,6 y 1,0 mval/l. Esta norma es importante, sobre todo, para que dicha cifra no descienda por debajo de un límite mínimo, pues de lo contrario no se produce el efecto profiláctico. La sobredosis puede detectarse en fenómenos concomitantes, tales como náuseas, vómitos, diarrea, cefaleas, así como en un creciente temblor de vibraciones finas. Esto último es uno de los fenómenos más frecuentes y puede neutralizarse mediante la administración simultánea de bloqueadores betaadrenérgicos.

La tabla 8 muestra los derivados más importantes del litio y la tabla 9 los fenómenos concomitantes más notables de la litioterapia.

Habiendo pacientes que no toleran el litio o no responden a él, o que rehúsan tal medicación, conviene saber que una medicación prolongada, mediante antidepresivos, ejerce un efecto profiláctico sobre depresiones periódicas. Es preciso señalar, sin embargo, que este tratamiento sólo viene en consideración en depresiones monofásicas unipolares. En cursos bipolares, es decir, maniacodepresivos, se ha constatado recientemente la posibilidad de un efecto similar al del litio mediante la carbamacepina.

Hay que subrayar una vez más, para concluir, que la farmacoterapia antidepresiva sólo tiene sentido en el marco de un plan global de tratamiento, de orientación psicoterapéutica. *Es importante, sin embargo, conocer los fenómenos concomitantes de los antidepresivos y explicárselos a los pacientes antes del tratamiento.* La tabla 10 recoge los fenómenos concomitantes de mayor relieve que pueden producir los antidepresivos.

Tabla 8. Sales de litio

Carbonato de litio	HYPNOREX (CH)
	HYPNOREX RETARD (D)
	LITHIUMCARBONAT (D)
	LITHIUM CARBONICUM (CH)
	NEUROLEPSIN (A)
	QUILONORM RETARD (CH, A)
	QUILONUM RETARD (D)
Acetato de litio	QUILONORM (CH, A)
	QUILONUM (D)
Sulfato de litio	LITHIOFOR (CH)
	LITHIUM DURILES (D)
Citrato de litio	LITAREX (CH)
Gluconato de litio	LITHIUM OLIGOSOL (CH)
	MIKROPLEX LITHIUM (D)
	NEUROLITHIUM (CH)
Aspartato de litio	LITHIUM ASPARTAT (D)

Tabla 9. Efectos secundarios del tratamiento con litio

	Aparición inicial sin importancia	Aparición tardía sin importancia	Indicios de intoxicación inminente
Náusea, defecación frecuente	+	−	−
Vómito	−	−	+
Diarrea	+	−	−
Ligero temblor de manos	+	+	−
Notable temblor de manos	−	−	+
Poliuria y polidipsia	+	+	−
Aumento de peso	−	+	−
Bocio, mixedema	−	+	−
Edema	−	+	−
Postración, somnolencia	−	−	+
Mareo	−	−	+
Trastornos disártricos	−	−	+

Tabla 10. Fenómenos concomitantes de los antidepresivos

Tipo de fenómenos concomitantes	Inhibidores de la monoaminooxidasa	Antidepresivos activantes	Antidepresivos amortiguantes	Neurolépticos amortiguantes
Síntomas extrapiramidales:				
Temblor	–	(+)	+	++
Síndrome de Parkinson	–	–	–	+++
Síntomas neurovegetativos:				
Hipotensión ortostática	+++	(+)	++	+++
Crisis hipertensivas	+	–	–	–
Sequedad de boca	–	+	+++	++
Sudor	(+)	+	+++	++
Trastornos de acomodación	–	+	+++	++
Estado general:				
Fatiga y somnolencia	–	–	+	+++
Inquietud interna	++	++	(+)	(+)
Síntomas psicopatológicos:				
Activación de síntomas esquizofrénicos	++	++	(+)	–
Cambio de fases depresivas a fases maniacas	+	++	+	–
Delirios exógenos	–	+	++	(+)
Interacciones:				
Refuerzo del efecto del alcohol	–	(+)	++	+++
Incompatibilidad entre inhibidores de MAO y antidepresivos	++	+	+	(+)
Incompatibilidad con el queso	+	–	–	–

Bibliografía. F.J. Ayd, *Clinical depressions: Diagnostic and therapeutic challenges*, Ayd Medical Communications, Baltimore 1980; T.A. Ban, *Psychopharmacology of depression*, Karger, Basilea-Munich-París-Londres-Nueva York-Sidney 1981; A.T. Beck, A.J. Rush, B.F. Shaw, G. Emery, *Kognitive Therapie der Depression*, Urban & Schwarzenberg, Munich-Viena-Baltimore 1981; H. Beckmann, *Die medikamentöse Therapie der Depression*, «Nervenarzt» 52 (1981) 135-146; O. Benkert, H. Hippius, *Psychiatrische Pharmakotherapie*, Springer, Berlín-Heidelberg-Nueva York ³1980; L. Blöschl (dir.), *Verhaltenstherapie depressiver Reaktionen*, Huber, Berna-Stuttgart-Viena 1981; G. Gross, *Neurochemie und klinische Psychiatrie*, «Fortschr. Neurol. Psychiatr.» 49 (1981) 34-42; W. Irniger, *Krisenintervention aus der Sicht des Allgemeinarztes*, en W. Pöldinger, M. Stoll-Hürlimann, (dirs.), *Krisenintervention auf interdisziplinärer Basis*, Huber, Berna-Stuttgart-Viena 1980; P. Kielholz, *Diagnose und Therapie der Depression für den Praktiker*, J.F. Lehmann, Munich ³1971; cf. en cast., P. Kielholz (dir.), *El médico no psiquiatra y sus pacientes depresivos*, Herder, Barcelona 1985; P. Kielholz, W. Pöldinger, C. Adams, *Die larvierte Depression. Ein didaktisches Konzept zur Diagnose und Therapie somatisierter Depressionen*, Deutscher Arztverlag, Colonia 1981; N. Matussek, *Biochemie der Depression*, en P. Kielholz (dir.), *Depressive Zustände*, Huber, Berna-Stuttgart-Viena 1972; T. Okuma, K. Inanaga, S. Otsuki, K. Sarai, R. Takahashi, H. Hazama, A. Mori, S. Watanabe, *A preliminary double-blind study on the efficacy of carbamazepine in prophylaxis of manic-depressive illness*, «Psychopharmacol.» 73 (1981) 95-96; B. Pflug, *Schlafentzugsbehandlung bei Depressionen. Depressionsbehandlung in der ärztlichen Praxis*, «Bull. Nr. 4, Schweizer Ausgabe. Int. Kom. für

Prophylaxe und Therapie der Depressionen», Basilea 1978; W. Pöldinger, *Neuere Entwicklungen auf dem Gebiete der Psychopharmaka*, «Medical» 1 (1980) 48-55; —, *Die Dauermedikation mit Antidepressiva als Prophylaxe*, «Biblioth. Psychiatr.» 161 (1981) 237-243; —, *Kompendium der Psychopharmakotherapie*, Editiones Roche, Basilea [4]1982; W. Pöldinger, P. Schmidlin, F. Wider, *Index Psychopharmacorum*, Huber, Berna-Stuttgart-Viena [6]1983 (revisada y ampliada); O.J. Rafaelsen, H. Helmchen, *Depression, Melancholie, Manie*, Thieme, Stuttgart 1982; D. Schneider-Helmert, *Interval-therapy with L-tryptophan in severe chronic insomniacs*, «Internat. Pharmacopsychiatry» 16 (1981) 162-173; M. Schou, *Die Lithiumbehandlung der manisch-depressiven Krankheit*, Thieme, Stuttgart-Nueva York 1980; T.A. Wehr, A. Wirz-Justice, F.K. Goodwin, W. Duncan, J.C. Gillin, *Phase advance of the circadian sleep-wake cycle as an antidepressent*, «Sciencia» 206 (1979) 710-713.

WALTER PÖLDINGER

ANTIPSIQUIATRÍA. → Psicosis, → esquizofrenia, → psiquiatría, → explicación, → comprensión.

El término «antipsiquiatría» se convirtió a finales de los años sesenta y durante la década de los setenta en una palabra clave de la psiquiatría y disciplinas afines, que a través de la gran prensa pasó al acervo del lenguaje corriente. Su significado es fluido y depende en parte de los intereses que mueven a quienes utilizan el término. Ya el intento de señalar a los defensores más importantes de la antipsiquiatría tropieza con algunas dificultades. Hay que mencionar, en todo caso, los nombres de Cooper, Laing, Basaglia, Szasz y Foudraine, aunque las aportaciones de estos autores sean de un nivel muy desigual y sus intenciones sean también realmente muy divergentes.

La antipsiquiatría tuvo su origen en un clima de malestar muy difundido frente a la → psiquiatría y comenzó a manifestarse de modo formal a mediados de los años sesenta, implicando a una serie de autores —y no sólo a los que posteriormente se alistaron entre los antipsiquiatras. Sin el esclarecimiento de este malestar no es posible comprender los nuevos (y los menos nuevos) intentos de superarlo.

A lo largo de muchos decenios, la psiquiatría estuvo orientada, por lo general, en su base psicopatológica por Jaspers y en su clínica y sistema nosológicos principalmente por Kraepelin (→ diagnóstico). La psiquiatría tomó de la obra fundamental de Jaspers aquellos postulados que enlazaban, por una parte, con la psicología estructural de Dilthey y con la filosofía de la vida y que polemizaban, por otra, con la hermenéutica psicoanalítica de Freud. Se trata del denominado → método fenomenológico, del enfoque de la psicología comprensiva y del supuesto, no ligado necesariamente a esta última, de un límite absoluto en la comprensión. Estas premisas psicopatológicas tuvieron como resultado, en el plano clínico, el sistema triádico de la psiquiatría, con las psicosis endógenas, las psicosis exógenas (→ psicosis) y las variedades anormales del modo de ser psíquico (→ psicopatías y neurosis).

Dichos postulados, que la psiquiatría clínica fundamentaba en una teoría de lo psíquicamente anormal basada en la psicología comprensiva, conformaron una disciplina relativamente perfilada. Pudo desarrollarse de ese modo una teoría de la enfermedad que incluía la psiquiatría como una ciencia médica independiente junto a las otras especialidades ya establecidas (→ concepto de enfermedad). El precio que fue preciso pagar por este incremento de reputación fue, no obstante, extraordinariamente elevado. El margen de cuestionamiento crítico y de investigación, sin incurrir en la sospecha de desviacionismo, se fue estrechando cada vez más. La psiquiatría y la → psicopatología corrían el riesgo de convertirse en una secta intolerante y rígida. No parece acertada la opinión de que el pensamiento psicoanalítico supuso un serio ataque contra estas posiciones. El estudio de los esquemas independientes desarrollados en el círculo de Kurt Schneider demuestra más bien que la crítica se apoyó en los mismos autores que sirvieron en gran parte de base a Jaspers para elaborar su *Allgemeine Psychopathologie* (Psicopatología general).

El contraste entre la aspiración de la → psiquiatría a ser una verdadera disciplina médica y su incapacidad para alcanzar un consenso sobre su objeto, siquiera entre los especialistas, fue motivo de inquietud, y no sólo para los profanos. Aquí halló su primer punto de apoyo la antipsiquiatría, y sus violentos ataques estuvieron presididos por la convicción de que la situación lamentable de los hospitales psiquiátricos guardaba una relación con las insuficiencias de una psicopatología que servía de inspiración a buena parte de la psiquiatría práctica. La antipsiquiatría sentó sus postulados frente a esa situación. El estado lamentable de los centros psiquiátricos hospitalarios no sólo era, según ella, un fallo imperdonable de la sociedad, sino también la consecuencia de las posiciones teóricas de la psiquiatría. Si se considera al anormal psíquico, a la luz de la fenomenología jaspersiana, como una «variante de personalidad» necesitada de tratamiento o de ayuda, parecería estar completamente justificado segregar y aislar al individuo así calificado recurriendo al vago arsenal de los conceptos psicopatológicos. Si se entiende la → desviación psíquica como una propiedad autóctona que caracteriza la personalidad, es natural que se consideren los hospitales como establecimientos de reclusión para todos los individuos molestos, disociales o desviados.

Las dificultades que encuentra una psicopatología tradicional ante las severas normas de la descripción fenomenológica (Jaspers) no provienen, según los antipsiquiatras, de los problemas de una representación conceptual del anormal psíquico, sino que son el reflejo de un mal planteamiento. La anormalidad psíquica aparece siempre constatada por un determinado observador en una determinada situación, y la cuestión decisiva (según los antipsiquiatras) es saber qué opción debe tomarse en la descripción de esta incongruencia entre la conducta percibida y el propio modo de entender la situación. Si se relega la perspectiva de la psicopatología tradicional, se solucionan de raíz (según los antipsiquiatras) todos esos problemas que han abrumado a la ciencia durante decenios de labor penosa y de resultados insatisfactorios. El golpe que viene a cortar este nudo gordiano consiste (según los antipsiquiatras) en un simple cambio de perspectiva: lo que se consideró erróneamente como patología individual, resulta ser, a juicio de los antipsiquiatras, una patología social. El individuo no adopta una visión de la realidad y de su propia identidad por sufrir una enfermedad psíquica —para comportarse luego con arreglo a ese juicio desviado—; son los otros o la sociedad los que lo inducen a la incongruencia, al papel de marginado con sus medidas especiales, a veces contradictorias y siempre esencialmente ajenas al interesado. Frente a esta terrible presión de la sociedad, el individuo procura mantener su identidad, su dignidad y posibilidades comunicativas poniendo en marcha unos comportamientos y unas actitudes que se designan con el término obsoleto de → enfermedad mental. El mito de la enfermedad mental aparece así como un intento de justificación parcial que utiliza una sociedad inhumana para legitimar sus estrategias de sacrificio del individuo al servicio de intereses mal disimulados. En este punto, la antipsiquiatría pone ya de manifiesto, sin lugar a dudas, que no es la cuestión médica o psiquiátrica la que moviliza sus ataques, sino una idea concreta de la situación social, una conciencia social peculiar que se sirve de la psiquiatría como punto de apoyo para su discurso.

El hecho de que la psiquiatría, y los psiquiatras, se pusieran tan dócilmente al servicio de semejante credo sociológico indica a las claras su vulnerabilidad a las ideologías. En realidad, semejante «acta de defunción», tan elegante a primera vista, de la anormalidad psíquica no sirvió en absoluto ni para resolver ni para eliminar las cuestiones que hubo de afrontar la psiquiatría en los años posteriores a Jaspers y a Kurt Schneider (cf. Glatzel 1975).

No basta, sin duda, considerar la esquizofrenia de un individuo como mero resultado de la presión inhumana de una sociedad represiva, pero tampoco cabe afirmar que esta dolencia sea la simple suma de los síntomas psicopatológicos que se puedan detectar y diagnosticar en el enfermo, como se hace con un labio leporino o con el color de los ojos. La antipsiquiatría se inspiró, para su crítica, en los esquemas mentales de la teoría del aprendizaje, del behaviorismo, de la teoría familiar y de la teoría interaccional, cuyas hipótesis provisionales asumió para llevarlas luego al descrédito con su absolutización apresurada.

La antipsiquiatría no participó en el debate que puso en cuestión, a principios de los años 50, los fundamentos de una psicopatología y psiquiatría en la línea de Jaspers, Kraepelin y

K. Schneider. Tampoco aparece en ninguno de los estudios antipsiquiátricos la crítica que se desató desde las posiciones de la psicología profunda y de la antropología existencial contra el postulado jaspersiano de un límite absoluto del comprender. La antipsiquiatría, que dejó de lado el debate sobre el método fenomenológico para saltar al tema de una psiquiatría tardorromántica, suspendió el debate sobre los límites de la comprensión, abrazando un behaviorismo ortodoxo en la línea de Watson... una vez más, sin referirse expresamente a los correspondientes investigadores.

Siguiendo a Watson, que redujo la idea de personalidad a «la suma de acciones que se descubren en un tiempo de observación lo bastante prolongado para proporcionar una información fiable», los autores antipsiquiatras escamotearon la personalidad, haciéndola desaparecer del campo de la psicología y la psicopatología. Más radicales que los investigadores de un operacionalismo psicológico inspirados en la teoría del aprendizaje, los cuales con la introducción por Tolman de las «variables intervinientes» dieron de nuevo un margen a la idea de personalidad, los autores antipsiquiatras repudiaron toda introspección y creyeron que la única tarea de la descripción psicopatológica era la exposición de los diversos estilos de conducta. De ese modo no se planteaba ya el problema de la comprensión. La hermenéutica de Dilthey quedaba sin objeto, al igual que el arte interpretativo de Freud o la hermenéutica profunda del psicoanálisis. La propia psicopatología posterior a Jaspers y a K. Schneider tuvo su parte de responsabilidad en el hecho de que la antipsiquiatría lograse con relativa facilidad eliminar como un falso problema esta cuestión central de una psicopatología científica, eje orientador de todos los sistemas clásicos. Esa psicopatología, creyendo interpretar las necesidades de la psiquiatría como disciplina médica, intentó remontarse desde los fenómenos psíquicos anormales, a sus causas. Jaspers y, sobre todo, K. Schneider declararon casi *ex cathedra* que los fenómenos psicopatológicos cualitativamente anormales que superan los límites de la comprensión genética están determinados primaria o secundariamente por un proceso orgánico cerebral; en cuanto a los fenómenos cuantitativamente anormales, dejaron abierta esa posibilidad. La psiquiatría vulgar y práctica dedujo sin más esta norma: allí donde acaba la comprensión de los comportamientos de un ser humano, comienza la → psicosis..., generalmente una psicosis del grupo esquizofrénico. De este modo el «postulado de la somatosis» pasó a ser una parte integrante de la teoría tradicional de las psicosis endógenas. La actitud terapéutica resultante de este supuesto consideraba al paciente psíquico como una persona enferma a nivel somático y tendió a dejar de lado la circunstancia de que el psicótico es un ser humano que padece primordialmente la incapacidad de comunicarse consigo mismo y con los demás. Precisamente contra este malentendido, contra este menosprecio del enfermo psíquico, se alzó la antipsiquiatría en un primer momento, y el recurso al enfoque behaviorista ortodoxo fue más bien un resultado azaroso y absolutamente indeliberado de su crítica.

Lo extraño es que la culminación del movimiento antipsiquiátrico coincidiera con una transformación y un recomienzo parcial en la psiquiatría académica. Esto es válido al menos para el área lingüística germana. A finales de los años 50 y principios de los 60 cobraron una súbita relevancia el análisis y la antropología existenciales, y las concepciones de la psicología profunda regresaron de América en una forma ligeramente modificada. Incluso los seguidores de K. Schneider relativizaron en sus propios planteamientos la doctrina de este relevante psiquiatra y conectaron de nuevo con la psicología científica, cuyos resultados habían ignorado casi totalmente a lo largo de los últimos 40 años de psiquiatría tradicional. Los autores inspirados en la teoría del aprendizaje intentaron una operacionalización de los fenómenos psicopatológicos, cuando los rápidos progresos realizados por métodos terapéuticos rivales dejaron sentir su necesidad. El «análisis de la situación» (Tellenbach) y la «psicopatología interaccional» (Glatzel) persiguieron la disolución del concepto rígido de síntoma y afirmaron el carácter relacional o situacional de toda afección psíquica.

Todos estos planteamientos iban encaminados a poner de relieve que la psicopatología es también una patología de las relaciones interhumanas. No hay que olvidar que en aquella época se produjo la irrupción de la → psiquiatría social, que obligó a la psiquiatría a replantearse su misión originaria como una disciplina social, en un intento de introducir en la atmósfera cargada de los grandes, degradados y olvidados hospitales los conocimientos adquiridos en un despacho. Fue una época de actividad terapéutica científica viva, pero, sobre todo, comprometida.

Los escritos antipsiquiátricos no hacen referencia a estos extremos. Orientaron su crítica a un tipo de psiquiatría que ya a finales de los años 50 tenía poco que ver con la realidad. Si la antipsiquiatría se hizo en un principio extraordinariamente popular entre los jóvenes psiquiatras, fue, en primer lugar, porque el desconocimiento que éstos padecían acerca del nivel de desarrollo científico de la disciplina atacada, armonizaba felizmente con la inevitable ignorancia de los adeptos, pero también, en segundo lugar, porque hacía creer al profano que con la lectura de uno o dos pequeños escritos se convertía en interlocutor y contendiente válido. Actualmente, las nuevas tendencias se han convertido en patrimonio común, al menos dentro de la psiquiatría; de ahí que la antipsiquiatría encuentre ahora sus partidarios entre los profanos cultos y los representantes de otras disciplinas.

La antipsiquiatría no nació de la psiquiatría y tampoco fue en realidad una crítica contra ésta, aunque se presentase como tal. Para asumir este papel le faltó un conocimiento suficiente de la materia y, sobre todo, la intención. Si introdujo una sana inquietud en la psiquiatría académica e impulsó indeliberadamente una evolución positiva en ciertos aspectos, lo hizo sin proponérselo expresamente, al menos por parte de sus representantes radicales. La antipsiquiatría debe considerarse como parte de un fenómeno general muy amplio de malestar social que alcanzó a la psiquiatría —también otras disciplinas científicas se vieron afectadas de modo similar— y que implicaba una opción incondicional en favor de todas las minorías discriminadas, marginadas y despreciadas. Pero la antipsiquiatría fue al mismo tiempo la expresión de una cólera, teñida de nostalgia, y de un respeto, teñido de envidia, hacia todo sistema aparentemente sólido, acabado y autosuficiente. Por eso no hubo una antipsiquiatría como alternativa a la psiquiatría académica establecida, y lo que hoy se entiende por tal en algunas revistas y en algunos círculos cultos es en realidad un discurso folletinesco adornado de terminología psicopatológica.

Bibliografía. F. Basaglia, *Die negierte Institution*, Suhrkamp, Francfort 1971; J. Bopp, *Antipsychiatrie. Theorien. Therapien, Politik*, Syndikat, Francfort 1980; D. Cooper, *Psychiatrie und Antipsychiatrie*, Francfort 1971; J. Foudraine, *Wer ist aus Holz? Neue Wege der Psychiatrie*, Piper, Munich 1973; J. Glatzel, *Die Antipsychiatrie. Psychiatrie in der Kritik*, Fischer, Stuttgart 1975; —, *Allgemeine Psychopathologie*, Enke, Stuttgart 1978; —, *Über die sogennante Antipsychiatrie*, en *Psychologie des 20. Jahrhunderts*, vol. X, Zurich 1980; —, *Spezielle Psychopathologie*, Enke, Stuttgart 1981; H. Hippius, H. Lauter (dirs.), *Standorte der Psychiatrie*, Urban & Schwarzenberg, Munich-Viena-Baltimore 1976; K.P. Kisker, *Antipsychiatrie*, en K.P. Kisker, J.E. Mever, C. Müller, E. Stroemgren, *Psychiatrie der Gegenwart*, vol. I/1, Springer, Berlín-Heidelberg-Nueva York ²1979; R. Laing, *Phänomenologie der Erfahrung*, Suhrkamp, Francfort 1969; K. Schneider, *Klinische Psychopathologie*, Thieme, Stuttgart ⁸1965; Th.S. Szasz, *Geisteskrankheit. Ein moderner Mythos*, Walter, Friburgo 1972.

JOHANN GLATZEL

AUTISMO. → Esquizofrenia, pérdida de la realidad, psicología del yo.

El término «autismo» fue creado por E. Bleuler (1911). Éste le dio el significado de «un alejamiento de la realidad y una preponderancia relativa o absoluta de la vida interior, con aislamiento del mundo exterior». Bleuler afirmó que el autismo era una «consecuencia directa de la escisión esquizofrénica de la psique»; el autismo se considera desde entonces como un trastorno fundamental dentro de la → esquizofrenia. También E. Kretschmer describe el autismo subrayando sus caracteres esquizoides y señala la polaridad antitética de estos caracteres, donde coinciden a menudo la frialdad afectiva por una parte y la susceptibilidad hiperestésica por otra.

Actualmente el autismo no se adscribe ya exclusivamente a un determinado cuadro patológico; hay tránsitos graduales entre el autismo de personalidades esquizofrénicas y esquizoides y ciertos comportamientos autísticos en depresivos endógenos, pacientes fronterizos (→ trastornos fronterizos), neuróticos y sanos. El pensamiento mágico-animista del niño pequeño muestra unos rasgos autísticos evidentes. Pero las diferencias entre las diversas formas de autismo no son únicamente *cuantitativas,* sino también *cualitativas.* Es cierto que el repliegue en la vida interior o una fuerte «tendencia a la autoadhesión» (Binder 1930) caracterizan a numerosas formas de conducta autística, por ejemplo en pacientes neuróticos esquizotímicos y depresivos endógenos; en el autismo esquizofrénico, sin embargo, existe, además, un grave *trastorno de la referencia a la realidad,* como ocurre también en mayor o menor grado en individuos acentuadamente esquizoides o en personalidades fronterizas. Tanto los autores más antiguos, de tendencia fenomenológica (Minkowski 1927, Binswanger 1957), como los más recientes, de tendencia psicoanalítica (Kernberg 1980, M. Klein 1962, Kohut 1979) han descrito las extremas *vulnerabilidad* y *sensibilidad* («carencia de tegumento», Binswanger) de estos pacientes. Tales rasgos no deben interpretarse únicamente en el plano constitucional y estático, sino también en el plano evolutivo y dinámico.

M. Bleuler (1972) considera el autismo y la escisión psíquica —la actual psicología del yo hablaría de fragmentación del yo (Hartmann 1972)— como los síntomas esquizofrénicos primarios esenciales y estrechamente relacionados entre sí. Mantiene así una afinidad con algunas concepciones psicoanalíticas recientes, que ven en los mecanismos de escisión proyectiva e identificatoria las premisas esenciales del autismo (Kernberg, M. Klein, M. Mahler, y otros). Es justamente la inmadurez de los mecanismos de defensa (proyección, escisión, negación o disimulo, realización alucinatoria de deseos) lo que diferencia al auténtico autismo, propio de las personalidades esquizofrénicas (→ esquizofrenia) y esquizoides, de los comportamientos autísticos de otros grupos de pacientes, en los que la represión constituye el mecanismo de defensa principal (→ formas de neurosis). Especialmente los procesos de escisión están acompañados, en estructuras esquizofrénicas y fronterizas, de *negación* o *desconocimiento,* siquiera parcial, *de la realidad,* como ya había visto E. Bleuler. Tal desconocimiento de la realidad va unido a una merma de las funciones perceptivas y cognitivas, que el enfermo no puede ejercer plenamente para la elaboración de su referencia al mundo y su imagen del mundo ajustadas a la realidad. La investigación neuropsicológica contemporánea de la esquizofrenia (Storms y Broen 1969, Chapman 1978, Eggers 1981, Ornitz y otros 1973, Silverman 1964, Süllwold 1977, etc.) busca un déficit cognitivo básico que pueda servir como modelo explicativo para la génesis de los síntomas autísticos en niños y adultos.

Desde la vertiente fenomenológico-antropológica, el *autismo* se ha interpretado en la línea de M. Heidegger (1927), que considera el mundo del hombre como la suma de una serie de contextos de referencia; el autismo sería un *trastorno en el conocimiento de los contextos de referencia* que constituyen el mundo (Avenarius 1973, Binswanger 1957, Minkowski 1927). Esta alteración debe atribuirse a la ausencia de polarización del yo y el tú (Bosch 1962, Mahler 1972) o al fracaso en una común estructuración, del mundo propio y del ajeno (Kisker 1960). El autista no puede saber que todo objeto remite a otros: la cuchara a la sopa, al plato, a la mesa o al comedor. Pero las cosas remiten también al yo, al tú y al nosotros. Ninguna cosa es algo aislado, sino que es «cosa para» o «cosa en referencia a», y alberga así una posibilidad para la comunicación humana. La ausencia de tales referencias puede manifestarse en los autistas cuando ignoran para qué sirven determinados objetos en un mundo común. En el autismo de la primera infancia, ciertos objetos externos, dentro de un contexto referencial generalmente restringido, ejercen una fascinación especial sobre el niño.

La *atención extremadamente selectiva hacia objetos aislados del entorno* y el consiguiente trastorno en la detección de contextos referenciales interhumanos, que caracterizan a los niños que padecen autismo de Kanner precoz y también a algunos adultos esquizofrénicos, puede concebirse, a nivel de maduración biológica, como resultado de un *déficit cognitivo,* debido a un trastorno neural de integración, de percepción y de codificación de estímulos sensoriales (por ejemplo como secuela de una debilidad funcional peri y postnatal del sistema neuronal hipocámpico y amigdaloidal). La investigación analítica infantil de los últimos años (Diatkine, M. Klein, M. Mahler, Tustin) ha mostrado, sin embargo, que también las afecciones psicodinámicas o ambientales de la individuación en la primera infancia pueden originar defectos de las funciones perceptivas primarias del yo, impidiendo así la constitución de una relación normal del niño con el mundo.

Los efectos de estas deficiencias *dependen del grado de madurez en la estructuración del yo* (→ psiquiatría infantil y juvenil). Esto se manifiesta en síntomas como la inadecuación de las reacciones a los signos de afecto materno (ausencia de la reacción de sonrisa, de extensión de los brazos al ser levantado el niño por la madre), reconocimiento fisonómico deficiente, necesidad obsesiva de permanencia idéntica del medio ambiente («miedo al cambio»), destrezas especiales en motricidad fina, dotes mnémicas u otras aptitudes intelectuales aisladas extraordinarias (recitado de poemas o canciones largas, reproducción automática de lo que se ha oído, incluso de sinfonías enteras, realización de cálculos difíciles) y también ciertas peculiaridades del lenguaje (ecolalia, neologismos).

El *desarrollo del lenguaje* suele ir retrasado en niños que padecen autismo de Kanner precoz. Una vez adquirido el lenguaje, los niños no se dirigen a las personas para comunicarles algo, para expresar un deseo, exteriorizar la aprobación o la repulsa o buscar consuelo. El trastorno autista de relación y, especialmente, el defecto de diferenciación entre el yo y el tú se expresa por otra peculiaridad del lenguaje de los niños: la inversión pronominal (Kanner); los niños hablan de sí mismos en tercera persona (con su nombre propio) o utilizan el tú en lugar del yo. Otra característica de los niños autistas de corta edad es la *fijación obsesiva en lo habitual,* que se manifiesta en su ocupación rígida y limitada con objetos seleccionados que son movidos de un lado a otro, de modo estereotipado, sin fantasía ni imaginación. Es extraña la fijación extremada en estas actividades, a las que el niño autista puede entregarse sin cansancio durante horas. Se diría que los objetos preferidos por él, independientemente de su función, poseen un carácter fetichista y sustituyen a otros interlocutores.

En *niños de más edad,* el autismo se manifiesta de modo más atenuado (autismo de Asperger). El lenguaje se desarrolla sin trabas; los niños muestran desde muy temprano ciertos intereses sorprendentes y marcados, generalmente muy originales, que a veces mantienen más tarde en su vida profesional. Además del matiz esquizoide e introvertido de sus contactos, destaca el predominio de las propias tendencias y la escasa sensibilidad y ajuste a los fenómenos externos. Se «orientan hacia dentro», su autodirección es rígida y la capacidad de adaptación y de aprendizaje social es exigua. El miedo al cambio del autista kanneriano se corresponde con la tendencia del autista aspergeriano a fuertes reacciones de nostalgia apenas modificables por vía pedagógica, debidas a la intensa vinculación a su mundo habitual.

El *grado de gravedad* y el *pronóstico del autismo,* al igual que los síntomas psicopatológicos concomitantes, dependen de la edad. En el autismo infantil, el nivel de desarrollo intelectual y lingüístico es fundamental para el pronóstico.

Tanto en edad infantil como en edad adulta, el autismo debe concebirse como un síndrome *polietiológico* y *multifactorial.* Pueden intervenir tanto factores hereditarios, constitucionales, orgánicos cerebrales como factores psicogenéticos, en la más variada proporción.

Bibliografía. R. Avenarius, *Über Autismus,* «Nervenarzt» 44 (1973) 234-240; E. Bleuler, *Dementia praecox oder die Gruppe der Schizoprenien,* Deuticke, Leipzig 1911; M. Bleuler, *Klinik der schizophrenen Geistesstörungen,* en *Psychiatrie der Gegenwart,* vol. II/1, Springer, Berlín ²1972; H. Binder, *Zum Problem des schizoiden Autismus,* «Z. Ges. Neurol. Psychiatr.» 125 (1930) 655; L. Binswanger, *Schizophrenie,* Neske, Pfullingen 1957; G. Bosch, *Der frühkindliche Autismus,* «Gesamtgeb. Neurol. Psychiatr.» n.º 96, Springer, Berlín-Gotinga-Heidelberg 1962; L.J. Chapman, J.P. Chapman, *The measurement of differential deficit,* «J. Psychiatr. Res.» 14 (1978) 303-311; R. Diatkine,

L'enfant prépsychotique, «Psychiatr. Enf.» 12 (1970) 413; Ch. Eggers, *Die Bedeutung limbischer Funktionsstörungen für die Atiologie kindlicher Schizophrenien*, «Fortschr. Neurol. Psychiatr.» 49 (1981) 101-108; J. Garanto Alós, *El autismo*, Herder, Barcelona 1984; H. Hartmann, *Ich-Psychologie*, Klett, Stuttgart 1972; M. Heidegger, *Sein und Zeit* (1927), Niemeyer, Tubinga [15]1979; L. Kanner, *Autistic disturbances of affective contact*, «Nerv. Child» 2 (1943) 217-250; O. Kernberg, *Borderline-Störungen und pathologischer Narzissmus*, Suhrkamp, Francfort del M. [4]1980; K.P. Kisker, *Der Erlebniswandel des Schizophrenen*, Springer, Berlín-Gotinga-Heidelberg 1960; M. Klein, *Das Seelenleben des Kleinkindes*, Klett, Stuttgart 1962; H. Kohut, *Narzissmus. Eine Theorie der psychoanalytischen Behandlung narzisstischer Persönlichkeitsstörungen*, Suhrkamp, Francfort del M. [2]1979; E. Kretschmer, *Körperbau und Charakter*, Springer, Berlín-Gotinga-Heidelberg [21-22]1955; M. Mahler, *Symbiose und Individuation*, Klett, Stuttgart 1972; E. Minkowski, *La schizophrénie*, Payot, París 1927; E.M. Ornitz, A.B. Forsythe, A. de la Pena, *The effect of vestibular and auditory stimulation in the REMs of REM sleep in autistic children*, «Arch. Gen. Psychiatr.» 29 (1973) 786-791; J. Silverman, *Scanning-control mechanism and «cognitive filtering» in paranoid and non-paranoid schizophrenia*, «J. Consult. Psychol.» 28 (1964) 385-393; L.H. Storms, W.E. Broen jr., *A theory of schizophrenic behavioral disorganization*, «Arch. Gen. Psychiatr.» 20 (1969) 129; L. Süllwold, *Symptome schizophrener Erkrankungen*, Springer, Berlín-Heidelberg-Nueva York 1977; F. Tustin, *Autisme et psychose de l'enfant*, Seuil, París 1977.

CHRISTIAN EGGERS

AYUDA A MORIR. Ayuda a morir activa y pasiva, ortotanasia, la muerte social.

«Entre los deberes del médico, que comprenden como noble objetivo la curación, la asistencia y la mitigación de las dolencias, se incluye también la ayuda al moribundo hasta su muerte. Esta ayuda consiste en el tratamiento, la atención y los cuidados.» Así describen las «líneas directrices para la ayuda a morir» propuestas en 1976 por la Academia Suiza de Ciencias Médicas la esencia y la finalidad de la ayuda a morir que debe prestar el médico. Pero la ayuda a morir no siempre fue una actividad médica. Hasta mediados del siglo XIX, el médico consideraba acabada su tarea cuando había agotado su arte curativo.

La ayuda a morir, lo que siempre se entendió bajo esta expresión, lo dejaba al entorno familiar, no médico, donde se encontraba el paciente. Actualmente no ocurre así. Los progresos de una medicina técnica basada en las ciencias naturales, con sus posibilidades para prolongar la vida y con la consiguiente creación de estados patológicos crónicos, han hecho que incumba al médico, cada vez más a menudo, practicar una especie de cura de almas secularizada, que incluye también la ayuda a morir. Esta ayuda a morir, en todo caso, no está reservada hoy sólo al médico, ya que «cuando no se abandona a un moribundo en su padecimiento, se le presta la ayuda a morir: ayuda física, psíquica y social, por amigos, familiares, directores espirituales o médicos» (Saner 1977, p. 1616). Sin embargo, la ayuda física, psíquica y social a morir no constituyen tareas separadas entre sí, sino que definen los puntos básicos de una actitud y de un comportamiento que cabe denominar con Eissler (1955) ayuda a la *ortotanasia* (ayuda a morir humanamente).

El término «ortotanasia» debe preferirse hoy al de «eutanasia». La *eutanasia* («ayuda a bien morir») evoca la idea de la aniquilación activa de la «vida inútil» que se preconizaba durante el dominio del nacionalsocialismo en Alemania, y por eso la Academia Suiza de las Ciencias Médicas tampoco emplea el término en sus líneas directrices.

1. Ayuda física a morir. Se distingue entre la ayuda activa y la ayuda pasiva a morir. La Academia Suiza define estas dos formas como sigue:

«1. La *ayuda activa* a morir es la abreviación deliberada de la vida, poniendo fin a la del moribundo. Consiste en intervenir artificialmente en los procesos vitales residuales para acelerar la muerte. La ayuda activa a morir es un asesinato deliberado, punible con arreglo al Código penal suizo (art. 111 hasta 113, anexo). Según el art. 114, es punible aunque se produzca a instancias del paciente.

»2. La *ayuda pasiva* a morir es la renuncia a aplicar medidas destinadas a prolongar la vida del enfermo desahuciado. Implica omitir o interrumpir la medicación y las medidas técnicas tales como respiración, aporte de oxígeno, transfusiones de sangre, hemodiálisis, alimentación artificial. La renuncia a una terapéutica o el hecho de limitarse a aliviar las molestias del enfermo está justificado médicamente si el aplazamiento de la muerte significa para el moribundo una prolongación no deseable del sufrimiento, y las dolencias básicas de pronóstico negativo han tomado un curso irreversible.»

(En casos especiales —síndrome apálico, trastornos cerebrales graves en recién nacidos— se puede renunciar a tomar medidas para prolongar la vida, aunque la respiración y la deglución se mantengan.)

Las mismas líneas directrices señalan que «es preciso respetar la voluntad del paciente lúcido una vez informado sobre su estado, aunque no coincida con la indicación médica. Cuando se trata de pacientes en estado de inconsciencia o sin capacidad de juicio, las indicaciones médicas sirven como fundamento para juzgar en favor del proceder del médico en el sentido de una gerencia sin mandato expreso. Hay que tener en cuenta los datos acerca de la voluntad presumible del paciente. Es preciso oír a las personas que le asisten; pero, jurídicamente, la última decisión compete al médico».

La distinción aparentemente clara entre ayuda activa y ayuda pasiva a morir no impide que exista en la práctica clínica cotidiana una ancha franja fronteriza entre ambas posibilidades de ayuda, donde el médico ha de determinar su proceder con arreglo a su propio criterio y de acuerdo con el paciente lúcido o con los familiares del paciente incapaz de razonar. Es impensable, sin embargo, que los médicos puedan renunciar a la resistencia contra las propuestas de legalizar la ayuda activa a morir.

2. Ayuda psicológica y social a morir. La ayuda psicológica y social a morir pueden calificarse como «ayuda a la vida en su etapa terminal». Pero ¿cuándo comienza esta etapa terminal? En caso de enfermedad aguda (por ejemplo, infarto) la etapa terminal incierta comienza con el fenómeno de la enfermedad, y la ayuda a morir o ayuda a la vida consiste en la aplicación de todas las medidas disponibles para salvar la vida, manteniendo a ser posible la comunicación emocional y verbal con el enfermo. En enfermedades crónicas (como, por ejemplo, muchos casos de tumor maligno o graves enfermedades hematológicas) no es fácil determinar el inicio de la etapa terminal. Subjetivamente, es decir, en la línea de la vivencia de un morir social o de una muerte social, la etapa terminal y, por tanto, la etapa de la ayuda a morir, comienza a menudo en el instante del descubrimiento de los primeros signos patológicos o de la formulación del diagnóstico. El enfermo sospecha o teme estar abocado irremediablemente a morir. En ese momento de la enfermedad es una ayuda a morir, en tanto que ayuda a la vida, toda medida destinada a combatir la sensación de aislamiento psíquico del paciente, a superar su tabuización social y a mantener con él el diálogo amenazado por la enfermedad.

Pero en las enfermedades crónicas, la situación de amenaza de muerte social no siempre coincide con el estado de amenaza de muerte real detectable médicamente. Ésta se presenta cuando la enfermedad avanza a pesar de las medidas médicas tomadas (por ejemplo, por metástasis en enfermedades cancerosas). Pero justamente en ese momento puede iniciar el enfermo ciertos procesos de adaptación psíquica (por ejemplo, negación adaptativa, incremento de la propia actividad y creatividad, etc.) que le procuran un sentimiento vital nuevo y reforzado y le protegen así contra el reconocimiento de estar abocado a la muerte. Tampoco cabe hablar, pues, de una situación terminal basándose sólo en los datos médicos. Un enfermo sólo es moribundo cuando ha asumido el hecho de la incurabilidad y la progresión de su enfermedad, cuando empieza a replegarse en sí mismo y cuando coincide con su médico en que es preciso renunciar a otras medidas curativas. Las líneas directrices de la Academia Suiza definen al moribundo, enfermo mortal o herido de muerte, como una persona «en la que la dolencia básica de pronóstico negativo ha tomado un curso irreversible, hasta el punto de que no podrá llevar una vida independiente y en comunicación con el medio ambiente manteniendo su propia personalidad». La ayuda psíquica y social a morir significa en estos enfermos: 1. Superación del aislamiento psíquico y social mediante la presencia constante de las personas de contacto más próximas (el denominado *holding*). 2. Protección contra la vergüenza por su desmoronamiento psíquico y físico. 3. «Solicitud oral» (hambre, sed, cuidados corporales, suplencia de todas las funciones de personalidad que el paciente no puede ya asumir). 4. Ayuda en el trato con familiares, tomando en consideración sus dificultades y problemas. 5. Tolerancia frente a las agresiones del enfermo (como expresión de envidia a los supervivientes o de «ira narcisista» ante el deterioro de la personalidad). 6. Competencia psicofarmacológica (analgésicos, → antidepresivos, ansiolíticos). 7. Superación de la conducta de defensa y de evitación que muestra el personal asistencial, como expresión de identificación perturbadora con el enfermo y consiguiente activación de la angustia ante la muerte propia. 8. Comunicación dentro del equipo asistencial formando grupos idóneos.

Los enfermos terminales establecen a menudo una escisión interna entre la percepción de su situación vital terminal y una actividad fantástica, orientada a la supervivencia, que parece dejar de lado la realidad de la terminación inminente de la vida. La ayuda psicológica y social a morir presupone que las personas que asisten al moribundo mantienen simultáneamente la comunicación verbal y emocional con las dos partes de la personalidad escindida del enfermo. Lograrlo constituye la más difícil tarea de este tipo de ayuda a morir.

Bibliografía. Academia Suiza de Ciencias Médicas, *Richtlinien für die Sterbehilfe,* «Schweiz. Ärzteztg. Jg.» 58 (1977) 643-646; D. Bürgin, *Das Kind, die lebensbedrohende Krankheit und der Tod,* Huber, Berna 1979; K. Eissler, *The psychiatrist and the dying patient,* Intern. Univ. Press, Nueva York 1955; T.B. Hägglung, *Dying. A psychoanalytic study with special reference to individual creativity and defense organisation,* Intern. Univ. Press, Nueva York 1978; E. Kübler-Ross, *Interviews mit Sterbenden,* Kreuz-Verlag, Stuttgart 1971; F. Meerwein (dir.), *Einführung in die Psycho-Onkologie,* Huber, Berna ²1981; H. Saner, *Sterbehilfe,* «Schweiz. Ärzteztg. Jg.» 58 (1977) 1616-1623.

Fritz Meerwein

B

BIOFEEDBACK. Autorregulación de parámetros autónomos, *feedback* respiratorio, → entrenamiento autógeno, terapia de relajación, resultados clínicos.

1. Noción. El *feedback* (palabra inglesa que en castellano se suele traducir por realimentación, retroalimentación o retroacción) se aplica aquí a sistemas biológicos en referencia a circuitos reguladores cibernéticos de los organismos biológicos, en contraposición a los circuitos reguladores técnicos. Wiener (1961): «Un método que controla el sistema reincorporando al mismo el resultado de su actuación anterior.»

2. Principio fundamental. El condicionamiento operante introducido por Skinner (1958) se refería a la conducta muscular. Posteriormente surgió la cuestión de si también las funciones autónomas o neurovegetativas pueden someterse al condicionamiento operante. La confirmación experimental de esta tesis significó la hora de nacimiento del *biofeedback*.

1. El condicionamiento operante se basa en *resultados experimentales,* según los cuales una respuesta adquiere consistencia si se ofrece un *refuerzo (reinforcer),* es decir, una «recompensa». El término «operante» significa que el animal o la persona que es sujeto de experimentación debe realizar una acción para mantener ese estímulo reforzante. El condicionamiento se efectúa cuando la conducta que provoca el estímulo reforzante (por ejemplo, la bajada de una palanca, a la que sigue el servicio de la comida) tiene lugar con más rapidez, frecuencia y vigor. El sujeto mismo debe buscar la operación a realizar.

2. La *transferencia* del condicionamiento operante desde la conducta muscular *a procesos* neurovegetativos o *autónomos* sólo era posible si la situación de partida del parámetro autónomo y sus modificaciones podían registrarse mediante receptores sensibles y si los dispositivos de refuerzo y de computerización podían ser perceptibles para el sujeto. El desarrollo de los sistemas de *biofeedback* es, pues, impensable sin la bioelectrónica moderna, representada por ejemplo en el electroencefalograma (EEG) y el electromiograma (EMG).

3. El → entrenamiento autógeno (Schultz 1932), ampliamente conocido en el área lingüística germana, puede concebirse como *precursor modélico* de un sistema de *biofeedback* que trabaja con la autopercepción gradualmente condicionada (percepción propioceptora) en lugar de los sensores electrónicos: la percepción de peso progresivo («vivencia de peso»), de calor creciente en la piel («vivencia de calor»), de la pulsación cardiaca («tranquilización cardiaca») y de la respiración («ejercicio respiratorio») se caracteriza por una banda de retroacción que corre desde la percepción periférica y pasa por la corteza cerebral, con la comprobación del éxito creciente en la tarea propuesta (peso, calor, etc.); y esa comprobación es el verdadero refuerzo. Así se produce automáticamente un refuerzo del cambio efectuado en la inervación periférica correspondiente (dejando de lado el aspecto autosugestivo que el método persigue expresamente).

4. El origen de la investigación del biofeedback está en el laboratorio psicológico. En consecuencia, la mayor parte de los miles de trabajos e informes aparecidos se ocupa de la investigación básica. Se trataba de demostrar que el condicionamiento operante de Skinner podía transferirse a sistemas concretos, a sistemas cibernéticos autónomos o neurovegetativos *aislados* entre sí (que ya están ligados en el organismo a sistemas intracorporales de *biofeedback*). Fue un hito la demostración por parte de N.E. Miller (1969) de que, en la rata curarizada, el mecanismo de *biofeedback* para influir en la frecuencia del pulso se produce con independencia de la frecuencia respiratoria. Sin embargo, la repetición de los experimentos con un animal no curarizado no dio resultado positivo. Lo que aparece claro en este punto es más bien una dependencia de estos dos parámetros. La investigación sobre el *biofeedback* parte, como se ha indicado, de *principios de la psicología del aprendizaje*. La idea fundamental de «autocontrol de funciones biológicas» era sugestiva y originó pronósticos entusiastas sobre el futuro de los procesos de autocuración dirigidos por el individuo. Se lanzaron hipótesis muy audaces al respecto (Hume 1979, Yates 1980).

5. Desarrollo y métodos. Los métodos de *biofeedback* se apoyaron obviamente en los métodos electrónicos existentes para el registro de procesos autónomos. Apareció en primer plano el *biofeedback* del electroencefalograma (→ electroencefalografía en psiquiatría), le siguió el *biofeedback* del electromiograma, el *biofeedback* de la reacción cutáneo-galvánica, de la frecuencia cardiaca, de la presión arterial, de la temperatura cutánea y de otros sistemas como el flujo salival, la secreción gástrica, la excitación sexual, la continencia fecal y la actividad respiratoria (cf. exposición general en Hume 1979, Yates 1980).

En el plano metodológico, han cristalizado *tres sistemas de retroalimentación:*

1. El *biofeedback análogo,* donde se produce en el sujeto la excitación autónoma o neurovegetativa por vía óptica o acústica sincrónicamente (mediante una lámpara, un cambio de frecuencia o de intensidad de un sonido).

2. El *biofeedback binario,* que posibilita superar un umbral de inervación mediante una señal acústica o sonora.

3. El *biofeedback digital,* que permite la modificación del estado de excitación autónoma por vía óptica, en una indicación numérica.

La señal óptica o acústica se prefiere a otros procedimientos posibles de transmisión sensorial.

6. El resultado de la investigación psicológica *de laboratorio* había de conducir a plantear, tarde o temprano la cuestión de la influencia terapéutica sobre parámetros autónomos en el individuo y en la clínica. Hay que distinguir entre los resultados de las investigaciones en las personas calificadas de sanas y los que se refieren a los casos clínicos, es decir, patológicos. Este segundo campo es, sin duda, de especial importancia desde el punto de vista médico. A pesar del interés que ofrecen las investigaciones fundamentales de laboratorio y sus resultados, como también las hipótesis formuladas (Leuner 1977), el que esto escribe se ve obligado, dentro del limitado espacio de que dispone, a concentrar su exposición en la posibilidad de aplicación clínica de los métodos de *biofeedback.* Analizando la investigación internacional del *biofeedback* en los últimos doce años, se observa una peculiar «concurrencia de ideas» entre los planteamientos de los investigadores psicológicos y de los escasos investigadores en el campo clínico. He extraído de todo ello las consecuencias que más adelante se comentan. La investigación psicológica parte del concepto de aprendizaje y destaca más bien el control de los distintos parámetros autónomos. La investigación médica se basa en los conceptos biológicos de la neurofisiología o de la experiencia clínica pragmática (por ejemplo, los métodos prácticos de la → psicoterapia y la → hipnosis, el → entrenamiento autógeno). Parte de las múltiples y conocidas «conexiones» de las funciones nerviosas centrales y autónomas y tiende en este sentido a un condicionamiento de un amplio campo de funciones autónomas ligadas entre sí mediante excitación fisiológica, que se describen con términos como «vagotonía», «simpaticotonía», actitud «ergotrópica» frente a actitud «trofotrópica».

En analogía con ellos está el concepto de «conmutación» de J.H. Schultz en el → entrenamiento autógeno.

La literatura relativa al *biofeedback dentro de una orientación clínica y terapéutica* considera a veces el aspecto de las «conexiones», en el sentido de que los investigadores postulan que los sujetos o los pacientes se sometan a varios métodos de *biofeedback:* por ejemplo, al *biofeedback* del electromiograma para la relajación muscular, al *biofeedback* de la temperatura cutánea, al *biofeedback* de la frecuencia cardiaca y, en fin, al *biofeedback* del electroencefalograma.

7. Ambas posiciones, la de las investigaciones psicológicas de los distintos parámetros y su aplicación en la clínica y la de la investigación médica tendente a destacar la influencia general ejercida sobre sistemas de control centrales-neurovegetativos, encuentran una correspondencia en la *comparación* de los resultados del entrenamiento en el *feedback* con los de los ejercicios generales de relajación. Así, Hume (1979, p. 35s, 45, 48, 61, 73, 90) señala que sólo esta comparación puede justificar la introducción de los métodos, más costosos, de *biofeedback,* si revelan una superioridad real sobre el entrenamiento general de relajación. Muchos de los métodos de *feedback* se orientan a una reducción de determinadas actividades, como la frecuencia cardiaca, la tensión arterial o el tono muscular, lo cual supone una reducción general del *arousal* fisiológico, como en los métodos de relajación general. Éste parece ser el caso del *feedback* de los ritmos alfa y zeta del electroencefalograma. El análisis de la autodescripción de sujetos en el *biofeedback* de la frecuencia cardiaca realizado por Murray y Katken (1968) y Hume (1979) muestra que los sujetos emplean una estrategia cognitiva: al informar sobre la tensión, la concentración, etc., manifiestan un aumento significativamente más fuerte en la frecuencia cardiaca, en comparación con los sujetos relajados (Hume 1979). Las circunstancias que llevan a una actividad alfa elevada van unidas a sensaciones orgánicas agradables y relajantes, mientras que el aumento de ondas beta suele ir acompañado de sensaciones de tensión o de vigilancia (Brown 1971 y Hume 1979, p. 67). También el control de la reacción galvánica de la piel depende de la relajación, que se aplica asimismo con éxito a la mejora a largo plazo de la hipotermia (Hume 1979, p. 61).

8. Resultados clínicos. Yates (1980) señala que no hay indicios de que el *biofeedback* del electromiograma en el músculo frontal sea superior a un entrenamiento de relajación general sin *feedback;* la relajación de los músculos del antebrazo mediante un *feedback* táctil correspondía a la reducción de la actividad en un entrenamiento de relajación general; ambos métodos eran superiores al uso de un *feedback* óptico.

1. En otros términos, la diferencia entre los resultados obtenidos con el *biofeedback* y los logrados con un entrenamiento de relajación para la reducción del tono muscular «no es muy notable» (Yates 1980, p. 482). El tratamiento de los pacientes con ansiedad ante el uso de la palabra, destinado a disminuir su frecuencia cardiaca no implicaba ninguna diferencia entre el *biofeedback* y el entrenamiento mediante la relajación muscular. Algo similar se constató en el tratamiento del asma (Yates 1980, p. 484), del síndrome de la hiperactividad y de la hipertensión, por autores que trabajaron independientemente entre sí (Yates 1980, p. 487s). Otro tanto cabe decir en los casos de insomnio, de cefaleas de origen tensional (p. 486ss) y en el tratamiento del tortícolis espástico (p. 488).

2. Son notables, en cambio, los resultados obtenidos en catamnesis prolongadas (entre algunos meses y cinco años) en estados de angustia (*biofeedback* del electromiograma), asma, espasmo masetérico, en cefalea de origen tensional y jaqueca (Yates 1980, p. 491). Los éxitos duraderos (hasta cinco años) son especialmente impresionantes en la rehabilitación de parálisis musculares, por ejemplo, del tipo de parálisis del peroneo y de la mano péndula, y también en parálisis espásticas, en tortícolis y en incontinencia fecal (Yates 1980).

9. El feedback respiratorio. Un método de *biofeedback* que ha pasado inadvertido entre los autores angloamericanos es el *feedback respiratorio,* que fue desarrollado y sometido a experiencia clínica por el que esto escribe desde principios de los años 70. El método se ha introducido ya en la práctica médica y en la clínica (1977, Jung 1980).

1. El *feedback* respiratorio parte de conocimientos teóricos y de resultados clínicos obtenidos en el *entrenamiento autógeno*. La hipótesis antes mencionada, según la cual una «conmutación» en el sentido de la reducción del *arousal* central irradia sobre múltiples parámetros autónomos y neurovegetativos y origina así una relajación general, propició la realización de ensayos con el *feedback* respiratorio. La respiración es un «sistema transcendente» que desempeña un papel destacado en importantes técnicas de relajación clínica y en el → entrenamiento autógeno (J.H. Schultz), en la relajación muscular progresiva (Jacobson) y en los ejercicios del yoga, de la meditación y otros sistemas de relajación.

2. Las *derivaciones poligráficas* observadas en diez pacientes ejercitados en el *feedback* respiratorio revelaron, durante la relajación profunda, modificaciones significativas del electroencefalograma con reducción de las frecuencias beta y aumento significativo de ondas zeta y delta. Los resultados muestran un descenso de la vigilancia cerebral, del tipo del electroencefalograma en el umbral del sueño (sin complejos K ni puntas hípnicas). El electromiograma (derivación en músculo frontal) reveló espontáneamente una reducción significativa del potencial medio acumulado. Se utilizaron para el control los potenciales de electroencefalograma y de electromiograma de los mismos probandos en posición de reposo prolongado y en → hipnosis (Leuner 1977).

3. Se realizaron *estudios clínicos* sobre grupos de pacientes seleccionados que mostraban trastornos psicovegetativos, psicosomáticos y neuróticos, con aplicación terapéutica de 12-15 sesiones durante 4-6 semanas. Pese a lo reducido de los grupos (N = 20-30 pacientes), se observaron por lo general modificaciones significativas en la comparación antes-después en una lista de molestias, en una escala de angustia (→ tests de angustia), en el test de neuroticismo y en la valoración clínica (en conjunto, 8 estudios análogos, destinados a excluir las variables correspondientes al terapeuta). Las catamnesis mostraron que este éxito inmediato se mantuvo durante semanas, meses y hasta un año, sin nuevos ejercicios. Pudo excluirse un efecto placebo (Jung, Klapsing 1978).

4. Las *indicaciones principales* son todas las formas de trastornos psicovegetativos con su variada sintomatología e incluyen, por tanto, las áreas de aplicación del *biofeedback* del electromiograma de temperatura cutánea y cutáneo-galvánico: hipertensión esencial, cefalea de origen tensional, jaqueca, asma bronquial, → trastornos del sueño, tortícolis espástico. También la amplia gama de neurosis orgánicas y psiconeurosis (→ formas de neurosis) ha respondido bien, incluidas las neurosis y fobias depresivas (mejoría clínicamente satisfactoria en un 65,5 %). El método se ha acreditado además en el tratamiento de molestias psicógenas en el campo ginecológico, en las frecuentes contracciones prematuras en el parto y en la facilitación de este último (Gabelmann y otros autores 1977, Herms 1981, Jung y otros autores 1979). También es favorable en los casos de niños con problemas de conducta y dificultades escolares: tratamiento de los propios niños (Schenk 1982) y de las madres (Schetelig 1980).

5. El *margen de indicaciones* del *feedback* respiratorio es, pues, como el de toda terapia de relajación, extraordinariamente amplio. Se ha intentado también el tratamiento de drogadictos (→ drogadicción) y de las secuelas de la drogadicción. Cabe decir, simplificando, que el *biofeedback* respiratorio sustituye a todas las formas de → tranquilizantes menores y evita sus secuelas tóxicas y las conocidas tendencias a la dependencia. En este sentido constituye, a nivel clínico, una verdadera alternativa frente a este grupo de psicofármacos.

6. En *comparación con el* → entrenamiento autógeno (Leuner 1981), hay que señalar que el *biofeedback* respiratorio ayuda también a aquel grupo de pacientes que no son capaces de aprender el entrenamiento autógeno. Además, en casos agudos se evita la fase de entrenamiento de 8-12 semanas. Ya después de la primera semana de ejercicio se observa una relajación en los pacientes y, a menudo, una remisión de la sintomatología. El uso de electrodos queda descartado, a diferencia de todos los otros métodos de *biofeedback* (simplificación del servicio en la práctica corriente). Cuando son necesarios algunos ejercicios continuados, como complemento del tratamiento en el consultorio mé-

dico o en la clínica, o cuando no se dispone de un médico para la realización del *feedback* respiratorio, un aparato doméstico posibilita, con regularidad, los ejercicios diarios.

Es conveniente la combinación con diálogos centrados en los conflictos. Muchas veces, sólo el tratamiento de *biofeedback* respiratorio «preconectado» prepara al paciente para ese tipo de psicoterapia, como confirman neurólogos experimentados (Koch 1982).

Bibliografía. B.B. Brown, *Awareness of EEG-subjective activity relationships detected within a closed feedback system*, «Psychophysiology» 7 (1971) 464; J. Gabelmann y otros autores, *Erste klinische Erfahrungen mit dem Respiratorischen Biofeedback in der Geburtshilfe*, «Gynäkol. Geburtshi.» 903, 1977; V. Herms, *Psychosomatische Aspeckte vorzeitiger Wehen*, Habil. Schr. Med. Fak., Heidelberg 1981; W.J. Hume, *Biofeedback, Forschung und Therapie*, Huber, Berna-Stuttgart-Viena 1979; E. Jacobson, *Progressive relaxation*, Univ. Chicago Press, 1928; F.G. Jung, *Das Prinzip des Respiratorischen Feedback und die Schwerpunkte seiner Anwendung*, «Therapiewoche» 31 (1980) 3688; —, A. Klapsing-Hessenbruch, *Eine vergleichende Studie der therapeutischen Ergebnisse zwischen respiratorischem Feedback (RFB) und einer Placeb-Behandlung*, «Z. Psychosom. Med., Psychoanal.» 24 (1978) 36; —, K. Schön, H. Leuner, *Neue Wege zur Behandlung funktioneller gynäkologischer Syndrome durch das Respiratorische Feedback (RFB)*, «Der praktische Arzt» 9 (1979) 1236; W. Koch, *Das Atemfeedback nach Leuner — aus der Praxis eines Nervenarztes für die Praxis (mit Fallbeispielen). Vortrag, gehalten auf dem 9. Symposium über Respiratorisches Feedback, Bad Schachen 25. 4. 1982,* Selbstverlag Gesellschaft für medizinische Feedback-Geräte, Gotinga; H. Leuner, *Selbstkontrolle vegetativer Funktionen durch Biofeedback-Methoden*, «Therapiewoche» 27 (1977) 5512; —, *Biofeedback und Autogenes Training*, «Therapiewoche» 31 (1981) 3706; N.E. Miller, *Learning visceral and glandular responses*, «Science» 163 (1969) 434; E.N. Murray, E.S. Katkin, *Comment on two recent reports of operant heart rate conditioning*, «Psychophysiology» 5 (1968) 192; Chr. Schenk, *Ergebnisse der Behandlung mit dem Respiratorischen Feedback im Vergleich zum Autogenen Training bei Kindern in einer Allgemeinpraxis*, Med. Diss. RWTH, Aquisgrán 1981; H. Schetelig, *Möglichkeiten der Beeinflussung kindlicher Verhaltensstörungen durch Behandlung der Mütter mit dem Respiratorischen Feedback*, «Psychother. med. Psychol.» 30 (1980) 1; J.H. Schultz, *Das autogene Training*, Thieme, Stuttgart (1932) [13]1970; B.F. Skinner, *The behaviour of organism*, Nueva York 1958; N. Wiener, *Cybernetics*, MIT-Press, Cambridge (Mass.) 1961; A.J. Yates, *Biofeedback and the modification of behaviour*, Plenum, Nueva York-Londres 1980.

HANSCARL LEUNER

BIOQUÍMICA. → Depresión, → esquizofrenia, demencia, demencia de Alzheimer, neurotransmisores, neurorreceptores, → antidepresivos, → neurolépticos, neuroquímica.

Para una mejor comprensión del tema conviene hacer una breve referencia a algunas características importantes de la neurona (véase figura 1). Para la transmisión de un estímulo desde una neurona a otra, las células nerviosas liberan generalmente, en los terminales sinápticos de una neurona, una sustancia química llamada neurotransmisor. Dicha sustancia se forma por vía enzimática en el terminal y queda almacenada. Una vez liberada, su acción concluye en el terminal mediante destrucción o recuperación enzimáticas. Las enzimas necesarias para la síntesis del neurotransmisor se producen en el soma y son transportadas por el axón hasta el terminal. La síntesis enzimática y del neurotransmisor, y el almacenamiento, liberación, unión a receptores e inactivación del neurotransmisor se pueden estudiar a nivel bioquímico. Determinando y comparando estos parámetros neuroquímicos en personas neurológicamente sanas y en pacientes neurológicos o psicopatológicos (→ psicopatología), cabe extraer conclusiones sobre el tipo de trastorno neuronal. Aplicando, además, diversas sustancias psicotrópicas, se pueden establecer predicciones, mediante análisis bioquímicos de estos procesos, acerca de los mecanismos de acción de los psicofármacos.

HERMANN HENKE y NORBERT MATUSSEK

1. Depresión. El punto de partida de la investigación neurobiológica moderna de la → depresión fue la observación de que un tratamiento con reserpina puede provocar un síndrome depresivo en pacientes con hipertensión. El grupo de trabajo de B.B. Brodie, en el National Institute of Health, de Bethesda, investigó, a mediados de los años cincuenta, las alteraciones que causan en el cerebro la reserpina y otras sustancias similares, como la tetrabencina. Se averiguó que la reserpina provoca en el animal una intensa sedación y causa un espectacular descenso del neurotransmisor serotonina (5-HT). Posteriormente, otros grupos de trabajo, como los de A. Carlsson y M. Vogt, mostraron que la reserpina libera otros dos neurotransmisores: la noradrenalina (NA) y la dopamina (DA).

Poco después, las rigurosas investigaciones clínicas de R. Kuhn y del grupo de trabajo de N. Kline descubrieron la acción antidepresiva de la imipramina y de los inhibidores de la monoaminooxidasa (MAO). Faltaba examinar si estas dos sustancias modificaban la sedación producida por la reserpina o la tetrabencina en el animal. El resultado fue que la desmetilimipramina (DMI), principal producto metabólico de la imipramina, y en menor grado los inhibidores de la MAO, pueden anular la sedación producida por la reserpina en el animal (inversión de la reserpina). ¿De qué modo y con qué mecanismo de acción antagónica modifican ambos grupos de sustancias la sedación producida por la reserpina?

A principios de los años sesenta se averiguó que la desmetilimipramina bloquea la recuperación de noradrenalina en las terminaciones nerviosas, es decir, el paso de inactivación más importante para la noradrenalina en el receptor postsináptico, y que el resultado es una oferta de noradrenalina más elevada en dicho receptor. Esto mismo se puede obtener mediante inhibición de la MAO. Habida cuenta que las aminas terciarias, como la imipramina, bloquean principalmente la recuperación de la serotonina, mientras que las aminas secundarias bloquean principalmente la absorción de la noradrenalina en las terminaciones nerviosas y de este modo se compensa un déficit de noradrenalina y de serotonina (condicionado por la reserpina o sustancias de acción similar) en las terminaciones nerviosas respectivas, se supuso que también en la → depresión humana se produciría un déficit de noradrenalina o de serotonina. La sedación por reserpina provocada en el animal fue considerada como depresión modélica. Se trataba entonces de demostrar la existencia de un déficit de aminas en el paciente depresivo. No se logró, sin embargo, en numerosas y costosas investigaciones con líquido cefalorraquídeo, sangre, orina, o en autopsias cerebrales, una demostración clara de un déficit de noradrenalina en el cerebro en casos de depresión. Se averiguó, no obstante, en varias investigaciones, que una parte de los pacientes depresivos, especialmente los bipolares, liberaban en la orina una cantidad significativamente menor de metoxi-hidroxi-fenilglicol (MHFG), el principal producto de desecho de la noradrenalina. Los pacientes depresivos con eliminación de MHFG baja responden terapéuticamente mejor a la imipramina que a la amitriptilina. Algunos autores suponen, a la luz de estas y otras investigaciones, que existen ciertos subgrupos de pacientes depresivos con un déficit de noradrenalina o de serotonina. No se ha logrado, sin embargo, una clara demostración de esta hipótesis (cf. exposición general en Schildkraut 1982).

Se ha encontrado, no obstante, en varios estudios *post mortem* una concentración significativamente menor de ácido 5-hidroxiindolacético (5-AHIA) en el líquido cefalorraquídeo de pacientes depresivos. El 5-AHIA es el metabolito principal de la serotonina. El grupo de M. Åsberg, en el Karolinska Institut, halló una distribución bimodal del 5-AHIA en el líquido cefalorraquídeo de pacientes depresivos. Recientemente, sin embargo, este grupo defiende la opinión de que los valores bajos de 5-AHIA en líquido cefalorraquídeo se correlacionan más bien con → agresión que con depresión, ya que no sólo depresivos propensos al → suicidio y suicidados, sino también algunos asesinos han presentado cifras de 5-AHIA en líquido cefalorraquídeo significativamente bajas. Investigaciones del grupo de trabajo de Goodwin con *marines* norteamericanos apuntan asimismo a una estrecha relación entre la agresión sin depresión y la concentración baja de 5-AHIA en líquido cefalorraquídeo. No obstante, H. v. Praag, apoyado en sus amplios estudios sobre el 5-AHIA en líquido cefalorraquídeo y en investigaciones terapéuticas y profilácticas con 5-hidroxitriptófano (5-HTF), precursor inmediato de la serotonina, sostiene aún hoy que una cifra baja de 5-AHIA en líquido cefalorraquídeo se correlaciona con la depresión.

Investigaciones neuroendocrinológicas (→ neuroendocrinología) realizadas en pacientes depresivos y estudios experimentales en animales, mediante → antidepresivos han permitido considerar otros mecanismos, distintos del déficit amínico en la depresión, y de la inhibición de la captación de aminas o de la inhibición de la MAO, como los pasos decisivos en la acción de los antidepresivos. La hipótesis original afirmaba que lo importante era compensar el supuesto déficit de aminas en el receptor postsináptico. La inhibición de la recepción de noradrenalina o de serotonina o la inhibición de la MAO aparecen después de administrar los antidepresivos tricíclicos o los inhibidores de la MAO, y esto se puede observar también en el animal: inversión momentánea de la sedación producida por la reserpina o por la tetrabenacina después del tratamiento con dichos fármacos. El efecto antidepresivo pleno en el paciente sometido a timolépticos tricíclicos o a inhibidores de la MAO sólo aparece, sin embargo, dos o tres semanas después de la administración, y esto significa que la inversión de la sedación producida por la reserpina supone en el paciente otro mecanismo distinto del efecto antidepresivo. Sólo en los años setenta comenzaron algunos farmacólogos a investigar de modo más sistemático el efecto de la aplicación crónica de antidepresivos. La introducción de nuevos métodos y los nuevos conocimientos (estudios de los enlaces, importancia del AMP cíclico, etc.) permitieron explorar más exactamente los receptores de las sinapsis, decisivos para la transmisión del estímulo. El grupo norteamericano de trabajo de F. Sulser demostró que sólo tras una administración crónica, y no con una administración de breve duración, de diversos → antidepresivos se produce una reducción de la sensibilidad de los adrenorreceptores postsinápticos específicos *(beta-down-regulation)*. Este dato fue confirmado y ampliado por otros grupos —también el electrochoque reiterado lleva al mismo resultado— y se acepta hoy universalmente. Sería prematuro, sin embargo, concluir de estos resultados experimentales con animales que existe en pacientes depresivos un receptor adrenérgico y *beta* postsináptico hipersensible que se regula *(down-regulation)* mediante antidepresivos o por tratamientos convulsivantes. Esta idea, sin embargo, puede armonizar con la baja sensibilidad de los receptores adrenérgicos postsinápticos hallada por nosotros y por otros autores en pacientes depresivos endógenos (→ neuroendocrinología), ya que se ha demostrado en diversas investigaciones que los receptores adrenérgicos *alfa* y *beta* se hallan en un estado de equilibrio (Kunos 1980), es decir, la actividad adrenérgica *beta* elevada puede armonizar con actividad adrenérgica *alfa* baja, si bien los experimentos crónicos en animales no siempre han demostrado un aumento de la sensibilidad de los receptores adrenérgicos *alfa*. En todo caso, los resultados obtenidos hasta ahora nos obligan a partir del supuesto de que hay otras estructuras (¿serotoninérgicas? ¿colinérgicas? ¿endorfinérgicas?) que intervienen tanto en la depresión como en los mecanismos antidepresivos.

Al igual que en la *beta-down-regulation* con administración crónica de antidepresivos en experimentos con animales, algunos antidepresivos reducen en estas condiciones la sensibilidad postsináptica de los receptores de serotonina (Maj 1981).

Recientemente, las investigaciones de S.Z. Langer en relación con el sistema de serotonina han tenido una gran resonancia. Este investigador demostró que los pacientes depresivos bajo control poseen significativamente menos puntos de enlace de la imipramina en los trombocitos. Los trombocitos poseen algunas propiedades en lo concerniente a su especificidad para la serotonina, al igual que las terminaciones nerviosas serotoninérgicas del cerebro. Langer ha demostrado también que, en el animal, los puntos de fijación de la imipramina se encuentran en neuronas de serotonina y se comportan en éstas como en los trombocitos. Se hallan en estrecha relación con el mecanismo de absorción de serotonina en las células nerviosas y en las plaquetas de la sangre.

2. Esquizofrenia. Si en la depresión las observaciones clínicas sobre el efecto de la reserpina fueron el punto de partida de la investigación biológico-psiquiátrica, en la investigación moderna de la → esquizofrenia la → psicosis producida por anfetaminas ha sido el paso decisivo para un gran número de interesantes estudios. De todas las psicosis exógenas actualmente conocidas, la sintomatología tras un uso crónico de anfetaminas es la más similar a la esquizofrenia paranoide y alucinatoria. Se ha logrado, con psicoestimulantes, desencadenar en una buena parte de pacientes esquizofrénicos un síndrome paranoide-alucinatorio. El efecto psicoestimulante de la anfetamina se atribuye a la liberación de dopamina y de noradrenalina.

En vista, además, de que todas las sustancias antipsicóticas conocidas (fenotiacinas, butirofenonas, clozapina y reserpina) inhiben mediante diversos mecanismos la transmisión de un impulso nervioso en neuronas dopaminérgicas, se avanzó la denominada «hipótesis dopamínica» de la esquizofrenia. Hay que considerar, sin embargo, los siguientes extremos:

1. Tras el abuso de psicoestimulantes se observa exclusivamente un síndrome paranoide-alucinatorio. Nunca se ha descrito hasta ahora un síndrome hebefrénico o una → esquizofrenia simple.

2. Los → neurolépticos son terapéuticamente eficaces, sobre todo, en sintomatología productiva, mientras que apenas influyen, con dosis normales, sobre la sintomatología deficitaria.

3. Todas las sustancias de efecto antipsicótico antes mencionadas influyen, aparte de sobre el sistema dopaminérgico, en el sistema noradrenalinérgico como también todos los psicoestimulantes desencadenantes de un síndrome paranoide-alucinatorio liberan siempre dopamina y noradrenalina. Por estas razones habría que hablar, más exactamente, de una hipótesis catecolamínica del síndrome paranoide-alucinatorio y no de la hipótesis dopamínica de la esquizofrenia.

4. Una serie de investigaciones hace pensar que también en la manía existe un receptor dopamínico postsináptico hipersensible (Bunney y Garland 1982), como sugiere asimismo el efecto antimaniaco de los → neurolépticos. Si se postula, tanto en la esquizofrenia paranoide-alucinatoria como en la manía, un receptor dopamínico hipersensible, ¿qué otros neurosistemas son responsables de la diversa sintomatología de ambas enfermedades? Actualmente lo ignoramos.

Muchos estudios realizados en estos últimos años apoyan esta modificación de la hipótesis dopamínica. Crow (1981), a raíz de sus estudios sobre enlaces en material cerebral *post mortem*, ha propuesto dividir la esquizofrenia en un tipo I con sintomatología productiva y un tipo II con sintomatología deficitaria. Esto, sin embargo, resulta aún excesivamente simplista en vista de los diferentes cuadros psicopatológicos de las distintas formas de → esquizofrenia.

Actualmente son de gran interés para la investigación biológico-psiquiátrica de las psicosis los estudios sobre enlaces en células sanguíneas. Según hallazgos de Le Fur y colaboradores (1981) en París, confirmados y ampliados luego en Munich por Bondy y otros, el número de puntos de enlace para dopamina (Bmax) en granulocitos de esquizofrénicos paranoides y alucinatorios es significativamente mayor que en los controles, mientras que los pacientes hebefrénicos muestran significativamente menos puntos de enlace para dopamina que los controles. Estos hechos apoyan la hipótesis de que en el síndrome paranoide-alucinatorio existe una hipersensibilidad de los receptores dopamínicos, y en pacientes con sintomatología deficitaria, una sensibilidad de receptores dopamínicos más reducida.

Se ignora aún la importancia de estos hallazgos, ya que no tenemos una idea de los mecanismos que controlan a estos puntos de enlace de las células sanguíneas en cuanto a su afinidad con agonistas y antagonistas específicos. En lo concerniente a la mencionada unión de la imipramina, se ha mostrado ya que existen correlaciones entre los puntos de enlace situados en el cerebro y los situados en los trombocitos, en el animal. Faltan aún investigaciones relativas a puntos de enlace dopamínicos en granulocitos.

La hipótesis de la transmetilación en la → esquizofrenia, antes bastante debatida, formulaba que existe una falsa metilación en el organismo de los pacientes esquizofrénicos. Todas las drogas psicomiméticas, como la mescalina, la psilocibina, LSD y otras, contienen grupos metílicos. Se consigue además, aunque sólo con megadosis de metionina, desencadenar en pacientes esquizofrénicos crónicos una exacerbación de la sintomatología psicótica. En los últimos años se ha hablado menos de esta hipótesis sobre la esquizofrenia, pero es posible que recupere su importancia con los nuevos conocimientos neurobiológicos sobre reacciones de metilación en el sistema nervioso.

Actualmente se ignora hasta qué punto ejercen un papel en la esquizofrenia los trastornos de las neuronas GABA-érgicas y del metabolismo de la endorfina y de la feniletilamina, cuestión que están analizando varios grupos de trabajo; y la investigación neurobiológica de la esquizofrenia deberá contestar aún a numerosos problemas no resueltos (cf. más indicaciones bibliográficas en Matussek 1981 y en Snyder 1982).

Bibliografía. W.E. Bunney, jr., B.L. Garland, *A second generation catecholamine hypothesis*, «Pharmacopsychiatr.» 15 (1982) 111-115; T.J. Crow, A.J. Cross, E.C. Johnstone, F. Owen, *Schizophrenia: Dopaminergic and non-dopaminergic dimensions of pathology*, en F. Clifford Rose (dir.), *Metabolic disorders of the nervous system*, Piman Book, Londres 1981; G. Kunos, *Reciprocal changes in alpha- and beta-adrenoreceptor reactivity: myth or reality?*, «Trends Pharmacol. Sci.» 7 (1980) 282-284; G. Le Fur, E. Zarifian, T. Phan, H. Cuche, A. Flamier, F. Buochami, M.C. Bursevin, H. Loo, A. Uzan, *Lymphocyte D2 dopamine receptors: Opposite results in two different types of schizophrenia*, 3rd. World Congress of Biological Psychiatry, Estocolmo 1981; J. Maj, *Antidepressant drugs: Will new findings change the present theories of their action?*, «Trends Pharmacol. Sci.» 33 (1981) 80-83; N. Matussek, *Stoffwechselpathologie der Zyklothymie und Schizophrenie*, en K.P. Kisker, J.E. Meyer, C. Müller, E. Strömgren (dirs.), *Psychiatrie der Gegenwart*, 1/2, Springer, Berlín-Heidelberg-Nueva York 1980; J.J. Schildkraut, *The biochemical discrimination of subtypes of depressive disorders: An outline of our studies on norepinephrine metabolism and psychoactive drugs in the endogenous depressions since 1967*, «Pharmacopsychiatr.» 15 (1982) 121-127; S.H. Snyder, *Psychose und Gehirnfunktion*, Hippokrates, Stuttgart 1982.

Norbert Matussek

3. Síndromes psicoorgánicos. Los *síndromes psicoorgánicos* (→ psicosis) aparecen sobre todo en la segunda mitad de la vida. Alrededor de los dos tercios de los mismos deben atribuirse a las diversas formas de *demencia senil*. En el hemisferio noroccidental se ven aquejados por esta enfermedad alrededor del 5 % de las personas mayores de 65 años; la frecuencia en los que cuentan 65 años de edad es alrededor del 2 %, frente a más del 20 % en los octogenarios. En cuanto al curso, hay que distinguir entre las formas lentamente progresivas y las formas bruscas o erráticas de demencia. De las demencias seniles se ha investigado bioquímicamente hasta ahora la *demencia de Alzheimer,* que constituye el 50-70 % de las seniles y forma parte de las demencias de curso progresivo; el resto de demencias seniles consiste sobre todo en la demencia multiinfártica, que tiene un curso errático (o en brotes). En la *demencia de Alzheimer* se distingue a veces parcialmente entre *demencia presenil,* o demencia de Alzheimer propiamente dicha, y *demencia senil de tipo Alzheimer,* con un inicio tardío. Se trata, sin embargo, por sus rasgos clínicos, neuropatológicos y genéticos, de formas de la misma unidad nosológica. Son típicos de la demencia de Alzheimer, además de la pérdida de las facultades mentales más elevadas, síntomas corticales frontotemporales, tales como la apraxia, la afasia y la agnosia. La demencia de Alzheimer se distingue neuropatológicamente por una serie de fenómenos de degeneración, como las degeneraciones neurofibrilares, que se producen en gran número en el neocórtex y el hipocampo, y las placas seniles. En el hipocampo se encuentran además muchos corpúsculos de Hirano y degeneraciones granulovacuolares. Se desconoce la etiología de la demencia de Alzheimer; se investigan influencias sociales y tóxicas, factores genéticos e inmunológicos, infección por virus lentos, trastornos hemorrágicos, alteraciones metabólicas y el deterioro de sistemas neuronales específicos.

Se han medido y comparado hasta ahora más de 50 parámetros bioquímicos en pacientes de demencia senil del tipo Alzheimer y en controles de la misma edad, neurológicamente sanos; estas investigaciones se realizan sobre todo con material de autopsia. De los resultados se desprende que sólo unos pocos parámetros, sobre todo los utilizados para sistemas colinérgicos, se alteran específicamente en la demencia de Alzheimer. Las neuronas colinérgicas emplean como neurotransmisor la acetilcolina, que es producida mediante la enzima colinacetiltransferasa. El efecto fisiológico aparece cuando la acetilcolina es liberada en la terminación nerviosa y se une a estructuras específicas de la membrana postsináptica: los receptores colinérgicos. La acción de la acetilcolina es impedida por la enzima acetilcolinesterasa (véase figura 1).

La actividad de la colinacetiltransferasa y el número de los receptores colinérgicos disminuye significativamente con la edad. En pacientes de demencia de Alzheimer, la actividad colinacetiltransferásica en el neocórtex y en el hipocampo desciende alrededor del 50-90 % en comparación con controles de la misma edad. La actividad de la acetilcolinesterasa está asimismo muy reducida en pacientes de demencia de Alzheimer. En cambio, no varía sustancialmente la actividad de las enzimas colinérgicas en otras enfermedades cerebrales, tales como de demencia multiinfártica, la enfermedad de Parkinson, la enfermedad de Huntigton y la depresión. La pérdida de actividad enzimática, que afecta sobre todo a las capas corticales superficiales y a todas las capas del hipocampo, se correlaciona positivamente con la frecuencia de las degeneraciones neurofibrilares y de las placas seniles y con la reducción de las facultades mentales superiores en pacientes de demencia de Alzheimer. Se discute si el número de los receptores colinérgicos en la demencia de Alzheimer disminuye más que en controles de la misma edad; la mayor parte de las investigaciones no han mostrado ninguna diferencia entre ambos grupos. Estos resultados hacen sospechar que las pérdidas colinérgicas constituyen un fenómeno presináptico; no cabe excluir, sin embargo, que también los receptores colinérgicos postsinápticos se alteren funcionalmente.

Son compatibles con los datos bioquímicos los resultados de investigaciones de la conducta llevadas a cabo con sustancias colinérgicas en jóvenes y ancianos no dementes. En todo caso, el tratamiento de sujetos dementes con sustancias a partir de las cuales forma el organismo la acetilcolina (lecitina, fosfatidiletanolamina) no ha dado hasta ahora resultados positivos. Se ignora si la pérdida de actividad colinérgica se debe a una disfunción o a una degeneración de neuronas colinérgicas. El lugar originario de las alteraciones típicas de la demencia de Alzheimer se encuentra muy probablemente en el prosencéfalo basal, en el núcleo de la banda diagonal de Broca, en el núcleo del tabique medial y, posiblemente, en la parte anteromedial del núcleo basal de Meynert, ya que también aquí la actividad de la colinacetiltransferasa y de la acetilcolinesterasa desciende muy sensiblemente. Aún está por aclarar si también interneuronas colinérgicas corticales desempeñan algún papel en la demencia de Alzheimer; la existencia de tales neuronas se demostró en 1982 por vía inmunohistoquímica en el córtex de la rata.

Además de los sistemas colinérgicos, son afectados otros neurotransmisores, al menos en ciertos casos de demencia de Alzheimer. En un grupo que se distingue por una demencia grave y por una mortalidad precoz, el número de neuronas en el *locus coeruleus* disminuye alrededor del 80 %, lo cual origina un marcado déficit noradrenérgico. La actividad de las neuronas dopaminérgicas y serotoninérgicas parece reducirse asimismo en algunos pacientes de Alzheimer; pero los datos al respecto son menos claros que en las enzimas colinérgicas. Otros estudios han dado por resultado que, en pacientes de demencia senil

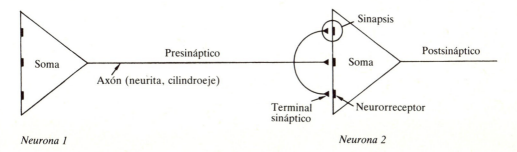

Figura 1. Representación gráfica muy simplificada de una neurona

del tipo Alzheimer, la concentración del neuropéptido somatostatina es baja. También está muy disminuida, debido a un menor riego sanguíneo, la absorción de oxígeno en la corteza frontoparietal de pacientes preseniles.

Bibliografía. S. Algeri, D. Samuel, G. Toffano, S. Gershon (dirs.), *The aging of de brain, Proceedings of the 10th Aharon Katzir-Katchalsky conference,* Raven Press, Nueva York 1983; L. Amaducci, A.N. Davison, P. Antuono (dirs.), *Aging of de brain, Aging,* vol. 13, Raven Press, Nueva York 1980; S.J. Enna, T. Samorajski, B. Beer (dirs.), *Brain neurotransmitters and receptors in aging and age-related disorders, Aging,* vol. 17, Raven Press, Nueva York 1981; H. Henke, W. Lang, «Brain Research» 267 (1983) 281-291; R. Katzman, R.D. Terry, K.L. Bick (dirs.), *Alzheimer's disease: Senile dementia and related disorders, Aging,* vol. 7, Raven Press, Nueva York 1978; P.J. Roberts (dir.), *Biochemistry of dementia,* J. Wiley and Sons, Chichester (Gran Bretaña) 1980.

HERMANN HENKE

C

CAPACIDAD JURÍDICA Y CAPACIDAD DE OBRAR. Noción de capacidad jurídica y de obrar; requisitos, efectos y fin de la incapacitación.

La *capacidad jurídica* o capacidad de derecho, en cuanto cualidad inmediata del individuo que le hace ser titular de las diversas relaciones jurídicas que le afectan, es inherente a toda persona con independencia de su estado mental o de su particular grado de desarrollo intelectivo. En este sentido, el título II *(Del nacimiento y de la extinción de la personalidad civil)* del libro I del *Código civil* no individualiza conceptualmente la capacidad jurídica, sino que la engloba y hasta la equipara a la noción de personalidad. De ello se deduce que toda persona, cualquiera que sea su condición, es sujeto de derecho o, lo que es lo mismo, goza de plena capacidad jurídica como manifestación inseparable del hecho mismo de su personalidad.

La *capacidad de obrar,* por su parte, es la cualidad de la persona que determina la eficacia jurídica (la producción de efectos jurídicos) de sus actos. A diferencia de la capacidad jurídica, la capacidad de obrar no sólo admite gradaciones, sino que incluso se modifica en función tanto del estado civil del individuo (nacional, extranjero; soltero, casado), como de sus circunstancias fisiológicas o aptitud natural.

Con referencia a esta última, el art. 32, párrafo 2 del *Código civil* declara que «la demencia o imbecilidad no son más que restricciones de la personalidad jurídica. Los que se hallaren en alguno de esos estados son susceptibles de derechos y aun de obligaciones, cuando éstas nacen de los hechos o de relaciones entre los bienes del incapacitado y un tercero». Ampliamente censurada por la doctrina la incorrecta redacción de este precepto, de él se desprende, sin embargo, que, pese a ser sujetos de derechos y obligaciones (capacidad jurídica), los dementes e imbéciles sufren restricciones de su personalidad jurídica (debería decir capacidad de obrar) en razón de su patológico estado mental.

Sin embargo, para que tales restricciones lleguen a operar en la práctica jurídica será necesaria una declaración judicial de incapacitación, que determina el paso de la plena capacidad a una situación de capacidad limitada. A este respecto, el art. 213 del *Código civil* dispone que «no se puede nombrar tutor a los locos (y) dementes mayores de edad, sin que preceda la declaración de que son incapaces para administrar sus bienes». Sin que medie esa incapacitación judicial expresa, los dementes e imbéciles, es decir, los enfermos y deficientes mentales, no se ven afectados, por el hecho de serlo, en su consideración de mayores de edad, que implica la presunción de su aptitud natural completa y, por tanto, de su plena capacidad de obrar.

Requisitos de la incapacitación. 1. *Trastornos mentales (vitia animi).* Se entienden en el amplio sentido que pone de manifiesto la diversidad de términos con que se identifica a las personas que los padecen (dementes, locos, imbéciles, furiosos, enajenados) y que se corresponde con la que ofrecía el antiguo Derecho *(demens, mentecaptus, furiosus, lunaticus)*. Desde el punto de vista jurídico, poco importa el origen o causa de la anomalía (por ejemplo, congénita, trauma, senilidad, uso de tóxicos), pero sólo la grave e intensa puede determinar la incapacitación (no, por ejemplo, las manías, histerias o estados benignos de las → psicopatías). Asimismo, se tiene en cuenta su duración o actualidad: a efectos de la incapacitación, es tan irrelevante la anomalía originada por fiebre o intoxicación, si es pasajera, como la previsible, aunque se sitúe en un futuro próximo e inevitable. En cambio, es causa de incapacitación la locura curable e interrumpida por intervalos lúcidos. En este sentido, el art. 200, número 2, ordena que «están sujetos a tutela los locos o dementes, aunque tengan intervalos lúcidos», intervalos que no se incluyen entre las causas de conclusión de la tutela enumeradas en el art. 278. Además, el poder del tutor no sufre variaciones por esa circunstancia y los contratos que celebre el incapacitado (loco o demente) durante alguno de esos intervalos serán anulables. Excepcionalmente, el art. 665 del *Código civil* establece que «siempre que el demente pretenda hacer testamento en un intervalo lúcido, designará el notario dos facultativos que previamente le reconozcan, y no lo otorgará sino cuando éstos respondan de su capacidad, debiendo dar fe de su dictamen en el testamento, que suscribirán los facultativos además de los testigos». Por otra parte, considerando que, en la enumeración de las personas que no pueden contraer matrimonio, el art. 83, número 2, dice «los que no estuvieren en el pleno ejercicio de su razón al tiempo de contraer matrimonio», se ha afirmado la posibilidad de hacerlo en el curso de un intervalo lúcido, opinión que viene avalada por los antecedentes históricos y por el *Derecho canónico* y que es aceptada por la generalidad de la doctrina.

Para el examen de las anomalías y de sus peculiares características en cada caso, los dictámenes médicos desempeñan un papel de fundamental importancia. Hay que tener presente, no obstante, que la medicina se centra en el diagnóstico, no en la valoración social de la condición de la persona. Dada esta diferente perspectiva, el juez debe traducir al lenguaje jurídico los datos que aquellos dictámenes le suministren, pues la declaración judicial ha de determinar si, en la práctica social, los presuntos locos o demente «son incapaces para administrar sus bienes» (art. 213) o «incapaces de gobernarse por sí mismos» (art. 199), es decir, cuidar de su persona y de sus intereses patrimoniales.

2. *Personas legitimadas para solicitar la declaración de incapacitación.* Según el art. 214 del *Código civil,* «*pueden* solicitar esta declaración el cónyuge y los parientes del presunto incapaz que tengan derecho a sucederle *ab intestato*»; y, en virtud del art. 215, «el ministerio público *deberá* pedirla: 1) Cuando se trate de dementes furiosos. 2) Cuando no exista ninguna de las personas mencionadas en el artículo precedente o cuando no hicieren uso de la *facultad* que se les concede. 3) Cuando el cónyuge y los herederos del presunto incapaz sean menores o carezcan de la personalidad necesaria para comparecer en juicio».

Las palabras en cursiva parecen indicar que, al igual que en el *Código civil* francés, la petición de la declaración se considera como asunto de familia, es decir, como facultad potestativa dejada a la iniciativa de los parientes, salvo en el caso especial de los dementes furiosos. Sin embargo, lo cierto es que el sistema general del *Código* impone, como *deber* de carácter público, solicitar la incapacitación del loco o demente con el fin de poder atender a la debida protección de su persona, a su seguridad y a la buena administración de sus intereses.

En este sentido, el art. 293, párrafo 2, dispone que «están obligados a poner en conocimiento del juez municipal el hecho que da lugar a la tutela en el momento que lo supieren: el tutor testamentario, los parientes llamados a la tutela legítima (enumerados en el art. 220) y los que por ley son vocales del consejo —de familia— (mencionados en el art. 294), quedando responsables, si no lo hicieren, de la indemnización de daños y perjuicios». Además, en virtud del art. 237, número 11, se les inhabilita para ser, en su caso, tutor y protutor.

El mismo carácter de deber público resulta del ya citado art. 215, párrafo 1, así como del art. 293, del que buena parte de la doctrina deduce que cualquier persona, por propio interés o en beneficio del presunto incapaz, podrá denunciar al ministerio público o al juez municipal correspondiente «el hecho que da lugar a la tutela».

3. *Trámites y procedimiento especiales.* Vienen determinados en defensa de los intereses del presunto incapaz.

Con arreglo al art. 215, párrafo último, cuando aquél no quiera o no pueda defenderse, será su defensor (de su posible capacidad y de sus intereses) el ministerio público y, en el caso de que haya sido éste quien pidió la declaración, el defensor será nombrado por los tribunales.

Además, según establece el art. 216, antes de declarar la incapacidad, los tribunales oirán al consejo de familia, cuyo informe habrá de ser motivado e imparcial, y examinarán por sí mismos al denunciado como incapaz. Este examen judicial directo constituye la máxima garantía para la persona del presunto incapaz y para la sociedad en general. Como de forma reiterada ha señalado la jurisprudencia, la función del juez en estos casos tiene un «carácter activo», en el sentido de que, por propia iniciativa, debe garantizar la defensa de los intereses del denunciado, así como las condiciones necesarias para que el mencionado examen se desarrolle de forma que se elimine cualquier posibilidad de influencia indebida sobre el estado anímico, nervioso o mental de aquél.

Por lo que se refiere, en fin, al procedimiento, el art. 218 dispone que «la declaración de incapacidad deberá hacerse sumariamente». Con ello se crea un estado civil de incapacidad carente de firmeza, ya que, según el art. 219, «contra los autos que pongan término al expediente de incapacidad, podrán los interesados deducir demanda en juicio ordinario. El defensor de los incapacitados necesitará, sin embargo, autorización especial del consejo de familia». En cualquier caso, el proceso terminará con el auto (procedimiento sumario) o la sentencia judicial (procedimiento ordinario) que declare —o no— la correspondiente incapacitación. Para la general eficacia *(erga omnes)* de aquél o de ésta, se requerirá además la inscripción en el registro civil y en el de la propiedad.

Efectos de la incapacitación. En términos generales puede decirse que, entre las diversas causas de incapacitación, la locura o demencia es la que produce limitaciones más amplias de la capacidad de obrar de la persona. Se presume la falta de razón y el incapacitado se considera inapto para realizar los actos y funciones que la requieran y, en particular, aquellos para los que se precise una capacidad especial (por ejemplo, ser tutor, protutor o vocal del consejo de familia; ejercer la patria potestad; ser albacea, árbitro o amigable componedor; aceptar o pedir partición de herencia o división de cosa común; comparecer en juicio; constituir hipoteca; otorgar escritura pública, etc.).

Sin embargo, no puede afirmarse que se le niegue totalmente la capacidad de obrar, pues, con vistas a la protección de los intereses del incapacitado, los contratos que éste concluye no son nulos de pleno derecho, sino que, en cuanto celebrados por persona que, según el art. 1263, no puede prestar consentimiento, adolecen de uno de «los vicios que los invalidan con arreglo a la ley» (art. 1300) y pueden ser impugnados por el tutor (durante el período de la tutela) o por el propio incapacitado (durante cuatro años desde que termine aquélla), en tanto que las personas capaces no podrán alegar en ningún caso la incapacidad de aquellos con quienes contrataron (art. 1302). Esta regulación ofrece la ventaja de dejar a la decisión de los organismos tutelares la eficacia o la anulación del contrato según convenga o no a los intereses del incapacitado.

Fin de la incapacitación. Según el art. 278, número 2, la tutela concluye «por haber cesado la causa que la motivó, cuando se trate de incapaces», es decir, cuando el incapacitado haya recobrado la razón. La generalidad de la doctrina coincide en exigir para el fin de la tutela una resolución judicial que declare expresamente el cese de la causa que determinó la declaración de incapacitación. Tal resolución, por analogía con el art. 218, deberá hacerse sumariamente. Así lo requiere la seguridad jurídica, en general, y la protección de la persona y de sus bienes, en particular, pues tanto peligro corre el incapaz abandonado a su suerte como el capaz sujeto sin motivo que lo justifique a un poder extraño a su persona. Por lo demás, en aplicación analógica del art. 219, contra el auto que ponga término al expediente de rehabilitación (en sentido afirmativo o negativo) podrá interponerse demanda en juicio ordinario.

COMPRENSIÓN. Ciencia del espíritu, comprensión del sentido, vivencia psicológica, comprensión genética, → explicación causal.

El concepto de comprensión, tomado en su significado más amplio y precientífico, designa el conocimiento logrado y completo de una realidad no asequible a primera vista. Abarca desde el conocimiento intelectual en general, pasando por la captación del significado de signos verbales, hasta el saber práctico que permite el manejo de una cosa (Eisler 1930, p. 413; Apel 1955, p. 142, 152, 156ss). La interpretación de documentos escritos, como las obras literarias, los códigos jurídicos y las escrituras sagradas, constituye el objeto principal de la comprensión (Wach 1926, p. 5s). El concepto de comprensión sólo adquiere el rango de término científico con Droysen, que lo introdujo para designar el método de las ciencias del espíritu, frente a los términos «desarrollo» (más tarde «conocimiento») y → «explicación» como designaciones del método filosófico-teológico y del método matemático-físico respectivamente (Droysen 1862, p. 5; 1925, p. 11; Eisler 1930, p. 414). La posibilidad de comprensión se funda en la naturaleza sensible-espiritual del ser humano: todo proceso interno se manifiesta en otro proceso perceptible externamente, proceso que, percibido por otro ser humano, provoca en él el mismo proceso interno (Droysen 1862, p. 4; 1925, p. 9s).

Pero sólo Dilthey llegó a fijar terminológicamente el concepto de comprensión para designar los principios metodológicos fundamentales de las ciencias del espíritu, especialmente en su carácter de independencia frente a los principios de las ciencias naturales (Apel 1955, p. 173; Eisler 1930, p. 415; Dilthey 1974, p. 333). Dilthey designó como comprensión, sobre todo, el método de la psicología descriptiva y analítica, un excelente paradigma de las ciencias del espíritu, que concibe la vida psíquica como una estructura primaria y singular donde no sólo aparecen las partes, sino sus conexiones, junto con el tránsito de un estado anímico a otro y la influencia que conduce desde el uno al otro, y ello originariamente dado a la percepción interna, es decir: vivenciado (Dilthey 1974, p. 143ss, 152, 170, 173, 194, 206, 327). La comprensión no se basa en actos cognitivos puramente intelectuales, sino en la «acción conjunta de todas las fuerzas anímicas en la aprehensión» (Dilthey 1974, p. 172). En cambio, el método de la psicología explicativa o constructiva, que procede conforme al modelo de las ciencias naturales, trata de derivar los fenómenos psíquicos dados en la percepción interna a partir de un contexto causal que, en cuanto tal, no es dado ni vivenciado originariamente, sino que ha de descubrirse constructivamente partiendo de un número limitado de elementos, mediante hipótesis conjuntivas (Dilthey 1974, p. 139s, 142s, 158s, 167). Ambos modos de conocimiento se complementan, en el sentido de que la psicología descriptiva capta los fenómenos psíquicos mediante conceptos firmes y descriptivos que constituyen la base para la formulación de hipótesis por la psicología explicativa (Dilthey 1974, p. 153, 172, 175).

La filosofía de la historia profesada por el neokantismo de la Alemania suroccidental dio un importante impulso terminológico a la comprensión como concepto básico de la metodología de las ciencias del espíritu (Apel 1955, p. 175). Rickert, en su intento de construir un sistema conceptual de las ciencias del espíritu, propuso la distinción entre la comprensión histórica y comprensión psicológica; esta última sería una vivencia o reflexión vivencial sobre las vivencias (Rickert 1921, p. 423s, 429s). Es verdad que la historia se ocupa de hechos y por eso es una ciencia «real»; pero no los considera como hechos, sino en su referencia a valores culturales, que no constituyen realidades sino formaciones irreales de sentido. La historia trata sólo de los procesos reales en su curso temporal único, como soportes de estas formaciones de sentido. Por eso la comprensión histórica es la percepción de las formaciones irreales de sentido (Rickert 1921, p. 404, 406s, 424s). Contrariamente a la historia, la psicología no sólo es una ciencia de hechos, sino que tiene por objeto el curso real de los procesos psíquicos, tal como acontece en los distintos individuos. La vivencia como modo cognitivo de los procesos psíquicos no presenta formaciones irreales de sentido sino procesos reales, y por eso es preciso distinguirla conceptualmente de la comprensión histórica (Rickert 1921, XV, XVI, p. 94, 367, 429s, 442s, 448). Rickert reprochó a Dilthey no haber propuesto con claridad esta distinción y haber confundido, en consecuencia, el sentido cultural irreal de las realidades históricas con la vida psíquica real de cada persona (Rickert 1921, p. 412). La necesidad de separar conceptualmente la comprensión de formaciones irreales de sentido y la vivencia de los procesos psíquicos reales no excluye, sin embargo, que ambas tengan lugar a la vez en determinados actos cognitivos: en aquellos que tratan de detectar el ser psíquico ajeno. Ya que la vida psíquica ajena nunca es experimentable de modo inmediato, el sentido irreal depositado en ella —no siendo propio ni ajeno en su irrealidad, y siendo accesible, por tanto, a varios individuos a la vez como un mismo sentido— hace, en cierto modo, de puente cognitivo que lleva desde la comprensión de la vida psíquica propia, experimentable de modo inmediato, a la comprensión de la vida psíquica real ajena. De este modo se pueden detectar indirectamente, por la comprensión del sentido irreal de un discurso formulado por otro individuo, sus procesos psíquicos reales. Resultan así tres significados diferentes del concepto de comprensión: 1) La comprensión de un sentido irreal en su desconexión de todo ser real. 2) La experiencia inmediata de la vida psíquica propia. Como esta vida psíquica realiza en sí el sentido irreal, se advierte una yuxtaposición de ser real y ser irreal. 3) La vivencia de la vida psíquica ajena, que se conoce a través del sentido irreal accesible de modo inmediato y realizado en ella y a través de su yuxtaposición con la vida psíquica propia, accesible asimismo en forma inmediata (Rickert 1921, p. 429, 433, 435, 437s, 443, 446).

La distinción rickertiana del concepto de comprensión en comprensión del sentido y vivencia de procesos psíquicos en cuanto comprensión psicológica se consideró desde entonces como la diferenciación más importante de este concepto. De los contemporáneos de Rickert, fueron G. Simmel y M. Weber los autores principales que asumieron esta concepción (Eisler 1930, p. 419; Rothacker 1948, p. 11). Simmel señaló que, en la comprensión del contenido objetivo de una frase, los procesos psíquicos mediadores del hablante no pueden producir ningún cambio en este contenido, y por eso, el sujeto que comprende puede «desconectarlos» y «reproducirlos directamente», mientras que en la comprensión de la vida psíquica ajena deben ser coejecutados mediante un acto de «transformación psíquica» (Simmel 1892, p. 14s). M. Weber distinguió asimismo, en la elaboración de su «sociología comprensiva», una comprensión racional, referida por ejemplo a enunciados lógico-matemáticos, y una comprensión empático-vivencial, referida a contextos empáticos o vivenciales. Atribuyó el grado máximo de evidencia de la comprensión racional de la «acción intencional orientada racionalmente», que representaría, por esta comprensibilidad plena y transparente, el «tipo ideal» de los modos de acción sociológicamente relevantes (Weber 1913, p. 257s; 1976, p. 2s).

Influencias de Dilthey, por una parte, y de Rickert, Simmel y Weber, por otra, confluyen en las ideas de Jaspers, que utilizó el concepto de comprensión para la → psicopatología, convirtiéndolo en pieza clave del → método fenomenológico, introducido también por él (Apel 1955, p. 176; Jaspers 1965, p. 250s). Jaspers llama comprensión a la representación empática de los estados psicopatológicos, tal como se dan de hecho en la conciencia del enfermo. Contrapuso a esta comprensión estática, propia del método de la fenomenología, la comprensión genética, como método de la psicología comprensiva, que detecta la génesis de lo psíquico desde lo psíquico y no persigue, por tanto, fenómenos psicopatológicos aislados sino contextos. La evidencia de la comprensión genética se basa en la evidencia del tipo ideal (en el sentido de Weber) y por eso no se puede confirmar ni contradecir desde la experiencia, sino que es preciso intuirla. Jaspers distingue entre la comprensión genética empática, que denomina también «explicación psicológica», y la comprensión racional, como forma de la comprensión genética, donde se produce la diferenciación de los contenidos conceptuales conforme a las reglas de la lógica y que por eso no presenta contextos psicológicos sino racionales (Jaspers 1912, p. 395s, 406; 1963, p. 329s, 331s; 1965, p. 23s, 250-255). Jaspers, pues, siguiendo a Rickert, Simmel y Weber, distingue la comprensión estática y la comprensión genética empática como formas de comprensión psicológica frente a la comprensión (de sentido) racional; pero distinguió también, siguiendo a Dilthey, entre comprensión y explicación causal. A diferencia de la comprensión, la → explicación causal recurre a los objetos extraconscientes y posee una aplicabilidad metodológica ilimitada, incluso en la esfera que no es accesible a la comprensión (Jaspers 1963, p. 329, 332ss; 1965, p. 253s).

K. Schneider (1922, p. 323-327) insistió en la necesidad de distinguir entre comprensión de sentido y vivenciar genético en la psicopatología de las psicosis. La → psicosis no es accesible, en su existencia, a la comprensión de sentido ni al vivenciar; pero sí lo es en su ser así, desglosando contenido y forma. El contenido es siempre accesible a la comprensión del sentido y también, en muchos casos, a la vivencia; en este aspecto, las psicosis son comprensibles. Pero las formas en que aparece un contenido psicótico, por ejemplo ideas delirantes o ilusiones sensoriales, no son vivenciables genéticamente y por tanto no son comprensibles (→ proceso). Por eso, Schneider consideró que el criterio para distinguir entre proceso psicótico y desarrollo no era la ruptura del contexto, sino la pérdida de la vivencialidad de la forma en referencia al contenido. La división del concepto de comprensión en comprensión (de sentido) racional y lógica, y comprensión empática, vivencial o psicológica, se ha impuesto en psicología y en psicopatología hasta hoy y aparece especialmente en Binswanger (1922, p. 263s), Spranger (1925, p. 417s), Bollnow (1949, p. 14s), Kehrer (1951, p. 13, 16), Gruhle (1956, p. 124), Graumann (1976, p. 238) y Glatzel (1978, p. 158). Binswanger no vio entre la comprensión del contexto psíquico y la comprensión de los distintos fenómenos psíquicos, ninguna diferencia de principio y por eso rechazó la división jaspersiana en comprensión estática y comprensión genética (Binswanger 1922, p. 281, 287s, 290; → análisis existencial). Distinguió en cambio más tarde, recurriendo a Graumann, entre comprensión psicológica y vivencia, ya que ésta es la mera comprobación empírica de la génesis de lo psíquico desde lo psíquico, mientras que aquélla deriva el mismo proceso, de una apriorista normatividad de sentido (Binswanger 1927, p. 656, 663s). En forma similar, Glatzel postula hoy la separación conceptual entre comprender y vivenciar. Concibe la vivencia alcanzada mediante el «ponerse en el lugar de» como la actitud que posibilita, en primer lugar, una comprensión (Glatzel 1978, p. 150).

Más allá de la dicotomía fundamental entre comprensión de sentido y comprensión psicológica, se han propuesto otras divisiones. Jaspers describió la comprensión de la expresión como una percepción inmediata de lo psíquico en los gestos, frente a sus representaciones en las formas de la comprensión fenomenológica; señaló, además, la comprensión espiritual, que detecta figuras, imágenes, símbolos e ideales paralelamente a la comprensión racional; la comprensión existencial, que descubre las posibilidades más originariamente propias del ser uno mismo, y finalmente la comprensión metafísica, referida a la coherencia última de sentido, que lo engloba todo (Jaspers 1965, p. 255ss). Roffenstein ha llevado a cabo una revisión de conjunto de los distintos tipos de comprensión psicológica. Dejando aparte la comprensión de sentido analógico-interpretativa, que aprehende la vida psíquica integral como si ésta representase una coherencia vivenciada, con inclusión de lo inconsciente, dividió la comprensión psicológica en sentido estricto en autocomprensión y heterocomprensión, para subdistinguir luego en ambas una variante estática y otra genética, en la línea jaspersiana (Roffenstein 1926, p. 18, 124). H.R.G. Günther (1934) expuso en forma sintética la problemática de la autocomprensión como un modo especial de comprensión, aunque la psicología y la psicopatología apenas han tocado esta problemática.

Schweizer y Störring formularon objeciones críticas contra la comprensión como método independiente en psicología y en psicopatología. La crítica va dirigida, en primer lugar, contra la distribución de los objetos de la comprensión y de la explicación de distintas esferas de la realidad y, en segundo lugar, contra el método diltheyano de la autoobservación y contra la concepción jaspersiana del carácter de evidencia ideal de las coherencias comprensibles (Schweizer 1924, p. 70; Störring 1928, p. 27-60). Las corrientes científicas del positivismo lógico y del racionalismo crítico juzgaron el método de la comprensión como un procedimiento dudoso para la obtención de hipótesis sobre procesos psíquicos y lo rechazaron como una pretensión de autonomía de las ciencias del espíritu, sin una base suficiente (Stegmüller 1969, p. 360-375; Albert 1975, p. 195-206).

Wright (1971, 1974) y Apel (1979) ofrecen una exposición muy lúcida sobre las controversias entre el esquema neokantiano y el esquema neopositivista en relación con la comprensión, como método contrapuesto a la explicación. Entre los estudios más recientes en torno al fundamento metodológico de la psiquiatría destaca la aportación de Möller (1976, p. 43-62), que asume el repudio neopositivista de la comprensión. Schäfer (1979) ha hecho una crítica de esta opinión, señalando la peculiaridad de los fenómenos psíquicos como hechos inmanentes y la necesidad de encontrar un acceso independiente a las realidades psicopatológicas.

Bibliografía. H. Albert, *Konstruktion und Kritik. Aufsätze zur Philosophie des kritischen Rationalismus*, Hoffmann & Campe, Hamburgo ²1975; K.O. Apel, *Das Verstehen. Eine Problemgeschichte als Begriffsgeschichte*, «Archiv für Begriffsgeschichte» 1 (1955) 142-199; —, *Die Erklären-/Verstehen-Kontroverse in transzendental-pragmatischer Sicht*, Suhrkamp, Francfort 1979; L. Binswanger, *Einführung in die Probleme der allgemeinen Psychologie*, reed. con licencia de Springer-Verlag, Heidelberg 1922, Bonset, Amsterdam 1965; —, *Verstehen und Erklären in der Psychologie*, «Z. Ges. Neurol. Psychiatr.» 107 (1927) 655-683; O.F. Bollnow, *Das Verstehen. Drei Aufsätze zur Theorie der Geisteswissenschaften*, Kirchheim, Maguncia 1949; W. Dilthey, *Ideen über eine beschreibende und zergliedernde Psychologie*, en Wilhelm Dilthey, *Gesammelte Schriften*, vol. V, Teubner, Stuttgart ⁶1974, p. 139-240; J.G. Droysen, *Grundriss der Historik*, Moeser, Berlín 1862 (impresión del manuscrito); —, *Grundriss der Historik*, Niemeyer, Halle 1925; R. Eisler, *Wörterbuch der philosophischen Begriffe*, 3 vols., Mittler, Berlín ⁴1930; J. Glatzel, *Allgemeine Psychopathologie*, Enke, Stuttgart 1978; H.M. Graumann, *Das Verstehen. Versuch einer historisch-kritischen Einleitung in die Phänomenologie des Verstehens*, en *Die Psychologie des 20. Jahrhunderts*, vol. 1, *Die europäische Tradition*, bajo la dir. de H. Balmer, Kindler, Zurich 1976, p. 159-271; H.W. Gruhle, *Verstehende Psychologie*, Thieme, Stuttgart ²1956; H.R.G. Günther, *Das Problem des Sichselbstverstehens*, Junker & Dünnhaupt, Berlín 1934; K. Jaspers, *Die phänomenologische Forschungsrichtung in der Psychopathologie*, «Z. Ges. Neurol. Psychiatr.» 9 (1912) 391-408; —, *Kausale und «verständliche» Zusammenhänge zwischen Schicksal und Psychose bei der Dementia praecox (Schizophrenie)*, en Karl Jaspers, *Gesammelte Schriften zur Psychopathologie*, Springer, Berlín-Heidelberg-Gotinga 1963, p. 329-412; —, *Allgemeine Psychopathologie*, Springer, Berlín-Heidelberg-Nueva York ⁸1965; F.A. Kehrer, *Das Verstehen und Begreifen in der Psychiatrie*, Thieme, Stuttgart 1951; H.J. Möller, *Methodische Grundprobleme der Psychiatrie*, Kohlhammer, Stuttgart-Berlín-Colonia-Maguncia 1976; H. Rickert, *Die Grenzen der naturwissenschaftlichen Begriffsbildung. Eine logische Einleitung in die historischen Wissenschaften*, Mohr, Tubinga ³⁻⁴1921; G. Roffenstein, *Das Problem des psychologischen Verstehens*, Püttmann, Stuttgart 1926; E. Rothacker, *Logik und Systematik der Geisteswissenschaften*, Bouvier, Bonn 1948; M.L. Schäfer, *Reflexion, Ideation, Einfühlung, Explanation, Grundelemente eines psychiatrischen Wissensmodells*, «Fortschr. Neurol. Psychiatr.» 47 (1979) 144-157; K. Schneider, *Versuch über die Arten der Verständlichkeit*, «Z. Ges. Neurol. Psychiatr.» 75 (1922) 323-327; W. Schweizer, *Erklären und Verstehen in der Psychologie*, Haupt, Berna 1924; G. Simmel, *Die Probleme der Geschichtsphilosophie*, Duncker und Humblot, Leipzig 1892; E. Spranger, *Lebensformen*, Niemeyer, Halle ⁵1925; W. Stegmüller, *Probleme und Resultate der Wissenschaftstheorie und analytischen Philosophie. Studienausgabe Teil III: Historische, psychologische und rationale Erklärung. Kausalitätsprobleme, Determinismus und Indeterminismus*, Springer, Berlín-Heidelberg-Nueva York 1969; G. Störring, *Die Frage der geisteswissenschaftlichen und verstehenden Psychologie*, Akademische Verlagsgesellschaft, Leipzig 1928; J. Wach, *Das Verstehen. Grundzüge einer Geschichte der hermeneutischen Theorie im 19. Jahrhundert*, 3 vols., Mohr, Tubinga 1926-1933; M. Weber, *Über einige Kategorien der verstehenden Soziologie*, «Logos» (1913) 253-294; —, *Wirtschaft und Gesellschaft. Grundriss einer verstehenden Soziologie*, Mohr, Tubinga ⁵1976; G.H. v. Wright, *Erklären und Verstehen. Übersetzung der englischen Originalausgabe v. 1971*, Athenäum, Francfort 1974.

MICHAEL SCHÄFER

CONCEPTO DE ENFERMEDAD. Estructura funcional patológica, trastorno involuntario de la salud, beneficio de la enfermedad, criterios para la validación de constructos patológicos, noción precientífica de enfermedad, papel de la enfermedad, nosología, simulación.

El estar enfermo, a diferencia de la salud, de otras formas de alteración de la salud (por ejemplo, malformaciones) y de anomalías de conducta (desviación de las normas, compatible con la salud), debe definirse dentro de un *concepto general de enfermedad*.

Un concepto subordinado es el de *enfermedad especial*. Incluye los criterios constitutivos que deben regir para cada enfermedad concreta.

La historia de la medicina aporta numerosos intentos de definición de la *enfermedad en general*. Citaré algunos ejemplos:

1. «La enfermedad es una desviación de los procesos vitales sanos» (Cohnheim 1882).

2. «La enfermedad es la expresión de que se ha traspasado la frontera de adaptación del organismo a su medio ambiente» (Hueck 1937).

3. «La enfermedad es un proceso vital que perjudica a la capacidad de rendimiento psíquico o físico» (H. Glatzel 1970).

4. «La enfermedad designa una clase de casos que se caracterizan por la experiencia de la preocupación terapéutica por el afectado o por la persona de referencia» (Kräupl-Taylor 1976).

5. «La enfermedad es la suma de aquellos fenómenos anormales (→ anormalidad) que aparecen en organismos vivientes y se desvían de la norma, de modo tal que originan una desventaja biológica para éstos. Esta desventaja se puede definir como capacidad reducida de procreación o menores expectativas de vida» (Scadding 1967, Kendell 1975).

Sadegh-Zadeh (1977) critica todas las definiciones anteriores, señalando que recurren a conceptos auxiliares y no dan explicación alguna de lo que deba entenderse por el criterio constitutivo que es lo «enfermo».

Nosotros entendemos por enfermedad un estado de alteración involuntaria de las funciones vitales, estado que muestra una dimensión temporal —comienzo y curso— y que suele tener como consecuencia un deterioro de la capacidad de rendimiento.

Esta definición parece también insatisfactoria, porque los dos criterios constitutivos «trastorno» y «función vital», en este plano global, no distinguen con precisión entre lo sano y lo enfermo. La división en áreas funcionales del organismo, por ejemplo respiración, visión o memoria, permite no obstante una definición suficiente de las funciones vitales. El criterio del trastorno como nota diferencial entre lo enfermo y lo sano se puede verificar en un buen número de dimensiones (interpretables como concreción de funciones vitales), en forma de deficiencias funcionales o de valores límite o valores liminales.

A un nivel precientífico, la enfermedad es experimentada en forma de debilidad, → dolor, fiebre, → depresión y otros fenómenos similares que afectan al bienestar no atribuibles directamente a causas externas. A nivel del mundo vital, la enfermedad va acompañada por una experiencia, más o menos acentuada, de incapacidad para hacer lo que era posible cuando el individuo estaba sano (experiencia acerca de funciones vitales alteradas).

Dado que la enfermedad, como acontecimiento del mundo vital, incide en ciertas dimensiones sociales y normativas, su concepto general debe definirse con arreglo a tales sistemas de referencia. Desde el punto de vista jurídico, los distintos *Códigos* de cada nación suelen aportar varios elementos para una *definición normativa* de la enfermedad (→ capacidad jurídica y capacidad de obrar).

La *dimensión social* que supone el hecho de estar enfermo queda institucionalizada en el rol de la enfermedad (Parsons 1951) y consta de un sistema de normas, privilegios y obligaciones. Los privilegios implican, en el marco de los sistemas de seguridad social, las ayudas al enfermo, tales como tratamiento gratuito, subsidio de enfermedad, protección contra el despido, etc., que dan lugar a la posibilidad del abuso (beneficio de la enfermedad).

Los límites, y no el núcleo propiamente dicho, del concepto general de enfermedad, *están sujetos a alteraciones* bajo la influencia de atribuciones normativas y sociales. Esto se comprueba sobre todo en modificaciones de umbral, por ejemplo en las exigencias aumentadas por parte de la enseñanza general básica, lo cual puede implicar una mayor tasa de fallos de lectura y escritura, y en la «despatologización» de la homosexualidad, que puede dar lugar a una intensa reducción del porcentaje de casos.

Es difícil establecer con precisión, en parte por estar sujetos a ciertas modificaciones, los límites exactos, 1) entre la enfermedad y el trastorno de la salud simulado (simulación); y 2) entre la enfermedad y la conducta antisocial y criminal.

Es fundamental para admitir la presencia de enfermedad la *involuntariedad del trastorno de la salud*. En algunas áreas, la medicina ha ideado ciertos instrumentos precisos para delimitar estas fronteras, instrumentos que permiten afrontar el arduo problema del juicio sobre la voluntariedad; por ejemplo, la medición de la movilidad activa y pasiva de una articulación enferma. La psiquiatría encuentra mucha mayor dificultad para distinguir, en el plano de la conducta regida por motivos, entre el *no poder* y el *no querer*.

El concepto de enfermedad específica. La clasificación de un estado patológico como caso de una categoría determinada se denomina, en medicina, → *diagnóstico*. Definir los diagnósticos a base de determinadas enfermedades o sólo como síndromes, depende de razones de orden teórico: cabe designar ya como síndrome un estado que consta de varias características (→ síntomas) intercorrelacionadas y que puede distinguirse suficientemente de otros *conjuntos* de características. Para asumir la hipótesis de una determinada enfermedad, a la que puedan asignarse varios síndromes se requieren otras muchas premisas.

La atribución de múltiples manifestaciones a causas aisladas diferenciables es un principio óptimo para la formación y ordenación de entidades patológicas. Este *modelo etiológico* de enfermedades y de su clasificación en forma de una doctrina acerca de la enfermedad (= nosología) permite respetar el polimorfismo y el cambio de cuadros clínicos en el curso de determinadas enfermedades y ordenar grupos enteros de síndromes o enfermedades consecutivas a modo de árboles nosológicos con ramificaciones sistemáticas. El conocimiento de una causa patológica es también la condición previa para un tratamiento «causal», a diferencia de la terapia sintomática.

Si falta una causa unitaria como fundamento de la clasificación, cabe apoyar el diagnóstico, en el caso más simple, sobre un síndrome. Si tal síndrome, definible de modo unívoco, muestra una estructura «permanentemente característica», ha realizado las condiciones de «síndrome patológico» establecidas por Sydenham (1676). Los constructos patológicos de las psicosis endógenas (→ psicopatología) propuestos por Kraepelin (1921) se fundan, en todo caso, en características de curso, que no abarcan sólo la estabilidad de un síndrome, sino también el curso regular de varios síndromes: por ejemplo, la presencia alterna de síndromes maniacos y depresivos en la ciclotimia.

Más allá de estos criterios mínimos, pueden plantearse exigencias superiores para la definición de unidades patológicas: posee un valor eminentemente práctico el tránsito desde la descripción, a características mensurables con exactitud. Ese tránsito viene a mejorar la seguridad en la identificación del caso concreto. El plano siguiente supone el tránsito desde la descripción y la medida, a la → explicación: con el descubrimiento de una «estructura funcional patológica» pueden conocerse, por ejemplo, la presencia, la correlación, el curso y las secuelas de los síndromes. Si se conoce la estructura funcional patológica de un síndrome, suele aumentar también su valor de predicción y se obtiene una perspectiva más amplia para la investigación de las causas.

Dentro de la historia de la medicina, ha desempeñado un papel importante el criterio *topológico*, es decir, el lugar o el órgano donde se produce el hecho patológico. Con el conocimiento progresivo de cursos funcionales fisiológicos, bioquímicos y neuropsicológicos, la estructura funcional pasa al primer plano en la topología de procesos patológicos.

Las enfermedades, mientras no puedan atribuirse a una etiología específica, son *constructos* que requieren una validación. Ésta consiste, ante todo, en el examen de la intercorrelación, de la especificidad y de la estabilidad de los síndromes clínicos, correspondiendo un rango especial al examen de la probabilidad predictiva para conjuntos de relevancia clínica y etiológica. La validación supone, además, el intento de descubrir las estructuras funcionales patológicas que pueden proporcionar una explicación de la presencia y el curso de los síntomas, para lograr por esta vía un esclarecimiento de la etiología.

Los constructos patológicos son lógicos si permiten una explicación adecuada de los conjuntos de características, correlaciones y cursos dentro del marco del concepto general de enfermedad. Sería absurdo, sin embargo, aplicarlos a estados de cosas que pueden explicarse mejor con otros modelos. También sería ilógico querer limitar la aplicación de constructos patológicos a trastornos de base somática (K. Schneider 1950). La psiquiatría debe diagnosticar y tratar un gran número de afecciones que cumplen los criterios kraepelinianos relativos a unidad patológica y, también a menudo, las exigencias correspondientes a un constructo patológico, sin que se conozca una causa o una sintomatología somáticas características paralelas.

Los conceptos patológicos del psicoanálisis (→ diagnóstico psicoanalítico; Loch 1977, Bach 1981, Schepank 1981) son idénticos a los aquí expuestos. Su modelo explicativo, en cambio, es autónomo.

Bibliografía. H. Bach, *Der Krankheitsbegriff in der Psychoanalyse*, Vandenhoeck & Ruprecht, Gotinga 1981; J. Cohnheim, *Vorlesungen über allgemeine Pathologie*, segunda ed. revisada, Hirschwald, Berlín 1882; H. Glatzel, *Der gesunde und der kranke Mensch*, Klett, Stuttgart 1970; H. Häfner, *Allgemeine und spezielle Krankheitsbegriffe in der Psychiatrie*, «Nervenarzt» 54 (1983) 231-238; W. Hueck, *Morphologische Pathologie*, Thieme, Leipzig 1937; R.E. Kendell, *The concept of disease and its implications for psychiatry*, «Br. J. Psychiatr.» 127 (1975) 305-315; E. Kraepelin, *Einführung in die psychiatrische Klinik*, Barth, Leipzig [4]1921; F. Kräupl-Taylor, *The medical model for the disease concept*, «Br. J. Psychiatr.» 128 (1976) 588-594; W. Loch, *Die Krankheitslehre der Psychoanalyse: Eine Einführung*, Hirzel, Stuttgart [3]1977 (ed. revisada y ampliada); T. Parsons, *Illness and the role of the physician: A sociological perspective*, «Am. J. Orthopsychiatr.» 21 (1951) 452-460; K. Sadegh-Zadeh, *Krankheitsbegriffe und nosologische Systeme*, «META-MED» 1 (1977) 4-41; J.G. Scadding, *Diagnosis: The clinician and the computer*, «Lancet» 11 (1967) 877-882; H. Schepank, *Der Krankheitsbegriff in Gesundheitsplanung und analytischer Praxis*, en H. Bach (dir.), *Der Krankheitsbegriff in der Psychoanalyse*, Vandenhoeck & Ruprecht, Gotinga 1981, p. 83-98; K. Schneider, *Klinische Psychopathologie*, Thieme, Stuttgart [3]1950; T. Sydenham, *Observationes medicare* (1676), en J. Swan (dir.), *The entire works of Thomas Sydenham newly made English from the originals*, Cave, Londres 1742.

Heinz Häfner

CONFIANZA ORIGINARIA. Sentimientos fundamentales, formas originarias de amor, → dolor originario, hospitalismo, separación precoz.

El término «confianza originaria» ha sido utilizado sobre todo por Erik H. Erikson (1957). Este autor encuentra en la fase oral del desarrollo de las pulsiones en la infancia el origen «del *sentimiento fundamental de confianza* y del *sentimiento fundamental de lo malo*, que serán durante toda la vida la fuente de la angustia originaria y de la esperanza originaria». Erikson subraya (1950) la importancia básica de la regulación recíproca entre la conducta de la madre al dar el pecho y el comportamiento oral del niño. La génesis de una confianza o desconfianza originaria en el niño depende de que la madre se muestre sensible en este juego y se comporte de modo adecuado. La ausencia de dificultades en la nutrición, de → trastornos del sueño y de estados de tensión es, según él, la primera demostración de la confianza del niño en la sociedad, de su *confianza originaria*. «El niño percibe la regulación recíproca de su creciente capacidad para la recepción alimenticia con la técnica nutritiva de la madre, y esto le ayuda poco a poco a superar el malestar de la homeostasia desequilibrada por el nacimiento» y a desarrollar el sentimiento originario de confianza. El niño aprende así a abandonarse, no sólo a la proveedora constante desde el mundo exterior, sino también a sí mismo.

Stern y Beebe (1977) han señalado la importancia del juego recíproco de gestos y de la conducta pantomímica de la madre y del niño en los primeros meses de vida. No es sólo la madre la parte activa, sino también el niño. El lactante puede volver la cara, por ejemplo, si su excitación ha alcanzado un grado alto, y no ser ya sensible a los movimientos expresivos del rostro de la madre. Del juego correcto entre la madre y el niño depende el rumbo que tome el desarrollo emocional infantil. Bennett (1980) señala que esta interacción es determinante para el desarrollo emocional, normal o patológico, del niño. Con otras palabras: de ella nacerá una confianza originaria o una desconfianza originaria.

Michael Balint (1968 1970) explica que el individuo nace en un estado de referencia biológica y libidinal a su entorno. Hay un trastorno básico, según este autor, cuando la relación dual fundamental (madre/niño) se ha deteriorado. Este trastorno corresponde hasta cierto punto a la falta de confianza originaria de que habla Erikson (1957). Balint (1968 1970) indica que el objetivo del tratamiento, en este caso, es ayudar al paciente a entablar aquella relación originaria en la situación analítica y a mantenerla intacta hasta que puedan descubrirse posibilidades de nuevas formas de relación objetal y hacer tanteos con ellas. Es más necesario modificar esta relación primaria que saber cómo fue inicialmente, ya que de ese modo no intervendrá como factor perturbador en la capacidad de relación del sujeto. Para lograrlo, el sujeto debe tener la posibilidad, como observa Balint (1968 1970), de regresar a la forma especial de relación objetal en la que apareció el estado de carencia o incluso a una etapa previa. Este proceso es una condición necesaria que es preciso satisfacer antes de que el paciente pueda renunciar, por tanteos sucesivos, a su esquema de conducta perturbada o a la desconfianza originaria subyacente en ella. Balint (1968 1970) llama a la forma originaria de la relación objetal confiada «forma originaria del amor» o relación objetal primaria, y la considera como una «especie de fusión armoniosa y compenetración recíproca entre el individuo en desarrollo… y su objeto primario». El trastorno originario ya mencionado consiste en una disarmonía producida en esta primera relación objetal.

Sigmund Freud (1914 1963) expresó con el término «narcisismo primario» del niño esta autoconfianza congénita y confianza originaria, su amor primario a la propia corporeidad y también su instinto de autoconservación. Sabía lo frágil que es este narcisismo originario del niño, refiriéndose sobre todo a la influencia de la primera «intimidación sexual» y al «complejo de castración» resultante.

Janov (1973) hace notar que la neurosis comienza en el momento en que un niño reprime su primer sentimiento. Este autor habla de un dolor originario del niño, que resulta de la imposibilidad de realización de su «sí mismo» real —y de la consiguiente falta de confianza originaria—. Janov (1973), pues, dice algo similar a las tesis de Erikson (1957); con su «método del grito primario» intenta liberar al sujeto de su dolor originario, haciendo que lo experimente a fondo. En el momento en que el paciente experimenta el dolor originario, lo supera. El grito primario sería sólo la forma expresiva del dolor originario.

El tema de la confianza originaria está también presente en las teorías modernas sobre el narcisismo (→ trastornos narcisistas de la personalidad = neurosis narcisistas); pero con otra terminología. Heinz Kohut (1971 1973, 1977 1978) señala que el niño pequeño necesita del calor y de la mirada alentadora de la madre para alcanzar un desarrollo sano de sí mismo, es decir, del narcisismo. La confianza originaria sólo puede nacer, según esto, si se ha desarrollado un sí mismo equilibrado. El sí mismo no es en esta perspectiva como el yo, el ello y el super yo: una instancia psíquica, sino un representante central que da a esas instancias un contenido: la vinculación y el calor funcional necesario. Hemos señalado en otro lugar (Battegay 1977) la primera fase del desarrollo infantil y su relevancia para la génesis de un sano narcisismo. El niño pequeño que, según Adolf Portmann (1944), viene al mundo como «parto prematuro», necesita de un útero social, con el calor y la estimulación correspondiente para poder desarrollarse normalmente. Al igual que dentro del útero, la tactilidad o la piel reviste una importancia capital para la comunicación con el entorno. La temperatura física y afectiva, el calor o el frío del niño, el sentirse en un ambiente afectuoso y cálido o en un entorno indiferente y frío, en un entorno apático o en un entorno estimulante, son circunstancias de las que depende el desarrollo sano o perturbado del narcisismo. Si el niño no llega a formar un sí mismo consistente, no puede surgir en él una confianza originaria. El individuo afectado dudará siempre de sí mismo y de los otros, porque no es lo bastante capaz de formar un representante adecuado del sí mismo ni de los objetos. La confianza o la inseguridad del niño en el trato con los semejantes depende de que la madre tenga las manos frías o calientes al levantarlo, de que pueda o no estrecharlo contra su cuerpo caliente, de que sepa responder a las diversas expresiones faciales del niño con sus propios movimientos mímicos.

Las investigaciones, ya clásicas, de René Spitz (1954 1960) demostraron que las condiciones externas más perfectas no pueden evitar la aparición de los → síntomas del hospitalismo si, como él observó, no se dedica a los niños una atención emocional suficiente. Spitz investigó a 91 lactantes de una casa-cuna que eran ingresados después de ser alimentados durante tres meses al pecho materno. Quedaban confiados a los cuidados de una persona que debía hacerse cargo de diez niños como promedio. Los niños desarrollaron un cuadro clínico que fue en aumento de mes en mes y cuya gravedad era proporcional a la duración de la separación de la madre. En el primer mes, los niños se volvían llorosos y exigentes y se abrazaban al observador que aceptaba el contacto con ellos. En el segundo mes, el llanto se transformaba en gritos. Se produjo pérdida de peso y paralización del desarrollo. Al tercer mes los niños rehusaban el contacto y adoptaban una postura típica de postración. Después del tercer mes la rigidez del rostro era permanente. Los gritos eran sustituidos por un ligero gemido y el retardo motriz por la letargia. La catamnesis reveló que 34 (el 37 %) de estos niños habían muerto en el plazo de dos años. El proceso descrito era reversible hasta el quinto mes, si el niño era restituido a la madre. Spitz (1960) consideró el trastorno como una consecuencia del hospitalismo o carencia emocional en el centro asistencial. Calificó el cuadro como → «depresión anaclítica», por analogía con el cuadro de la depresión de adultos. Estas observaciones hechas con lactantes demuestran hasta qué punto el desarrollo sano de un niño depende del cariño y de la estimulación de la madre y de las posibilidades de conocimiento que ésta le ofrece. El niño, pues, sólo podrá alcanzar la confianza originaria si ha podido recibir una atención, una estimulación y una experiencia afectivas.

James y Joyce Robertson (1972, 1975), que estudiaron a niños pequeños separados por breve tiempo de la madre, comprobaron la importancia de un aporte constante de calor y amor humano para los niños pequeños —sin duda también para desarrollar su confianza originaria—. Los Robertson eligieron a niños de año y medio a dos años y medio de edad que vivían con sus padres, no habían estado separados de la madre antes de la observación y cuyas madres acudían a un hospital para permanecer en él 10 días aproximadamente para dar a luz a un segundo hijo. Cuatro niños observados transfirieron la catexia objetal a la cuidadora y fueron capaces de dominar su → angustia. Un niño de 17 meses, que fue observado en una guardería donde no existía una madre sustitutiva cariñosa, se mostró cada vez más infeliz desde el tercer día. Cuando la madre fue a recogerlo al décimo día, el niño expresó su rechazo con gritos y llanto desesperado. Tres años después de su estancia en la guardería, con cuatro y medio de edad, el niño, que era normal antes de la mencionada separación, se sentía inquieto cuando la madre no estaba donde él creía. A intervalos de dos meses se comportaba durante algunos días en forma excitada y agresiva contra la madre. Esta conducta era, al parecer, un efecto retardado de la permanencia durante nueve días en una guardería donde sus necesidades emocionales no fueron atendidas.

Sin una persona sustitutiva de la madre que se haga querer del niño, la separación de la madre entre el primero y el tercer año de edad, aunque sea por algunos días, puede provocar la pérdida de la confianza originaria. Para que pueda surgir o durar la confianza originaria es necesaria la constancia objetal o un sustitutivo objetal afectivamente adecuado.

Bibliografía. M. Balint, *Therapeutische Aspekte der Regression. Die Theorie der Grundstörung,* Klett, Stuttgart 1970 (título original inglés: *The basic fault. Therapeutic aspects of regression,* Tavistock, Londres 1968); R. Battegay, *Narzissmus und Objektbeziehungen,* Huber, Berna-Stuttgart-Viena 1977, ²1979; S.L. Bennett, *Early emotion,* «J. Am. Acad. Psychoanal.» 8 (1980) 521; E.H. Erikson, *Kindheit und Gesellschaft,* Pan, Zurich-Stuttgart 1957 (título original inglés: *Childhood and society,* Norton,

Nueva York 1950); S. Freud, *Zur Einführung des Narzissmus*, «Jahrbuch für psychoanalytische und psychopathologische Forschungen», vol. 6, Deuticke, Leipzig-Viena 1914; *Ges. Werke*, vol. X, p. 137, Fischer, Francfort del M. ^{3}1963; A. Janov, *Der Urschrei*, S. Fischer, Francfort del M. 1973 (título original inglés: *The primal scream*, Putnam's Sons, Nueva York); H. Kohut, *Narzissmus*, Suhrkamp, Francfort del M. 1973 (título original inglés: *The analysis of the self*, Int. Univ. Press, Nueva York 1971); —, *Die Heilung des Selbst*, Suhrkamp, Francfort del M. 1978 (título original inglés: *The restoration of the self*, Int. Univ. Press, Nueva York 1977); A. Portmann, *Vom Ursprung des Menschen*, Reinhardt, Basilea 1944; James y Joyce Robertson, *Quality of substitute care as an influence on separation responses*, «J. Psychosom. Res.» 16 (1972) 261; —, *Reaktionen kleiner Kinder auf kurzfristige Trennung von der Mutter im Lichte neuer Beobachtungen*, «Psyche» 29 (1975) 626; R.A. Spitz, *Die Entstehung der ersten Objektbeziehungen*, Klett, Stuttgart 1960 (*Génèse des premières relations objectales*, Presses Universitaires de France, París 1954); D.N. Stern, B. Beebe, *Engagement-disengagement and early object experiences*, en N. Freedman, S. Grand (dirs.), *Communicative structures and psychic structures*, p. 35, Plenum, Nueva York 1977.

Raymond Battegay

CUESTIONARIOS DE AUTOEVALUACIÓN. Escalas de → síntomas, escalas de personalidad, tests de intereses y de actitudes, escalas de adaptación social, escalas de *life-event*.

1. Definición conceptual. Se trata de métodos de evaluación en los que el propio investigado ha de adoptar una actitud, en forma de asentimiento o negación ante un cuestionario que contiene rasgos destinados a caracterizarlo —por ejemplo, su personalidad, valoraciones, intereses o actitudes— (Anastasi 1982). En los ítems de los cuestionarios formulados como preguntas, afirmaciones o términos cualitativos, el sujeto debe elegir la categoría que le parece acertada entre las que se le proponen como respuestas y marcarla con una cruz o con un subrayado. Desempeña así la función de indicador de la presencia o no —en caso de una escala graduada de ítems, también del grado de presencia— de las características señaladas (véase Zerssen 1979). El autor del cuestionario, por su parte, ha elegido y formulado las características o rasgos de tal modo que representen, generalmente en combinación con otros ítems, todo un sector de características, por ejemplo, una cualidad personal compleja como es la «introversión», un conjunto de síntomas psicopatológicos como es el síndrome depresivo o un grupo de acontecimientos vitales dolorosos como son las pérdidas de diverso tipo (muerte de un pariente próximo, separación de la pareja, etc.).

2. Cuestiones de graduación escalar. La cuantificación de los datos de un probando se efectúa en un cuestionario de autoevaluación asignando valores numéricos a las respuestas sobre los ítems; por ejemplo: sí = 1; no = 0; o a la inversa, en una codificación invertida: por ejemplo, el ítem «alegre» (como nota negativa de un estado anímico depresivo), respuesta marcada: sí; valor numérico del ítem para depresividad: 0. Un ejemplo de graduación escalonada sería: si corresponde = 0; si apenas corresponde = 1; si corresponde bien = 2; si corresponde plenamente = 3 (o a la inversa); o, en un cuestionario de elección múltiple (cf. CIPS 1981) como respuesta preformulada al ítem «¿Puede usted recordar si soñó esta noche?»: No, no puedo recordar si soñé = 1; sí, soñé, pero no puedo recordar el sueño = 2; sí, soñé y recuerdo el contenido del sueño = 3. La graduación de las respuestas da lugar a un valor escalar para cada ítem: el *score* o puntuación. Sumando los ítems pertenecientes a un sector de características se obtiene una puntuación total para el correspondiente sector; eventualmente se ponderan de diferente modo los valores brutos de los ítems, es decir, se multiplican antes de su adición por las diferentes cifras ponderales. La totalidad de los posibles valores escalares de los ítems relacionados forma a su vez la escala de test (por eso tales cuestionarios se llaman también escalas).

La composición de los ítems de una escala compleja corresponde a menudo a conceptos previos relativos a la unidad de contenido. Los métodos estadísticos multivariados que se aplican en primer término para la construcción de escalas permiten examinar empíricamente la correlación de los ítems. El más usado de estos procedimientos para la agrupación de ítems es el análisis factorial. Éste ofrece la ventaja de suministrar, además de la agrupación de ítems (a la que corresponde a menudo, mas no siempre, un término del lenguaje corriente o del lenguaje técnico), las cifras ponderales pertinentes, como cargas factoriales de los ítems en el factor común a ellos. Pero es frecuente que se renuncie a la ponderación al evaluar el test, por simplificación y por su notable dependencia de las muestras aleatorias, y el valor escalar aditivo se calcula, sin considerar las cifras correspondientes a la carga, por los valores brutos de la puntuación de los ítems.

En los cuestionarios unidimensionales todos los ítems representan un sector y la evaluación tan sólo muestra, en consecuencia, una puntuación de sumas: la puntuación global; en cuestionarios multidimensionales, en cambio, varios ítems forman conjuntamente una escala parcial y, como resultado de las investigaciones de un caso, deben computarse varias puntuaciones totales: un valor por escala parcial. Para ilustrarlo se pueden representar gráficamente los valores por escala parcial de un cuestionario multidimensional o las puntuaciones totales de varios cuestionarios unidimensionales que se complementan recíprocamente en su contenido informativo, a modo de un diagrama de columnas o de un tramo de curva, como en otros métodos de investigación multidimensional (por ejemplo, en el test de inteligencia *IST-70,* compuesto de varias tareas parciales; → tests de rendimiento). La representación como sector de curva simula, en todo caso, una relación entre las dimensiones de los cuestionarios (factores, síndromes) —independientes según su concepción— y por eso se presta mejor para representaciones de curso de los valores de *una sola* escala en aplicación reiterada de un cuestionario al mismo caso.

3. Clases y áreas de aplicación de cuestionarios de autoevaluación. Prescindiendo de criterios puramente formales, como el de la dimensionalidad (uni o pluridimensional), los cuestionarios de autoevaluación se pueden agrupar con arreglo a su contenido. Esto implica a menudo, sin embargo, puntos de vista formales, por ejemplo, en relación con la fiabilidad (cf. más adelante).

Los cuestionarios más importantes para el psiquiatra son los de *síntomas,* que proponen como ítems para la toma de actitud determinados fenómenos patológicos en su versión subjetiva, generalmente en forma de molestias manifestadas por los pacientes en la práctica médica. Partiendo de un modelo estadounidense (Guy 1976), se ha compuesto para países de lengua alemana una serie de escalas de síntomas psiquiátricamente relevantes (CIPS 1981) que contiene, además de las escalas utilizadas en el área lingüística anglosajona (sobre todo en la investigación psicofarmacológica), otras que tienen su origen en el área alemana y alcanzan, en cuanto a criterios de bondad, al menos el nivel de las escalas de origen anglosajón; entre ellas, escalas de molestias somáticas y molestias generales, de angustia, de depresividad y de tendencias paranoides. Las escalas de autoevaluación empleadas en la terapia de la conducta se recogen en bibliografías especializadas (por ejemplo, Tasto 1977). Otros métodos aparecen diseminados en diversos trabajos monográficos (Fichter y Keeser 1980, Ullrich y Ullrich 1977). Las indicaciones más importantes para la aplicación de tales cuestionarios de síntomas se desprenden de la siguiente exposición (véase Zerssen 1979):

Selección: Prescreening en investigaciones epidemiológicas o de profilaxis; selección de casos afines para comparaciones estadísticas de grupos en corte transversal y longitudinal.

Descripción: Descripción estandarizada, cuantificada a nivel escalar, de casos concretos o de colectivos en corte transversal y longitudinal.

Clasificación: División de grupos de pacientes según patrones de molestias; coordinación de patrones individuales como síndromes clínicos (diagnóstico sindrómico); información adicional para la inclusión en entidades nosológicas (diagnóstico nosológico).

Predicción: Información adicional para prever cursos patológicos (pronóstico).

Establecimiento de hipótesis: Obtención o ampliación de la base de datos para la elaboración estimada o descriptivo-estadística de hipótesis sobre relaciones de fenómenos psicopatológicos subjetivos entre sí o con otros fenómenos (a modo de interdependencia o dependencia).

Comprobación de hipótesis: Examen estadístico-inferencial de predicciones desde las hipótesis en cuestión mediante manipulaciones experimentales o cuasi experimentales, entre otros procedimientos (palabras clave: psicopatología experimental, prueba terapéutica).

Comparación de métodos: Comprobación del contenido informativo diferencial de diversos métodos de examen clínico.

Cuestionarios de personalidad: Destinados a detectar formas habituales de modo de vivenciar y de conducta, revisten importancia en psiquiatría porque el relieve extremo de determinados rasgos de la personalidad puede revestir carácter patológico (por ejemplo, la conducta agresiva en un trastorno sociopático de la personalidad), y la personalidad premórbida (= primaria) —aun en el caso de que se trate de una modalidad no psicopática en sí misma— pueden ser significativas para el diagnóstico y el pronóstico, así como para una comprensión patogenética más profunda (véase Zerssen 1982). De todos modos, en la mayoría de los cuestionarios de personalidad no cabe distinguir entre los modos de vivencia y de conducta y sus variaciones, posiblemente de origen patológico. Por ejemplo, los estados de distimia depresiva ocasionan en los cuestionarios de personalidad corrientes una reducción de la puntuación de extraversión y un aumento de la puntuación de neuroticismo. No obstante, el cambio en cuanto a las instrucciones del test puede limitar esa influencia del proceso patológico actual sobre el resultado de los cuestionarios de personalidad: se pregunta expresamente por los modos de vivencia y de conducta de los sujetos en los días normales o (en pacientes) *antes* del comienzo de la enfermedad actual. Así se puede obtener retrospectivamente una imagen de la personalidad premórbida desde el punto de vista del paciente. Se recomienda completar este punto de vista con el de una persona allegada que ha de rellenar los mismos cuestionarios evaluando al paciente desde su punto de vista (¿cómo era X en días normales, antes del comienzo de la enfermedad?; véase Zerssen 1982).

Es obvio exigir como criterio formal de bondad de un → test de personalidad una elevada fiabilidad de repetición, mientras que las escalas de síntomas, que deben reflejar precisamente modificaciones de la constitución psíquica, sólo requieren una consistencia interna suficiente. La fiabilidad de repetición sólo alcanza valores altos en intervalos muy breves de medida (y sólo cuando no se esperan cambios en la psicopatología a breve plazo, por ejemplo en el transcurso de un día) o en el curso de enfermedades crónicas con escasas alteraciones de los síndromes y del grado de gravedad. Se ha compuesto un cuestionario para la detección de rasgos premórbidos de personalidad —teniendo en cuenta la fiabilidad de repetición de los distintos ítems y su capacidad de diferenciación en la comparación de diversos grupos de pacientes y de controles sanos a partir de una serie amplia de ítems. Sus escalas parciales corresponden a factores que proporcionan cifras para determinados grupos de pacientes y que se desvían claramente de las correspondientes al promedio de la población. Es interesante señalar que estas escalas sólo coinciden parcialmente con las escalas de un cuestionario de heteroevaluación confeccionada conforme a los mismos principios, cuestionario que rellena un pariente próximo del paciente (véase Zerssen, trabajo no publicado).

Tests de intereses: Los tests de intereses, es decir, cuestionarios donde el probando debe marcar con una cruz sus intereses —profesionales o privados— y señalar eventualmente en una graduación de ítems su grado de intensidad (Anastasi 1982), pueden revestir importancia para la selección de medidas de rehabilitación en pacientes psiquiátricos, pero apenas se han aplicado aún en el terreno clínico.

Los *tests de actitudes,* que recogen las opiniones o las convicciones de un probando, en forma de cuestionario (Wehner y Durchholz 1980), se aplican sobre todo en el sector psiquiátrico, para la investigación científica de la actitud con respecto al enfermo psíquico o a determinadas formas de tratamiento, por parte del personal asistencial, de los familiares del paciente o de probandos pertenecientes a la población media.

En los últimos años van cobrando creciente importancia los *cuestionarios* de autoevaluación destinados al examen de la *adaptación social* antes o después del tratamiento clínico de pacientes psiquiátricos (Weissman y otros 1981), por ejemplo, en el marco de estudios de cohorte, donde las indicaciones sobre adaptación social en el comienzo de la investigación ofrecen a veces predictores útiles de esa adaptación después de un curso prolongado de la enfermedad.

Un campo de aplicación muy actual han encontrado también los cuestionarios de autoevaluación en la investigación psiquiátrica de los *life events*. Se trata de obtener datos sobre la presencia de determinados sucesos vitales en un lapso de tiempo concreto, por ejemplo, antes del comienzo de la enfermedad o —en catamnesis de antiguos pacientes— en el período catamnésico, en combinación eventual con una ponderación subjetiva de la carga psíquica ligada al acontecimiento respectivo o a su calificación como deseado o indeseado (Filipp y Braukmann 1981). Se intenta obtener puntos de referencia sobre el papel que desempeñan los sucesos adversos en el desencadenamiento, persistencia o superación de los trastornos psíquicos. Los resultados logrados en las investigaciones permiten considerar como probable que las circunstancias generales de la vida, tales como el aislamiento social o la sobrecarga profesional crónica, son más importantes para la génesis y el curso de trastornos psíquicos que ciertos hechos concretos (prescindiendo de sucesos fatales, menos frecuentes, como la muerte de un pariente próximo). Esto podría tener como consecuencia una reorientación de contenido desde los cuestionarios de eventos, hacia cuestionarios que apunten más al trasfondo social.

El control de las tendencias, intencionadas o no, a la falsificación en la respuesta a los cuestionarios de autoevaluación se obtiene con las *escalas de control,* las más conocidas de las cuales son las escalas de «mentiras». Detectan, más que una tendencia a mentir, la propensión a acomodarse a lo deseable socialmente (al menos en mayor medida que el promedio; véase Zerssen 1982). Para fines clínicos puede ser a veces más útil una escala destinada a la detección de la tendencia a la negación de la enfermedad, ya que la cumplimentación de cuestionarios de síntomas resulta más influida por esta tendencia que por la de acomodación a lo socialmente deseable (véase Zerssen 1976).

4. Ventajas e inconvenientes de los métodos. Los cuestionarios de autoevaluación encuentran una creciente acogida como instrumentos de investigación clínica y epidemiológica y, en parte, también en la práctica clínica, porque su construcción o adquisición es barata y su aplicación y evaluación sencillas. Al margen de esta consideración económica, aconsejan su empleo la variedad de conceptos sobre los que se basan los métodos y sus posibilidades polifacéticas de aplicación en el campo clínico y epidemiológico, como se ha indicado en la sección anterior. Algunos de los métodos actuales están elaborados estadísticamente con mucho rigor y pueden compararse, en cuanto a los criterios clásicos de bondad (objetividad, fiabilidad, validez), con otros métodos de investigación objetivante. A diferencia de los métodos basados en entrevistas, queda descartado en ellos la posible parcialidad del investigador; además, es mucho más fácil —por razones económicas— obtener en ellos cifras normales mediante muestras aleatorias de población media, que en las entrevistas, aplicables sólo por expertos. Pero, extrañamente, no existen cifras normales para muchos cuestionarios de autoevaluación empleados clínicamente, sobre todo para los de orientación sintomatológica (cf. CIPS 1981), y esto debería tomarse en consideración al elegir los métodos para fines concretos de investigación. Una ventaja importante para investigaciones de curso, en la mayoría de los cuestionarios de autoevaluación, consiste en que los defectos de aprendizaje o de habituación suelen revestir en ellos menos importancia que, por ejemplo, en los tests de rendimiento o en algunos métodos de investigación fisiológica (véase Zerssen y Cording 1978).

Pero todas estas ventajas tienen el contrapunto de los inconvenientes, que es preciso conocer para saber aplicar los métodos de un modo racional e interpretar los resultados en forma pertinente. Hay que considerar, sobre todo, que muchas materias (especialmente los contextos motivacionales) escapan fundamentalmente a la autoevaluación; además, los métodos presuponen una capacidad y disposición —diferentes, según la persona, la situación y la materia indagada— para la introspección y para dar a conocer la autoevaluación así obtenida; y el probando puede cometer errores al cumplimentar un cuestionario, errores que dependen consciente o inconscientemente de las tendencias a la falsificación.

Estos inconvenientes pueden compensarse parcialmente en la construcción de las escalas y en la aplicación e interpretación de los métodos, por ejemplo, eligiendo características que, a tenor de la experiencia adquirida, sean especialmente accesibles a la autoevaluación, formulando los ítems de modo comprensible, mezclando ítems de diversas materias para ocultar la concepción teórica de la escala, o bien aplicando ésta tan sólo a probandos previsiblemente idóneos (por ejemplo, excluyendo a los de cociente intelectual muy bajo), comprobando su preparación psicológica adecuada para la investigación mediante un cuestionario y, en fin, interpretando los resultados con cautela, conforme a las instrucciones del manual y con informaciones suplementarias que sean relevantes. A pesar de estas medidas de precaución, es imprescindible, para las investigaciones psiquiátricas en general, la combinación de cuestionarios de autoevaluación con otros métodos, especialmente entrevistas (véase Zerssen y Möller 1980), sobre todo cuando se trata de establecer un juicio sobre el paciente individual. El temor a que los pacientes psiquiátricos no estén motivados o no sean capaces, por su psicopatología, de cumplimentar cuestionarios de autoevaluación de modo adecuado no afecta, sin embargo, a la mayor parte de los pacientes de conciencia lúcida e intelectualmente indemnes, al menos si se los trata con comprensión y se les explican con claridad los fines a investigar, que redundan en su propio interés.

Bibliografía. A. Anastasi, *Psychological testing*, Macmillan-Collier Macmillan, Nueva York-Londres [5]1982; CIPS (Collegium Internationale Psychiatriae Scalarum), *Internationale Skalen für Psychiatrie*, Beltz, Weinheim 1981; M.M. Fichter y W. Keeser, *Das Anorexia-nervosa-Inventar zur Selbstbeurteilung (ANIS)*, «Arch. Psychiatr. Nervenkr.» 228 (1980) 67-89; S.H. Filipp, W. Braukmann, *Verfahren zur Erfassung kritischer Lebensereignisse: Eine Übersicht*, en S.H. Filipp (dir.), *Kritische Lebensereignisse*, Urban & Schwarzenberg, Munich-Viena-Baltimore 1981, p. 92-103; W. Guy, *ECDEU assessment manual for psychopharmacology*, Rockville, Maryland 1976 (ed. revisada); D.L. Tasto, *Self-report schedules and inventories*, en A.R. Ciminero, K.S. Calhoun, H.E. Adams (dirs.), *Handbook of behavioral assessment*, Wiley, Nueva York 1977, p. 153-193; R. Ullrich, R. Ullrich, *Das Assertiveness-Training-Programm ATP: Der Unsicherheitsfragebogen. Testmappe U*, parte II: *Anleitung für den Therapeuten*, Pfeiffer, Munich 1977; E.G. Wehner, E. Durchholz, *Persönlichkeits- und Einstellungstests*, Kohlhammer, Stuttgart-Berlín-Colonia-Maguncia 1980; M.M. Weissman, D. Sholomska, K. John, *The assessment of social adjustment. An update*, «Arch. Gen. Psychiatr.» 38 (1981) 1250-1258; D. v. Zerssen, con la colaboración de D.M. Koeller, *Klinische Selbstbeurteilungs-Skalen (KSb-S) aus dem Münchener Psychiatrischen Informations-System (PSYCHIS München)*, Manuale, Beltz, Weinheim 1976; —, *Klinisch-psychiatrische Selbstbeurteilungs-Fragebögen*, en U. Baumann, H. Berbalk, G. Seidenstücker (dirs.), *Klinische Psychologie. Trends in Forschung und Praxis*, Huber, Berna-Stuttgart-Viena 1979, p. 130-159; —, *Personality and affective disorders*, en E.S. Paykel (dir.), *Handbook of affective disorders*, Churchill Livingstone, Edimburgo-Londres-Melbourne-Nueva York 1982, p. 212-228; —, *Self-rating scales in the evaluation of psychiatric treatment*, en T. Helgason (dir.), *Methodology in evaluation of psychiatric treatment*, Cambridge University Press, Cambridge 1985; —, C. Cording, *The measurement of change in endogenous affective disorders*, «Arch. Psychiatr. Nervenkr.» 226 (1978) 95-112; —, H.J. Möller, *Psychopathometrische Verfahren in der psychiatrischen Therapieforschung*, en S. Biefang (dir.), *Evaluationsforschung in der Psychiatrie: Fragestellungen und Methoden*, Enke, Stuttgart 1980, p. 129-166.

DETLEV V. ZERSSEN

D

DEFECTO. Hospitalismo, estado residual, impedimento psíquico, rehabilitación.

El concepto psiquiátrico de «defecto» aparece por primera vez, dentro de la literatura médica de habla germana, en el *Compendium der Psychiatrie* de Kraepelin, 1883, donde describe los «estados de debilidad secundaria» subsiguientes a las enfermedades mentales agudas, cuyo curso tendría como una de sus variantes la «curación con defecto». Kraepelin utiliza aquí la expresión en su sentido obvio y sin extraer consecuencias. El concepto tiene afinidades con el concepto francés de *dégénération* o con la idea medieval del *modus deficiens*, en cuanto deterioro de la salud entendida como proceso y como rendimiento activo. Kraepelin recoge bajo el término «defecto» algunas observaciones de una psiquiatría científica incipiente, representada por Pinel, Heinroth e Ideler, que describieron enfermedades mentales agudas y reversibles, además de las enfermedades crónicas. Sólo Griesinger, a mediados de siglo, elaboró conceptualmente esta división bipartita en su línea causal, distinguiendo entre «locura primaria» e «idiocia apática secundaria». Esta división ha tenido una influencia permanente hasta hoy, a través de Kraepelin, en los sistemas de clasificación psiquiátrica. El término «defecto» *(Defekt)* sirvió en alemán para expresar la controvertida idea de una reversibilidad de tales estados y, en consecuencia, la necesidad de adoptar una actitud humanitaria con los pacientes psiquiátricos crónicos. Actualmente, el término «defecto» hace referencia sobre todo al cuadro patológico de la → esquizofrenia, más raramente a las secuelas psíquicas de las lesiones cerebrales y en ocasiones también a los estados residuales «blandos» de psicosis afectivas y de neurosis. La clasificación internacional de las enfermedades propuesta por la Organización Mundial de la Salud (OMS) utiliza, para designar las secuelas psíquicas de las lesiones orgánicas, el término «demencia» y algunos circunloquios. El término «defecto» queda reservado en dicha clasificación a los residuos de psicosis esquizofrénicas; por eso en el presente artículo, se hace preferentemente referencia a ellos. De hecho es inevitable utilizar, en lo concerniente al pronóstico, otras palabras sinónimas, en lugar del término «defecto»: estado residual, etapa final, cambio de personalidad, etcétera.

A nivel fenomenológico, todos los mencionados estados con defecto tienen en común el ir acompañados por un deterioro de las actividades psíquicas complejas, como la iniciativa, la voluntad, la sintonía con el estado anímico y la afectividad de los otros. Las representaciones se empobrecen; menguan el frescor, el colorido, el ritmo y la movilidad del sentir y el pensar, la capacidad de asumir y elaborar nuevas impresiones, la capacidad de crítica y de juicio. Estas alteraciones pueden existir en grados muy diversos, desde una pequeña acentuación de procesos rutinarios en la vida laboral de una persona, o la necesidad de un mayor esfuerzo de concentración para dominar las nuevas impresiones y tareas, o una cierta indolencia que sólo llama la atención de personas allegadas, hasta la apatía y el hundimiento extremo de pacientes que llevan varios años internados en centros hospitalarios y que incluso apenas dan muestras de sentimientos humanos en casos de peligro exterior. La labilidad emocional de estos pacientes hace que sus sentimientos y estados anímicos cambien a menudo de modo brusco, que sean inconstantes e incoherentes; se habla entonces de dehiscencia de la estructura. Los pacientes conservan algunas funciones intactas y normales junto a los trastornos psíquicos. Es frecuente que toda la personalidad del esquizofrénico derive hacia lo estrambótico, extravagante y peregrino, sin que se observen fenómenos degenerativos especialmente marcados; entonces se habla de deformación estructural. También es frecuente que perduren los síntomas productivos; un síntoma delirante, por ejemplo; pero se contraen y reducen temáticamente, no incluyen ya, como antes, la situación actual, y pierden su carácter sistemático. O bien la disgregación del pensamiento y los trastornos mentales siguen siendo determinantes. Se ha prestado una mayor atención, en los últimos años, a los estados residuales «blandos», que han sido objeto de una investigación intensa. Suelen ofrecer una productividad de discretas vivencias de alienación fluctuantes, que son comunes a los estados residuales de psicosis, acompañados de períodos de calma —es decir, los intervalos entre los brotes—, a los procesos asténicos primarios de la esquizofrenia simple y al estado de agotamiento postpsicótico. Se pueden describir, pues, en el residuo esquizofrénico tres elementos psicopatológicos: la sintomatología productiva («psicosis pura» de Müller-Suur), la astenia («defecto puro» de Huber) y el cambio de personalidad propiamente dicho («deformación estructural» de Janzarik). Los síntomas suelen aparecer en forma mixta. Junto a esta división psicopatológica, R. Schindler propuso una división psicodinámica basada en el modo de defensa: desarticulación, enquistamiento, fijación del delirio y corporalización que interpreta el defecto como intento de adaptación, mientras que los autores anglosajones, orientados hacia la psiquiatría social, se guían por el criterio del contacto y de la adaptación social para la estimación del residuo. La capacidad de los esquizofrénicos para la adaptación social —la competencia social—, que ya es escasa en la fase premórbida, queda fuertemente deteriorada con la formación del residuo: el retraimiento y la gran vulnerabilidad por conflictos y las actitudes irrealistas los hacen con frecuencia incapaces de desempeñar incluso funciones sociales simples en la vida activa y en el trato personal.

Los determinantes del residuo esquizofrénico parecen basarse en un proceso multifactorial complejo (→ endógeno). El punto en el que más coinciden todos los estudios sobre el curso es la importancia otorgada a la personalidad primaria como predictora del residuo. Las personas activas, vitales y capaces de contacto, con buena adaptación social premórbida, desarrollan residuos menos frecuentes y menos graves que las personas esquizoides, pasivas e inhibidas, con tendencia al retraimiento y a la soledad y con escaso nivel profesional y de adaptación. El *International pilot study of schizophrenia* de la Organización Mundial de la Salud consideró estos datos, junto con los prolegómenos de la enfermedad psiquiátrica, como el mejor predictor para el pronóstico. También suelen considerarse como magnitudes influyentes la duración y el tipo de internamiento (→ psiquiatría hospitalaria). En centros desasistidos, los esquizofrénicos crónicos, especialmente vulnerables a la «subestimulación» pierden la escasa «competencia social» que poseían en la fase premórbida y lo abandonan todo al cuidado del centro; en este sentido se habla de hospitalismo o institucionalismo (→ antipsiquiatría). Como tercera magnitud de influencia, menos incontrovertida, hay que mencionar lo que se ha llamado «movilidad interna fundamental del acontecer patológico». Hay una amplia bibliografía escandinava y anglosajona sobre las investigaciones llevadas a cabo para verificar la antigua afirmación de K. Leonhard según la cual las psicosis fásicas, expansivas y, por tanto, cicloides o esquizoafectivas tienen un pronóstico más favorable con una carga genética alta. Parece ser que el inicio agudo, el curso en ondas, las vivencias desencadenantes comprensibles, las psicosis «reactivas» o «esquizofreniformes», la variabilidad dramática en psicosis «histéricas» y la mayor proximidad a la realidad, con desarrollo de síntomas productivos a partir del estado de ánimo y de las vivencias (psicosis emocionales) suponen un pronóstico favorable. Aunque no parezca posible en las recientes investigaciones objetivantes establecer a nivel sintomático una distinción entre curso favorable o no favorable de la enfermedad, se sigue admitiendo el carácter fásico-cíclico de ésta como predictor de una solución favorable (Welner 1977). Queda, en fin, sin aclarar aún la importancia atribuible a una lesión cerebral previa, tal como admite específicamente Huber y, de modo general, Schulsinger.

Las teorías sobre el residuo esquizofrénico han surgido de las premisas mencionadas. Conviene destacar, entre una serie de tesis dinamísticas y estructurales, algunas especialmente notables. La escuela de Zurich considera el residuo como un alejamiento autista de la realidad y como reacción a la esquizoidia y a la psicosis aguda (teoría de la disarmonía de M. Bleuler). A ella se opone, entre los autores de lengua alemana, la tesis de G. Huber, según la cual la astenia sería el núcleo biológico de la enfermedad y del residuo, como expresión de una involución presenil del tronco cerebral, que estaría en el origen de la sintomatología aguda. Para Janzarik, el núcleo del trastorno residiría en una personalidad primaria «avital», que la psicosis pone al descubierto y hace visible directamente en el residuo. Los autores escandinavos y norteamericanos parten de diferencias nosológicas con base biológica, pero sujetas a la influencia social. J. Wing, representante de la → psiquiatría social inglesa, habla sólo, pragmáticamente, de impedimentos primario (personalidad primaria), secundario (síntomas psicóticos) y terciario (hospitalismo). Ningún autor considera ya actualmente el residuo esquizofrénico como irreversible, aunque lo juzguen relativamente inerte. K. Ernst ha podido demostrar que la persistencia de procesos lentos es una regla general en psicología y no se limita al residuo esquizofrénico. Por ello, las medidas terapéuticas más adecuadas para éste son las establecidas a largo plazo, siendo la socioterapia programada más eficaz que los medicamentos. En clínicas de día, en talleres protegidos o en centros asistenciales, es preciso introducir gradualmente a los pacientes dentro de un entorno profesional y social lo más realista posible, dándoles la posibilidad de abandonar el papel de enfermos, pese a su vulnerabilidad ante la sobreestimulación emocional, y de acceder así a los aspectos gratificantes de una confrontación con la realidad. La labor de estas instituciones ha hecho mejorar notablemente la integración social del esquizofrénico crónico, aunque aún son muchos los que siguen dependiendo de la protección, más amplia, de una asistencia completa en el centro asistencial.

Bibliografía. M. Bleuler, *Die schizophrenen Geistesstörungen im Lichte langjähriger Kranken- und Familiengeschichten*, Thieme, Stuttgart 1972; L. Ciompi, C. Müller, *Lebensweg und Alter der Schizophrenen. Eine katamnestische Langzeitstudie bis ins Senium*, Springer, Berlín-Heidelberg-Nueva York 1976; L. Floru, *Reaktive, psychogene und schizophrenieähnliche Psychosen. Ein Überblick des Problems*, «Schweiz. Arch. Neurol., Neurochir. Psychiatr.» 114 (1974) 107-123; J. Glatzel, *Autochthone Asthenien*, «Fortschr. Neurol. Psychiatr.» 40 (1972) 596-619; W. Griesinger, *Die Pathologie und Therapie der psychischen Krankheiten*, Wreden, Braunschweig [4]1876; G. Huber, G. Gross, R. Schüttler, *Schizophrenie. Eine verlaufs- und sozialpsychiatrische Langzeitstudie*, Springer, Berlín-Heidelberg-Nueva York 1979; W. Janzarik, *Schizophrene Verläufe. Eine strukturdynamische Interpretation*, Springer, Berlín-Heidelberg-Nueva York 1968; E. Kraepelin, *Compendium der Psychiatrie*, Ambr. Abel, Leipzig 1883; K. Leonhard, *Aufteilung der endogenen Psychosen*, Akademie-Verlag, Berlín 1980; T.C. Manschreck, M. Petri, *The atypical psychoses*, «Culture, Med. Psychiatry» 2 (1978) 233-268; Ch. Mundt, *Die Psychopathologie des Langzeitverlaufs schizophrener Erkrankungen*, «Nervenarzt» 52 (1981) 493-505; Organización Mundial de la Salud, *Schizophrenia. An International follow-up study*, Wiley and Sons, Chichester-Nueva York-Toronto 1979; C. Perris, *A study of cycloid psychoses*, «Acta Psychiatrica Scandinavia», suplem. 253, Munksgaard, Copenhague 1974; K. Rohr, *Beitrag zur Kenntnis der sogenannten schizophrenen Reaktionen. Familienbild und Katamnesen*, «Arch. Psychiatr. Nervenkr.» 201 (1961) 626-647; R. Schindler, *Das psychodynamische Problem beim sogenannten schizophrenen Defekt*, en G. Benedetti, C. Müller (dirs.), *2. Int. Symposion über die Psychotherapie der Schizophrenen*, Karger, Basilea 1960; R. Schwarz, J. Michael, *Zum Konzept von (psychischer) Behinderung*, «Nervenarzt» 48 (1977) 656-662; J.S. Strauss, W.T. Carpenter, *The Prediction of Outcome in Schizophrenia. I: Charac-

teristics of Outcome, «Arch. Gen. Psychiatr.» 27 (1972) 739-746; E. Strömgen, *Schizophreniform Psychoses,* «Acta Psychiatr. Scand.» 41 (1965) 483-489; L. Süllwold *Symptome schizophrener Erkrankungen. Uncharakteristische Basisstörungen,* Springer, Berlín-Heidelberg-Nueva York 1977; H.J. Weitbrecht, *Zur Frage der Demenz,* en H. Kranz, *Psychopathologie heute,* Thieme, Stuttgart 1962; J.K. Wing, G.W. Brown *Institutionalism and schizophrenia. A comparative study of three mental hospitals,* University Press, Cambridge 1970.

Ch. Mundt

DELIRIO. Aspectos de la palabra «delirio», dificultades de la definición de delirio, el delirio como fenómeno y protofenómeno, delirar, sentido del delirio como sentido propio del que delira, autotestimonios del delirio, el delirio como realidad de lo individual, certeza anormal en el delirio, tematización del delirio, consideración conclusiva, «autorreferencia patológica» (Neisser), lo incomprensible como criterio del delirio, «percepción delirante» y «ocurrencia delirante» (K. Schneider), «delirio sensitivo de referencia» (Kretschmer), enfermedad delirante, el delirio en el aislamiento social, formación del «nosotros» delirante, concurrencia del método biográfico y del método estadístico en la investigación del delirio, el delirio como problema.

1. Uso y perspectivas semánticas de la palabra delirio. El significado del «delirio» en el uso lingüístico es casi inequívoco. La palabra «delirio» no sólo se emplea en el lenguaje corriente, sino que se utiliza también a nivel terminológico, unas veces en sentido lato y otras en sentido estricto: se habla comúnmente de delirio cuando se quiere expresar la locura, y la palabra designa entonces un modo especial de experiencia de la realidad y también un determinado «fenómeno» psíquico. Actualmente se emplea la palabra cuando se hace referencia a otra persona, apenas en referencia a uno mismo (Hofer 1953). Mientras que en alemán se usa el término en singular *(Wahn),* las lenguas románicas prodigan más el plural (delirios, *délires;* Ey). A la acepción psiquiátrica estricta del delirio (delirio propiamente dicho), tal como aparece en la expresión «auténtica idea delirante» de Jaspers, se contrapone una versión más amplia en la noción de lo paranoide («síndrome paranoide», Zutt y Kulenkampff; → paranoia). Las distintas acepciones son la expresión de un debate real existente en torno a un objeto de conocimiento que resulta problemático en su formulación; pero tanto en la acepción estricta como en la amplia, se plantea de igual modo el problema central acerca de lo que es propiamente el delirio.

El «delirio» significa la persistencia de un individuo en una actitud mental que se sale de lo convencional y que es juzgada por el común de las personas como absurda; una concepción de la realidad que se considera como no normal. De este modo se infiltra imperceptiblemente un prejuicio: esa concepción de la realidad se interpreta como una «deformación» o una «deficiencia». Binswanger, analizando fenomenológicamente el delirio, señala que no es una experiencia unitaria objetivamente válida (= racional); por ello, la → psiquiatría define el delirio «como lo contrario de esa experiencia» (1965, p. 54; → análisis existencial). Solemos valorar a los otros estableciendo la comparación con la visión convencional del mundo. Pero Adorno, en su análisis del delirio como opinión patológica, señaló una profunda contradicción existente en el juicio humano: el hombre que está en su sano juicio tiene razón en el plano «objetivo»; pero el pensamiento es siempre una exageración; ya que va más allá de los hechos y no encuentra sus límites en el conocimiento objetivo, sino en la autoridad establecida. Así surge en la comunidad humana un antagonismo entre el derecho a la expresión de la opinión subjetiva y la vigencia de la opinión objetiva. Pero también Adorno estima que una opinión patológica, como es el delirio, se basa en una «deteriorada capacidad para la experiencia».

El hecho de que el delirio se considere como algo anormal, aunque esto a nivel científico sea un mero supuesto, obedece a la percepción social y también a la práctica psiquiátrica, a un modo de ver ordenador como «comparación involuntaria» que ve diferencias y afinidades sin poder documentar éstas con rasgos o notas características (Jaspers 1964, p. 30). De esto se infiere que el delirio no es un «error» ni una «creencia». La representación del fenómeno, tal como exigía Jaspers, se basa en última instancia, para la → psicopatología, en la intuición sintética, ya que no se ha formulado hasta ahora una definición segura del delirio. Gruhle (1932) señaló el fracaso de todos los intentos que se han hecho para dar una definición de delirio y declara que éste, igual que «el alma o la vida, es uno de esos conceptos que todos creen comprender» (1952, p. 125); por eso hay que reconocer a todos la competencia para juzgar sobre el delirio. Pero no está claro cómo se constituye esta competencia —en este sentido, puede decir v. Baeyer que el problema del delirio no puede resolverse— y cómo se modifica o parece perderse esta competencia cuando un delirante se juzga a sí mismo. Esto parece indicar que se habla de delirio postulando como algo obvio que un individuo pueda ser el criterio decisivo para el otro. Aunque sea evidente el contraste entre el sujeto delirante y los demás, existe sin embargo, en esta situación, una relación entre ese sujeto y su entorno, y la paradoja de esta comunicación viene a subrayar la situación fundamental de dependencia interhumana. Lo inquietante es la estructura semánticamente igual del enunciado logiconormal y del enunciado delirante, y la indubitabilidad de los «hechos» mantenida por ambos lados; de ese modo, el hombre sólidamente basado en su socialización y, sobre todo, el «psicopatólogo participante» (Glatzel 1981) se sienten retados por la «pseudointimidad» (Glatzel 1977) del delirante, ya que el prójimo queda incluido en el delirio, sin poder rechazarlo.

No se puede ir «más allá del» delirio. Un «análisis inmanente» del delirio, la detección de sus constituyentes, de su estructura, que persigue siempre la → psicopatología (Kronfeld), se enturbian con la pretensión de aplicar y proyectar los conocimientos de uno a la estructura delirante de otro. Tales procesos pueden llevar a unas concepciones tan dispares que el delirio resulte ser algo cualitativamente anormal, pero constituya por otra parte, como locura, una contrarrazón y un momento fundamental, polar, de la vida humana (Foucault 1969).

2. El delirio, expuesto por los delirantes. Si el prójimo se encuentra desarmado ante el individuo delirante, también éste se enfrenta desamparado con su semejante. Hay un juego entre lo latente y lo manifiesto en estas relaciones. Cuando un delirante habla sobre su delirio, se está comunicando. Binswanger estimaba que los autotestimonios del delirante eran raros. El delirante, en efecto, es una persona reducida a silencio. Las convenciones y la terapéutica le cierran la posibilidad de manifestarse. Esto es válido sobre todo para lo que pueda decir el delirante sobre su delirio. Existen textos de personas delirantes destinados al público, como las *Denkwürdigkeiten eines Nervenkranken* (Memorias de un neurótico) de Daniel Paul Schreber (aparecidas en 1903) y el poema dramático de Ernst Wagner *Wahn* (Delirio; aparecido en 1921). En estas obras el delirio se manifiesta como creatividad de una persona.

En las *Memorias de un neurótico,* el delirio aparece como la expresión de la singularidad de un ser humano. Schreber se siente víctima de un «asesinato psíquico» cuando el psiquiatra, el consejero Flechsig, se apodera de su alma y quiere transformar a Schreber en una mujer, para disfrutar de ella. Dios, que lo permitió, cae en su propia trampa y tiene que considerar al transformado Schreber como un «hombre singular». Schreber se convierte así en la figura central del mundo y cree firmemente que posee un *poder* a pesar de su *impotencia,* ya que —escribe— «todo lo que sucede está referido a mí». Aunque sepa que esto es «un fenómeno frecuente en el enfermo mental», en su caso ocurre «justamente a la inversa», ya que él ha llegado a ser «en cierto sentido el hombre como tal o el único hombre alrededor del cual gira todo lo que sucede, al que debe estar referido lo que ocurre y que, por tanto, debe referir a sí, desde su punto de vista, todas las cosas» (p. 277).

La reflexión sobre la singularidad preside también el drama delirante del director de escuela Wagner. Éste utiliza deliberadamente la figura de rey Luis II de Baviera para expresar sus propias vivencias. Son los demás los que cuestionan la singularidad del rey. Esto significa para él el descubrimiento de una fisura secreta y el comienzo del intento de huir ante el acoso de los otros. El Luis delirante busca refugio en sus castillos, luego en la fantasía y finalmente en la lejanía; pero siempre le buscan los otros, siempre es desplazado por ellos. Wagner hace explicar al rey cómo la *realidad* y el *presente* le son hostiles, ya que no puede escapar a ellos, y lo que desea una persona en esa situación es lo que se expresa en estas palabras: «Quiero vivir en *mi* país, quiero gobernar en *mi* reino, donde puedo contemplar las obras de *mi* espíritu y puedo también escuchar las voces de *mi* alma» (en Hofer 1968, p. 107). La vivencia de la singularidad de una vida posibilita el delirio de la plenitud del «anhelo» de «grandeza»: «¿Quién es el *demonio* del ser vivo? ¿Quién el ángel de su glorificación? El delirio. ¿Me conoces ahora?, pregunta el delirio. Mira a tu alrededor: todos tus rivales yacen en el suelo. Pero tú estás en pie, como triunfador. Ahora te conozco, dice el rey. Sonríen. El delirio y el rey sonríen» (cit. por Gaupp, p. 194).

Los dos documentos hablan de una nota fundamental de la vida humana: la dependencia mutua entre los seres. Schreber basa su argumentación en favor de su vida delirante en consideraciones metafísicas, mientras que Wagner utiliza la psicología popular. El estilo de ambos es diferente; al uno se le califica de esquizofrénico (caso Schreber) y al otro de paranoico (Wagner); pero se trata de modificaciones accesorias (Müller-Suur 1958). Los dos afrontan la realidad individual, pues, tanto Schreber como Wagner se apoyan en su singularidad. A través de una serie de detalles y sutilezas, de los neologismos que ofrece Schreber y del recurso a la psicológica de Wagner, aparece la situación de «delirio» como algo monstruoso, pero al mismo tiempo como humanamente familiar («comunicable», Feldmann). A la ausencia del «arte de la síntesis» en Schreber (Ebtinger) corresponde en Wagner la nota peculiar de lo interminable, que sólo concluirá con la muerte.

La exposición que hace Strindberg de su propia crisis, que él llama «infierno» (1896-1897), una exposición de carácter poético, es un intento de demostrar lo vivido, junto con un sistema interpretativo que él llama «ausencia de destino». También Strindberg sabe lo increíble que es su testimonio, apenas comprensible para los demás; pero subraya su «realidad»: «El que considere este libro como mera literatura, que lo compare con mi diario»; y recuerda un pensamiento de Lutero: ciertas personas encuentran su infierno en vida.

El «delirio» establece siempre una distancia entre lo dicho y lo vivido, una distancia que impide lanzar la hipótesis apresurada de que estas confesiones puedan contener la clave para descifrar la esencia del delirio —gracias a la visión que pueda tener un delirante sobre su delirio—. Todos estos documentos revelan cómo los hombres llevan a un individuo hasta el último límite de la vida y cómo él, ante tal situación, sólo es capaz de existir «en el delirio». El psiquiatra se siente tentado entonces a considerar el delirio desde una perspectiva finalista: «El delirio significa fundamentalmente el intento de modificar una realidad insoportable» (F. Kant; en términos parecidos se expresan O. Kant y E. Kahn). Pero cabe establecer también una correspondencia entre el horizonte temático, el modo de pensar y la estructura vivencial del delirio (Feldmann). No está claro si es puro azar que el psiquiatra aparezca en la exposición de Schreber y de Wagner como antagonista y si su figura no es más bien la demostración de que el sujeto delirante se ha convertido en un objeto para los demás y no es ya dueño de su propia vida.

3. Aspectos de la tematización del delirio. Cuando el análisis del delirio psicopatológico intenta aislar el tema del delirio para elucidarlo mejor como una forma vivencial, lo desliga del conjunto de la vida humana. Por otra parte, la especificación de un delirio por su tema delata un desconcierto en el psiquiatra, que califica un proceso psicológico normal con la adición de la palabra «delirio». G. Schmidt (1950) hizo notar que ciertas muestras de afecto y ciertos signos delirantes de amor apenas difieren entre sí. Para Pauleikoff (1969), en cambio, el delirio amoroso es una posibilidad para aclarar la esencia delirante, y sus investigaciones le llevaron a la conclusión de que la persona que padece delirio amoroso —son las mujeres las que muestran preferencia por este tema (Berner 1965, Pauleikoff 1969)— no se abre propiamente al otro, sino que «en realidad es incapaz de amar» (Pauleikoff 1969). El delirio amoroso demuestra cómo surge en el delirio en general una relación unilateral, cuando el sujeto se refiere a una determinada persona «en una relación sin fundamento» (G. Schmidt 1950).

Los celos pueden ser delirantes aunque estén justificados. La actitud ante el tema revela el talante vital de una persona; pero Jaspers considera la génesis de este delirio como una cuestión abierta: «Es obvio que el verdadero origen del delirio de celos es un enigma» (1963). Si el tema en sí es comprensible en el contexto de la vida humana, su presentación como delirio es «incomprensible» (→ comprensión, → explicación). K. Schneider (1953) hizo notar que la reacción de una persona puede tener un «sentido en la trayectoria vital», aunque el cómo de la reacción carezca de él.

Aparte del tema en sí, también su cambio, por ejemplo, del delirio de perjuicio o de persecución al delirio de grandezas, suele interpretarse demasiado a la ligera en sentido psicológico, por ejemplo, como superación del sentimiento de impotencia mediante la «elevación delirante del propio valor y de las propias posibilidades» (Avenarius); se trata de una explicación destinada más bien a tranquilizar al psiquiatra, como en el caso de la hipótesis de una «autocuración» de la realidad vital en el delirio. El psiquiatra apela a una psicología popular para salvar su inseguridad frente a la condición extraña del «anormal» (→ anormalidad), una tendencia que ya tiene su historia, si se recuerda la utilización del error y de la creencia como factores para la interpretación del delirio. Los fenómenos psíquicos de la cotidianidad humana poseen sin duda algunos aspectos que intervienen en la formación delirante, pero no son los únicos condicionantes. También hay que relativizar lo que dice Berner (1965, 1975) cuando asegura haber encontrado una «influencia, demostrable estadísticamente, de la edad en la elección del tema de delirio». Es verdad que éste no es algo casual, pero tampoco constituye una presentación inequívoca del problema. Baste recordar el «proceso de proyección» de lo «eliminado internamente» en la formación del delirio, según Freud (→ diagnóstico psicoanalítico). Un tema como el «delirio de culpa» revela una constitución humana (Kranz); pero ese tema puede aparecer, desde el punto de vista formal, de diversos modos (Kulenkampff) y difícilmente puede servir para identificar con seguridad la irritación peculiar de una persona. «El contenido delirante puede coincidir con el conocimiento objetivo y puede contradecirlo; puede implicar un saber objetivo y puede referirse a una esfera no accesible al conocimiento objetivo» (Pauleikoff 1953).

4. Sobre la interpretación del sentido de la vida en el mundo delirante. La consideración antropológica del delirio significa descubrirlo «como una posibilidad de cambio inherente por esencia al ser humano», como una tendencia que el mundo cotidiano tiene que desmentir constantemente (Blankenburg 1967). De este modo, la condición de posibilidad del delirio es el cuestionamiento reiterado del «mundo vital constituido intersubjetivamente», la posibilidad para el ser humano de realizar un mundo propio. Así, es dudosa la equiparación de la actividad delirante con la actividad individual normal y con el mundo cotidiano, y esto ilustra la «limitación del trato fáctico de todos con todos» (Kulenkampff) justamente en la situación de delirio. Pero ese bloqueo de la comunidad humana que es la existencia paranoica no constituye una de esas «posibilidades y realidades límite de la existencia humana» que son fecundas para una interpretación (Kunz). El término «demente» *(wahnsinnig)* expresa, según Kunz, como criterio para el otro, en psicopatología, el «conjunto de referencias que preside el ser en el mundo cotidiano y común». La persona delirante, en su «apartamiento» de las vigencias del mundo cotidiano, nunca podrá expresar de modo adecuado y global su propio «cambio existencial» (Kunz). Según el esquema del trastorno —el «no estar en orden»—, el delirio es el «medio comunicativo» donde se manifiesta el cambio existencial y es a la vez ese mismo proceso que da lugar a la representación de un mundo privado. En esta perspectiva se puede concebir el delirio, antropológicamente, como un modo de ser en el que se independizan los distintos aspectos de la realidad humana. La interpretación psicopatológica se aproxima así a lo que hay de «obstinación» (*Eigensinn*, literalmente: «sentido propio») en el delirio en cuando demencia (*Wahnsinn*, literalmente: «sentido delirante») y elude el modelo explicativo de la «deficiencia». Foucault (1974) demostró especulativamente que la enfermedad mental y el delirio pertenecen «a la misma unidad antropológica», aunque la enfermedad mental sea sólo el vehículo para la aparición del delirio *(folie)* como posibilidad general de la vida psíquica humana y el delirio como fenómeno concomitante no pueda expresar esencialmente la naturaleza del trastorno. El tratamiento de la enfermedad mental pierde de vista y olvida el delirio como fenómeno humano; la enfermedad pierde su «aureola lírica».

Las expectativas que despierta el → análisis existencial para detectar el mundo delirante propio del sujeto y poder interpretar su esquema como el sentido de una «trayectoria vital» (Binswanger 1957, p. 30) no pueden hacer olvidar ciertas reflexiones sobre la analogía de todos los mundos humanos. El ser en el mundo es el concepto heideggeriano que guía a Binswanger en su intento de «rastrear lo general en lo individual» y permite asimismo comprobar cómo se diseña el mundo «en el delirio», poniendo de manifiesto la similitud entre los mundos normales y los mundos delirantes. Ahora bien, Binswanger descubrió que la transcendencia «en el delirio» no es un «dejarse posesionar uno por lo que es», sino un «abandonarse a las cosas», y califica este fenómeno como un «modo deficiente en alto grado», porque «la existencia humana *ha arraigado,* se ha asentado en el delirio, *no en la realidad*» (1965, p. 20). La arbitrariedad de la persona delirante conduce, según él, al «desarraigo» y al «capricho», donde hunde sus raíces algo terriblemente «inquietante», que paraliza al ser humano: «Por eso cabe aquí una comunicación (en sentido existencial), mas no un entendimiento práctico en la línea de la experiencia natural» (Binswanger 1965, p. 32). Como explica Binswanger, el punto de partida y el objetivo de su método es, en última instancia, la hermenéutica de la *enfermedad* del delirio y la comprensión del *enfermo* de delirio. Pero cabe considerar también la «destrucción de la realidad interhumana» como raíz y resultado de la experiencia delirante: «En lugar de la constitución transcendental aparece en el enfermo delirante, a corta distancia, la fábula delirante» (Blankenburg 1972).

5. Aportaciones psicopatológicas al concepto de delirio. El delirio afecta a «la experiencia y a la idea de la realidad». Jaspers (1948, p. 80) declara: «Sólo cuando hay pensamiento y juicio puede surgir el delirio.» Pero no duda acerca de que debe existir una vivencia delirante fundamental, que nunca podrá conocerse directamente ya que sigue siendo vivenciar comunicado; la vivencia delirante primaria es «el saber, que se impone de modo directo e inmediato, acerca del significado» (Jaspers 1948, p. 83). A partir de la significatividad que se impone primero en forma indeterminada se llega al hallazgo de significado y a la comprobación de una significación determinada que Neisser (1892) definió como «autorreferencia patológica». Para Jaspers, sólo hay «auténticas ideas delirantes» cuando se trata de algo que es «fenomenológicamente último» (1948, p. 80), lo cual es sólo un reconocimiento de los límites de comprensión, aunque Jaspers, después de considerar el delirio como un protofenómeno, afirma que el fenómeno supone «un elemento primario», un «vivenciar radicalmente extraño que sólo se aclara a sí mismo en el pensamiento». Gruhle hace constar que el delirio existe simplemente en la «vivencia delirante primaria»: «El delirio no presupone nada» (1932, p. 177) y «el enfermo de delirio posee un saber primario» (1951, p. 125). Las constelaciones de la realidad le confirman al delirante su delirio; el no delirante no puede percibirlo porque mira desde fuera; esto da lugar a la reflexión psiquiátrica sobre la «inmotivación» interna y externa del delirio, lo cual significa que el observador no puede conocer la constelación delirante. Cuando Gruhle señala que el «empecinamiento del enfermo» es un componente esencial del delirio, viene a expresar el peculiar desvalimiento del espectador ante la persona delirante.

K. Schneider declara que cuando algo puede comprenderse en un plano supraindividual ya no es delirio (1952, p. 27). El psiquiatra aparece aquí como representante de una comunidad. El propio K. Schneider explica cómo se relacionan la comprobación del delirio y la comprensión del mismo: «No se puede comprender racionalmente la interpretación del enfermo, ni puede derivarse de un estado emocional» (1952, p. 8); o dicho de otro modo: «Lo que se puede comprender no es delirio.» Cuando K. Schneider aborda un análisis psicopatológico del delirio, lo hace con una intención clínica expresa, aunque afirme al principio que el problema del delirio no es un problema médico, es decir, somático. Señala dos formas que, a su juicio, revisten importancia para la psicopatología clínica: la «percepción delirante» y la «ocurrencia delirante». La estructura de la «percepción delirante» pone de manifiesto, según Schneider, una «dualidad característica»: además del significado normal de la percepción, aparece una «interpretación anormal», que suele presentarse como autorreferencia. Esa «estructura específica» no existe en la «ocurrencia delirante», que no debe desligarse, por tanto, de las «ocurrencias no psicóticas» ni de las «ideas sobrevaloradas» ni del pensamiento obsesivo. La «percepción delirante» adquiere así para el «diagnóstico de las psicosis, especialmente de la → esquizofrenia», una relevancia mayor que la «ocurrencia delirante»: la «percepción delirante» es un síntoma de primer orden y permite el acceso al «problema de la esquizofrenia».

Matussek objetó, contra la dualidad de la percepción delirante, que la estructura del «acto de concesión de significado» (acto de «significar esto» del sujeto) no permite establecer esa distinción que postula K. Schneider, ya que «el psicótico asigna al objeto un significado diferente al que le compete; fenomenológicamente es como el caso del mentalmente sano cuando su conciencia semántica no alcanza el significado del objeto» (Matussek). Pero K. Schneider mantuvo su tesis de la heterogeneidad cualitativa en el contenido de significados de la percepción delirante. No ignora, sin embargo, que «nunca faltan casos sobre los cuales no puede obtenerse una respuesta clara aunque se aborden con estos conceptos». Kisker llega a afirmar (1960, p. 36) que la disociación de las vivencias delirantes en percepción delirante y ocurrencia delirante no se da en la vida real y tampoco en la vida psicótica.

G. Schmidt (1941) propuso una consideración global del delirio, en la convicción de que es preferible renunciar «al término "percepción delirante"» y «elegir el término "delirio de significado" (delirio de referencia), que no se presta a malentendidos y es general». Las características de la persona delirante serían una referencia anómala al yo y la invención de significados. Otros añadieron, como elemento esencial en la experiencia del delirante, su estado peculiar de certeza (Jaspers); es verdad que este fenómeno choca tanto, que Müller-Suur (1950) pudo preguntarse «si la esencia del delirio no estará en la certeza anormal que se vincula a las vivencias». Conrad afirmó, en relación con los significados delirantes (apofenia), que el sujeto «no puede comprender las dudas de las otras personas» (p. 21). Cuando Janzarik (1967) define el delirio como una «convicción anormal, objetivamente extravagante, que posee una gran evidencia subjetiva», deja de lado el hecho de que el delirio aparezca siempre como una necesaria relación humana. El delirante no abandona el campo de la relación humana, ya que el delirio sólo se hace presente en ese campo y un delirante «para sí solo» contradice la esencia del delirio. El fenómeno del delirio demuestra que, si bien el «estar con ha entrado en un estado de separación», se mantiene un nexo dentro de la escisión (Hofer 1968, p. 11). Delirar significará entonces el movimiento de la vivacidad humana en el delirio. Puede surgir así la tendencia humana a la certeza sobre la realidad, y entonces el sujeto debe excluir el azar en su vida y en la ajena, «hasta el menor gesto, hasta el menor acontecimiento» (Minkowski), para afrontar la actitud desconfiada del otro. El «aislamiento» del delirante y el «aislamiento» de los otros deben concebirse como contrapuntos en el fenómeno del delirio. Von Baeyer ha señalado que «la esfera del encuentro consigo mismo y de la comunicación con los otros» implica esa «vulnerabilidad del ser humano» que apunta así, en su doble aspecto, al delirio como un fenómeno de relación vital.

6. El delirio como enfermedad y la estadística clínico-nosológica. La enfermedad del delirio es para K. Schneider la esquizofrenia, y la paranoia (Gaupp) es sólo una variante (Kolle). Gruhle hace notar que el «auténtico delirio» es un «síntoma primario de la esquizofrenia». Cuando K. Schneider intenta abordar en la clínica el delirio, acepta en realidad una concepción mucho más amplia, que le parece útil como concepto de trabajo clínico y declara sinceramente que «en todos los estados psíquicos anormales, propios de los grupos clínicos, pueden darse el delirio o formas delirantes» (1952, p. 21). Janzarik (1959) intenta demostrar en la conexión del delirio con determinadas constelaciones dinámicas que también en esta esfera delirante existe un orden (1959).

Si hasta ahora se estimaba que lo más útil para la investigación psicopatológico-estructural y clínico-psicopatológica del delirio era el estudio biográfico, en los últimos decenios se ha visto la necesidad de aplicar métodos estadísticos (Berner 1965, Huber y Gross; → fundamentos psicométricos del diagnóstico). Huber y Gross estudiaron una «amplia muestra de enfermedades esquizofrénicas» para establecer un orden en la cuestión del delirio, sin admitir la distinción entre el «auténtico» delirio y los fenómenos afines. La valoración del número de percepciones delirantes y de ocurrencias delirantes demostró que las segundas predominan sobre las primeras en la esquizofrenia; no obstante, rara vez se dan ocurrencias delirantes sin percepciones delirantes. En un «representativo material de observaciones» sobre la esquizofrenia se pueden encontrar, según este estudio, «series de transición» entre vivencias delirantes y vivencias obsesivas, incluidas las vivencias de certeza, y entre «fenómenos paranoicos derivables aparentemente por la vía psicológica» y «percepciones delirantes seguras». Pero esto viene a demostrar sólo que también «en la psicosis» hay una vida humana —como hicieron notar Janzarik y Kisker— y no sólo un ser humano disminuido por la psicosis. Ya K. Schneider había reconocido la presencia común de la percepción delirante y de reacciones afines al delirio, y Müller-Suur comentó este hecho como sigue (1944): «Las vivencias afines al delirio, en el sentido más amplio del término, aparecen cuando el ser humano cobra conciencia emocional de su heterogeneidad, de su individualidad como ser humano en el sentido auténtico de la palabra; y el delirio aparece cuando el ser humano no puede soportar esto.»

La investigación de Berner (1965) orientada hacia la posible existencia del delirio «puro», entendiendo por tal, con Kraepelin, estados de delirio de referencia sistematizado, delirio de perjuicio y delirio de persecución con mantenimiento de «claridad y orden en el pensar, querer y obrar», tampoco abre nuevos aspectos al estudio del fenómeno. Berner, en efecto, explica la fijación del delirio en un tema como un «cuadro orgánico», reiterando una conclusión clínica de Jaspers: el elemento «incomprensible» se presenta como una persistencia basada en un grado elevado de certeza y como una insuficiencia del ser humano, explicable por ser expresión de una «enfermedad» que trata de garantizar el orden del área problemática. También Berner apela a «enfermedades del portador» que originan un cambio funcional en el cerebro, modelo que ya había criticado Conrad como capcioso y que han modificado Huber y Gross con el concepto de un trastorno de la realización de la vivencia (determinado de un modo orgánico cerebral).

7. Aspectos psicogenéticos del desarrollo delirante. El análisis de la génesis de un delirio pone de manifiesto ciertas vivencias como desencadenantes del delirar. En esto se basa la formulación de E. Kretschmer sobre el «delirio sensitivo de referencia» como una tendencia, condicionada por las circunstancias vitales de una personalidad «psicopática», a actualizar el delirio ante un determinado estímulo ambiental. Como él dice, «la tríada de carácter, vivencia y medio ambiente» desempeña un papel fundamental. Cuando un ser humano, afectado en su debilidad personal, intenta apoyar su vida en el delirio, queda abocado a una situación sin salida. E. Kretschmer encontró entre las causas principales «algunas situaciones de insatisfacción sexual», que aparecen también como situación de la edad crítica (por ejemplo, el «delirio de los masturbadores» y el «delirio de referencia erótica de solteras entradas en años»); pero estima que estas situaciones no llevan al delirio sin una estructura de personalidad especialmente sensible. K. Schneider se preguntó si la vivencia desencadenante no es ya un delirio primario. Parece atinada a este respecto la reflexión de Matussek: «Resulta difícil descubrir los últimos factores determinantes de la reacción de otra persona, ya en el plano psíquico normal.»

Ahora bien, los temas del «delirio sensitivo de referencia» revelan una clara dependencia del individuo respecto a sus contemporáneos, en cuanto que éstos le sirven de pauta para lo que «se» hace o se puede hacer, para lo que está bien o está mal. Esto significa que no es la persona en su singularidad la que tiende a delirar, sino que se forma en ella, en la convivencia con los demás, esa «vivencia de insuficiencia humillante» que lleva, según E. Kretschmer, a la formación del delirio. Esta vivencia desencadenante es, según E. Kretschmer, «el factor decisivo» para el comienzo del «delirio sensitivo de referencia». Pero sólo de la convivencia de las personas cabe derivar la «catatimia de fenómenos psíquicos» (H.W. Maier), los afectos de deseo o de angustia, o las «ideas» impregnadas de aspiraciones ambivalentes que pueden llegar a ser el «punto de cristalización» de un delirio.

Si el análisis genético-comprensivo de E. Kretschmer presenta sus limitaciones, por haber introducido la tesis de la «predisposición» para dar una respuesta a la pregunta de por qué aparece el delirio y por qué persiste, H.W. Maier llegó incluso a concebir la «base» de una formación delirante como algo de tipo exclusivamente disposicional. La hipótesis de un factor constitucional inderivable hace preguntar si el psiquiatra es incapaz de enfrentarse a una norma colectiva y si no puede renunciar a una opinión general sobre la inexplicabilidad del delirio.

El hecho de que ciertas situaciones internas puedan llevar al hombre al delirio, es una antigua experiencia psiquiátrica. La aparición del delirio de persecución en el recluso que cumple una pena y del «delirio de gracia» del condenado a prisión perpetua son fenómenos bien conocidos, al igual que los delirios de persecución en prisioneros de guerra que se hallan en país de lengua desconocida y en personas que padecen defectos sensoriales. En tales casos el aislamiento social se presenta como un factor patogenético importante. En esa situación de soledad en medio del mundo se da, según Schulte, una «vivencia de abismo» que puede expresarse en la frase: «Yo solo frente a los otros.» Pero dado que el ser humano sólo puede vivir en una relación recíproca con otros, el sujeto intenta alcanzar una «nostridad» que en la situación de aislamiento puede crearse mediante un «equilibrio sustitutorio» en forma de delirio con la explicación «ellos contra mí». Así se presenta el delirio como un establecimiento de relaciones para casos de emergencia y se pone de manifiesto que el delirio, sin dejar de ser un fenómeno de psicología individual, lo es aún más de psicología de grupo.

8. Delirio de nostridad. Generalmente, el delirio no permite la comunicación con el sujeto delirante. Pero es un hecho que el delirante puede mantener un contacto con su entorno que sea comprensible para ambas partes; así lo demuestran aquellas formaciones delirantes de trabajadores italianos emigrados a Suiza que creían ser víctimas de embrujos por parte de personas extranjeras, cosa que sus familias del sur de Italia consideraron plausible; esta explicación de la hostilidad de un ambiente extraño armonizaba con el modelo tradicional (Risso y Böker). Gracias a la coincidencia de la explicación delirante y la explicación convencional, el sujeto delirante no se convierte en un «cuerpo extraño», sino que es aceptado por los demás.

En el seno de comunidades de relaciones estrechas o íntimas, como son la vida conyugal, la convivencia entre hermanos y la familia, el delirio de uno puede ser asumido y configurado por los otros. Janzarik (1951) afirma a este respecto: «Para inducir un delirio, éste debe emerger de los contenidos del mundo de la nostridad o insertarse en él», o, como dice Scharfetter (1972), el delirio «debe ser idóneo para unir a las dos partes». Pero ese «delirio conforme» (von Baeyer) produce, más que la impresión de igualdad de las partes, la impresión de dependencia del sujeto que asume el delirio, respecto a aquel que creó el delirio. A pesar de ello, la expresión «delirio de nostridad» (von Baeyer) es correcta, ya que es un delirio que crea una comunión, que une a las personas. Pero sólo se consideran como «psicosis simbióticas» (Scharfetter) las de parejas propensas al delirio en las que se dan, en ambos miembros, «premisas genéticas» para la formación delirante, y tiene lugar la integración del contenido del delirio formado por uno de los miembros, en una formación delirante por parte del otro miembro.

Si existen delirios entre dos personas y en grupos pequeños, cabe preguntar si no podrán producirse también delirios colectivos en grupos grandes. En tal supuesto la colectividad es una estructura inmanente al proceso delirante y el individuo no está solo en su delirio, sino que lo comparte con los otros miembros del colectivo. Entonces el individuo no se contrapone como un yo solitario a los otros, sino que se enfrenta, en la alianza del «nosotros», a aquellos que no son «nosotros», sino «los otros». Algunos estudios etnológicos señalan la existencia del «delirio» como reacción de ciertas comunidades étnicas dentro de los círculos culturales. Murphy comprobó que «la cultura exige de los individuos como respuesta a las condiciones de vida cambiantes, el sacrificio de su salud física, desarrollando delirios individuales para mitigar las angustias colectivas». Cabe distinguir entonces dos situaciones de formación delirante: 1) Un individuo asume por la vía delirante la crisis del grupo. 2) La comunidad elige a un individuo como portador de un delirio, y la tematización de este delirio se considera como una obra comunitaria, ya que todos comparten en la comunidad el tema delirante.

En la época entre las dos guerras mundiales se desarrollaron entre los melanesios los cultos *cargo*, que eran una formación delirante y al mismo tiempo una «reacción activa a la necesidad de cambio» (Murphy) y el inicio de una revitalización étnica. El delirio *vailala*, que persistió durante un decenio cerca del golfo de Papúa (Nueva Guinea), es uno de aquellos movimientos *cargo* en los que se produjo la confrontación de la cultura tradicional, con la cultura dominadora de los «blancos». El delirio fue entonces la esperanza de que los antepasados enviasen desde el más allá aquellos bienes *(cargo)* que sólo los blancos habían recibido hasta entonces, aunque en realidad pertenecían a los indígenas papúes. Este pensamiento dio origen a una forma de conducta comunitaria que se asemejaba a una «vida de austeridad, sacrificio y orden» (Worsley), regida totalmente por la idea delirante.

El delirio es en este caso un fenómeno de transición derivado de una situación crítica que reclama un modelo extraordinario de disciplina. El «delirio» es la esperanza expresada en un individuo, una esperanza que se acredita al encarnarse el delirio en un representante de la comunidad (Murphy). La conciencia de una comunidad exasperada se expresa mediante el «delirio», y la idea de *cargo* renueva la creatividad en un grupo; el delirio es esa etapa que guía hacia la reorientación de la vida como conocimiento y como conducta.

Y esa etapa sólo es «delirio» en la opinión foránea, del entorno, de los otros, que hablan de la «locura» del grupo. El delirio *vailala* busca la renuncia a ideas tradicionales en favor de la «adaptación a una situación social nueva» (Worsley, p. 113). El delirio se extingue cuando se ha producido el tránsito de una comunidad desde una situación invivible, a otra situación vivible; el «delirio» se convierte entonces en mito.

9. Lo problemático en la cuestión de la esencia del delirio. El hombre se defiende contra las amenazas del mundo estableciendo ciertos usos que le ayudan a sobrevivir; y la amenaza existencial que procede de él mismo intenta conjurarla mediante la formación delirante. Gruhle supo entrever este sentido del delirio: el delirio es uno de esos fenómenos de la existencia que fundamentan al ser humano, que no son válidos para definir al hombre, pero poseen una relevancia absoluta para él. Aunque la investigación del delirio ha intentado explicar su estructura y dinámica peculiares, nunca ha llegado a acercarse al fenómeno en sí: éste pierde su contorno cuando se analizan sus detalles. El delirio escapó al «concepto» (J. König). Así se pone de manifiesto esa «desintegración» del conocimiento que hizo declarar a J. König: «Preguntamos y obtenemos respuesta, pero no la respuesta a lo que preguntamos» (p. 379). Resulta, pues, que el acceso al fenómeno del delirio sólo es posible relativamente, ya que el que interroga desde la perspectiva clínico-psicopatológica está determinado y limitado por su trasfondo social en la formulación de la pregunta.

Aunque se logre definir algunos aspectos del fenómeno, éste permanece opaco en su esencia y sigue siendo un auténtico problema. La investigación del delirio puede aclarar lo que se entiende por tal, como un hecho empírico, en la psicopatología clínica, pero no puede explicar lo que es el delirio como problema vivido. Y esto significa que el carácter problemático del fenómeno no hace perder el interés por él, sino que, al contrario, provoca una constante fascinación y una renovación del debate.

Bibliografía. Th.W. Adorno, *Meinung, Wahn, Gesellschaft*, en *Eingriffe*, Suhrkamp, Francfort del M. 1963; R. Avenarius, *Der Grössenwahn*, Springer,

Berlín-Heidelberg-Nueva York 1978; W. v. Bayer, *Wähnen und Wahn*, Enke, Stuttgart 1979; P. Berner, *Das paranoische Syndrom*, Springer, Berlín-Heidelberg-Nueva York 1965; —, *Zum heutigen Stand der Wahnforschung*, «Psychiatr. Clin.» 8 (1975) 1-13; L. Binswanger, *Wahn*, Neske, Pfullingen 1965; K. Blankenburg, *Die anthropologische und daseinsanalytische Sicht des Wahns*, «Studium Generale» 80 (1967) 639-650; —, *Anthropologische Probleme des Wahns*, en W. Schulte, R. Tölle (dirs.), *Wahn*, Thieme, Stuttgart 1972; K. Conrad, *Die beginnende Schizophrenie. Versuch einer Gestaltanalyse des Wahns*, Thieme, Stuttgart 1958; R. Ebtinger, *Interesse sprachwissenschaftlicher Betrachtungsweisen im Bereich der Psychose. Dargestellt an Schrebers «Denkwürdigkeiten eines Nervenkranken»*, en G. Hofer, K.P. Kisker (dirs.), *Die Sprache des Anderen*, Karger, Basilea-Munich-París-Londres-Nueva York-Sydney 1976; H. Ey, *Estudios sobre los delirios*, Paz Montalvo, Madrid 1950; H. Feldmann, *Die magisch-mythischen Wahngedanken Schizophrener*, «Conf. Psychiatr.» 9 (1966) 20-34 y 78-92; M. Foucault, *Wahnsinn und Gesellschaft*, Suhrkamp, Francfort del M. 1969; —, *Der Wahnsinn, das abwesende Werk*, en *Schriften zur Literatur*, Nymphenburger Verlagshandlung, Munich 1974; S. Freud, *Psychoanalytische Bemerkungen über einen autobiographisch beschriebenen Fall von Paranoia (Dementia paranoides)*, «Jb. Psychoanal. Psychopathol. Forschung» 3 (1911) 9-68; R. Gaupp, *Die dramatische Dichtung eines Paranoikers über den Wahn*, «Z. Neur. Psychiatr.» 69 (1921) 182-198; J. Glatzel, *Das psychisch Abnorme*, Urban & Schwarzenberg, Munich-Viena-Baltimore 1977; —, *Die paranoide Eigenbeziehung aus der Perspektive einer interaktionalen Psychopathologie*, «Nevenarzt» 52 (1981) 147-152; H.W. Gruhle, *Die Psychopathologie der Schizophrenie*, en O. Bumke (dir.), *Handbuch der Geisteskrankheiten*, vol. 9, espec. parte V, Springer, Berlín 1932; —, *Über den Wahn*, «Nervenarzt» 22 (1951) 125-126; G. Hofer, *Zum Terminus Wahn*, «Fortschr. Neur. Psychiatr.» 21 (1953) 93-100; —, *Der Mensch im Wahn*, Karger, Basilea-Nueva York 1968; G. Huber, G. Gross, *Wahn*, Enke, Stuttgart 1977; W. Janzarik, *Induzierendes Irresein, induzierte Reaktion und die Frage der Suggestion*, «Fortschr. Neurol. Psychiatr.» 19 (1951) 85-99; —, *Zur Differentialtypologie der Wahnphänomene*, «Nervenarzt» 30 (1959) 153-159; —, *Der Wahn in strukturdynamischer Sicht*, «Stud. General.» 20 (1967) 628-638; K. Jaspers, *Allgemeine Psychopathologie*, Springer, Berlín-Heidelberg [5]1948; —, *Eifersuchtswahn*, en *Gesammelte Schriften zur Psychopathologie*, Springer, Berlín 1963; —, *Die massgebenden Menschen: Sokrates, Buddha, Konfuzius, Jesus*, Piper, Munich 1964; E. Kahn, *Über Wahnbildung*, «Archiv Psychiatr.» 88 (1929) 435-454; F. Kant, *Über die Kombination reaktiver und charakterologischer mit phasischen und prozesshaften Faktoren in der paranoischen Wahnbildung*, «Archiv. Psychiatr.» 87 (1929) 171-190; O. Kant, *Beiträge zur Wahnforschung IV: Phänomenologische und dynamische Wahnforschung*, «Z. Neurol.» 146 (1933) 599-619; K.P. Kisker, *Der Erlebniswandel des Schizophrenen*, Springer, Berlín-Gotinga-Heidelberg 1960; K. Kolle, *Di primäre Verrücktheit*, Thieme, Leipzig 1931; J. König, *Der Begriff der Intuition*, Niemeyer, Halle-Saale 1926; H. Kranz, *Wahn und Zeitgeist*, «Stud. Generale» 20 (1967) 605-611; E. Kretschmer, *Der sensitive Beziehungswahn*, Springer, Berlín-Heidelberg-Nueva York [4]1966; A. Kronfeld, *Perspektiven der Seelenheilkunde*, Thieme, Leipzig 1930; C. Kulenkampff, *Das paranoide Syndrom, anthropologisch verstanden*, en J. Zutt, C. Kulenkampff, *Das paranoide Syndrom in anthropologischer Sicht*, Springer, Berlín-Gotinga-Heidelberg 1958; H. Kunz, *Die Grenzen der psychopathologischen Wahninterpretation*, «Z. Neurol. Psychiatr.» 135 (1931) 671-715; H.W. Maier, *Über katathyme Wahnbildung und Paranoia*, «Z. Ges. Neurol. Psychiatr.» 13 (1912) 555-610; P. Matussek, *Psychotisches und nichtpsychotisches Bedeutungsbewusstsein*, «Nervenarzt» 19 (1948) 372-380; E. Minkowski, *Diskussionsbeitrag*, en J. Zutt, C. Kulenkampff, *Das paranoide Syndrom in anthropologischer Sicht*, Springer, Berlín-Gotinga-Heidelberg 1958; H. Müller-Suur, *Über Beziehungen und Unterschiede zwischen Zwang und Wahn*, «Z. Neurol.» 177 (1944) 238-281; —, *Das Gewissheitsbewusstsein beim schizophrenen und beim paranoischen Wahnerleben*, «Fortschr. Neurol. Psychiatr.» 18 (1950) 44-51; —, *Die schizophrenen Symptome und der Eindruck des Schizophrenen*, «Fortschr. Neurol. Psychiatr.» 26 (1958) 140-150; H.B.M. Murphy, *Kulturelle Aspekte des Wahns*, en M. Pfeiffer, W. Schoene, *Psychopathologie im Kulturvergleich*, Enke, Stuttgart 1980; C. Neisser, *Erörterungen über die Paranoia vom klinischen Standpunkte*, «Cbl. Nervenheilk. Pyschiatr.» 15 (1892) 1-20; B. Pauleikoff, *Versuch einer begrifflichen Abgrenzung des Wahneinfalls*, «Nervenarzt» 24 (1953) 199-204; —, *Der Liebeswahn*, «Fortschr. Neurol. Psychiatr.» 37 (1969) 251-279; M. Risso, W. Böker, *Verhexungswahn*, Karger, Basilea-Nueva York 1964; C. Scharfetter, *Die Wahngemeinschaft in der symbiontischen Psychose*, en W. Schulte, R. Tölle (dirs.), *Wahn*, Thieme, Stuttgart 1972; G. Schmidt, *Zum Wahnproblem*, «Z. Neurol.» 171 (1941) 570-590; —, *Liebeswahn*, «Fortschr. Neurol. Psychiatr.» 18 (1950) 623-634; K. Schneider, *Zur Frage des sensitiven Beziehungswahns*, «Z. Neurol.» 59 (1920) 51-63; —, *Zum Begriff des Wahns*, «Fortschr. Neurol. Psychiatr.» 17 (1949) 26-31; —, *Über den Wahn*, Thieme, Stuttgart 1952; D.P. Schreber, *Denkwürdigkeiten eines Nervenkranken*, ed. de S.M. Weber, Ullstein, Francfort del M.-Berlín-Viena 1973; H. Schulte, *Versuch einer Theorie der paranoischen Eigenbeziehung und Wahnbildung*, «Psycholog. Forschung» 5 (1924) 1-23; A. Strindberg, *Inferno*, en *Lebensgeschichte*, vol. 4, *Dtsch. Gesamtausg.*, Müller, Munich-Berlín [12]1917; E. Wagner, *Wahn. Drama in drei Akten von 1921*, en G. Hofer, *Der Mensch im Wahn*, Karger, Basilea-Nueva York 1968; P. Worsley, *Die Posaune wird erschallen. Cargo-Kulte in Melanesien*, Suhrkamp, Francfort del M. 1973; J. Zutt, *Vom gelebten welthaften Leibe*, en J. Zutt, C. Kulenkampff, *Das paranoide Syndrom in anthropologischer Sicht*, Springer, Berlín-Gotinga-Heidelberg 1958.

GUNTHER HOFER

DEPENDENCIA DEL ALCOHOL. Alcohol, dependencia del alcohol, abuso del alcohol, trastornos psíquicos, terapéutica del alcoholismo.

1. Observación preliminar. El alcohol (entendiendo por tal el alcohol etílico = etanol) es una combinación química que presenta, quizá como ninguna otra, cuatro propiedades simultáneas. El alcohol es:

1) Una sustancia nutritiva con elevado contenido energético (1 g contiene 29,6 kJ = 7,07 kcal).

2) Un estimulante y, como tal, un ingrediente de muchas bebidas corrientes en nuestra esfera cultural.

3) Un estupefaciente con alto potencial de abuso.

4) Un tóxico cuya acción, en sobredosis aguda o crónica, se manifiesta por trastornos orgánicos o psíquicos.

El alcohol tiene importancia en el aspecto médico y, sobre todo, psiquiátrico por sus propiedades como estupefaciente y como tóxico. Como *estupefaciente,* el alcohol con su elevado potencial de abuso, produce dependencia orgánica y psíquica.

La dependencia orgánica se caracteriza por el proceso de tolerancia y por fenómenos de abstinencia. El proceso de tolerancia es la disminución de la acción del alcohol, de forma que es preciso aumentar la dosis para obtener el mismo efecto. Los fenómenos de abstinencia son una serie de síntomas que aparecen cuando se ha consumido la droga durante un largo período, dando lugar a fenómenos de adaptación del organismo. Fenómenos similares de abstinencia se observan en el consumo de algunos medicamentos, como los opiáceos, los barbitúricos y otros somníferos o → tranquilizantes.

El cuadro clínico del síndrome de abstinencia alcohólica se caracteriza por un gran número de síntomas en diversas áreas de la medicina clínica. Así tenemos: trastornos gastrointestinales (falta de apetito, náuseas, vómitos, molestias gástricas, diarreas), trastornos cardiocirculatorios, trastornos neurovegetativos (sudoración, → trastornos del sueño), trastornos neurológicos (temblor, disartrias, alteraciones atáxicas, parestesias, ataques de → epilepsia), trastornos psíquicos (→ angustia, irritabilidad, → depresión, → trastornos de la memoria, alucinaciones, perturbaciones de la conciencia [vigilancia]).

La dependencia psíquica se caracteriza por la falta de control en el consumo de alcohol, por la incapacidad de abstenerse de él y por alcoholadicción. El alcohol se convierte en el principal contenido de las vivencias del individuo que de él depende.

El *alcohol como tóxico* se manifiesta en daños orgánicos y psíquicos, agudos o crónicos, que se producen por un consumo de alcohol desmesurado (cf. 6.1).

2. Definición. Hay numerosas definiciones del alcoholismo. La más conocida es la de la OMS (Organización Mundial de la Salud), de 1952: «Se entienden por alcohólicos los bebedores cuya dependencia del alcohol ha alcanzado tal grado que dan claras muestras de trastornos o conflictos en la salud corporal o mental, en sus relaciones personales y en su vida social y económica, o presentan síntomas de tales procesos. Por eso necesitan un tratamiento.» El término «alcoholismo» tiene un significado impreciso. Sin embargo, no se puede renunciar a él (al menos provisionalmente) por razones históricas. Hay que distinguir entre el abuso del alcohol y la dependencia del alcohol, quedando incluida esta última en dicho abuso. Actualmente se distingue también entre daños producidos por el alcohol y dependencia del alcohol; el término «alcoholismo» se utiliza tan sólo hoy día con respecto a la dependencia del alcohol, y el abuso se caracterizaría, aparte de por los daños corporales, psíquicos y sociales, por un consumo patológico, por ejemplo, en secreto, o por la embriaguez o por el consumo a destiempo (por ejemplo, conduciendo un vehículo).

Se han propuesto diversas tipologías del alcoholismo.

La de Jellinek distingue entre alcohólicos alfa, beta, gamma, delta y épsilon. Las dos formas más importantes son el alcoholismo gamma: consumo maniaco acompañado de dependencia psíquica (pérdida de control), y el alcoholismo delta: consumo habitual de cantidades de alcohol que producen daños y dependencia corporal. Se consideran alcohólicos épsilon los bebedores episódicos, que sólo de vez en cuando (a intervalos distantes) toman alcohol en exceso y con pérdida de control.

3. Diagnóstico. El → diagnóstico del alcoholismo es fácil en casos extremos, pero difícil en casos iniciales y poco avanzados. Desde finales de los años 40 se intenta objetivar el diagnóstico del alcoholismo mediante → tests. Puede realizarse por tres vías:

1) Mediante estimación de la conducta del bebedor, especialmente midiendo la cantidad y la frecuencia.

2) Mediante estimación o diagnóstico de los efectos nocivos del alcohol en la esfera orgánica, psíquica o social.

3) Mediante estimación de la dependencia (física o psíquica) con respecto al alcohol.

Las medidas o los instrumentos diagnósticos utilizados intentan explorar cada uno de estos sectores o bien varios de ellos. Se emplean cuestionarios para captar los efectos psicosociales y la conducta del bebedor, y se llevan a cabo investigaciones clínicas y de laboratorio para el diagnóstico de los daños somáticos. Los cuestionarios presentan el inconveniente de exigir la colaboración del sujeto; el inconveniente de las pruebas de laboratorio consiste en que, una vez desaparecidos los efectos del abuso del alcohol, los correspondientes resultados retornan a la normalidad (siempre que no persistan lesiones graves). Los tests completos, por ejemplo el test de alcoholismo de Munich (Malt, Feuerlein y otros) constan de escalas de autoestimación y de pruebas psicológicas mediante instrumentos, además de las pruebas de laboratorio clínico.

4. Factores determinantes del alcoholismo. Se han propuesto diversos modelos para explicar los factores determinantes del alcoholismo. Los modelos más utilizados son aquellos que son válidos para detectar la aparición de la drogodependencia. Aquí se advierte la estrecha conexión existente entre el alcoholismo y la → drogadicción. Todos los modelos coinciden en subrayar la multicondicionalidad. Se indican en general tres grupos de factores:

1) La acción específica de las *drogas* que llevan a la dependencia.

2) Las características específicas del *individuo*.

3) Las peculiaridades del *ámbito social*.

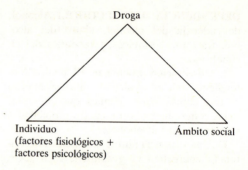

Figura 1
Modelo para la génesis de la drogadicción

Se ha aludido anteriormente a los efectos inmediatos del alcohol como droga. Las influencias ejercidas por el ámbito social y por las características del individuo se pueden dividir en acontecimientos previos, o pretéritos, y acontecimientos inmediatos, como señala el esquema de Ladewig (cf. su aportación en la presente obra: → drogadicción).

1. Grupo de factores que dependen del individuo. Las condiciones para la aparición del alcoholismo por parte del individuo son múltiples. He aquí las más importantes.

1.1. Factores biológicos y genéticos. No está demostrada ni es probable una transmisión hereditaria directa del alcoholismo como rasgo unitario; pero se han descrito algunas diferencias entre alcohólicos y no alcohólicos que deben atribuirse probablemente a factores genéticos. Se han aplicado diversos métodos para la demostración de estas diferencias. Los principales son los estudios realizados con gemelos y con hijos adoptivos.

Evaluar los factores genéticos en enfermedades humanas depara notables dificultades, ya que no es fácil en la clínica distinguir entre las influencias de la herencia y las del medio ambiente. Para lograr, no obstante, unos conocimientos seguros sobre el papel de los factores genéticos se han propuesto fundamentalmente dos métodos:

1) El método de los gemelos, que compara gemelos univitelinos con gemelos bivitelinos.
2) El método de la adopción, que compara parientes de la familia biológica con los de la familia adoptiva.

El método de los gemelos ha averiguado, en síntesis, que los gemelos univitelinos tienen con mayor frecuencia que en el caso de gemelos bivitelinos una pareja gemela que es también alcohólica. El método de la adopción ha constatado un mayor índice de alcoholismo en las personas cuyo padre o madre era alcohólico, que en las personas adoptadas a edad temprana y cuyos padres biológicos no eran alcohólicos.

También los resultados de los numerosos experimentos realizados desde hace decenios con animales apuntan a factores genéticos en la aparición del alcoholismo. Se han criado familias de roedores que mostraban una preferencia alcohólica y otras con aversión al alcohol.

1.2. *Teorías psicológicas. Teoría del aprendizaje.* Observación preliminar: Los modelos de explicación del alcoholismo inspirados en la teoría del aprendizaje parten del supuesto de que la bebida excesiva constituye una conducta que se aprende y se puede modificar con arreglo a las leyes generales del aprendizaje. El hombre, como animal de nacimiento prematuro, está expuesto a muchas impresiones troqueladoras y a situaciones de aprendizaje: influencias culturales, influencias de la estructura social, de la familia y de otros pequeños grupos. A partir de estas influencias se generan la actitud ante el alcohol y el rango de éste en la escala individual de valores. Estas orientaciones se internalizan en el curso de la infancia y de la primera juventud.

La aparición del alcoholismo se puede explicar mediante los principios de recompensa y de castigo. El consumo de alcohol es favorecido (reforzado) por:

1) La acción propia del alcohol.
2) Las vivencias o la conducta del propio individuo consumidor de alcohol.
3) La conducta del entorno.

Generalmente suele darse un doble refuerzo: beber alcohol es recompensado, la abstinencia es castigada.

La acción propia del alcohol es vivenciada, por regla general a través de las modificaciones que produce en el sistema nervioso central. Hay una disminución de las inhibiciones y una desaparición de la angustia y de las tensiones.

Las expectativas y las actitudes del entorno actúan como reforzadores positivos para el consumidor de alcohol. La imagen que éste tiene de sí mismo queda así influida; es decir, el alcohólico modifica su conducta en función de las expectativas de roles expresadas por el entorno. Y por el contrario, la imagen del abstemio es mala; por eso muchos alcohólicos temen quedar expuestos a críticas negativas si de pronto renuncian al alcohol. Otros factores de refuerzo son, por ejemplo, la vinculación del consumo de alcohol con determinados modelos de comportamiento «adulto», caracterizados por independencia, control social, poder y reacción positiva del medio ambiente cuando el sujeto «aguanta bien» el alcohol. Otra recompensa consiste en la desaparición de refuerzos negativos (evitación de los síntomas de abstinencia). Según la teoría del aprendizaje, las medidas punitivas llevan a una reducción de la conducta alcohólica; pero hay que señalar que las medidas punitivas son menos eficaces porque sus consecuencias tardan más en aparecer que las consecuencias gratificantes.

Teorías psicodinámicas. La psicodinámica, especialmente el → psicoanálisis, no suele abordar el alcoholismo al margen de otras → drogadicciones. El método psicodinámico destaca en primer plano la «actitud adictiva» de la personalidad premórbida, actitud atribuida a un trastorno del desarrollo de la personalidad. El punto de arranque de las teorías psicoanalíticas es el supuesto de que la actitud adictiva se basa en el principio placer-displacer. La tensión causa displacer. La reducción de la tensión causa placer. El alcohol disuelve la tensión y aminora la angustia, que brota en forma de impulsos rivales desde el super yo y desde el ello. Según las teorías psicodinámicas, la adicción supone, sobre todo, trastornos del yo y de la identidad (incluso en el sentido de un → trastorno narcisista de la personalidad). Este último consiste en una ausencia de tolerancia a los afectos y a las frustraciones, en conflictos entre aspiraciones simbióticas y tendencias autonómicas, en un sentimiento negativo de autoestima y en la tendencia a la exteriorización de problemas y conflictos.

El alcohólico se caracteriza, además, por una fijación o una regresión a la fase oral. Si el objeto de la primera infancia se vivencia de modo muy ambivalente a consecuencia de un trastorno del desarrollo, puede surgir una *imago* idealizada de los padres o, en compensación, un sí mismo grandioso e irreal. La deficiente internalización de la *imago* parental perturba el desarrollo del super yo. La intensa ambivalencia frente a la *imago* parental idealizada induce a elevadas expectativas simbióticas y, por otra parte, a decepción y agresión, acompañadas de sentimientos de inferioridad y correspondiente mecanismo de defensa. A ello se une también una regresión a un mundo desiderativo ilusorio, alimentado por fantasías nostálgicas. La droga puede convertirse en el objeto de amor simbólico o en el fetiche que produce un placer mágico. Hay que decir, en resumen, que la adicción suele ser, desde la perspectiva psicodinámica, un trastorno narcisista de la personalidad que se sitúa a nivel nosológico entre la neurosis (→ formas de neurosis) y el síndrome fronterizo (→ trastornos fronterizos).

1.3. *Grupo de factores del ámbito social. Influencias culturales.* Hay tres actitudes frente al consumo de alcohol que se pueden describir con los términos de bebida ritual, bebida convivencial con ritual social y bebida utilitaria. En la bebida convivencial se consume alcohol durante la comida. En la bebida utilitaria se consume alcohol para resolver conflictos intraindividuales o para satisfacer el afán de poder.

Proceso social y estrato social. Sobre la diversa frecuencia del alcoholismo en las diversas capas sociales, cf. el apartado 5.

Grupos primarios. Se han realizado muchas investigaciones sobre la importancia de la pareja femenina para la aparición y el mantenimiento del alcoholismo del varón. Se distinguieron desde el principio 3 tipos de esposas de alcohólicos: la dominante, la masoquista y la indiferente-pasiva.

Las relaciones personales entre el alcohólico y su esposa se caracterizan por la confusión que reina sobre los roles socioculturales y sobre la necesidad de dependencia e independencia de ambos consortes.

5. Epidemiología. Comprobar el número de alcohólicos de una población lleva consigo diversas dificultades. Hemos indicado ya los problemas de definición. Hay que añadir los problemas metodológicos. En el pasado se utilizaron los llamados métodos indirectos, tratando de averiguar el número de alcohólicos a partir de otras cifras estadísticas, sobre todo de los índices de consumo de bebidas alcohólicas. Estos cálculos, sin embargo, son muy imprecisos, pues no tienen en cuenta los diferentes hábitos de consumo alcohólico de los distintos sectores de población. No obstante, las fórmulas ofrecen ciertos puntos de apoyo para la estimación del número de alcohólicos. Las cifras de consumo de bebidas alcohólicas en Alemania Federal y en algunos otros países pueden verse en el siguiente cuadro.

1979	Alemania Federal	Austria	Suiza
Consumo total por habitante	12,74 l	11,05 l	10,65 l
Aguardiente	8,84 l	6,02 l	5,0 l
Gasto por habitante	636 marcos	3702 chelines	664 francos suizos (promedio para 1971-1975)

En los últimos años se han realizado diversas investigaciones de campo con muestras aleatorias (por ejemplo, Wieser 1972, Feuerlein y Küfner 1977). Sus resultados son en conjunto coincidentes. Confirman que alrededor del 2 ó 3 % de la población total debe calificarse de alcohólica si se utilizan criterios rigurosos. Con métodos aún más precisos se obtendrían probablemente índices más elevados. En Austria y en Suiza, el número de enfermos alcohólicos suma el 3 y el 2 % respectivamente, es decir, al menos 210 000 y 150 000 habitantes respectivamente.

La relación entre varones y mujeres se va igualando cada vez más en los últimos años: si hace 15 años sólo el 10 % de los alcohólicos era mujeres, el porcentaje actual oscila entre el 25 y el 30 %. Las más propensas son las que se encuentran solas (solteras, viudas y separadas).

El *alcoholismo juvenil* ha sido tema de debate en los últimos años. No se ha constatado un aumento sustancial en el intervalo entre 1971 y 1975 en Hamburgo, ni entre 1973 y 1976 en Baviera. Por otra parte, una encuesta bávara de 1976 demuestra que el riesgo de alcoholismo parece ser mayor en los jóvenes que en los adultos. El índice de riesgo entre los primeros resultó ser del 5 ó 6 % frente al 4 % entre los adultos, un índice peligroso; el 8 % de ellos eran varones y el 4 % mujeres. La última encuesta, de 1980, confirma sustancialmente estos resultados. El número de alcohólicos en *centros psiquiátricos* ha aumentado notablemente. En muchas clínicas psiquiátricas más del 30 % de los pacientes varones son alcohólicos. Hay menos información sobre el número de alcohólicos en *hospitales generales*. Según las investigaciones realizadas, el 11-14 % se encuentran en centros internistas y el 7 % en centros quirúrgicos.

Estrato social y profesión. El número más elevado de abstinentes de alcohol en la República Federal de Alemania se da entre las capas sociales bajas. Con la elevación del status social aumenta el consumo de alcohol. Esto es válido sobre todo en las mujeres. Sin embargo, los pertenecientes a las capas sociales bajas son algo más propensos al consumo extremo de alcohol que los pertenecientes a los estamentos medios. Hay una incidencia relativamente elevada entre los económicamente independientes y entre los empresarios. Existen notables diferencias en la frecuencia del consumo de alcohol en las diversas profesiones. Los que ejercen profesiones relacionadas con la producción o el tráfico de alcohol, al igual que los profesionales de la construcción y del transporte, son los más afectados. También están más expuestos los jóvenes en paro pertenecientes a las capas sociales más débiles económicamente.

6. Secuelas del alcoholismo. 1. *Secuelas somáticas.* Apenas hay un sistema del organismo humano que no se resienta más o menos gravemente por el consumo excesivo de alcohol. No cabe aquí una exposición pormenorizada. Queda especialmente afectado, además del tracto gastrointestinal, el sistema nervioso.

2. *Secuelas psíquicas.* Las lesiones cerebrales constituyen uno de los factores esenciales de las *alteraciones psíquicas* que acompañan al abuso crónico del alcohol (no se analizan aquí los *efectos agudos* del alcoholismo en la conducta y la vida humanas). Se trata sobre todo de trastornos que aparecen en la intoxicación alcohólica aguda (embriaguez alcohólica con sus complicaciones) y que tienen una gran relevancia social y forense. Las alteraciones psíquicas por abuso crónico de alcohol pueden dividirse en tres grandes grupos: *a)* *Psicosis alcohólicas* o trastornos psíquicos graves pasajeros, de mayor o menor duración, que se caracterizan por alteraciones psicopatológicas de considerable importancia, tanto cualitativa como cuantitativamente (por ejemplo, delirio alcohólico, alucinosis alcohólica, síndrome de Korsakov). *b)* *Modificaciones de la capacidad psíquica de rendimiento.* *c)* *Modificación de la personalidad* (trastornos caracterológicos).

Estos tres grupos de alteraciones psíquicas aparecen a veces juntos, especialmente los trastornos de la capacidad psíquica de rendimiento y de la personalidad. Pueden influirse mutuamente.

a) *Psicosis alcohólicas.* 1. *Delirio alcohólico (delirium tremens).* Es la psicosis alcohólica más frecuente (en el 15 % de los alcohólicos aproximadamente). Destacan en el cuadro clínico la desorientación a nivel espacial, temporal y situacional, trastornos de la comprensión, ilusiones y alucinaciones (generalmente ópticas). Además, trastornos de la facultad perceptiva y alta sugestibilidad. El estado de ánimo es fluctuante, caracterizado por intensa angustia, alternando con cierta euforia. Los pacientes suelen mostrarse inquietos en el plano psicomotor. Hay trastornos neurovegetativos: insomnio (→ trastornos del sueño), aumento de la sudoración. También son característicos los trastornos neurológicos: temblor de manos, ataques epilépticos. El *delirium tremens* puede aparecer de repente y desaparecer espontáneamente en pocos días si no conduce a la muerte. Sin tratamiento, la mortalidad alcanza alrededor del 20 %; con una terapéutica suficiente, alrededor del 1 %. La causa del delirio alcohólico no se conoce aún con precisión. Premisa imprescindible es siempre un abuso grave del alcohol, prolongado durante años. El delirio alcohólico aparece a menudo después de una privación repentina de alcohol. Se ha considerado como la fase culminante del síndrome de abstinencia alcohólica. En cualquier caso, los delirios pueden aparecer en los alcohólicos aun sin privación de alcohol, si están sometidos a estrés intenso.

2. *Alucinación alcohólica crónica.* La alucinación alcohólica crónica es semejante en algunos aspectos al delirio, pero menos peligrosa para la vida. Es mucho más rara que el delirio y evoluciona mucho más lentamente. Se caracteriza, sobre todo, por alucinaciones acústicas que son interpretadas en muchas ocasiones como delirantes. El estado afectivo se caracteriza por depresiones y sobre todo por la presencia de angustia, que puede aumentar hasta el pánico. Esta psicosis deja secuelas; quedan trastornos residuales que no cabe ya diferenciar de un cuadro esquizofrénico.

3. *Síndrome de Korsakov.* Este síndrome de curso crónico ataca al 3-5 % de todos los alcohólicos. Tiene un pronóstico muy desfavorable (alrededor del 20 % sana totalmente; otro 20 % no mejora y el resto muestra trastornos residuales). Al principio se dan a menudo síntomas delirantes. Más tarde se producen trastornos, sobre todo en el rendimiento general:

1) Perturbaciones de la memoria y de la capacidad de notación.
2) Trastornos de la orientación (tiempo, espacio y situación exterior).
3) Trastornos de la comprensión.
4) Reducción de la espontaneidad y de la iniciativa.
5) Trastornos de la capacidad de concentración, de la abstracción visual y verbal.

Todos estos síntomas corresponden a una forma especial del psicosíndrome orgánico que se observa en lesiones del cerebro por diversos agentes, por ejemplo, traumas cerebrales, acción de tóxicos, pero también en inflamaciones y tumores cerebrales.

b) *Modificaciones de la capacidad psíquica de rendimiento.* Se trata de modificaciones observables en alcohólicos crónicos que se encuentran en una fase intermedia y no muestran por tanto ningún psicosíndrome orgánico grave. Existen muchas investigaciones sobre estas deficiencias de rendimiento psíquico. Las investigaciones iban acompañadas generalmente de tests psicológicos de rendimiento. Se ha detectado así una estructura pluriestratificada de las lesiones. No cabe diferenciar siempre netamente entre sí los distintos sectores de rendimiento afectados. Se trata especialmente de las siguientes:

1) La atención.
2) La capacidad perceptiva.
3) La capacidad de concentración.
4) La memoria, sobre todo la memoria verbal.
5) El aprendizaje verbal.
6) La elaboración de secuencias temporales, sobre todo la percepción del tiempo.
7) La abstracción verbal y no verbal.
8) La solución de problemas verbales y no verbales.
9) La facultad de representación espacial no verbal.
10) La motricidad (sobre todo la motricidad de precisión).

La complejidad de los trastornos del rendimiento aparece con especial claridad cuando se imponen tareas a realizar con apremio de tiempo o varias tareas simultáneas. Así ocurre, por ejemplo, en la conducción de vehículos de motor.

c) *Modificaciones de la personalidad.* Las modificaciones de la personalidad debidas a efectos del alcohol se pueden resumir en 4 características principales:

1) Un *yo débil,* con *autoconcepto negativo* y *baja tolerancia a la frustración.*
2) *Capacidad perceptiva y vivencial de estímulos más intensa,* y mayor tendencia a la hipocondría.
3) Intensa dependencia de campo (aumento de pasividad, de dependencia y de indiferenciación).
4) *Trastornos neuróticos* (como angustia, depresiones, histeria).

Se constata, en concreto, que los alcohólicos muestran mayor agresividad y menos autocontrol que las personas normales.

En la valoración de estos resultados hay que tener presente, sin embargo, que las investigaciones detectaban la estructura actual de la personalidad del alcohólico. No cabe diferenciar así entre las cualidades premórbidas de la llamada personalidad básica y las alteraciones debidas a la enfermedad. Son escasas las investigaciones que permiten establecer una comparación entre la personalidad básica y la estructura de la personalidad después de la incidencia del alcoholismo. Se ha podido constatar un aumento de factores de personalidad designados con términos como psicopatía, depresividad (→ depresión), esquizoidia e hipocondría.

Los trastornos de la capacidad psíquica de rendimiento y las modificaciones de la personalidad pueden remitir en el curso de los años, total o parcialmente, si se mantiene una estricta abstinencia de alcohol. Estas recuperaciones afectan sobre todo a las capacidades verbales.

Patogénesis de las alteraciones psiquiátricas. Se ha intentado desde hace varios decenios encontrar alteraciones morfológicas en el cerebro de los alcohólicos que se correspondan con las alteraciones psíquicas descritas. No ha sido posible detectar en el delirio alcohólico y en la alucinación alcohólica ninguna alteración específica; se ha demostrado, en cambio, su existencia en el síndrome de Korsakov (sobre todo en el tálamo, en los cuerpos mamilares y en la región del acueducto y del cuarto ventrículo). Recientes estudios radiológicos (tomografía craneal computadorizada) han podido demostrar que en un gran número de alcohólicos de edad media existen alteraciones cerebrales atróficas difusas que sólo suelen encontrarse en personas de edad avanzada.

Sin embargo, las alteraciones psíquicas de origen orgánico en alcohólicos tan sólo constituyen una faceta del cuadro psíquico que ofrecen aquéllos. No se han tenido en cuenta hasta ahora las *influencias ejercidas por reacciones a vivencias* y que determinan parcialmente el cuadro psíquico. Cabe considerar la modificación alcohólica del modo de ser como una resultante entre los fenómenos de deterioro orgánico y las formaciones reactivas por parte de la personalidad, a estos conflictos y a los problemas sociales a que están sometidos los alcohólicos. Estas interacciones son sin duda muy complejas, pero aún están poco objetivadas.

7. Terapéutica. 1. *Observaciones generales.* La terapéutica del alcoholismo suele exigir una actuación prolongada durante varios años. Las condiciones principales para una terapéutica positiva son una correspondiente conciencia de enfermedad y una motivación suficiente para aceptar el tratamiento. Hay que partir del principio de que la conciencia de enfermedad y la motivación para la terapéutica constituyen un proceso que requiere a veces años, hasta lograr que el paciente acepte su estado y se ponga en tratamiento.

En el tratamiento de los alcohólicos deben colaborar generalmente una serie de terapeutas profesionales: médicos (de medicina general, internistas, psiquiatras), asistentes sociales y sobre todo terapeutas especializados en adicción, de diversos grupos profesionales (en su mayoría psicólogos y asistentes sociales). En el tratamiento ambulatorio, sobre todo si es practicado por grupos de autoayuda, los ex alcohólicos desempeñan un papel importante cuando han recibido una formación como ayudantes no profesionales. Las organizaciones de autoayuda de los alcohólicos anónimos (AA) son gestionadas exclusivamente por ex alcohólicos.

2. *Objetivo terapéutico.* En los últimos años se ha hablado mucho de la «bebida controlada». Los resultados, sin embargo, no son tan estimulantes como para poder considerar en general la bebida controlada como un método convencional. Esto es válido sobre todo para pacientes con una clara dependencia del alcohol. No hay que olvidar la necesidad de exigir la abstinencia absoluta como objetivo terapéutico para todos los alcohólicos. Este objetivo no es, sin embargo, suficiente; hay que añadir la superación o la compensación óptimas de los trastornos orgánicos y psíquicos, la independencia social acompañada de integración profesional y el establecimiento de vínculos personales.

3. *Fases terapéuticas.* La terapia del alcoholismo se puede dividir en cuatro fases:

a) Fase de contacto.

b) Fase de desintoxicación.
c) Fase de deshabituación.
d) Fase de seguimiento y rehabilitación.

a) *Fase de contacto.* Se trata de los primeros contactos del alcohólico con una persona que le ayuda, ya sea ésta profesional o no. Deben perseguirse los siguientes objetivos:

1) Elaboración de un diagnóstico.
2) Esclarecimiento de la situación psicológica y social (familia, ámbito laboral).
3) Examen de la disposición a tratarse y de la capacidad de tratamiento, así como de las posibilidades externas con miras a una terapéutica de internamiento hospitalario o de régimen ambulatorio.
4) Primeras pruebas de tratamiento, de cara a una abstinencia provisional con respecto al alcohol.

Si es posible, debe intentarse el contacto con la pareja para completar las informaciones y estabilizar la motivación del paciente en orden a la terapéutica ulterior; es preciso iniciar a la pareja en el conocimiento de la problemática especial del complejo proceso del alcoholismo.

b) *Fase de desintoxicación.* Un tratamiento de desintoxicación sólo es necesario cuando existen considerables fenómenos de abstinencia. La desintoxicación alcohólica puede realizarse en muchas ocasiones de modo ambulatorio. En muchos casos no graves no es necesario un tratamiento medicamentoso. Sólo en fenómenos graves de abstinencia acompañados de delirio alcohólico potencial o manifiesto está indicado un tratamiento medicamentoso intensivo (por ejemplo, con clometiazol).

c) *Fase de deshabituación.* El fin del tratamiento en la fase de deshabituación es cortar el proceso de dependencia. Debe intentarse además la práctica de nuevas formas de socialización de la vida, sin alcohol. La deshabituación dura, al menos, varias semanas, generalmente varios meses. Un tratamiento de deshabituación puede efectuarse en régimen ambulatorio o de internamiento hospitalario. No existen aún suficientes criterios empíricos seguros de indicación en favor de una u otra forma de tratamiento. Cuando se da una motivación suficiente y hay unas condiciones de socialización favorables, puede ser aconsejable un tratamiento ambulatorio, que es factible sin abandonar el trabajo profesional. El tratamiento ambulatorio y el hospitalario no son independientes entre sí, sino que deben estar mutuamente relacionados, a ser posible en forma de sistema de asistencia integrada. A pesar de la creciente importancia que va adquiriendo el tratamiento ambulatorio, el tratamiento de internamiento no es superfluo. Lo esencial en él es el «clima terapéutico total». Este clima sólo puede lograrse, por lo general, en clínicas especiales o en departamentos donde se disponga de personal formado *ad hoc* y con experiencia.

La duración del tratamiento alcanza en muchas clínicas 6 meses, y en algunos centros sólo 6-12 semanas. La cuestión de la duración óptima del tratamiento no está aún aclarada. Es preciso discernir cada caso concreto. Los centros ambulatorios y hospitalarios han confeccionado programas de tratamiento específico que contienen de modo ecléctico una serie de instrumentos de actuación (incluida la terapia de la conducta). Suele darse preferencia a la terapia de grupo. Son necesarias, sin embargo, las conversaciones individuales al comienzo y durante el curso de cualquier otra terapia. Dichas conversaciones se desarrollan en muchos casos siguiendo los criterios de la → psicoterapia centrada en el cliente. Se añaden elementos de → terapia guestáltica, dinámica de grupos y → psicodrama. La → psicoterapia de pareja va ganando importancia en los últimos años.

El tratamiento medicamentoso pasa a un segundo plano en la fase de deshabituación. Hay, sin embargo, una serie de centros que incluyen en su programa un tratamiento con preparados que sensibilizan al alcohol (el prototipo es el disulfiram = Antebus). Este tratamiento puede efectuarse en forma ambulatoria cuando hay buena motivación y se cumplen otros requisitos. Lo más importante de éstos es la colaboración de un familiar de confianza y la atención a las diversas contraindicaciones.

d) *Fase de seguimiento.* Se puede formular así: ningún alcohólico debe ser dado de alta del tratamiento médico sin tener un puesto fijo de trabajo, una vivienda y un estrecho contacto personal con una organización de seguimiento (por ejemplo: AA, Cruz Azul o, en

Alemania, la *Guttempler Orden*). El objetivo es la estabilización y la motivación para la abstinencia y sentar las bases para un desarrollo ulterior de la personalidad. La labor de seguimiento debe extenderse durante muchos años y esto significa que ha de efectuarse, por lo general, en forma ambulatoria. Son relativamente pocos los casos en que es necesario el internamiento durante un período limitado en un «hogar de medio camino», u otro centro análogo. Es tarea del médico de cabecera, en esta fase, animar al paciente a participar en actividades terapéuticas propias de esta fase, así como controlar esta participación. Algunos pacientes pueden necesitar una → psicoterapia más prolongada.

8. Pronóstico. Hay que tener presente que no cabe esperar una auténtica curación si se entiende ésta como reducción del riesgo de recaída a los niveles que se dan en personas normales no alcohólicas. Sin duda, el que ha permanecido abstinente durante un año, suele serlo en los dos años siguientes; pero en algunos casos hay que contar con un cierto peligro de recaída, aun después de varios decenios de abstinencia y de integración social, al menos si aparecen situaciones específicas de provocación.

9. Cursos espontáneos. Se sabe relativamente poco acerca de los cursos espontáneos. Las investigaciones existentes indican que alrededor del 11-21 % de los casos no tratados presentan una mejoría o una curación espontánea. Estudiando a un grupo de alcohólicos después del tratamiento, en un momento cualquiera, se constata alrededor del 10 % de abstinentes, y entre ellos, el 10-15 % con una evolución favorable. Esto no significa que se trate de curaciones definitivas. Así, entre los abstinentes o los que evolucionan favorablemente, se encuentra un número no determinado de futuras recaídas.

10. Resultados del tratamiento. Dependen de muchos factores, sobre todo de la selección de los pacientes. Se puede decir, simplificando mucho, que cuanto más motivados estén, más edad tengan y mayor sea la estabilidad social de los pacientes, mejores serán los resultados del tratamiento. Una gran estadística de conjunto elaborada por Emrick a partir de 265 trabajos, en su mayoría de la literatura angloamericana, da las siguientes cifras: en catamnesis, que la mayoría de las veces abarcaban 18 meses o más, el 33 % de los pacientes tratados eran abstinentes, otro 33 % no presentaban mejoría o habían empeorado, el resto mejoró en mayor o menor grado, y alrededor del 5-6 % de ellos, catalogados como «bebedores controlados», manifestaron una estabilidad social aceptable. Hay que tener en cuenta que esa estadística incluye alcohólicos de diverso grado.

Así, pues, queda sin aclarar el tratamiento óptimo para cada tipo de alcohólico. Esto se debe en parte a las notables dificultades metodológicas con que tropiezan tales investigaciones.

Bibliografía. R.F. Bales, *Cultural difference in rate of alcoholism*, en R.G. McCarthy (dir.), *Drinking and intoxication*, Free Press, Nueva York 1959; H. T. Blane, *The personality of the alcoholic. Guises of dependency*, Harper and Row, Nueva York-Evanston-Londres 1968; Departamento suizo para los problemas relacionados con el alcohol, *Zahlen zum Alkoholproblem und anderen Suchtgefahren 1978*, Lausana 1978; C.D. Emrick, *A review of psychologically oriented treatment of alcoholism. I. The use and interrelationship of outcome criteria and drinking behaviour following treatment*, «Quart. J. Stud. Alc.» 35 (1974) 523-549; W. Feuerlein, *Alkoholismus. Missbrauch und Abhängigkeit*, Thieme, Stuttgart ²1979 (ed. revisada y ampliada); W. Feuerlein, H. Küfner, *Alkoholkonsum, Alkoholmissbrauch und subjektives Befinden: Ergebnis einer Repräsentativerhebung in der Bundesrepublik Deutschland*, «Arch. Psychiatr. Nervenkr.» 224 (1977) 89-106; W. Feuerlein, C. Ringer, H. Küfner, K. Antons, *Diagnose des Alkoholismus: Der Münchner Alkoholismus-Test (Malt)*, «Münch. Med. Wochenschr.» 119 (1977) 1275-1282; *Jahrbuch 1980 des österreichischen statistischen Zentralamts Wien*, Viena 1981; E.M. Jellinek, *Alcoholism, a genus and some of its species*, «Canad. Med. Ass. J.» (1960) 1341-1345; Ministerios del Interior y de Trabajo y Seguridad Social de Baviera, *Alkohol, Drogen, Medikamente, Tabak. Jugend fragt Jugend. Repräsentative Erhebung bei Jugendlichen in Bayern 1973, 1976, 1980*, Munich 1982; H.G. Schmidt (dir.), *Jahrbuch 1982 zur Frage der Suchtgefahren*, Neuland-Verlagsges., Hamburgo 1982; S. Wieser, *Das Trinkverhalten der Deutschen. Eine medizin-soziologische Untersuchung*, Nicolaische Verlagsbuchhandlung, Herford 1972.

WILHELM FEUERLEIN

DEPRESIÓN. Formas de depresión, estado de ánimo, sentimientos.

Los términos «depresivo» y «depresión», que se emplean en casi todos los grupos nosológicos, son extraordinariamente ambiguos y pueden dar lugar a graves confusiones. Cabría suponer, por ejemplo, que el significado del término «depresivo» en sentido clínico sea una mera intensificación de lo que el lenguaje corriente entiende por tal calificativo: triste, agobiado, abatido. Esto no es aplicable al menos a la depresión endógena, en la que el calificativo designa un estado anímico que implica, por ejemplo, una pasividad ajena a la propia personalidad y difiere cualitativamente, y no sólo cuantitativamente, de los estados deprimidos de la vida psíquica normal. El problema semántico que plantea el término «depresivo», al sugerir una homogeneidad del estado anímico que no siempre se da en las situaciones psíquicas así calificadas, no está aún resuelto. También el concepto de «depresión» puede tener un significado diferente en diversos planos de abstracción. En el plano *sintomatológico* designa simplemente una distimia; a nivel *sindrómico,* la aparición conjunta, con regularidad, de determinados síntomas psicológicos, motores y somáticos, y en sentido *nosológico,* diversas enfermedades atribuidas a determinadas causas y con determinados cursos.

Aunque es preciso distinguir la depresión como estado anímico, y como afecto y sentimiento, los estados calificados de depresivos se engloban actualmente bajo el concepto general de → *trastornos afectivos*. La expresión «psicosis afectivas» es ya obligada en la CIE (Clasificación internacional de enfermedades) como noción general que designa aquellos estados depresivos que, al igual que otros trastornos afectivos, se repiten por una u otra causa, aparecen muy marcados y muestran además algunos síntomas, como ideas delirantes, perplejidad, autoestimación alterada y trastornos de percepción y de conducta.

La depresión es uno de los trastornos psíquicos más frecuentes entre adultos. Según investigaciones internacionales, el 15-30 % de los adultos sufre episodios depresivos en sentido clínico, aunque sólo 1/4 de ellos acude a la ayuda profesional.

Se habla de *distimias depresivas clínicamente relevantes* cuando, además de una alteración anímica especial, existen deterioros de las funciones orgánicas, como → trastornos del sueño, del interés sexual, del apetito, etc., reducción de la capacidad para responder a las expectativas de la familia, de la profesión, etc., ideas y actos de → suicidio o trastornos en la percepción de la realidad, como delirio, alucinación y confusión mental. Como demostraron las amplias investigaciones sobre reacción de tristeza de Lindemann (1945) y Parkes (1970), las diferencias respecto a la reacción normal son a menudo solamente de grado. Se ha confeccionado una serie de *cuestionarios* para la detección objetivadora y cuantificante de los trastornos depresivos: escalas de enjuiciamiento por parte de los demás, como la *Hamilton scale,* y escalas de autoevaluación, como el inventario de la depresión de Beck, la escala de Zung, la *Hamburger Depressionsskala* de Kerekjarto, las escalas de estados anímicos de von Zerssen, etc. Hay que mencionar, además, los cuestionarios de personalidad como el Inventario de personalidad de Friburgo y el MMPI. Ninguno de estos instrumentos de medida permite establecer un diagnóstico nosológico, que se basa siempre en un juicio que contempla a la vez el curso, el pronóstico y los factores etiológicos.

Los cuadros depresivos se clasifican desde diferentes perspectivas. Las distintas orientaciones en práctica clínica, en estrategia de investigación y en las diferentes teorías dan lugar a diversos *sistemas clasificatorios*. Los más conocidos son la antigua distinción entre depresión endógena y depresión neurótica o reactiva; la tipología dimensional de Kielholz (1972), con la serie de transiciones desde la depresión somatógena, pasando por la depresión endógena, hasta la depresión psicógena; el sistema clasificador sindrómico de Angst (1969); y, sobre todo, el CIE-9; y para fines de investigación, el DSM-III, con criterios de inclusión y exclusión. Importantes puntos de vista clasificatorios son las dicotomías endógeno/reactivo y psicótico/neurótico. Los términos «endógeno» y «psicótico» se emplean a veces como idénticos, pero no coinciden plenamente. Lo *endógeno* (depresión endógena) expresa la covariación de síntomas como lentificación, trastornos del ritmo, pérdida de peso, ideas de culpa, menor relevancia de los acontecimientos de la vida *(life-events)* y otros factores desencadenantes. Lo *psicótico* (depresión psicótica) apunta a la alteración de las funciones psíquicas superiores, como la percepción y el pensamiento, según se manifiesta en ideas delirantes, alucinaciones y otros fenómenos. Ya que también las depresiones endógenas o psicóticas se pueden desencadenar o provocar, el criterio de lo *reactivo* (depresión reactiva) como nota clasificatoria resulta inseguro. También el término «neurótico» implica ciertas inconsistencias teóricas y clínicas (depresión neurótica). Además de sus implicaciones psicogenéticas, alude a conflictos y problemas caracterológicos persistentes. Para mantener la división de los cuadros depresivos al margen de representaciones etiológicas, se introdujo, principalmente con fines científicos, una clasificación propuesta por Robins-Guze, que distingue las depresiones con arreglo a los dos criterios de la sucesividad y la simultaneidad de enfermedades asociadas. Según esto, una *depresión primaria (primary depression)* sería un trastorno primario, *de novo,* del estado de ánimo que no va acompañado de trastornos psiquiátricos no afectivos o de enfermedades orgánicas. Hay que admitir, en cambio, la presencia de una *depresión secundaria (secondary depression)* cuando han existido o se constatan simultáneamente otras enfermedades psiquiátricas u orgánicas.

Es frecuente que ciertos estados de ánimo calificados de depresivos o, más exactamente, deprimidos, se den en *reacciones de tristeza o duelo* normales. Tales reacciones se producen, no sólo con ocasión de la pérdida de seres queridos, sino también de valores ideales y de bienes materiales, en la alteración de funciones orgánicas, en decepciones, etc. Una pérdida puede ir también precedida de una tristeza anticipatoria. Parkes (1970) distinguió tres fases en el duelo normal. A una primera fase de abatimiento en los 5 primeros días, suele seguir una segunda fase de nostalgia del objeto perdido y de protesta contra la pérdida, con fenómenos de inquietud, excitabilidad y amargura. Esta fase tiene su punto culminante entre la segunda y la cuarta semana. La apatía y la falta de objetivos caracterizan a la tercera fase, una fase de desorganización en la que disminuyen la inquietud y la tensión a lo largo de un año. No se conoce aún lo bastante de qué modo logra el hombre superar su tristeza mediante el «trabajo del duelo» (Freud). Reacciones afines a la tristeza se constatan también en los animales.

Cuando se da una reacción especialmente intensa o prolongada, sobre todo si va acompañada de una conducta anormal, ante un caso de pérdida, se habla de *reacción de duelo anormal*. Esta reacción es el prototipo de una *depresión reactiva (= depresión psicorreactiva)*. La depresión reactiva forma, junto con la depresión neurótica, el grupo de las *depresiones psicógenas*. No siempre es fácil la delimitación de la depresión reactiva frente a una depresión endógena y a una depresión neurótica. A fin de evitar la confusión con depresiones endógenas desencadenadas situacionalmente, es preferible hablar de una *reacción vivencial depresiva*. Al igual que todas las reacciones vivenciales, las reacciones depresivas tienen un nexo causal con una vivencia, de la que depende su curso ulterior. Una forma frecuente de reacción depresiva es la «depresión de agotamiento» según Kielholz (1957), con un síndrome hiperestésico-asténico, un síndrome psicosomático y un síndrome depresivo. Las reacciones depresivas dependen en mayor o menor grado de factores propios de la personalidad, y ello puede dar lugar a transiciones hacia la depresión neurótica. Esto es válido especialmente para las *reacciones depresivas basadas en conflictos íntimos* (K. Schneider 1967), en las que el individuo reacciona de modo depresivo a vivencias íntimas. Las *depresiones de trasfondo* (K. Schneider 1967) de la «vida normal y psicopática» (p. 43) revisten escasa importancia clínica, pero son muy frecuentes, especialmente en el climaterio. Se trata de estados depresivos que surgen de modo imprevisible desde un hipotético fondo endotímico y que no son reactivos ni neuróticos en cuanto a forma. Hay una *depresión neurótica* (término que muchos autores emplean como sinónimo de *neurosis depresiva*) cuando un trastorno depresivo se puede atribuir a conflictos reprimidos y persistentes, que suelen remontarse hasta la primera infancia (→ psicoanálisis).

Debido a la dificultad de objetivación de este criterio, tal diagnóstico no fue admitido en el DSM-III y se encuentra allí bajo otras clasificaciones. Sin embargo, la clínica no puede renunciar a este diagnóstico. La depresión neurótica se puede describir en los siguientes términos: ausencia de rasgos psicóticos, como alucinaciones, delirio, deterioro de las funciones intelectuales superiores; pero ausencia también, en general, de síntomas endógenos, como el despertar prematuro por la mañana, pérdida de peso, pérdida de libido sexual, amenorrea, inhibición psicomotora, etc., que pueden darse sin embargo aisladamente y en forma mitigada. A diferencia de la distimia depresiva endógena, la distimia generalmente triste o disfórica del neurótico difiere de las distimias normales en el plano cuantitativo más que en el cualitativo. La distimia suele ser variable y presenta una intensa reactividad a los cambios ambientales. Se observa a menudo una alternancia entre un cuadro de molestias psíquicas y un cuadro de molestias orgánicas. Con frecuencia se intenta explicar la distimia depresiva por los trastornos orgánicos.

Además de los síntomas neurovegetativos y trastornos orgánicos funcionales, de los síndromes cardiacos, circulatorios y respiratorios, pueden darse síndromes de conversión, como paresias y parestesias psicógenas. Siempre es importante tener en cuenta, en la anamnesis, tales «síntomas puente» neuróticos. A diferencia de la depresión endógena, la pérdida de la vivencia de autoestima nunca es total; la incapacidad subjetiva y las inhibiciones internas se refieren con mayor claridad a determinadas situaciones; la autocompasión y los temores hipocondríacos aparecen en primer plano. Es frecuente que el afectado atribuya la culpa a otros o a las condiciones ambientales. El concepto de depresión neurótica se desarrolló históricamente partiendo de la observación de que ciertos estados depresivos pueden estar vinculados a rasgos histéricos (histeromelancolía). Numerosas investigaciones objetivantes, casi siempre basadas en el análisis factorial, llegaron a diferenciar netamente entre las depresiones neuróticas y las depresiones endógenas, merced especialmente a la clara definición de los rasgos histéricos a nivel sintomatológico y a nivel de tipología de la personalidad (Kiloh y Garside 1963, Lazare y Klerman 1968). Así, los pacientes en depresiones neuróticas se caracterizan sobre todo por los rasgos histéricos, infantiles y psicopáticos, con actitudes superdramatizantes, exhibicionistas, egocéntricas, desequilibradas, de dependencia de los otros (las llamadas actitudes «orales»). Tienden a manipular a los que les rodean con sus exigencias y quejas, son fácilmente irritables y sugestionables. No siempre se trata, sin embargo, de personalidades histéricas; hay también neurosis depresivas (→ formas de neurosis) con rasgos que son más bien de personalidad obsesiva. El curso de la distimia depresiva es más bien crónico y de intensidad oscilante.

Ya en la infancia se dan estados de abatimiento e infelicidad, por ejemplo en ausencia total o parcial de afecto materno, síndrome designado como *depresión anaclítica* (René Spitz 1946), que se observa sobre todo en niños aislados durante el segundo año de edad. Mientras que las distimias depresivas endomorfas son raras en la edad infantil y se pone en duda que pertenezcan a las formas maniacodepresivas, la *depresión tardía (melancolía de involución)* se adscribe actualmente a las depresiones endógenas. Por ello es estudiada, al igual que la *depresión vegetativa* (sinónimos: *depresión larvada, depresión enmascarada*), que pertenece asimismo al grupo de las depresiones endógenas, dentro de la → enfermedad maniacodepresiva.

Actualmente es menos frecuente que en el pasado el diagnóstico de → psicopatía *depresiva*. K. Schneider (1967) describe a los psicópatas depresivos, al igual que a los psicópatas hipertímicos y lábiles, como personalidades anormales, dentro del marco de una variante caracterológica. Los psicópatas depresivos son personas que viven una perpetua angustia ante la vida y ante el mundo, con un estado anímico agobiado de modo más o menos permanente y con una visión pesimista de la existencia. Junto a personalidades melancólicas, de carácter blando, bondadosas, de desánimo fácil, hay variantes malhumoradas, frías, desconfiadas y descontentadizas. El diagnóstico de tales trastornos timopáticos de personalidad es actualmente más restrictivo, ya que prevalece la opinión de que tales desviaciones, constantes o de larga duración, con respecto a un estado de ánimo o una conducta normales suponen neurosis de carácter o son formas mitigadas de la enfermedad maniacodepresiva, como vuelve a afirmarse hoy sobre la base de recientes investigaciones (Klerman 1980).

Hay alteraciones depresivas en muchas enfermedades somáticas, especialmente dentro del marco de psicosíndromes orgánicos (esclerosis cerebral y otras enfermedades cerebrales atrofiantes, tumores, enfermedad de Parkinson, esclerosis múltiple, etc.), pero también en muchas infecciones, en anemias y en trastornos endocrinos y nutritivos. Si se presume una relación causal directa con la enfermedad somática o con el trastorno funcional, se habla de *depresión somatógena* (término empleado por la mayoría de los autores como sinónimo de *depresión orgánica* y *sintomática*). Las fases depresivas endógenas desencadenadas por enfermedades orgánicas o las reacciones vivenciales depresivas a enfermedades orgánicas no figuran bajo este concepto. Las *depresiones seniles* son estados depresivos no endógenos, determinados por los procesos orgánico-cerebrales de la ancianidad. Los estados depresivos, cuya relación con la enfermedad básica no suele ser fácil de establecer, son frecuentes en casos de dependencia de drogas y de alcohol, y en enfermedades epilépticas y esquizofrénicas. Pueden aparecer asimismo síntomas depresivos después de un tratamiento prolongado con → neurolépticos, y entonces se designan como *depresiones farmacológicas*.

Bibliografía. J. Angst, *Der depressive Patient. Erkennung und diagnostische Zuordnung*, «Therapeutische Berichte» 41 (1969) 139-145; J. Glatzel, E. Lungershausen, *Phasenüberdauernde Befindlichkeitsstörungen bei cyclothym Depressiven*, «Arch. Psychiatr. Nerv.» 213 (1970) 388-395; P. Kielholz, *Diagnostik und Therapie der depressiven Zustandsbilder*, «Schweiz. Med. Wochenschr.» 87 (1957) 85-90 y 107-110; —, *Diagnostische Voraussetzungen der Depressionsbehandlung*, en P. Kielholz (dir.), *Depressive Zustände*, Huber, Berna 1972; L.G. Kiloh, R.F. Garside, *The independence of neurotic depression and endogenous depression*, «Br. J. Psychiatry» 109 (1963) 451; G.L. Klerman, *Other specific affective disorders*, en *Comprehensive textbook of psychiatry* III, vol. 2, Williams & Wilkins, Baltimore-Londres 1980; H. Lauter, *Phasenüberdauernder Persönlichkeitswandel*, en *Das depressive Syndrom*, Urban & Schwarzenberg, Munich-Berlín-Viena 1969; A. Lazare, G.L. Klerman, *Hysteria and depression: The frequency and significance of hysterical personality features in hospitalized depressed women*, «Am. J. Psychiatry» 124 (1968) 124; E. Lindemann, *Symptomatology and management of acute grief*, «Am. J. Psychiatry» 101 (1945) 141; C.M. Parkes, *The first year of bereavement*, «Psychiatry» 33 (1970) 344; U.H. Peters, A. Glück, *Die ausklingende endogene Depression und das Problem der chronischen Depression*, en H. Kranz, K. Heinrich (dirs.), *Chronisch endogene Psychosen*, Thieme, Stuttgart 1973; E. Robins, S. Guze, *Classification of affective disorders: The primary-secondary, the endogenous, and the neurotic-psychotic concepts*, en T.A. Williams, M.M. Katz, J.A. Shield (dirs.), *Recent advances in the psychobiology of the depressive illness*, Department of Health, Education, and Welfare, Washington 1972, p. 283; K. Schneider, *Klinische Psychopathologie*, Thieme, Stuttgart 1967; R. Spitz, *Anaclitic depression*, «Psychoanal. Study Child» 2 (1946) 313.

A. Kraus

DESARROLLO: EL ASPECTO COGNITIVO. Modelo organísmico de desarrollo, interaccionismo y constructivismo de Piaget, desarrollo cognitivo, cognición social, desarrollo socioemocional.

1. Concepto de desarrollo. Se puede definir el desarrollo en general como una *modificación sistemática* de características y comportamientos de un organismo, o como → proceso que lleva una *dirección* determinada. El desarrollo se efectúa además, en buena medida, de modo *acumulativo* y se caracteriza por una *creciente diferenciación* de comportamientos acompañada de una *organización cada vez más compleja* de los mismos. En el aspecto *cognitivo*, el desarrollo supone la modificación de comportamientos y procesos que sirven para la adquisición de conocimientos sobre el entorno o están en relación más o menos directa con éste, como en el caso del desarrollo *social*, *moral* y *emocional*.

En lo que respecta a la cuestión de cómo comienza, se mantiene y se orienta el desarrollo como → proceso, existen modelos explicativos muy divergentes: el *modelo mecanicista* frente al *modelo organísmico*. El modelo mecanicista se basa en el empirismo (Locke). Tiene como punto de partida un *organismo pasivo, reactivo*. El niño recién nacido sería como un papel en blanco, donde la experiencia va «escribiendo» (metáfora de la *tabula rasa*). Según este modelo, el desarrollo está provocado, sostenido y controlado por los estímulos del medio ambiente. Este modelo explica las modificaciones con ideas de la teoría clásica (conductista) del aprendizaje, e interpreta el desarrollo como una *suma de los distintos procesos de aprendizaje (enfoque elementarista)*. El *modelo organísmico* es más adecuado para la explicación del desarrollo en el aspecto cognitivo. Se basa en una teoría racionalista del conocimiento (Leibniz) y parte del supuesto de un *organismo dotado de actividad espontánea*. La causa del desarrollo radicaría en la actividad del organismo: el desarrollo se manifiesta en el cambio de la organización o de la estructura de comportamientos parciales dentro de una totalidad (enfoque *totalista* u *holista*). Los representantes más significados de una teoría organísmica del desarrollo son Werner (1948) y Piaget (1947, 1969).

Dentro del modelo organísmico cabe distinguir un enfoque *nativista* y un enfoque *interaccionista*: o bien las estructuras existen ya desde el nacimiento y se manifiestan conforme a un *plan de desarrollo predeterminado* (enfoque nativista) o bien se desarrollan mediante una *dialéctica ininterrumpida del organismo con su entorno* (enfoque interaccionista). Este segundo punto de vista es el que adoptan Piaget y la escuela de Ginebra. El desarrollo se puede considerar también desde la dicotomía de la *continuidad* y la *discontinuidad*. Desde la perspectiva de un modelo mecanicista o de un organismo reactivo, toda modificación se contempla como algo *continuo*, ya que puede retrotraerse a estados anteriores y predecirse partiendo de éstos. Desde la perspectiva de un modelo organísmico, el desarrollo es *discontinuo*, en el sentido de que el cambio de la organización de comportamientos parciales hace surgir sistemáticamente nuevas características. Si en un determinado momento, la estructura de una conducta difiere cualitativamente de una conducta anterior, se habla de inicio de una nueva etapa en el desarrollo. La discontinuidad (etapas), como nota de un modelo de desarrollo, no significa negación de la continuidad. Hay continuidad en la discontinuidad en cuanto que los desarrollos posteriores hacia una misma etapa pueden derivarse de etapas anteriores (por simple aprendizaje). Heinz Werner define la dirección del desarrollo con su «principio ortogenético», según el cual el desarrollo se mueve en dirección a *estados de diferenciación superior* y de *creciente integración jerárquica* de las partes diferenciadas, mientras que Piaget estima que el desarrollo se mueve en dirección a una *mayor consistencia lógica de las estructuras,* donde cada paso se considera como una neoconstrucción integrativa del anterior (epigénesis).

2. El desarrollo cognitivo. 1. *El desarrollo sensomotor*. El desarrollo comienza, según la teoría de Piaget, en los *reflejos congénitos*. El paradigma es el reflejo de succión. Este comportamiento congénito se convierte en un esquema de conducta mediante la repetición y la aplicación; de ese modo el sujeto puede conocer y reconocer objetos de su entorno. Es la forma más elemental de conocimiento. Se basa en la *interacción* con el medio ambiente (*interaccionismo* de Piaget). Gracias a los esquemas de conducta elementales (esquemas de asimilación, como chupar, asir, romper, golpear o inspeccionar), los objetos del entorno se integran en el repertorio cognitivo o quedan asimilados en él. El conocimiento del entorno en el niño pequeño está en proporción a la capacidad que éste tenga de asimilar objetos circundantes. El niño pequeño se *construye* su mundo con arreglo a su capacidad asimilativa (*constructivismo* de Piaget). Hay dos posibilidades de desarrollo ulterior: 1) O bien el niño *amplía* el área de asimilación de sus esquemas, o 2) *coordina* varios esquemas en comportamientos más complejos. La ampliación de esquemas se produce al fracasar una asimilación, por ejemplo, si la posición de la mano para asir un objeto era inadecuada. En tales casos el niño *acomoda* el esquema a las exigencias de la situación; ajusta, por ejemplo, la posición de la mano al objeto mediante un giro. La asimilación y la acomodación son, según Piaget, las *constantes funcionales* del desarrollo. La *coordinación de esquemas* lleva de modo decisivo a formas de conducta más elevadas. El niño coordina primero esquemas de conducta elementales, como *asir algo* y *mirar algo.* Un avance sustancial, realizado generalmente en la mitad del primer año de vida, consiste en coordinar diversos esquemas en una *relación de medio-fin;* por ejemplo, tirar del mantel de la mesa (como medio) para asir un bizcocho que está demasiado lejano (esquema del «asir» como meta o fin). Piaget ve en tales coordinaciones el despertar de la inteligencia del niño (Piaget 1969).

El niño adquiere más o menos simultáneamente la *noción de objeto* o de *permanencia del objeto,* es decir, se convence de que los objetos siguen existiendo aunque desaparezcan de su campo visual (cf. también 3.2).

El conocimiento de la permanencia de los objetos se basa, según Piaget, en la coordinación adecuada de esquemas de conducta con las que el niño domina el espacio correspondiente. La *coordinación medio-fin* y la *noción de objeto* son las notas destacadas del desarrollo cognitivo del primer año de vida.

El segundo año de vida se caracteriza por otras coordinaciones y ampliaciones de esquemas de conducta y por un notable progreso: la *formación de la función simbólica.* Piaget considera las siguientes formas de uso simbólico: En lugar de dar curso a una acción, el niño la simboliza mediante una *representación*. Piaget considera las representaciones como *acciones interiorizadas.* El niño realiza en adelante *juegos simbólicos:* el trozo de madera puede hacer de vaca o de locomotora a discreción. El niño, además, *imita* movimientos que ha visto días antes *(imitación aplazada).* La nota más llamativa para la aparición de la función simbólica es sin duda el inicio del uso del *lenguaje.* La adquisición de la función simbólica pone fin al desarrollo sensomotor. El niño alcanza la fase del *pensamiento preconceptual* y del *pensamiento intuitivo;* o dicho en términos de Piaget: la *fase preoperatoria,* que concluye aproximadamente con el ingreso en la escuela elemental.

2. *La fase preoperatoria.* La nota más relevante de la primera mitad de esta larga fase evolutiva es la adquisición del lenguaje. El niño es capaz, a sus 4-5 años, de hablar con *corrección gramatical (sintácticamente)* su lengua materna. La reciente psicología del desarrollo lingüístico admite que el lenguaje no emerge como un *sistema de reglas autónomo* partiendo de una disposición congénita, sino que las categorías semánticas esenciales que constituyen el lenguaje (sujeto activo, objeto, etc.) se van formando en la evolución prelingüística, sensomotora (por ejemplo, Szagun 1980; para las *premisas* neurofisiológicas, cf. Lenneberg 1972).

El lenguaje sirve también en estos años de desarrollo como medio para la *regulación de la conducta.* El niño va asumiendo el *lenguaje exterior* de los otros y controla su conducta mediante su propio *lenguaje interior,* que a veces es sólo fragmentario. Paralelamente a esto, el lenguaje tiene menos carácter «impulsivo» (por ejemplo, como mandato) y más carácter «semántico» o significante.

El niño aprende, además, en esta fase a observar y predecir en situaciones cotidianas ciertas *constantes, secuencias y continuidades:* capta la función relacional en los interruptores de luz; secuencias *necesarias*, como en el acto de vestirse o de cocinar, o en la permanencia de su propia *identidad* (por ejemplo, su sexo), aunque se enmascare. El juicio sobre ciertos hechos lógicos, matemático-elementales, referidos al espacio, al tiempo o a la causalidad, sigue apoyándose fundamentalmente en la *intuición*.

3. *La adquisición de las operaciones concretas*. El desarrollo cognitivo en la edad escolar se caracteriza generalmente por la integración de los distintos comportamientos en *estructuras generales* cada vez más amplias. Especialmente interesantes son las *invariancias:* la invariancia del número, de la cantidad o masa física, del peso, del volumen, de la longitud o de la superficie, pero también desarrollos típicos del pensamiento espacial y del juicio sobre el tiempo y la velocidad. El concepto de invariancia o de *conservación* significa que una determinada *cantidad* se considera *invariada* a pesar de su transformación *cualitativa:* el niño ve cómo una de las dos esferas de plastilina de igual tamaño adquiere forma de embutido, y sabe que sigue habiendo igual cantidad de plástico en la esfera y en el embutido (invariancia de la masa física). O ve cómo la cantidad de líquido se trasvasa de una de las dos vasijas, conteniendo ambas la misma cantidad, a la vasija

más alta y estrecha, y sigue estando seguro de que ambas contienen igual cantidad de líquido (invariancia de líquido). O está convencido de que hay igual número de fichas en dos series que antes ha considerado como iguales, aunque las fichas de una serie se acumulen en un pequeño montón (invariancia numérica). Este progreso evolutivo respecto al niño de la etapa preoperatoria se puede caracterizar: 1) en referencia al *tipo de elaboración informativa:* el niño de la fase preoperatoria tiene en cuenta las características perceptibles de una situación, en forma *aislada;* el niño «retiene las características» y emite juicios como éste: «El jarabe está más alto en el vaso estrecho, así que hay más.» El niño de 8 años relaciona la altura y el diámetro de la columna líquida o, como dice Piaget, *los multiplica lógicamente* y llega a *conocer la invariancia.* El niño sabe que las dos dimensiones se *compensan* en cierto modo. El juicio sobre la situación del líquido en los dos recipientes desde una sola dimensión es una asimilación inadecuada; se produce un *desequilibrio cognitivo.* Otras experiencias en el manejo de líquidos o en interacciones sociales en la situación correspondiente dan lugar a la *acomodación,* es decir, a la adaptación de los esquemas (insuficientes) de asimilación o a la inclusión simultánea de nuevas dimensiones de juicio. Así se inicia el conocimiento de la invariancia o, en términos más generales, un *equilibrio cognitivo* (*teoría de la equilibración* de Piaget). 2) Este desarrollo puede caracterizarse además por una creciente *inversibilidad de las acciones.* Para el niño de cinco años, de la fase preoperatoria, la esfera plástica remodelada en forma de embutido *es* un embutido. La transformación es *unidireccional;* el pensamiento está ligado *irreversiblemente* a la acción. Para el niño de ocho años, el embutido puede adoptar cualquier forma y puede transformarse en esfera. El niño no necesita realizar de hecho esta transformación, sino que lo hace interiormente, mentalmente: su pensamiento se ha vuelto *reversible.* Ésta es la nota capital del *pensamiento en las operaciones concretas.* Las operaciones son elaboraciones mentales plenamente invertibles (las denominadas «regulaciones») de situaciones; el pensamiento de esta etapa se califica de concreto-operatorio, porque arranca de cosas concretas; los caracteres de los objetos concretos constituyen el contenido del pensamiento. 3) Es fundamental, en fin, que el niño de la etapa concreta-operatoria sea capaz, no sólo de abstraer caracteres de situaciones y de objetos (*abstraction à partir de l'object,* dice Piaget), sino también de obtener *conocimientos desde acciones realizadas con objetos* (*abstraction à partir de l'action*). Se reconoce, paralelamente al desarrollo sensomotor, el papel relevante de la acción para la formación de estructuras más elevadas de pensamiento.

El desarrollo del pensamiento espacial en esta etapa se caracteriza por la capacidad del niño para coordinar los hechos espaciales (relaciones entre objetos) desde diversas perspectivas, en una estructura global y por su descubrimiento de la posibilidad de que una situación varíe totalmente desde otro punto de vista (Piaget e Inhelder 1971).

4. *La etapa de las operaciones formales en el adolescente.* Si el pensamiento del niño, en la etapa concreta-operatoria, estaba ligado aún a hechos concretos, empíricos, el pensamiento del muchacho (de 11-12 años) se extiende claramente, como el del adulto, desde lo *real* a lo *posible:* la realidad se interpreta como un caso especial de la posibilidad y queda subordinada a ésta. También los métodos del pensamiento se modifican: el niño formula *hipótesis* y adquiere conocimientos *por deducción* de éstas mediante confrontación con la realidad. El pensamiento del adolescente y del adulto es *hipotético-deductivo,* frente al pensamiento empírico-inductivo del niño de la etapa concreta-operatoria. El contenido del pensamiento de niños de más edad no consta ya de datos empíricos relevantes sobre objetos o situaciones, sino de *enunciados* (proposiciones) *sobre* éstos. El pensamiento se convierte en un nexo de proposiciones; ha pasado a ser un *pensamiento* más abstracto, *interproposicional,* que detecta *relaciones* lógicas entre los enunciados. Piaget hace notar que este *pensamiento a base de operaciones formales* se basa en determinadas constantes o leyes formalizables: leyes combinatorias y de la reversibilidad (*inversión* y *compensación*). Ciertas formas de pensamiento formal se pueden describir con el recurso de la estructura matemática del *grupo.*

5. *Universalidad de las etapas de desarrollo cognitivo.* Mientras que las formas evolutivas anteriores, sobre todo las formas preoperatorias y las operaciones concretas, parecen tener una validez universal para el desarrollo cognitivo del hombre de diversas clases socioeconómicas y de diverso origen etnológico, es dudoso que se pueda presumir tal universalidad respecto al pensamiento formal-operatorio. Flavell (1979) hace notar el siguiente hecho: cuanto más elevada es la etapa del desarrollo cognitivo según Piaget, tanto más improbable es que esa etapa sea alcanzada plenamente por todos los individuos mediante las diversas vías del aprendizaje. El entorno del aprendizaje, las actividades profesionales, las exigencias sociales y de otro tipo que presionan sobre el individuo originan en las formas superiores de desarrollo mental importantes diferencias individuales y estilos específicos. La escuela de Ginebra ha señalado, sin embargo, recientemente que con el nivel de las operaciones formales del pensamiento no se alcanza un equilibrio definitivo en el desarrollo y que la transformación de las estructuras continúa.

6. *Enfoque complementario de una teoría del desarrollo según Bruner.* Piaget otorga una relevancia especial en el proceso de desarrollo al *cambio estructural,* a la integración de estructuras parciales de la conducta cognitiva en estructuras globales más amplias. Bruner, antiguo psicólogo de Harvard, destaca como complemento otro aspecto del desarrollo cognitivo: la manera como el ser humano en desarrollo se *representa* su entorno y sus experiencias con él. La idea de representación es la *expresión interna* de las experiencias en el trato con el medio ambiente. Bruner distingue y analiza experimentalmente tres maneras o «medios» de representación: 1) La representación *enactiva,* es decir, la expresión práctica de una experiencia o de un saber (los adultos suelen representar con un movimiento de la mano la «escalera de caracol»). 2) La representación *icónica,* es decir, la expresión de conocimientos en forma plástica o *representativa,* y 3) la representación *simbólica,* es decir, la expresión del saber en forma *verbal.* El desarrollo cognitivo se caracteriza por el hecho de que el niño (en paralelismo con la fase de la inteligencia sensomotora de Piaget) comienza por representarse sólo *enactivamente* (mediante la acción) sus experiencias y conocimiento del mundo. El niño sabe, por el curso de una acción, dónde está un objeto. Más tarde representa su saber *en forma icónica,* y dispone por último de *los tres* medios de representación; de ese modo el niño puede trasvasar contenidos estructuralmente idénticos de una forma de representación a otra (por ejemplo, enunciados lingüísticos a representaciones intuitivas, y a la inversa). Según Bruner, no son las equilibraciones estructurales las que impulsan el desarrollo, sino que es el desequilibrio entre los medios de representación y las exigencias del contexto lo que da lugar a una adaptación de las relaciones existentes y, en consecuencia, a un desarrollo ulterior.

3. El desarrollo de los conocimientos sociales.
1. *Desarrollo social y desarrollo cognitivo.* Bajo la influencia de la teoría del desarrollo cognitivo de Piaget y de la importante ampliación producida en el enfoque cognitivo de las vivencias humanas, se ha analizado también la conducta *social* y su desarrollo en términos de *conocimiento.* Los conocimientos sociales son adquisiciones de saber sobre el entorno social. El desarrollo social y el desarrollo cognitivo no discurren independientemente uno de otro, sino que se condicionan mutuamente: El niño pequeño se desarrolla en un *contexto social.* Probablemente, el desarrollo cognitivo sólo puede efectuarse bajo la condición de un entorno social favorable. Y a la inversa, la conducta y el desarrollo sociales dependen de procesos cognitivos. Es preciso alcanzar una etapa determinada del desarrollo cognitivo para que puedan aparecer ciertos comportamientos sociales, como la *cooperación,* por ejemplo. Según Piaget, el desarrollo depende de leyes semejantes a las de la *cooperación.* La *cooperación* presupone una comparación de diversos datos: puntos de vista, maneras de ver o perspectivas, y esto solamente se da en la etapa de las operaciones concretas. Las competencias cognitivas son una condición *necesaria,* aunque *no suficiente,* para el desarrollo de la conducta social.

2. *Conocimientos sociales de la primera infancia.* Ya en una fase muy temprana de la infancia se dan *conocimientos* sociales: en la

formación de la vinculación entre la madre y el niño. La condición para ello es que el niño aprenda, en el primer año de vida, a distinguir entre la madre (o la persona que lo cuida) y los *objetos inanimados* y a conocerse a sí mismo como un ser diferente de otras personas. A la primera distinción contribuye el hecho de que los seres animados son esencialmente *más reactivos* que los objetos inanimados y, además, más interesantes y *emocionalmente más estimulantes* que éstos. En lo que respecta a la capacidad cognitiva, que presupone la formación de un vínculo, el niño pequeño puede sin duda *reconocer* un rostro y *diferenciarlo* de otros. Si la *permanencia de objetos* se adquiere como una capacidad cognitiva anterior (cf. 2.1), el niño creerá en la existencia de su madre aunque no la tenga a la vista y, en caso de necesidad, intentará llamar su atención mediante signos (acústicos, por ejemplo) pertinentes. Otras condiciones cognitivas para la *vinculación* se manifiestan en forma de una cierta *sensibilidad para el tiempo* y de un *conocimiento de hechos constantes:* cuando los niños pequeños anticipan la desaparición de la madre en determinados momentos del día y por determinados indicios observados, y reaccionan en consecuencia (llorando, por ejemplo).

La formación de la vinculación madre-hijo se relaciona a veces con la permanencia del objeto como condición necesaria. No se ha podido demostrar, sin embargo, una dependencia directa, sobre todo por razones metodológicas, aunque no se le pueda negar una notable plausibilidad a esa relación. Lo cierto es que el conocimiento de la madre como un *objeto permanente* representa una de las primeras adquisiciones sociocognitivas más importantes.

3. *Cognición social: adopción de roles y comunicación.* El desarrollo de cogniciones sociales desde la edad escolar ha sido investigado, sobre todo en relación con la *capacidad para adoptar roles* y la *capacidad de comunicación.* Las etapas evolutivas corresponden aproximadamente a las etapas de desarrollo cognitivo, pero los niveles estructurales correspondientes se alcanzan mucho más tarde, debido a la complejidad del entorno social.

1) *Cogniciones sociales egocéntricas* (etapa del pensamiento preoperatorio): El niño de cuatro años sabe que es diferente de los demás, pero se da cuenta de las acciones y también de las *emociones* ajenas, si éstas son lo bastante intensas. No establece, sin embargo, puntos de vista o *perspectivas* cognitivas ni para sí mismo ni para otros. El niño preescolar de 6 años parte del supuesto de que todos los demás tienen *la misma perspectiva* que él: su modo de ver los hechos sociales (al igual que los hechos espaciales) es aún *egocéntrico.* Por esta razón, el niño tampoco percibe los *intereses de los otros.* En cuanto a la *capacidad de comunicación,* su egocentrismo le impide captar de modo suficiente las necesidades de información de su interlocutor, para la comprensión de un mensaje.

2) *Perspectiva individualista* (primera fase de las operaciones concretas): El niño va conociendo gradualmente la perspectiva subjetiva que compete a cada individuo: diversos individuos pueden tener diversas opiniones en una misma situación. Pueden tener también diversos intereses; pero falta aún la referencia social común para una integración de estos intereses en un sistema más amplio. El conocimiento de las perspectivas subjetivas de otros lleva en principio a tener en cuenta las necesidades informativas en la comunicación. Sin embargo, el grado de desarrollo de la capacidad de comunicación *depende* en buena medida de la *situación* (grado de naturalidad de la situación comunicativa, de familiaridad con el interlocutor y con el contenido semántico del mensaje).

3) *Perspectivas individuales en relación con otros individuos* (etapa tardía de las operaciones concretas): El niño no conoce sólo las perspectivas cognitivas de otros como un hecho dado, sino que sabe que otros pueden extraer ciertas conclusiones de las perspectivas de los demás: va naciendo en él una comprensión acerca de ciertas relaciones interindividuales más complejas. El niño ve los intereses individuales en el marco de coincidencias o expectativas comunes (convenciones). En cuanto a la capacidad de comunicación, el niño empieza a convertir el *curso de sus comunicaciones* e incluso el *feedback* comunicativo de su interlocutor en objeto de sus reflexiones *(metacomunicación).* Así se hace más transparente la transmisión informativa.

4) *Integración en una globalidad social* (etapa de las operaciones formales: adolescencia y edad adulta): Las perspectivas y los intereses individuales se insertan en *acuerdos convencionales* y posteriormente se subordinan a ellos. La concreción, el nexo individual, espacial y temporal de juicios sobre situaciones y relaciones, deja paso a reflexiones más objetivas, orientadas en el sentido de *normas sociales*.

4. *Capacidad de juicio social y moral.* Kohlberg (1974) señala que el desarrollo de la capacidad de juicio *social y moral* sigue exactamente al desarrollo sociocognitivo, tal como se describe en 3.3. El desarrollo *sociocognitivo* es una condición necesaria, aunque no suficiente, para el desarrollo social y moral.

1) *Moralidad heterónoma:* El niño de la etapa preoperatoria no puede distinguir aún entre la *perspectiva de una autoridad* y su propia perspectiva. Es defendible moralmente aquello que una autoridad (el padre, el profesor, Dios) ha establecido. Obrar correctamente significa observar las normas y evitar el castigo que la autoridad puede imponer.

2) *Individualismo en los juicios morales; reciprocidad:* El niño conoce y admite los puntos de vista y los intereses individuales, pero no los ha integrado aún. Obrar moralmente significa satisfacer las propias necesidades e imponer los propios intereses individuales, otorgando el mismo derecho a los otros. En casos de intereses incompatibles, es justo negociar o intercambiar puntos de vista. Los autores suelen asignar el desarrollo de las dos primeras etapas al *nivel preconvencional;* es decir, el obrar correcto, aceptable moralmente, no se orienta aún en el sentido de convenciones más amplias.

3) *Coincidencia interpersonal, expectativas recíprocas:* El sujeto relaciona sus expectativas individuales con las de los otros. Ve que es procedente corresponder a las expectativas de éstos. Es correcto mostrar gratitud, ofrecer ayuda, tener intenciones nobles. El deseo de pasar por «buena persona» ante sí y ante los otros caracteriza el desarrollo social y moral de esta etapa.

4) *El individuo en el sistema social y la conciencia moral:* No son ya las relaciones interpersonales dentro de un grupo relativamente pequeño las que rigen la conducta, sino las normas de roles y reglas del *sistema social en su conjunto*. El sujeto asume sus tareas dentro de este sistema por un *sentimiento de deber*. La ley tiene carácter vinculante para él, pero le protege también dentro del sistema. Es preciso someterse a la conciencia moral, es decir, a reglas, normas y valores interiorizados del sistema. Sin esto, si cada cual obrase a su albedrío, el sistema se vendría abajo. La orientación según convenciones interpersonales y, más tarde, con arreglo a convenciones sociales permite designar las etapas 3 y 4 como *nivel convencional* en el desarrollo del juicio *social y moral*. Kohlberg distingue un nivel superior: el nivel posconvencional, basado en principios: la situación social se define por principios que rigen la sociedad y que prevén una integración de opiniones encontradas, por la vía del consenso. Según el juicio moral, las leyes deben respetarse, porque aseguran el funcionamiento del sistema; pero en ciertos casos extremos rigen *valores superiores,* como la libertad y la vida, o los principios éticos correspondientes definidos por el individuo, como el principio de la justicia o de la dignidad humana, el juicio socio-moral de una situación y la conducta correspondiente.

5. *Desarrollo emocional.* También el desarrollo emocional se contempla en el *aspecto cognitivo*. Piaget (1954, 1981) relacionó las emociones con la *afectividad* y estudió su papel en el desarrollo. La afectividad es la vertiente *energética* del desarrollo; está ligada indisolublemente a la vertiente estructural: todo mecanismo cognitivo incluye elementos afectivos. Ni el conocimiento, ni la afectividad dominan el desarrollo. De modo análogo a las cogniciones, los afectos (incluidas las emociones y las tendencias) son *construcciones*. En el desarrollo inicial, los efectos actúan como regulaciones que llevan a la formación de estructuras o, como dice Piaget, a su *equilibración*. En desarrollos sucesivos, los afectos se expresan en *valores* que finalmente rigen las acciones, como normas. La forma suprema es la que adoptan los afectos como «regulaciones de regulaciones», lo cual equivale a la *voluntad,* según Piaget. La investigación actual relaciona el desarrollo de las emociones con el

desarrollo del *saber sobre la propia persona* (*autoconocimiento;* Lewis y Brooks 1978) o con el *desarrollo social* (Sroufe 1979). En ambos casos, la *vivencia* de las emociones requiere una *interpretación* por el individuo afectado, y esa interpretación es justamente un proceso cognitivo que va implícito en el desarrollo (en el sentido de 2.1 hasta 2.4). Una vez que el niño se conoce como sujeto activo, una vez que ha adquirido un saber sobre sí mismo, existe la base para que pueda conocer e interpretar los cambios de estímulo en su cuerpo que son característicos de las emociones. El niño pequeño puede sin duda *expresar* emociones, pero una *vivencia* de éstas presupone facultades cognitivas de interpretación que deben desarrollarse en los primeros años de vida. Las primeras emociones de la fase sensomotora, como la *alegría* (gritos de placer, risa), la cautela ante lo desconocido, el *miedo* o la *ira* se relacionan de un modo u otro con impresiones sensoriales coordinadas, con asimilaciones logradas con fracasos en la coordinación anticipada de comportamientos o con interrupciones de la misma. Se puede demostrar también en el desarrollo de las emociones la existencia de un modelo general en diferenciación progresiva y de una integración simultánea en estructuras socioemotivas más globales. La primera → angustia ante el ruido se va diferenciando y aparece de nuevo, integrada en el contexto social de interacciones interpersonales, como «angustia del octavo mes» o «susto» ante personas extrañas. La evaluación de las emociones en fases posteriores del desarrollo parece moverse más o menos en paralelismo con el desarrollo cognitivo general, es decir, con la formación de conceptos (las invariancias, entre otros). Son relevantes en este desarrollo, como condiciones, los conocimientos sociales, que permiten una elaboración de retroalimentaciones *(feedback)* procedentes del entorno social, por ejemplo, mediante pautas sociales de personas de referencia. Estos presupuestos cognitivos y sociocognitivos pueden explicar por qué, en casos de emociones como la → angustia, la envidia, la culpa y otras, se producen en su aparición ciertos desplazamientos característicos, de estructura peculiar, correspondientes a la fase evolutiva.

Bibliografía. L. Eckensberger, R. Silbereisen (dirs.), *Entwicklung sozialer Kognitionen,* Klett-Cotta, Stuttgart 1980; J.H. Flavell, *Kognitive Entwicklung,* Klett-Cotta, Stuttgart 1979; D.A. Goslin (dir.), *Handbook of socialization theory and research,* Rand McNally, Chicago ^{5}1969; L. Kohlberg, *Zur kognitiven Entwicklung des Kindes,* Suhrkamp, Francfort 1974; E.H. Lenneberg, *Biologische Grundlagen der Sprache,* Suhrkamp, Francfort 1972, ingl. 1967; M. Lewis, L.A. Rosenblum, *The development of affect,* Plenum, Nueva York 1978; P.H. Mussen (dir.), *Carmichael's manual of child psychology,* vols. I, II, Wiley, Nueva York 1970; J. Piaget, *Psychologie der Intelligenz,* Rascher, Zurich 1947; —, *Das Erwachen der Intelligenz beim Kinde,* Klett, Stuttgart 1969, ed. orig. francesa 1936; —, *Intelligence and affectivity,* Annual Reviews Inc., Palo Alto 1981, ed. orig. francesa 1954; —, B. Inhelder, *Die Entwicklung des räumlichen Denkens beim Kinde,* Klett, Stuttgart 1971, ed. orig. francesa 1948; L.A. Sroufe, *Socioemotional development,* en J. Osofsky (dir.), *Handbook of infant development,* Wiley, Nueva York 1979; G. Steiner (dir.), *Die Psychologie des 20. Jahrhundert,* vol. 7: *Piaget und die Folgen,* Kindler, Munich 1978; G. Szagun, *Sprachentwicklung beim Kind,* Urban & Schwarzenberg, Munich 1980; H. Werner, *Comparative psychology of mental development,* International University Press, Nueva York 1948, reed. 1973.

GERHARD STEINER

DESARROLLO: EL ASPECTO PSICOANALÍTICO. Fases de desarrollo, *smiling response,* constancia objetal, conflictos nucleares, diagrama epigenético.

1. Principios generales. El desarrollo psicoanalítico comienza como una teoría de la sexualidad humana, con el escrito *Tres ensayos* de Freud (1942), el año 1905. La *idea fundamental* de Freud es que la *libido* del ser humano tiene una *historia* que está referida a zonas somáticas y que discurre por fases, *al hilo de las diversas experiencias sociales* realizadas por el niño pequeño con sus cuidadores en tales zonas (por ejemplo, oralidad = la boca en acto de succión; analidad = espontaneidad en la manipulación de los esfínteres; educación en los hábitos de aseo). Los pasos evolutivos de la libido corresponden a la madurez biológica del organismo infantil y a la actitud emocional de sus cuidadores.

La idea freudiana del desarrollo ha tenido una enorme difusión, debido principalmente a estos dos factores: el primero, *la integración del dinamismo del ello, del yo, del super yo y del sí mismo* (Kohut) *en el dinamismo pulsional originario;* el segundo, la no realización del ideal freudiano de la metapsicología como una ciencia natural unitaria, verificable por vía empírica. Si el primer factor sólo originó la ampliación de la teoría (el propio Freud había esbozado en 1923 los inicios de la psicología evolutiva del yo, continuada más tarde por Hartmann), el segundo dio origen a una serie de *modelos* de desarrollo que se apoyaban en diversas perspectivas psicoanalíticas.

Conviene señalar que esta constatación no es de carácter crítico. Sabemos hoy que la consideración de los fenómenos psíquicos suele ir acompañada de su interpretación. La mayor parte de los modelos inspirados en las ciencias del espíritu implica una concepción de la verdad de tipo operacional: la verdad se manifiesta en la medida en que ayuda al operador identificado con un modelo teórico específico a insertar el modelo teórico extrapolado en un nuevo encuentro y a crear así una relación más profunda.

En cuanto a los principios generales por los que se rige el desarrollo psicoanalítico, cabe mencionar en síntesis los tres siguientes:

1. *Cada fase evolutiva (definida por los dominantes biológicos y por modos de interacción característicos) se distingue por ciertas tensiones conflictivas que impulsan, por una parte, desarrollos ulteriores (porque su ausencia favorece tendencias regresivas y la debilidad del yo) y desencadenan, por otra, en casos de difícil o imposible solución del conflicto, una → angustia que puede ser patológica (→ psicopatología).*

El desarrollo en la esfera psíquica no se produce, pues, como en la esfera biológica, mediante crecimiento, sino mediante la *dinámica de los conflictos* (conflictos de todo tipo que se vienen describiendo desde Freud hasta nuestros días). La naturaleza conflictiva del hombre, subrayada por todos los psicoanalistas y expresada en fórmulas sintéticas (*eros* y destrucción, Freud; dependencia y agresividad, Horney; impotencia y afán de poder, Adler; narcisismo y amor objetal, Kohut), se concretó primero en la triangularidad de la dialéctica edípica (Freud) y luego, más originariamente, en los cambios diádi-

cos de la pregenitalidad (de M. Klein a Kernberg, de Ferenczi a Balint), y se constata también en los aspectos sociales de la fase de latencia (Sullivan 1953; bibliografía en Wyss 1966).

Así, cuando llega el momento en que el sujeto se *desliga* de los objetos de amor (Freud), éstos se orientan en dirección intrapsíquica y se produce un enriquecimiento estructural del yo y del super yo. Pero los traumas de separación y las angustias persistentes durante años ocasionan → depresiones o inconstancia objetal psicopática e incluso psicótica: ausencia relacional. Lo contrario de la separación, como sería la *simbiosis* prolongada excesivamente —a menos que se ritualice, como en algunas culturas africanas—, puede obstaculizar la ulterior definición y organización del yo (Mahler 1970), fijando tendencias regresivas o convirtiéndose en símbolo sobrecompensatorio de una carencia afectiva latente.

2. *Hay fases especialmente favorables, en el curso de las cuales ciertas experiencias influyen de modo marcado en el desarrollo cognitivo, afectivo y social del hombre. Las lagunas que quedan cuando tales experiencias han escaseado pueden llenarse a base de grandes esfuerzos del sujeto. Cada fase evolutiva está amenazada por las carencias de fases precedentes, pero puede compensarlas si alcanza su plena realización.*

Se ha constatado recientemente que las madres que han podido tener consigo durante horas a sus hijos inmediatamente después del nacimiento, y tocarlos diariamente, se diferencian de las madres cuyos contactos inmediatamente posteriores al parto con los lactantes estuvieron regidos por la rutina hospitalaria; y esta diferencia se mantiene, no sólo en las semanas siguientes, sino hasta un año después: cuidan a sus hijos con más intensidad, les dedican más tiempo, hablan más con ellos, están más atentas en las exploraciones médicas (Klaus; Leifer y otros; Greenberg y otros; Leidermann y otros; Kennell; Ringler y otros; Kennell y otros). Y a la inversa, se ha encontrado un mayor número de niños mal atendidos entre aquellos que tuvieron escaso contacto con sus madres por parto prematuro o por operación cesárea (*battered children,* Fanaroff y otros; bibliografía en Benedetti

1982). Bien es verdad que la supuesta fase sensitiva difiere mucho de un troquelado propiamente dicho, ya que tales comportamientos maternos pueden desarrollarse posteriormente, una vez transcurrida la fase sensitiva (ya inútil), aunque con más dificultad. Estos nuevos hallazgos son una continuación de los estudios clásicos de Spitz, Ribble y Luria, que habían abordado, con independencia de la idea de una fase sensitiva, las interacciones emocionales entre la madre y el niño después del nacimiento.

La ley de la compensación tiene vigencia también en la *pubertad* (Sullivan 1953): Los conflictos infantiles graves no resueltos pueden impedir la socialización en la escuela y en el ámbito interpersonal, pero las experiencias positivas, por ejemplo, de intimidad entre dos personas inadaptadas, pueden corregir parcial o totalmente los obstáculos psicológicos anteriores.

3. *Las estructuras del yo se forman de modo estratificado dentro de esas interacciones. El esfuerzo por dominar los conflictos da lugar a introyecciones, proyecciones, identificaciones, sublimaciones y formaciones reactivas de todo tipo. Se articulan así estructuras caracterológicas que pasan a ser parte integrante de la persona.*

El → psicoanálisis de la primera época consideró esta estructuración interna como una defensa del sujeto: la personalidad del ser humano surgiría como defensa contra peligros pulsionales y sociales. También la física basada en Newton reducía todo el conjunto de los movimientos a una fuerza única, expresable en una fórmula racional matemática. Ya Adler postuló lo social como un ámbito autóctono frente al instinto. Según Hartmann, el yo no nace del ello, sino de la misma matriz indiferenciada de la que nace el ello. El nuevo psicoanálisis, enriquecido con experiencias de psicología de la conducta, reconoce la importancia de la actividad autónoma, cognitiva y creadora del yo.

2. Resultados clínicos. Estos resultados se obtienen hoy mediante un método de observación que deja de lado la economía de la libido y los enfoques topográficos y se limita a buscar una combinación de la *psicodinámica* con la *psicología de la conducta* (Mussen 1970). Los primeros meses de vida se caracterizan por una relación precoz con la madre, en la que se han estudiado especialmente dos fenómenos: el desarrollo de la *smiling response* (Spitz) y las reacciones del niño pequeño a las separaciones (desde Spitz hasta Bowlby 1951, Robertson y otros). Estos estudios han dado lugar a dos averiguaciones: hay reacciones congénitas, como la sonrisa, que desde el tercer mes puede ser provocada por un simulacro de rostro humano, y cuya ausencia obedece a trastornos emocionales en la relación madre-niño y que más tarde (desde el sexto mes) sólo aparece en el contacto personal. El conocimiento individual nace, pues, sobre la base de una compenetración preindividual. Se ha comprobado, además, que el niño pequeño, contrariamente a las opiniones de A. Freud (1973), D. Burlingham y E. Jacobson (1973), es capaz de manifestar tristeza (Bowlby 1951) y reacciona a pérdidas objetales con tendencia a la → depresión.

A los 5-7 meses, el niño acogido positivamente por sus padres comienza a emplear gran parte del día en interacciones sociales: intercambio de sonrisas, vocalización y contacto visual (cf. los estudios clásicos de Spitz, Bowlby, Goldfarb y las observaciones más recientes de Provence y Lipton, Schaffer y Emerson y Rheingold; bibliografía en Schechter 1974). Al finalizar el primer año de edad, la madre y el niño han desarrollado un importante modo de interacción social. Se basa fundamentalmente en la capacidad del niño para provocar reacciones emocionales positivas de la madre a sus necesidades y en la capacidad de la madre para acoger con gozo y responder a las actividades y progresos del niño. La investigación fundamental de Mahler (1970) aborda este punto. Distingue en el desarrollo del niño pequeño una fase «autista normal», una fase «simbiótica» y una fase ulterior de separación e individuación. Describe cuatro subfases de esta última: diferenciación y desarrollo del esquema corporal (del quinto al noveno mes); ejercicio, subdividido en fase previa y fase de ejercicio propiamente dicho (de los diez a los dieciocho meses); reaproximación, subdividida en «reaproximación inicial», «crisis de reaproximación» y «solución individual de la crisis» (según Mahler, «la neurosis infantil tiene un precursor esencial y quizá su primera manifestación» en esta crisis). Como ha demostrado Mahler, la madre funciona como protección frente a los estímulos internos y externos demasiado fuertes, pero también como fuente de una estimulación perceptiva que impulsa el crecimiento. Dentro de las relaciones con la madre, la barrera de autoprotección del niño frente a los estímulos externos y la persona materna como mediadora del mundo y filtro de estímulos constituyen la cara exterior del organismo infantil (véase también el concepto de la madre como *auxiliary ego* de Spitz). La madre debe infundir en el niño sentimientos fisiológicos de «omnipotencia» (Widloecher, antes Jung), cuya ausencia origina lagunas narcisistas (Kohut) y, en → esquizofrenias futuras, vivencias paranoides de omnipotencia (Widloecher). La interiorización de objetos parciales o relaciones positivas es una base del *good me* (Sullivan). Un primer paso en la autonomía infantil consiste en la «libertad de estar solo en presencia de la madre» (Winnicott 1965).

La socialización del niño se produce por fases que, según las investigaciones de Benjamin, Spitz, Schaffer y Emerson, Yarrow, Schechter (1974), avanzan desde un primer modo reactivo, indiferenciado y presocial, a un descubrimiento selectivo del rostro materno, con dos puntos clave entre los meses décimo y undécimo y en el mes decimoctavo, en que se desarrolla una primera «constancia objetal» (Piaget). Este desarrollo normal se basa en la creciente confianza del niño en que la otra persona responda a sus expectativas. Esta → confianza originaria (Erikson 1976) se va formando en más de la mitad de los niños entre el tercero y el sexto mes (Yarrow). El niño alcanza la constancia objetal entre el séptimo y el octavo mes y al finalizar el segundo año de edad (Freiberg). Investigaciones empíricas han demostrado que la intensidad elevada en la capacidad de vinculación social se correlaciona con el grado elevado de estimulación por la madre y especialmente con una pronta respuesta materna a las pretensiones infantiles.

La significación del padre, que las investigaciones anteriores habían dejado en la penumbra para destacar el papel de la madre, cobra ahora su importancia. Según las investigaciones de Schaffer y Emerson, alrededor de un tercio de todos los niños pequeños aproximadamente establece en la fase específicamente sensible vinculaciones con muchas personas de su entorno. En la mayoría de los casos (62 %) los padres eran objeto específico de vinculación. Pero sólo en el 4 % de los casos era el padre el único objeto de vinculación del niño de siete años.

El desarrollo psicoanalítico debe tener en cuenta las diferencias culturales existentes en las diversas regiones del mundo. Así, la capacidad de vinculación del niño pequeño es mucho más fuerte en familias que constan de pocas personas. Por eso es quizá más pronunciada en las pequeñas familias occidentales que en las grandes familias primitivas. Sobre la problemática transcultural, cf. Benedict (1934), Mead, Spiro y Bettelheim, que han investigado nuevas formas de cuidado y asistencia múltiple.

Ya las investigaciones clásicas de Spitz, Mahler, Robertson, Jacobson y otros demostraron que los trastornos en las relaciones del niño con su entorno pueden originar síndromes psiquiátricos, incluso graves.

Los síndromes más conocidos son la insensibilidad al dolor en niños castigados con frecuencia y crueldad, el → autismo infantil, la regresión psicótica a simbiosis infantiles, la → depresión anaclítica, trastornos de locomoción y de la conducta, síndromes de hiperactividad, síndromes de apatía del lactante, anomalías de la conducta relativa a la bebida, → anorexia infantil. El desarrollo psíquico queda afectado especialmente durante los 2-3 años de edad. ¿Qué ocurre en el futuro con estos niños?

Los estudios longitudinales realizados sugieren una correlación general entre la gravedad de la → psicopatología en edad infantil y la que se produce en la edad adulta (Kagan 1962). Tal correlación es más clara que la existente entre la patología de adultos y los rasgos anormales de la personalidad de la madre, lo cual indica la importancia del factor infantil. Provence y Lipton hallaron, al igual que otros autores precedentes, que muchos niños traumatizados psíquicamente y acogidos después en instituciones adecuadas, mostraban siempre, a pesar de alguna mejoría, ciertos defectos del yo, como la incapacidad de aplazar el placer, dificultades de aprendizaje, carencia de abstracción y contactos superficiales.

No existe, en cambio, actualmente en → psiquiatría una demostración segura de la existencia de una relación entre esos trastornos de las funciones del yo en la edad infantil y los cuadros psicopatológicos clásicos de la edad adulta, como la → esquizofrenia y la → depresión endógena. Se están realizando estudios longitudinales sobre este tema en América, pero será preciso aguardar aún varios decenios hasta obtener una respuesta. Se ha seguido con más frecuencia la vía inversa: la demostración retrospectiva de lagunas de experiencia infantil en enfermos psíquicos adultos, por ejemplo, en esquizofrénicos (M. Bleuler) y en depresivos (Brown). Tales resultados son parcialmente positivos en el plano estadístico; pero no se ha encontrado aún una *especificidad* al comparar el trastorno relacional con el síndrome psiquiátrico posterior. Se supone la existencia de elementos cuantitativos más que cualitativos. La forma específica de elaboración psicopatológica no se puede predecir por ahora, en general, ni demostrar retrospectivamente en grupos amplios de sujetos. Se trata de saber hasta qué punto puede colmarse nuestra ignorancia en este tema con investigaciones ulteriores o si esa ignorancia tiene su raíz en una limitación del principio de causalidad en la vida psíquica, debido al predominio de la singularidad individual y de la libertad personal.

El desarrollo psicoanalítico se centra, sobre todo, en la investigación de la infancia. Los estudios sobre otros sectores de la vida son mucho más escasos. Por eso nos vamos a referir aquí únicamente a dos autores: Sullivan (1953) y Jacobson (1973), que han estudiado la fase de la pubertad. Dejamos de lado, por razones de espacio, la psicología del desarrollo en la edad adulta y en la senectud.

Sullivan consideró muy importante la fase de latencia, que abarca de los 8 a los 12 años de edad. El ser humano abandona entonces su estado egocéntrico y empieza a interesarse por los demás. La satisfacción y la seguridad de los otros le va resultando gradualmente tan importante, al menos, como la propia. Esta capacidad se desarrolla primero en relación con el compañero del mismo sexo, con el que es más fácil identificarse. La ampliación del propio horizonte favorece el intercambio empático de experiencias y permite la superación de decepciones anteriores. Sullivan considera que el encierro en sí mismo durante esta fase es algo patológico y presenta un mal pronóstico para la incipiente pubertad (de los 12 a los 16 años aproximadamente). En estas condiciones no es posible la integración de la sexualidad en expansión. Sólo cabe alcanzar un equilibrio en este caso mediante el arte acrobático de la «maniobra de seguridad» (= defensa), lo cual significa un angostamiento del «sistema del sí mismo». La dificultad que presenta la pubertad, precisamente por el brote de la sexualidad, se pone de manifiesto en el hecho de que el mayor número de las → psicosis esquizofrénicas aparezcan en esta edad.

La psicología del desarrollo ha seguido desde su primera época una línea de predominio de lo social sobre lo intrapsíquico. Baste recordar el despliegue de un concepto esencialmente intrapsíquico como es la «censura moral» de Freud en una escala diferenciada de *invisible loyalties* (Borgzomeny), expectativas de roles (Lidz), ofertas de identificación (Balint, Searles) y exigencias de *double-bind* (Bateson).

De modo análogo a la dinámica de Newton, el → psicoanálisis de la primera época presupone un observador que se halla fuera del juego de fuerzas. Este observador exterior sabe actualmente que está conformado por las magnitudes que observa. Posee —por ejemplo, gracias al estudio directo de la familia— medios que antes le faltaban, pero es consciente de la relatividad psicosocial de sus averiguaciones.

3. Un paradigma de la historia del desarrollo: Erikson. Dada la variedad de los modelos, un ejemplo bien analizado puede dar una idea más precisa de la naturaleza del desarrollo psicoanalítico que la exposición de las semejanzas y los contrastes.

Elegimos el modelo de Erikson (1976), que en su consideración de los aspectos biológico, cultural y psicológico representa una forma lograda de pensamiento sistemático. Erikson esbozó un «mapa» de la sexualidad infantil. Distingue entre modos y zonas y entre modos y modalidades, de forma que hay relaciones recíprocas entre una zona y todos los modos, relaciones que dan lugar a 5 fases diversas.

Fase I-II: la «fase oral-respiratoria-sensorial». La boca y los sentidos: Al colocar el lactante junto al pecho materno se produce el primer contacto decisivo para el niño, que inicialmente vive y ama con la boca y mediante la boca. La *zona oral* pasa a ser así el «punto focal de un primer modo de aproximación general: la *incorporación*», que será el modo dominante de esta fase.

Figura 1a

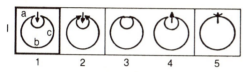

Figura 1a. Círculos grandes: *organismo global,* dividido en tres *zonas:*
a) *Zona oral-sensorial:* comprende las aberturas faciales y el tracto digestivo superior.
b) *Zona anal:* comprende los órganos de eliminación.
c) *Los genitales.*
Círculos pequeños: *modos orgánicos:* 1, incorporativo; 2, incorporativo; 3, retentivo (conservando o reteniendo); 4, eliminativo (desprendiendo o expulsando); 5, penetrativo.

El funcionamiento de cada zona de abertura orgánica requiere las otras actividades como modos auxiliares que pueden alcanzar una significación diferente en cada individuo, pero que normalmente están subordinados al modo principal: en este caso, el primer modo incorporante. Tanto la pérdida del débil control interno del niño como la «pérdida de la regulación recíproca con la fuente de aprovisionamiento materno» pueden provocar la formación desproporcionada de un modo auxiliar y, en consecuencia, su dominio sobre los modos principales propiamente dichos.

Al ampliarse el radio de percepción, receptividad y coordinación infantil, el niño pequeño entra en contacto con las formas educativas fundamentales de su círculo cultural y llega a conocer las modalidades básicas de la existencia humana en su propio estilo individual, que también es culturalmente significativo.

Figura 1b

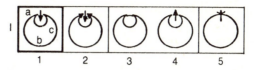

Figura 1b. Fase I: *fase oral-respiratoria-sensorial.*
Modo 1: primer *modo incorporativo* (domina en este período la conducta de todas estas zonas, con inclusión de la superficie cutánea).
Círculo I,1: El *trazo grueso* del círculo grande en la figura I,1 indica el predominio del modo de relación incorporativo (de la zona oral a las zonas sensitivas de la superficie somática global).
Círculos 2, 3, 4, 5: *modos auxiliares:* 2, oral-incorporativo (mordiente); 3, oral-retentivo; 4, oral-eliminativo; 5, oral-penetrativo.

La primera modalidad social, que es la *recepción,* constituye para el lactante un proceso de aprendizaje que depende de una regulación mutua entre la madre y el niño. La coordinación positiva del recibir (niño) y el dar (madre) procura un placer libidinoso que el calificativo de «oral» expresa en forma insuficiente. La distensión de esos dos organismos es decisiva «para la primera experiencia de un "otro" amistoso...».

La crisis de la fase oral: El primer conflicto básico de la personalidad en formación. Nadie se libra de una experiencia inevitablemente traumática en esta etapa, experiencia que deja —aun en las mejores condiciones ambientales— la impresión de que «se ha destruido la unidad con el suelo nutricio materno». Al desarrollo de los impulsos y mecanismos de la prensión activa y a la primera dentición, que convierte la boca en fuente de dolor, siguen en estrecha proximidad temporal el destete y una progresiva separación de la madre. Si la primera unidad de la madre y el niño se forma de modo satisfactorio y persiste esta reciprocidad originaria en el curso del desarrollo, este paso inevitable puede ser mucho más fácil para el niño.

«La fase oral sienta, pues, en el niño las bases del *sentimiento fundamental de confianza* y de la *conciencia fundamental del mal,* que serán fuente de la angustia originaria y de la esperanza originaria durante toda la vida.»

El primer conflicto básico se centra así en

sentimientos de → confianza originaria y de *desconfianza originaria*.

Figura 2

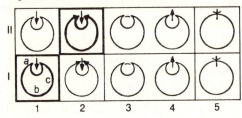

Figura 2. Fase II: *fase oral* predominante.
Modo 2: «incorporación prensil y mordiente»; segunda modalidad social: el «tomar».
Nueva fase: no debe equipararse con la introducción de una nueva zona o de un nuevo modo. Significa más bien «la disposición a vivir ambas cosas más exclusivamente, a dominarlas de modo más coordinado y a integrar su significación social con una cierta validez definitiva.
Diagonal: Los progresos se representan como «movimiento diagonal» (de izquierda a derecha y de abajo arriba).
Trastornos: Un obstáculo, una aceleración o un estancamiento de este proceso originan una desviación horizontal o vertical en el mapa.
1. Una *desviación horizontal* (por ejemplo de I,1 a I,2) corresponde a «un progreso prematuro hacia el modo de la fase siguiente» y origina en consecuencia una *fijación zonal*.
2. La *desviación vertical* (por ejemplo de I,1 hacia II,1) representa «la persistencia en un modo que resultaba satisfactorio y origina una *fijación modal*.

*Fase III: la «fase anal-uretral-muscular».
Órganos de eliminación y musculatura:* Con el desarrollo de su musculatura, el niño adquiere la capacidad de retener voluntariamente o expulsar a discreción sus excreciones y, en consecuencia, un poder sobre el entorno. El niño empieza a formar su propia voluntad y está dominado por tendencias y actitudes aparentemente contrarias, que Erikson expresa con la fórmula «modo retentivo-eliminativo». Las modalidades sociales recién adquiridas se centran en la simple antítesis «entregar y retener».
La crisis de la fase anal: El segundo conflicto básico de la personalidad en formación. En este período se agudiza el problema de la regulación mutua. Si el entorno obliga al niño a mantener una limpieza prematura y demasiado rigurosa, sin permitirle intentar su propio control, puede producirse en él una doble rebeldía y un doble fracaso. Su impotencia frente a sí mismo y frente a su entorno le empujan a una regresión o a una progresión inauténtica. Pero el niño puede perder en su lucha por la autonomía la fe en sí mismo y en el mundo, adquirida en la fase oral. Por eso, el entorno debe favorecer la génesis en el niño de un sentimiento de su bondad interna, condición necesaria para que surjan en él la autonomía y el orgullo, y debe protegerle de sentimientos de vergüenza y de duda. La tarea del yo infantil es la solución del segundo conflicto básico en torno a la *autonomía frente a la vergüenza y la duda*.

Figura 3

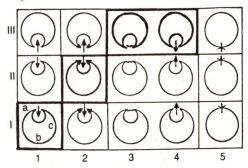

Figura 3. Fase III: *fase anal-uretral-muscular*.
Zona b: *zona anal-uretral* (anal).
Modo 3 y 4: modo *retentivo* y *eliminativo*.
Modalidades sociales: *entregar* y *retener*.

Fase IV: la «fase locomotriz y genital». Locomotricidad y genitales: El niño empieza a comprender su rol sexual y su rol en el proceso social. «Su aprendizaje es ahora "penetrante"... le orienta hacia nuevos hechos y capacidades.»
La conducta infantil está dominada en esta etapa por el *modo penetrativo y englobante*. Se añade la nueva modalidad social del «"hacer" en el sentido de pretender algo... y querer poseer algo; en una palabra: "ponerse a hacer algo"».
La crisis de la fase locomotriz y genital: El tercer conflicto básico de la personalidad en desarrollo. La conciencia de la distinción de

Figura 4a. Desarrollo masculino

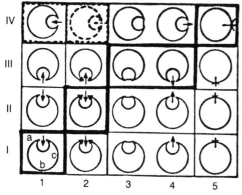

Figura 4b. Desarrollo femenino

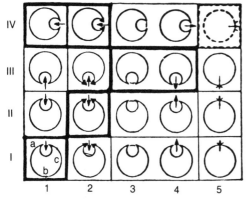

Figura 4a y b. Fase IV: *fase locomotriz y genital.*
Zona c: *zona genital* (genitales).
Modo 5: *modo penetrativo y englobante.*
Modalidad social: el «hacer» en el sentido de «ponerse a hacer algo».
Sobre la figura 4b. Los comportamientos ambulatorios y penetrativos se desarrollan generalmente en ambos sexos. En la niña, el acento recae en «formas de recepción solicitante y materna» (Benedetti 1982, Benedict 1934). El progreso psicosocial de la niña en la fase IV es, pues, «un regreso hacia el modo de relación incorporativo, tal como se desarrolló originariamente en la línea oral y sensorial». La niña se hace de nuevo más dependiente y más exigente, pero puede compensar su modo de existencia más pasiva, en comparación con el niño, con una capacidad de diferenciación sensorial más rica.

sexos abre el camino a la genitalidad infantil, que aparece en forma rudimentaria, como «una promesa de cosas futuras». La curiosidad sexual y la excitabilidad genital caracterizan esta etapa y originan una serie de vivencias fascinantes, pero también angustiosas, que en la fase siguiente, el período de latencia, se reprimen. Con la modalidad social del «hacer» el niño «sienta los requisitos para la iniciativa sexualmente diferenciada, es decir, para la elección de objetivos y para la constancia en su persecución». Esta iniciativa choca pronto con obstáculos: la inmadurez biológica del niño y los tabúes del incesto culturalmente condicionados. El conocimiento de la propia inferioridad en el plano sexual es para el niño el más duro contratiempo para los sentimientos recién adquiridos de dominio locomotor y para el orgullo de ser grande y casi tan fuerte como sus padres. Los deseos edípicos provocan fantasías que movilizan angustias profundas y sentimientos de culpa en el niño (complejo de castración).

Fase V: La «"fase genital" rudimentaria».
Todo esto contribuye a que la disposición y la capacidad del niño para la iniciativa se orienten hacia ideales socialmente valiosos y hacia objetivos prácticos. Pero esta reorientación sólo puede efectuarse si el *tercer conflicto básico* entre «la iniciativa y la culpa» ha encontrado una solución satisfactoria.

«Diagrama epigenético» de Erikson. El importante descubrimiento de Freud, según el cual los conflictos neuróticos no difieren sustancialmente de los conflictos inevitables de la infancia, constituye el punto de partida para la descripción eriksoniana del crecimiento humano y de las crisis ligadas a él.

Para una mejor comprensión del fenómeno del crecimiento, Erikson añade *el principio epigenético,* según el cual «todo lo que crece lleva en sí un plan fundamental al que se atienen las distintas partes; así, cada parte predomina durante cierto tiempo hasta que todas confluyen en una *totalidad funcional».* Este principio pasa a ser el fundamento del *diagrama epigenético* de Erikson, que ofrece una estructura similar a su mapa de la pregenitalidad y que le sirve para representar las etapas evolutivas de la personalidad. El fin de esta representación es «establecer un puente entre la teoría de la sexualidad infantil y nuestro conocimiento del crecimiento físico y social del niño dentro de su familia y de la estructura social».

Figura 5a. Desarrollo masculino

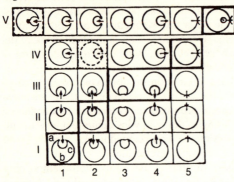

Figura 5b. Desarrollo femenino

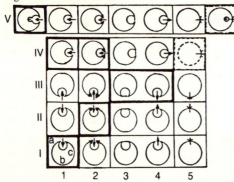

Figura 5a y b. Fase V: fase «genital» rudimentaria.
Modo: *modo generativo rudimentario*. 1. Modo generativo masculino; 2. Modo generativo femenino (representado por los círculos pequeños adicionales en el interior masculino y femenino). Este modo expresa «el oscuro presentimiento de que la genitalidad tiene una función procreativa», e indica por tanto que la recepción femenina y la penetración masculina comienzan a orientarse hacia esta futura posibilidad interna. Aunque el *procedimiento metodológico* anterior en la confección del mapa era aditivo y en cada etapa parecía emerger algo totalmente nuevo, al final debe considerarse el mapa global como «representación de una diferenciación sucesiva de partes que están ahí de alguna forma, desde el principio hasta el fin, y siempre dentro de un todo orgánico: el organismo en curso de maduración».

		1	2	3
III	Etapa locomotriz-genital			Iniciativa contra sentimiento de culpa
II	Etapa muscular-anal		Autonomía contra vergüenza y duda	
I	Etapa oral-sensorial	Confianza originaria contra desconfianza originaria		

Figura 6. El diagrama epigenético. *Diagonal:* representa la *serie normativa de las adquisiciones psicosociales*. A cada fase corresponde un determinado conflicto básico, cuya solución aporta una nueva cualidad al yo, un componente más de salud psíquica.
Rectángulos de trazo grueso: designan
  a) La sucesión temporal de las fases (I-III).
  b) El desarrollo gradual de los componentes parciales de la salud psíquica (1-3).
Casillas debajo de la diagonal: formas primigenias de los componentes respectivos.
Casillas encima de la diagonal: derivados de las adquisiciones psicosociales, es decir, formas posteriores o modificaciones de la personalidad en curso de maduración.

	1	2	3	4	5	6	7	8
VIII Madurez								Integridad del yo contra desesperación
VII Edad adulta							Capacidad generativa contra estancamiento	
VI Edad adulta inicial						Intimidad contra aislamiento		
V Pubertad y adolescencia					Identidad contra confusión de roles			
IV Latencia				Rendimiento contra sentimiento de inferioridad				
III Etapa locomotriz-genital			Iniciativa contra sentimiento de culpa					
II Etapa muscular-anal		Autonomía contra vergüenza y duda						
I Etapa oral-sensorial	Confianza originaria contra desconfianza originaria							

Figura 7. Las ocho fases del ser humano

	A Crisis psicosociales	B Círculo de personas allegadas	C Elementos del orden social	D Modalidades psicosociales	L Fases psicosexuales
I	Confianza contra desconfianza	Madre	Orden cósmico	Recibir, dar	Oral-respiratoria, sensorial, cinestésica (modos de incorporación)
II	Autonomía contra vergüenza y duda	Padres	«Ley y orden»	Retener (conservar), dejar (sorprender)	Anal-uretral, muscular (retentivo-eliminativa)
III	Iniciativa contra sentimiento de culpa	Célula familiar	Imágenes ideales	Hacer (desordenado), «hacer como si» (= jugar)	Genital-infantil, locomotriz (penetrativa, inclusiva)
IV	Sentido emprendedor contra sentimiento de inferioridad	Área de vivienda, escuela	Elementos tecnológicos	Hacer algo «correcto», hacer algo con otros	Período de latencia
V	Identidad y recusación contra difusión de la identidad	Grupos «propios», «los otros», guías-modelos	Perspectivas ideológicas	Quién soy yo (quién no soy); el yo en la comunidad	Pubertad
VI	Intimidad y solidaridad contra aislamiento	Amigos, compañeros sexuales, rivales, compañeros de trabajo	Orden laboral y relacional	Perderse y encontrarse en el otro	Genitalidad
VII	Generatividad contra autoabsorción	Trabajo común, convivencia en el matrimonio	Corrientes de época en educación y tradición	Crear, cuidar	
VIII	Integridad contra desesperación	«La humanidad», «personas de mi especie»	Sabiduría	Ser lo que se ha llegado a ser; saber que no se volverá a ser	

Figura 8. Resumen de las áreas y fases evolutivas

Bibliografía. De entre todos los autores citados en el texto del artículo, la bibliografía recoge sólo aquellos que expresa o principalmente han investigado el desarrollo desde el punto de vista psicoanalítico. Concretamente: G. Benedetti, *Perinatale Psychologie*, «Acta Paediatrica», 1982; R. Benedict, *Pattern of culture*, Houghton, Boston 1934; J. Bowlby, *Maternal care and mental health*, W.H.O. Monogr. Series no. 2, World Health Org., Ginebra 1951; E.H. Erikson, *Identität und Lebenszyklus*, Suhrkamp, Francfort 1976; A. Freud, *Infants without families. The writing of Anna Freud*, vol. III,

Intern. Univ. Press, Nueva York 1973; S. Freud, *Drei Abhandlungen zur Sexualtheorie, Ges. Werke,* vol. 5, Imago, Londres 1942 (trad. cast., *Tres ensayos para una teoría sexual,* en *Obras completas,* vol. IV, Biblioteca Nueva, Madrid 1972); E. Jacobson, *The self and the object world,* Intern. Univ. Press, Nueva York 1973; J. Kagan, H.A. Moss, *Birth to maturity: A study in psychological development,* Wiley, Nueva York 1962; M. Mahler, *On human symbiosis and the vicissitudes of individuation,* Intern. Univ. Press, Nueva York 1970; P.H. Mussen (dir.), *Carmichael's manual of child psychology,* vol. 1, Wiley, Nueva York 1970; D. Schechter, *Infant Development,* en S. Arieti (dir.), *American handbook of psychiatry,* vol. 1, Basic Books, Nueva York 1974; H.S. Sullivan, *The interpersonal theory of psychiatry,* Norton, Nueva York 1953; D. Winnicott, *The family and individual development,* Tavistock, Londres 1965; D. Wyss, *Die tiefenpsychologischen Schulen von den Anfängen bis zur Gegenwart,* Vandenhoeck & Ruprecht, Gotinga 1966.

GAETANO BENEDETTI

DESVIACIÓN. Teorías de la desviación: psiquiátrica, psicoanalítica, sociológica, *labeling approach,* desviación social.

1. Concepto de desviación. El concepto de «desviación» no sirve primariamente para caracterizar fenómenos psicopatológicos. Se emplea en un sentido lato para designar «el alejamiento de la conducta normal en la sociedad, quedando el individuo que la practica desacreditado y discriminado frente a aquélla» (Dorsch 1976, p. 120; → anormalidad). Por ello, el concepto general de «conducta desviada» abarca diversos fenómenos, como por ej. el alcoholismo (→ dependencia del alcohol), la criminalidad o la disocialidad, la enfermedad psíquica, el abuso de las drogas, la prostitución, desviaciones sexuales (→ perversión sexual), incluso la conducta suicida (→ suicidio; cf. Schneider 1981). Las ciencias sociales han hecho recientemente la importante averiguación de que «la desviación social no es un fenómeno simple incluido en algunas formas de conducta y no en otras, sino que es el producto de un proceso que incluye las reacciones de otras personas a la conducta del individuo» (Schneider 1981*b*, p. 80). La desviación sólo puede concebirse como un *proceso dinámico,* en el que la conducta del individuo desviado y la conducta de la sociedad circundante se hallan en estrecha relación de interdependencia y se condicionan recíprocamente. Desde el punto de vista psiquiátrico y psicológico, el concepto de desviación posee importancia ya que estas disciplinas investigan las condiciones individuales y sociales que han hecho que un ser humano haya incurrido en una conducta social desviada.

2. Teorías de la desviación. Partiendo de diversos conceptos sociológicos, se ha intentado encontrar un acceso al fenómeno de la desviación social. Según sea el concepto de partida, unas veces aparece en primer plano el individuo y otras es la sociedad la que califica una determinada conducta como desviada. Tratemos de analizar las nociones más relevantes tomando como ejemplo la conducta disocial (cf. Kirchhoff 1981, Rauchfleisch 1981).

Partiendo de una *perspectiva centrada en el individuo,* diversos autores han postulado los *determinantes orgánicos de la disocialidad.* Mencionan los factores genéticos, los componentes hereditarios, las anomalías cromosómicas, las causas patológico-cerebrales, así como otros trastornos somáticos. Un análisis crítico de estos estudios muestra un cuadro muy heterogéneo de resultados, en parte contradictorios. Los aspectos somáticos no deben dejarse de lado en el debate de la conducta disocial; pero sólo representan un elemento dentro de una cadena multifactorial de condiciones y no permiten formular ningún enunciado unívoco sobre eventuales relaciones causales.

También los conceptos *psiquiátricos* y *psicoanalíticos* están centrados en el individuo (véase en Rauchfleisch 1981 una revisión de conjunto). Los autores conciben la conducta desviada como una consecuencia de trastornos específicos en el desarrollo infantil o (dentro del marco del concepto de → psicopatía) como expresión de una «disposición integrada» (Binder 1960) que representa el momento patogenético.

Son importantes en el debate sobre la conducta disocial las nociones derivadas de la *dimensión sociológica.* Desde el punto de vista de una *teoría de la socialización,* las causas de los diversos fenómenos de conducta disocial radican en procesos de socialización específicos del estrato social. Las teorías de la criminalidad *basadas en la estructura social* recurren a las ideas de Durkheim y de Merton (1957) sobre la anomía. Merton considera la anomía como un estado caracterizado por la ausencia de normas y reglas, por la no vigencia o el derrumbe de las pautas de conducta y del nivel de aspiración. Tal estado ejerce sobre ciertas personas una presión que hace que se inclinen hacia una conducta desviada, no sujeta a normas. El problema principal de una persona que vive en anomía consiste, según Merton, en verse enfrentada con metas culturalmente definidas sin los medios institucionales legítimos para el logro de las mismas.

Cohen (1961) analizó la criminalidad en las bandas juveniles basándose en la teoría de la anomía y en el concepto de los contactos diferenciales (Cressey 1981), para destacar los siguientes mecanismos: los jóvenes de las capas sociales bajas se sienten, por una parte, ligados a las normas de la clase media, pero experimentan en la sociedad frustraciones, limitaciones y la imposibilidad de alcanzar los objetivos prescritos. Cohen hace notar que la banda delincuente ofrece una compensación, al establecer otras exigencias, dirigidas en su mayor parte contra las normas de la clase media. El joven que se atiene a estas pautas alcanza en la banda el status que se le niega en el resto de la sociedad.

Algunos *psicólogos sociales de orientación psicoanalítica* como Adorno (1950), Erich Fromm (1970) y Reik (1925) destacan el hecho de que la sociedad no sólo reacciona contra la conducta social desviada, sino que tiene interés en etiquetar a determinadas personas como «desviadas», colocándolas así en una posición marginal. Según estos autores, la sociedad descarga los propios impulsos destructivos contra los no conformistas. Cuando la sociedad considera la acción criminal como una «excepción», intenta salvar su propia concepción de un «mundo justo y ordenado». «Por eso la sociedad se siente tan amenazada cuando tiene la impresión de que aumenta la criminalidad: la realidad reprimida trata de imponerse» (Steinert 1973, p. 21).

La interpretación actual de la conducta desviada se inspira sobre todo en el *concepto interaccionista*, en el llamado *labeling approach* (H.S. Becker 1973, Quensel 1970). Dentro de esta perspectiva, la conducta social desviada se interpreta como un proceso de interacción entre el individuo y la sociedad, como condicionamiento mutuo y como progresiva escalada entre la conducta de individuos marginales y las instancias del control social. Estos autores conciben las actividades de las diversas instancias sociales, incluidas las instituciones de la justicia, no sólo como reacciones a la conducta criminal, sino también como factores condicionantes de la conducta desviada y del proceso de delincuencia.

Lemert (1951) distingue entre una desviación primaria y una desviación secundaria. «La *desviación primaria* obedece, contrariamente a la secundaria, a varias causas. Nace de una serie de factores sociales, culturales, psíquicos y físicos... La *desviación secundaria* se refiere a un tipo especial de comportamientos socialmente definidos, con los que los seres humanos responden a los problemas que la reacción de la sociedad crea a su conducta desviada... Por razón de sus acciones, el desviado secundario es una persona cuya vida e identidad están determinadas por la realidad representada por la desviación» (Lemert, cit. por Schneider 1981*b*, p. 80).

La investigación rigurosa de las vidas desviadas ha mostrado que el momento en que una conducta socialmente desviada es conocida y etiquetada públicamente como tal es de gran importancia para la trayectoria futura de la persona afectada: la identidad pública se modifica. Esto tiene como consecuencia que, en adelante, el status desviado preside todos los otros status (por eso se habla del *master status* desviado). La persecución penal, los juicios criminales, etc., pasan a ser «ceremonias de degradación... en las que la identidad pública de un actor se transfiere a otra de rango inferior» (Kirchhoff 1981, p. 150).

Es imposible explicar adecuadamente mediante uno de estos conceptos el complejo fenómeno de la conducta desviada. Sin embargo, estos enfoques parcialmente divergentes son fecundos en cuanto que cada uno de ellos ilumina una faceta del fenómeno. Una serie de autores psiquiátricos han realizado exposiciones fenomenológicas concretas; los autores de tendencia psicoanalítica han estudiado la dinámica intrapsíquica y su desarrollo; y los puntos de vista sociológicos nos han enseñado que la conducta desviada no es algo estático. Debemos considerarla más bien como un → proceso de desarrollo dinámico donde no sólo el individuo, sino también la sociedad circundante interviene de modo sustancial. En una convergencia entre los hallazgos psicoanalíticos y los hallazgos sociológicos, cabe afirmar que los estigmas externos que marcan el curso evolutivo del individuo son asumidos por éste en su propia personalidad y vienen a reforzar la identidad negativa del hombre «desviado».

3. Principios relativos a la modificación de la conducta desviada. Paralelamente a las ideas divergentes sobre la desviación, contrastan también las medidas que los diversos autores proponen para la modificación de la conducta social desviada. Las medidas se encaminan más bien al tratamiento del individuo, o a la modificación de las condiciones sociales, según se otorgue la prioridad en las consideraciones etiológicas, al individuo o a la sociedad.

Los *enfoques individuales* alcanzan desde las actividades psicoterapéuticas de diversa procedencia, pasando por la reeducación, hasta las intervenciones psicofarmacológicas.

En el área de la conducta desviada delincuente existen informes sobre terapias hospitalarias y ambulatorias y sobre tratamientos en centros socioterapéuticos (cf. Binswanger 1978, Goudsmit 1974, Krause y otros 1978, Lippenmeier 1981, Luzius 1979, Petri 1971, Rauchfleisch 1981, Steller 1977). Los problemas jurídicos que se plantean en tales tratamientos han sido estudiados detenidamente por Försterling (1981).

Los autores que destacan los determinantes sociales como causa de la conducta desviada subrayan la necesidad de *modificar las condiciones sociales patógenas* y de señalar y desmontar los mecanismos sociales negativos. Los planteamientos de este tipo son mucho más complejos que los enfoques individuales y, al afectar a toda la sociedad, son también más difíciles de realizar. Encuentran una aplicación concreta, sobre todo, en → psiquiatría social y en el marco de actividades de → psicohigiene (cf. P. Becker 1980, Dörner y otros 1979). Tales ideas pueden ser fecundas, aunque no se traduzcan directamente a la práctica. Así, el *labeling approach* antes mencionado ha contribuido sustancialmente a despertar la conciencia general sobre el riesgo que implican las etiquetas *(labeling)* con que se marca al desviado social.

Bibliografía. Th.W. Adorno, E. Frenkel-Brunswik, J. Levison, R. Sanford, *The authoritarian personality. Studies in prejudice,* Nueva York 1950; H.S. Becker, *Aussenseiter. Zur Soziologie abweichenden Verhaltens,* Fischer, Francfort del M. 1973; P. Bekker, *Prävention von Verhaltensstörungen und Förderung der psychischen Gesundheit,* en W. Wittling (dir.), *Handbuch der Klinischen Psychologie,* 2: *Psychotherapeutische Interventionsmethoden,* p. 47-77, Hoffmann und Campe, Hamburgo 1980; H. Binder, *Psychopathien, Neurosen, abnorme Reaktionen. Die psychopathischen Dauerzustände und die abnormen seelischen Reaktionen und Entwicklungen,* en H.W. Gruhle, R. Jung, W. Mayer-Gross, M. Müller (dirs.), *Psychiatrie der Gegenwart. Forschung und Praxis,* vol. II, p. 180-202, Springer, Berlín-Gotinga-Heidelberg 1960; R. Binswanger, *Rahmenbedingungen analytisch orientierter Psychotherapie im Strafvollzug,* «Psyche» 32 (1978) 1148-1156; A.K. Cohen, *Kriminelle Jugend,* Rowohlt, Reinbek b. Hamburgo 1961; D.R. Cressey, *Differentielle Assoziation, symbolischer Interaktionismus und Kriminologie,* en H.J. Schneider (dir.), *Die Psychologie des 20. Jahrhunderts,* vol. 16: *Auswirkungen auf die Kriminologie. Delinquenz und Gesellschaft,* p. 182-195, Kindler, Zurich 1981; K. Dörner, R. Köchert, G. von Laer, K. Scherer, *Gemeindepsychiatrie. Gemeindegesundheit zwischen Psychiatrie und Umweltschutz,* Kohlhammer, Stuttgart-Berlín-Colonia-Maguncia 1979; E. Dorsch, *Psychologisches Wörterbuch,* Huber, Berna-Stuttgart-Viena ⁹1976 (trad. cast., *Diccionario de psicología,* Herder, Barcelona ⁵1985); W. Försterling, *Methoden sozialtherapeutischer Behandlung im Strafvollzug und die Mitwirkungspflicht des Gefangenen,* Studienverlag Dr. N. Brockmeyer, Bochum 1981; E. Fromm, *Zur Psychologie des Verbrechers und der strafenden Gesellschaft,* 1931, en E. Fromm, *Analytische Sozialpsychologie und Gesellschaftstheorie,* p. 115-144, Suhrkamp, Francfort del M. 1970; W. Goudsmit, *Bemerkungen zur Indikation der Psychoanalyse bei Tätern von schweren Delikten,* «Psyche» 28 (1974) 684-705; G.F. Kirchhoff, *Kriminalsoziologie,* en H.J. Schneider (dir.), *Die Psychologie des 20. Jahrhunderts,* vol. 16: *Auswirkungen auf die Kriminologie. Delinquenz und Gesellschaft,* p. 141-164, Kindler, Zurich 1981; R. Krause, D. Simons, *Sozialtherapeutische Ansätze im Strafvollzug,* en L.J. Pongratz (dir.), *Handbuch der Psychologie,* vol. 8: *Klinische Psychologie,* 2, p. 2980-3001, Hogrefe, Gotinga 1978; E.M. Lemert, *Social pathology: A systematic approach to the theory of sociopathic behavior,* McGraw-Hill, Nueva York 1951; N. Lippenmeier, *Aktuelle Forschungsprobleme: Sozial-*

therapie, «Monatsschr. Krim.» 64 (1981) 97-102; F.J. Luzius, *Resozialisierung zum Nulltarif?*, «Monatsschr. Krim.» 62 (1979) 98-108; R.K. Merton, *Social theory and social structure*, Free Press, Glencoe 1957; H. Petri, *Behandlung von Perversionen mit analytischer Kurztherapie und Antiandrogenen. Katamnestischer Bericht über 20 Behandlungsfälle*, «Z. Psychosom. Med. Psychoanal.» 17 (1971) 319-334; St. Quensel, *Wie wird man kriminell? Verlaufsformen fehlgeschlagener Interaktion*, «Krit. Justiz» 4 (1970) 375-382; U. Rauchfleisch, *Dissozial. Entwicklung, Struktur und Psychodynamik dissozialer Persönlichkeiten*, Vandenhoeck & Ruprecht, Gotinga 1981; T. Reik, *Geständniszwang und Strafbedürfnis*, Int. Psychoanal. Verlag, Leipzig-Viena 1925; H.J. Schneider (dir.), *Die Psychologie des 20. Jahrhunderts*, vol. 16: *Auswirkungen auf die Kriminologie. Delinquenz und Gesellschaft*, Kindler, Zurich 1981*a*; —, *Hauptrichtungen der Kriminologie*, en H.J. Schneider (dir.), *Die Psychologie des 20. Jahrhunderts*, vol. 16: *Auswirkungen auf die Kriminologie*, p. 63-95, Kindler, Zurich 1981*b*; H. Steinert, *Statusmanagement und Kriminalisierung*, en H. Steinert (dir.), *Der Prozess der Kriminalisierung. Untersuchungen zur Kriminalsoziologie*, p. 9-23, Juventa, Munich 1973; M. Steller, *Sozialtherapie statt Strafvollzug. Psychologische Probleme der Behandlung von Delinquenten*, Kiepenheuer & Witsch, Colonia 1977.

UDO RAUCHFLEISCH

DIAGNÓSTICO. Teoría de la enfermedad, sistematización psiquiátrica, unidades patológicas en psiquiatría.

La palabra griega *diagnosis* suele traducirse por discernimiento, decisión o fallo; contiene la raíz *guignoskein*, que significa «conocer» (Kaegi 1904). El término «diagnóstico» se emplea en medicina para designar tanto el proceso de diagnosticar, como su resultado. En este sentido, el diagnóstico significa el conocimiento de una enfermedad o, más en general, el conocimiento de un fenómeno anómalo. En psicología se emplea la palabra diagnóstico para clasificar a un individuo con arreglo a las características en él observadas (Kudlien 1972).

En la edad antigua se conoció ya la contraposición entre el *diagnóstico del enfermo*, atribuido a Hipócrates y su escuela, y el *diagnóstico de la enfermedad*, que parece remontarse a Platón y a la escuela de Cnido (Gross 1969). La medicina actual, basada en las ciencias naturales, trabaja con diagnósticos de enfermedad, conforme a la definición antes señalada (→ concepto de enfermedad).

Las diversas épocas que ha atravesado la medicina basada en las ciencias naturales ha incluido en el diagnóstico datos de diversa índole que aún hoy se ofrecen en forma yuxtapuesta: desde síntomas puros (por ejemplo, prurito senil) a síndromes clínicos (por ejemplo, jaqueca) y enfermedades con causa bacteriana (por ejemplo, la tuberculosis), cromosómica (por ejemplo, la trisomía 21), fisiológica (por ejemplo, la miastenia) o bioquímica (por ejemplo, la fenilcetonuria; Kudlien 1972).

La mayor parte de los *diagnósticos psiquiátricos* corresponden al modelo de síndrome introducido en el siglo XVII por Sydenham, que distingue entre síntomas y curso característico. Kraepelin aplicó estos principios de modo consecuente cuando estableció a finales del siglo XIX el *esquema triádico del diagnóstico,* vigente hasta hoy (→ psiquiatría). Este esquema se articula sobre una base etiológica, distinguiendo entre trastornos con fundamento somático, endógenos y psicógenos; la otra división es de tipo sindrómico, con excepciones relativas a los trastornos con fundamento somático. No se presta suficiente atención al diverso carácter de las tres categorías del esquema triádico. En los trastornos psíquicos con fundamento somático, el diagnóstico psiquiátrico (→ psiquiatría) es preferentemente de tipo médico. En la división de las psicosis endógenas ignoramos aún si nuestra clasificación es natural o arbitraria, es decir, si dividimos con arreglo a un sistema natural —como en la clasificación de animales o de plantas— o con arreglo a un sistema artificial, orientado con arreglo a características superficiales, como sería la clasificación de un grupo de personas con arreglo a la letra inicial de su apellido. K. Schneider lo ha formulado con claridad: «No puedo decir que esto *sea* (cursiva en el original) una esquizofrenia, sino sólo que yo *llamo* (cursiva en el original) a esto una esquizofrenia o que esto suele llamarse hoy esquizofrenia» (Schneider 1971).

Esto resulta aún más difícil en los trastornos psicógenos, a los que no cabe transferir el concepto de diagnóstico de la medicina basada en las ciencias naturales.

Además, tratándose de trastornos endógenos y psicógenos, el diagnóstico psiquiátrico no trabaja con clases exactas, sino con clases inexactas semejantes o con una tipología (Zerssen 1973). En una clasificación exacta todos los miembros de una clase deben poseer unas características determinadas para ser incluidos en ella; en la clasificación inexacta, basada en la similitud o en la tipología, la pauta es la semejanza de un individuo con un tipo ideal. Por eso esta última clasificación incluye tanto los tipos extremos o variantes situadas en la zona limítrofe de un continuo (en los trastornos neuróticos, por ejemplo) como los tipos de frecuencia, es decir, la acumulación de comportamientos o síntomas morbosos (en las psicosis endógenas, por ejemplo). Una clasificación tipológica, especialmente en las zonas marginales de un tipo, es necesariamente imprecisa.

La *crítica* al diagnóstico psiquiátrico fue especialmente viva en torno a 1970 (→ antipsiquiatría). Menninger se sitúa en la tradición de la antítesis entre diagnóstico de enfermos y diagnóstico de enfermedades cuando duda de que el diagnóstico pueda expresar lo esencial de la situación especial del enfermo. Hardin hace notar la fuerza mágica de la denominación con un diagnóstico, que tranquiliza al médico y al paciente (Kendell 1978). Szasz considera el concepto de enfermedad psíquica (e implícitamente también el diagnóstico) como un mito que sólo sirve como «píldora de tranquilidad social». La «hipótesis de la etiquetación» *(labeling approach)* de Scheff considera la etiquetación diagnóstica como la «causa decisiva» de la conducta desviada del enfermo (Keupp 1972). Los argumentos *en favor* del diagnóstico psiquiátrico derivan de la práctica y de la investigación. Si no se quiere someter a todos los pacientes al mismo tratamiento, es preciso formular diversas indicaciones y diagnosticar con arreglo a las mismas. La cuestión no es, pues, *si* hay que emitir un diagnóstico, sino *cómo* hay que emitirlo (Kendell 1978). También es obligado incluir la investigación en un orden de fenómenos y establecer por tanto una clasificación, aunque ésta sea insatisfactoria o provisional. Por eso los autores angloamericanos insisten actualmente en la *utilidad* del diagnóstico (Campbell 1981, Kendell 1978).

La utilidad depende de la seguridad (fiabilidad) y la bondad (validez). Anteriores investigaciones revelaron que la fiabilidad de los diagnósticos psiquiátricos era muy baja, especialmente si se comparaban los diferentes países o psiquiatras de diversas escuelas (Kendell 1978, Mombour 1975). Las causas de este hecho son varias. La fiabilidad es diversa para las tres categorías del esquema del diagnóstico: la más alta corresponde a los trastornos de origen somático y la más baja a los trastornos psicógenos. Depende, además, del número de los subgrupos empleados. Otros factores esenciales son los conceptos diagnósticos de los psiquiatras participantes, su conducta durante la investigación y las diferencias en la observación. En los últimos años se han realizado muchos esfuerzos de mejora en este sentido. La *Clasificación internacional de las enfermedades* (CIE) ofrece, en su novena revisión, no sólo una clave de diagnósticos, sino también un glosario. Es el esquema de diagnóstico más difundido en la República Federal de Alemania. En él se inspira la tercera edición del *Diagnostic and statistical manual of mental disorders* (DSM-III) de la Sociedad psiquiátrica americana (APA); la utilidad de este instrumento fue sometida a examen antes de su introducción en experimentos de campo. Feighner y colaboradores confeccionaron algunos instrumentos con fines de investigación, por ejemplo, los «Criterios de St. Louis», y Spitzer y colaboradores crearon a partir del anterior los *RDC (= Research diagnostic criteria)*. El sistema del Grupo de trabajo para metodología y documentación en psiquiatría (AMDP), desarrollado en el área idiomática alemana, parte de los síntomas psicopatológicos, mientras que el *Psychiatric state examination* (PSE) estandariza toda la exploración. Con él se ha alcanzado más del 90 % de coincidencias entre diversos investigadores (→ fundamentos psicométricos del diagnóstico).

Sólo los diagnósticos fiables son válidos. Pero si la fiabilidad de los diagnósticos psiquiátricos fue un tema importante de investigación durante los años setenta, faltan aún investigaciones adecuadamente planificadas sobre la validez. De los diversos tipos de validez, el más relevante es la validez de predicción: La bondad de un diagnóstico psiquiátrico resulta de su utilidad diagnóstica y terapéutica (Kendell 1978).

La elaboración electrónica de los datos abre nuevas perspectivas. Los datos obtenidos con el sistema AMDP o con el PSE se valoran por lo general mecánicamente: el psiquiatra aporta los datos y el aparato formula el diagnóstico. Se emplean procedimientos estadísticos con ayuda de los nuevos ordenadores para someter a examen los conceptos diagnósticos. Por ejemplo, el *cluster-analysis* ordena una serie de datos con arreglo a la similitud de sus diversos parámetros; se utiliza en la validación, pero también para la formación de nuevos conceptos (por ejemplo, Brauchli 1981, Kendell 1978). Sus limitaciones consisten en que hay diversos procedimientos matemáticos para la solución del problema del *cluster*, procedimientos que, al igual que las pequeñas modificaciones en los datos, pueden llevar a unos resultados excesivamente desviados. Cabe recordar, en fin, que la consideración pluridimensional reclamada por Kretschmer se realiza en el reciente sistema multiaxial. Así, el ya mencionado DSM-III incluye cinco ejes: además del eje diagnóstico para los síndromes clínicos, existen otros para trastornos de la personalidad, enfermedades somáticas, sobrecargas psicosociales y adaptación en el año anterior a la aparición de la enfermedad. El diagnóstico psiquiátrico ha sido durante el último decenio objeto de una intensa investigación, que se concentró casi exclusivamente en la fiabilidad. En cambio, los retoques o las alternativas que se han propuesto al esquema triádico (por ejemplo, Berner 1982) no han prosperado.

Bibliografía. P. Berner, *Psychiatrische Systematik*, Huber, Berna-Stuttgart-Viena ³1982; B. Brauchli, *Zur Nosologie in der Psychiatrie*, Enke, Stuttgart 1981; R.J. Campbell, The nosology of psychiatry, en Arieti, *American handbook of psychiatry*, vol. 7, Basic Books, Nueva York ²1981; R. Gross, *Medizinische Diagnostik. Grundlagen und Praxis*, Springer, Berlín-Heidelberg-Nueva York 1969; A. Kaegi, *Benselers Griechisch-Deutsches Schulwörterbuch*, Teubner, Leipzig-Berlín ¹²1904; R.E. Kendell, *Die Diagnose in der Psychiatrie*, Enke, Stuttgart 1978; H. Keupp, *Der Krankheitsmythos in der Psychopathologie*, Urban und Schwarzenberg, Munich-Berlín-Viena 1972; F. Kudlien, *Diagnose*, en J. Ritter (dir.), *Historisches Wörterbuch der Philosophie*, vol. 2, Wissenschaftliche Buchgesellschaft, Darmstadt 1972; W. Mombour, *Klassifikation, Patientenstatistik, Register*, en K.P. Kisker, J.E. Meyer, C. Müller, E. Strömgren, *Psychiatrie der Gegenwart*, vol. III, Springer, Berlín-Heidelberg-Nueva York 1975; K. Schneider, *Klinische Psychopathologie*, Thieme, Stuttgart ⁹1971; D. v. Zerssen, *Diagnose*, en Chr. Müller, *Lexikon der Psychiatrie*, Springer, Berlín-Heidelberg-Nueva York 1973.

Wolfgang Hartmann

DIAGNÓSTICO COGNITIVO. Funciones cognitivas, psicodiagnóstico, *grid-technique*, autonomía del proceso diagnóstico.

1. Funciones cognitivas. Se cuentan entre las funciones cognitivas la percepción, la representación, la memoria, el aprendizaje, el pensamiento, el juicio, a veces también el lenguaje; es decir, todas aquellas capacidades que permiten al hombre conocer un objeto o hacerse consciente de su medio ambiente; todos estos fenómenos son procesos cognitivos, en contraposición con los procesos emocionales-motivacionales.

En consecuencia, casi todos los → tests de rendimiento general y específico pueden incluirse en el apartado de «diagnóstico cognitivo». También corresponderían aquí los métodos destinados a la investigación de procesos de pensamiento o de solución de problemas, como la «torre de Hanoi» o la «caja de datos» (Klix y Lander), además de los tests de creatividad y la determinación de fases de desarrollo cognitivo en el sentido de Piaget (con el empleo de la «batería de tests para la detección de operaciones cognitivas» de Winkelmann, → diagnóstico del desarrollo). Se puede incluir asimismo la detección de diversas peculiaridades cualitativas de la recepción y elaboración de datos informativos, que suelen designarse como «estilos cognitivos»; en los últimos años se ha difundido especialmente la distinción entre un proceso «impulsivo» (reacción rápida, con peligro de cometer muchos errores) y un proceso «reflexivo» (explorado con el *Matching-familiar-figures-test*). Hay que mencionar, por último, en este contexto las atribuciones (por ejemplo, atribución de las causas de éxito o de fracaso, detectada por el cuestionario de Widdel) y las actitudes (hay, por ejemplo, escalas de conservadurismo o de dogmatismo).

2. Diagnóstico de los trastornos cognitivos. Toda disminución de rendimiento cognitivo tiene, en principio, una significación clínica, pero determinados trastornos poseen especial relevancia diagnóstica en neuropsiquiatría (→ diagnóstico de las lesiones cerebrales y → diagnóstico neuropsicológico).

La investigación de psicosis experimentales ha descubierto ciertos deterioros en la recepción y elaboración de informaciones que se utilizan para el diagnóstico clasificatorio. Se han encontrado así peculiaridades en la medida del tiempo de reacción, en la abstracción y en la formación de conceptos (detectables, entre otros métodos, mediante tareas de clasificación, como el *Kahn test of symbol arrangement*). L. Süllbold ha demostrado en esquizofrénicos anomalías muy heterogéneas (por ejemplo, de la percepción o de la atención); su *Frankfurter Beschwerde-Fragebogen* se aplica ya con éxito en el diagnóstico de las psicosis. Las informaciones de este tipo se pueden utilizar también con fines terapéuticos.

La expresión «diagnóstico cognitivo» se ha difundido en los últimos años, en evidente analogía con la → terapia cognitiva. Teniendo en cuenta que se habla también de una deseable «unidad del proceso diagnóstico-terapéutico», el diagnóstico cognitivo puede entenderse como una recogida de información en el marco de terapias cognitivas. Sin embargo, sólo el método de Kelly ofrece una fundamentación teórica que ha permitido desarrollar al mismo tiempo un método diagnóstico autónomo: la *grid-technique*. Este método consiste en el empleo de polaridades conceptuales (por ejemplo, honesto-deshonesto, agradable-desagradable) para caracterizar a personas o situaciones; de ese modo se establece y se analiza cuantitativamente la estructura cognitiva de sistemas de referencia personales.

Otras corrientes de terapia cognitiva obtienen informaciones consideradas como esenciales en forma de datos de entrevista. Tanto esta limitación metodológica como el hecho de reducirse, de antemano, a determinados supuestos teóricos, hacen que este «diagnóstico cognitivo» resulte muy unilateral. Precisamente en relación con la moda actual de las terapias cognitivas, es necesario acentuar la autonomía del proceso diagnóstico. Éste debe ayudar en cada caso concreto a fundamentar la indicación de técnicas de tratamiento específico, y por eso no se le puede asignar una función meramente auxiliar en relación con métodos terapéuticos ya fijados ni puede limitarse a la aplicación de los distintos métodos. Como cualquier clase de psicodiagnóstico, el diagnóstico cognitivo debe considerarse estrechamente relacionado con la investigación de los fundamentos, sin vincularlo exclusivamente a los puntos de vista de terapeutas pertenecientes a escuelas determinadas.

Bibliografía. D. Bannister, *Evaluating the person*, en P. Kline (dir.), *New approaches in psychological measurement*, Wiley, Londres 1973; J.R. Hayes, *Cognitive psychology*, Dorsey Press, Homewood (Ill.) 1978; F. Klix, H.-J. Lander, *Die Strukturanalyse von Denkprozessen als Mittel der Intelligenzdiagnostik*, en F. Klix, W. Gutjahr, J. Mehl (dirs.), *Intelligenzdiagnostik*, VEB Dt. Verl. d. Wissensch., Berlín 1967, p. 245-288; H. Kreitler, S. Kreitler, *Cognitive orientation and behavior*, Springer, Nueva York 1976; W.-U. Meyer, H.-D. Schmalt, *Die Attributionstheorie*, en D. Frey (dir.), *Kognitive Theorien der Sozialpsychologie*, Huber, Berna 1978, p. 98-136; H.D. Mummendey (dir.), *Einstellung und Verhalten*, Huber, Berna 1979; U. Neisser, *Kognition und Wirklichkeit*, Klett-Cotta, Stuttgart 1979; E. Plaum, *Kognitive Störungen endogen-depressiver und manischer Patienten*, «Nervenarzt» 51 (1980) 687-690; —, *Psychologische Testverfahren zur Intelligenz- und Leistungsmessung*, en E.-R. Rey (dir.), *Klinische Psychologie*, Fischer, Stuttgart 1981, p. 39-46; —, *Psychodiagnostik im Feld der Rehabilitation, Therapie, Beratung und Prävention*, en M. Hockel, F.J. Feldhege (dirs.), *Handbuch der Angewandten Psychologie, 2. Behandlung und Gesundheit*, Verlag Moderne Industrie, Landsberg 1981, p. 1268-1284; — (dir.), *Diagnostik zwischen Grundlagenforschung und Intervention. Versuche einer Standortbestimmung*, Beltz, Weinheim 1982; —, Maier, Th.E. Rupf-Bolz, *Der Kahn test of symbol arrangement (KTSA) als Methode zur Erfassung pathologischer Denkprozesse*, «Z. Klin. Psychol» 9 (1980) 210-218; I. Seiffge-Krenke, *Probleme und Ergebnisse der Kreativitätsforschung*, Huber, Berna 1974; L. Süllwold, *Symptome schizophrener Erkrankungen*, Springer, Berlín 1977; I. Wagner, *Therapie-orientierte Diagnostik schulrelevanter Aufmerksamkeit*, en H. Bommert, M. Hockel (dirs.), *Therapieorientierte Diagnostik*,

Kohlhammer, Stuttgart 1981, p. 147-170; E.G. Wehner, E. Durchholz, *Persönlichkeits- und Einstellungstests*, Kohlhammer, Stuttgart 1980.

Ernst Plaum

DIAGNÓSTICO DE CURSO. Teoría de los tests, diagnóstico multimétodo, perspectiva temporal, métodos con tests, estadística.

1. Perspectivas del diagnóstico de curso. A diferencia del diagnóstico de estado (lo que antes se llamaba comprobación del estado del yo), el diagnóstico de curso y de proceso persigue el conocimiento del individuo, o de un grupo, en su curso temporal. El diagnóstico de curso reviste especial importancia para la psiquiatría, ya que muchos cuadros patológicos se caracterizan por pautas específicas de curso, y el efecto de las medidas terapéuticas sólo es posible mediante el análisis del curso (al menos, mediante comparación entre el inicio y el término del tratamiento). Revisten interés los análisis de curso por intervalos de segundos y minutos (por ejemplo, mediante electroencefalograma), por horas (por ejemplo, cambio del estado de ánimo en tratamientos antidepresivos mediante privación del sueño), por semanas (examen clínico de psicofármacos) y por meses-años (por ejemplo, revisión del efecto de un tratamiento con litio). El diverso intervalo temporal da lugar a problemas diferentes para el diagnóstico de curso.

El diagnóstico de curso puede abordarse en distintos planos (cf. Pawlik 1976):

— *Plano teórico:* ¿Qué teorías de la *personalidad* (teorías de psicología normal y teorías clínicas) sirven de base a un diagnóstico de curso? ¿Qué *teorías sobre tratamiento* (por ejemplo, sobre efectos de los antidepresivos o de la terapia cognitiva de la conducta) pueden ofrecer —junto con las teorías de la personalidad— el marco general para el diagnóstico de curso en el tratamiento de pacientes psiquiátricos?

— *Plano metodológico:* ¿Qué modelos matemático-estadísticos (teorías de los tests, teorías de la medida) son idóneos para expresar empíricamente los fenómenos observados (por ejemplo, las teorías clásicas o las teorías probabilistas del test)?

— *Tecnología de la obtención de datos:* ¿Qué requisitos deben satisfacer los métodos diagnósticos para establecer un diagnóstico de conducta?

— *Estadística:* ¿Qué métodos matemático-estadísticos permiten realizar un análisis adecuado de los datos de curso (por ejemplo, análisis de varianza, modelos ARIMA)?

No existen actualmente *modelos de personalidad* ni *teorías del tratamiento* que sean de aceptación general para el diagnóstico del curso psiquiátrico o del curso psicológico normal.

En los modelos de personalidad se prefieren actualmente los que se basan en la teoría del aprendizaje, los modelos cognitivos y modelos inspirados en la teoría de la acción (cf. Walter, Marks 1981). Algo similar cabe decir sobre las teorías psicoterapéuticas y del tratamiento (Mahoney 1980); reflexiones análogas se formulan sobre psicofármacos en terminología bioquímica. Una teoría del tratamiento con antidepresivos no debería explicar tan sólo el modo de acción bioquímica, sino también cómo la substancia química provoca modificaciones psíquicas (problema de psicosomática o de psicofisiología).

También en el área de los modelos matemático-estadísticos de la *teoría de los test* y la *teoría de la medida* se debaten diferentes enfoques (Fischer 1974). Tales modelos resultan necesarios cuando los análisis de curso no se realizan con ayuda de datos de frecuencia (por ejemplo, número de cigarrillos fumados, número de contactos visuales por unidad de tiempo), sino de constructos; los constructos representan síntesis de fenómenos aislados (por ejemplo, puntuación total en una lista de molestias o en un test de inteligencia). Aunque las teorías probabilistas de los tests hayan prestado más atención al problema del cambio, para el diagnóstico del cambio clínico sólo existen aún métodos construidos mediante la teoría clásica de los tests (→ fundamentos psicométricos del diagnóstico), una teoría que no toma en consideración las cuestiones relativas al cambio. Sería, pues, necesario para el diagnóstico de curso el desarrollo de teorías de la medida del cambio.

Las cuestiones sobre *tecnología de la obtención de datos* y de *estadística* se abordan en los apartados siguientes.

2. Tecnología de la obtención de datos.
1. *Diagnóstico multimétodo.* El diagnóstico de curso utiliza los puntos de vista del diagnóstico multimétodo (Seidenstücker, Baumann 1978). Hay que distinguir entre planos de datos, áreas funcionales y fuentes de datos. La conducta humana se puede concebir en distintos planos de datos; cada plano por sí solo es unilateral y requiere ser complementado por otras perspectivas.

Cabe mencionar como planos de datos: el plano biológico (por ejemplo, hipótesis dopamínica de la esquizofrenia), el plano psicológico (por ejemplo, teoría del «desvalimiento aprendido», en la depresión), el plano sociológico (principio del *labeling* para la explicación de enfermedades psiquiátricas) y el plano ecológico (efecto patógeno del ruido, de la densidad de población).

En cada plano de datos hay que suponer diferentes *áreas funcionales* (ejemplos para el plano de datos psicológicos: percepción, emoción, etc.). Las informaciones correspondientes a una determinada área funcional de un plano de datos pueden provenir de diversas fuentes de datos: modo de enjuiciarse el paciente a sí mismo (→ cuestionarios de autoevaluación, → tests de personalidad), enjuiciamiento del paciente por parte del personal asistencial (médicos, psicólogos, personal auxiliar), familiares, observadores independientes, instrumentos. Los hallazgos empíricos indican que los diferentes planos de datos, áreas funcionales y fuentes de datos no siempre ofrecen resultados unívocos (concordantes) y que la relación mutua de los indicadores puede variar con el tiempo (sincronicidad frente a desincronicidad). Así, el juicio del médico y el del paciente pueden coincidir al comienzo del tratamiento y la valoración del progreso terapéutico puede diferir parcialmente en el curso del tratamiento. No hay una fundamentación científica única, *una sola perspectiva* (por ejemplo, el plano de los datos biológicos, o los informes sobre rendimiento obtenidos mediante aparatos, o el juicio del médico) que deba considerarse como exclusivamente verdadera u objetiva y que, por tanto, deba preferirse frente a otros modos de información. De ahí la necesidad de proceder en el diagnóstico multimetódicamente; en muchos problemas diagnósticos, sin embargo, es inevitable, por razones prácticas, la limitación a unos pocos aspectos (por ejemplo, fuentes de datos: paciente y médico/psicólogo).

2. *Diferente consideración de la perspectiva temporal.* Frente al diagnóstico de estado (llamado antes estado del yo), el diagnóstico de curso incluye la perspectiva temporal. Ésta puede intervenir en diversos momentos del diagnóstico: construcción del test, obtención de datos y valoración:

— *Perspectiva temporal en la construcción del test.* Los métodos para el diagnóstico de curso deben conservar su calidad formal en el curso del tiempo. La exactitud puede variar, por ejemplo, en la observación repetida de la conducta. Pero también en la aplicación del mismo cuestionario pueden aparecer efectos de repetición, que llevan a una diferente exactitud de medida en los distintos resultados. Más decisiva es la cuestión de si un test detecta idénticos constructos en diversos tiempos (cf. cambios estructurales de factores en experimentos de aprendizaje). No existe una invariancia temporal de la estructura de test; por ello, los resultados diagnósticos obtenidos en diversos momentos no pueden relacionarse entre sí (por ejemplo, mediante análisis de varianza o formación de diferencias). La cuestión de la invariancia queda inexplicada en la mayoría de los test que se utilizan para el diagnóstico de curso. Por eso hay que exigir, para tales métodos, que se considere ya en la construcción del test la perspectiva temporal (no sólo con estudios de retest), calculando los índices estadísticos (precisión, estructura factorial, etc.) para varios puntos temporales. Así se puede juzgar mejor la varianza temporal de un test.

— *La perspectiva temporal en la obtención de datos.* En la exploración de pacientes se formulan muchas preguntas que se refieren directamente al eje temporal (ejemplo: ¿Se siente usted ahora más seguro que antes?); esto no ocurre en la mayoría de los tests psicológicos (autoevaluación y heteroevaluación). El sujeto se pronuncia generalmente sobre el estado actual («me duele la cabeza») y no formula enunciados sobre cambios («el dolor de cabeza aumenta, disminuye, permanece igual»; cf. Baumann y otros 1980).

Pero en los análisis no sólo son relevantes tales informaciones retrospectivas de cambio, sino también los análisis prospectivos. Por ejemplo, las actitudes de un paciente frente al tratamiento (en referencia a las técnicas y a los objetivos) se consideran factores de pronóstico importantes para el éxito terapéutico. Encontramos también informaciones prospectivas en los tests *orientados con respecto al criterio y al objetivo,* ya que el correspondiente estado es puesto en relación con el objetivo terapéutico proyectado.

Valga como ejemplo la *Goal-attainment-scaling* (Posavac, Carey 1980), donde expertos terapeutas y pacientes ofrecen al comienzo de la aplicación de una técnica, una matriz de objetivos cuyas columnas contienen diferentes sectores de objetivos articulados en 5 «estados de los objetivos» diferentes (líneas de la matriz). En las exploraciones diagnósticas correspondientes se puede analizar luego la posición actual, en relación con los «estados de los objetivos».

El diagnóstico de curso exige, sobre todo en la autoevaluación, una consideración más atenta de la perspectiva temporal en la obtención de datos, ya que —como señaló Lewin— hay que considerar a cada individuo dentro de un curso temporal de pasado, presente y futuro.

— *Perspectiva temporal en la valoración.* En el diagnóstico tradicional del cambio, la perspectiva temporal no reviste importancia ni en la construcción del test ni en la obtención de datos; sólo entra en juego en la valoración de éstos, cuando se colocan los resultados de test en un orden cronológico que puede analizarse con los correspondientes *métodos estadísticos.* Pero también los tests con orientación temporal retrospectiva o prospectiva exigen métodos estadísticos específicos de análisis de curso (cf. apartado **3**).

Resumiendo, hay que decir que la perspectiva temporal es relevante para un diagnóstico global de curso, no sólo en la valoración de los datos, sino también en la construcción del test y en la obtención de los datos. Además del diagnóstico de estado (el método más usado), reviste importancia como complemento el diagnóstico prospectivo y retrospectivo de cambio; habría que prestar mayor atención que la que se ha empleado hasta el momento al desarrollo de los correspondientes tests.

3. *Sobre el problema de los tests paralelos.* El diagnóstico de curso consta de dos o más investigaciones; los análisis de series temporales con el método ARIMA requieren más de 50 mediciones. El diagnóstico de curso puede efectuarse mediante aplicación repetida de la misma forma de test o con aplicaciones de tests paralelos. Para la segunda variante suele haber dos formas paralelas como máximo; constituye una excepción la batería de tests desarrollada por Fahrenberg y otros (1977) para el área de rendimiento, donde se construyen a veces más de 50 formas paralelas. Pero esta batería no ha llegado a ser un método plenamente estandarizado y ponderado. El empleo de tests paralelos ocasiona menos efectos de repetición que la aplicación reiterada de la misma forma de test. Frente a esta ventaja, sin embargo, existe el inconveniente de que el test paralelo no suele garantizar mediciones paralelas, y las diferencias de curso deben atribuirse en parte a diferencias en la construcción del test (no se mide exactamente el mismo constructo). La aplicación repetida de la misma forma de test permite, en cambio, el control exacto de influencias tendenciales, en el supuesto de que se haya elegido un diseño de investigación adecuado (caso particular: encuesta *base-line;* muestra aleatoria: elección de grupos de control). Por eso se recomienda para análisis de curso la aplicación repetida de la misma forma de test, en lugar del método de tests paralelos.

4. *Grupos de métodos.* Además de los métodos biológicos de medida, que no podemos exponer aquí (cf. Becker-Carus y otros 1979), son importantes para el diagnóstico de curso, en el plano de datos psicológicos, los siguientes grupos de métodos (exposiciones generales: Seidenstücker, Baumann 1978, Wolman 1978, Zerssen, Möller 1980):

— Los *tests subjetivos* (cuestionarios de autoevaluación): son importantes sobre todo las escalas para medir el estado de ánimo, las listas de molestias, los cuestionarios de psicopatología, pero también la autoevaluación de comportamientos (por ejemplo, listas de refuerzo, cuestionarios de inseguridad; Cautela 1979).

— Los *tests objetivos* como indicadores de

la capacidad de rendimiento en determinadas áreas funcionales (percepción, aprendizaje, memoria; Amelang, Nährer 1981).

— Los *métodos de rating* (heteroclasificación): clasificación en grandes categorías (por ejemplo, trastornos de captación, dinámica del delirio; CIPS 1979).

— La *observación de la conducta:* clasificación, por un observador, en categorías exactamente definidas (Winkler 1981).

— *Métodos de análisis de contenido:* análisis del comportamiento verbal (Russell, Stiles 1979).

Omitimos aquí la entrevista-exploración porque estos datos sólo expresan el proceso de obtención de datos y es preciso añadir un *rating* si se busca una valoración empírica, lo cual es imprescindible para análisis de curso. Tampoco mencionamos los métodos proyectivos (→ tests proyectivos) porque no son adecuados para un análisis de curso, por la dificultad de la repetición del test. A veces se utilizan métodos proyectivos para obtener informaciones de curso a partir de la conducta observada durante el test (cf. también → tests con aparatos, que cumplen esta exigencia; por ejemplo, electroencefalograma, *tapping*).

Mientras que la aplicación de la mayoría de los tests en exploraciones realizadas en dos momentos distintos o separadas por grandes intervalos (transcurso de al menos varios días entre las mediciones) no presenta problemas, no cabe decir lo mismo con respecto a intervalos menores (minutos, horas, 1 día). En estos casos sólo son idóneos unos pocos tests psicológicos, por ejemplo, exámenes funcionales simples (tests objetivos) o formas breves de escalas para medir el estado anímico. Muchos tests no son idóneos para análisis de curso, debido a su escasa sensibilidad para los cambios pequeños, o por su forma.

3. Métodos de valoración. Para la valoración de los datos de curso hay actualmente un gran número de métodos paramétricos y no paramétricos. Para la elección del método idóneo son importantes los siguientes criterios:

— Análisis de casos individuales; diseño de un grupo, diseño de varios grupos.

— Número de momentos de medida: pocas mediciones, ≤ 10; muchas mediciones, ≥ 50.

— Nivel escalar, forma de distribución de los datos.

— Análisis univariado/multivariado.

En los diseños de grupo, los análisis de varianza y de covarianza constituyen los métodos clásicos de valoración de los datos de curso, cuando se trata de mediciones repetidas; pero si se trata de datos clínicos no se dan a menudo las condiciones previas sobre matrices de varianza y covarianza y deben elegirse los métodos no paramétricos (Lienert 1973/1978; Krauth 1981). Mientras que en el análisis de casos particulares se conocían hasta ahora, sobre todo, los complejos modelos ARIMA (Glass y otros 1975), se proponen también, cada vez más, diversos métodos no paramétricos que pueden aplicarse especialmente en series temporales breves (Krauth 1981). En la actualidad se han ideado métodos complejos de valoración para los más diversos problemas de curso; pero faltan a veces datos de curso cuya calidad de contenido y de forma esté en relación adecuada con la complejidad de la estadística.

Se puede afirmar, en resumen, que el diagnóstico de curso plantea una serie de problemas nuevos que eran desconocidos en el diagnóstico de estado. Algunos puntos se han aclarado y otros están aún sin resolver. Por ello, este sector exige una mayor actividad investigadora.

Bibliografía. M. Amelang, W. Nährer, *Apparative Tests,* en U. Baumann, H. Berbalk, G. Seidenstükker, *Klinische Psychologie. Trends in Forschung und Praxis,* vol. 4, Huber, Berna 1981; U. Baumann, U. Sodemann, H.H. Tobien, *Direkte versus indirekte Veränderungsdiagnostik,* «Z. Diff. Diagn. Psychol.» 1 (1980) 201-216; Ch. Becker-Carus, T. Heyden, G. Ziegler, *Psychophysiologische Methoden,* Enke, Stuttgart 1979; J.R. Cautela, *Behavior analysis forms for clinical intervention,* Research Press, Champaign (Ill.) 1979; CIPS, *Internationale Skalen für die Psychiatrie,* Beltz, Weinheim 1979; J. Fahrenberg, M. Kuhn, B. Kulick, M. Myrtek, *Methodenentwicklung für psychologische Zeitreihenstudien,* «Diagnostica» 23 (1977) 15-36; G. Fischer, *Einführung in die Theorie psychologischer Tests,* Huber, Berna 1974; G.V. Glass, V.L. Willson, J.M. Gottman, *Design and analysis of time-series experiments,* Colorado Ass. Univ. Press, Boulder (Colorado) 1975; J. Krauth, *Statistische Methoden zur Veränderungsmessung,* en U. Baumann, H. Berbalk, G. Seidenstücker (dirs.), *Klinische Psychologie. Trends in Forschung und Praxis,* vol. 4, Huber, Berna 1981; G.A. Lienert, *Verteilungsfreie Methoden in der Biostatistik,* vol. I/II, Hain, Meisenheim 1973/1978; M. Mahoney (dir.), *Psychotherapy process*, Plenum Press, Nueva York 1980; K. Pawlik, *Modell- und Praxisdimensionen psychologischer Diagnostik*, en K. Pawlik (dir.), *Diagnose der Diagnostik*, Klett, Stuttgart 1976 (trad. cast., *Diagnosis del diagnóstico*, Herder, Barcelona 1980); E.J. Posavac, R.G. Garey, *Program evaluation: methods and case studies*, Prentice-Hall, Englewood Cliffs (New Yersey) 1980; R.L. Russell, W.B. Stiles *Categories for classifying language in psychotherapy*, «Psychological Bulletin» 86 (1979) 404-419; G. Seidenstücker, U. Baumann, *Multimethodale Diagnostik*, en U. Baumann, H. Berbalk, G. Seidenstücker (dirs.), *Klinische Psychologie. Trends in Forschung und Praxis*, vol. 1, Huber, Berna 1978; G.A. Walter, S.E. Marks, *Experimental learning and change*, Wiley, Nueva York 1981; P. Winkler (dir.), *Methoden der Analyse von Face-to-Face-Situationen*, Metzlersche Verlagsbuchhandlung, Stuttgart 1981; B. Wolman (dir.), *Clinical diagnosis of mental disorders*, Plenum Press, Nueva York 1979; D. v. Zerssen, H.J. Möller, *Psychopathometrische Verfahren in der psychiatrischen Therapieforschung*, en S. Biefang (dir.), *Evaluationsforschung in der Psychiatrie: Fragestellungen und Methoden*, Enke, Stuttgart 1980.

URS BAUMANN

DIAGNÓSTICO DE LA SENECTUD. Senescencia normal, → psicopatología de la senilidad, diagnóstico psicosocial, demencia, diagnóstico pluridimensional.

El diagnóstico de la *senescencia normal* debe efectuarse con procedimientos estadísticos, partiendo de la comparación con el promedio de los individuos coetáneos. El hombre de edad avanzada, pero sano, puede compensar sus limitaciones psíquicas. La acentuación o el debilitamiento de ciertos rasgos de la personalidad no presenta aún un carácter psicopatológico. Entre las escasas notas específicas de la edad avanzada se cuentan: el *creciente riesgo de enfermedad* y la *multimorbilidad*. Estudios longitudinales de Palmore (1970, 1974) y de los psicólogos de Bonn (Lehr 1977) han establecido la *evolución normal de la senescencia*. El desarrollo de una atrofia cerebral a consecuencia de la edad se puede determinar mediante tomografía computadorizada y electroencefalográficamente (Grumme 1977, Meese y Grumme 1980). Entre la población total que rebasa los 65 años de edad un 25-40 % padece *trastornos psíquicos* en el sentido más amplio del término. Dichos trastornos incluyen un 3-4 % de procesos de demenciación, un 3-4 % de psicosis endógenas, un 8-15 % de neurosis (→ formas de neurosis), desarrollos y reacciones anormales y actitudes psicopáticas (→ psicopatía); y un 5-10 % de otros trastornos cerebrales orgánicos más leves (síntesis de encuestas internacionales por Zimmermann 1977, Sternberg y Gawrilowa 1978). Müller (1981) ha publicado *observaciones sobre el curso de enfermedades psíquicas* y la influencia ejercida sobre el mismo por la edad; Ciompi y Müller (1976) han realizado el mismo estudio referido a esquizofrénicos.

El *diagnóstico psicosocial* está encaminado a investigar la situación de las personas de edad avanzada, investigación llevada a cabo por psiquiatras, psicólogos y asistentes sociales. Se amplía inquiriendo los matices psicodinámicos, biográficamente determinados, teniendo en cuenta su continuidad o discontinuidad. Ya la primera entrevista posee siempre un carácter terapéutico, ya que la interacción con el anciano, que espera ayuda y respuesta a sus preguntas, favorece los contactos y el clima de confianza. El diálogo facilita también una visión acerca del cuadro clínico, la salud física y mental, el comportamiento, los rasgos de la personalidad, las actitudes, la situación vital, los estados de ánimo, el modo de reaccionar ante pérdidas y amenazas, problemas, intereses y actividades, así como la capacidad para el comportamiento social, temas que deben esclarecerse para comprender mejor el motivo concreto que ha llevado al individuo a consultar al médico (Radebold y otros 1981). El anciano puede colaborar en la planificación y ejecución del diagnóstico y la terapéutica, dentro del marco de una «alianza de trabajo».

Procesos demenciales: Desde finales de los años 60 se ha impuesto una nueva clasificación de los procesos demenciales, sobre todo a raíz de las investigaciones realizadas en el área angloamericana. Los estudios efectuados sobre personas enfermas de demencia han detectado en el 90 % de los casos enfermedad de Alzheimer o afecciones vasculares o una mezcla de ambos trastornos. Hay notables diferencias en cuanto a grado de atrofia cortical, dilatación ventricular, presencia de placas seniles, modificaciones neurofibrilares y degeneraciones granulovacuolares. En el 50-60 % de los casos se descubrieron *síntomas de la enfermedad de Alzheimer* (= demencia del tipo Alzheimer), en un 20-25 % *síntomas cerebrovasculares* y en el 15-20 % una *combinación de ambos*. La demencia senil simple, la demencia senil del tipo Alzheimer y la demencia presenil Alzheimer son variantes de un mismo proceso degenerativo del sistema nervioso central. Los términos «demencia presenil» y «demencia senil» designan simplemente su aparición temporal. Hay que distinguir entre las formas primariamente degenerativas de Alzheimer y las *demencias multiinfarto*. La expresión hace referencia a destrucciones de células nerviosas, acompañadas de gliosis, en áreas muy circunscritas, que se pueden detectar también mediante tomografía computadorizada. El término «demencia multiinfarto» ha venido a sustituir el concepto anterior, más impreciso, de «demencia de origen vascular», que subrayaba la arteriosclerosis de los vasos mayores y medianos.

La demencia del tipo Alzheimer es más frecuente en las mujeres, y la demencia multiinfarto en los varones. Entre las características clínicas de la demencia del tipo Alzheimer están: el inicio gradual, no fácil de precisar en el tiempo, y las lentas modificaciones de las funciones cognitivas y de la personalidad. Síntomas de la demencia multiinfarto son el inicio abrupto, el empeoramiento progresivo, el curso oscilante, la confusión nocturna, la labilidad emocional, distimias depresivas, molestias orgánicas; y en los antecedentes, con frecuencia, hipertensión y fallos neurológicos focales. Las funciones cognitivas y la personalidad se mantienen en gran medida.

La demencia del tipo Alzheimer y la demencia multiinfarto son *demencias primarias*. Sus causas radican en trastornos del metabolismo cerebral y de la microcirculación cerebral. Las *demencias secundarias* suelen estar provocadas por influencias extracerebrales (intoxicaciones, enfermedades como hepatitis y trastornos cardiocirculatorios, infecciones, tumores cerebrales, etc.).

El *diagnóstico de la demencia* requiere, además de la exploración clínico-psiquiátrica y neurológica, un detallado estudio desde el punto de vista de la medicina interna, para determinar las causas extracerebrales. El electroencefalograma muestra en la demencia del tipo Alzheimer sobre todo una lentificación general del ritmo alfa (7-9/seg), acompañada en casos más leves por ondas zeta y en los casos más graves por ondas zeta y delta, con ausencia de ritmo alfa. En la demencia multiinfarto se producen síntomas focales. La frecuencia de las ondas alfa es variada, y pueden aparecer simultáneamente ondas zeta y ondas delta (Obrist y Busse 1965). La tomografía computadorizada puede detectar dilataciones de los ventrículos y alteraciones de diversa localización, mono o multiloculares, del tejido cerebral en la corteza, en la sustancia blanca subcortical, en los ganglios del tronco cerebral, en la cápsula interna o en el cerebelo. Con arreglo a su densidad, su forma y su localización deben considerarse como residuos de infartos cerebrales. Los síntomas hidrocefálicos sugieren demencia del tipo Alzheimer; infartaciones simples o múltiples, una demencia multiinfarto.

Desde *el punto de vista psicométrico* el *Ischemic-score* de Hachinski y otros (1975) y, en su forma modificada, de Rosen y otros (1980), permite, mediante diferencias de puntuación, diagnosticar demencia del tipo Alzheimer o demencia multiinfarto. Los distintos ítems o pruebas parciales se refieren a los diversos síntomas de la demencia multiinfarto. Su no presencia o su menor evaluación permiten la conclusión diagnóstica de presencia de demencia del tipo Alzheimer. El *Dementia-score* (Blessed y otros 1968), la *Dementia-rating-scale* (Lawson y otros 1977) y el *Information-memory-concentration-test* (Blessed y otros 1968) permiten además emitir un dictamen sobre el grado del proceso demencial. El *Dementia-score* se refiere a la proporción de alteraciones en tareas cotidianas y su realización, a la alteración de la personalidad y del modo de ser. La *Dementia-rating-scale* comprende sectores correspondientes a: orientación, habilidades motoras, comunicación verbal y control emocional, y señala normas específicas para estas funciones. El *Information-memory-concentration-test* estudia los fenómenos siguientes: orientación general, rendimientos mnémicos y concentración. Para la determinación de grados más leves de demencia se puede aplicar también el *Syn-*

Diagnóstico de la senectud

Tabla. Procedimiento de diagnóstico pluridimensional en psiquiatría geriátrica (Oesterreich 1981)

Paciente	Familiares o personas allegadas

▼ ▼

Autoanamnesis	Heteroanamnesis

▼ ▼

Datos biográficos generales
Antecedentes y situación psicosociales
Antecedentes psicológico-psiquiátricos
Molestias somáticas

▼

Examen clínico-psiquiátrico
Examen neurológico e internista
Examen psicosocial
Examen relativo a otras especialidades médicas
Exámenes especiales complementarios:
   Psicometría
   Electroencefalografía (y ecoencefalografía)
   Tomografía computadorizada (otras investigaciones neurorradiológicas)
   Riego cerebral y metabolismo cerebral (y otros aspectos)
   Otras investigaciones

▼

Observación del curso (si procede)

drom-Kurztest de Erzigkeit (1977), y para formas más graves la Escala de psicosis funcionales de Lehrl (1977). Un breve resumen sobre tests psicológicos en lesiones cerebrales (→ diagnóstico de las lesiones cerebrales, → diagnóstico neuropsicológico) y durante la senectud en la revista «Psycho» 7 (1981), p. 144-147. Oswald y Fleischmann (1981) han presentado una revisión de conjunto (con inclusión del *Nürnberger-Alters-Inventar* de los mismos autores).

Un método especial para la detección de los fundamentos patofisiológicos de los procesos demenciales es la *investigación del riego y del metabolismo cerebrales*. La determinación de las diferencias arteriovenosas de O_2 y CO_2, de glucosa y lactato permite establecer modelos bioquímicos de lesión que explican las condiciones somáticas de aparición de lesiones cerebrales. La investigación posibilita al mismo tiempo un control objetivo de las influencias ejercidas por una terapéutica medicamentosa (Hoyer 1982). Es de esperar que los métodos invasivos sean sustituidos en el futuro por la «tomografía de emisión de positrones». Con ésta se pueden obtener datos sobre riego cerebral global y regional, consumo cerebral de oxígeno, captación y consumo de glucosa, con registro de substancias diversamente marcadas radiactivamente, así como sobre el metabolismo de los neurotransmisores.

Bibliografía. G. Blessed, B.E. Tomlinsen, M. Roth, *The association between quantitative measures of dementia and of senile change in the cerebral grey matter of elderly subjects*, «Br. J. Psychiatr.» 114 (1968) 797-811; L. Ciompi, C. Müller, *Lebensweg und Alter der Schizophrenen. Eine katamnestische Langzeitstudie bis ins Senium*, Monogr. Gesamtgebiet.

Psychiatr. 12, Springer, Berlín-Heidelberg-Nueva York 1976; H. Erzigkeit, *Syndrom-Kurztest SKT,* Vless, Vaterstetten 1977; T. Grumme, *Die Breite der 3. Hirnkammer vom Frühgeborenen bis ins 10. Dezennium,* «Fortschr. Neurol. Psychiatr.» 54 (1977) 223-268; V.C. Hachinski, L.D. Iliff, E. Zilhka, G.H. DuBoulay, V.L. McAllister, J. Marshall, R.W. Ross Russel, L. Symon, *Cerebral blood flow in dementia,* «Arch. Neurol.» 32 (1975) 632-637; S. Hoyer (dir.), *Aging Brain. Physiological and pathophysiological aspects. Experimental brain research. Suppl.* V, Springer, Berlín-Heidelberg-Nueva York 1982; J.S. Lawson, M. Rodenburg, J.A. Dykes, *Dementia rating scale for use with psychogeriatric patiens,* «J. Geront.» 23 (1977) 153-159; U. Lehr, *Psychologie des Alterns,* Quelle u. Meyer, Heidelberg ³1977 (trad. cast., *Psicología de la senectud,* Herder, Barcelona 1980); S. Lehrl, H.H. Fuchs, J. Lugauer, H. Schumacher, G. Nusko, *Funktionspsychose-Skala-B,* Vless, Vaterstetten 1977; W. Meese, T. Grumme, *Die Beurteilung hirnatrophischer Prozesse mit Hilfe der Computertomographie,* «Fortschr. Neurol. Psychiatr.» 48 (1980) 494-509; C. Müller, *Psychische Erkrankungen und ihr Verlauf sowie ihre Beeinflussung durch das Alter,* Huber, Berna-Stuttgart-Viena 1981; W.D. Obrist, E.W. Busse, *The electroencephalogram in old ages,* en W.P. Wilson (dir.), *Applications of electroencephalography in psychiatry,* Duke University Press, Durham N.C. 1965, p. 185-205; K. Oesterreich, *Psychiatrie des Alterns,* Quelle u. Meyer, Heidelberg ²1981; W.D. Oswald, U.M. Fleischmann (dirs.), *Experimentelle Gerontopsychologie,* Beltz, Weinheim-Basilea 1981; E. Palmore (dir.), *Normal aging,* Duke University Press, Durham N.C. 1970; —, *Normal aging* II, Duke University Press, Durham N.C. 1974; H. Radebold, H. Bechtler, I. Pina, *Therapeutische Arbeit mit älteren Menschen,* Lambertus, Friburgo de Br. 1981; W.G. Rosen, R.D. Terry, P.A. Fuld, R. Katzman, A. Peck, *Pathological verification of ischemic score in differentiation of dementias,* «Ann. Neurol.» 7 (1980) 486-488; G. Sternberg, S. Gawrilowa, *Über klinisch-epidemiologische Untersuchungen in der sowjetischen Alterspsychiatrie,* «Nervenarzt» 49 (1978) 347-353; R.E. Zimmermann, *Alter und Hilfsbedürftigkeit. Zur Soziologie von Krankheit, psychischem Leiden und sozialer Abhängigkeit alter Menschen,* Enke, Stuttgart 1977.

Klaus Oesterreich

DIAGNÓSTICO DE LAS LESIONES CEREBRALES. Diagnóstico psicológico, diagnóstico neurológico, tests de inteligencia, → tests de personalidad, tests especiales.

1. Introducción general. El término «lesión orgánica cerebral» incluye aquellas enfermedades y defectos que ejercen efectos sobre el cerebro y que pueden ocasionar alteraciones psíquicas agudas o crónicas. El diagnóstico y el tratamiento de la vertiente orgánica compete en primer término a la neurología, mientras que el diagnóstico y el tratamiento de las alteraciones psíquicas son de competencia de la psiquiatría y de la psicología clínica. Esta división de trabajo se estableció después de la segunda guerra mundial, gracias al desarrollo de los diversos métodos de investigación. El rango jerárquico que corresponde al estudio psicológico de las lesiones cerebrales sólo puede estimarse correctamente sobre el trasfondo del desarrollo del diagnóstico médico. Inicialmente competía al neurólogo y al neuropsiquiatra la investigación psicológica del paciente, a veces con la utilización de simples pruebas neurológicas, por ejemplo, la exploración de los reflejos y pruebas sencillas de la capacidad retentiva. Un paso adelante se dio antes de la segunda guerra mundial, cuando algunos psiquiatras que practicaban el test de Rorschach (→ tests proyectivos) se interesaron por averiguar si su método podía poner de manifiesto «signos orgánicos» que fuesen válidos para todos los casos de lesiones cerebrales. Más adelante se descubrió que los → tests psicológicos pueden reaccionar de modo más sensible a los signos orgánicos. Algunos psicólogos que actuaban en clínicas neurológicas desarrollaron métodos para la descripción exacta de los rendimientos psicológicos y de sus deficiencias con fines de asesoramiento y de rehabilitación y para el estudio paralelo de las secuelas de lesiones cerebrales (Spreen 1977). El diagnóstico de los lesionados cerebrales ha perdido relevancia frente al diagnóstico neuropsicológico, ya que se han desarrollado nuevos métodos dentro de la medicina para dictaminar con gran seguridad sobre las lesiones orgánicas del cerebro. Pero sólo suelen emplearse cuando los métodos anteriores, más simples (anamnesis, observación de la conducta, investigación neurológica y eventualmente psicológica), no dan los resultados que se esperaban. La actividad eléctrica del cerebro se puede detectar mediante el electroencefalograma (estado funcional de todo el cerebro, de sectores o de sistemas funcionales). La neumoencefalografía y la angiografía cerebral son métodos de diagnóstico radiológico y permiten registrar alteraciones morfológicas de las estructuras intracraneales. La tomografía computadorizada, que se emplea desde hace algunos años, permite obtener datos muy precisos y exentos de riesgo y practicar, sin intervención quirúrgica, cortes cerebrales en el órgano vivo (cf. Fischer - Jacobi 1977). Los métodos con radioisótopos y los métodos neurofisiológicos ofrecen otras posibilidades.

Ante esta situación cabe preguntar qué importancia reviste el diagnóstico psicológico de las lesiones cerebrales. Desempeña un papel innegable en el marco de las instituciones psiquiátricas y psicológicas cuando las dificultades psíquicas obligan a acudir a ellas, ya que los procesos cerebrales orgánicos se expresan a menudo por alteraciones psíquicas, antes de manifestarse por síntomas orgánicos. Especialmente en niños, la exploración psicodiagnóstica es importante para detectar posibles causas o influencias orgánicas en trastornos de aprendizaje, lenguaje y conducta y para descartar trastornos cerebrales. Si hay indicios sospechosos, deben aclararse a nivel neurológico. Según sean los resultados, se elegirá un procedimiento terapéutico diferente del utilizado en trastornos de origen neurótico. Los progresos de la investigación diagnóstica permiten detectar signos más sutiles de afección cerebral orgánica en trastornos de aprendizaje, de rendimiento o de conducta, como fenómenos concomitantes de lesiones cerebrales leves de la primera infancia o de disfunciones cerebrales mínimas. En este terreno deben recogerse los síntomas, dentro de una colaboración entre psiquiatras, psicólogos y neurólogos, en anamnesis, observación de la conducta, investigación psicodiagnóstica y datos neurológicos. El diagnóstico sólo puede formularse en este caso como diagnóstico por suma de datos, es decir, los indicios que se advierten en los diversos sectores de la investigación orgánica cerebral deben ponderarse en cuanto a su naturaleza y su frecuencia de aparición.

2. Diagnóstico de lesionados cerebrales. Para el diagnóstico de las lesiones cerebrales se pueden utilizar fundamentalmente métodos psicodiagnósticos globales, que cabe dividir en dos grupos: métodos generales y métodos especiales. Entre los métodos generales están los diversos tests de personalidad (métodos de interpretación de formas, de dibujo, y lúdicos), tests de inteligencia (baterías y métodos escalonados) y tests de rendimiento (pruebas laborales, tests de concentración y de sobrecarga de atención; → tests de rendimiento, → tests de personalidad). Se cuentan entre los métodos especiales los denominados «tests para pacientes orgánicos cerebrales», destinados a detectar indicios de trastornos cerebrales orgánicos. También sobre los tests cabe afirmar que no detectan la causa, sino sólo los efectos. El rendimiento deficiente detectado por métodos globales puede sugerir trastornos cerebrales orgánicos (cf. *infra*). Los tests especiales descubren rendimientos deficientes que aparecen asociados clínicamente a trastornos cerebrales orgánicos en forma de deterioro de diversas funciones perceptivas, motoras y de coordinación.

1. *Tests de personalidad.* Uno de los primeros métodos que fueron investigados en cuanto a su idoneidad para el diagnóstico de lesiones cerebrales es el de interpretación de formas de Rorschach (→ tests proyectivos). El primero en intentarlo expresamente fue Oberholzer, al que complementó Piotrowski en 1937. Según estos autores, la disminución de respuestas *Ft*, de *G* primarias y el aumento de respuestas *Bd*, junto con disminución de *D,* aumento de *T*– y disminución del 0 %, disminución de respuestas *B*, tendencia a la perseveración, generalmente en combinación con confabulaciones, frecuentes respuestas fallidas, conciencia interpretativa débil, etc., constituyen signos de trastorno cerebral orgánico. Piotrowski señaló diez signos, de los cuales deben aparecer al menos cinco para considerarlos como demostrativos de una lesión cerebral orgánica (Piotrowski 1937). El método de Rorschach formalizado en la *Holtzman inkblot technique* parece dar resultados más estables en lesiones cerebrales orgánicas que el Rorschach, ya que parece menos expuesto a influencias de factores psíquicos situacionales. También el test de láminas de Zulliger (test Z), forma abreviada del método de Rorschach, puede aplicarse en caso de signos cerebrales orgánicos (Zulliger 1962). Métodos temáticos, especialmente el

TAT, detectan tendencias a la perseveración y fallos de estructuración y de captación de configuraciones. Algunos → métodos gráficos, como la grafología o el dibujo (dibujar un árbol, una persona, la familia, etc.) reflejan dichas lesiones en su trazado inseguro, desviado, movido o inhibido, en presión desigual, distribución espacial esquemática o caótica, nivel formal reducido, debilidades de detección guestáltica y debilidades de coordinación visuomotriz. Son además específicos de tales dibujos la esquematización inesperada y el primitivismo, un modo de representación estereotipado y una tendencia a la perseveración de las mismas formas en series o en temas concretos, como, por ejemplo en dibujos de la familia. El test gráfico de Wartegg expresa a su vez signos cerebrales orgánicos en la perseveración y en un contraste entre la huida hacia la actividad y hacia la variedad de asociaciones y la ausencia de producciones originales. Los → métodos lúdicos, especialmente el *scenotest,* suelen presentar como indicio característico escenarios sobrecargados y en desorden, generalmente con escenas detalladas tan sólo iniciadas. Los lesionados cerebrales suelen reaccionar en la primera entrevista no estructurada, inspirada en la psicología profunda, con pérdida de la capacidad de control y colmados de temores, pues el entorno no les proporciona estímulos orientadores para aferrarse a ellos y sus recursos defensivos están insuficientemente configurados y funcionan mal. Esto puede degenerar rápidamente, a veces de modo imperceptible, en una agitación pánica, psicomotora. Otros reaccionan rígidamente con bloqueo, adoptan una actitud inactiva, angustiada y cerrada y requieren una ayuda situacional ofrecida desde fuera. Con frecuencia desarrollan rápidamente, a continuación, una actividad exagerada y desinhibida que es preciso encauzar. Al investigador le resulta difícil en la práctica encontrar un equilibrio ponderado entre la reserva prudente y su propia actividad orientadora.

2. *Capacidad intelectual y de rendimiento.* Los tests de Wechsler (WAIS, WISC) con sus baterías de pruebas parciales ocupan un puesto especial entre los tests de inteligencia. Se dividen en once subtests, distribuidos en verbales y ejecutivos. Los subtests comprenden los de información general, comprensión general, pensamiento aritmético, hallazgo de rasgos comunes (semejanzas), test de vocabulario y repetición de cifras. Los subtests ejecutivos constan de test de símbolos dígitos, completar dibujos, ordenar dibujos, test del mosaico y formación de figuras (rompecabezas). En el WAIS (test de inteligencia para adultos) y en el WISC (test de inteligencia para niños), una discrepancia entre los subtests verbales y los ejecutivos en favor de los primeros puede indicar clínicamente una lesión orgánica. En el WAIS, la información general, la comprensión general, los rompecabezas, el completar dibujos y el test de vocabulario suelen considerarse como relativamente constantes, es decir, poco influenciables por los trastornos. Se consideran, en cambio, como tests no constantes el pensamiento aritmético, el hallazgo de semejanzas, el test de símbolos numéricos y el test del mosaico. Contrariamente al WAIS, los subtests del WISC información general y rompecabezas y, en casos de debilidad de seriación, por ejemplo, la ordenación de dibujos, se consideran como inestables. Esta discrepancia movió a Wechsler a proponer un cociente de deterioro calculado a partir de subtests estables e inestables. Las investigaciones metodológicas han cuestionado la validez de estos indicadores (gran discrepancia entre subtests verbales y ejecutivos, variabilidad intertest elevada, cociente de deterioro) en una lesión cerebral orgánica (Scholtz 1972, Klove 1974) o han propiciado la construcción de tests estables (WIP de Dahl, WIPKI de Baumert).

Además de los tests de rendimiento, se aplican diversos métodos para explorar la atención y el curso de la concentración, como pruebas numéricas y de cálculo, tareas de distribución de piezas en un tablero, etc.

3. *«Tests para enfermos orgánicos cerebrales.»* Se han propuesto para el registro de trastornos cerebrales orgánicos métodos especiales concebidos como tests aislados o como baterías de tests. Entre los primeros se cuentan el test de Bender, el test de Benton, el diagnóstico para lesión cerebral, figuras complejas de Rey, la escala de Lincoln-Oseretzky, el test de coordinación del cuerpo. Para niños y jóvenes se prefiere actualmente el test de reproducción de formas de Gotinga; se trata de

una adaptación del test de Bender, bastante completa pero relativamente segura. Otra forma consiste en el método de fondo-interferencia (Canter), aplicable a jóvenes y adultos y en ciertos casos también a niños. Esta forma, contrariamente al test guestáltico de Bender, parece más sensible a trastornos de origen cerebral y menos influenciable por trastornos neuróticos o psicóticos. El test de Bender, el test de Benton, el diagnóstico para lesión cerebral y las figuras complejas de Rey se pueden aplicar a cualquier edad y se rigen por sus normas correspondientes. Estos métodos están concebidos de forma que sean sensibles en afecciones que pueden aparecer en el área psicomotora y visuomotora. De hecho, ciertos tests resultan significativos, mientras que otros son poco relevantes en sus resultados. El test de Bender y, lógicamente, también el test de reproducción de formas de Gotinga investigan el grado de madurez de la función guestáltica visuomotora o su trastorno de origen cerebral orgánico. El test de Benton revela la aprehensión de figuras y la capacidad de diferenciación visual y de retención. El diagnóstico para lesión cerebral detecta la percepción guestáltica, almacenamiento guestáltico, reproducción de formas, atención, memoria visual y capacidad de aprendizaje. Las figuras complejas de Rey examinan la naturaleza y nivel de la aprehensión de figuras y la capacidad de reproducir de memoria estas figuras. Las lesiones cerebrales, que se expresan más bien por el trastorno de funciones motoras, pueden diagnosticarse con la escala de Lincoln-Oseretzky o mediante el test de coordinación del cuerpo.

Otras descripciones más detalladas de métodos pueden verse en Fischer - Jacobi (1977), Remschmidt - Schmidt (1981) y Reitan - Davison (1974); pero tales exposiciones exceden del tema y entran en el terreno del → diagnóstico neuropsicológico.

3. Problemas metodológicos. Las dimensiones antes esbozadas, cuyo deterioro es específico de lesiones cerebrales orgánicas, son difíciles de reducir a unidades fundamentales que comprendan exclusivamente las partes orgánicas cerebrales. En realidad esas partes influyen siempre, pero intervienen también factores emocionales y de personalidad, que perturban la unidad de la dimensión detectada.

Ésta es una de las razones de que el margen de aciertos diagnósticos y las comparaciones estadísticas de diagnóstico diferencial (lesión cerebral, neurosis, psicosis, deprivación) sean relativamente negativos. Otra causa reside en la diferente ubicación de los focos patológicos del cerebro, que pueden variar individualmente. Ha habido tentativas de investigar los tests en cuadros de trastornos unitarios, pero son difíciles, largas e incompletas. La dificultad del diagnóstico estriba, en definitiva, en la discrepancia entre nuestro conocimiento acerca del funcionamiento de nuestro sistema nervioso central y en la complejidad del mismo. Por eso, nunca se debe recurrir exclusivamente a tests psicológicos, ya que el diagnóstico de los lesionados cerebrales es una tarea interdisciplinar. Cada diagnosticador, además, posee su experiencia clínica personal, que es decisiva en la apreciación de un trastorno como orgánico o como psicógeno. Se recomienda, en general, aplicar varios métodos al mismo tiempo y no limitarse a uno solo. Esto es importante, sobre todo en trastornos cerebrales leves de la primera infancia, ya que tales afecciones son lesiones difusas y no locales, y se dispersan en amplias áreas de rendimiento y de conducta. En caso de trastornos funcionales de origen cerebral orgánico, los datos médicos obtenidos con aparatos apenas aportan nada, si bien los tests psicológicos ofrecen patentes puntos de apoyo. Así, pues, en muchos casos no es posible ir más allá de una sospecha de diagnóstico.

Bibliografía. P.A. Fischer, P. Jacobi, *Diagnostik hirnorganischer Störungen*, en L.J. Pongratz (dir.), *Handbuch der Psychologie*, vol. 8/II. *Klinische Psychologie,* Hogrefe, Gotinga-Toronto-Zurich 1977, p. 1756-1782; H. Klove, *Validation studies in adult clinical neuropsychology*, en R.M. Reitan, L.A. Davison (véase); E. Oberholzer, *Zur Differentialdiagnose psychischer Folgezustände nach Schädeltraumen mittels des Rorschachschen Formdeutungsversuchs*, «Znetralbl. Gesamte Neurol. Psychiatr.» 136 (1931) 596-629; Z. Piotrowski, *The Rorschach inkblot method in organic disturbances of the central nervous system,* «J. Nerv. Ment. Dis.» 86 (1937) 596-629; H. Regel, K.H. Parnitzke, W. Fischel, *Die Verwendung graphischer Verfahren bei Diagnostik frühkindlicher Hirnschädigungen*, «Acta Paedopsychiatr.» 32 (1965) 299-307, 338-343; H. Remschmidt, M. Schmidt (dirs.), *Neuropsychologie* *des Kindesalters,* Enke, Stuttgart 1981; R.M. Reitan, L.A. Davison (dirs.), *Clinical neuropsychology: Current status and applications,* Winston, Washington 1974; W. Scholtz, *Testpsychologische Untersuchungen bei hirngeschädigten Kindern. Versuch eines systematischen Überblicks,* Marhold, Berlín-Charlottenburg 1972; W.L. Smith, M.J. Philippus (dirs.), *Neuropsychological testing in organic brain dysfunction,* Thomas, Springfield (Ill.) 1969; O. Spreen, *Neuropsychologische Störungen,* en L.J. Pongratz, K.H. Wewetzer (dirs.), *Handbuch der Psychologie,* vol. 8/I. *Klinische Psychologie,* Hogrefe, Gotinga-Toronto-Zurich 1977, p. 154-254; K.-H. Wewetzer, *Das hirngeschädigte Kind. Psychologie und Diagnostik. Eine experimentelle Untersuchung,* Thieme, Stuttgart 1959; Chr. Wunderlich, *Psychodiagnostik des organisch hirngeschädigten Kindes,* Enke, Stuttgart 1963.

Hans Werder

DIAGNÓSTICO DE LOS TRASTORNOS DEL DESARROLLO MENTAL. Deficiencia mental, psicología del deficiente mental, diagnóstico precoz de los trastornos del desarrollo mental, impedimento mental.

1. Introducción. El problema de la detección diagnóstica de los trastornos del desarrollo mental (sinónimos: impedimentos mentales, subnormalidad, deficiencia mental, → oligofrenia) ha provocado en psiquiatría infantil, en psicología y en pedagogía una serie de investigaciones científicas de especial relevancia práctica. Si la psiquiatría infantil y juvenil buscaba bajo el concepto de «deficiencia mental» una clasificación y una definición nosológica de los diversos grados *cualitativos* de la insuficiencia intelectual y moral, la psicología intentó ya a finales del siglo XIX, con los trabajos de Binet (cf. Matarazzo 1982), detectar *cuantitativamente* la magnitud de la deficiencia mental mediante la comparación con niños normales. La actual psicología de los trastornos del desarrollo mental recurre a nociones que están presentes ya de algún modo en Binet cuando busca, además de una expresión cuantitativa mediante la diferencia respecto de los niños normales, un diagnóstico individual del proceso de desarrollo.

La pedagogía específica de los deficientes subraya la dificultad del proceso educativo (Speck 1981) e intenta establecer relaciones entre las diversas formas de dificultad y de impedimento y las medidas especiales de promoción que es preciso adoptar. Es interesante hacer constar que también en este punto la nueva orientación viene a coincidir con Binet, cuyo esfuerzo diagnóstico dio lugar a la selección de los escolares deficientes y a la confección de los primeros *tests* prácticos *de inteligencia,* como también a la propuesta de los primeros planes didácticos para escolares afectados por trastornos del desarrollo mental. Bajo la influencia de un debate sobre el cambio de las ideas pedagógicas acerca de los deficientes, desde la mera segregación a la integración y la normalización lo más amplias posibles, el interés por los métodos diagnósticos cambió de dirección. Aparte de la detección del proceso de desarrollo individual, el interés se centró en la búsqueda de métodos *directos* de medida que permitieran conocer, de forma inmediata, las etapas del desarrollo y los comportamientos observables (→ diagnóstico del desarrollo). Bajo la influencia de la → terapia de la conducta y de la psicología del aprendizaje, surgieron inventarios de observación y de conducta que permitían fijar tanto la proporción como la intensidad de los comportamientos aprendidos, y se analizaron asimismo los comportamientos por aprender o desaprender (cf. Kane - Kane 1976, Redlin 1977). El intento de diagnosticar los trastornos del desarrollo mental comenzó históricamente, en psicología, con la medición cuantitativa de las deficiencias y con el proyecto de diferenciar mediante cociente de inteligencia diversas formas de trastornos de desarrollo mental. Las diferentes y a veces contradictorias clasificaciones del cociente intelectual muestran con toda claridad esta aspiración, que los tests nunca han podido alcanzar. La inteligencia, en cuanto constructo hipotético, no resultó ser una característica de la personalidad constante en el tiempo y suficientemente estable, y los resultados de los diversos tests de inteligencia tampoco han sido nunca tan convergentes como para establecer clasificaciones seguras mediante valores límite inequívocos (cf. Eggert 1970).

2. Panorámica internacional. Además del empleo de diversos tests de inteligencia tradicionales (→ tests de rendimiento) y, sobre todo, de la escala de Wechsler, el esfuerzo por conseguir la detección de la madurez social

(Doll) y la motricidad (Sloan) caracteriza la evolución del diagnóstico de los trastornos del desarrollo mental en los Estados Unidos. Partiendo de la *Vineland social maturity scale* y pasando por la *Cain-Levine social competency scale,* el extenso manual de diagnóstico y clasificación de las enfermedades mentales de Heber (1959) incluyó el retraso en la inteligencia, la madurez social deficiente y el retraso en el desarrollo motor como elementos capitales de definición y clasificación. Más adelante se presta especial atención a las cuestiones relativas al repertorio de comportamientos sociales y sobre la obstaculización en la conducta adaptativa (independencia, desarrollo corporal, aptitudes económicas, desarrollo del lenguaje, concepto de número, comportamiento motriz, posibilidades de ocupación, comportamientos desviados) como fundamento de las *Adaptive behavior scales* (Nihira y otros 1969). Otras corrientes actuales buscan sobre todo la detección de la inteligencia sensomotora en los oligofrénicos profundos conforme a las ideas de Piaget (→ desarrollo: el aspecto cognitivo). En el Reino Unido, el diagnóstico y la clasificación tienen como punto de mira, desde tiempo atrás, la detección de la conducta social adaptativa (Tredgold 1956). Dentro de la tradición de Doll y de Tredgold está el sistema global de observación y valoración de Gunzburg (1973), único inventario de la conducta que actualmente es utilizable de modo *directo* y que ha encontrado una amplia difusión. Hay que mencionar también esquemas de enjuiciamiento confeccionados partiendo de la práctica pediátrica, como el recientemente presentado *Handicaps, behavior and skills schedule* (HBS) de Wing (1981), medios de detección de aspectos funcionales como la movilidad, el desarrollo motor, la diferenciación óptica y visual, el desarrollo lingüístico y la comunicación social, partiendo de la práctica clínica. Alfred Binet (1905-1911) y sus sucesores en Francia buscaron una combinación de diagnóstico y promoción. Las propuestas de promoción de Binet *(Orthopédie mentale)* originaron toda una serie de programas de reeducación psicomotora. El psicólogo del desarrollo Jean Piaget (→ desarrollo: el aspecto cognitivo) propuso sus ideas sobre el desarrollo de la inteligencia partiendo del trabajo de laboratorio de Binet y de las respuestas «incorrectas» de los niños a las preguntas correspondientes a los tests de inteligencia. Las escalas de Casati y Lézine (1968) son formas modificadas de detección de los componentes sensomotores y operativos de la conducta cognitivo-adaptativa.

3. Estrategias diagnósticas. En el momento actual se emplean *conjuntamente* diversos instrumentos y estrategias diagnósticas.

1) *Medición de la inteligencia:* Se concentra sobre la valoración cuantitativa de una característica (inteligencia), reducción lineal mediante equiparación del cociente intelectual y grado de los trastornos del desarrollo mental.

2) *Perfiles de tests pluridimensionales:* Ampliación de la perspectiva mediante inclusión de otras características de personalidad e indicación de un perfil de personalidad sin pauta de selección global: inteligencia, lenguaje, retentiva, motilidad, madurez social, como fundamento de planes terapéuticos de largo alcance.

3) *Diagnóstico de la conducta:* Partiendo de la conducta observable, detección de comportamientos directamente registrables, sobre todo en terapia de la conducta, sin intento de descripción global de la personalidad.

4) *Diagnóstico de promoción:* Orientación pedagógica del desarrollo del deficiente, detección de los cursos evolutivos individuales desde la perspectiva de una optimización de la promoción individual.

1. *Sobre el diagnóstico diferencial.* Los trastornos de desarrollo mental deben atribuirse a una serie de causas y grupos de factores muy diversos, y existen muchos intentos para el logro del diagnóstico diferencial de distintos subgrupos (Eggert, Schomburg y Altemöller 1981). El síndrome de Down, las formas orgánicas cerebrales y las formas criptógenas (factores nocivos socioculturales, familiares o socioeconómicos) muestran diferentes perfiles de test como grupos, pero la varianza intraindividual suele ser muy grande: niños con idéntica etiología pueden presentar cuadros psicológicos diferentes con arreglo al reconocimiento y tratamiento precoces a los estímulos impartidos por el medio ambiente, al compromiso de los que rodean al niño, etc., en el curso de pocos años de desarrollo.

2. *Métodos diagnósticos más comunes en*

los países de lengua alemana (más datos en Eggert 1975). Entre los métodos más empleados actualmente en la práctica clínica, psicológica y pedagógica especial se cuentan los siguientes:

a) Métodos unidimensionales de detección de la inteligencia general (sobre todo, tests de Wechsler: HAWIVA, HAWIK, HAWIE).

b) Batería de inteligencia, lenguaje, motricidad y madurez social pluridimensional y normalizada, específicamente adaptada para niños y adolescentes deficientes (TBGB).

c) Inventarios de observación y de juicio.

d) Adaptaciones del método de Piaget orientado sobre el proceso (Cardinaux 1975, Bibl 1981).

En el área lingüística germana es muy conocida, como instrumento psicométrico pluridimensional, la *Testbatterie für geistig behinderte Kinder* (TBGB, Batería de tests para niños deficientes; Bondy, Cohen, Eggert y Lüer 1969; cf. Eggert 1972), que ha dado lugar a numerosas investigaciones empíricas. El conjunto consta actualmente (1982) de 10 tests y un cuestionario, y comprende desde el período preescolar hasta la edad adulta.

Otros métodos conocidos son:
1) PET, *Psycholinguistischer Entwicklungstest* (test de desarrollo psicolingüístico).
2) KTK, *Körperkoordinationstest für Kinder* (test de coordinación corporal para niños).
3) Los diversos tests de Marianne Frostig.

Entre los *métodos de observación y juicio directo* se cuentan las diversas escalas del sistema PAC de Gunzburg (1973) en versiones alemanas: *Päd. Analyse und Curriculum* (PAC, Análisis y currículo pedagógicos) y *Päd. Einschätzungs-Index* (P-E-I, Índice pedagógico de estimación) para niños pequeños (O-P-A-C y P-P-E-I), para niños entre 6-16 años (PAC 1 y PEI 1), para niños mongoloides (M/PAC 1 y M/PEI 1) y para adolescentes y adultos (PAC 2 y PEI 2).

La ventaja de los cuestionarios de enjuiciamiento directo estriba en la transformación inmediata de las cifras obtenidas en estrategias de promoción, pero su aplicación supone unos observadores muy bien preparados y una elevada inversión en cuanto a tiempo. Actualmente, mientras se recusan casi totalmente, a nivel de debate crítico, los métodos psicométricos clásicos, como los tests de inteligencia y de rendimiento, y se intenta sustituirlos por inventarios de observación de la conducta o por observaciones libres en situaciones dinámicas, no es posible aún establecer un control de los diagnósticos en una tercera parte de los niños asistidos institucionalmente, por falta de personal preparado. Así, el médico suele encontrar en centros de enseñanza destinados a niños deficientes un elevado número de casos con diagnóstico «positivo» erróneo, a los que no se puede instruir de un modo ajustado a su capacidad y sus posibilidades.

4. Diagnóstico y estimulación precoces. El debate en torno a la psicología de los deficientes y a la pedagogía especial se centra actualmente en la necesidad del diagnóstico temprano y de la estimulación pedagógico-terapéutica precoz de los niños con trastornos de desarrollo mental (por ejemplo, → diagnóstico del desarrollo, según Hellbrügge y otros 1971). Faltan, sin embargo, precisamente, en este sector, los métodos normalizados y los métodos psicodiagnósticos de observación directa. En un estudio longitudinal que ha suscitado gran interés, Heber y Garber (según Spreen 1978) han podido demostrar en el ejemplo del «milagro Milwaukee» que las condiciones ambientales existentes desde el nacimiento y la promoción pedagógica y psicológica temprana pueden producir cambios espectaculares en cuanto a la inteligencia, la conducta social y la motricidad.

La falta de un diagnóstico precoz, en cambio, origina una «inflación artificial de las cifras de frecuencia en edad escolar» (Spreen 1978), que afecta sobre todo a las capas sociales económicamente débiles. La probabilidad de trastornos del desarrollo mental es mayor en dichas capas sociales y su inclusión en estudios asistenciales es menor, debido a la escasez de recursos para acceder a los servicios médico-psicológicos. Por eso es frecuente que permanezcan sin asistencia niños de clases sociales con pocos recursos económicos que padecen trastornos graves de desarrollo mental, principalmente entre los hijos de emigrantes extranjeros. Es importante, para la aplicación de métodos de diagnóstico precoz y de psicodiagnóstico a niños deficientes, el llamado «cambio de paradigmas», dentro de la psicología clínica, que ha llevado también a una modificación en la estrategia de los métodos. Si el paradigma denominado por Keupp (1975) *modelo médico* convertía, a menudo, la aplicación de medidas psicodiagnósticas en una mera etiquetación (es decir, el tratamiento psicológico se limitaba a asignar a una persona un cociente de inteligencia en virtud del estudio psicodiagnóstico), el perfeccionamiento de los métodos de estimulación psicoterapéutica precoz, bajo un *paradigma interaccionista*, ha hecho que actualmente se otorgue mayor importancia a la colaboración de medidas diagnósticas y medidas terapéuticas, dentro de una *unidad de promoción funcional*. Este diagnóstico funcional tiene en cuenta las medidas terapéuticas y pedagógicas que están indicadas para determinadas áreas de capacidad. El diagnóstico se convierte así en una norma ordenadora para adoptar medidas terapéuticas y para la aplicación de métodos de control de su eficiencia. El *modelo interaccionista* (→ desviación) no contempla ya el impedimento mental en la perspectiva de un efecto causal, como consecuencia del grado y de la proporción de las lesiones orgánicas, sino como producto también de la actitud del entorno inmediato, de las condiciones sociales de la época y de la interpretación del propio estado anímico por el mismo deficiente.

Bibliografía. W. Bibl, *Ein diagnostisches Instrument zur Erfassung der sensomotorischen Kompetenz geistig schwerstbehinderter Menschen*, «Z. Heilpäd.» 32 (1981) 468-473; C. Bondy, R. Cohen, D. Eggert, G. Lüer, *Eine Testbatterie für geistig behinderte Kinder*, Beltz, Weinheim 1969; Hubert Cardineaux, *Zur Diagnostik der Mehrfachbehinderung*, Neckar-Verlag 1975; I. Casati, I. Lézine, *Les étapes de l'intelligence sensori-motrice de l'enfant de la naissance à deux ans*, Centre de Psychologie Appliqué, París 1968; D. Eggert, *Tests für geistig Behinderte*, Beltz, Weinheim 1970; D. Eggert (dir.), *Zur Diagnose der Minderbegabung*, Beltz, Weinheim 1972; D. Eggert, *Zur Psychodiagnostik geistiger Entwicklungsstörungen. Eine Übersicht*, «Z. Kinder. Jugendpsychiatr.» 3, 3 (1975) 312-337; Eggert, Schomburg, Altemöller, *Familie, Umwelt und Persönlichkeit geistig behinderter Kinder*, Huber, Berna-Stuttgart 1980; H.C. Gunzburg, *Social competence and mental handicap*, Bailliére, Londres [2]1973; R.F. Heber, *A manual on terminology and classification in mental retardation*, «Am. J. Ment. Def.» 64, suplem. monog. 1959; Hellbrügge, Menara, Reiner, Stünkel, *Funktionelle Entwicklungsdiagnostik im 2. Lebensjahr*, «Fortschr. Med.» 89, 13 (1971) 558-562; J.F. Kane, G. Kane, *Geistig schwer Behinderte lernen lebenspraktische Fertigkeiten*, Huber, Berna-Stuttgart 1976; J.D. Matarazzo, *Die Messung und Bewertung der Intelligenz Erwachsener nach Wechsler*, Huber, Berna-Stuttgart 1982; K. Nihira, R. Forster, M. Shellhaas, H. Leland, *Adaptive behavior scales. Manual*, American Association on Mental Deficiency, Washington 1969; W. Redlin, *Verhaltenstherapie*, Huber, Berna-Stuttgart 1977; O. Spreen, *Geistige Behinderung*, Springer, Berlín 1978; O. Speck, *Der geistig behinderte Mensch und seine Erziehung*, Reinhardt, Munich [3]1981; A.F. Tredgold, *A textbook on mental deficiency*, Bailliére, Londres [9]1956; I.C. Uzgiris, J.McV. Hunt, *Assessment in infancy: ordinal scales of psychological development*, Univ. Ill. Press., Urbana (Ill.) 1975; L. Wing, *A schedule for deriving profiles of handicaps in mentally retarded children*, en B. Cooper (dir.), *Assessing the handicaps and needs of mentally retarded children*, Academic Press, Londres 1981.

DIETRICH EGGERT

DIAGNÓSTICO DE LOS TRASTORNOS DEL COMPORTAMIENTO INFANTIL. Trastorno del comportamiento infantil, enfermedad psíquica en la edad infantil, → diagnóstico, el niño, la familia.

1. Definición de conceptos. La noción de trastornos de la conducta infantil procede históricamente de los campos de la pedagogía y de la pedagogía terapéutica y en un principio se refería en éstos a ciertas peculiaridades de la conducta social (por ejemplo, la mentira, el hurto, la agresividad, etc.) como causas más frecuentes para el internamiento del niño en instituciones de orientación y terapéutica. Actualmente, los trastornos de la conducta infantil no encuentran una designación común. En psiquiatría infantil y juvenil, a falta de un esquema unitario de clasificación nosológica, se aplicó tal denominación a síntomas muy diversos (por ejemplo, el chupeteo del pulgar, el hurto); hoy día se refiere a síntomas socialmente llamativos (por ejemplo, mentira, fugas, absentismo escolar, etc.). En el campo de la pedagogía especial y en las ciencias sociales, los trastornos de la conducta infantil tienen un significado más amplio y designan casi todas las anomalías psíquicas de los niños. Esta tendencia se ha impuesto también en la conciencia pública.

La necesidad de formular unas definiciones teórica y clínica unitarias y de evitar el peligro de una etiquetación psiquiátrica aconseja contrarrestar esta tendencia mediante un lenguaje científico distinto. Partiendo de una teoría psicodinámica de la enfermedad, la noción de trastorno de la conducta infantil va siendo sustituida por la denominación «enfermedad psíquica en la edad infantil».

2. Variables del proceso patológico. El diagnóstico de enfermedad psíquica infantil constituye un proceso muy complejo, ya que el desarrollo psíquico del niño se realiza a través de una interacción muy estrecha de los factores biológicos con las influencias ambientales. De ahí la necesidad de considerar un gran número de variables para el proceso diagnóstico.

1. *Los trastornos constitucionales o innatos* (por ejemplo, anomalías cromosómicas y metabólicas, deficiencia, trastornos de rendimiento parciales, talla inferior a la normal, talla superior a la normal, malformaciones, nivel elevado de sensibilidad y de motricidad, etc.) ejercen una influencia decisiva en la maduración de las diversas etapas evolutivas del niño. Las dificultades creadas por el trastorno mismo, pero las más de las veces por las reacciones del medio ambiente a dicho trastorno, pueden originar tensiones psíquicas que se manifiestan, especialmente en situaciones límite (por ejemplo, el nacimiento de un hermanito, el ingreso en el jardín de infancia o en la escuela), como enfermedad psíquica infantil.

2. *Las enfermedades de origen orgánico* (por ejemplo, de los órganos sensoriales, del aparato locomotor o del cerebro a consecuencia de complicaciones en el embarazo o en el parto, enfermedades infecciosas de la primera infancia, lesiones, etc.) originan asimismo, con independencia de la edad del niño y de la duración e intensidad de la enfermedad, retrasos de maduración y anomalías en el desarrollo psíquico, que en situaciones especialmente críticas pueden desencadenar la enfermedad psíquica infantil. Al igual que en los trastornos constitucionales, también en las enfermedades orgánicas la reacción del medio ambiente a la deficiencia psíquica de origen orgánico puede desempeñar un papel decisivo. En estos casos se produce con facilidad una «neurotización secundaria» (Lempp 1981). Esto adquiere una importancia progresiva por el hecho de que los avances médicos en obstetricia y en medicina infantil dan lugar a un creciente número de niños con trastornos cerebrales leves *(minimal brain dysfunction),* que son especialmente propensos a la enfermedad psíquica infantil (→ diagnóstico de las lesiones cerebrales).

3. *En lo concerniente a enfermedades psíquicas infantiles de origen psicógeno,* se puede profundizar en la comprensión diagnóstica distinguiendo diversas dimensiones de las influencias ambientales.

1) La separación precoz y prolongada de la familia por estancia en asilos o clínicas, o una socialización extrafamiliar forzada en casascuna o guarderías ocasiona el síndrome de deprivación psicosocial (hospitalismo), que constituye la base para la enfermedad psíquica posterior.

2) Las deficiencias socioestructurales (en vivienda, recursos pecuniarios, trabajo, etc.), especialmente en las capas sociales bajas, como también el abandono externo y las experiencias frecuentes de violencia, determinan una forma similar de deprivación psicosocial (hospitalismo familiar), con la correspondiente predisposición a la enfermedad psíquica infantil (Petri 1979).

3) Las enfermedades psíquicas de origen psicógeno se originan con frecuencia a partir de las relaciones objetales patológicas con uno o varios miembros de la familia. El efecto patógeno se produce generalmente por una dinámica conflictiva inconsciente entre el niño y el objeto (madre, padre, hermanos, etc.). Según la teoría de los roles (Richter 1963, Stierlin 1980), al niño se le adjudican determinadas tareas o roles inconscientes, y el niño puede enfermar por el conflicto que surge entre sus propias aspiraciones y las ajenas y por la contradicción existente entre su identidad real y la identidad delegada.

4) Los recientes avances en cuanto a teoría y terapia de la familia subrayan, frente al conflicto interaccional entre dos personas, el planteamiento basado en la → teoría de los sistemas. Este planteamiento considera a toda la familia como una unidad de interacción, y

la enfermedad psíquica infantil del «portador de los síntomas» constituye el resultado de un trastorno de comunicación familiar (→ psicoterapia de la pareja).

Ya que el diagnóstico de la enfermedad psíquica infantil sólo ejerce su función sirviendo de base para las cuestiones relativas al pronóstico y a la indicación de diferentes métodos terapéuticos y estrategias preventivas, debe poner en claro todas las variables descritas y que pueden intervenir en el proceso de la enfermedad.

3. El instrumental diagnóstico. El instrumental diagnóstico comprende:

1. *La anamnesis.* Se divide en partes concernientes a biografía, dinámica conflictual y psicología profunda. La parte biográfica abarca el historial de los padres y del niño, incluyendo la situación actual de la familia. En lo que respecta al niño, deben recogerse datos sobre el curso del embarazo y el nacimiento, sobre el desarrollo orgánico, mental y psíquico, sin olvidar las enfermedades padecidas y la conducta social.

La enfermedad psíquica en edad infantil se diferencia por las formas de manifestación, el curso y la gravedad. Las formas de manifestación (síntomas) pueden surgir *a*) en el ámbito psíquico (por ejemplo, angustias, fobias, depresiones, obsesiones, trastornos de concentración y de rendimiento, etc.), o *b*) en el ámbito psicosomático (por ejemplo, chupeteo del pulgar, tics, enuresis, incontinencia fecal, cefalea, trastornos del sueño, hipermotilidad, asma, úlcera, etc.), o *c*) en el ámbito psicosocial y de la conducta (por ejemplo, trastornos de contacto, mentiras, hurto, absentismo escolar, agresividad, etc.); los síntomas aparecen generalmente combinados en los tres ámbitos. El curso temporal y el grado de intensidad de los diversos síntomas ofrecen otras referencias diagnósticas y pronósticas importantes.

La parte de la anamnesis concerniente a la psicología profunda debe generar hipótesis más precisas sobre la dinámica conflictual inconsciente del niño, en su relación con los distintos miembros de la familia y sobre la constelación conflictual de sus padres, incluida la distribución de roles y la estructura de la comunicación familiar. Para ello se impone el esclarecimiento, lo más concreto posible, de las actitudes, expectativas, formas de trato, hábitos de lenguaje y situaciones conflictivas recíprocas.

2. *Investigaciones mediante tests.* Tratándose de niños, las investigaciones mediante tests psicológicos para un diagnóstico más exacto de la enfermedad psíquica son muchas veces imprescindibles, debido a la estrecha relación existente entre los procesos orgánicos, mentales y psíquicos. Tales investigaciones sirven sobre todo para la objetivación de los datos anamnésicos, que pueden sufrir deformaciones subjetivas en los informes del niño y de los padres y otras personas de referencia (por ejemplo, profesores). En la edad infantil se aplican para el diagnóstico especialmente, los métodos cognitivos, los → tests de rendimiento y los métodos proyectivos (→ tests proyectivos); sólo en casos aislados y con niños mayores se emplean los *inventarios* de personalidad (→ tests de personalidad).

Los métodos cognitivos (por ejemplo, HAWIK, Benton, Raven, PET) sirven para un esclarecimiento más preciso de las aptitudes intelectuales en las diversas áreas cognitivas (conocimientos, lenguaje, pensamiento, percepción, memoria) y para la diferenciación causal de los trastornos generales y los trastornos específicos de aprendizaje y rendimiento.

Los métodos proyectivos (TAT, *Sceno-test,* Wartegg, Rorschach, dibujo libre) sirven para la expresión de zonas inconscientes de la personalidad que muchas veces permiten descubrir claramente el fondo conflictivo de la enfermedad psíquica en edad infantil.

3. *La observación directa.* El diálogo en situación exploratoria debe completarse con una observación participativa del niño, por ejemplo, en el juego, a fin de descartar deformaciones que pueden ser debidas a la presencia del investigador. Otras dimensiones diagnósticas derivan de la observación directa del niño en su interacción con la madre o el padre durante el diálogo exploratorio, o de la interacción en el diálogo con toda la familia. La exactitud del diagnóstico familiar aumenta con la observación adicional de la familia en la conversación o el juego en común, mientras el investigador sigue la escena detrás de un cristal unidireccional. También las grabaciones magnetofónicas que la familia ha reali-

zado en situaciones de la vida cotidiana poseen un elevado valor diagnóstico.

4. *La contratransferencia.* Todo diálogo diagnóstico con el niño y su familia desencadena en el investigador multitud de sentimientos, actitudes y reacciones conscientes e inconscientes que se designan en su conjunto como contratransferencia. El investigador que goza de experiencia utiliza expresamente su contratransferencia como criterio diagnóstico, persiguiendo introspectivamente las reacciones afectivas que el niño y cualquier otro miembro de la familia provocan en él. Las contradicciones y las tensiones de su propia situación afectiva frente a los diversos miembros de la familia pueden brindarle un cuadro diagnóstico seguro sobre el tipo, la intensidad y la dirección de los conflictos intrafamiliares.

5. *La investigación orgánica.* Si los datos anamnésicos hacen sospechar una enfermedad orgánica de base constitucional o adquirida en el pasado o en el presente, enfermedad que pudiera haber influido en el desarrollo orgánico, mental y psíquico del niño y que hace presumir una relación con la enfermedad psíquica en edad infantil, el niño debe ser explorado, según la clase de enfermedad, por un médico, especialmente un pediatra o un psiquiatra-neurólogo infantil. En este punto es preciso considerar dos peligros. El médico tiende por su formación, hoy más que nunca, a seguir una teoría centrada más en la enfermedad que en el paciente. Esto presenta el riesgo de una acentuación de los datos orgánicos frente a los fenómenos psicosociales, y entonces, el espectro de las posibilidades terapéuticas se estrecha en exceso y puede inducir una estigmatización del niño (como «deficiente», «espástico», «lesionado cerebral», etc.). Los no médicos, en cambio, tienden, en el diagnóstico de la enfermedad psíquica en edad infantil, a la actitud contraria. Para evitar una estigmatización, niegan facetas de origen orgánico en la sintomatología de la enfermedad psíquica, a veces por desconocimiento, y evitan las exploraciones médicas necesarias. Se olvida así a menudo que sólo un diagnóstico global permite realizar responsablemente las tareas a las que éste se destina: confección de un plan terapéutico diferenciado y eventualmente pluridimensional; proyecto de medidas preventivas; asesoramiento específico a los padres y a otras personas de referencia (puericultora, profesor, etc.). Especial importancia reviste también un diagnóstico diferenciado para el tratamiento psicoterapéutico, porque éste preserva al niño, a la familia y al terapeuta de los peligros de unas desmesuradas exigencias recíprocas. Sólo el conocimiento exacto de la posibilidad de cambio ofrece una protección necesaria y efectiva para todos frente a las grandes decepciones.

Ya que la enfermedad psíquica en edad infantil suele ser más conocida, diagnosticada y tratada en instituciones no médicas que en centros médicos, un diagnóstico responsable requiere una estrecha cooperación de las dos áreas institucionales.

4. Clasificación de la enfermedad psíquica.
El proceso diagnóstico concluye con una clasificación de la enfermedad psíquica y con una estimación de su grado de gravedad. Puesto que la noción general de enfermedad psíquica en edad infantil designa todos los trastornos anímicos causados o condicionados por factores psicógenos, y no existe aún un esquema de clasificación nosológica unitario de estos trastornos, en la práctica se aplican diferentes esquemas de diagnóstico; éstos varían conforme a la escuela seguida por el investigador: psicología profunda, conductismo, psiquiatría infantil o pedagogía terapéutica. Como denominador común se puede aceptar la siguiente clasificación, basada en la clase de enfermedad y en la gravedad de ésta.

a) *Clase de enfermedad.*
Hospitalismo,
proceso depresivo (neurosis depresiva),
proceso neurótico obsesivo (neurosis obsesiva),
proceso de angustia neurótica (neurosis de angustia),
enfermedades psicosomáticas,
crisis de pubertad,
situación neurótica de desamparo,
peligro de adicción,
perversión.

b) *Gravedad de la enfermedad.*
Trastorno actual debido a crisis o a factores ambientales,
proceso inicial o leve,
enfermedad manifiesta,
enfermedad cronificada o grave.

Este esquema clasificatorio bipartito permite una orientación bidimensional de cara al pronóstico y al plan de tratamiento, combinando el tipo de enfermedad con su grado de gravedad.

La determinación del tipo de enfermedad depende de la sintomatología, especialmente de la principal o patognómica, sin olvidar que son muy frecuentes las combinaciones entre los distintos tipos (por ejemplo, proceso depresivo-proceso obsesivo en el hospitalismo). Aunque las clases de enfermedad ofrecen importantes criterios de pronóstico e indicación para la modalidad de tratamiento a recomendar, la evaluación diagnóstica de la *gravedad* es de especial relevancia en la práctica.

1. *El trastorno actual debido a crisis o a factores ambientales* en forma de síntomas psíquicos, psicosomáticos o psicosociales se desarrolla a menudo en conexión con crisis típicas de cada fase evolutiva del niño (por ejemplo, el inicio de la pubertad) o con acontecimientos ambientales actuales (nacimiento de un hermanito, separación de los padres, etc.), que pueden romper pasajeramente el equilibrio psíquico del niño. Estudios epidemiológicos han demostrado la aparición general de tales crisis pasajeras en un alto porcentaje de enfermedades psíquicas en edad infantil. El internamiento de los niños en una institución asistencial se produce muchas veces por iniciativa de la guardería, el jardín de infancia, la escuela o de unos padres preocupados, especialmente cuando se trata de una sintomatología «socialmente perturbadora». El conocimiento suficiente de las nociones reseñadas puede ayudar y sacar de dudas a las personas responsables; pudiéndose así evitar a la vez la asignación al niño de un rol de enfermo y la realización de terapias costosas.

2. *El proceso anómalo inicial o leve* se caracteriza por una sintomatología que es independiente o aparece como consecuencia de crisis de maduración o de hechos ambientales perturbadores durante un tiempo prolongado, sin tendencia a la regresión espontánea. El cuadro puede incluir varios síntomas, sin que éstos sean muy frecuentes o intensos. Aún no se han producido, además, fenómenos secundarios en forma de limitaciones sociocomunicativas, baja notable del rendimiento, pasividad acentuada, satisfacciones sustitutivas, etc. La delimitación diagnóstica de este grado de gravedad en la enfermedad psíquica infantil tiene asimismo una importancia decisiva desde el punto de vista terapéutico. Estos casos tampoco suelen requerir una terapia prolongada del niño; en cambio, el consejo a los padres debería ser bastante amplio, para poder aclarar y resolver los factores patógenos condicionantes que hacen enfermar al niño. Esta labor de asesoramiento persigue, al mismo tiempo, una meta preventiva.

3. *En la enfermedad manifiesta*, la sintomatología es más compleja, persistente y marcada que en los dos primeros grados de gravedad; además, se ha llegado ya a las mencionadas secuelas. El niño y su entorno sufren notablemente bajo la enfermedad. Su entramado condicionante se compone por lo general de un conflictivo potencial intrapsíquico e intrafamiliar estratificado. En este grado de gravedad es necesaria una terapia del niño, junto con el consejo a los padres, o bien una psicoterapia familiar.

4. La *enfermedad cronificada o grave* difiere de la enfermedad manifiesta por su curso, que se prolonga generalmente varios años, lo cual confiere un grado, a veces dramático, a la gravedad de los trastornos y a sus consecuencias secundarias. El niño queda hondamente afectado por la enfermedad en su desarrollo orgánico, mental, psíquico y social. El historial de socialización de estos niños suele caracterizarse por perturbaciones psíquicas graves, sobre el fondo de unas estructuras familiares caóticas (por ejemplo, hogar roto). En este grado de gravedad se hallan los niños con trastornos orgánicos cerebrales leves, que precisan un examen neurológico y psicodiagnóstico profundo (→ diagnóstico de las lesiones cerebrales, → diagnóstico neuropsicológico). Especialmente en este grupo de enfermedad, el destino futuro del niño depende sobre todo de un diagnóstico diferenciado, sin el cual no es posible la aplicación de una terapia pluridimensional, que a veces resulta necesaria.

Bibliografía. G. Biermann (dir.), *Handbuch der Kinderpsychotherapie,* vols. I-IV, Reinhardt, Munich 1973-1981; H. Harbauer, R. Lempp, G. Nissen, B. Strunk, *Lehrbuch der speziellen Kinder- und Jugendpsychiatrie,* Springer, Berlín-Heidelberg-Nueva York [4]1980; R. Lempp, *Eine Pathologie der* *psychischen Entwicklung,* Huber, Berna-Stuttgart-Viena ⁴1981; H. Petri, *Soziale Schicht und psychische Erkrankung im Kindes- und Jugendalter,* Verl. f. Med. Psychologie, Gotinga 1979; H.E. Richter, *Eltern, Kind und Neurose,* Klett, Stuttgart 1963; C.J. Sager, H.S. Kaplan (dirs.), *Handbuch der Ehe-, Familien- und Gruppentherapie,* vols. I-III, Kindler, Munich 1973; H. Stierlin, *Eltern und Kinder. Das Drama von Trennung und Versöhnung im Jugendalter,* Suhrkamp, Francfort 1980; H.J. Thalmann, *Verhaltensstörungen bei Kindern im Grundschulalter,* Klett, Stuttgart 1971; W. Züblin, *Das schwierige Kind. Einführung in die Kinder- und Jugendpsychiatrie,* Thieme, Stuttgart ⁴1975.

Horst Petri

DIAGNÓSTICO DEL DESARROLLO. Diagnóstico del desarrollo neurofisiológico, diagnóstico del desarrollo cognitivo, diagnóstico del desarrollo lingüístico, diagnóstico del desarrollo emocional.

1. Definición y problemática. Siguiendo a Thomae, entendemos por desarrollo una «serie de modificaciones conexas entre sí que se producen en determinados momentos del continuo temporal de una vida individual». El diagnóstico del desarrollo arranca de constantes o rasgos fisiológicos y psicológicos que se intenta asignar a determinadas etapas de edad. Por eso se supone que estas constantes o rasgos poseen un relieve o una significación diferente en las diversas etapas. El procedimiento para el diagnóstico del desarrollo no es independiente del modelo de desarrollo que se tome como base. Quien adopte un modelo de desarrollo por grados o fases intentará, en el diagnóstico, encontrar notas y rasgos para cada grado y fase, e inferir por tanto de las características objetivadas el grado evolutivo subyacente. Un conocido método de diagnóstico del desarrollo, basado en el modelo de grados o fases, es el test de Bühler-Hetzer. Quien considere el desarrollo como una diferenciación y estructuración progresivas (Kurt Lewin y Heinz Werner), intentará objetivar la estructuración cada vez más compleja y diferenciada. Si se adopta el modelo de desarrollo del aprendizaje social, se partirá de procesos de aprendizaje cada vez más complejos, con inclusión de conductas de aprendizaje y de adaptación. La mayor parte de los métodos de diagnóstico del desarrollo suponen un modelo jerárquico que asigna gradualmente las diversas áreas de adquisición funcional al continuo de la edad, teniendo en cuenta su variabilidad. Puede verse un ejemplo en la figura 2.

Con este modelo jerárquico, que es igualmente válido para el desarrollo neurofisiológico que para el desarrollo cognitivo y emocional, se intenta extraer conclusiones sobre la edad, el grado de desarrollo, la variabilidad fisiológica o la conducta patológica, partiendo de la objetivación del grado de madurez e incremento de las funciones fisiológicas y psicológicas. Son importantes, además de la coordinación del nivel funcional con la edad, la relación entre las diversas funciones y su grado de madurez.

El diagnóstico del desarrollo tiene sentido y se realiza con éxito en muchas áreas funcionales. Las más importantes de estas áreas son la neurológica y neurofisiológica, la cognitiva, la lingüística y la emocional.

2. Diagnóstico del desarrollo en el área neurológica y neurofisiológica. Este diagnóstico se centra en los reflejos y las reacciones que tienen lugar en la edad de la lactancia y de la primera infancia, en el desarrollo de la motricidad y sus desviaciones y en el diagnóstico de madurez neurofisiológica mediante el electroencefalograma.

Para el estudio de reflejos y reacciones se ha confeccionado asimismo un cronograma jerárquico que es una reproducción aproximada de la maduración cerebral progresiva, cuyo desarrollo se realiza en la dirección cráneo-caudal. Este proceso se manifiesta en la aparición y desaparición de reflejos y reacciones, los más importantes de los cuales se indican en la figura 1.

El método más acreditado para el estudio del desarrollo motor y sus desviaciones es el de las escalas de desarrollo. Éstas parten de observaciones empíricas cuyas características objetivables se asignan al continuo temporal de una escala de edad. Un ejemplo conocido son las escalas Denver de desarrollo, las cuales han demostrado su eficacia como método heurístico para la detección de trastornos de desarrollo en la primera infancia (hasta los cinco años). Sobre una base similar se mueven una serie de métodos neurológico-motoscópicos que se reproducen en la tabla 1.

Autores	Nombre del método	Orientación	Peculiaridades
1. Hellbrügge y Pechstein (1968)	Tablas de fisiología del desarrollo para la edad lactante	Diagnóstico del desarrollo en 6-8 áreas parciales (motoscopia, etc.), «diagnóstico precoz»	Condiciones de test estandarizadas, intento de estandarización de los resultados
2. Flehmig (1972)	Test de búsqueda de Denver (adaptación alemana)	*Screening* de desarrollo en 4 áreas parciales (motoscopia, etc.), «diagnóstico precoz»	Como 1
3. Frostig (1973)	(Educación del movimiento, p. 135-138)	Motoscopia	Método de observación no estandarizado
4. Eggert (1971)	LOS KF 18	Mediciones del estado de desarrollo motor	Método de investigación estandarizado, con elevada exigencia de concentración y motivación
5. Kiphard y Hünnekens (1972)	Investigación motoscópica en salto de trampolín	Identificación de 6 «síndromes de movimiento»	Método de observación no estandarizado
6. Kiphard y Schilling (1974)	Test de coordinación corporal para niños (KTK)	Motodiagnóstico con detección de 6 componentes de la motricidad	Método de investigación no estandarizado, valores estándar de edad
7. Hochleitner (1971)	Técnica de investigación para el conocimiento de trastornos cerebrales mínimos motores	Diagnóstico de los trastornos cerebromotrices leves	Indicación de normas de edad para los distintos exámenes funcionales neurológicos
8. Touwen y Prechtl (1970)	*The neurological examination of the child with minor nervous dysfunction*	Diagnóstico de las disfunciones cerebrales leves	Valoración estandarizada de los distintos exámenes funcionales neurológicos según criterios definidos

Tabla 1. Métodos de investigación neurológico-motoscópica en la edad infantil (tomado de H. Remschmidt, M.H. Schmidt [dirs.], *Neuropsychologie des Kindesalters,* Enke, Stuttgart 1981, p. 30)

También el electroencefalograma permite deducir conclusiones sobre la madurez cerebral y sus desviaciones. Se trata aquí de relacionar los espectros de frecuencia y las características, con determinadas etapas de edad y de desarrollo (Dumermuth ^{3}1976).

3. Diagnóstico del desarrollo en el área cognitiva. Ésta se puede dividir en diversos sectores parciales (percepción, memoria y aprendizaje, pensamiento, lenguaje y habla), algunas de las cuales no se van a examinar en esta exposición. El diagnóstico del desarrollo en el área cognitiva intenta, o bien una objetivación global de las funciones cognitivas en la configuración de la inteligencia, o bien la determinación del nivel funcional en los diversos sectores parciales de la conducta cognitiva (→ diagnóstico cognitivo).

Para el diagnóstico del desarrollo en el área cognitiva han dado resultados muy positivos las etapas evolutivas descritas por Jean Piaget (→ desarrollo: el aspecto cognitivo). A tenor de las mismas, un niño de 0-18 meses de halla en la etapa de la *inteligencia sensomotora*. A esta fase sigue el desarrollo de los esquemas sensomotores y la formación de constantes perceptivas. La etapa siguiente (hasta los 4 años aproximadamente) se puede definir como inteligencia *simbólica-preconceptual*. En esta etapa es importante la imitación, el juego simbólico y el desarrollo de la capacidad representativa. Predomina el egocentrismo. Sigue hasta los 7 años la etapa del *pensamiento intuitivo,* con el descubrimiento de variantes físicas y de las clasificaciones lógicas. De los 7 a los 11 años transcurre la etapa de las *operaciones concretas;* y finalmente, en torno a la pubertad, se alcanza la etapa de las *operaciones formales,* donde funciona el pensamiento lógico abstracto sin recurso a la intuición. Una serie de tests de inteligencia contienen tareas que corresponden parcialmente a estas etapas. También es frecuente ordenar con arreglo a tales parámetros la clasificación de los trastornos del desarrollo intelectual (cf. M. Schmidt 1981). No es posible analizar aquí cada uno de esos métodos; puede verse una exposición en Remschmidt y Schmidt (1981). Tampoco se aborda el diagnóstico de diversas áreas cognitivas, como la percepción y la memoria.

4. Diagnóstico del desarrollo en el área del lenguaje. Sobre el desarrollo del lenguaje cabe afirmar también que, en condiciones de estimulación suficiente, presenta una gran variabilidad individual. Numerosas investigaciones han demostrado que el niño aprende primero los sustantivos, luego las interjeciones, verbos y otras clases de vocablos, hasta que a la edad de 2 años incluye el pronombre en su léxico. Se ha averiguado recientemente que los procesos preverbales son de la máxima relevancia para el desarrollo del lenguaje. Según las mencionadas investigaciones, el niño descubre el significado de un código lingüístico a partir de fenómenos concomitantes no verbales (acento, gestos, muecas y actitudes, modulación emocional). Cabe establecer la siguiente secuencia: comprensión de la conducta no verbal - comprensión del lenguaje - producción del lenguaje. Es interesante observar que el niño no aprende en primer término significados verbales, sino nociones o conceptos que sólo en un segundo plano se expresan verbalmente. De ahí parte el desarrollo del simbolismo: un signo representa un objeto o un concepto. Es decisivo el hecho de que estos procesos sigan el mismo orden sucesivo en todos los niños y que se ajusten a unas reglas claras (Niebergall y Remschmidt 1981). También es importante la relación existente entre la comprensión del lenguaje, el lenguaje expresivo y el desarrollo de la motricidad. Las tres áreas se hallan estrechamente relacionadas entre sí.

Para la detección de capacidades y trastornos del habla y del lenguaje existen diversos tests, de los cuales la tabla 2 reproduce los más importantes.

La mayor parte de estos tests son aplicables con fines de diagnóstico del desarrollo y permiten evaluar una serie de funciones (por ejemplo, estado de desarrollo verbal, vocabulario activo y pasivo, desarrollo verbal general, etc.).

5. Diagnóstico del desarrollo emocional. Las mayores dificultades para el diagnóstico del desarrollo se presentan en el área emocional, ya que es difícil medir directamente las reacciones afectivas. Es muy importante, sin embargo, la evaluación diagnóstica de la conducta emocional de los niños. Tal evaluación puede hacerse en tres planos (según Birbaumer 1975): el plano verbal-subjetivo, el plano conductal y el plano fisiológico. Por eso, todos los métodos destinados a la detección de procesos afectivos hacen referencia a estos tres sectores, sin olvidar que en la edad infantil todos los planos deben proyectarse sobre la fundamental dimensión del desarrollo. En el área de la conducta emocional es mucho más difícil delimitar los grados o etapas de desarrollo que en el área cognitiva. De ahí que los tests para la detección de comportamientos emocionales como la angustia, la agresividad o la frustración se construyan para límites de edad más amplios y menos específicos (cf. Remschmidt y Schmidt 1981, p. 44s).

Diagnóstico del desarrollo

Test	Autores	a) *Indicación* y b) *dimensión detectada*	Grupo de edad	Duración	Nivel estandarizado
Test de desarrollo psicolingüístico (*Illinois-Test of Psycholinguistic Abilities*/ITPA)	M. Angermaier (1974) S.A. Kirk y otros (1968)	a) Retrasos en el desarrollo lingüístico y trastornos específicos del lenguaje y del habla b) Pluridimensional (12 subtests)	3; 0-9; 11	2 horas aprox.	Valores normales diferenciados (valores T)
Token-Test	E. De Renzi y L.A. Vignolo (1962)	a) Sospecha de trastorno afásico; retraso en el desarrollo lingüístico; nivel de comunicación lingüística general b) Factor de desarrollo lingüístico	Desde los 6 años hasta la edad adulta	15 minutos aprox.	Indicación de «valores críticos», valores comparativos en la edad infantil ($\bar{X}$, s) (Remschmidt y otros 1977)
Nombrar imágenes	H. Metzker (1972)	a) Retraso del desarrollo lingüístico; vocabulario limitado; trastorno de la evocación de palabras; afasia b) «Vocabulario activo»	6; 0-13; 11	10 minutos aprox.	Valores comparativos ($\bar{X}$, s) (Remschmidt y otros 1977)
Peabody Picture Vocabulary Test (PPVT)	L.M. Dunn (1959), Bondy y otros (1969)	a) Retraso del desarrollo del lenguaje; afasia (investigaciones de curso) b) «Vocabulario pasivo»	7; 0-12; 11	20 minutos aprox.	Valores normales (valores T), impedidos para el aprendizaje
Tests de Francfort para vocabulario de niños de 5 años (FTF-W)	U. Raatz y otros (1971)	a) Examen de vocabulario b) Inteligencia ligada al lenguaje	5; 0-6; 0	15 minutos aprox.	Valores comparativos (rangos de porcentaje)
Batería de competencia gramatical (TGK)	U. Tewes y F. Thurner (1976)	a) Trastorno de áreas específicas del lenguaje b) Capacidad lingüística (sintáctica) y desarrollo lingüístico	10; 0-12; 11	40 minutos aprox.	Valores normales
Test de desarrollo lingüístico de Landau para preescolares (LSV)	R. Götte (1976)	a) Retraso en el desarrollo del lenguaje b) Pluridimensional: vocabulario, articulación, capacidad para hacer y formar frases (gramática)	4; 0-6; 6	20 minutos aprox.	Valores normales diferenciados (valores T, rangos de porcentaje)
Test de inteligencia Hannover-Wechsler para la edad preescolar (*HAWIVA*) - test de vocabulario	D. Eggert (dir.) (1975)	a) Retraso lingüístico general b) Evaluación de la inteligencia ligada al lenguaje, especialmente del vocabulario	4; 0-6; 5	15 minutos aprox.	Valores normales (valores C, rangos de porcentaje)
(Escala «lenguaje» del «retículo de desarrollo»)	E.J. Kiphard (1975)	a) Trastorno del desarrollo del lenguaje en niños pequeños b) Desarrollo general del lenguaje	0; 6-4; 0	10 minutos aprox. (entrevista a los padres)	Evaluación aproximada sobre la base de una escala

Tabla 2. Tests para la evaluación de capacidades y trastornos de lenguaje y de habla (tomado de H. Remschmidt y M.H. Schmidt [dirs.], *Neuropsychologie des Kindesalters*, Enke, Stuttgart 1981, p. 41s)

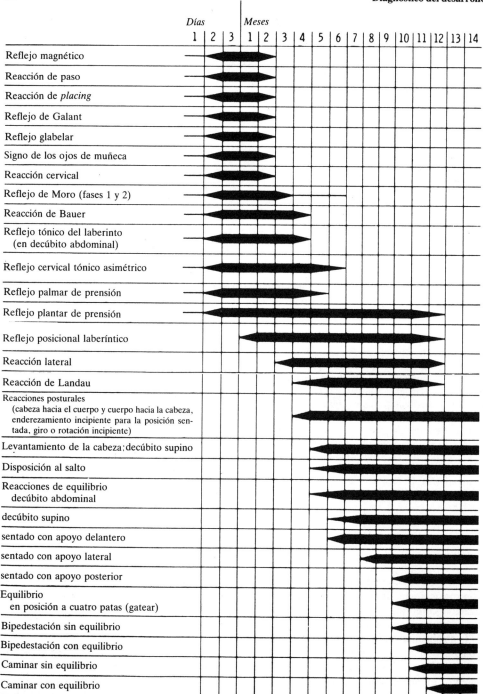

Este esquema es una síntesis no estandarizada

Figura 1. Reflejos y conducta motora (tomado de J. Flehmig, *Normale Entwicklung des Säuglings und ihre Abweichungen,* Thieme, Stuttgart 1979)

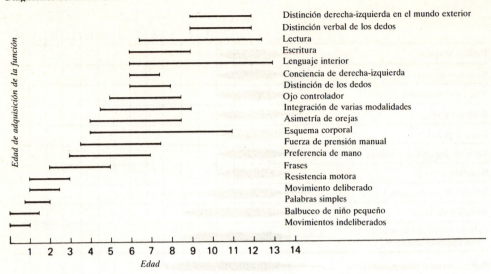

Figura 2. Ejemplo de un modelo de desarrollo jerárquico (según Spreen, *Neuropsychologische Störungen*, en *Handb. Psychol.*, vol. 8,1, Hogrefe, Gotinga-Toronto-Zurich 1977; tomado de Remschmidt, M.H. Schmidt [dirs.], *Neuropsychologie des Kindesalters*, Enke, Stuttgart 1981, p. 59)

Bibliografía. N. Birbaumer, *Physiologische Psychologie*, Springer, Berlín-Heidelberg-Nueva York 1975; G. Dumermuth, *Elektroenzephalographie im Kindesalter*, Thieme, Stuttgart ³1976; G. Niebergall, H. Remschmidt, *Entwicklung des Sprechens und der Sprache*, en H. Remschmidt, M. Schmidt (dirs.), *Neuropsychologie des Kindesalters*, Enke, Stuttgart 1981; M. Schmidt, *Entwicklung kognitiver Funktionen*, en H. Remschmidt, M. Schmidt (dirs.), *Neuropsychologie des Kindesalters*, Enke, Stuttgart 1981; H. Remschmidt, M. Schmidt (dirs.), *Neuropsychologie des Kindesalters*, Enke, Stuttgart 1981.

HELMUT REMSCHMIDT

DIAGNÓSTICO NEUROPSICOLÓGICO.

Neuropsicología, funciones cerebrales, localización cerebral, lesión cerebral, trastornos de conducta, batería de tests.

1. Problemática. El diagnóstico neuropsicológico investiga funciones de conducta como la percepción, la memoria y el pensamiento, en su relación con estructuras cerebrales. En este sentido existe un cierto paralelismo con el → diagnóstico de las lesiones cerebrales. Ambas disciplinas se plantean la cuestión relativa a la presencia o no de una lesión cerebral en un paciente. El diagnóstico de las lesiones cerebrales se mantiene al margen de la → psicopatología; el diagnóstico neuropsicológico, por su parte, contesta a dicha cuestión negando o afirmando y, en este segundo caso, sigue investigando aspectos funcionales de la conducta y aspectos relativos a la localización cerebral.

El diagnóstico neuropsicológico aborda las siguientes cuestiones:

a) *A nivel (neuro)psicológico*. Naturaleza de los trastornos de conducta que se observan en un paciente después de un acontecimiento cerebral patológico (tumor, hemorragia, trauma, epilepsia, etc.). Sus repercusiones en la vida privada y profesional del paciente. Necesidad o posibilidad y tipo de medidas de rehabilitación, reinserción y readaptación profesional para alcanzar con la mayor rapidez posible una integridad psíquica análoga a la que existía previamente a la lesión cerebral.

b) *A nivel neuro(psicológico)*. Coincidencia del modelo de trastornos de conducta en un paciente, con los modelos obtenidos mediante la experiencia en grupos que padecen lesiones cerebrales difusas, multifocales o localizadas. En lesión no difusa, su localización en uno o varios lóbulos de la corteza cerebral, en el hemisferio izquierdo o derecho y en estructuras cerebrales profundas. El diagnóstico neuropsicológico no pretende en ningún caso sustituir los métodos de diagnóstico neurorradiológico y neuroeléctrico en el aspecto de localización cerebral. En cambio, los trastornos funcionales iniciales, y también los remitentes, provocan trastornos de conducta claramente detectables a nivel neuropsicológico, cuando aún no (o ya no) se pueden detectar sus correlatos estructurales y electricofuncionales (cf. más adelante). La cuestión, aludida al principio, y relativa a la presencia de una lesión cerebral, encuentra una respuesta mediata en el diagnóstico neuropsicológico: si el modelo de trastornos de conducta coincide, en un paciente, con otro modelo conocido en lesionados cerebrales, la respuesta es positiva.

c) *Relación causal* entre un suceso previo (generalmente traumático) y trastornos de conducta actuales. Pasado algún tiempo de un trauma craneoencefálico, se plantea la cuestión relativa a la relación existente entre las causas traumáticas, pretraumáticas y reactivamente postraumáticas, y la inadaptación social y profesional. Muchas veces han remitido ya los síntomas médicos cuando se demuestra por vía neuropsicológica un modelo de trastornos de conducta que se corresponde, claramente, a nivel de localización cerebral, con los datos clínicos inmediatamente postraumáticos.

d) *Investigaciones de curso*. La comparación de dos modelos, temporalmente distanciados entre sí, de trastornos de conducta proporciona datos seguros sobre el grado y, lo que es más importante, sobre el contenido de los procesos de recuperación (mejoría después de un trauma u operación, resultado positivo de un tratamiento) en relación con las funciones cerebrales.

2. **Funciones de conducta y localización cerebral.** Las funciones comportamentales detectadas en el diagnóstico neuropsicológico (a nivel patológico, trastornos de conducta) y su *localización cerebral preponderante,* o dominante, sólo se abordarán aquí de pasada (pueden encontrarse descripciones amplias en Walsh 1978 y en Hecaen y Albert 1978. El primero divide su exposición con arreglo a las estructuras cerebrales; los otros autores toman como punto de partida las funciones comportamentales. Remschmidt y Schmidt [1981] han publicado una excelente revisión de conjunto de la neuropsicología del niño). Presentaremos a continuación una división de las funciones, desde que se recibe la información, hasta que se responde a la misma.

El verdadero *contenido de la información* se ofrece en una combinación del aspecto lingüístico (dominante por lo general en el hemisferio cerebral izquierdo) y el aspecto espacial-figurativo-musical (dominante por lo general en el hemisferio cerebral derecho). Por eso *la asimetría de los hemisferios cerebrales* desempeña en el diagnóstico neuropsicológico un papel tan importante como las fases de elaboración informativa.

Las *emociones,* la *afectividad,* siguen siendo un tema debatido a nivel diagnóstico, en lo que se refiere a su localización cerebral. Desde el punto de vista de la conducta humana, los métodos de detección, desde los → tests proyectivos de personalidad hasta los registros psicofisiológicos (→ tests con aparatos), son objeto de discusión en cuanto a sus

Función de conducta	*Estructura cerebral*
Atención	Estructuras profundas en la línea media (sistema reticular, entre otros)
Memoria	Mesencéfalo (tálamo), hipocampo, lóbulos temporales
Percepción	Áreas posteriores (parietales y temporales) de los hemisferios cerebrales
Procesos superiores de pensamiento, solución de problemas	Lóbulos frontales
Acción, gestos	Áreas posteriores (parietales) hasta anteriores (frontales) de los hemisferios cerebrales

posibilidades de ofrecer unos datos replicables de hecho (y aplicables, por tanto, en el diagnóstico). Las definiciones de «emoción» y de «afectividad» son demasiado divergentes y se hallan demasiado ligadas a determinadas teorías. La patología cerebral, por su parte, tampoco ha proporcionado datos seguros utilizables para el diagnóstico, sobre todo por la estructura del sistema límbico, sumamente compleja y que afecta a todo el cerebro, y por la amplitud de las áreas de la corteza cerebral a él vinculadas (cf. Valenstein 1973, y Valenstein y Heilman 1979).

3. Metodología del diagnóstico neuropsicológico. Los métodos de investigación psicométrica (tests psicométricos; → fundamentos psicométricos del diagnóstico) son muy utilizados en el diagnóstico neuropsicológico. Frente a la indagación clínica, en la que el neuropsicólogo se adapta individualmente a cada paciente (y a menudo prevalece la inspiración momentánea), el procedimiento psicométrico aparece equilibrado en su valor empírico y enunciativo y ofrece unos resultados similares de un observador a otro y en un lugar u otro. Cuanto más estandarizada y clara sea la fórmula de realización de un test y la evaluación de los resultados, más segura será su transmisión a los colegas especialistas. El diagnóstico neuropsicológico se ha difundido tan rápidamente en los últimos años que los numerosos diagnosticadores, aún inexpertos, alcanzan resultados positivos gracias al método de orientación psicométrica utilizado. Bien es cierto que el modo de investigación estandarizado, e incluso estereotipado, supone el riesgo de pasar por alto las peculiaridades de un paciente y de permanecer en los lugares comunes del diagnóstico (Lezak 1976).

La existencia de *valores normativos* para cada test psicométrico es de importancia decisiva. Los pacientes de diversas clínicas reaccionan a menudo de diferente modo a la investigación neuropsicológica. Tumores y hemorragias cerebrales de localización similar no influyen de igual modo en la conducta. Los pacientes de centros privados presentan a menudo rendimientos diferentes, en los tests, que los pacientes de centros públicos. En los países anglosajones, los reconocimientos mediante tests psicológicos forman parte de la vida escolar cotidiana; en ciertos países de Europa continental, en cambio, forman parte del instrumental psiquiátrico. Por eso debe servir de pauta, en la adopción de un test, la necesidad de establecer previamente los valores normativos en personas cerebralmente sanas y en personas que padecen lesión cerebral.

Un solo test de diagnóstico neuropsicológico no puede proporcionar una visión fiable sobre la normalidad o el trastorno de las diversas funciones de la conducta (mencionadas anteriormente). En todos los problemas que han de resolver los neuropsicólogos son imprescindibles las *series* o *baterías de tests* (→ test). La primera batería neuropsicológica formal fue propuesta en 1947 por Halstead; posteriormente fue reelaborada y enriquecida con cifras normales cada vez más específicas y hoy se aplica aún ampliamente como batería «Halstead-Reitan» (Boll 1981; para una versión infantil, cf. Selz 1981). En el área lingüística germana ha encontrado aceptación la batería TüLUC (Hamster, Langner y Mayer 1980; versión infantil sólo en inglés, cf. Golden 1981). El rápido desarrollo de la neuropsicología ha llevado a divisiones de las grandes funciones de la conducta (atención, memoria, etc.) en subfunciones cada vez más específicas, dando lugar a la construcción de baterías especializadas, sobre todo en el área del lenguaje (Lang 1981).

Los resultados individuales obtenidos con una batería de tests se registran en un *perfil* y son objeto de interpretación en su relación mutua. Por ejemplo, en lo que se refiere a las cifras normales, un leve fallo de la memoria en el sector del lenguaje no es en sí significativa y no se le otorga ninguna importancia en el marco de un perfil ligeramente inferior al promedio. Pero si el resto del perfil (siempre en relación con los valores normales) es superior al promedio, ese mismo rendimiento pasa a ser un trastorno de la memoria y desde el punto de vista neuropsicológico, un signo de trastorno funcional o incluso de lesión cerebral en el lóbulo temporal (memoria) del hemisferio cerebral izquierdo (vinculado al lenguaje); (neuro)psicológicamente cabe esperar dificultades en las asignaturas teóricas de un aprendizaje profesional o bien en el ejercicio de una profesión.

La aplicación de baterías de tests como «material prefabricado» también encierra peligros en el diagnóstico neuropsicológico. Por una parte, los neuropsicólogos sucumben cada vez más a la tentación de interpretar los resultados de un paciente tan automáticamente como han aplicado la batería y pasan por alto la problemática individual. Corren peligro, por otra parte, de desatender anteriores experiencias alcanzadas durante años con tests poco formalizados, con el pretexto de que no satisfacen los criterios de la teoría del test o los criterios estadísticos. La suerte corrida por el test de inteligencia HAWIE (Wechsler 1964) resulta significativa a este respecto. Se considera el test totalmente desfasado, tanto en su estructura como en su convalidación y por eso se aplica cada vez menos. Además, el cálculo de los cocientes intelectuales carece de importancia desde la perspectiva neuropsicológica. Sin embargo, la diferencia entre los resultados obtenidos en los subtests verbales y en los subtests figurativo-espaciales ofrece valiosos datos neuro(psicológicos) acerca de la presencia de una lesión en el hemisferio cerebral izquierdo o en el derecho (Taylor 1979), y a nivel (neuro)psicológico, información pronóstica sobre problemas previsibles de reinserción en profesiones que requieren capacidades en el plano del lenguaje o en el plano figurativo-espacial (por ejemplo, profesiones comerciales frente a profesiones manuales). Algunos subtests pueden suministrar, además, otras informaciones neuropsicológicas (Perret 1973).

4. Centros y difusión. A pesar de la creciente popularidad de que goza el diagnóstico neuropsicológico y a pesar del número cada vez mayor de instrumentos de investigación neuropsicológica supuestamente seguros y de aplicación inmediata, los neuropsicólogos más acreditados trabajan exclusivamente en hospitales y en clínicas de rehabilitación. La razón estriba ante todo en la necesidad de colaboración con representantes de otras especialidades neurodiagnósticas. Además, los pacientes con lesiones cerebrales y los enfermos cerebrales constituyen una minoría, frente a los que padecen otras lesiones y enfermedades, una minoría que conviene reunir en pocos centros para un mejor tratamiento global. Para ello, el diagnóstico neuropsicológico ha de ser una disciplina muy específica, y como tal debe permanecer.

Bibliografía. T.J. Boll, *The Halstead-Reitan neuropsychology battery,* en S.B. Filskov, T.J. Boll (dirs.), *Handbook of clinical neuropsychology,* Wiley, Nueva York 1981; C.J. Golden, *The Luria-Nebraska children's battery: Theory and formulation,* en G.W. Hynd, J.E. Obrzut (dirs.), *Neuropsychological assessment and the school-age child,* Grune & Stratton, Nueva York 1981; W. Hamster, W. Langner, K. Mayer, *TüLUC-Neuropsychologische Untersuchungsreihe,* Beltz, Weinheim 1980; H. Hecaen, M.L. Albert, *Human neuropsychology,* Wiley, Nueva York 1978; C. Lang, *Aphasietestung mit psychometrischen Verfahren,* «Fortschr. Neurol. Psychiatr.» 49 (1981) 164-178; M.D. Lezak, *Neuropsychological assessment,* Oxford Univ. Press, Nueva York 1976; E. Perret, *Gehirn und Verhalten: Neuropsychologie des Menschen,* Huber, Berna 1973; H. Remschmidt, M. Schmidt, *Neuropsychologie des Kindesalters,* Enke, Stuttgart 1981; M. Selz, *Halstead-Reitan neuropsychological test batteries for children,* en G.W. Hynd, J.E. Obrzut (dirs.), *Neuropsychological assessment and the school-age child,* Grune & Stratton, Nueva York 1981; L.B. Taylor, *Psychological assessment of neurosurgical patients,* en T. Rasmussen, R. Marino (dirs.), *Functional neurosurgery,* Raven Press, Nueva York 1979; E. Valenstein, K.M. Heilman, *Emotional disorders resulting from lesions of the central nervous system,* en K.M. Heilman, E. Valenstein (dirs.), *Clinical neuropsychology,* Oxford Univ. Press, Nueva York 1979; E.S. Valenstein, *Brain control,* Wiley, Nueva York 1973; K.W. Walsh, *Neuropsychology,* Churchill Livingstone, Edimburgo 1978; D. Wechsler, *Die Messung der Intelligenz Erwachsener,* Huber, Berna ³1964.

Etienne Perret

DIAGNÓSTICO PSICOANALÍTICO. Planos dialogales en la entrevista psicoanalítica, interpretaciones de prueba en la entrevista psicoanalítica, informaciones escénicas en la entrevista psicoanalítica.

1. Perspectivas generales. El → psicoanálisis parte del supuesto básico de que el vivenciar y el comportamiento humanos perturbados, al igual que los «normales», están determinados, o al menos codeterminados, por contenidos sensoriales, motivos y fines personales. Considera los signos de trastornos como consecuencias y modos expresivos de un acontecer subjetivo en el que los «proyectos» de conducta (Lorenzer 1970) originan conflictos emocionales y el paciente los rechaza por sus peligros potenciales, pero no renuncia a ellos, y los «proyectos» siguen influyendo en formas desfiguradas, «desimbolizadas», sustraídas a la autocomprensión y a la autodeterminación, como causas patógenas que determinan la conducta. Aquellas estructuras vivenciales que actúan en el inconsciente y que se denominan estructuras psicodinámicas, se atribuyen etiológicamente a circunstancias de la trayectoria vital, especialmente a ciertos procesos de desarrollo y de experiencia infantil, como condiciones de su génesis.

Dentro de esta perspectiva, propuesta por Sigmund Freud y sus seguidores con miras al tratamiento de pacientes neuróticos, la terapéutica de tales trastornos es fundamentalmente un proceso complejo de conocimiento y de comprensión entre el paciente y el terapeuta; éste debe ayudar al paciente, superando las resistencias conscientes e inconscientes, a comprender sus modos cognitivos, sus motivaciones y conflictos reprimidos, y a reconstruir su génesis subjetiva; debe apoyarlo en la búsqueda de nuevos modos de opción y de dominio y capacitarlo, dentro de lo posible, para acoger en su vida, en las condiciones sociales dadas, la realidad interna y externa sin reducción alguna, y para transformarlas mediante procesos y acciones comunicativas (cf. Bach y Heine 1981).

2. Las tareas del diagnóstico. La teoría de la enfermedad, la metodología y el alcance del procedimiento psicoanalítico constituyen conjuntamente el marco orientador para establecer los fines y los medios de la práctica diagnóstica. Ésta consiste en el intento sistemático de obtener información dentro de un tiempo limitado, en *situaciones dialogales* entre el paciente y el investigador, aplicando el método psicoanalítico (y eventualmente métodos de investigación complementarios); tales informaciones deben permitir *a)* saber si el trastorno del paciente puede considerarse fundamentalmente como una secuela y expresión de significaciones psíquicas, como en las neurosis (→ formas de neurosis) y en trastornos de personalidad (a diferencia de los trastornos que primariamente son secuelas de procesos orgánicos, especialmente cerebrales), *b)* formular tesis provisionales, pero claras y lógicas, sobre las relaciones subjetivas de sus → síntomas y problemas con estructuras vivenciales inconscientes, *c)* detectar la estructura de la personalidad en la que se instalan las estructuras vivenciales inconscientes y con la que se relacionan en un condicionamiento recíproco, en la medida necesaria para apreciar su posibilidad de ser analizadas en sentido estricto o sus posibilidades de curación psicoterapéutica en sentido amplio (indicación y pronóstico). Las informaciones obtenidas por vías específicas deben elaborarse, documentarse e integrarse en un esquema global, con el objetivo último de ofrecer al paciente una propuesta de tratamiento adecuado y concreto.

3. La entrevista diagnóstica. El método central de investigación en el psicoanálisis y en las formas psicoterapéuticas derivadas de él es el diálogo exploratorio o primera entrevista (→ anamnesis). Freud (1895) señaló ya en los inicios del psicoanálisis sus notas fundamentales (cf. Argelander 1976, 1979). La atención preferente dedicada a cuestiones de teoría y de técnica del método de tratamiento analítico hizo que el interés por este diálogo quedara en un segundo plano durante mucho tiempo, y sólo desde hace tres decenios se ha reavivado de nuevo; a ello contribuyó el paso del psicoanálisis desde la práctica privada, a las instituciones clínicas, la extensión del ámbito de aplicación clínica, el desarrollo de métodos de tratamiento modificados y también la profundización de la experiencia y la conceptualización del proceso analítico mismo. Las exigencias clínicas y los intereses de la investigación, especialmente dentro del marco de la investigación psicoterapéutica, han generado desde entonces una creciente bibliografía, en la que cabe destacar a Gill, Newman y Redlich (1954), Malan (1962), Argelander (1970, 1978, 1981), MacKinnon y Michels (1971), Heigl (^{2}1978) y Rudolf (1981); los trabajos mencionados incluyen numerosos ejemplos ilustrativos.

La primera entrevista —una o varias «consultas»— se realiza bajo el signo del común entendimiento previo entre el paciente y el entrevistador, donde un «profano» acude a un especialista para obtener de él consejo y ayuda en problemas personales que él es incapaz de resolver por sí solo. El proceso comunicativo e interactivo se desarrolla en forma de *diálogo* entre los dos individuos, diálogo que discurre, desde el punto de vista psicoanalítico, a *dos niveles distintos*. A nivel consciente-racional de comprensión verbal, el paciente explica al entrevistador sus molestias y problemas, ofrece datos sobre su biografía, antecedentes patológicos y situación presente; el entrevistador estimula la comunicación, trata de comprender y de ordenar los datos que le son comunicados; puede estructurar lo comunicado y precisarlo más o menos con preguntas y sugerencias. Al final, y sobre la base de su saber especializado, el entrevistador hará una primera clasificación diagnóstica del trastorno o de la enfermedad y concertará con el paciente la propuesta de tratamiento consiguiente u otros pasos de la exploración. Este nivel dialógico que representa el método clásico de la anamnesis o exploración médico-psiquiátrica se mantiene también en el método psicoanalítico. Debe ser completado y modificado, sin embargo, con el concepto de un diálogo simultáneo a un nivel de relación inconsciente, de «conversación privada» (Lorenzer 1970) donde el paciente aporta su «precomprensión» subjetiva, en el sentido de sus estructuras vivenciales inconscientes, a la situación dialogal e intenta configurar ésta conforme a sus modelos de referencia o clichés (Lorenzer, ibíd.). Las condiciones para el desarrollo de tales modelos referenciales y los medios y vías de detección de su sentido derivan de las concepciones de la situación terapéutica analítica. Las condiciones están favorecidas por una situación dialogal donde intervienen poco las actividades del entrevistador, una situación que deja un margen amplio a la autoexposición del paciente y le induce a determinar los contenidos y el curso de la comunicación misma. A ella corresponde la «atención flotante» del investigador, un «oír con el tercer oído» (Reik 1975), que le mantiene abierto a todas las impresiones, incluidas sus propias reacciones espontáneas a la situación concreta, en actitud de acoger todo sin reservas y con la mayor empatía posible. Esta actitud sirve para detectar un amplio espectro de señales de referencias inconscientes y se orienta hacia la comprensión interpretativa de contenidos semánticos y de sus contextos en el proceso de comunicación y de interacción. La comprensión encuentra su punto de arranque en ciertas peculiaridades que se advierten en el «texto» verbal y no verbal del proceso, a veces en fenómenos aparentemente aleatorios y secundarios. Entre ellos, las omisiones en el curso comunicativo, la desproporción entre las causas y sus efectos, el desajuste entre los contenidos de comunicación y la expresión emocional, las características del estilo expresivo, el comportamiento concomitante, interludios episódicos y otros. La «psico-lógica» (Argelander 1970, p. 55ss) de la comprensión interpretativa responde a la lógica emocional de procesos inconscientes de configuración y desfiguración que Freud (1900) fue el primero en exponer con el ejemplo de la interpretación de los sueños. El entrevistador puede contribuir al diálogo con «interpretaciones de prueba»: partiendo de lo que ha comprendido en la comunicación y en todo el proceso, comunica unas conexiones dotadas de sentido que presten un nuevo significado a todo el conjunto. Con tales interpretaciones esclarecedoras del sentido, a veces de tipo confrontativo, el investigador no se limita a dar al paciente una primera e insólita respuesta a su demanda, que ilustra con el ejemplo concreto el camino del proceso psicoterapéutico, sino que averigua al mismo tiempo cómo acoge aquél estas ofertas y responde a ellas, al menos en la situación actual. Las interpretaciones de prueba, además de incluir hipótesis diagnósticas, son un medio importante en manos del investigador para juzgar la indicación y el pronóstico de determinados métodos de tratamiento psicoterapéutico. Debido a sus posibles repercusiones en el paciente, su empleo requiere que no se separe la primera entrevista diagnóstica de la entrevista terapéutica; es obvio, por lo demás, que la interpretación de prueba presupone un grado elevado de experiencia analítica y de responsabilidad por parte del investigador.

4. Informaciones y su elaboración. Las informaciones obtenidas en la entrevista proceden, pues, de diversas fuentes: Argelander (1970, 1978) las divide desde tres dimensiones:

a) Informaciones sobre *estados de cosas objetivos* (indicaciones del paciente sobre su persona, familia, circunstancias vitales actuales, datos biográficos, descripciones sintomatológicas y peculiaridades de su personalidad relacionadas con la enfermedad); son en principio repetibles, verificables y seguras. Adquieren valor informativo articulando la constelación de datos recogidos con el saber especializado, con la teoría patológica. El criterio sobre el relativo contenido en cuanto a verdad de los enunciados psicológico-diagnósticos derivados de ellos es la evidencia lógica de la derivación. La imagen del paciente que de ello resulta constituye fundamentalmente una reconstrucción intelectual; es valiosa para fines científicos, pero le falta la reproducción de los distintos rasgos de la personalidad individual, debido a la finalidad abstractiva. Su valor es tan sólo muy limitado para la previsión de un proceso de tratamiento individual.

b) Información sobre *significaciones subjetivas* de estados de cosas. Se trata de los valores vivenciales que el paciente mismo combina con los estados de cosas descritos, del significado emocional que poseen para él y de sus modos de comprensión de las circunstancias patológicas. Mientras que tales valores suelen aparecer, dentro de la perspectiva de la averiguación racional de estados de cosas como irrelevantes y más bien perturbadores, desde el punto de vista de la entrevista psicoanalítica poseen un valor posicional sistemático, porque el paciente se hace en ellos garante de que las informaciones sobre estados de cosas están correctamente entendidas e interpretadas incluso en cuanto a la significación subjetiva, que sólo poseen para él. Su detección se basa únicamente en el trato hábil con el paciente en la situación de entrevista; la información, una vez obtenida, es inequívoca, pero difícil de demostrar y de comparar. El criterio para su fiabilidad es la evidencia situacional, la impresión de una marcada coincidencia entre la información y el acontecer situacional. La imagen del paciente que de ello resulta es muy viva e idónea para predecir el proceso del tratamiento, pero su dependencia de la situación actual dificulta la comparación con otras personalidades. Su valor cognitivo deriva, más que de un conocimiento lógico y objetivo, de una visión elaboradora de la experiencia.

c) Información escénica. Se trata de las impresiones que el paciente vive en la situación de diálogo con el investigador y que le permiten a éste participar directamente en la evocación de unas relaciones inconscientes. Son verdaderas informaciones gracias a la experiencia psicoanalítica que el investigador posee sobre los fenómenos de transferencia, contratransferencia y resistencia como manifestaciones de estructuras vivenciales inconscientes (→ psicoanálisis). El investigador sólo puede percibir y comprender tales fenómenos reviviendo su propia situación actual con el paciente, en sintonía con las relaciones inconscientes («¿qué está haciendo él conmigo?», «¿cómo me siento yo?», «¿qué deseo hacer?»). La información procede de un acontecer espontáneo y a veces posee el carácter de una «comprensión súbita» (cf. Balint y Norell 1975). El criterio para su fiabilidad reside en la evidencia de la comprensión inmediata del significado de una escena actual. Esa evidencia no es repetible ni demostrable y su carácter subjetivo hace que la ciencia lo rechaze o la deje de lado; en todo caso, presupone una autoexperiencia intensa y ejercitada. La evidencia vivencial escénica suele darse tan sólo cuando el investigador reconoce que está ya «co-actuando» espontáneamente, es decir, que ha adoptado un papel en la escenificación de la relación inconsciente. Esta adopción de un papel y su relevancia informativa sólo se comprenden a veces más tarde, tal vez cuando otros analistas (por ejemplo, en el marco de una conferencia en instituciones clínicas) debaten con el investigador el protocolo del diálogo, partiendo de la pregunta: «¿Cómo se han relacionado los dos interlocutores?» La información escénica, material psicoanalítico del diagnóstico dialógico en sentido estricto, ofrece el acceso inmediato a las estructuras vivenciales inconscientes y las sugerencias más directas sobre los temas y cuestiones previsibles en el proceso de tratamiento.

El curso de la elaboración de las diversas informaciones (que a veces se complementan con informaciones de métodos de investigación adicionales, por ejemplo, cuestionarios estandarizados y → tests), consiste en interpretar, integrar y ponderar el material global, dentro del marco de los modelos de psicología psicoanalítica y de patología especial, para derivar y formular así enunciados sobre las cuestiones mencionadas en el apartado 2. El proceso de elaboración no sigue generalmente ningún procedimiento estandarizado; es más bien un proceso de configuración que puede desarrollarse desde diversos enfoques y se despliega en el juego entre el material informativo y los modelos, conceptos, y perspectivas psicoanalíticas. La evidencia y la fiabilidad de la imagen global del paciente pueden aumentar a medida que se logra conectar lógicamente y describir las informaciones sobre la vida, las vivencias y la conducta en su temática significativa y en sus relaciones dinámico-estructurales. La presentación adecuada y lo más sistemática posible del material inicial, así como una exposición, inteligible al menos para el experto, del curso seguido por el pensamiento y de las secuencias realizadas, son premisas esenciales para ello, y condiciones indispensables para la documentación clínica y para los fines de investigación científica (cf. Rudolf 1981).

5. Exposición de datos. La descripción de los resultados de la investigación puede hacerse de modos muy diversos; no intervienen sólo los distintos sistemas de clasificación nosológica (posición crítica de Stoller 1977); también los problemas relativos a claridad, concreción y profundidad de la exposición influyen en su valor comunicativo; por eso se han propuesto en el trascurso del tiempo una serie de sistemas de datos estandarizados que siguen ordenaciones más o menos divergentes (Rudolf, ibíd.). Un esquema relativamente simple y que deja un margen amplio para posibilidades de descripción individual es el formulario utilizado en los contratos del seguro de enfermedad alemán para la solicitud del servicio de psicoterapia. La exposición de los datos requiere, en todo caso, la descripción y razonamiento de una hipótesis diagnóstica sobre la estructura psíquica del paciente, basada en una comparación con otras estructuras conocidas y que incluye una declaración sobre la naturaleza y el grado del trastorno dentro de una clasificación nosológica, señalando sobre todo si el trastorno debe asignarse a las estructuras de referencia psicoterapéutica (como las neurosis sintomáticas y caracterológicas, los trastornos narcisistas y los trastornos fronterizos, frente a las psicosis y los trastornos de base orgánica); el trastorno debe calificarse indicando la personalidad individual del paciente, describiendo su mundo subjetivo, consciente e inconsciente, y su problemática específica, aclarando la relación entre su capacidad actual y su potencial de desarrollo, con inclusión de las tendencias regresivas, paralizantes y defensivas, y decidiendo si está indicada la ayuda para el paciente en cuestión y con qué objetivos concretos.

La última prueba de garantía acerca de la corrección y la utilidad de las hipótesis diagnósticas formuladas en la primera entrevista consiste siempre en las experiencias que se acumulan en el consecutivo proceso de tratamiento y en las investigaciones catamnésicas, que detectan y explican la evolución ulterior del paciente (en todas las áreas vitales importantes).

Bibliografía. H. Argelander, *Das Erstinterview in der Psychotherapie,* Wiss. Buchgesellschaft, Darmstadt 1970; —, *Im Sprechstunden-Interview bei Freud,* «Psyche» 30, 8 (1976) 667-702; —, *Das psychoanalytische Erstinterview und seine Methode,* «Psyche» 32, 11 (1978) 1089-1098; —, *Der psychoanalytische Beratungsdialog,* Verlag für Medizinische Psychologie im Verlag Vandenhoek & Ruprecht, Gotinga-Zurich 1981; H. Bach, M. Heine, *Pseudonormalität und Normalpathologie,* en H. Bach (dir.), *Der Krankheitsbegriff in der Psychoanalyse,* Verlag für Medizinische Psychologie im Verlag Vandenhoek & Ruprecht, Gotinga 1981, p. 11-35; E. Balint, J.S. Norell, *Fünf Minuten pro Patient,* Suhrkamp, Francfort 1975; S. Freud, J. Breuer, *Studien über Hysterie,* en S. Freud, *Gesammelte Werke,* vol. I, 1895, p. 184-195 (trad. cast., *Estudios sobre la histeria,* en *Obras completas,* vol. I, Biblioteca Nueva, Madrid ²1983); S. Freud, *Die Traumdeutung,* en *Gesammelte Werke,* vols. II/III, 1900 (trad. cast., *La interpretación de los sueños,* en *Obras completas,* vol. II, Madrid 1972); M. Gill, R. Newman, F. Redlich, *The initial interview in psychiatric practice,* Int. Univ. Press, Nueva York 1954; F. Heigl, *Indikation und Prognose in Psychoanalyse und Psychotherapie,* Verlag für Medizinische Psychologie im Verlag Vandenhoek & Ruprecht, Gotinga ²1978; A. Lorenzer, *Sprachzerstörung und Rekonstruktion,* Suhrkamp, Francfort 1970; R. MacKinnon, R. Michels, *The psychiatric interview in clinical practice,* Saunders, Filadelfia-Londres-Toronto 1971; D.H. Malan, *Psychoanalytische Kurztherapie. Eine kritische Untersuchung,* Klett, Stuttgart 1962; Th. Reik, *Hören mit dem dritten Ohr. Die innere Erfahrung eines Psychoanalytikers,* Hoffmann und Campe, Hamburgo 1975; G.

Rudolf, *Untersuchung und Befund bei Neurosen und Psychosomatischen Krankheiten,* con la colaboración de G. Horstkotte, Beltz, Weinheim-Basilea 1981; R. Stoller, *Psychoanalytic Diagnosis,* en V.M. Rakoff, H.C. Stancer, H.B. Kedward, *Psychiatric Diagnosis,* Brunner-Mazel, Nueva York 1977, p. 25-41.

Horst Vogel

DOCUMENTACIÓN. Problemas jurídicos (protección de datos, etc.), áreas de datos, sistemas de documentación psiquiátrica.

1. Necesidad de la documentación. Ya Kraepelin había señalado en 1919 la necesidad de recopilar los datos de los pacientes; pero la plena realización de este postulado sólo ha sido posible con la aplicación del procesamiento electrónico de datos y el aumento cualitativo y cuantitativo del personal durante los años 50 y 60 (Helmchen, Schlobies 1975; sobre el tema documentación, cf. Baumann 1982, Baumann y Krüger 1982). Mientras que, en el pasado, los debates sobre la documentación giraban en torno a los problemas técnicos, éstos han pasado a un segundo lugar con los progresos de la tecnología de los ordenadores. El debate actual está dominado más bien por las cuestiones jurídicas: qué es lo que está permitido documentar, quién puede disponer de los datos (utilización en la investigación), qué medidas de seguridad administrativas y técnicas deben considerarse en la documentación, hasta qué punto deben estar los datos documentados a disposición de cada paciente.

Según Nache (1975, p. 506), la documentación es «la recopilación, ordenamiento, almacenamiento y utilización de documentos de todo tipo»: textos, direcciones, datos estadísticos, diagnósticos, etc. El resultado de la documentación es un archivo (de datos), que según la ley de protección de datos de la República Federal de Alemania (BDSG, 1977) se puede definir como una «colección homogénea de datos que se recogen y ordenan con arreglo a determinadas características y se pueden reordenar y valorar con arreglo a otras características» (BDSG, 1977, § 2, ap. 3, pár. 3). La elaboración automática mediante procesamiento electrónico no es un elemento necesario del archivo de datos. Los sistemas de documentación pueden estar más o menos estructurados; y pueden, pero no forzosamente, incluir los métodos de tests psicológicos (→ test).

La recopilación de datos sobre los pacientes puede servir para diversos fines:

— Ayuda en el tratamiento del paciente individual (por ejemplo, apoyo mnémico en el tratamiento, comprobante para transferir al paciente a otro servicio).

— Fundamento para la exploración psiquiátrica (recurso necesario para estudios longitudinales y anexos, etc.).

— *Base de planificación para instituciones sanitarias* (documentación de los datos de pacientes mediante registro casuístico como base de estudios epidemiológicos).

Pueden surgir contradicciones entre los trabajos de documentación y las intenciones terapéuticas, sobre todo cuando se prescribe un procesamiento rígido de datos con miras a una estandarización de los mismos. Por ello, es preciso considerar esta problemática en documentaciones convencionales, al margen de los proyectos de investigación, y buscar formas de documentación que puedan realizarse con facilidad en la actividad clínica cotidiana.

En los últimos años se ha dejado sentir la necesidad de la documentación desde la vertiente jurídica, ya que diversas instancias legales han considerado la documentación del proceso terapéutico, con ocasión de procesos de responsabilidad médica, no sólo como un deber profesional, sino como un derecho del paciente (Pribilla 1980). En este sentido, tiene también el paciente el derecho de examinar la documentación, y algunos tribunales lo han impuesto así.

Sin embargo, esta necesidad de documentación por las razones aquí apuntadas no debe hacer olvidar las condiciones impuestas por el deber del secreto profesional, por las leyes de protección de los datos, etc. Es de desear un compromiso razonable entre los intereses individuales (defendidos por el legislador) y las tareas de investigación; pero actualmente —en parte, por abusos en la utilización de datos— parecen prevalecer los intereses individuales.

2. Datos para documentar. Si se considera un episodio concreto del tratamiento, son importantes los siguientes sectores de datos, para tratamientos hospitalarios o ambulatorios (farmacoterapia, psicoterapia, socioterapia; Bosch, Lübcke-Westermann 1980, Baumann 1982, Baumann y Krüger 1982):

1) *Datos generales* (por ejemplo, identificación del paciente).
2) *Datos sobre inicio del tratamiento.*
   Datos anamnésicos:
   — datos sociales (por ejemplo, formación escolar);
   — datos de enfermedad (por ejemplo, manifestaciones patológicas anteriores).
   Datos actuales (hallazgos exploratorios):
   — datos sociales (por ejemplo, situación de vivienda);
   — datos de enfermedad (por ejemplo, síntomas psicopatológicos).
3) *Datos sobre el tratamiento.*
4) *Datos sobre la conclusión del tratamiento.*
5) *Datos catamnésicos.*

Para la documentación de los datos referentes al inicio del tratamiento (2) hay diversas propuestas en forma de hetero y autoestimación (cf. CIPS 1979; Schmidt, Kessler 1976; → tests de personalidad, → cuestionarios de autoevaluación). En la medida en que los métodos permiten establecer una documentación diagnóstica, pueden utilizarse también para la conclusión del tratamiento (4) y para investigaciones catamnésicas (5). Muchos de estos métodos, sin embargo, se orientan más hacia los sectores alterados que hacia los sectores intactos («posibilidad de: ...»); de ahí que la conclusión del tratamiento y, sobre todo, los puntos temporales de la catamnesis sólo puedan documentarse en forma insuficiente. Las escalas sobre adaptación social discutidas en los últimos años (*social adjustement,* Weissmann y otros 1982) intentan llenar aquí una laguna, abarcando y documentando detalladamente sectores como la familia, el consorte, la profesión, etc.

El *curso del tratamiento* (3) debe documentarse en lo concerniente a las medidas tomadas, a los cambios observados en el paciente y —sobre todo en las psicoterapias (→ evaluación de los métodos psicoterapéuticos)— a la interacción entre el terapeuta y el paciente. Para la detección de los cambios verificados en el paciente se utilizan los instrumentos empleados al inicio de la terapia para la documentación relativa al reconocimiento. Mientras que la documentación del tratamiento medicamentoso no crea dificultades, puesto que hay una terminología obligada con respecto a las sustancias y a las dosis, no cabe afirmar otro tanto sobre las actividades psico y socioterapéuticas. Faltan por ahora nomenclaturas oficiales (cf. Baumann 1981); así, el término → «psicoterapia de grupo» dice poco, y el término → «terapia de la conducta» apenas dice nada. Tampoco existen sistemas de documentación o procedimientos que permitan describir convencionalmente la interacción entre el paciente y el terapeuta.

3. Ejemplos de sistemas de documentación psiquiátrica. Entre los sistemas de documentación, el Grupo de trabajo para metodología y documentación en psiquiatría (AMDP 1981; *Testmanual zum AMDP-System* 1983) posee especial relevancia, ya que se ha difundido internacionalmente más allá del área lingüística alemana (versiones inglesa, francesa, española, etc.). El sistema de documentación comprende 5 pliegos

1) Anamnesis 1: datos sociales del pasado y del presente.
2) Anamnesis 2: colección de acontecimientos de la vida del paciente que podrían estar relacionados con la enfermedad.
3) Anamnesis 3: informe sobre enfermedades anteriores y sobre la enfermedad actual.
4) Sintomatología psíquica: 100 síntomas psíquicos.
5) Sintomatología somática: 40 síntomas somáticos, que sirven también para la detección del efecto indeseado de los medicamentos.

Se han propuesto, para establecer los síntomas somáticos, las escalas de síndromes que permiten una síntesis de la información. Algunos fragmentos del sistema AMDP se han adoptado también para otros sistemas de documentación (por ejemplo, en gerontopsiquiatría, documentación sobre resultados de análisis electroencefalográficos, clínicas y policlínicas psiquiátricas).

Dührssen y otros (1980) han elaborado para el *sector de la psicoterapia* un sistema de documentación basado en la psicología pro-

Documentación

funda. También en el marco de la terapia de la conducta se han propuesto sistemas de documentación (Cautela 1979, Sachse 1979), pero han hallado hasta ahora escasa difusión en el área lingüística alemana.

4. Observaciones finales. Las instituciones de investigación reconocen la necesidad de una documentación unitaria, y se han emprendido iniciativas en este sentido. Sin embargo, las realizaciones prácticas no son aún lo bastante económicas y diferenciadas. Sería importante establecer sistemas de documentación específicos precisamente para este sector, ya que de ese modo se sentarían las bases para la exploración de áreas apenas estudiadas hasta ahora.

Bibliografía. AMDP, *Manual zur Dokumentation psychiatrischer Befunde,* Springer, Berlín [4]1981; U. Baumann (dir.), *Indikation zur Psychotherapie,* Urban & Schwarzenberg, Munich 1981; U. Baumann, *Dokumentation in der Psychotherapie,* en U. Baumann, H. Berbalk, G. Seidenstücker (dirs.), *Klinische Psychologie. Trends in Forschung und Praxis,* vol. 5, Huber, Berna 1982; U. Baumann, G. Krüger, *Bei Psychotherapie zu dokumentierende Daten,* en U. Baumann, H. Berbalk, G. Seidenstücker (dirs.), *Klinische Psychologie. Trends in Forschung und Praxis,* vol. 5, Huber, Berna 1982; G. Bosch, D. Lübcke-Westermann, *Synopse psychiatrischer Dokumentationen,* parte 1, 2, Platane 19, Berlín (Abt. Sozialpsychiatrie der Universität Berlin) 1980; *Bundesdatenschutzgesetz* (BDSG) *Gesetz zum Schutz vor Missbrauch personenbezogener Daten bei der Datenverarbeitung vom 27. 1. 77* (BGBl. I, p. 201); J.R. Cautela, *Behavior analysis forms for clinical intervention,* Research Press, Champaign (Ill.) 1979; CIPS, *Internationale Skalen für Psychiatrie,* Beltz, Weinheim 1979; A. Dührssen, D. Bodenstein, W.V. Holitzer, G. Horstkotte, A.R. Kettler, K. Lieberz, G. Rudolf, R. Sandweg, D. Stille, M. Wagerer, *Das Berliner Dokumentationssystem für Psychotherapie,* «Z. Psychosom. Med. Psychoanal.» 26 (1980) 119-157; H. Helmchen, M. Schlobies, *Dokumentation in der psychiatrischen Klinik und im psychiatrischen Krankenhaus,* en M. Blohmke, Ch. v. Ferber, K.P. Kisker, H. Schaefer (dirs.), *Handbuch der Sozialmedizin,* vol. 1, Enke, Stuttgart 1975; O. Nacke, *Dokumentation im Bereich der Sozialmedizin,* vol. 1, Enke, Stuttgart 1975; O. Pribilla, *Arztrechtliche Fragen und Probleme in der Psychoterapie,* «Dtsch. Ärztebl. - Ärtzl. Mitt.» 77 (1980) 2250-2254, 2312-2317; L.R. Schmidt, B.H. Kessler, *Anamnese,* Beltz, Weinheim 1976; *Testmanual zum AMDP-System.*

Empirische Studien zur Psychopathologie, Springer, Berlín 1983; M.M. Weissmann, D. Sholomskas, K. John, *The assessment of social adjustement: an update,* «Arch. Gen. Psychiatry» (1982).

URS BAUMANN

DOLOR. Dolor, fundamentos, patofisiología, posibilidades terapéuticas.

El dolor es un fenómeno subjetivo. Según Hassler, se trata de un fenómeno de conciencia localizado, que se percibe en el cuerpo. No existe un dolor inconsciente y por eso, el dolor es un fenómeno propio del sistema nervioso central. La Sociedad internacional para el estudio del dolor define éste como una experiencia sensible y emocional desagradable, que va unida a lesiones tisulares actuales y potenciales o que se describe mediante términos relativos a dicho deterioro. El dolor, considerado filogenéticamente, es más antiguo que la humanidad. Surgió probablemente con la formación de la conciencia (Woerz). Según Zimmermann, el dolor guarda múltiples relaciones con la existencia humana. Se encuentra en casi todas las esferas del arte (pintura, música, literatura), en la filosofía, la religión y la medicina. El dolor es de importancia elemental para la conducta del hombre. Suele aparecer, según Zimmermann, por excitación de receptores especializados, los nociceptores, o de sus fibras nerviosas aferentes. La especificidad de la periferia —los nociceptores— no encuentra continuación en el sistema nervioso central, cuyo papel en la percepción del dolor y en la conducta dolorosa es notablemente más complejo que el del sistema nervioso periférico. Según Zimmermann, no hay un centro del dolor comparable a las proyecciones espaciales de otros sistemas sensoriales en la corteza cerebral. Hay que suponer más bien que el dolor se basa en la acción conjunta y recíproca de numerosos sistemas cerebrales.

Uno de los grandes progresos realizados en la investigación del dolor es la idea relativa a la necesidad de distinguir, desde la perspectiva clínica, entre dolor agudo y dolor crónico. Esta división es de importancia capital, ya que el dolor agudo puede ser dominado gracias al desarrollo de nuevos analgésicos y de los progresos en la anestesiología moderna, mientras que el tratamiento de dolores crónicos encuentra aún grandes dificultades y problemas. La investigación del dolor se centra cada vez más en los problemas del dolor crónico.

El dolor agudo se considera, en el plano fisiológico, como algo que tiene un sentido. Avisa sobre un posible deterioro tisular y señala la necesidad del reposo reparador. Sirve de un modo insustituible para la conservación de la vida. Los médicos griegos lo llamaron «perro guardián de la salud». Las personas con insensibilidad congénita al dolor, causada por actividad endorfínica elevada en el sistema nervioso central, mueren a una edad temprana, a consecuencia de lesiones y quemaduras.

El dolor crónico de más de 6 meses de duración, pierde esta función racional de aviso y protección; resulta difícil, desde el punto de vista médico, asignarle una misión biológica racional y concreta (Sternbach). Este dolor crónico puede convertirse en una sensación intensa y torturante. Puede agobiar al individuo y deformar su personalidad. Puede llevar a los puntos más bajos de la existencia humana y a la disolución de la personalidad (Zimmermann). Se convierte en el «azote de la humanidad».

El dolor (crónico) sólo puede concebirse dentro de una perspectiva psicofísica global, incluyendo el factor genético y el medio ambiente, como representa la figura 1.

Hay dolores que tienen una causa psíquica (representada y resumida en la flecha de la derecha): en → depresiones (la frecuencia oscila entre 50-100 % según los diversos autores), a veces en → esquizofrenias acompañadas por alucinaciones somáticas dolorosas (esquizofrenia cenestésica), en neurosis (→ formas de neurosis) y en enfermedades psicosomáticas (→ psicosomática). Hay también dolores de origen puramente somático (flecha izquierda). Los dolores crónicos que duran meses y años pueden provocar alteraciones psicopatológicas (flecha central). Se habla a este respecto de «personas enfermas de dolor» o de «enfermedad del dolor» (según Woerz). Los autores anglosajones, en cambio, emplean el concepto de *abnormal pain behaviour* (comportamiento doloroso anormal).

El hombre enfermo de dolor presenta las siguientes características: está malhumorado, irritado, agresivo; presenta sensitividad y excitabilidad elevadas; sus intereses y su capacidad vivencial están limitados y se orientan hacia el propio estado general; finalmente el sujeto se hace apático y resignado. Según Sternbach, el dolor agudo es síntoma de enfermedad; pero el dolor crónico es la enfermedad misma. El paciente de dolor crónico

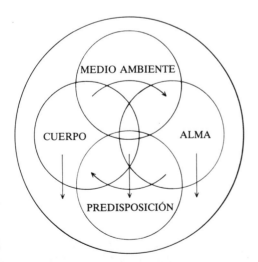

Figura 1. Esquema de los dolores psicógenos, somatógenos y de sus formas combinadas

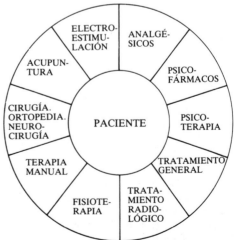

Figura 2. Posibilidades de tratamiento en dolores crónicos

expresa unas fuerzas genéticas, constitucionales, familiares y culturales. El dolor es la vía terminal común de estas fuerzas (Zimmermann). La personalidad es probablemente el factor más importante que determina el umbral del dolor y la conducta dolorosa (Bond). La ansiedad (→ angustia) es el sentimiento principal del dolor agudo, y la → depresión lo es del dolor crónico (Bond).

La investigación del dolor ha hecho grandes progresos en los dos o tres decenios últimos: el descubrimiento de la bipartición en la conducción del dolor (Hassler), la elaboración central y la influencia eferente, con posibilidad de modulación dolorosa en todos los niveles del sistema nervioso central (Struppler), la *gate-control-theory* (teoría del control de la puerta; Melzack y Wall 1965), el descubrimiento de los receptores opiáceos y de sus ligandos (endorfinas, encefalinas) en el sistema nervioso central, nuevos conocimientos sobre las sustancias desencadenantes de dolor, etc.

Muchos de estos conocimientos han llevado a nuevas posibilidades de tratamiento y han contribuido a una mejor comprensión de las relaciones psicofísicas y también del hecho de que los tratamientos aplicados en → psiquiatría: la → psicoterapia en el sentido más amplio y los psicofármacos sean de importancia fundamental en el tratamiento de dolores crónicos, entre otras muchas posibilidades, como se representa esquemáticamente en la figura 2.

Bibliografía. M.R. Bond, *The value of psychological analysis of clinical pain problems,* «Schweiz. Med. Wochenschr.» 111 (1981) 1941-1946; R. Hassler, *Über die Zweiteilung der Schmerzleitung in die Systeme der Schmerzempfindung und des Schmerzgefühls,* en R. Janzen, W.D. Keidel, A. Herz, C. Steichele (dirs.), *Schmerz, Grundlagen-Pharmakologie-Therapie,* Thieme, Stuttgart 1972; R. Kocher, *Die Behandlung chronischer Schmerzen mit Psychopharmaka,* «Schweiz. Med. Wochenschr.» 111 (1981) 1946-1954; R.A. Sternbach, *Chronic pain as a disense entity,* «Triangel» 20 (1981) 27-32; A. Struppler, *Zentralnervöse Verarbeitung und efferente Beeinflussung,* en R. Janzen, W.D. Keidel, A. Herz, C. Steichele (dirs.), *Schmerz, Grundlagen-Pharmakologie-Therapie,* Thieme, Stuttgart 1972; R. Woerz, R. Lendle, *Schmerz, psychiatrische Aspekte und psychotherapeutische Behandlung,* G. Fischer, Stuttgart-Nueva York 1980; M. Zimmermann, *Physiologische Mechanismen von Schmerz und Schmerztherapie,* «Triangel» 20 (1981) 7-18.

RALPH KOCHER

DROGADICCIÓN. Droga, drogadicción, dependencia psíquica, dependencia física, tipos de adicción, abuso.

Se llama droga toda sustancia que puede modificar dentro del organismo vivo una o varias de sus funciones. Son drogas, especialmente, aquellas sustancias que producen efectos en el sistema nervioso central e influyen sobre el estado de ánimo, el pensamiento y el impulso. La definición de droga resulta más precisa si se considera la función de su uso. La droga es un tóxico si su efecto nocivo se manifiesta en la sobredosis aguda o crónica; es un estupefaciente si se consume con finalidades narcóticas; es un medicamento, si el objetivo que se persigue con ella es de tipo médico; y es un estimulante si se utiliza dentro del marco de las normas socialmente admitidas.

El consumo repetido o continuado de una droga puede llevar a la drogadicción. Este concepto ha venido a sustituir al antiguo término de «enviciamiento» como expresión del deterioro físico y anímico de una persona moralmente degenerada y de conducta depravada. El establecimiento de una tipología de la drogadicción sirve para determinar de un modo preciso y al margen de juicios de valor los diversos efectos de una droga, con la sintomatología de intoxicación y de abstinencia que les sea propia. Las formas de adicción no ligadas a sustancias, tales como la anorexia, el exagerado afán coleccionista, la pasión por el juego, etc., no serán examinadas aquí. La tipología de la drogadicción más utilizada actualmente (cf. más adelante) es de base farmacológica. Esta clasificación deja de lado las diferencias en lo concerniente a causas, factores desencadenantes y consecuencias del consumo de drogas. El término de «drogadicción» se ha impuesto de modo rápido y sorprendente. Esto se debe quizá, por una parte, a que el fenómeno de la adicción a la droga arroja luz sobre el fenómeno correspondiente a la *dependencia en general* (dependencia con respecto a los hábitos vitales, a una persona allegada, a un determinado ambiente, etc.) y, por otra, a que la temática general de la independencia, en el sentido de «autorrealización», posee hoy día especial importancia.

Se ha definido la *drogadicción* como un estado de dependencia psíquica y física con respecto a una droga (Eddy y otros, WHO Expert Committee on Drug Dependence). La drogadicción es la resultante de las interacciones entre droga, personalidad y medio ambiente (Kielholz y Ladewig). Este juego recíproco se puede sintetizar en un modelo basado en la teoría del aprendizaje. Aparte de la predisposición, existen en un plano individual y social causas (hechos anteriores) y factores desencadenantes (acontecimientos previos inmediatos) para el consumo de drogas. La acción de las drogas tiene efectos desagradables (evitación) o agradables (refuerzo). La aparición de fenómenos de abstinencia produce efectos aversivos y la supresión de éstos actúa reforzando el hábito de consumo (tabla 1).

Si el consumo de droga está motivado inicialmente por la curiosidad, el afán de experimentación, influencias del grupo de pares, etc., el comportamiento persistente de consumo deriva más bien de un *conflicto*. Éste puede manifestarse por un trastorno en la autorregulación axiológica, por una problemática relacional resultante de lo anterior o por un síndrome psicosomático. La incapacidad de regular el sentimiento de autoestima y de vivenciar de modo continuado los objetivos e ideales como valiosos y razonables, determina las oscilaciones de la autoestima (sentimientos de vacío interior) y, más raramente, el peligro de una fragmentación del yo o del sí mismo (Kohut). El sujeto no percibe emocionalmente a las personas allegadas como personas independientes, con sus propias necesidades, sino más bien como autoobjetos. El eventual deslizamiento del consumo a la dependencia de la droga está determinado tanto por factores farmacológicos (efecto de la tolerancia) como por el grado de deficiencia en la socialización. Esto último es importante, sobre todo, en heroinómanos jóvenes.

Dependencia psíquica. Es una tendencia vehemente a repetir el efecto ansiolítico, euforizante, estimulante o narcotizante de la

Tabla 1. Modelo de génesis de la drogadicción

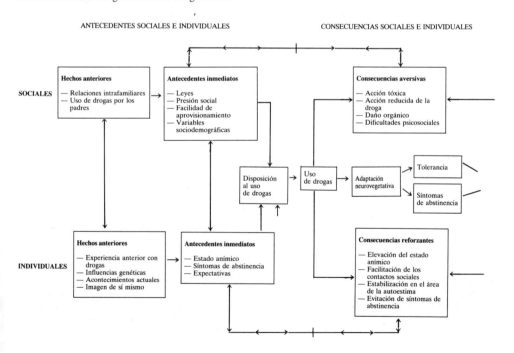

droga y la necesidad resultante de procurarse ésta a cualquier precio. El ansia por la droga puede reactivarse, tras una abstinencia de meses, por estímulos cognitivos o emocionales. La activación de las pautas mnémicas correspondientes suele ir ligada a una sintomatología neurovegetativa; por ejemplo, la sensación de tirón o desgarramiento en los miembros, acompañada por un estado anímico subdepresivo, o bien, hipomaníaco.

Dependencia física. El consumo periódico o crónico de la droga produce, además de los signos y síntomas de intoxicación, ciertas alteraciones en el sentido de una adaptación neurobiológica; por ejemplo, alteraciones en la membrana celular, en los receptores de sustancias, en el área de las estructuras neuroquímicas y en las endorfinas, los neurotransmisores, etc. Un elemento importante de adaptación neurobiológica es el desarrollo de la tolerancia (tolerancia farmacodinámica, que exige dosis cada vez mayores para obtener el mismo efecto, y tolerancia metabólica, como capacidad potenciada del organismo para metabolizar una droga). Existe una tolerancia cruzada entre diversas drogas, por ejemplo entre el alcohol, los barbitúricos y, a veces, los tranquilizantes basados en la benzodiacepina. En ausencia súbita de droga se producen, como efecto contrarregulatorio, síntomas característicos de abstinencia, específicos de cada droga.

La dependencia psíquica común a todos los tipos de drogadicción y los síntomas de abstinencia conocidos en cuanto a los tranquilizantes a base de morfina, barbitúricos, alcohol, meprobamato y benzodiacepina no se contraponen entre sí. La drogadicción es un síndrome somato-psico-social que requiere una ulterior diferenciación en el sentido de un esquema diagnóstico multiaxial. Esta diferenciación incluye la consideración de *variables de personalidad,* según diversos conceptos de ésta, de *síndromes psiquiátricos* como → angustia, fobia, → depresión, → psicosis, y datos sobre determinadas *variables socioeconómicas* y *demográficas,* como la edad, el sexo, la conducta laboral, la delincuencia, las relaciones con la familia y la pareja, sobre el *grado* de dependencia y sobre las *consecuencias* en los planos psicopatológico (alteración del modo de ser), somático y social.

1. Tipos de drogadicción. Los criterios de peligrosidad de un tipo de droga son, además del potencial de dependencia, los riesgos físicos de las intoxicaciones agudas y crónicas, las secuelas psíquicas de la intoxicación aguda y del uso prolongado y, en fin, los efectos sociales y las secuelas (tabla 2). Entre las secuelas hay que mencionar la alteración del modo de ser, que se manifiesta por irritabilidad, tendencia a distimias depresivo-angustiadas, labilidad del estado de ánimo, indiferencia que llega hasta el embotamiento, conducta inauténtica, a veces frustrante, tendencia a la mentira, trastornos de la concentración, lentificación del pensamiento o un pensamiento que supervalora el detalle, pérdida de la ca-

Tabla 2. Efectos de las sustancias que causan dependencia

Tipo de dependencia	Dependencia psíquica	Dependencia somática	Formación de tolerancia	Daños orgánicos	Alteración del modo de ser	Psicosis de intoxicación, de abstinencia
Morfina	+	+	+	+	+	−
Cocaína	+	−	−	+	+	+
Cannabis	+	(+)	(+)	(+)	(+)	(+)
Alucinógenos	+	−	(+)	(+)	−	+
Anfetaminas	+	−	+	+	+	+
Barbitúricos	+	+	+	(+)	+	+
Alcohol	+	+	+	++	++	+
Nicotina	+	(+)	(+)	+	−	−
Tranquilizantes	+	+	+	−	+	(+)

+ = Aparición probable, (+) = Aparición rara; − = No se conoce aparición

pacidad de crítica y de juicio, desinterés, negligencia, etc.

Tipo morfina. Incluye los opiáceos, los opioides y los preparados sustitutivos de la morfina. Actualmente destaca la heroína. Los motivos del consumo de la heroína son la prevención de la sensación desagradable, la euforización y una narcotización menos frecuente. Teniendo en cuenta que la heroína se administra con adyuvantes, la ignorancia de la dosis eficaz produce a menudo intoxicaciones agudas que pueden ser mortales por parálisis respiratoria y consiguiente edema pulmonar. En intoxicación crónica hay que mencionar la palidez y el adelgazamiento. Por circunstancias de inyección no esterilizada pueden producirse abscesos en los lugares de inyección, y hepatitis. Destaca especialmente la transformación del modo de ser. Aparecen con relativa frecuencia fenómenos de desvalidez y marginación sociales a veces en forma extrema. Es frecuente la criminalidad como fenómeno concomitante, sobre todo con fines de aprovisionamiento de droga.

Los fenómenos de abstinencia del tipo morfina comienzan seis horas después de la retirada de la droga, alcanzan un clímax entre las 24 y las 48 horas y remiten en el espacio de diez días. Además de la exigencia de droga se observan bostezo, sudoración, lagrimeo, piloerección, → trastornos del sueño, dolores musculares y articulares, diarreas, pérdida de peso, estados de → angustia y → depresión, posible elevación de la temperatura y aumento de la frecuencia del pulso y de la respiración.

Tipo alcohol y barbitúricos. Por la similitud existente entre los síntomas de intoxicación y los de abstinencia y también por la gran tolerancia cruzada entre el alcohol y los barbitúricos, se agrega el alcoholismo (→ dependencia del alcohol) al tipo de dependencia barbitúrica. A este tipo de dependencia pertenecen también algunos hipnóticos no barbitúricos, especialidades combinadas de contenido barbitúrico o hipnótico de acción analgésica y → tranquilizantes del tipo meprobamato y benzodiacepina. Las razones principales de la toma de medicamentos de este grupo son trastornos de sueño, nerviosismo, dolores, estados de tensión, acompañados de circunstancias conflictivas de tipo profesional o familiar y que impulsan a buscar tranquilidad, distanciamiento y a veces embotamiento. Los medicamentos de tipo barbitúrico producen, además de sosiego y relajación, un efecto secundario narcótico-euforizante que aparece tras un uso prolongado o, en determinadas personas, desde el principio, y que incita a la toma del medicamento varias veces al día. Los síntomas de intoxicación, en dependencia de la dosis, son la sedación, el sueño y el estado narcótico. La sobredosis aguda produce la muerte por desconexión de funciones nerviosas vitales. Los hipnóticos son los medios más empleados para el suicidio. La intoxicación crónica origina estados afines a la embriaguez, con trastornos de coordinación, ataxia, temblor, lenguaje balbuceante y alteraciones psicoorgánicas. El uso crónico entraña un evidente peligro de dependencia psíquica y somática, acompañado de formación de tolerancia. Este potencial de dependencia lleva a una alteración del modo de ser, con irritabilidad, desinterés, indiferencia y falta de rendimiento. Puede haber repercusiones sociales con pérdida de capacidad productiva y delincuencia. Los síntomas de abstinencia comienzan al cabo de seis horas, alcanzan su clímax a las 24 horas y persisten de 8 a 10 días. La readaptación metabólica y la normalización del sueño requieren, como mínimo, otros dos o tres meses. Los síntomas de abstinencia consisten en insomnio (→ trastornos del sueño), temblor de oscilaciones finas, contracciones fibrilares, inquietud, dolores, tendencia al colapso, estreñimiento alternando con diarrea, ataques epileptiformes (→ epilepsia), alucinaciones y → delirios.

Tipo anfetamina, cocaína y psicoestimulantes. Los psicoestimulantes incluyen sustancias como la hoja de coca y la cocaína, el *khat* (desconocido entre nosotros), las aminas estimulantes anfetamina *d* y *l*, dexanfetamina y metanfetamina, el metilfenidato, la fenmatracina, la efedrina, la norseudoefedrina y nuevos metabolitos de frenadores del apetito, cuya acción estimulante del sistema nervioso central produce aumento de impulso y modificación del estado de ánimo, por ejemplo, euforización, estimulación del curso del pensamiento (síndrome maniforme) e inhibición del sueño y del apetito. Por eso se emplean estos medios para combatir la fatiga, frenar el apetito e incrementar el rendimiento. Debido a una rápida formación de tolerancia respecto a estos efectos, no son idóneos como frenadores del apetito y están prohibidos como estimulantes en deporte y contraindicados en el tratamiento de depresiones por la activación que producen de estados de angustia y el aumento que entrañan de tendencia al → suicidio. Con dosis elevadas de cocaína y de anfetaminas aparecen, dependiendo de la dosis, una serie de síntomas psicopatológicos (→ psicopatología) característicos, condicionados sobre todo por la creciente inhibición del sueño paradójico: percepción extática acentuada, representaciones delirantes paranoides, tipos estereotipados de movimientos compulsivos, confusiones ilusorias y cuadros de estados microalucinatorios. El diagnóstico diferencial frente a las psicosis esquizofrénicas sólo es posible mediante observación durante un período prolongado. Tanto la anfetamina como, sobre todo, la cocaína presentan el peligro de una rápida y clara dependencia psíquica. No existen fenómenos de abstinencia somática propiamente dicha. La supresión de la sustancia lleva consigo la aparición de fatiga, apatía y → trastornos del sueño durante varios meses. Se dan alteraciones del estado de ánimo y consecuencias sociales, como disminución del rendimiento, fenómenos de abandono, incapacidad productiva y delincuencia.

Tipo cannabis y alucinógenos. Aparecen alteraciones en la actividad cardiaca, en la función gastrointestinal y en el sistema nervioso central, que se manifiestan en aceleración del pulso, nistagmo, sensación de opresión cefálica, vértigo, o alteraciones psíquicas, como euforia, y más raramente angustia, risa convulsa, pérdida de autocontrol, cambios en la capacidad de concentración, la riqueza asociativa y la fantasía potenciada, alteraciones en la apreciación del tiempo y de la distancia. El consumo crónico de hachís ocasiona, entre otras cosas, bronquitis crónica. No se conocen con suficiente seguridad otros efectos nocivos en funciones somáticas. El cannabis y, en menor medida, también algunos alucinógenos como la LSD, la mescalina, la psilocibina y otras sustancias producen dependencia psíquica. Las consecuencias sociales negativas del uso de cannabis o de alucinógenos suelen ser más bien la excepción que la regla y aparecen con más frecuencia en jóvenes que en adultos, y más con un consumo abundante que con un consumo moderado.

2. Abuso. El término «abuso» como concepto científico es insatisfactorio, ya que implica un juicio de valor. Referido al empleo de un medicamento, suele considerarse como abuso la toma del mismo sin previa indicación o en dosis no necesarias para el logro del objetivo terapéutico. Más difícil resulta la definición del abuso de drogas al margen de su aplicación médica. En este sentido se entiende por abuso de drogas un consumo *no permitido* de éstas por estar desaprobado por la sociedad o por un grupo dentro de ella. El uso de drogas es *temerario o peligroso* si se prevé que ocasione consecuencias nocivas, como el fumar más de veinte cigarrillos al día. El uso nocivo es aquel que hace enfermar al consumidor, o le disminuye somática o psíquicamente; por ejemplo, la toma continuada de determinadas dosis de somníferos. Es disfuncional el uso de una droga que ocasiona una limitación de funciones psicológicas o sociales; por ejemplo, pérdida del puesto de trabajo o problemas conyugales. Además de los criterios farmacológicos y psicosociales para la tipología de las diversas dependencias, existen ciertas normas jurídicas que regulan las drogas en el marco de convenios internacionales. Las sustancias que se encuentran bajo control internacional por el convenio de 1961, incluyen, entre otras, las del tipo morfina (opio, heroína, morfina), cocaína y sustancias del tipo cannabis (la marihuana, el hachís, el aceite de hachís). El acuerdo sobre psicotropos de 1971 prevé además un control internacional de alucinógenos, anfetaminas, barbitúricos y otros somníferos. El alcohol, la nicotina y el *khat* no están sujetos a ningún control internacional.

3. Terapéutica. 1. *Generalidades.* La terapéutica de la drogadicción suele requerir varios años. Procede por diversos grados y fases. Los objetivos son la independencia social y la abstención de la droga. Una condición necesaria para la realización de la terapéutica es la motivación para el tratamiento, motivación que se produce a veces después de varios intentos fallidos. Por diversas razones, no siempre imputables sólo al drogadicto (para que la terapéutica tenga éxito son necesarios terapeutas bien formados y una opinión pública motivada), hay que partir del principio de que los procesos de toma de conciencia de sí mismo del drogadicto en el sentido de una motivación que permita el cambio en las relaciones interhumanas y la automaduración, presuponen la existencia de una estructura (comunidad terapéutica, plan de psicoterapia familiar, cadena de tratamiento).

La terapéutica y la rehabilitación en el marco de una cadena de tratamiento exigen la colaboración de diversos grupos profesionales. Más importantes que la profesionalización específica son determinadas condiciones personales del terapeuta (seguridad en sí mismo y autoridad natural, autodominio, compromiso y responsabilidad en el ámbito social), así como la formación terapéutica y las experiencias adquiridas en centros para drogadictos por parte de psicólogos, médicos o asistentes sociales, a veces también de otros grupos profesionales. También es importante la iniciación en la autoayuda —Synanon, Daytop, Alcohólicos anónimos (AA)—, que representa un factor muy útil en el tratamiento de los drogadictos.

2. *Fases terapéuticas.* El tratamiento y la rehabilitación de la drogadicción puede dividirse en fases:

Fase I
1) Contacto.
2) Desintoxicación.
3) Deshabituación.
4) Rehabilitación interna (con inclusión de programa gradual).

Fase II
1) Rehabilitación externa.
2) Seguimiento.

Fase I. El *contacto* se produce generalmente a través de centros especializados para la juventud y para el asesoramiento en materia de drogadicción, a veces en la consulta médica. Es importante no limitarse en esta fase a los contactos, y perseguir un → diagnóstico en el aspecto médico, psicológico y social para diseñar un plan ulterior de tratamiento. Rara vez se consigue abordar de modo adecuado una drogadicción manifiesta con una terapia exclusivamente ambulatoria. Por eso, después de explorar la disposición del sujeto al tratamiento y su capacidad para el mismo, es preciso buscar un plazo de abstención. Hay que implicar, si es posible, a la pareja o a la familia, para comprometer al drogadicto y para librarle de una posible problemática de «chivo expiatorio».

Desintoxicación: Los tratamientos provisionales de emergencia (tras intoxicaciones agudas por alucinógenos, psicoestimulantes o sobredosis de heroína y de barbitúricos) no deben servir únicamente como medidas extremas, sino como peldaño para la deshabituación y para la planificación de una terapia a largo plazo.

Todo tratamiento de la abstinencia debe comenzar por la desintoxicación somática. Debe realizarse mediante ingreso en clínica a fin de garantizar un diagnóstico internista y neuropsiquiátrico. La abstención somática es una premisa de toda cura de deshabituación y el paso previo para la rehabilitación. La abstención no ofrece problemas ni supone riesgos, por lo general, en los heroinómanos. Más peligrosos son los síntomas que aparecen en sujetos dependientes de somníferos y → tranquilizantes en los que debe impedirse la aparición de ataques epileptiformes de abstinencia (→ epilepsia).

Deshabituación: El tratamiento de deshabituación incluye la inversión de un cambio del estado de ánimo y una reorientación en diversos ámbitos de la vida (curso de la jornada, trabajo, tiempo libre, conducta relacional y de contacto, etc.). La duración de un tratamiento de deshabituación varía entre 3 y 6 meses, según el déficit de socialización del sujeto. Teniendo en cuenta que una buena parte de la clientela internada en los centros de rehabilitación o en las clínicas no recibe el tratamiento adecuado y por ello suele fracasar la terapia, durante las tres primeras semanas, entre el 50 y el 80 % de los casos, se impone la necesidad de crear centros especiales, cerrados o semicerrados, e integrarlos en los centros existentes.

Fase II. Rehabilitación, seguimiento. Constituye el verdadero núcleo en el tratamiento de los drogadictos. Hay actualmente diversos esquemas que se consideran como macromodelos o como micromodelos. Los centros presentan diversa orientación según que prevalezca en ellos la estructura democrática o una estructura más jerarquizada. Su clientela es heterogénea, ya que algunos de estos centros proponen un modelo de postmaduración personal de libre elección en una estructura cuasi familiar y otros se presentan como alternativa al tratamiento penal. La maduración para la independencia y la conducta responsable a través de una nueva identidad es una de las tareas básicas de todo centro terapéutico destinado a la rehabilitación de drogadictos. Diversas formas de actividades y terapias de grupo son un componente básico del proceso de maduración. Las notables deficiencias existentes en la socialización hacen que algunos centros se vean obligados a atender la formación profesional. En el área del seguimiento hay que mencionar las nuevas iniciativas que han surgido para la formación de grupos de convivencia y la oferta de «talleres protegidos», y hay que señalar también la importancia de las consultas y de las psicoterapias (→ psicoterapia) con miras a favorecer la estabilización social.

A este tratamiento de deshabituación y rehabilitación se contrapone el intento de lograr la socialización mediante sustitutivos de las drogas, como la metadona, por ejemplo. El objetivo de este tratamiento es evitar la delincuencia y la anulación psíquica y física del sujeto. Se requiere un servicio especializado para garantizar la administración de metadona durante un período prolongado y para la asistencia psicosocial del drogadicto dentro del programa (la supresión de la metadona debe realizarse bajo control; los controles de orina y la asistencia personal son partes integrantes de un tratamiento de este tipo). En Suiza, la reglamentación actual exige la aprobación médica del cantón respectivo.

Resultados del tratamiento y pronóstico: El pronóstico y los resultados del tratamiento en casos de drogadicción no son uniformes. Por una parte, los propios criterios de éxito varían. Si se incluye en los resultados, además de la abstención de la droga, la conducta laboral y legal, el porcentaje de sujetos rehabilitados se reduce notablemente. La selección de pacientes para un centro y el consentimiento de los propios pacientes son decisivos para el éxito del tratamiento. Debe prestarse una atención especial a los sujetos que interrumpen la terapia después de haberla iniciado. Desde el punto de vista del pronóstico son importantes ciertos factores como el tipo de vida anterior, la fecha de inicio del consumo de droga y de la dependencia, la conducta delictiva anterior a la drogadicción y la capacidad de resolver conflictos en el ámbito relacional. Los resultados duraderos obtenidos en heroinómanos indican que alrededor de una tercera parte de éstos logra la abstención y alcanza la independencia social; otra tercera parte recae y vuelve a necesitar tratamiento, y un 10 % muere.

Al igual que ocurre en el alcoholismo, la drogadicción presenta a veces cursos espontáneos, aunque estos cursos no sean suficientemente conocidos.

Bibliografía. Ch. Allgulander, *Dependence on sedative and hypnotik drugs*, «Acta Psychiatrica Scandinavica», suplem. 270, Munksgaard, Copenhague 1978; R. Battegay, *Narzissmus und Objektverziehungen*, Huber, Berna-Stuttgart-Viena 1977; N.B. Eddy, H. Halbach, H. Isbell, I.H. Seevers, *Drug dependence: its signifance and characteristics*, «Bull. Wld. Hlth. Org.» 32 (1965) 721-733; E.H. Ellinwood, M. Marlyne Kilbey, *Cocain and other stimulants*, Plenum Press, Nueva York-Londres 1977; W. Feuerlein, *Alkoholismus-Missbrauch und Abhängigkeit*, Thieme, Stuttgart 1979; W. Feuerlein (dir.), *Cannabis heute*, Akadem. Verlagsges., Wiesbaden 1980; J.H. Jaffe, *Narcotic Analgesics*, en L.S. Goodman, A. Gilman, *The Pharmacological Basis of Therapeutics*, Macmillan Com., Nueva York ^{4}1970, p. 237-275; H. Isbell, T.L. Chrusciel, «Bull. WHO» 43, supl. 1970; P. Kielholz, R. Battegay, D. Ladewig, *Drogenabhängigkeit. Psychiatrie der Gegenwart*, vol. II/2, Springer, Berlín-Heidelberg-Nueva York ^{2}1972; P. Kielholz, D. Ladewig, *Die Drogenabhängigkeit des modernen Menschen*, J.F. Lehmann, Munich 1972; H. Kohut, *Narzissmus*, Suhrkamp, Francfort 1972; D. Ladewig (dir.), *Drogen und Alkohol, Der aktuelle Stand in der Behandlung Drogen- und Alkoholabhängiger*, Karger, Basilea 1979; W. Pöldinger, *Zur Klinik der Drogenabhängigkeit*, «Mitteilung der Österreichischen Sanitätsverwaltung» 11 (1982) 182-186; WHO Memorandum, *Nomenclature and classification of drug- and alcohol-related problems*, «Bull. WHO» 59 (1981) 225-242.

DIETER LADEWIG
RENATE HAUSER

E

ELECTROENCEFALOGRAFÍA EN PSIQUIATRÍA. EEG, → psiquiatría, → trastornos del sueño, → esquizofrenia, → depresión.

1. Introducción. Desde que se impuso hace alrededor de 50 años, la electroencefalografía como método de investigación clínica, ha contribuido en gran medida, junto con otros métodos, a la ampliación de nuestros conocimientos sobre las funciones cerebrales. Pese a ello, parece desempeñar en → psiquiatría un papel secundario, especialmente en comparación con la neurofisiología, la neurología y la neurocirugía. La actividad eléctrica cerebral espontánea expresa un ritmo sincronizado que corresponde a la actividad normal de las células nerviosas y puede ser registrado como tal. Se entiende por electroencefalografía el registro de los potenciales cerebrales mediante la aplicación de electrodos adecuados a la superficie craneal. El trazado resultante refleja la actividad eléctrica de grandes grupos de células nerviosas de regiones cerebrales superficiales. El electroencefalograma (EEG) permite establecer conclusiones sobre el estado funcional del cerebro.

2. Fundamentos del EEG. La actividad eléctrica cerebral espontánea en adultos sanos se caracteriza por estos cuatro tipos de ondas:

1. La *actividad alfa:* Se extiende simétricamente por ambos hemisferios en forma de ondas regulares o irregulares. En estado de relajación y con los ojos cerrados, su frecuencia alcanza alrededor de 8-13 hertzios (hz). Esta actividad aparece con especial claridad en las regiones craneales posteriores. En los niños se observa una estabilización del ritmo alfa, inicialmente inestable, desde los 10 años de edad. La actividad alfa queda bloqueada totalmente, en estado de vigilia, abriendo los ojos; en estado de cansancio se produce a menudo un bloqueo incompleto, deficiente a paradójico.

2. La *actividad beta* se puede observar especialmente, junto a la actividad alfa, en el EEG normal de vigilia. Su frecuencia es superior a 13 hz y se extiende por las regiones cefálicas fronto-centrales. Esta actividad queda bloqueada por movimientos contralaterales o por un estímulo táctil.

3. La *actividad zeta* se observa como componente normal en el EEG infantil. Suele potenciarse en la región occipital y queda bloqueada al abrir los ojos. En adultos se observan ondas dispersas, entre 4-7 hz, de amplitud baja, que se distribuyen simétricamente por las regiones anteriores y no quedan bloqueadas abriendo los ojos.

4. La *actividad delta* se observa como componente normal en lactantes, a veces también en niños y adolescentes. Estas ondas muestran una frecuencia de 0,5-2 hz aproximadamente, se distribuyen de modo difuso y poseen una tensión baja.

5. Los *cambios surgidos en el EEG* son etiológicamente inespecíficos. El tipo y la causa de una lesión casi nunca pueden inferirse exclusivamente del EEG. Los datos positivos del EEG demuestran que existe un trastorno, pero la ausencia de modificaciones no permite concluir que no existan alteracio-

nes patológicas. Los métodos de derivación empleados habitualmente, es decir, mediante electrodos colocados en determinados puntos del cuero cabelludo, registran sólo la actividad de la corteza cerebral más inmediata. La actividad de las regiones cerebrales profundas no se detecta directamente, o tan sólo por su influencia sobre la corteza. Durante el sueño, sin embargo, los centros profundos asumen el control de la actividad cortical y por ello es posible detectar trastornos funcionales en las correspondientes derivaciones que aparecen como trazados de sueño alterado.

3. Fases del sueño. 1. El *sueño* no es un estado uniforme, sino que se compone de diversas fases, con transiciones fluidas entre sí. Estas fases se repiten varias veces durante el sueño normal y no perturbado. Suele distinguirse entre sueño REM *(rapid eye movement:* movimientos oculares rápidos) y sueño NREM (no REM). Con el fin de lograr unanimidad en el estudio del sueño, se han hecho algunas recomendaciones acerca de técnica de registro y sobre terminología y se han propuesto criterios para la clasificación de las fases. La poligrafía (EEG, electrooculografía, electromiografía) permite dividir el sueño NREM (no REM) en los siguientes estadios o fases:

2. *Fase W (wakefulness):* corresponde a un EEG en estado de vigilia.

3. La *fase 1* suele durar sólo algunos minutos. Corresponde al presueño, pero se constata también en la transición del estado de vigilia a fases de sueño más profundo y se observa a menudo después de movimientos realizados durante el sueño. El EEG revela una actividad alfa decreciente. Ésta queda sustituida por una actividad de tensión baja con frecuencias altas y por una actividad lenta con frecuencias de 2-7 hz. Se pueden observar además movimientos oculares lentos y un tono muscular bajo.

4. La *fase 2* se caracteriza por la presencia de «puntos» y por los denominados complejos K. Los complejos K son ondas lentas de gran amplitud, bifásicas, con parte positiva y parte negativa, que se asocian con frecuencia a los puntos del sueño. La proporción de ondas delta es del 20 % aproximadamente.

5. La *fase 3* se caracteriza por un 20-50 % de ondas de frecuencia delta, con una amplitud que llega a superar los 75 microvoltios (µV). Podemos observar también actividad de puntos del sueño.

6. La *fase 4* revela principalmente actividades de frecuencia delta (más del 50 %).

7. La *fase REM* se caracteriza por un registro de tensión baja y de diversas frecuencias, acompañado por episodios de movimientos oculares rápidos y electromiograma de amplitud baja. No se observan complejos K ni puntos del sueño.

4. Evaluación. 1. *El método visual.* Siguiendo el esquema de evaluación de Jung, suele realizarse el dictamen visual en tres etapas. En la primera parte se describe el curso de los trazados comenzando por la actividad predominante, normalmente las ondas alfa con su cantidad, frecuencia y extensión. Sigue la indicación de la cantidad y la localización de las ondas de otras frecuencias (por ejemplo, las ondas beta y las ondas zeta). Si hay asimetrías o diferencias entre el lado derecho y el izquierdo, se añade su descripción detallada (frecuencias, localización exacta, inversión de fases, grafoelementos especiales). En alteraciones paroxísticas hay que considerar la forma de las ondas (ondas altas, lentas, *puntos, puntos-ondas, sharp waves,* etc.), su distribución y extensión local (generalizada, asimétrica, focalizada) y su ritmo (regular o irregular). Se describe, por último, el curso de los trazados bajo provocación (hiperventilación, fotoestimulación), aunque sólo en lo concerniente a las alteraciones con respecto al EEG inicial.

En la segunda parte —el juicio— se indaga si se trata de un EEG normal o patológico. Si hay un EEG patológico, se indican los datos focales, los trastornos paroxísticos y las actividades convulsivas.

La tercera parte contiene la interpretación del EEG con vistas a la problemática clínica. En este punto es preciso recordar que el EEG sólo representa un diagrama funcional y que no permite en la mayoría de los casos sentar afirmaciones seguras sobre cambios morfológicos del cerebro. Un registro de EEG representa, además, únicamente un segmento, temporalmente limitado, de las corrientes eléctricas cerebrales. En la búsqueda de alteraciones patológicas, conviene efectuar registros reiterados. Las interpretaciones del

EEG experimentaron un desarrollo gracias a las experiencias obtenidas por comparación con cuadros clínicos. Los inconvenientes del método visual son, en primer lugar, que diferentes enfermedades pueden dar las mismas anormalidades (→ anormalidad) en el EEG y esto puede originar diversas interpretaciones de un mismo trazado. Además, esta técnica depende en buena medida de la experiencia del evaluador, y esto hace que el grado de objetividad de tales resultados sea limitado.

2. *El método cuantitativo*. La introducción del análisis cuantitativo mejoró notablemente la evaluación del EEG. El método cuantitativo, matemático-estadístico, permite realizar una objetivación de las características del EEG, que apenas es posible mediante evaluación visual. Puede contribuir así a un aumento de la fiabilidad.

5. Aplicación de EEG en psiquiatría. 1. La psiquiatría busca en el EEG ciertas conclusiones sobre la problemática de las enfermedades psíquicas. Pero el EEG tan sólo aportó inicialmente una ayuda para el diagnóstico diferencial en → psicosis orgánicas, infecciones e intoxicaciones masivas. En los años cincuenta se creía aún que la actividad eléctrica de la superficie cerebral no tenía relación alguna con actividades de las regiones profundas. El análisis computadorizado y los estudios sobre la actividad talámico-cortical han permitido constatar modificaciones significativas en pacientes psiquiátricos. También avanzó la investigación de los potenciales evocados, que pueden considerarse muy probablemente como reproducción eléctrica parcial de un contenido de representación o de vivencia. La aplicación de los programas computadorizados especiales para la suma de los trazados permitió encontrar respuestas correspondientes a todos los estímulos sensoriales.

2. Las investigaciones más recientes han demostrado la existencia de diferencias en los diaprogramas cuantificados de *pacientes esquizofrénicos* (→ esquizofrenia) y de los controles correspondientes. Los pacientes esquizofrénicos presentaban frecuencias rápidas, un elevado número de ondas lentas de tensión baja y una actividad peor organizada que los sujetos de control. También en el sueño se han constatado escasas desviaciones: de las fases de sueño profundo, mayor frecuencia de sueño superficial, más períodos de vigilia, comienzo más tardío de los puntos de sueño. El estudio realizado en un grupo de personas consideradas como de alto riesgo de esquizofrenia reveló que las alteraciones constatadas en el EEG podían observarse ya antes de los primeros síntomas de enfermedad. Los hijos de padres esquizofrénicos diferían de los grupos de control en los mismos parámetros que los hijos psicóticos y los esquizofrénicos adultos respecto a su grupo de control.

3. No se ha encontrado hasta ahora en el EEG de vigilia ningún correlato con la enfermedad *maniacodepresiva*. En los últimos años, coincidiendo con un auge notable en el estudio del sueño, se ha investigado este último en pacientes depresivos. Los primeros estudios en este sentido se realizaron antes del descubrimiento del sueño REM. Una vez conocido el sueño REM, se ha podido hallar una diferencia significativa entre el mismo y el sueño NREM en los depresivos, en comparación con los grupos de control. Se ha comprobado que los pacientes depresivos duermen menos, necesitan más tiempo para conciliar el sueño, despiertan más veces y evidencian más las fases 1 y 2 que las fases 3 y 4 del sueño. Se observó por lo general un tiempo menor de latencia REM. Muchos de estos pacientes se hallaban, sin embargo, bajo tratamiento medicamentoso. No se distinguió, además, entre los diversos tipos de depresión. La investigación electroencefalográfica más reciente sobre el sueño estudia sólo a pacientes que no están tratados al mismo tiempo con medicamentos. La mayoría de estos estudios han revelado que existen claras diferencias entre el curso del sueño y sus parámetros en diversos tipos de depresión. Al parecer, la reducción de la latencia de REM difiere en diversos tipos de depresión. Las alteraciones observadas después de un tratamiento medicamentoso mostraron también diferencias significativas en diversos tipos de depresión. El EEG de la vigilia y del sueño desempeña un papel importante en el diagnóstico diferencial de los trastornos de conciencia y en estado de sueño anormales (por ejemplo, narcolepsia, hipersomnia, → trastornos del sueño en pacientes no depresivos).

4. En el heterogéneo *grupo* de las neurosis

(→ formas de neurosis), no se han podido hallar hasta ahora correlatos significativos en el EEG. El porcentaje de EEGs anormales es algo más elevado en los neuróticos que en la población normal. Sólo se ha observado una cierta correlación entre molestias neurovegetativas y anomalías psíquicas ligadas a la variante 4-5 hz, del ritmo fundamental.

5. En *trastornos de personalidad* se han constatado EEGs anormales en el 30-40 % de los casos. Especialmente en trastornos de conducta (→ terapia de la conducta) acompañados de comportamientos agresivos, se ha hallado un aumento de ondas zeta (en forma de disritmia difusa en los ritmos alfa, que a veces son ya irregulares, o en forma de cambios generales). Se han constatado además diversas localizaciones en correlación con el trastorno de conducta. Suele ser frecuente entre los alcohólicos (→ dependencia del alcohol) un EEG que indica tensión baja en comparación con la población normal.

6. En *psiquiatría infantil* se han buscado asimismo correlatos electrofisiológicos. En casos de retraso se encontró simplemente una cierta inestabilidad de la frecuencia alfa, con una correlación significativa entre ésta y el ritmo de escritura. En niños con desinhibiciones pulsionales y trastornos graves de conducta social se registró una ritmización anormal acompañada de grupos y series de ondas delta persistentes. En trastornos especiales de conducta viscosa, epiléptica, con un detallismo pedante, se han detectado trastornos paroxísticos acompañados de complejos *puntos-ondas* irregulares en estado de reposo o bajo fotoestimulación. También en niños con enuresis nocturna se hallaron trastornos paroxísticos, además de alteraciones generales y disritmias difusas.

7. La *farmacoencefalografía cuantitativa* ha prestado un servicio importante a la nueva investigación realizada en el EEG psiquiátrico. Este método ha proporcionado nuevos conocimientos y promovido el desarrollo de sustancias psicoactivas, facilitando así una mejor comprensión de algunos mecanismos neurofisiológicos de las enfermedades psíquicas. El EEG cuantificado es útil también en gerontopsiquiatría. Las alteraciones cuantitativas observadas en el EEG en sujetos normales han permitido predecir, en los últimos años, la posible acción de algunas sustancias psicoactivas. Así podemos confirmar actualmente, más de 50 años después del descubrimiento de Berger, sus intuiciones originales. La detección de alteraciones en el EEG facilita en psiquiatría el conocimiento de psicosis sintomáticas. La psicofarmacología utiliza ampliamente los efectos farmacológicos ya demostrados en el EEG. La investigación mediante EEG, acompañada de una poligrafía, ha pasado a ser uno de los métodos más importantes en la investigación psiquiátrica.

Bibliografía. H. Berger, *Über das Elektrenkephalogramm des Menschen*, «Arch. Psychiatr. Nervenkr.» 87 (1929) 527-570; W. Christian, *Klinische Elektroencephalographie. Lehrbuch und Atlas*, Thieme, Stuttgart ²1975, p. 389; G. Dumermuth, *Elektroencephalographie im Kindesalter*, Thieme, Stuttgart 1972; F.A. Gibbs, E.L. Gibbs, *Atlas of electroencephalography: Neurological and psychiatric disorders*, vol. III, Addison-Wesley, Reading (Mass.) ²1964; T.M. Itil, *Qualitative und quantitative EEG-Befunde bei Schizophrenen*, «Z. EEG-EMG» 9 (1978) 1-13; I. Karacan, A.D. Bertelson, *Sleep EEG in depression*, «J. Clin. Psychiatry» 41 (12, sect 2, 1980) 40-44; E. Krebs, J. Roubicek, *EEG and clinical profile of a synthetic analogue of methionine-enkephalin-FK 33-824*, «Pharmakopsychiatr. Neuro-Psychopharmakol.» 12, 1 (1979) 86-93; M. Matejcek, *Pharmaco electroencephalography: The value of quantified electroencephalography in psychopharmacology*, «Pharmakopsychiatr. Neuro-Psychopharmacol.» 12, 2 (1979) 126-136; H. Petsche, *Fünfzig Jahre Elektroencephalographie*, «Z. EEG-EMG» 10 (1979) 1-7; A. Rechtschaffen, A. Kales, *A manual of standardized terminology, techniques and scorring system for sleep stages of human subjects*, National Institut of Health Publication 204, U.S. Governement Printing Office, Washington 1968; A. Rémond (dir.), *Handbook of electroencephalography and clinical neurophysiology*, Ed. Elsevier, Amsterdam 1974; J. Roubicek, *The Electroencephalogramm in the middle aged and the elderly*, «J. Am. Ger. Soc.» 25, 4 (1977); C. Shagass, *An electrophysiological view of schizophrenia*, «Biol. Psychiatr.» 2 (1976) 3-30.

Eva Krebs-Roubicek

ENDÓGENO. Etiología, degeneración, herencia.

La palabra «endógeno» («que se origina en el interior») se emplea en psiquiatría con diversos significados. Mechler, Wyrsch, Leibbrand y Wettley, entre otros, han explicado la historia del concepto.

El término «endógeno» ingresó en la → psiquiatría a raíz de la teoría de la degeneración establecida por la psiquiatría francesa de comienzos del siglo XIX (Magnan, Morel). El concepto se empleaba ya mucho antes en biología, geología y mineralogía.

Möbius introdujo el año 1892 en el lenguaje clínico la pareja conceptual endógena → exógeno, fundamental para la sistematización psiquiátrica de finales del siglo XIX y principios del XX. Situándose en la tradición de la teoría de la degeneración, llamó «endógenos» a aquellos trastornos psíquicos que tienen como causa una predisposición genética que se desarrolla en el curso de la vida espontáneamente o bajo la influencia de factores externos específicos. La degeneración, en cuanto «desviación del tipo en sentido desfavorable», es la base patobiológica de los trastornos mentales endógenos.

Lo endógeno remite, pues, a una predisposición hereditaria en cuanto condición previa etiológica de diversas formas de manifestación de → anormalidad psíquica.

La teoría de los estratos de Jackson sirve de base a una concepción orgánico-sindrómica del concepto.

Como categoría etiopatogenética explícita, lo endógeno aparece también en la psiquiatría alemana derivada de Kraepelin y de Jaspers. En la sistematización de K. Schneider, lo endógeno se refiere a una causa patobiológica de enfermedad psíquica, hasta ahora no identificada, pero que debe postularse como algo indudable (postulado de somatosis). En este sentido sigue utilizando hoy este concepto especialmente la → psiquiatría biológica: para designar un campo causal somático no definido ni determinable, al que cabe asignar diversas manifestaciones psicopatológicas (→ psicopatología) como epifenómenos.

La pareja conceptual endógeno-exógeno carece de relevancia para las escuelas de psicología profunda. Su idea de lo que es la enfermedad psíquica y su noción peculiar de → síntoma hacen superflua una diferenciación entre lo endógeno y lo exógeno.

Además del concepto etiopatogenético de lo endógeno, las → psicopatologías orientadas en la psicología de la totalidad hablan también en lo endógeno como una categoría fenoménica. Tal es el caso de autores como Bash, Conrad y Janzarik. También K. Schneider contempló la posibilidad de emplear el concepto en este sentido, señalando que los adjetivos → exógeno y endógeno han pasado a calificar cuadros psicóticos, es decir, el aspecto psicopatológico de ciertas psicosis. Pero apenas tendrían nada que ver con un origen exógeno o endógeno.

La → psicopatología basada en el análisis antropológico-existencial puede prescindir del concepto de endogeneidad (→ análisis existencial). La consideración de los fenómenos psicopatológicos como posibilidades del ser en el mundo se sitúa más allá de lo sano y lo enfermo.

En esta perspectiva, lo endógeno se ha de describir más bien como un «existencial» perteneciente al ámbito de la unidad somatopsíquica, no susceptible de ulterior análisis. Lo endógeno remite a lo orgánico, en cuanto que todo ser tiene como premisa el cuerpo, y también a lo psíquico, que se despliega en el ser y actúa retroactivamente sobre las estructuras que sustentan la psique. El soma, como premisa del ser, no es analizable ulteriormente; el tema de análisis es la estructura óntica que se manifiesta en el fenómeno. Este intento de determinación metágena de lo endógeno está en relación con la propuesta de Tellenbach de concebir el *endon* como un tercer campo causal junto al soma y la psique. Los fenómenos que aparecen en las transformaciones endógenas remiten en este sentido al *endon* como su origen. El *endon* «es la *physis* que se despliega originariamente en los fenómenos de lo endógeno y perdura en ellos»; así la *physis* es concebida como la naturaleza que se transforma y se desarrolla en la acción recíproca entre individuo y medio ambiente. El *endon* apunta a esa región donde la naturaleza y el cosmos se limitan mutuamente.

Actualmente coexisten las interpretaciones etiopatogenética, fenoménica y metágena del concepto de endogeneidad. Una psiquiatría que se oriente con arreglo al paradigma médico prefiere el significado mencionado en primer lugar; las concepciones basadas en la psicología de la totalidad, en la antropología y en el análisis de la existencia, las concepciones interaccionales y otras corrientes no primariamente somáticas prefieren el segundo significado (→ antipsiquiatría).

Bibliografía. L. Binswanger, *Ausgewählte Vorträge und Aufsätze*, vols. I-II, 2.ª ed., Berna 1955-1961; K. Conrad, *Symptomatische Psychosen*, en K.P. Kisker, J.E. Meyer, M. Müller, E. Stroemgren, *Psychiatrie der Gegenwart*, vol. II, parte 2, Berlín-Heidelberg-Nueva York [8]1972; K. Conrad, *Die beginnende Schizophrenie*, Stuttgart 1958; J. Glatzel, *Spezielle Psychopathologie*, Stuttgart 1981; K. Jaspers, *Allgemeine Psychopathologie*, Berlín-Heidelberg-Nueva York [8]1965; W. Leibbrand, A. Wettley, *Der Wahnsinn. Geschichte der abendländischen Psychopathologie*, Friburgo-Munich 1961; A. Mechler, *Degeneration und Endogenität*, «Nervenarzt» 34 (1963) 219; H. Tellenbach, *Melancholie*, Berlín-Heidelberg-Nueva York [3]1976; J. Wyrsch, *Zur Geschichte und Deutung der endogenen Psychosen*, Stuttgart 1956.

M. HAGEN

ENFERMEDAD MANIACODEPRESIVA. Nosología, tipos de expresión y de curso, pronóstico indicador, pronóstico parcial.

Ya la medicina de la antigüedad griega describió ciertos estados en los que no es difícil reconocer lo que actualmente llamamos manía y melancolía. También se tuvo conocimiento de la confluencia de los dos estados en el mismo individuo, que posteriormente reaparece en el concepto de *folie circulaire* y de *folie à double forme* de Falret (1851) y de Baillarger (1854). Kraepelin (1899) contrapuso en su sistema dicotómico la locura maniacodepresiva a la *dementia praecox* y describió ya sus formas de evolución más importantes. Se discute la distinción exacta entre ambos grupos nosológicos. Mientras que hoy día se advierte una tendencia a volver a un concepto amplio de las → psicosis maniacodepresivas, inspirado en Kraepelin, el concepto de ciclotimia de K. Schneider adquiere un sentido más estricto, en correspondencia con la ampliación bleuleriana de la noción de → esquizofrenia. Para la clasificación de aquellas enfermedades cuyo puesto en el sistema dicotómico quedaba impreciso, se han propuesto varias posibilidades de solución.

K. Schneider (1967), que sólo admite diferencias tipológicas entre las formas ciclotímicas y las formas esquizofrénicas como dos unidades de estados de cosas psicológicos, denomina a los casos intermedios, consecuentemente y sin compromiso, «psicosis atípicas».

Otros autores, en cambio, han propuesto en este sector intermedio la existencia de entidades nosológicas específicas, basadas, o más bien en el carácter evolutivo, como las psicosis cicloides (Leonhard 1959), o en la sintomatología, como las psicosis emocionales (Störring, Suchenwirth y Völkel 1962) y las psicosis esquizoafectivas (Kasanin 1933; → trastornos afectivos). El concepto de psicosis mixtas postulaba la posibilidad de la existencia simultánea de una enfermedad esquizofrénica y otra ciclotímica. Debido, no obstante, a la falta de criterios no psicopatológicos, los así llamados criterios externos, hay quienes prefieren renunciar a admitir entidades nosológicas etiológicamente fundamentables y admiten simplemente diferentes síndromes, con formas de transición. Tanto el concepto supraordenado, basado en la sintomatología, de psicosis afectivas como el de psicosis fásicas, referente al curso buscan, frente a la dicotomía kraepeliniana, una mayor flexibilidad teórica, con la eventual posibilidad de que existan diversas causas de cada una de las subcategorías. En los últimos años ha cobrado creciente importancia la distinción entre formas de curso circular y formas de curso periódico de las enfermedades maniacodepresivas. Las investigaciones de Leonhard (1959), Angst (1966) y Perris (1966) demostraron que las formas depresivas de curso monopolar (= unipolar), que comprenden también las depresiones tardías o involutivas, no difieren de las formas de curso bipolar tan sólo por el curso, sino también por criterios histórico-familiares, tipológicos, farmacoterapéuticos y otros, lo cual supone de nuevo una ruptura de la unidad kraepeliniana de la locura maniacodepresiva.

1. Depresión. El desglose de la disposición depresiva en → síntomas aislados lleva fácilmente a la idea de que se trata de trastornos funcionales aislables. La → depresión, al igual que la manía, supone en realidad una transformación total de las relaciones consigo mismo y con el mundo, como bien lo expresa el término ciclotimia (*thymos* = afectividad, ánimo). El cambio de estado anímico va acompañado de una profunda transformación de las relaciones con el mundo, de la confianza en sí mismo, de la capacidad de decidir y de la referencia al futuro. Los deberes cotidianos son vivenciados como carga insoportable y se va extendiendo una → angustia general, frecuentemente sin temas concretos. El peso de la existencia es percibido, no sólo en las referencias mundanales, sino también en el propio cuerpo como postración general de los sentimientos corporales y como trastornos locales de los mismos, tales como sensaciones de opresión en el pecho y en la garganta *(globus melancholicus)*, y se experimenta la angustia ante el «estar aquí», por ejemplo, como sensación que «roe» el epigastrio. Junto a trastornos locales de los sentimientos corporales sin síntomas objetivos, hay también trastornos somáticos objetivamente demostrables (según Sedivec, en un 68,2 %): temperatura baja y metabolismo basal reducido, amenorrea, pérdida de peso, trastornos digestivos, aspecto enfermizo, caída de pelo, sequedad de boca, etc. La libido sexual y el apetito suelen disminuir hasta desaparecer. Allí donde la alteración de los sentimientos corporales se halla en primer plano, dentro de un cuadro patológico, se habla de *depresión vital*, de *ciclotimia vital*, o también de *depresión vegetativa* (Lemke 1949). Puede faltar una distimia depresiva y entonces se habla de *depresión larvada* (Walcher 1969) y de *depresión enmascarada* (la denominada *depressio sine depressione*). Los propios pacientes suelen vivenciar la distimia depresiva como algo infundado y extraño, y la diferencian así del agobio y la tristeza normales. Cuando los pacientes se quejan, además, de una pérdida de los sentimientos, de percepción de un vacío interior, de estar «como convertido en piedra», de la alienación de la propia persona o también del entorno, se habla de una *depresión de extrañamiento*. Estas alteraciones de los sentimientos, que los pacientes rara vez comunican, por ser difícilmente expresables, aparecen descritas por los autores con los términos de «sentimiento de falta de sentimientos» o de «empobrecimiento emocional e intencional» (Janzarik 1959), «incapacidad de entristecerse» (Schulte 1961), etc.

Especialmente significativas son las alteraciones psicomotoras. Al igual que los procesos mentales, diversos cursos motores pueden retardarse, inhibirse, interrumpirse, debilitarse, empobrecerse cuantitativa y cualitativamente. Cuando tales fenómenos son particularmente llamativos, se habla de *depresión inhibida* (→ impulso y sus trastornos). Cuando se produce una ausencia total de lenguaje y de movilidad, estamos ante un *estupor mutista*. Otros depresivos se hallan en un constante movimiento agitado e incoherente. A tales estados se les da el nombre de *depresión agitada*. Rara vez se llega a la llamada «tempestad de movimientos» *(raptus melancholicus)*.

Los depresivos suelen mostrar con bastante frecuencia trastornos de la comprensión, la concentración y la memoria. En cuanto a los contenidos de su pensamiento, los depresivos tienden, en el sentido de la tríada cognitiva de Beck (1972), en primer lugar, a considerar que el mundo exterior les plantea exigencias extraordinariamente elevadas, y como un obstáculo insuperable para el logro de sus propios fines; segundo, a juzgarse inútiles, defectuosos, insuficientes física, mental y moralmente; y tercero, a tener una imagen negativa acerca del futuro. Si aparecen ideas delirantes, ello es siempre signo de una depresión profunda (→ delirio). Las ocurrencias delirantes depresivas suelen mostrar una notable preferencia por unos pocos temas, que K. Schneider (1950) relacionó con los tres temores más primitivos del hombre: «la angustia en torno al alma» (delirio de culpa), «en torno al cuerpo» (delirio hipocondriaco) y «en torno a las necesidades de la vida» (delirio de insuficiencia y pobreza). Es notable la especial temporalidad del delirio depresivo, donde el pasado no parece darse como auténtico pasado, ni parece darse tampoco el futuro en el sentido de lo nuevo e imprevisible (Kraus 1977). Parece ser que los temas fundamentales son sensiblemente idénticos a través del tiempo, tanto en el ámbito transcultural como en el intracultural, mostrando tan sólo una variabilidad en la frecuencia de un tema delirante (Pfeiffer 1971). Janzarik (1956-1957a y 1966) ha señalado la dependencia de los temas delirantes con respecto a la tabla individual de valores. Si los contenidos delirantes predominan en el cuadro depresivo, se habla de una *psicosis de-*

lirante depresiva, que aparece con especial frecuencia en la segunda mitad de la vida. Las *depresiones anancásticas* presentan una estrecha relación con la personalidad premórbida. En tales estados depresivos endógenos predominan los fenómenos obsesivos. Suelen caracterizarse la mayoría de las veces por un menor grado de intensidad del trastorno depresivo básico y por un curso fásico más prolongado (Lauter 1962).

Aunque la depresión endógena no ofrece síntomas de primer orden como en el caso de la → esquizofrenia, presenta algunos síntomas rectores que sugieren la presencia de la enfermedad, sin que ésta se halle necesariamente ligada a ellos. Weitbrecht (1972) menciona la tristeza vital (que K. Schneider había señalado ya, 1967), la inhibición o el sentimiento de hostigamiento y el delirio de culpa primario. Es frecuente que surjan problemas en el diagnóstico diferencial cuando los contenidos típicos del → delirio van acompañados o son sustituidos por formas paranoides depresivas o por alucinaciones. La forma paranoide depresiva se puede reconocer por la relación de las ideas de referencia y de las vivencias de significación y de persecución con las angustias depresivas básicas antes mencionadas. Otro tanto cabe decir de las alucinaciones, bastante infrecuentes, de los depresivos.

Los → trastornos del sueño y las oscilaciones diurnas se pueden resumir como alteraciones de los ritmos vitales. Ayd (1961) encontró insomnio en el 97 % de personas depresivas en las que se había excluido una segunda enfermedad. Los depresivos endógenos suelen padecer, más que de dificultad para conciliar el sueño, de interrupciones del mismo, y es característico el despertar demasiado temprano por la mañana, acompañado a menudo de ideas angustiosas. Según Waldmann (1972), el 71 % de los depresivos con tratamiento hospitalario presentaban oscilaciones diurnas. Casi siempre se observa una mejoría en el dinamismo y en el estado anímico durante las horas vespertinas y nocturnas; rara vez a la inversa.

La tendencia al suicidio entre los depresivos endógenos es bastante elevada. Alrededor de un 3-10 % de ellos mueren por → suicidio. Es típico de la depresión la motivación hipernó- mica (*nomos* = norma, regla, ley) en el suicidio (Kraus 1977), es decir, que el sujeto se sienta obligado a suicidarse, por supuestas faltas cometidas, a veces arrastrando consigo a parientes próximos (suicidio ampliado).

La frecuencia de las enfermedades maniacodepresivas es muy desigual en los diversos países y épocas. La comparación numérica apenas permite obtener conclusiones sobre diferencias reales; sí, en cambio, sobre diferencias en el registro y en los criterios diagnósticos. Por ello, las comparaciones transculturales son aún poco demostrativas (Pfeiffer 1971). La frecuencia de depresiones graves —es decir, generalmente necesitadas de tratamiento— en la población mundial actual se sitúa, según la mayoría de los autores, entre el 3-4 %. El número doble o triple de mujeres ingresadas en las clínicas por depresión endógena se da también en países no occidentales. Según investigaciones de diversos autores, los tipos de curso de las formas maniacodepresivas se distribuyen como sigue: el 60 % presentan sólo fases depresivas, un 30 % fases maniacas y fases depresivas, y sólo un 5 % muestran exclusivamente fases maniacas. También hoy es válida la norma de un pronóstico favorable para cada fase (pronóstico parcial) en todos los tipos de curso con una duración fásica media de 3 meses. Con todo, el pronóstico del curso ulterior es desfavorable (pronóstico a largo plazo), dada la tendencia a recidivas. Se ha observado además que, junto a las *depresiones crónicas* que prolongan el síndrome ciclotímico central (alrededor del 5 % de los pacientes con depresiones endógenas), aparecen en una pequeña parte de los casos, síndromes depresivos residuales, sobre todo en forma de estados deficitarios anérgicos y de cambios en la personalidad (cf. Glatzel y Lungershausen 1968; Peters y Glück 1973). Los efectos de los timolépticos y también del litio parecen intervenir en la formación de tales síndromes residuales.

Además de los mencionados tipos más destacados —depresión vital, depresión de extrañamiento, depresión delirante y depresión anancástica—, la *depresión involutiva* (Oesterreich 1979) constituye un tipo aparte, por ciertas peculiaridades psicopatológicas. Suelen predominar aquí los trastornos de la vivencia del propio cuerpo. Tales trastornos, al igual que los procesos digestivos, se convierten no raras veces en miedos hipocondriacos que pueden adoptar un carácter delirante. Es frecuente que exista en tales casos una intensa angustia, acompañada de agitación motora, pudiendo surgir el cuadro de una *depresión desgarradora*. Ciertas alteraciones psicoorgánicas en edad avanzada pueden originar el cuadro de una depresión involutiva más o menos compleja y atípica. Formas atípicas muestran también a menudo las depresiones que surjen en el puerperio *(depresiones puerperales)* y durante el embarazo (Pauleikhoff 1964). Las ciclotimias en edad infantil son raras y objeto de discusión.

Ciertos datos sociodemográficos indican que los depresivos suelen ser de más edad que los esquizofrénicos, en el momento de su enfermedad (según Matussek y otros 1965: la mayoría de las mujeres contraen la primera enfermedad en el tercer decenio de su vida; la mayoría de los hombres, en el quinto; las mujeres solteras enferman antes que las casadas). Los pacientes pertenecen con más frecuencia al sexo femenino, están casados, tienen un status social más alto y su composición es más heterogénea (Munro 1966). La edad de inicio de la enfermedad es por término medio más temprana en las formas de evolución bipolar que en las depresiones monopolares (Angst 1966).

2. Manía. Los estados maniacos representan en gran medida lo contrario de los estados depresivos. La tríada maniaca está formada por el impulso hacia la actividad, así como por fuga de ideas y estado exaltado de ánimo; este último síntoma requiere alguna precisión. Frente a la *manía alegre y optimista* que mueve a la sociabilidad, es muy frecuente el cuadro de una *manía irritada,* en la que el paciente intenta demostrar mediante constante disputa con los demás su superioridad y fuerza y su capacidad para imponerse. Pueden surgir así cuadros querulantes y cuadros de agitación furiosa. La manía llama la atención por una desinhibición psicomotora unida a una abundancia de ocurrencias asociativas, fácil distraibilidad, que llega hasta la fuga de ideas, locuacidad, impulso exagerado al movimiento y la actividad; pero tampoco hay que olvidar las alteraciones cognitivas. Los maniacos tienden a percibir en sí mismos o en los otros únicamente aquello que les incrementa la convicción acerca de su propio valer, que les confiere la confianza y la seguridad en sí mismos, hasta llegar con frecuencia a una sobrevaloración desmesurada de sí mismos. También resulta notable, en comparación con los depresivos, la actitud inversa ante las expectativas normativas: los maniacos tienden a no dejarse comprometer por nada ni por nadie, permitiéndose infringir todas las normas de la buena educación y de los usos; y se creen con derecho a exigir mucho a los demás y a someterlos a una severa crítica. Los maniacos pueden perjudicarse mucho socialmente y pueden también perjudicar a otros con sus decisiones irreflexivas, sus derroches, excesos en el comportamiento sexual y en la bebida y con su conducta irrefrenada. Muestran un tono vital elevado, con buen aspecto exterior y ausencia de fatiga, sueño escaso e incluso insomnio. De modo menos elaborado y más fugaz que los depresivos, muestran también una tendencia a procesos delirantes en forma de sobrevaloración propia, megalomanía y delirios de riqueza inconmensurable. K. Schneider (1967) habla de una efervescencia paranoide de la manía. Mientras que la manía alegre y la irritada corresponden a una anomalía del estado de ánimo, la *manía agitada, con fuga de ideas y confusión,* acompañada de incoherencia mental, supone una anomalía de los impulsos, y la *manía expansiva (paranoide)* a una anomalía de la capacidad de juicio (Blankenburg 1967).

3. Causas y conceptos. Se pueden estudiar las causas de los trastornos maniacodepresivos a la luz de las ciencias naturales y cabe indagar también, en perspectiva psicopatológica, la esencia de tales enfermedades. Ambos enfoques se encuentran en una fecunda relación mutua.

La imposibilidad de reducir las enfermedades de tipo maniacodepresivo a una causa única ha llevado a establecer una serie de modelos etiopatogénicos.

Transmisión genética: El riesgo medio de enfermedad en la población se sitúa en el 0,4-2,0 %; en cambio, los parientes próximos de personas maniacodepresivas enferman en un porcentaje superior al 10 %; y el riesgo para los familiares de un enfermo bipolar es superior al de los parientes próximos de un depresivo monopolar. Es decisivo en la argumentación genética el hecho de que todas las investigaciones hayan encontrado un índice de concordancia para los gemelos univitelinos superior al de los bivitelinos (entre 2,5 y 4 veces más elevado). Por otra parte, dada una concordancia de enfermedad entre el 60 % y el 70 %, la discordancia restante entre gemelos univitelinos indica la existencia de condiciones de manifestación no genéticas, probablemente ambientales. Los padres biológicos de pacientes adoptados que mostraron posteriormente una enfermedad bipolar, mostraron un riesgo 2,5 veces mayor de padecer una psicosis afectiva que sus padres adoptivos (Mendlewitz y Rainer 1977). No existen aún estudios significativos de adopción realizados con gemelos. Diversas investigaciones que dieron como resultado un riesgo diferencial en los parientes de depresivos monopolares y bipolares (Angst y Perris 1968, entre otros), además del mencionado estudio de adoptivos, sugieren que las formas depresivas monopolares y las bipolares son enfermedades diferentes. El modo de transmisión por herencia no está claro. Tampoco se sabe con precisión lo que se transmite genéticamente: si se trata de una enfermedad somática, un trastorno enzimático o de variantes caracterológicas patoclinas (Zerbin-Rüdin 1969).

Bioquímica: Junto con los hallazgos genéticos, los relativos a la carencia de determinadas neurohormonas en ciertas zonas cerebrales funcionalmente importantes constituyen los logros más importantes en la investigación de las causas de las enfermedades depresivas. Dicha carencia puede ser, fundamentalmente consecutiva a una síntesis insuficiente de compuestos amínicos que funcionan como transmisores o bien de un aumento de su destrucción. Parece comprobado que los fármacos antidepresivos pueden elevar las concentraciones de aminas en la hendidura sináptica. Se ha intentado distinguir las depresiones por carencia de noradrenalina, de las depresiones por carencia de serotonina. Pero quizá no se trata sólo del trastorno selectivo de un único sistema de neurotransmisores, sino más bien (por una influencia recíproca de los trastornos) de un desequilibrio entre diversos sistemas. Hay indicios, con todo, de que las depresiones endógenas no suponen tanto una menor oferta de neurotransmisores en zonas cerebrales relevantes (hipótesis de carencia amínica), cuanto una sensibilidad disminuida de los receptores postsinápticos. La hipótesis de la carencia amínica parece acertada en las depresiones neuróticas (Beckmann 1979; → antidepresivos, → bioquímica).

Cronopatología: Hay que distinguir una corriente biológica y otra fenomenológica en los estudios de cronopatología. La sintomatología y el curso de las psicosis maniacodepresivas muestran numerosas peculiaridades fásico-rítmicas, que se pueden relacionar entre sí y con parámetros fisiológicos y biológicos. Numerosas investigaciones (revisión de conjunto: Papousêk 1975) indican una profunda alteración de los ritmos biológicos circadianos en tales psicosis. Estos estudios se apoyan especialmente en la observación de los efectos terapéuticos de la privación del sueño o de las fases del sueño REM (Pflug y Tölle 1971).

A nivel fenomenológico, además de las alteraciones fásico-rítmicas y del vivenciar el tiempo, otros fenómenos como la (des)-inhibición mental y motora y la especial estructura temporal de las ideas delirantes apuntan a una temporalidad alterada en la melancolía y en la manía (Straus 1963, V. Gebsattel 1954, Binswanger 1960). Con el concepto de «endon», Tellenbach (1974) ha proporcionado una nueva concreción a la teoría de la endogeneidad, señalando el cambio de ritmicidad del proceso vital en estas psicosis. Binswanger (1960), apoyándose en la doctrina de Husserl sobre la estructura intencional de la conciencia, describió el pasado, el presente y el futuro trastornados intencionalmente en los melancólicos y en los maniacos.

Modelo psicoanalítico: Es la teoría comprensiva más antigua de la depresión y ha ido en constante evolución hasta hoy. Según la *doctrina clásica* de Abraham (1971*a,b*) y de Freud (1977), la disposición anímica a la depresión nace de una grave humillación sufrida por el narcisismo infantil. La relación ambivalente con el primer objeto de amor deriva en una fijación en la fase oral del desarrollo. Más tarde puede producirse la repetición de aquella decepción primaria y la consiguiente regresión por experiencias de pérdida y otros traumas. Se sigue considerando actualmente como algo decisivo para la depresión psicótica el mecanismo primitivo de defensa que es la introyección del objeto amado; en virtud de este mecanismo hay un desplazamiento del conflicto al ámbito intrapsíquico; de ese modo, la hostilidad dirigida originariamente contra el objeto se vuelve contra el propio sujeto. En las formas posteriores de esta teoría, se han obtenido, mediante observaciones directas y el tratamiento de niños, importantes conocimientos sobre el origen de la predisposición psíquica en la primera infancia. Frente a la investigación del destino de las pulsiones en la depresión, la orientación de la psicología del yo hace hincapié en las alteraciones de la estructura y en la función del yo y el super yo. Especial importancia revisten, aun para corrientes no psicoanalíticas, las ideas de Bibring (1962) sobre la depresión como conflicto intrapsíquico en forma de tensiones del yo, y la teoría de Jacobson (1977) sobre la disolución de las fronteras entre representaciones del yo, del objeto y del yo ideal en la depresión psicótica (revisiones de conjunto en Loch 1967 y en Benedetti 1981).

Modelos inspirados en la teoría cognitiva y en la teoría del aprendizaje: Los enfoques cognitivistas destacan generalmente la gran importancia de los procesos cognitivos en el origen de los estados emocionales y afectivos. El *modelo cognitivo* de las enfermedades depresivas más conocido es el propuesto por A.T. Beck (1972). Este autor describe en los depresivos la «tríada cognitiva» constituida por una visión negativa acerca de la propia persona, del medio ambiente y del futuro, y ciertas operaciones mentales características, como la sobregeneralización, la maximización y la minimización, etc. Los *modelos* de depresión *inspirados en la teoría del aprendizaje* reflejan la influencia de los trabajos de Beck (1972) y de Kelly (1955) sobre la función de los constructos personales y sobre la necesidad humana de hacer predicciones acerca del entorno y de controlar éste. El concepto de «desamparo aprendido» (Seligman 1975), inspirado en investigaciones experimentales llevadas a cabo con animales, reviste una importancia capital para los planteamientos basados en la teoría del aprendizaje. La evolución ulterior, que busca una mayor integración de los enfoques cognitivistas y los de la teoría del aprendizaje, ha desarrollado una serie de nociones sobre tratamiento, en la línea de la → terapia de la conducta, en un esfuerzo común por potenciar el refuerzo positivo de la conducta del paciente (exposición general: Hoffmann 1976 y Blöschl 1978).

«Life event» e investigación de la personalidad: Después que Freud (1967) y Abraham (1971*a,b*) señalaron la gran importancia de las pérdidas objetales en la primera infancia para la génesis disposicional y, en la edad adulta, para el desencadenamiento de enfermedades depresivas, la investigación experimental y estadística a gran escala ha abordado la objetivación de tales eventos vitales y su relevancia para la génesis de la depresión. Las observaciones (R. Spitz 1942) y los estudios experimentales (McKinney 1971), como también algunos estudios retrospectivos (Brown 1961), han señalado la importancia de las vivencias de separación.

Las investigaciones, en su mayoría retrospectivas, pero recientemente también prospectivas, sobre antecedentes de las enfermedades depresivas han comprobado, si bien con algunas contradicciones, la presencia de un cúmulo de eventos vitales negativos (exposición general: Cooper 1980). No se han encontrado diferencias significativas entre depresiones psicóticas o endógenas y no psicóticas o no endógenas, lo cual hace cuestionable el aspecto del desencadenamiento como criterio de discriminación de estas enfermedades. Además, tales estudios no han dado una respuesta segura a la cuestión de la especificidad de determinados eventos vitales y de su conexión genética con la enfermedad depresiva.

La conexión interna (específica) entre los eventos ambientales y el desencadenamiento de fases depresivas sólo se ha podido comprobar hasta ahora en casos aislados, partiendo de la personalidad especial de estos enfermos. Para el estudio de la patogeneidad de determinadas situaciones, ha dado buenos resultados la *tipología cinética* de Tellenbach (1974). Según este autor, la personalidad de los depresivos monopolares se caracteriza por un especial sentido del orden y una exactitud que llega hasta la meticulosidad, por un nivel alto de exigencia productiva y por una relación simbiótica con las personas próximas. Su fijación en estas cualidades, que en sí mismas son «positivas», hace que tales individuos realicen cada vez menos sus propias exigencias (fenómeno de *remanencia*), a las que son incapaces de renunciar, a pesar de todo (fenómeno de *inclusión*). Así se produce una endocinesia que lleva al conocido síndrome endógeno-depresivo. Tellenbach considera también que la existencia normal del ser humano está determinada, más allá de la distinción entre soma y psique, por una región entitativa que él denomina *endon* y a la que atribuye todos los procesos rítmicos, de madurez, rasgos de personalidad, etc. Este *endon*, forma básica del evento vital, está alterado en la melancolía y en la manía.

Modelo dinámico estructural, enfoque desde la teoría de la identidad, conceptos basados en la teoría de los roles y en la teoría interaccional: La concepción de Janzarik (1959, 1965, 1974), *basada en la dinámica estructural,* considera en general la psicosis (productiva), en el aspecto psicopatológico, como una desviación de la dinámica psíquica. A la restricción depresiva del dinamismo, tal como aparece en la rigidificación y el angostamiento psicomotores, se contrapone la expansión maniaca, con tendencia al desbordamiento y a la apertura sin trabas al mundo. El nexo del dinamismo psíquico (impulso y emocionalidad) y la estructura psíquica individual (estilo comportamental, reactivo e interaccional, orientación axiológica, etc.), designada como *coherencia estructural-dinámica,* explica que puedan desencadenarse junto a los procesos autóctonos, como desviaciones directas de la dinámica, ciertas fases maniacas y depresivas, incluso en dependencia de la situación, cuando la desviación dinámica se produce mediante el rodeo de ciertas respuestas estructurales a determinadas situaciones. De este modo, las situaciones pueden hacerse patógenas cuando privan de finalidad y apoyo a las disposiciones dinámicas fijadas estructuralmente e «imposibilitan el logro de los objetivos a que tales estructuras apuntan» (1965, p. 241). Ciertas situaciones patógenas pueden referirse, en fases reiteradas, a la esfera imaginativa. Utilizando el modelo dinámico-estructural, Janzarik propuso una clasificación precisa y analizó síndromes depresivos residuales y estados depresivos crónicos que hasta entonces eran difíciles de sistematizar (1974). El concepto dinámico-estructural ofrece posibilidades de explicación de la influencia psicofarmacológica en los síndromes psicóticos. También encuentra aplicaciones en la nosología de psicosis endógenas, al relativizar las clasificaciones basadas en causas específicas, hipotéticas, de enfermedad.

Mientras que Tellenbach destacó como momento patogenético relevante del *typus melancholicus* su fijación y Janzarik su vinculación, Kraus (1977) intenta aclarar una estructura maniacodepresiva, considerada como fundamental, mediante la *teoría de la identidad.* Teniendo en cuenta que el hombre no sólo es capaz de establecer identificaciones, sino también de disolverlas, se puede concebir, frente a esa forma de identidad normalmente dialéctica, la identidad del maniacodepresivo como una *superidentificación* con los representantes correspondientes: sus roles sociales, sus valores, circunstancias espaciotemporales, etc. Las fases depresivas se desencadenan especialmente por situaciones que requieren un movimiento dialéctico entre la identidad y la no identidad, movimiento que no está al alcance de tales personas, debido a su superidentificación. El rasgo estructural de toda superidentificación no caracteriza tan sólo la existencia predepresiva, sino que define además la fenomenología de la melancolía y de la manía, en las que se produce la huida hacia una superidentificación aún más avanzada, como defensa contra la amenaza de una pérdida de identidad. La manía muestra ciertas superidentificaciones con tanta claridad como la melancolía, si bien se trata de superidentificaciones contrarias, en el sentido de una identidad «negativa»; por ejemplo, en la renuncia violenta a vinculaciones y actitudes precedentes.

Se ha estudiado la característica estructural de la superidentificación, sobre todo en cuanto a la relación del maniacodepresivo con respecto al rol social, partiendo de la *teoría de los roles.* Kraus (1977, 1979) encuentra una preponderancia de las identidades de roles frente a la identidad del yo. Esto tiene como consecuencia una pérdida de la distancia frente a los roles, pérdida que se acusa en una menor efectividad del yo y en estilos hipernómicos de conducta (subordinación excesiva a las normas sociales).

Glatzel (1973*a*, 1981) estudia desde un *enfoque interaccional*, contrario a una consideración individualista, la importancia de los procesos interpersonales para la formación de determinados síntomas psicopatológicos y sus consecuencias para la misma interacción. La incapacidad del melancólico para configurar activamente sus relaciones interhumanas puede degenerar en un intercambio desequilibrado. La comunicación malograda fomenta una vaga conciencia de culpa que determina, entre otros efectos, la superadaptación y la escrupulosidad de estos enfermos. Ni las ideas delirantes de culpa ni la conciencia de alienación son algo primario, según Glatzel, sino que derivan interaccionalmente del esfuerzo del enfermo por responder a la imagen que los otros tienen de él, es decir, por recuperar la propia identidad en el espejo de los otros. Glatzel establece, mediante un análisis de determinadas características interaccionales, una distinción precisa entre las autorreferencias paranoides (paranoicas, según él) de los ciclotímicos, como fenómeno de exteriorización, y las autorreferencias paranoides de los esquizofrénicos, concebidas como proyecciones hacia el exterior. El análisis interaccional de los roles depresivos (1973*b*) permite distinguir un delirio relacionado con otro sujeto, delirio propio de la primera mitad de la vida, y un delirio tardío, que no incluye la referencia a otro sujeto.

Bibliografía. K. Abraham, *Versuche einer Entwicklungsgeschichte der Libido aufgrund der Psychoanalyse seelischer Störungen* (1924), en *Psychoanalytische Studien* I, S. Fischer, Francfort del M. 1971*a*; —, *Ansätze zur Psychoanalytischen Erforschung und Behandlung des manisch-depressiven Irreseins und verwandter Zustände* (1912), en *Psychoanalytische Studien* II, S. Fischer, Francfort del M. 1971*b*; F.J. Ayd, *Recognizing the depressed patient*, Grune & Stratton, Nueva York 1961; J. Angst, *Zur Ätiologie und Nosologie endogener depressiver Psychosen*, Springer, Berlín 1966; J. Angst, C. Perris, *Zur Nosologie endogener Depressionen*, «Arch. Psychiatr. Zt. Ges. Neurol.» 210 (1968) 373; A.T. Beck, *Depression: Causes and treatment*, University of Pensylvania Press, Filadelfia 1972; H. Beckmann, *Biochemische Grundlagen der endogenen Depression*, «Nervenarzt» 49 (1978) 557; G. Benedetti, *Zur Psychodynamik der Depression*, «Nervenarzt» 52 (1981) 621; E. Bibring, *Das Problem der Depression*, «Psyche» 6 (1952) 81; L. Binswanger, *Melancholie und Manie. Phänomenologische Studien*, Nerke, Pfullingen 1960; W. Blankenburg, *Die Manie. Almanach für Neur. Psych.*, J.E. Lehmanns, Munich 1967, p. 265; L. Blöschl, *Psychosoziale Aspekte der Depression. Ein lerntheoretisch-verhaltenstherapeutischer Ansatz*, Huber, Stuttgart 1978; F. Brown, *Depression and childhood bereavement*, «J. Ment. Sci.» 107 (1961) 754; B. Cooper, *Die Rolle von Lebensereignissen bei der Entstehung von psychischen Erkrankungen*, «Nervenarzt» 51 (1980) 321; S. Freud, *Trauer und Melancholie* (1917), en *Ges. Werke*, vol. X, S. Fischer, Francfort del M. 1967 (trad. cast., *Duelo y melancolía*, en *Obras completas*, vol. VI, Biblioteca Nueva, Madrid 1972); V.E. v. Gebsattel, *Störungen des Werdens und des Zeiterlebens im Rahmen psychiatrischer Erkrankungen*, en *Prolegomena einer medizinischen Anthropologie*, Springer, Berlín 1954; J. Gestrich y otros, *Depressive Erkrankungen bei Schwaben und Heimatvertriebenen*, «Nervenarzt» 52 (1981) 153; J. Glatzel, *Cyclothyme Externalisierung und paranoide Aussenprojektion*, «Nervenarzt» 44 (1973*a*) 629; —, *Gestaltwandel depressiven Wahns. Rollentheoretische Überlegungen zum depressiven Wahn*, en Glatzel (dir.), *Gestaltwandel psychiatrischer Krankheitsbilder*, Schattauer, Stuttgart 1973*b*; —, *Spezielle Psychopathologie*, Enke, Stuttgart 1981; J. Glatzel, E. Lungershausen, *Zur Frage der Residualsyndrome nach thymoleptisch behandelten zyklothymen Depressionen*, «Arch. Psychiatr. Nervenkr.» 210 (1968) 437; N. Hoffmann, *Depressives Verhalten*, Müller, Salzburgo 1976; E. Jacobson, *Depression*, Suhrkamp, Francfort del M. 1977; W. Janzarik, *Der lebensgeschichtliche und persönlichkeitseigene Hintergrund des cyclothymen Verarmungswahns*, «Arch. Psychiatr. Nervenkr.» 195 (1956/57*a*) 219; —, *Die hypochondrischen Inhalte der cyclothymen Depression in ihren Beziehungen zum Krankheistyp und zur Persönlichkeit*, «Arch. Psychiatr. Nervenkr.» 195 (1956/1957*b*) 351; —, *Dynamische Grundkonstellationen in endogenen Psychosen*, Springer, Berlín 1959; —, *Die produktive Psychose im Spannungsfeld pathogener Situationen*, «Nervenarzt» 36 (1965) 238; —, *Die cyclothyme Schuldthematik und das individuelle Wertgefüge*, en H. Petrilowitsch (dir.), *Das Gewissen als Problem*, Wiss. Buchgesellschaft, Darmstadt 1966, p. 428; —, *Probleme der strukturell-dynamischen Kohärenz in der Zyklothymieforschung*, «Nervenarzt» 45 (1974) 628; J. Kasanin, *The acute schizoaffective psychoses*, «Am. J. Psychiatr.» 13 (1933) 97; G.A. Kelly, *The psychology of personal constructs*, Nueva York 1955; A. Kraus, *Sozialverhalten und Psychose Manisch-Depressiver*, Enke, Stuttgart 1977; —, *Rollentheoretische Aspekte depressiver Psychosen*, «Nervenarzt» 50 (1979) 715; —, *Depression und Sucht*, «Nervenarzt» 52 (1981) 629; H. Lauter, *Die anankastische Depression*, «Arch. Psychiatr. Z. Ges. Neurol.» 203 (1962) 433;

R. Lemke, *Über die vegetative Depression*, «Psychiatr. Neurol. Med. Psychol.» 1 (1949) 161; K. Leonhard, *Aufteilung der endogenen Psychosen*, Akademie Verlag, Berlín 1959; W. Loch, *Psychoanalytische Aspekte zur Pathogenese und Struktur depressiv-psychotischer Zustandsbilder*, «Psyche» 21 (1967) 758; P. Matussek, A. Halbach, U. Troeger, *Endogene Depression*, Urban & Schwarzenberg, Munich 1965; W.T. McKinney, jr. y otros, *Depression in primatos*, «Am. J. Psychiatry» 127 (1971) 1313; J. Mendlewicz, J.D. Rainer, *Adoption study supporting genetic transmission in manic-depressive illness*, «Nature» 268 (1977) 327; H. Munro, *Some familial and social factors in depressive illness*, «Br. J. Psychiatry» 112 (1966) 429; K. Oestereich, *Psychiatrie des Alterns. Grundlage, Diagnostik, Therapie*, Quelle & Mayer, Heidelberg 1979; M. Papoušek, *Chronobiologische Aspekte der Zyklothymie*, «Fortschr.» 43 (1975) 381; B. Pauleikhoff, *Seelische Störungen in der Schwangerschaft und nach der Geburt*, Enke, Stuttgart 1964; C. Perris, *A study of bipolar (manicdepressive) and unipolar recurrent depressive psychoses*, «Acta Psychiatr. Scand.», suplem. 194 (1966); U.H. Peters, A. Glück, *Die ausklingende Depression und das Problem der chronischen Depression*, en H. Kranz, K. Heinrich (dirs.), *Chronische endogene Psychosen*, Thieme, Stuttgart 1973; W.M. Pfeiffer, *Transkulturelle Psychiatrie*, Thieme, Stuttgart 1971; B. Pflug, R. Tölle, *Therapie endogener Depressionen durch Schlafentzug*, «Nervenarzt» 42 (1971) 117; W. Schulte, *Nichttraurigseinkönnen im Kern melancholischen Erlebens*, «Nervenarzt» 32 (1961) 314; K. Schneider, *Die Aufdeckung des Daseins durch die cyclothyme Depression*, «Nervenarzt» 21 (1950) 193; —, *Klinische Psychopathologie*, Thieme, Stuttgart 1967; M.E.P. Seligman, *Helplessness*, Freeman, San Francisco 1975; V. Sedevec, *Different forms of progress in manic depression*, «Ceskoslovenska Psychiatrie» 69 (1973) 219; C. Silvermann, *The epidemiology of depression*, John Hopkins Press, Baltimore 1968; R. Spitz, *Anaclitic depression: An inquiry into the genesis of psychiatric conditions in early childhood*, «Psychoanal. Study Child» 2 (1942) 313; G.E. Störring, R. Suchenwirth, H. Völkel, *Emotionalität und cycloide Psychosen (Zur Psychopathologie der sog. Randpsychosen)*, «Psych. Neurol. Med. Psychol.» 14 (1962) 12; E. Straus, *Das Zeiterleben in der endogenen Depression und in der psychopathischen Verstimmung*, en E. Straus, J. Zutt (dir.), *Die Wahnwelten (endogene Psychosen)*, Akad. Verlagsgesellschaft, Francfort del M. 1963; H. Tellenbach, *Melancholie*, Springer, Heidelberg ²1974 (ed. aumentada); W. Walcher, *Die larvierte Depression*, Hollinek, Viena 1969; H. Waldmann, *Die Tagesschwankungen in der Depression als rhythmisches Phänomen*, «Fortschr. Neurol. Psychiatr.» 40 (1972) 83; H.J. Weitbrecht, *Depressive und manische endogene Psychosen*, en *Psychiatrie der Gegenwart*, vol. II, 1, Springer, Heidelberg ²1972; E. Zerbin-Rüdin, *Zur Genetik der depressiven Erkrankungen*, en H. Hippius, H. Selbach (dirs.), *Das depressive Syndrom*, Urban & Schwarzenberg, Munich-Berlín-Viena 1969.

A. Kraus

ENFERMEDAD MENTAL. Psiquiatría forense.

1. Concepto psiquiátrico de la misma. En el uso actual del término, la enfermedad mental puede en realidad *equipararse al concepto de* → *psicosis*.

Desde los inicios de una psiquiatría ya independizada, hasta la época del romanticismo, los procesos patológicos de índole mental se consideraban como trastornos «del alma»: así, el primer profesor universitario de psiquiatría en Alemania los definió como «trastornos de la vida anímica» (J.C.A. Heinroth 1818). M. Jacobi hablaba aún el año 1844 de «trastornos del alma».

Pero el elemento «mental» se subrayó especialmente en Francia, país donde surgió ya en época muy temprana una escuela psiquiátrica. Le Camus enseñó ya el año 1769 una *«médécine de l'esprit»*, y el famoso J.E.D. Esquirol escribió en 1805 su disertación sobre las *maladies mentales*. En el área lingüística angloamericana las preferencias recayeron muy pronto en términos como *mental illness, mental hospital, mental hygiene*. En los autores alemanes el término *Geisteskrankheit* (enfermedad mental) se contrapuso inicialmente al de *Gemütskrankheit* (enfermedad del estado de ánimo), por ejemplo, en A. Haindorf (1811); y el lenguaje precientífico mantiene aún en parte esta distinción. Con el nuevo impulso que adquirió la psiquiatría a mediados del siglo pasado, el término «enfermedad mental» pasó a ser el concepto general que abarcaba todas las enfermedades psíquicas, como puede verse en W. Griesinger, que plasmó la fórmula que casi se convirtió en dogma: «las enfermedades mentales son enfermedades del cerebro.» Este uso general fue tomando carta de naturaleza: *Handbuch der Geisteskrankheiten* (Manual de las enfermedades mentales), de H. Schüle 1878; *Lehrbuch der Geisteskrankheiten* (Tratado de las enfermedades mentales) de O. Bumke 1917, ⁴1936; *Handbuch der Geisteskrankenheiten*, del mismo autor, 1928-1939. La materia de estas obras incluía también «las predisposiciones, las reacciones y los fenómenos psicopáticos», y se debatió si debían atribuirse a procesos cerebrales anormales y, por tanto, si podían equipararse a las enfermedades mentales. Actualmente el término *Geisteskrankheit* (literalmente: enfermedad del espíritu o de la mente) no se utiliza en el vocabulario de la psiquiatría alemana.

Bibliografía. O. Bumke, *Handbuch der Geisteskrankheiten*, Springer, Berlín 1928-1939; —, *Lehrbuch der Geisteskrankheiten*, Bergmann, Munich ⁴1936; W. Griesinger, *Pathologie und Therapie der psychischen Krankheiten*, Wreden, Braunschweig ⁴1876; H. Schüle, *Klinische Psychiatrie*, Vogel, Leipzig 1886.

PAUL H. BRESSER

2. El punto de vista jurídico. Se entiende generalmente que los conceptos elaborados en el campo científico son esenciales para que el jurista pueda realizar sus ulteriores análisis y especulaciones. Sin embargo, la incertidumbre conceptual y terminológica existente en ese campo —incapaz de proporcionar al jurista una frontera precisa entre los diferentes tipos o estadios de enfermedad y deficiencia mentales—, no sólo obliga a desistir de cualquier intento de trasvase directo desde la ciencia médica a la técnica jurídica, sino que, en cierto modo, explica la confusa y asistemática terminología empleada por el *Código civil*. En él, las referencias a los «locos», «dementes», «dementes furiosos» e «imbéciles» se suceden indiscriminadamente sin que, las más de las veces, pueda discernirse con claridad a qué tipo o tipos concretos de enfermedad o deficiencia mentales aluden sus preceptos.

A modo de ejemplos de esta caótica terminología jurídica pueden citarse los artículos siguientes:

Art. 32, párrafo segundo: «La demencia o imbecilidad... no son más que restricciones de la personalidad jurídica.»
Art. 200: «Están sujetos a tutela: 2. Los locos o dementes, aunque tengan intervalos lúcidos.»
Art. 213: «No se puede nombrar tutor a los locos, dementes... mayores de edad, sin que preceda la declaración de que son incapaces para administrar sus bienes.»
Art. 215: «El Ministerio público deberá pedirla (la declaración mencionada en el art. 213): 1. Cuando se trate de dementes furiosos.»

Este abigarrado empleo de términos —que en la redacción de ciertos artículos se presentan claramente como sinónimos, en tanto que de la de otros parece desprenderse, de modo más o menos velado, la distinción de conceptos diferentes— se refleja en la confusión reinante entre los autores, así como en las consiguientes discusiones doctrinales surgidas en torno al tema del tratamiento jurídico de las enfermedades y deficiencias mentales.

Dos términos, sin embargo, son, a gran distancia respecto de los demás, los más frecuentes a lo largo del articulado del *Código civil*. Tales son el de «locos» y el de «dementes». Y, mientras parte de la doctrina considera que aquellos dos conceptos engloban la totalidad de los estados de enfermedad y deficiencia mentales, otros autores estiman que tales términos aluden exclusivamente a los enfermos mentales y que la ausencia de una mención expresa de los deficientes mentales (subnormales, oligofrénicos, imbéciles o retrasados mentales, en la terminología más generalizada) justifica un tratamiento jurídico distinto al de aquellos en lo que se refiere a su incapacitación y tutela.

En una clasificación elemental admitida como clásica, la deficiencia mental agrupa, de menor a mayor intensidad, tres categorías de retraso intelectivo (es decir, de disminución de la «vis cognitiva» y de la «vis apetitiva»): 1.ª Los *débiles mentales*, que tienen posibilidades de mejoría y hasta, en ocasiones, de superación de la tara y que quedan equiparados, en el lenguaje de la Organización Mundial de la Salud (OMS), a los subnormales ligeros, con un coeficiente intelectual de 0,50-0,70; 2.ª Los *imbéciles*, que constituyen un grado intermedio y que, con un coeficiente de 0,25-0,50, equivalen a los subnormales medios y graves; y 3.ª Los *idiotas*, que presentan el máximo grado de déficit intelectual y que, con un coeficiente mental inferior a 0,25, se corresponden con los subnormales profundos.

(Además, dentro de cada una de estas tres categorías, es posible distinguir formas más pormenorizadas, dependiendo del rigor del análisis e, incluso, de la propia personalidad del sujeto, quien, por sus especiales características personales, quizás no sea susceptible de encuadramiento exclusivo en un solo de los grupos mencionados.)

Esta clasificación, tradicional no sólo en los libros de medicina forense sino también en la propia jurisprudencia, no se recoge, ni total ni parcialmente, en el articulado del *Código civil*, suscitando así los interminables debates doctrinales a los que acaba de hacerse referencia.

En el marco de nuestro Derecho civil, en efecto, tanto el débil mental como el imbécil y el idiota tienen la consideración de personas normales en tanto en cuanto no hayan sido declarados formalmente incapaces con arreglo al art. 213. Es una vez declarada la incapacitación cuando surgen las dificultades conceptuales. La discusión se plantea, en particular, respecto de la extensión de la tutela que, resultante de esa declaración, deba corresponder a los deficientes mentales.

En este sentido, con anterioridad a la sentencia del Tribunal Supremo de 5 del III de 1947, había una coincidencia unánime en considerar que el término «imbecilidad» contenido en el art. 32 del *Código civil* no se correspondía con el segundo grado de subnormalidad antes señalado, sino que quedaba plenamente equiparado a la «locura» o «demencia», que presuponen, no ya un simple déficit o reducción de la capacidad intelectiva, sino la carencia total de la misma. En consecuencia, como apunta el profesor De Castro, la generalidad de la doctrina afirmaba que la tutela del imbécil, como la de «toda clase de personas que padezcan perturbación o decadencia de sus facultades mentales», estaba regulada por el *Código civil* en el marco de la tutela de los locos y dementes (sección segunda del capítulo III del título IX del libro I del *Código civil*: «De la tutela de los locos y sordomudos» —arts. 213 a 220—) y que, por tanto, al igual que la de éstos, la incapacitación de aquél no admitía gradaciones ni excepciones.

Tal unanimidad se prolongó hasta la citada sentencia de 5 del III de 1947, que, considerando que la imbecilidad y la locura son «estados médicamente distintos» y apartándose así de los criterios apoyados por la doctrina tradicional, declaró que el *Código civil* adolecía «de una manifiesta omisión» al no regular de modo especial la tutela del imbécil o deficiente mental. La finalidad que se proponía la repetida sentencia al afirmar la existencia de esa laguna era introducir, por analogía con los supuestos de sordomudez (art. 218: «La declaración de incapacidad... que se refiera a sordomudos fijará la extensión y límites de la tutela según el grado de incapacidad de aquéllos»), una gradación de la tutela para los deficientes mentales declarados judicialmente incapaces. Y, con este objetivo, sostenía que, no sólo no existe obstáculo legal que impida acomodar la amplitud de las funciones tutelares respecto del retrasado mental al grado de incapacidad que se aprecie en cada caso, sino que, además, siendo uno de los fines perseguidos por el *Código civil* en materia de incapacidad establecer la debida congruencia entre la amplitud de la misma y el correlativo suplemento (tutela), resulta lógico y conforme con las exigencias de la realidad ajustar la extensión de la tutela en los casos de retraso mental al mayor o menor grado de intensidad en que el mismo se manifieste, de análoga manera a la prevista en los supuestos de sordomudez.

La tesis mantenida en esta sentencia fue recogida después, en diversas ocasiones, tanto por la propia jurisprudencia (sentencias del Tribunal Supremo de 25 del III de 1961 y de 7 del IV de 1965), como, de forma más o menos explícita, por cierto sector de la doctrina (profesores Bonet, Castán, Puig Peña).

En cambio, otros autores se adhieren a la tesis tradicional y rechazan la solución propuesta por la mencionada sentencia. Entre esos autores se encuentra el profesor De Castro, quien, partiendo de la afirmación del carácter absoluto (no susceptible de gradaciones) de la tutela de los locos y dementes, aplicable tanto a su persona como a sus bienes, mantiene que, aunque diferentes desde el punto de vista de la ciencia médica, la demencia, la locura, la deficiencia mental, la imbecilidad y la oligofrenia son, en cambio, estados jurídicamente iguales ya que «lo difícil y tenue del matizado entre las diversas psicosis y psicopatías hace más necesarias su unitaria regulación jurídica y una clara distinción entre el campo de la medicina y el del derecho». En este mismo sentido, un célebre psiquiatra, el doctor Gruhle, afirma que la ley «no debe saber nada» de los criterios médicos de distinción entre las diversas afecciones mentales, debido, entre otras razones, al hecho de que la psiquiatría es una ciencia viva, en evolución y sometida a profundos cambios que se producen continuamente, incluso en su terminología técnica. Más concretamente, el profesor De Castro sostiene que, no sólo no hay analogía entre el supuesto de imbecilidad y el que determina el establecimiento de una tutela parcial o graduada, es decir, la sordomudez, sino que, por el contrario, existen diferencias fundamentales:

—La gradación de la tutela del sordomudo tiene un carácter tan especial y excepcional que no es posible su aplicación por analogía. Se dirige a personas de las que se duda si tienen o no la capacidad intelectiva normal o que incluso pueden tenerla, en tanto que el imbécil o deficiente mental, por definición, carece siempre de ella.

—El art. 199 del *Código civil* ordena que la guarda del imbécil se extienda a su persona y bienes (tutela plena).

Parte de la doctrina, sin embargo, se alza frente a estos argumentos, sosteniendo que la deficiencia mental o imbecilidad ha de ser objeto de un tratamiento jurídico especial, distinto del de los locos y dementes. En apoyo de su tesis aducen las siguientes razones:

—Cuando el profesor De Castro niega la posibilidad de aplicar la tutela de los sordomudos al caso de los imbéciles o deficientes mentales, invoca la capacidad o posible capacidad natural de los primeros frente a la incapacidad natural de los segundos. Sin embargo, según reiterada opinión del citado profesor, así como de otros autores, el mayor o menor nivel de la capacidad de obrar no depende de la aptitud o capacidad natural, sino del estado civil de la persona.

Además, respecto de la imposibilidad de aplicar por analogía la tutela de los sordomudos, hay autores que estiman que tan legítimo como el argumento *a contrario* sería el de analogía. A este respecto, el profesor Martín Granizo afirma que, entre esa interpretación *a contrario* —que es una interpretación extensiva (del art. 213 y del propio 218)— y esta otra, que lo es analógica, habría que decidirse sin lugar a dudas por esta última. Debería hacerse así ya que, tratándose de cuestiones que afectan a la limitación de la capacidad de las personas y constituyendo la regla general el que éstas sean plenamente capaces, las interpretaciones dirigidas a ampliar la incapacidad han de rechazarse siempre que no resulten clara e incuestionablemente de la propia letra de los preceptos legales. Tal caso no se da con referencia al art. 218. En este sentido, numerosos autores consideran que lo que se desprende de dicho precepto es precisamente lo contrario, es decir, la posibilidad de graduar la incapacidad de los imbéciles o deficientes mentales.

—No puede afirmarse, en fin, que del art. 199 del *Código civil* se desprenda que, en el marco del derecho español, la guarda del imbécil deba extenderse tanto a su persona como a sus bienes. En apoyo de la tesis que rechaza esta conclusión se aduce el *Proyecto de Código civil* de 1851 y, más concretamente, sus arts. 171 («La tutela tiene por objeto la guarda de la persona y bienes del menor que no esté emancipado») y 278 («Se da curador al mayor de edad, incapaz de administrar sus bienes por él mismo»). Tras la unificación de esas dos instituciones (tutela y curatela), parece que el art. 199 debe interpretarse en sentido contrario al propuesto por el profesor De Castro, es decir, guarda de la persona y bienes, respecto de los sometidos a tutela, y guarda de los bienes solos, respecto de los sujetos a la antigua curatela (es decir, los imbéciles o deficientes mentales).

ENTRENAMIENTO AUTÓGENO. Autorrelajación concentrativa, grado inferior y grado superior, relajación y concentración, formulación de propósitos, grupos de autoexperiencia centrada en el entrenamiento autógeno.

Este método expuesto por J.H. Schultz, neurólogo de Berlín, en un libro publicado el año 1932, provoca mediante ciertos ejercicios de efecto autosugestivo un cambio de la personalidad humana en el plano emocional, somático y, sobre todo, vegetativo. Su fundamento es un estado afín al sueño, «hipnoide», alcanzado mediante autosugestión. El método del entrenamiento autógeno, próximo a la → hipnosis, pero practicado por la propia persona ejercitante, es una especie de autohipnosis y fue calificado por el autor como una «autorrelajación concentrativa». Se unen en él dos elementos aparentemente opuestos: la relajación y la concentración. El entrenamiento autógeno no constituye una especie de gimnasia, sino una → psicoterapia. Partiendo del entrenamiento autógeno aparecieron en el curso del tiempo diversas variantes (método de base psicoanalítica según Ajuriaguerra, *relaxation de sens psychoanalytique* según Sapir). También son afines al entrenamiento autógeno el método de la relajación muscular progresiva según Jacobson y el de la regulación activa del tono muscular según Stokvis.

El entrenamiento autógeno consta fundamentalmente de dos partes: un *grado inferior* y un *grado superior*; el segundo posee un carácter predominantemente meditativo y sólo se aplica en circunstancias especiales. El grado inferior, cada vez más difundido en los últimos decenios, se refiere directamente al ámbito corporal del organismo humano y, partiendo de él, influye sobre las funciones psíquicas. El cuerpo y la psique son considerados como una totalidad, cuyos dos componentes se influyen entre sí.

El *grado inferior* del entrenamiento autógeno se compone de seis ejercicios, referidos a diversas regiones y funciones somáticas.

1. El ejercicio de peso. Gradualmente, partiendo de un brazo, se intenta relajar mediante concentración toda la musculatura del cuerpo, lo cual suele coincidir con una sensación de peso. Sirve de fórmula la frase: «Estoy completamente tranquilo, mi brazo pesa»; o en el curso ulterior del ejercicio: «Todo el cuerpo pesa.» El objetivo último del ejercicio de peso, que es la base de los cinco ejercicios siguientes, es la relajación de todo el cuerpo, que influye a su vez positivamente en el estado de ánimo. El que está relajado corporalmente no puede ser dominado por sus emociones.

2. Ejercicio de calor. Mediante concentración en las extremidades —brazos y piernas— se produce su calentamiento relajante («brazos y piernas agradablemente calientes»), que tiene lugar a menudo de modo pulsante. Esta sensación suele ir ligada a un aumento de riego sanguíneo de las extremidades correspondientes.

3. El ejercicio de respiración. La respiración y la circulación sanguínea están íntimamente vinculadas entre sí en cuanto a su funcionalismo, y los trastornos suelen aparecer acoplados en ambos sistemas. En el ejercicio de respiración se intenta abandonar lo más posible el proceso a sí mismo. Según la fórmula «hay respiración en mí», el sujeto debe abandonarse, tranquilo y relajado, al ritmo y el tipo de respiración que le son propios.

4. Ejercicio cardiaco. El latido cardiaco sólo suele percibirse normalmente en estado de esfuerzo corporal o de grandes emociones. Sin embargo, la autoobservación ansiosa e hipocondriaca puede provocar una elevada sensibilidad a la reacción cardiaca, originando un círculo vicioso.

El ejercicio cardiaco está destinado a lograr, mediante concentración, la vivencia de la propia actividad cardiaca, vivencia unida a la sensación de tranquilidad («mi corazón late tranquilo»). En casos de enfermedades cardiacas orgánicas, sobre todo en coronariopatías, se precisa gran prudencia en este ejercicio, o bien no practicarlo.

5. El ejercicio del plexo solar. El plexo solar es una extensa red de fibras y células nerviosas que regulan el riego de los órganos abdominales. El ejercicio del plexo solar sirve para el calentamiento de los órganos abdominales con aplicación de la fórmula el «plexo solar está agradablemente caliente» o, de modo más simple: «plexo solar caliente.» El intestino y los órganos del hipogastrio se irrigan mejor y se relajan.

6. Frescor en la frente. Este ejercicio afecta a las regiones frontal y facial, y da lugar, mediante la fórmula «frente fresca», a una regulación del riego en las zonas cefálica y facial. El ejercicio produce fundamentalmente la relajación en toda la región facial y debe provocar también la eliminación de sensaciones desagradables: cefalea, opresión cefálica, espasmos de la musculatura correspondiente. El ejercicio puede iniciarse imaginando una ligera ráfaga fresca en la zona frontal.

El conjunto de los ejercicios señalados constituye el grado inferior del entrenamiento autógeno. Pueden aprenderse en aproximadamente tres meses, suponiendo que se practiquen una o dos veces al día. Más adelante, perseverando en los ejercicios, se pueden intensificar y facilitar sus efectos.

El *grado superior* del entrenamiento autógeno presupone el dominio del grado inferior y favorece la capacidad vivencial de la persona imaginando colores, escenas y objetos, y también mediante la precepción de los sentimientos y la meditación (Thomas).

El núcleo del entrenamiento autógeno consiste en la relajación y la concentración. La relajación no sólo influye en la esfera corporal del organismo, sino que confiere a toda la personalidad una agradable sensación de paz y serenidad. A veces, sin embargo, tal estado de ánimo resulta, paradójicamente, difícilmente tolerable para el hombre moderno, expuesto de continuo al estrés.

La concentración ayuda, por otra parte, a lograr ciertos objetivos mentales que influyen, a su vez, sobre los procesos corporales o las representaciones psíquicas. Así resulta posible atender sin crispación al propio organismo, conocer las leyes por las que se rige e incluso influir en funciones espontáneas, como la circulación sanguínea de las extremidades, la frecuencia cardiaca o la actividad intestinal. Mediante la «formulación de propósitos» se pueden dominar mejor determinados comportamientos y situaciones vitales. En estado de «sumersión», uno se puede sugerir a sí mismo, por ejemplo, un despertar alegre, un sueño reparador o la tranquilidad en medio de un diálogo agitado.

Cuanto más se practiquen los ejercicios, tantas más posibilidades de aplicación ofrece el entrenamiento autógeno en situaciones vitales difíciles. Schultz describe sus efectos: descanso, tranquilidad, aumento de intensidad o de rendimiento, autodeterminación. Posibilita también la autorreflexión. Así se produce un cambio positivo en las emociones e ideas dominantes. La fase de entrenamiento puede provocar, en todo caso, diversas reacciones incontroladas de tipo vegetativo o emocional (palpitaciones, sentimientos de ansiedad, temblor muscular, risa convulsa). La *aplicación terapéutica* del entrenamiento autógeno es muy vario. El sector de aplicación más amplio está representado por los trastornos funcionales del sistema nervioso vegetativo y de algunos órganos: cefaleas, jaquecas, sudoración excesiva, palpitaciones y arritmias, afecciones gastrointestinales, trastornos vesicales y menstruales. Especial importancia reviste el tratamiento de los → trastornos del sueño. Los efectos generales del entrenamiento autógeno determinan ya un estado de reposo del organismo durante el sueño. Éste se hace más profundo, armonioso y prolongado. Mediante formulación de propósitos («dormiré tranquilo y relajado») se puede producir un efecto adicional. El entrenamiento autógeno presta asimismo una valiosa ayuda en estados dolorosos (→ dolor) de origen psicosomático y neurovegetativo.

Otra área de aplicación son las enfermedades psicosomáticas, como ciertas formas de hipertensión, asma pulmonar, úlcera gástrica y reumatismo de partes blandas. Aún en enfermedades orgánicas, sobre todo en estados espásticos de dolencias neurológicas, el entrenamiento autógeno puede tener un efecto relajante.

Otra indicación son los trastornos de conducta y la → angustia de tipo no psicótico. Especialmente en casos de hipocondría, la autoobservación ansiosa puede transformarse en una confianza positiva en el organismo. También en casos de adicción y de alteraciones de la sexualidad (tabaquismo, bulimia, trastornos en la relación sexual, onanismo, anomalías sexuales [→ perversión sexual]) son frecuentes los resultados positivos.

La aplicación terapéutica del grado superior y de otras variantes del entrenamiento autógeno orientadas en el sentido de la psicología profunda no va dirigida a situaciones especiales. Algunos métodos de tratamiento que se desvían del entrenamiento autógeno clásico han adquirido relevancia en los últimos años. El entrenamiento autógeno puede practicarse individualmente o en grupos y en este último caso, por lo general un día a la semana o cada catorce días, siendo preciso que el individuo se ejercite a diario. Son importante también los comentarios sobre las sensaciones experimentadas en el entrenamiento autógeno (grupos de autoexperiencia centrada en el entrenamiento autógeno).

Bibliografía. J. Ajuriaguerra, M. Cahen, *Tonus corporel et relation avec autrui. L'expérience tonique* *au cours de la relaxation,* en *La relaxation,* L'Expression, París [3]1964; E. Jacobson, *Progressive relaxation,* University of Chicago Press 1928; J.H. Schultz, *Das Autogene Training (Konzentrative Selbstentspannung). Versuch einer klinisch-praktischen Darstellung,* Thieme, Stuttgart [12]1966; B. Stokvis, E. Wiesenhütter, *Der Mensch in der Entspannung. Lehrbuch autosuggestiver und übender Verfahren in der Psychotherapie und Psychosomatik,* Hippokrates, Stuttgart 1961 (trad. cast., *Técnicas relajadoras y de sugestión,* Herder, Barcelona 1983); K. Thomas, *Praxis der Selbsthypnose des Autogenen Trainings. Formelhafte Vorsatzbildung und Oberstufe,* Thieme, Stuttgart 1967.

Obras más recientes: Gisela Eberlein, *Gesund durch Autogenes Training,* Rowohlt TB, 1974; C. Haring, *Lehrbuch des Autogenen Trainings,* Enke, Stuttgart 1979 (trad. cast., *El entrenamiento autógeno,* Herder, Barcelona 1982); H. Hoffmann, *Handbuch des Autogenen Trainings,* DTV, Munich 1979; Karl-Robert Rosa, *Das ist Autogenes Training,* Kindler, Munich 1973; M. Sapir y otros, *La relaxation: son approche psychanalytique,* Dunod Ed., [20]1979.

Felix Labhardt

EPILEPSIA. Epilepsia psicomotora, epilepsia jacksoniana, espasmos RSS, *pequeño mal* mioclónico-astático, ausencias, *pequeño mal* impulsivo, estado crepuscular, demencia, *status epilepticus,* aura.

La enfermedad de la epilepsia (*morbus sacer,* mal caduco) es conocida desde hace milenios. En el siglo XVII a.C. el rey de Babilonia Hamurabi mencionó la enfermedad en un proyecto de ley sobre la venta de esclavos epilépticos. Alrededor de 430 a.C. apareció el escrito de Hipócrates *Sobre la denominada enfermedad sagrada.* Los médicos de la antigüedad y de épocas posteriores (por ejemplo, Hipócrates, Galeno, Avicena y Paracelso) sabían que la epilepsia era una enfermedad del cerebro y rechazaron la opinión vigente anteriormente de que su causa era la posesión diabólica. El descubrimiento del electroencefalograma humano por Hans Berger (1929) significó un gran progreso en el estudio de la epilepsia.

1. Nociones y datos generales. Sólo se habla de epilepsia cuando se producen ataques epilépticos sin motivación conocida y cuando estos ataques se repiten. Un solo ataque epiléptico, los ataques que se producen después de una sobrecarga extrema o los ataques en enfermedad aguda del cerebro no significan que exista epilepsia. La morbilidad por epilepsia, con independencia de circunstancias étnicas o geográficas, se estima entre el 0,4-0,5 % de la población. La frecuencia de los ataques ocasionales o reacciones epilépticas es sustancialmente más elevada (4-5 %). Alrededor del 10 % de la población muestra en el electroencefalograma (→ electroencefalografía en psiquiatría) una disposición epiléptica latente, sin ataques manifiestos. En la enfermedad epiléptica no se trata de una unidad nosológica. El tipo de ataque, el curso, el trazado del electroencefalograma, la patogénesis y la influenciabilidad terapéutica son heterogéneos, y no cabe hablar en rigor de *la* epilepsia, sino de *las* epilepsias. La *clasificación* de las epilepsias está hecha desde diversos puntos de vista. Janz distingue entre pequeños ataques ligados a la edad y ataques no ligados a la edad. Los espasmos RSS, los ataques mioclónico-astáticos, las ausencias picnolépticas y los ataques de *pequeño mal* impulsivo muestran en su primera manifestación, una vinculación con la edad, mientras que los ataques de *gran mal,* las crisis psicomotoras y los accesos focales pertenecen a las epilepsias no vinculadas a la edad. Se habla de epilepsia *genuina* (e. idiopática, criptogenética, esencial) —a diferencia de la epilepsia sintomática— cuando no se puede demostrar con las posibilidades diagnósticas actuales una lesión cerebral verificable morfológicamente. Las técnicas modernas de investigación hacen que se diagnostiquen en la actualidad, con mayor frecuencia, epilepsias sintomáticas. Las *epilepsias residuales* se desarrollan sobre la base de una lesión cerebral en regresión. La mayor parte de las epilepsias residuales se deben a una lesión cerebral producida en la primera infancia. Se habla de *epilepsias procesuales* cuando la enfermedad cerebral condicionante va progresando. Las *epilepsias precoces* se manifiestan antes de los 30 años de edad; las otras se denominan *epilepsias tardías.* Por su relación con el curso del día se distingue entre *epilepsias del despertar* y *epilepsias del asueto;* en el primer caso los ataques se presentan en el lapso de hasta dos horas después de despertar por la mañana, y en el segundo durante la fase de descanso después de la jornada laboral. La *epilepsia del sueño* sólo se produce cuando el sujeto duerme, mientras que las *epilepsias difusas* no ofrecen ningún nexo específico con el curso del día. Si los ataques epilépticos se manifiestan después de una lesión traumática (generalmente entre el cuarto mes y el segundo año después del traumatismo), se habla de *epilepsia postraumática*. Las *epilepsias reflejas* están provocadas por estímulos sensoriales *(epilepsia por lectura, epilepsia musicógena, epilepsia fotosensible)*. Las *epilepsias primariamente generalizadas* presentan en el electroencefalograma, durante el ataque, descargas patológicas síncronas en los dos hemisferios. Las epilepsias primariamente generalizadas suelen pertenecer a las epilepsias comunes. En las *epilepsias secundariamente generalizadas* los trazados patológicos sólo aparecen en una región cerebral determinada, para luego generalizarse secundariamente. Se habla de *epilepsias parciales* cuando las descargas patológicas se limitan a una determinada región cerebral. Las *epilepsias no clasificadas* no pueden asignarse a ninguno de los grupos mencionados por falta de informaciones clínicas.

   2. **Clínica.** *Gran mal epiléptico*. El 50 % de las epilepsias cursan con ataques de *gran mal*, aisladamente o en combinación con ataques de *pequeño mal*. Alrededor del 10 % de los enfermos informan acerca de distimias, cefaleas, malestar, trastornos del sueño y excitabilidad, que pueden preceder en horas o días al ataque (pródromos; → trastornos afectivos). Se llama *aura* al comienzo de un ataque, vivenciado por el paciente. A veces, el ataque queda reducido al aura. El aura indica clínicamente un trastorno funcional local del cerebro. Se distingue entre aura epigástrica, que se caracteriza por una sensación progresiva en el estómago, aura gustativa, con sensaciones de sabor, aura olfatoria, con sensaciones de olor, y aura óptica, con visión de colores y manchas y deformación del tamaño de los objetos percibidos. Entre el aura y el comienzo de la convulsión tónica surge a veces el denominado «grito inicial». Los pródromos, el aura y el grito inicial se consideran como síntomas de la fase preconvulsiva. Las convulsiones tónicas y clónicas pertenecen a la fase convulsiva. Con el comienzo de las *convulsiones tónicas*, el enfermo pierde la conciencia y cae al suelo. La fase tónica dura entre 10-20 segundos. Postura opistótona: el cuerpo está extendido, los ojos en blanco, la cabeza doblada hacia atrás, las piernas estiradas y separadas. Postura emprostótona: el cuerpo y la cabeza flexionados, las piernas ligeramente separadas y extremadamente flexionadas en las caderas y en las rodillas. La postura opistótona es típica en epilepsias genuinas, y la emprostótona en epilepsias sintomáticas. La fase tónica da paso gradualmente a convulsiones clónicas, que tienen un carácter rítmico y duran de 30 segundos a 2 minutos. Las pupilas aparecen contraídas al comienzo del ataque y más tarde extremadamente dilatadas. La respiración se detiene al inicio de la fase tónica, para continuar cuando empiezan las convulsiones clónicas. La apnea prolongada provoca una cianosis facial. La sialorrea vegetativa da lugar, en la fase clónica, a un flujo de saliva espumosa. Las estasis venosas pueden ocasionar el desgarro de pequeños vasos y, en consecuencia, hemorragias cutáneas y conjuntivales. Es frecuente que durante el ataque se produzcan lesiones por mordedura de la lengua y la mucosa. El pulso se acelera y la tensión arterial aumenta. Al remitir el ataque, el paciente permanece entre 1-2 minutos en estado comatoso con los ojos cerrados. Los reflejos tendinosos desaparecen y pueden presentarse reflejos patológicos. A continuación, los pacientes se hallan inicialmente en estado de confusión durante algunos minutos, pero pueden caer también en un sueño profundo *(sueño terminal)*. Después del ataque, los pacientes se sienten agotados y con frecuencia aquejan cefalea. En los 15 minutos siguientes al ataque suelen observarse manifestaciones de déficit neurológico, que persisten durante bastante tiempo y se interpretan como expresión de un trastorno funcional cerebral circunscrito.

   Status epiléptico: sucesión de crisis de *gran mal* sin que el enfermo recobre la conciencia en los intervalos. Crisis seriadas: sucesión de ataques interrumpidos por breves momentos de lucidez. *Ataque prolongado:* en una secuencia de convulsiones, éstas se suceden sin interrupción. El estado de *gran mal* se da en el 8-15 % de los pacientes epilépticos y es siempre expresión de una lesión cerebral orgánica. La mortalidad se cifra actualmente en menos del 5 %. Después del status epiléptico pueden manifestarse signos persistentes de deterioro neurológico, tales como parálisis, rigidez descerebrada y síndrome de Parkinson, además de síntomas psicopatológicos y trastornos del lenguaje. Causas frecuentes de un status epiléptico: tumores cerebrales, enfermedades inflamatorias cerebrales, lesiones cerebrales traumáticas, procesos vasculares, fenómenos de abstinencia, por ejemplo, en la supresión brusca de antiepilépticos.

Epilepsia psicomotora (epilepsias rinencefálicas, estados crepusculares): no deben confundirse con las epilepsias temporales, ya que pueden proceder también de focos extratemporales. El 20-30 % de las epilepsias van acompañadas por ataques psicomotores. Éstos pueden aparecer combinados con ataques de *gran mal*. Se habla de *epilepsia psicomotora primaria* cuando la crisis comienza con ataques psicomotores, sin agravarse más, o va seguida posteriormente por ataques de *gran mal*. Se habla de *epilepsia psicomotora secundaria* cuando la crisis comienza con ataques de *gran mal*, a los que se asocian luego ataques psicomotores. Se llama *dreamy-state* una aura peculiar que se caracteriza por alteraciones de la percepción, de la representación y del estado anímico. En el *dreamy-state* pueden producirse ilusiones sensoriales y alucinaciones.

El aura va seguida por obnubilación de conciencia. Comienza al mismo tiempo la fase de los automatismos. Un tercera parte, aproximadamente, de los ataques psicomotores comienzan sin aura, con automatismos. Se trata de movimientos estereotipados en la zona bucal (chasquear la lengua, deglutir, masticar, atragantarse, lamer). Los síntomas vegetativos concomitantes se manifiestan por sudoración, sialorrea, taquicardia, y palidez. Después de los automatismos, el ataque termina siempre en un estado crepuscular postparoxístico y los pacientes pueden realizar acciones no adecuadas a la situación. En el estado de crisis psicomotoras (delirios epilépticos, estados crepusculares y confusos episódicos, aura continua) los enfermos están obnubilados y tienden a realizar actos agresivos (→ agresión). A veces se observan también cambios psicóticos en las vivencias. Causas frecuentes de ataques psicomotores: lesiones cerebrales traumáticas en la primera infancia, tumores cerebrales, enfermedades cerebrales inflamatorias o de origen vascular.

Crisis jacksonianas: son debidas a un trastorno funcional cortical circunscrito. Cursa con convulsiones o con parestesias, o bien con ambos tipos de manifestaciones (crisis jacksonianas motoras y sensitivas). Las parestesias o las convulsiones comienzan en una zona circunscrita de las extremidades o del tronco y se extienden sucesivamente a otras zonas del mismo lado *(march of convulsion)*. La crisis jacksoniana deja como secuela una sordera pasajera o una paresia en la parte del cuerpo afectada. La conciencia está plenamente lúcida durante la crisis. Ésta puede derivar en cualquier momento a un verdadero ataque epiléptico.

Epilepsia parcial continua (Kojevnikof): estado de ataques focales. Las causas más frecuentes de crisis jacksonianas son: tumores cerebrales, enfermedades traumáticas, inflamatorias y vasculares. Convulsiones aversivas: se caracterizan por un movimiento convulsivo de los ojos, la cabeza o de todo el tronco hacia un lado, por lo general el lado del foco.

Epilepsia ligada a la edad: incluye: convulsiones relámpago (R), salutatorias (S) y de «salaam» (S) (crisis RSS, síndrome de West, *pequeño mal* propulsivo). Los accesos RSS suelen aparecer entre la tercera semana de vida y el tercer año de edad, sobre todo entre el tercero y el octavo mes. En la crisis relámpago se produce una flexión brusca de los brazos y elevación de la cabeza con abducción simultánea de las piernas. La crisis salutatoria se caracteriza por una rápida inclinación de la cabeza. En la crisis de salaam el sujeto cruza los brazos delante del pecho. Los ataques RSS aparecen con frecuencia en series o en forma de estado. El electroencefalograma presenta un trazado característico de ondas lentas y puntas (hipsarritmia). Los espasmos RSS pertenecen a las epilepsias sintomáticas, causadas generalmente por lesiones fetales en los períodos intrauterino, perinatal o posnatal. El pronóstico es desfavorable; son frecuentes los trastornos de desarrollo en el ámbito de las funciones somáticas y mentales.

Ataques mioclónico-astáticos (síndrome de Lennox): aparecen entre el segundo y el quinto año de edad; se caracterizan clínicamente por caídas repentinas de los niños, sin pérdida de conciencia y sin convulsiones. Pueden ocasionar lesiones graves. En formas abortivas se manifiesta únicamente una breve flexión de las rodillas, con elevación simultánea de los brazos. A veces hay pérdida de conciencia o se producen breves ataques tónicos, sobre todo en el sueño. En estado de ataques mioclónicos-astáticos los niños se muestran apáticos, crepusculares, y realizan movimientos coreatiformes, incoordinados. Además de las causas mencionadas, existe en el 10 % de los casos una carga hereditaria.

Ausencias (pequeño mal picnoléptico, síndrome de Friedmann): la enfermedad se produce entre los 4 y los 14 años de edad. Las ausencias simples se caracterizan por suspensión brusca de la conciencia entre 5-10 segundos. Mirada fija y rectilínea. No hay fenómenos motores. La actividad en curso se interrumpe y continúa tras la desaparición de la ausencia. Subjetivamente hay una amnesia. Se habla de ausencias complejas cuando se agregan fenómenos motores o neurovegetativos. El paciente levanta los ojos, dobla la cabeza hacia atrás (ausencias retropulsivas). Las ausencias pueden ir acompañadas de automatismos en el área bucal. A veces se produce una torsión de la cabeza y una desviación de los globos oculares con o sin movimiento lateral del tronco (ausencias adversivas); otras veces, las ausencias van acompañadas por convulsiones clónicas en la zona facial, sobre todo en los párpados. Pueden aparecer síntomas neurovegetativos tales como sudoración, enrojecimiento y palidez. Ausencias atónicas: disminución del tono muscular, con desplome del cuerpo. El electroencefalograma presenta un trazado típico en forma de complejos puntos y ondas generalizados, de 3 segundos de duración. Las ausencias pueden presentarse varias veces al día y pasan a veces a un estado picnoléptico, que se caracteriza por obnubilación, dificultad para concentrarse, reducción del impulso y dificultad de comprensión. Las ausencias suelen incluirse en las epilepsias genuinas, y es muy raro que existan en los antecedentes personales indicios de lesión cerebral en la primera infancia (→ diagnóstico de las lesiones cerebrales). El factor hereditario es muy elevado.

Ataques de petit mal impulsivo (síndrome de Janz): suelen ocurrir entre los 14 y los 18 años de edad. Se producen sacudidas de breve duración que afectan a hombros y brazos y que el paciente siente como choques eléctricos. El paciente lanza los objetos que tiene en la mano. En crisis violentas el paciente se cae, generalmente de espalda. La conciencia permanece vígil. Los ataques pueden acumularse, dando lugar a un estado de *pequeño mal* impulsivo con accesos en forma de descargas en las extremidades. Los ataques de *pequeño mal* impulsivo van acompañados, con frecuencia, por ataques de *gran mal* del tipo del despertar. En lo concerniente a la causa, domina el factor hereditario; apenas se detectan lesiones cerebrales adquiridas.

3. Trastornos psíquicos en epilepsias (→ psicosis orgánicas y sintomáticas). *Alteración epiléptica del modo de ser:* trastornos psíquicos persistentes, inespecíficos, a veces reversibles, en pacientes epilépticos (→ defecto). Aparecen en el 50 % de los casos, aproximadamente. Causas: la enfermedad cerebral subyacente a la epilepsia; ataques frecuentes; aspectos psicosociales, como personalidad premórbida y estigmatización social.

Demencia epiléptica: Gastaut considera que esta denominación es incorrecta, porque las descargas epilépticas generan ataques epilépticos, mas no lesiones cerebrales. Los ataques epilépticos acumulados y los estados de *gran mal* pueden provocar, por hipoxemia, una extensión de los focos epileptógenos. El deterioro demencial en enfermedades cerebrales progresivas con ataques epilépticos debe atribuirse a encefalopatía progresiva y no a la epilepsia. Una terapia antiepiléptica bien llevada puede impedir el desarrollo de un deterioro demencial. Ciertas alteraciones psicopatológicas pueden obedecer a determinados tipos de ataques o a formas de epilepsia. Los pacientes de epilepsia del despertar son inestables, tienden al capricho y a la sugestibilidad, son fácilmente seducibles, no tienen objetivos fijos y son propensos a breves distimias; son también perezosos, a veces generosos, y tienden a la jactancia. Los enfermos se muestran indiferentes a su enfermedad, no siguen las prescripciones médicas y dificultan por ello la curación. Los pacientes con epilepsia del sueño son concienzudos, laboriosos, personas de confianza, tienden a la meticulosidad, a la obstinación, al espíritu de contradicción y a la sabihondez. Adolecen de una autoobservación hipocondriaca. Los enfermos de epilepsias difusas no pueden clasificarse en tipologías unitarias. Los pacientes de epilepsias psicomotoras presentan a menudo alteraciones psíquicas; manifiestan sobre todo síntomas neuróticos, reacciones histéricas, trastornos de conducta, episodios psicóticos y al mismo tiempo síntomas de un psicosíndrome orgánico, como deterioro de la memoria, estados de confusión, irritabilidad y ataques de ira. Otros síntomas son la meticulosidad y comportamientos egocéntricos. Los pacientes con ataques psicomotores muestran a menudo las características de personalidad de las epilepsias del sueño, mientras que las características de los enfermos con ausencias y *pequeño mal* impulsivo se asemejan, en buena medida, a las de las epilepsias del despertar.

Distimias episódicas: en ellas, los pacientes se sienten depresivos durante días o semanas, desmoralizados, malhumorados e irritables. Se quejan de diversas molestias físicas o de síntomas neurovegetativos, manifiestan intenciones de suicidio y a veces tratan de realizarlas. Tales distimias episódicas pueden ir acompañadas de ataques histéricos.

Episodios psicóticos: pueden derivar de distimias episódicas. Con el inicio de la sintomatología psicótica cesan los ataques, y la psicosis desaparece tan pronto como el paciente sufre un ataque. Landolt observó durante estados de distimia epiléptica o de episodios psicóticos una normalización en el trazado del electroencefalograma, que sólo volvía a ser patológico una vez desaparecidos los estados distímicos o la psicosis, o cuando un ataque o serie de ataques ponía fin a la distimia (normalización forzada de Landolt). Tellenbach designa tales episodios como «psicosis alternativas». Las psicosis epilépticas incluyen síntomas paranoides, ideas delirantes, percepciones delirantes y alucinaciones acústicas, pero no trastornos de pensamiento formal ni cinestesias. La temática delirante suele referirse al entorno actual, a diferencia de las psicosis esquizofrénicas. A nivel de diagnóstico diferencial, las psicosis episódicas se distinguen de los estados crepusculares por la permanencia de la lucidez mental. La electroencefalografía permite establecer con facilidad un diagnóstico diferencial. Las psicosis epilépticas se producen preferentemente en epilepsias generalizadas primarias.

Estados crepusculares epilépticos: se trata de un trastorno psíquico pasajero que tiene lugar durante o después de un ataque epiléptico. Los estados crepusculares suelen presentarse a continuación de un estado de *gran mal* o de un ataque de *pequeño mal* o psicomotor. Suelen durar algunos minutos, pero pueden persistir durante días y semanas, rara vez durante meses. El síntoma principal de un estado crepuscular es la obnubilación de la conciencia. Los pacientes no están desorientados, sino mal orientados. Esto supone que se comportan con arreglo a un presunto contexto situacional que no coincide con el sentir común de la gente. Así, el paciente puede realizar acciones que un observador ajeno considera absurdas. El paciente no recuerda la duración de su estado crepuscular. El electroencefalograma revela una lentificación general y ausencia de actividad hipersíncrona.

Bibliografía. H. Gastaut, *Wörterbuch der Epilepsie*, trad. alem. de J. Kugler, Hippokrates, Stuttgart 1976; H. Heintel, *Quellen zur Geschichte der Epilepsie*, Huber, Berna-Stuttgart-Viena 1975; D. Janz, *Die Epilepsien*, Thieme, Stuttgart 1969; A. Mathes, *Epilepsie*, Thieme, Stuttgart 1977; H. Penin (dir.), *Psychische Störungen bei Epilepsie*, Schattauer, Stuttgart-Nueva York 1973.

N. Seyfeddinipur

ERGOTERAPIA. Ergoterapia, terapia ocupacional, laboroterapia, principios sobre los que se basa la terapéutica, indicaciones.

El término *ergoterapia* suele emplearse como un concepto general que abarca las terapias activas *(terapia ocupacional* y *laboroterapia).* En algunos países se ha utilizado la ergoterapia como una forma especial de terapia de activación y ocupación y no se emplea sólo en psiquiatría, sino en un amplio sector de la medicina (ortopedia, geriatría, pediatría). En otros países se incluye dentro de la terapia ocupacional. No hay unanimidad en cuanto al uso del concepto, en contraste con la importancia de esta forma de terapia universalmente reconocida, sobre todo en psiquiatría. Junto con la farmacoterapia, la ergoterapia constituye la base del tratamiento psiquiátrico. En la reforma de la psiquiatría, el tratamiento pasa a ser una rehabilitación. Ésta es «el arte de los pequeños pasos» (Schulte 1973), un sistema estructurado, con un fin concreto. Las «terapias» (ergoterapia, terapia ocupacional, laboroterapia) son sus instrumentos y deben estructurarse y articularse de acuerdo con las necesidades de rehabilitación. Para evitar malentendidos en la aplicación de estos conceptos, conviene tener en cuenta las siguientes precisiones:

La *ergoterapia* se practica haciendo abstracción del producto y se orienta a una acción o actividad. Puede considerarse también como una actividad puramente creativa y como una forma especial de → psicoterapia (no verbal). La ergoterapia se puede practicar individualmente o en grupo y sirve para la reindividualización o para la resocialización.

La *terapia ocupacional* puede definirse como una actividad que persigue unos objetivos terapéuticos (por ejemplo, la concentración, la iniciativa, la espontaneidad). Utiliza la actividad o el trabajo como medio de tratamiento; se organiza racionalmente, en forma productiva, pero sin fines lucrativos o de rendimiento. La terapia ocupacional admite aspectos lúdicos y artísticos en forma de competencia o intercambio y sirve para la reindividualización o para la resocialización.

La *laboroterapia* es un método de tratamiento que utiliza el trabajo como tratamiento psiquiátrico. El trabajo es una conducta orientada al rendimiento y a un objetivo concreto. Este objetivo es un producto e, indirectamente, supone remuneración y reconocimiento social.

Los fundamentos teóricos de estas terapias, que poseen prolongados antecedentes (Barz 1973, Schulte 1973), se han establecido de modo explícito en los dos o tres últimos decenios. Actualmente se conoce con bastante seguridad lo que cabe esperar de los elementos que favorecen un proceso terapéutico, y las condiciones y los principios necesarios para su obtención.

Si las terapias aplican la actividad o el trabajo como medio de tratamiento, hay que decir que el trabajo, la ocupación o el pasatiempo no constituyen terapias en la → psiquiatría actual a menos que cumplan los requisitos mencionados y se basen en los principios terapéuticos.

Las condiciones o premisas de las terapias pueden considerarse como respuestas «correctas» a estas cuatro preguntas (tétrada terapéutica): ¿*Qué* (trabajo, ocupación o actividad, material, proceso laboral, objetivo) se propone? ¿*Dónde* (vía, espacio, ambiente) tiene lugar la terapia? ¿*Cómo* se establece la indicación, se planifica y se realiza la terapia, se instruye, motiva y apoya al paciente? ¿*Quién* es el terapeuta (su formación, capacidad, carácter), el que está en el grupo? (copacientes).

Los principios terapéuticos son ciertos conocimientos y normas básicas que pueden resumirse así: Las terapias aplican la actividad o el trabajo como medio de tratamiento psiquiátrico. Las razones de una actividad o un trabajo son siempre necesidades, motivos o intereses. La terapia debe descubrirlos, desarrollarlos, aprovecharlos, satisfacerlos. La terapia debe aunar la actividad o trabajo con el sentido o finalidad. Las terapias deben actuar en forma «económica» (grupo). Debe haber un grupo terapéutico de 8 a 15 pacientes. Es preciso poner en práctica los conocimientos pedagógicos y educativos. Teniendo en cuenta que el paciente está implicado en un proceso laboral dentro de la terapia, deben considerarse los aspectos psicológicos y sociológicos del trabajo. La ergoterapia, la terapia ocupacional y la laboroterapia sólo difieren en el modo, no en el valor que se persigue. Actúan conjuntamente a tenor de las circunstancias individuales, situacionales y personales, y son a menudo complementarias. Las terapias deben estar articuladas entre sí (ergoterapia, terapia ocupacional, laboroterapia), al igual que cada terapia en sus diversos aspectos (individuo-grupo, facilidad-dificultad, apertura-clausura). Deben fijarse objetivos concretos. Estos objetivos constituyen sólo una parte de la estrategia de tratamiento global y deben coordinarse con otros objetivos. Los pacientes han de situarse «en el límite superior de posibilidad» de la terapia para ser estimulados al progreso ulterior.

Las terapias deben realizarse con arreglo a normas técnicas y sobre bases científicas seguras; no debe faltar el control de eficiencia.

Las indicaciones para una terapia derivan

del diagnóstico de los síndromes (trastorno o impedimiento que la terapia debe remediar), de las posibilidades de una determinada terapia para atajar estos males y de los intereses y motivos del paciente antes mencionados.

Indicaciones para ergoterapia: Trastornos graves del pensamiento, del sentimiento, de la persona, especialmente del impulso y de la expresión, de la psicomotricidad y de la comunicación. Concretamente: necesidad de afecto, falta de espontaneidad, inseguridad, indecisión o incapacidad en el terreno afectivo y emocional, falta de contacto, aislamiento, → autismo. Hay indicación absoluta para la ergoterapia cuando existe incapacidad laboral y/o de grupo.

Terapia ocupacional: La indicación principal es la necesidad de una organización laboral razonable, con o sin capacidad suficiente de trabajo. Especialmente cuando se dan limitaciones de tipo socioemocional en cuanto a impulso, interés, perseverancia, tolerancia, confianza en sí mismo, sentimiento de autoestima, adaptación, contacto, comunicación. La condición para esta terapia es la capacidad grupal.

Laboroterapia: La indicación principal es una capacidad insuficiente para el trabajo, con miras a la rehabilitación: insuficiencia en cuanto a independencia, perseverancia, firmeza, esmero, habilidad manual, capacidad de cambio y experiencia de éxito. Las condiciones son la capacidad grupal y un mínimo de capacidad laboral.

La realización práctica de estas terapias así concebidas no es fácil. Los problemas espaciales, económicos y personales son difícilmente superables y la colaboración interdisciplinar en → psiquiatría está dando los primeros pasos. Pese a ello, las perspectivas para un desarrollo y una reestructuración rápidos de las terapias actuales son favorables, pues está claro que las terapias antiguas resultan insuficientes para los objetivos actuales de la psiquiatría.

Bibliografía. H. Barz, *Praktische Psychiatrie*, Huber, Berna 1973; H. Harlfinger, *Arbeit als Mittel psychiatrischer Therapie*, Hippokrates, Stuttgart 1968; G. Jentschura, H.-U. Janz, *Beschäftigungstherapie*, vol. I, Thieme, Stuttgart 1979; G. Jentschura, H.-U. Janz, *Beschäftigungstherapie*, vol. II, Thieme, Stuttgart 1979; K.-A. Jochheim, *Rehabilitation*, Thieme, Stuttgart 1975; F. Reimer, *Arbeitstherapie, 7. Weinsberger Kolloquium*, Thieme, Stuttgart 1977; W. Schulte, *Arbeitstherapie*, en *Lexikon der Psychiatrie*, Springer, Berlín 1973.

SLOBODAN ALAC

ESCALAS DE JUICIO CLÍNICO. Escalas de juicio, psicopatometría, teoría de los tests.
1. Generalidades sobre la metodología de las escalas de juicio clínico. La aplicación de las escalas de juicio clínico tiene como fin objetivar y cuantificar aquellos fenómenos que sólo se detectan a modo de impresiones en los diálogos diagnósticos o terapéuticos, y hacerlos de ese modo más comunicables, analizables y evaluables a nivel estadístico (Zerssen 1980, Zerssen y Möller 1980). Estas escalas van adquiriendo una importancia creciente en la investigación psiquiátrica y han mejorado en los últimos años paralelamente al incremento de las exigencias y posibilidades terapéuticas. Naturalmente, ello no significa que sea superfluo el diálogo con el paciente diagnóstica y terapéuticamente orientado, sino que las mencionadas escalas lo complementan.

En lo que respecta a la estandarización, las escalas de juicio clínico se sitúan en un puesto intermedio entre el juicio clínico espontáneo y los → tests objetivos en sentido estricto. La estandarización se limita en algunos de estos instrumentos de investigación a la propuesta de ítems, a las categorías de juicio correspondientes y al modo de valoración. En otros incluye el lapso de tiempo a juzgar y en algunos también la situación del observador. En este último caso se habla de una entrevista plenamente estructurada o estandarizada, por ejemplo, el *Present state examination* (Wing y otros 1974). Cuanto más avanza la estandarización, mayor suele ser la fiabilidad (seguridad de medida) de un método de evaluación, aunque pierda generalmente en viabilidad. Por eso la práctica clínica y la investigación de coste reducido aconsejan los métodos de juicio poco estandarizados, en lugar de los plenamente estructurados. La fiabilidad de tales métodos de juicio menos estandarizados puede mejorar mediante un entrenamiento común sistemático del investigador (Heimann y otros 1977).

Los métodos de juicio clínico, como otros procedimientos de psicopatometría (Möller y Zerssen 1982), deben ajustarse en lo posible a los siguientes criterios de bondad basados en la teoría de los tests (→ fundamentos psicométricos del diagnóstico):

1. Objetividad: independencia de los resultados respecto al investigador y al evaluador.
2. Fiabilidad: la seguridad con que un método diagnóstico detecta una característica.
3. Validez: la exactitud con que se detecta aquello que es preciso detectar.
4. Normatividad: la presencia de valores de referencia, por ejemplo, sobre determinados grupos clínicos.
5. Viabilidad: el coste temporal, personal y material para la realización debe ser el menor posible.

Algunos tests especiales pueden exigir ciertas restricciones en el cumplimiento de estos criterios. Se da concretamente una incompatibilidad parcial entre la fiabilidad y la validez: la mejora de fiabilidad suele ir acompañada de una limitación en la validez, y viceversa (dilema fiabilidad-validez). La viabilidad impone a veces limitaciones en la objetividad, en la fiabilidad y en la validez.

Las escalas de juicio clínico detectan el grado de acentuación de las características estandarizadas, en valores numéricos. Las escalas de los instrumentos de medida respectivos proponen los grados de acentuación posibles. En el caso más simple de escala (por ejemplo, una lista de control de síntomas) se registra sólo la existencia o no de un síntoma (por ejemplo, tristeza) o de un conjunto de características (por ejemplo, síndrome depresivo) mediante los valores numéricos 1 y 0. Es posible formular un juicio diferenciado haciendo que la escala abarque varios grados en el relieve de las características: por ejemplo, 0 = no presencia, 1 = grado leve, 2 = grado medio, 3 = grado acentuado, 4 = grado extremo. Dado el peligro de que los diversos evaluadores utilicen criterios distintos, conviene fijar el margen de juicio mediante puntos de contraste, por ejemplo, indicando modelos de acción que sean característicos de un determinado punto escalar. Una amplitud escalar excesivamente grande no es razonable, ya que, a veces, los valores superiores no permiten detectar las verdaderas diferencias existentes entre los fenómenos investigados. La inexactitud básica de la medición de fenómenos psíquicos hace que sea suficiente, por lo general, una escala poco diversificada. La mejora de la exactitud se logra más con un perfeccionamiento de los instrumentos de medida que con una afinación de la escala.

Los valores numéricos para características afines (por ejemplo, los distintos síntomas de un síndrome) pueden sumarse a un *score* total. La confluencia de características, a modo de síndrome se averigua empíricamente, en la construcción de tests, mediante la aplicación de métodos estadísticos multivariados (por ejemplo, análisis factorial y de *clusters*). Eventualmente, antes de la adición de los grados de las distintas características a un *score* (puntuación) total en determinados ítems, se hace una multiplicación con «números ponderados» que representan la relevancia de cada característica para el conjunto de ellas.

Las escalas de juicio clínico se pueden dividir, por razón del evaluador, en métodos de heteroevaluación y de autoevaluación (→ cuestionarios de autoevaluación). En los métodos de heteroevaluación, el juicio sobre determinadas características del paciente lo formulan evaluadores cualificados (médicos, psicólogos, personal auxiliar, profanos iniciados, etc.) o personas allegadas (pareja, familiares, amigos, etc.). El juicio hace referencia a la conducta o a las vivencias del paciente y se basa en las propias observaciones del investigador o en las indicaciones del paciente. Las escalas de juicio deben construirse de forma que se ajusten al nivel de formación del investigador correspondiente. Hay escalas para médicos con formación psiquiátrica (así, la *Impatient multidimensional psychiatric scale,* Lorr 1974), para psicólogos clínicos (por ejemplo, *Structured clinical interview,* Burdock y Hardesty 1969), para personal auxiliar con formación psiquiátrica (*Nurses' observation scale for impatient evaluation,* Honigfeld y Klett 1965) y para familiares *(Symptoms and social behavior rating scale for relatives,* Katz y Lyerly 1963).

2. Características detectadas. Las escalas de juicio clínico pueden referirse a diversas áreas de características (tabla 1). La mayoría de ellas se han confeccionado para la detección de signos psicopatológicos (Möller y Zerssen 1983). Pueden formular la pregunta epidemiológica global «presencia o no presencia» (por ejemplo, la entrevista de Goldberg y otros 1972) o la pregunta sobre la gravedad de los síntomas (por ejemplo, *Clinical global impressions,* National Institute of Mental Health 1976). Es más frecuente indagar en forma concreta aspectos parciales de la sintomatología psicopatológica, como la depresividad o la angustia (por ejemplo, *Hamilton depression scale,* Hamilton 1967; *Hamilton anxiety scale,* Hamilton 1959) o sintomatología esquizofrénica *(Brief psychiatric rating scale,* Overall y Gorham 1969) o toda la banda psicopatológica (Protocolo del grupo alemán de trabajo para metodología y documentación en psiquiatría, Arbeitsgemeinschaft für Methodik und Dokumentation in der Psychiatrie 1979; *Impatient multidimensional psychiatric scale,* Lorr 1974). La escalas que detectan la psicopatología global suelen acentuar la sintomatología de las psicosis endógenas, y sólo abordan la sintomatología orgánica y neurótica en forma limitada. Hay escalas especiales para estas áreas; por ejemplo, para psicosíndromes cerebrales orgánicos, el Protocolo del grupo alemán de trabajo en gerontopsiquiatría (Ciompi y otros 1973) o la *Clinical assessment geriatric scale* (Shader y otros 1974). Recientemente se ha propuesto para la heteroevaluación de sintomatología neurótica el *Befundbogen für den psychischen und sozialkommunikativen Befund* (Protocolo para datos exploratorios psíquicos y de comunicación social, Rudolf 1979). Pueden verse otras escalas de psicopatología en obras generales sobre el tema (Guy 1976, Collegium internationale psychiatriae scalarum 1981).

Aparte los signos psicopatológicos, las escalas de juicio clínico pueden detectar otras áreas de características. Hay que mencionar

Tabla 1. Características de algunas escalas de heteroevaluación más aplicadas en psiquiatría en lengua alemana

Escala	Áreas detectadas	Observaciones
Protocolo de la *Arbeitsgemeinschaft für Methodik und Dokumentation in der Psychiatrie* - AMDP (AMDP 1979)	100 características que afectan a casi todo el espectro de la psicopatología tradicional: trastornos de conciencia, de orientación, de atención, de memoria, de pensamiento formal y material, trastornos afectivos, psicomotores, trastornos de conducta pulsional e impulsiva	Escala más usada en países de idioma alemán, terminología psiquiátrica. Distingue algo mejor que escalas similares (por ejemplo IMPS) en el área de los trastornos neuróticos. Hay valores referenciales para diversos grupos clínicos
Impatient multidimensional psychiatric scale - IMPS (Lorr 1974)	De 75 a 90 características, espectro similar al de AMDP	Terminología no técnica. Escala muy bien estudiada, validada también para países de idioma alemán. Valores referenciales para diversos grupos clínicos
Brief psychiatric rating scale - BPRS (Overall y Gorham 1962)	De 16 a 18 características de trastornos psíquicos graves, especialmente esquizofrénicos	Escala bien estudiada, también para países de idioma alemán. La ventaja de la brevedad se combina con el inconveniente de la menor capacidad de diferenciación
Hamilton depression scale - HAMD (Hamilton 1967)	De 17 a 21 características, sintomatología depresiva	Escala más empleada en el estudio de antidepresivos

en primer lugar el área de la adaptación social, cuya detección estandarizada ha despertado en los últimos años un creciente interés. Se trata de descubrir con un instrumental, a veces muy complicado, las dificultades objetivas o subjetivas que el individuo experimenta en diversos ámbitos funcionales de la vida cotidiana: profesión, relaciones conyugales, contactos sociales, conducta en tiempo libre, etc. (Weissmann y Sholomskas 1981). Es importante la detección de la adaptación social complementariamente a la de la psicopatología, sobre todo porque ambas áreas sólo se correlacionan parcialmente. Sin embargo, las escalas propuestas hasta ahora no han alcanzado aún, en general, el nivel que poseen algunas escalas para psicopatología.

En colaboración con la investigación psicofarmacológica se han confeccionado escalas para la detección de efectos secundarios. Es muy frecuente el empleo de escalas para sintomatología extrapiramidal, por ejemplo, la *Rating scale for extrapyramidal side effects* (Simpson y Angus 1970), que permite un registro detallado del síndrome parkinsonoide.

También se han confeccionado escalas para la detección de acontecimientos vitales que pueden estar relacionados con la génesis o el curso de enfermedades psíquicas o somáticas. Especialmente el método descrito por Brown (1974) permite estimaciones fiables sobre presencia y significación de tales acontecimientos.

Los diversos intentos efectuados sobre tendencia al → suicidio, actual o presumible en el futuro, de un paciente partiendo de escalas de juicio clínico construidas especialmente a este objeto, no han dado hasta ahora resultados satisfactorios. No parece existir aún ninguna escala de este tipo que sea válida, dejando aparte los aspectos de fiabilidad (Schmidtke 1982).

Las escalas de juicio clínico pueden referirse también a características que directamente no pertenecen al paciente, pero que, por diversos motivos, son importantes para él. Así cabe juzgar, por ejemplo con el *Camberwell family interview* (Rutter y Brown 1966), determinados aspectos de la conducta y de la actitud de miembros de la familia con respecto al enfermo psíquico. Con otros instrumentos de juicio pueden descubrirse ciertos aspectos del ambiente clínico (Kellam 1961). Otras escalas sirven para la documentación de determinadas variables del proceso psicoterapéutico, por ejemplo, las escalas confeccionadas por psicoterapeutas centrados en el cliente para la detección de características del terapeuta (Truax 1961).

3. Posibilidades de error frecuentes en la aplicación de escalas de juicio. En las escalas de juicio suele permitirse al investigador cualificado valorar, en la clasificación, las respuestas del paciente, señalar, por ejemplo, un progreso, incluso cuando el paciente no lo expresa con mucha claridad. Esta valoración por el experto supone, por una parte, una reducción de estimaciones erróneas por autopercepción perturbada del paciente, pero ofrece, por otra, el peligro de deformaciones ocasionadas por el juicio del investigador. Una falsificación sistemática de la observación por parte del evaluador se debe especialmente a los siguientes factores (Hasemann 1971):

1. Efecto Rosenthal: el resultado de una investigación está condicionada por las expectativas del investigador.
2. El investigador tiende a sobrevalorar o a infravalorar el grado del trastorno.
3. Efecto halo: el resultado de una investigación está influido por los conocimientos de otras cualidades o por la impresión general acerca del probando.
4. Error lógico: el resultado de una investigación está condicionado por el hecho de que el investigador sólo tiene en cuenta aquellas observaciones concretas que le parecen lógicas en el marco de sus ideas teóricas o lógicas previas.

Estos errores pueden compensarse en parte con la aplicación simultánea de otros métodos, dentro de un diagnóstico multimétodo (Seidenstücker y Baumann 1978). Es frecuente aplicar la combinación de métodos autoevaluativos con métodos heteroevaluativos. Algunos instrumentos exploratorios incluyen de modo permanente una combinación de este tipo, por ejemplo, el *Münchner Alkoholismus Test* (Feuerlein y otros 1979) o el *Nürnberger Altersinventar* (Osswald 1979). Este último incluye, además de la autoevaluación y la heteroevaluación, tests de rendimiento objetivos.

Bibliografía. Arbeitsgemeinschaft für Methodik und Dokumentation in der Psychiatrie, *Das AMDP-System. Manual zur Dokumentation psychiatrischer Befunde,* Springer, Berlín-Heidelberg-Nueva York ³1979 (ed. corregida y aumentada); G.W. Brown, *Meaning, measurement and stress of life events,* en B. Dohrenwend, B.P. Dohrenwend (dirs.), *Stressful life events. Their nature and effects,* Wiley, Nueva York 1974, p. 212-243; E.I. Burdock, A.S. Hardesty, *Structured Clinical Interview,* Springer, Nueva York 1969; B. Ciompi, A. Lobrinus, C. Müller, *Basisdokumentation in der Gerontopsychiatrie. Das AGP-System. Janssen Symposien, Gerontopsychiatrie 3,* Privatdruck der Fa. Janssen, Düsseldorf 1973; Collegium Internationale Psychiatriae Scalarum (CIPS), *Internationale Skalen für Psychiatrie. Privatdruck der CIPS,* Berlín 1977, reeditado por Beltz, Weinheim 1981; W. Feuerlein, H. Küfner, C. Ringer, K. Antons, *Münchner Alkoholismustest (MALT). Manual,* Beltz, Weinheim 1979; D.P. Goldberg, B. Cooper, M.R. Eastwood, H.B. Kedward, M. Shepherd, *A standardized psychiatric interview for use in community surveys,* «Br. U. Priv. Soc. Med.» 24 (1970) 18-23; W. Guy (dir.), *ECDEU (Early Clinical Drug Evaluation Unit System). Assessment Manual for psychopharmacology,* Rockvill, Maryland 1976; M. Hamilton, *The assessment of anxiety states by rating,* «Br. J. Med. Psychol.» 32 (1959) 50-55; M. Hamilton, *A rating scale for depression,* «J. Neurol. Neurosurg. Psychiatr.» 23 (1960) 56-62; K. Hasemann, *Verhaltensbeobachtung,* en R. Heiss (dir.), *Handbuch der Psychologie,* vol. 6, Hogrefe, Gotinga ³1971; H. Heimann, W. Obermair, W. Boller, K.D. Stoll, *Videotape training in psychiatric practice,* «Progr. Neuro-Psychopharm.» 1 (1977) 141-145; G. Honigfeld, C.J. Klett, *The nurses' observation scale for impatient evaluation,* «J. Clin. Psychol.» 21 (1965) 65-71; M.M. Katz, S.B. Lyerly, *Methods of measuring adjustment and social behavior in the community,* «Psycho. Rep.» 13 (1963) 503-535; S.G. Kellam, *A method for assessing social contact. It's application during a rehabilitation programm on a psychiatric ward,* «J. Nerv. Ment. Dis.» 132 (1961) 4-18; M. Lorr, *Assessing psychotic behavior by the IMPS,* en P. Pichot (dir.), *Psychological measurements in psychopharmacology. Mod. Probl. pharmacopsychiatr.,* vol. 7, Karger, París 1974; H.J. Möller, D. v. Zerssen, *Psychopathometrische Verfahren: I. Allgem. Teil,* «Nervenarzt» 53 (1982) 493-503; H.J. Möller, D. v. Zerssen, *Psychopathometrische Verfahren: II. Standardisierte Beurteilungsverfahren,* «Nervenarzt» 54 (1983) 1-16; National Institute of Mental Health, *Clinical global impressions,* en W. Guy (dir.), *ECDEU assessment manual for psychopharmacology,* Rockwille, Maryland 1976; W.D. Osswald, *Psychopathometrische Verfahren und Fragebögen für Gerontopsychologische Untersuchungen,* «Z. Geront.» 12 (1979) 341-350; J.E. Overall, D.R. Gorham, *The brief psychiatric rating scale,* «Psychol. Rep.» 10 (1962) 799-812; G. Rudolf, *Psychischer und Sozial-Kommunikativer Befund,* «Z. Psychosom. Med. Psychoanalyse» 25 (1979) 1-15; M.L. Rutter, G.W. Brown, *The reliability and validity of measures of family life and relationships in families containing a psychiatrie patient,* «Soc. Psychiatr.» 1 (1966) 8-19; A. Schmidtke, *Definition besonders suizidgefährdeter Risikogruppen: Probleme und Resultate der Prädikatorenforschung,* en P.A. Fiedler, A. Franke, J. Howe, H. Kury, H.J. Möller (dirs.), *Herausforderung und Grenzen der klinischen Psychologie,* Privatdruck der DSUT, Munich 1982; G. Seidenstücker, U. Baumann, *Multimethodale Diagnostik,* en U. Baumann, H. Berbalk, G. Seidenstücker (dirs.), *Klinische Psychologie. Trends in Forschung und Praxis,* vol. 1, Huber, Berna-Stuttgart-Viena 1978; R.I. Shader, J.S. Harmatz, C. Salzman, *A new scale for clinical assessment on geriatric populations. SANDOZ Clinical Assessment - Geriatric (SCAG),* «J. Am. Geriatr. Soc.» 22 (1974) 107-113; G.M. Simpson, J.W.S. Angus, *A rating scale for extrapyramidal side effects,* «Acta. Psychiatr. Scand.» supl. 212 (1970) 11-15; C.B. Truax, *A scale for the measurement of accurate empathy,* «Psychiatric Institute Bulletin», vol. 1, University Wisconsin 1961; M.M. Weissmann, U.K. Sholomskas, *The assessment of social adjustment: An update,* «Arch. Gen. Psychiatr.» 38 (1981) 1250-1258; J.K. Wing, J.E. Cooper, N. Sartorius, *The measurement and classification of psychiatric symptoms. An instruction manual for the PSE and Catego-Program,* Cambridge University Press, Londres-Nueva York 1974. Adapt. alemana de M. v. Cranach, *Standardisiertes Verfahren zur Erhebung des psychopathologischen Befundes, PSE,* Beltz, Weinheim 1978; D. v. Zerssen, *Psychopathometrische Verfahren und ihre Anwendung in der Psychiatrie,* en U.H. Peters (dir.), *Die Psychologie des 20. Jahrhunderts,* vol. X, Kindler, Zurich 1980; D. v. Zerssen, H.J. Möller, *Psychopathometrische Verfahren in der psychiatrischen Therapieforschung,* en S. Biefang (dir.), *Evaluationsforschung in der Psychiatrie: Erfahrungen und Methoden,* Enke, Stuttgart 1980.

Hans Jürgen Möller

ESQUIZOFRENIA. 1. Apunte histórico. La clasificación hoy vigente de las enfermedades psiquiátricas se remonta fundamentalmente a Kraepelin, aunque tuvo sus precursores. Pero éstos poseen una importancia secundaria para la concepción actual de la esquizofrenia, ya que no propusieron la clasificación basándose en criterios estrictos, como hizo Kraepelin. Según éste, la entidad nosológica debe poseer las siguientes características: *a*) cuadro sintomático idéntico, *b*) curso idéntico, *c*) etiología idéntica, *d*) datos anatomopatológicos idénticos (→ concepto de enfermedad). La esquizofrenia sólo llega a cumplir dos de estos criterios: el cuadro sintomático idéntico y el curso idéntico, y en una forma sustancialmente distinta a la que describió Kraepelin.

A pesar de esta deficiencia, el nombre de Kraepelin quedó asociado a una ruptura en la teoría de la esquizofrenia. Es verdad que él había formulado el postulado de la demencia precoz —de ahí el nombre por él creado de *dementia praecox*—; pero la postulada identidad sintomatológica (→ síntoma) y de curso permitió, en investigaciones posteriores, diferenciar el grupo de las esquizofrenias partiendo de la enfermedad concebida en un principio como una unidad. El nombre siguiente que hay que mencionar en una retrospección histórica es E. Bleuler. Éste participó en la investigación de la esquizofrenia, sobre todo con la creación de un nuevo concepto fenomenológico. La demencia precoz apuntada por Kraepelin no pudo confirmarse (→ defecto). Las esquizofrenias pueden aparecer también a una edad media o tardía. Por otra parte, no siempre llevan a la demencia. Hay remisiones totales, aunque sean raras. E. Bleuler, eligiendo el término de «esquizofrenia», destacó la estructura psicopatológica de la enfermedad: escisión del pensar, del sentir, del querer y del sentimiento subjetivo de la personalidad. E. Bleuler sospechó la existencia de un trastorno fundamental de base orgánica, que desencadena los síntomas primarios, y diferenció de él los síntomas secundarios, que son reacciones psíquicas del enfermo a sus vivencias. Esta división desvió la preponderancia que tenía en Kraepelin la descripción fenomenológica de la división etiopatogenética de los síntomas hacia una descripción orientada en la naturaleza y la estructura de las manifestaciones.

Kraepelin y E. Bleuler, que influyeron en la psiquiatría mucho más allá del área lingüística germana, dieron lugar en las distintas áreas culturales a una proliferación de trabajos y versiones sobre la teoría de la esquizofrenia. En la psiquiatría de habla alemana, que ejerció su influencia en el resto del mundo, hay que mencionar especialmente a Karl Jaspers y a Kurt Schneider. Jaspers es una figura importante para la psicopatología de la esquizofrenia, por haber transferido el esquema de los contextos comprensibles y no comprensibles, introducido en la psicología por Dilthey, a la teoría de la esquizofrenia (→ comprensión, → explicación). De ese modo se afianzó la opinión de una causa somática de la esquizofrenia, idea formulada con toda claridad por Kraepelin.

Según Jaspers, los síntomas esquizofrénicos no son comprensibles. Jaspers mostró esta incomprensibilidad, en 1912, con el ejemplo del delirio de celos, que creyó diferenciar claramente de los celos deliroides. Esta distinción entre conjuntos comprensibles e incomprensibles dio ocasión a Jaspers para abordar una descripción de todos los síntomas psicopatológicos. Jaspers fue añadiendo descripciones cada vez más precisas y amplias, en seis ediciones de su obra. Intentaba captar al ser humano como totalidad, y no forzarle unilateralmente dentro de un esquema que en psiquiatría llevaría a conclusiones erróneas. Esto afectó especialmente a la teoría de la esquizofrenia. Lo que le importaba a Jaspers era describir con exactitud los diversos sectores parciales de la totalidad que es el hombre, de modo tal que se lograse una visión global de los más diversos síntomas. Ninguna obra posterior a Jaspers ha llegado a describir con tanto relieve la → anormalidad psíquica. Pero este mérito no puede extenderse a sus afirmaciones etiológicas, así como tampoco a su distinción entre lo comprensible y lo no comprensible.

Antes de pasar a esbozar la situación actual en el estudio de la esquizofrenia, hemos de mencionar a K. Schneider. Ha sido el clínico que enseñó de modo más consecuente la contraposición jaspersiana entre conjuntos comprensibles y no comprensibles. Intentó destacar en la esquizofrenia aquellos síntomas que permitieran formular con seguridad el diagnóstico. Schneider los llamó síntomas de primer orden. Los denominó así porque su presencia impone el diagnóstico de esquizofrenia. Los síntomas de segundo orden, como los trastornos afectivos, no son decisivos para el → diagnóstico de esquizofrenia. El mérito de Schneider en la investigación de la esquizofrenia consiste, sobre todo, en haber señalado aquellos síntomas que permiten hablar de esta enfermedad con un rigor que el lenguaje culto había perdido después de Jaspers.

2. Sintomatología. Una sinopsis destinada a un diccionario manual no permite describir los síntomas de la esquizofrenia con la precisión suficiente como para confeccionar una lista completa e inequívoca. Debemos conformarnos con señalar los síntomas más evidentes; examinaremos especialmente aquellos cuyo sentido ha cambiado en el curso del tiempo.

1. *Percepción delirante.* Los conceptos psicopatológicos clásicos, especialmente expuestos por Jaspers, Gruhle y K. Schneider, presentaban como indemne la función perceptiva de los esquizofrénicos paranoides (→ paranoia). Esta suposición se extendía también a la percepción delirante (→ delirio), considerada como trastorno central (en el sentido de los síntomas de primer orden). La percepción delirante era, según esta concepción, más bien un trastorno del pensamiento, que de la percepción propiamente dicha. Esta interpretación peculiar tenía su fundamento en la teoría de la percepción de la psiquiatría clásica. La interpretación derivaba de la psicología elementarista, que consideraba el acto perceptivo como construido con los elementos de la sensación. Tan sólo cuando la psicopatología realizó el giro desde la psicología elementarista, a la psicología de la *Gestalt,* giro que la psicología general había llevado a cabo desde tiempo atrás, encontró el camino, aunque con gran retraso, hacia una comprensión mejor, es decir, más fenomenológica, de la percepción delirante. Hay que mencionar aquí especialmente los trabajos de Conrad (1948) y Matussek (1952), que llegaron a resultados similares de forma independiente.

Conrad sostiene que la alteración del campo perceptivo obedece a una transformación del campo vivencial, transformación que él divide en tres grados: trema, apofenia y anastrofé. La etapa de trema se caracteriza por sentimientos de pérdida y de desconfianza por parte del enfermo, que se siente como punto central del acontecer y no logra ya utilizar diversas perspectivas de percepción. Es incapaz, concretamente, de «transcender» hacia otro sistema de referencia, desde donde pueda contemplarse a distancia a sí mismo y su relación con el entorno. Las cualidades esenciales del objeto de la percepción destacan, según Conrad, especialmente en la fase de apofenia, que hace perder gradualmente el análisis y el juicio ajustado a la realidad de las percepciones sensoriales. La última fase se caracteriza por una destrucción del campo vivencial, estado que Conrad compara con la disolución de la realidad en los sueños.

Los tres últimos fenómenos no se abordan desde la psicología de la *Gestalt*, sino que representan análisis fenomenológicos, con su bagaje conceptual propio. Matusssek, en cambio, se mantuvo fiel a los conceptos de la psicología de la *Gestalt* en la descripción de la percepción delirante. Condición previa para ello era, en todo caso, la afirmación de las cualidades señaladas por la psicología de la *Gestalt* en el objeto de percepción. La psicología de la *Gestalt* distingue entre cualidades encontradas inmediatamente y cualidades «introducidas», y demostró que el mundo intuitivo ostenta la primacía frente a la realidad representada. Las alteraciones señaladas por Matussek en el acto perceptivo de pacientes esquizofrénicos son las siguientes: el relieve extremo de propiedades esenciales en el objeto, con atenuación simultánea de las cualidades estructurales, y una simultánea relajación o disolución de la estructura de la coherencia perceptiva. El esquizofrénico tiende, al mismo tiempo, a quedar fijado al objeto percibido (rigidez de la percepción) y a delimitarle en el campo perceptivo (cualidades esenciales encuadradas).

Una serie de investigaciones experimentales han confirmado estas alteraciones de la percepción en esquizofrénicos, aun en detalles formales. Brengelmann pudo demostrar el escaso grado de estructuración existente en la percepción de los esquizofrénicos, analizando un trastorno de la visión espacial. La exposición de imágenes complejas, tridimensionales, con tiempos variables entre 1/100 y 30 segundos, mostró diferencias elevadas entre enfermos neuróticos y psicóticos. Los pacientes psicóticos no sólo mostraban umbrales de conocimiento sustancialmente más altos, sino que, aun suprimiendo del número de exposiciones que necesitaban para el reconocimiento, eran inferiores a los neuróticos en el grado de estructuración de su percepción. Tan sólo después de tiempos prolongados de exposición podían pasar desde el estadio del reconocimiento bidimensional de los objetos a la captación de la tridimensionalidad de hecho existente.

Pero la falta de configuración del espacio perceptivo se dio también en la bidimensionalidad. Rost encontró que el curso perceptivo de 50 esquizofrénicos investigados se caracterizaba por una intensa fijación en la «prefigura», es decir, en una etapa previa a la detección clara de la figura. El estancamiento de los procesos perceptivos, así determinado, inhibía el proceso cognitivo en el paciente psicótico, lo cual tenía a menudo por consecuencia una pluralidad de significados por parte de los objetos de la percepción o una ampliación de las áreas de pregnancia. Pero la etapa de pluralidad de significados no siempre es definitiva. Puede desembocar igualmente más bien en una especialización de significado. Ésta suele ser entonces inadecuada. Raush demostró, en el marco de experimentos realizados con evaluaciones de constancia de magnitudes, que los esquizofrénicos paranoides persisten mucho más que los sujetos normales en las imágenes visuales, una vez percibidas éstas y así no pueden realizar una adaptación adecuada a la realidad. El paranoide, contrariamente al esquizofrénico no paranoide, carece de flexibilidad en su percepción. No se retrae totalmente de su entorno, pero lo juzga con sus propios criterios, que no corresponden a las circunstancias reales. El estudio de los esquizofrénicos no paranoides mostró, en cambio, un alejamiento aún más notable de la realidad. Su percepción se caracterizaba por un alto grado de inestabilidad. Faltaba una organización sólida del campo perceptivo, lo cual daba lugar a un caos del mundo percibido. El mundo del paranoide no es, en cambio, caótico, sino que aparece hiperestructurado e hiperorganizado en relación con las cambiantes circunstancias de la realidad.

2. → *Delirio*. Los datos obtenidos en la investigación sobre las alteraciones perceptivas en esquizofrénicos han contribuido al desarrollo de la teoría clásica, ya que intentaron explicar las percepciones como consecuencia de un trastorno funcional y de un cambio vivencial impulsando así la problemática de la génesis y esencia del delirio dentro de la investigación del delirio.

La teoría clásica del delirio distinguía, por una parte, entre representaciones delirantes, entre las que se incluían ideas y ocurrencias delirantes, y percepciones delirantes por otra. Hallazgos más recientes sobre la percepción de los esquizofrénicos hicieron perder relevancia a esa distinción y de ese modo fue fácil adoptar perspectivas psicodinámicas en el estudio del delirio, como se hizo sobre todo en la psiquiatría norteamericana.

S. Freud (1911) describió el delirio como un síntoma de restitución con el que el enfermo intenta recuperar el mundo objetal perdido (→ psicoanálisis). Conforme a esta hipótesis, el delirio está al servicio de la defensa de un conflicto intrapsíquico. S. Freud consideró la proyección como el mecanismo de defensa que deforma la percepción de la realidad mediante la externalización de conflictos internos. Posteriormente opinó que la estructura de defensa específica de los esquizofrénicos se caracteriza especialmente por la negación frente a las representaciones de la realidad externa. Freud supuso que el conflicto pulsional de importancia decisiva para la paranoia era la homosexualidad pasiva. Esta hipótesis desencadenó fuertes controversias, a las que se otorga una importancia secundaria dentro del debate teórico actual.

La nueva interpretación psicoanalítica del delirio arranca de una concepción teórica diferente. La mayoría de los autores no explica ya el delirio y la alucinación a base de los conceptos de conflicto y de defensa. Estos fenómenos son más bien la expresión y consecuencia de un mundo interior del esquizofrénico. Según la nueva concepción, el enfermo esquizofrénico padece una deficiencia estructural que implica una debilidad primaria del yo, que se expresa en la disminución o pérdida de la capacidad para tener a raya las representaciones objetales inconscientes. De acuerdo con esta hipótesis acerca de una deficiencia, el delirio sugiere ante todo una fragmentación de los procesos de internalización, influidos secundariamente por los conflictos intrapsíquicos y la defensa contra ellos. Este enfoque, en su sentido más amplio, supone una integración insuficiente de experiencias perceptivas, cognitivas y emocionales como determinantes fundamentales para un desarrollo delirante.

La investigación de la influencia de los factores ambientales en la génesis del delirio ha avanzado, por una parte gracias a la investigación familiar (Th. Lidz, Wynne y otros; → psiquiatría familiar) y, por otra, mediante las diversas investigaciones, cada vez más perfeccionadas, sobre la relación objetal en la primera infancia (Jacobson, Winnicott, Mahler, etc.). El estudio de las estructuras patológicas de las relaciones objetales señala, como problema básico en el sí mismo del esquizofrénico un desarrollo insuficiente del narcisismo. Estas investigaciones han sido fructíferas en cuanto al conocimiento del delirio, especialmente para la determinación de su esencia.

La clasificación de las ideas delirantes en delirio de ascendencia, delirio de invención y delirio religioso puede resumirse, aplicando la teoría del narcisismo, en el grupo del delirio de grandezas. Su característica central es la inflación del sí mismo como compensación de las humillaciones sufridas en la primera infancia. Surge, sin embargo, la cuestión, no aclarada hasta ahora, de por qué un enfermo está convencido de ser un redentor, otro de ser rey y un tercero, un gran inventor. No deben olvidarse las circunstancias externas, como los azares biográficos, en la investigación de esta problemática. El otro grupo, que podría caracterizarse por la persistencia de una conciencia moral infantil, muestra el estrechamiento por ideas impuestas, deterioro somático, observación y, finalmente, persecución.

3. *Alucinación* (→ ilusión sensorial). Mientras que los trastornos de percepción no alucinatoria sólo han llamado la atención del psiquiatra en los últimos tiempos, gracias al progresivo perfeccionamiento de los métodos experimentales, las alucinaciones han suscitado siempre el interés en el plano psicopatológico y clínico. La psicopatología investigó especialmente el puesto peculiar que parece ocupar la percepción deformada, entre la representación y la percepción. Intentó derivarla tanto de un ámbito como del otro.

Se considera desfasada la idea de que las alucinaciones que se producen en los más diversos trastornos somáticos y psíquicos son un fenómeno homogéneo y deben atribuirse a una causa determinada. Las alucinaciones, si no se las desliga del contexto de la vivencia, no son algo homogéneo y la investigación no ha podido identificar hasta ahora ningún factor concreto que pueda considerarse como su causa. En todas las enfermedades conocidas hasta ahora donde se ha observado un curso de alucinaciones, éstas no son síntomas obligados. Los fenómenos psíquicos anormales a los que se pretendía hacer responsables causales de las alucinaciones (trastornos de la conciencia, intensa afectividad, trance místico, etc.) no pueden considerarse como causa de las ilusiones sensoriales. Constituyen más bien una de las muchas condiciones.

Sólo es posible evitar el peligro de proponer teorías prematuras sobre la etiología de las alucinaciones mediante un análisis fenomenológico profundo de las ilusiones sensoriales.

Una comparación entre las alucinaciones que aparecen en situaciones naturales y experimentales de aislamiento y las ilusiones sensoriales de los esquizofrénicos pone de manifiesto claras diferencias en cuanto a la recepción de estímulos y la referencia a la realidad. En experimentos sobre percepción (Lazarus) un grupo de esquizofrénicos mostró un umbral elevado para los estímulos. Su tendencia a protegerse de los estímulos perceptivos favorecería la aparición de alucinaciones, sobre todo de tipo óptico. Este hecho, sin embargo, no puede considerarse como causa de las percepciones ilusorias. Los pacientes, en efecto, no siempre sufren alucinaciones en el estupor catatónico, que supone el grado máximo de aislamiento. Por otra parte, habla también en favor de ello la experiencia clínica relativa a que los esquizofrénicos paranoides se distinguen por su oído sutil, lo cual puede sugerir un umbral de percepción reducido.

En la aparición de alucinaciones en esquizofrénicos reviste especial importancia, además de la reducción de los estímulos sensoriales, el aislamiento con respecto a la realidad. Este aislamiento es más decisivo y afecta a capas de la personalidad más profundas que en los experimentos de aislamiento artificial y natural. El esquizofrénico no puede establecer ninguna relación entre el contenido de las alucinaciones y su propio estado. Para él, las alucinaciones vienen de fuera, y las revive como aspectos de la realidad exterior. El psicoanálisis describió este proceso como una escisión del yo y lo denominó alienación del yo. Cierto es que el carácter perceptivo de la alucinación esquizofrénica no es esencialmente diverso del de la alucinación no esquizofrénica; pero la realidad externa alucinatoria se presenta en el sujeto no esquizofrénico de otro modo que en el esquizofrénico. Al excluir las causas periféricas, el sujeto no esquizofrénico puede recuperar en cualquier momento el control de la realidad, ya que la alucinación no altera sustancialmente su relación con ella. Las alucinaciones esquizofrénicas, en cambio, son la expresión de una relación deteriorada con la realidad, que está en la raíz de la personalidad. La realidad que se desmorona al aparecer las alucinaciones esquizofrénicas, es una realidad interhumana. La pérdida de la realidad es igualmente fundamental para el desarrollo del delirio. Éste y las alucinaciones son la expresión y consecuencia del mundo esquizofrénico; forman parte, como síntomas parciales, de una alteración que afecta a toda la personalidad del enfermo.

Conviene hacer algunas observaciones, como conclusión, sobre los diversos tipos de alucinación. Ya la psiquiatría clásica había distinguido entre alucinaciones acústicas, ópticas, olfatorias, gustativas y corporales. Alucinaciones acústicas pueden ser voces que se producen en forma de discurso y contradiscurso, como observaciones que acompañan a determinadas actividades del enfermo o que tienen un carácter valorativo (alabanza y censura). Más raras que las alucinaciones acústicas son las alucinaciones ópticas. Suelen ir entreveradas de una vivencia paranoide-alucinatoria. Las alucinaciones olfatorias y gustativas aparecen con frecuencia como trasfondo de angustias de envenenamiento, en relación con el delirio persecutorio. Entre las ilusiones sensoriales que se refieren al sentimiento corporal se observan especialmente alucinaciones táctiles y hápticas en esquizofrénicos. Los enfermos se sienten influidos y alterados eléctricamente, magnéticamente y por rayos, o perciben un cambio en sus miembros, que son desgarrados, quemados, amputados o devorados.

4. *Pensamiento*. Los → trastornos del pensamiento revisten una importancia decisiva en la esquizofrenia. Muchos autores destacan estos trastornos en la lista de los síntomas esquizofrénicos. Siguiendo la exposición clásica de C. Schneider, distinguen entre trastornos formales y trastornos de contenido. Incluyen entre los trastornos formales las siguientes alteraciones: amalgamas (fusión de cosas incompatibles), deslizamientos (desprendimiento de las ideas, yuxtaposición de afirmaciones que se salen de su contexto), omisiones (lagunas en la serie mental que aparecen como bloqueos) y desvarío (caos de ideas heterogéneas).

C. Schneider enumera entre las características de los contenidos: formaciones delirantes, discurso extravagante y excéntrico, lenguaje distorsionado (incoherencia entre el plano de los pensamientos y su expresión verbal) y paralogismos (lenguaje ilógico).

Aunque esta división parezca esclarecedora, propone unas distinciones sutiles que son inviables. Lo problemático de este principio divisorio aparece con especial claridad en la inclusión de la ruptura de las ideas, entre los trastornos del pensamiento formal. Pero si se añade la impresión de «imposición» en el enfermo, como en el caso del robo del pensamiento, el fenómeno se considera como consecuencia y expresión de un trastorno específico del yo. Algo parecido hay que decir de la avalancha de pensamientos que, al potenciarse en sugestión o en «imposición», se considera como consecuencia de un trastorno patológico de las fronteras del yo. Esto mismo es válido para la ampliación del pensamiento, considerada por K. Schneider como síntoma de primer orden, que se caracteriza por la impresión del enfermo de que otras personas participan en su discurso mental.

La dificultad de establecer una distinción clara se confirma en aquellos enfoques psicopatológicos que reclamaban una consideración global y descubrían en el síntoma del desorden una correspondencia con la vivencia desorientada del yo, con el afecto perturbado y con la motricidad extravagante. Esta corriente —representada especialmente por M. Bleuler— explica mejor el hecho, todavía poco atendido, de que los distintos síntomas de la esquizofrenia se condicionan recíprocamente; pero no ha dado aún una explicación satisfactoria a la cuestión relativa a lo que deba considerarse como fuente o fundamento en el desarrollo de la esquizofrenia y de la índole y modo de la interdependencia de los síntomas.

Las numerosas investigaciones llevadas a cabo sobre el trastorno esquizofrénico del pensamiento contribuyen al esclarecimiento de este problema desde los planteamientos más diversos. Mencionamos a continuación tres trabajos recientes que parten de las perspectivas de la psicología de la *Gestalt,* de la psicología del desarrollo y de la psicología del lenguaje, respectivamente.

Frente al enfoque guestáltico defendido por Goldstein y otros (1938), según el cual los esquizofrénicos piensan demasiado concretamente y por eso fracasan en la actividad del pensamiento abstracto, N. Cameron señala que los esquizofrénicos, al formar sus conceptos, incluyen elementos asociativos ajenos y no pueden mantener los límites conceptuales normales. Designa este proceso con el término de *overinclusion*. El esquizofrénico forma conceptos que se caracterizan por una excesiva generalización. Por eso su pensamiento es más general —y, por tanto, más abstracto en cierto sentido— y más impreciso que en los sanos.

La tesis de Cameron quedó confirmada y especificada en el marco de una investigación experimental de Payne, Matussek y George (1959). Según sus resultados, se produce un trastorno en los procesos de inhibición cortical que eliminan estímulos internos y externos irrelevantes en el acto mental. La reducción del efecto de saturación en los esquizofrénicos permite inferir una formación más lenta de la inhibición reactiva, que se interpreta como efecto de un trastorno de procesos de inhibición cortical.

Wynne y colaboradores (1965) toman como punto inicial de sus investigaciones el principio de psicología del desarrollo sobre la diferenciación e integración, y consideran el trastorno esquizofrénico del pensamiento como un desajuste en la referencia a la realidad. Distinguen tres formas diversas y tres grados de intensidad en un trastorno de pensamiento esquizofrénico: trastorno amorfo, fragmentado y mixto. Esa distinción se refiere a elementos formales en el grado de desorganización psicótica y en el estilo mental.

Los pacientes esquizofrénicos amorfos no pueden fijar la atención: su percepción parece insegura y fluctuante; las secuencias comunicativas presentan lagunas. Las formas amorfas de lenguaje y pensamiento van acompañadas de empobrecimiento afectivo y apatía y sugieren un pronóstico más desfavorable que las formas fragmentadas. Estas últimas están perturbadas por procesos restrictivos, ajenos al yo, pertenecientes al ámbito de los procesos primarios. Los esquizofrénicos que tienden a la fragmentación son capaces de prestar una atención más clara y diferenciada y de percibir con una mayor precisión. Fracasan, sin embargo, en la articulación e integración de sus experiencias. Sus procesos mentales se caracterizan por saltos abruptos y muestran «los signos clásicos de un trastorno de pensamiento superinclusivo». El historial de los pacientes fragmentados presenta un nivel de funciones del yo bastante más elevado. El grupo de pacientes que se distinguen por «formas mentales mixtas» se asemeja a los pacientes esquizofrénicos amorfos. Pero su pensamiento «no es tan amorfo» y pueden vivir, al menos a intervalos, socialmente adaptados.

Wynne y sus colaboradores emplean este sistema divisorio para el estudio sistemático de las familias. Investigaron mediante entrevistas familiares y tests de Rorschach la relación existente entre el trastorno mental del paciente esquizofrénico y las formas de relación y estilos comunicativos de sus parientes. Los resultados demostraron que cabe hacer predicciones sobre el trastorno mental del paciente a base de la naturaleza y el modo de comunicación familiar. El aspecto que resultó más importante para la predicción fue la forma en que las familias de los esquizofrénicos estructuran su atención y establecen coherencias de sentido. Hay otras tres características que resultan esenciales, pero tienen una importancia indirecta para la configuración de la atención y para la búsqueda de sentido, porque contribuyen como variables postuladas o son una premisa para aquéllas. Son: 1) Una constelación inestable, inadecuada, de cercanía y distancia en las transacciones familiares; 2) una sensación de vacío y falta de sentido que envuelve a toda la familia, y 3) un modo peculiar de estructura familiar que los autores describen como «seudocomunidad» y «seudohostilidad».

Según tales estudios, los «esquizofrénicos amorfos» proceden de familias donde predominan los contactos indiferenciados y, a menudo, escasos, pero que aparecen muy estables, al mismo tiempo. Todos los miembros de la familia tienden a dispersar su atención constantemente y sólo pueden formar coherencias de sentido vagos y amorfos. La consecuencia es un pesimismo general entre ellos sobre la posibilidad de que algo pueda tener nunca un sentido. Las relaciones emocionales resultan así globales e inespecíficas. Pero al mismo tiempo no permiten ni siquiera un mínimo de distancia entre los distintos miembros de la familia.

Los esquizofrénicos con tendencia a la fragmentación proceden de familias cuya atención no está perturbada en el primer nivel fundamental; su fallo reside en la deficiente integración de la percepción y por eso no valoran la importancia de las relaciones personales. Mientras que los padres de «pacientes amorfos» tienden a una proximidad fijada en el contacto y en la orientación frente a la realidad, los padres de «pacientes fragmentados» tienden a establecer unas relaciones inadecuadas de cercanía y lejanía, lo cual se manifiesta en una pendulación extrema, especialmente en un distanciamiento que rompe de pronto la comunicación. La estructura familiar se caracteriza en general por expectativas de roles muy organizados, rígidamente «seudocomunitarios» y «seudohostiles». Estas familias, contrariamente a las de los esquizofrénicos amorfos, logran configurar un cierto sentido, aunque es peculiarmente muy estrecho y reduccionista.

Partiendo del análisis de estos elementos formales, los autores llegaron a establecer en 35 familias investigadas, de las que 20 contaban con un hijo esquizofrénico, 9 con un hijo fronterizo y 6 con un neurótico grave en los años de la primera juventud, un diagnóstico a ciegas en el 80 por ciento de los casos. La interpretación de estos resultados, sin embargo, se basa en una distinción de forma y contenido que es muy similar a la antigua diferenciación entre síntomas primarios y síntomas secundarios. De este modo queda sin respuesta la vieja pregunta sobre el modo de explicar el hecho de que la psicosis se revele en la elección y en el contenido del «material».

Entre los numerosos trabajos que abordan el trastorno esquizofrénico del pensamiento a la luz del lenguaje psicótico cabe mencionar la interpretación estructural de U.H. Peters (1973). Este autor establece criterios formales y de contenido para la investigación del llamado «trastorno del campo de la palabra o/y de la frase». Aparece tal trastorno cuando una palabra o una frase no poseen ya el mismo significado para dos observadores, fenómeno que es específico de la esquizofrenia y se puede aplicar a la disgregación del pensamiento. La disgregación del texto de un paciente esquizofrénico puede disolverse en estructuras comprensibles si se analizan e interpretan la estructura y el tema textuales. Los pasajes que muestran la característica formal del trastorno del «campo verbal» son también los que mayor importancia revisten en cuanto al contenido. La disgregación verbal, según esto, no carece de sentido, sino que está cargada de él en alto grado y requiere un esfuerzo de interpretación para descifrarlo.

En este proceso metodológico se comprueba que el contenido y la forma del texto se implican mutuamente y que, por tanto, no pueden considerarse aisladamente. La articulación en diversos planos textuales revela que la observación (registro de trastornos, indicación de procesos intactos, etc.) y los comentarios del propio esquizofrénico sobre su función mental son más importantes que la presencia de determinados contenidos. De ese modo se expresa la lucha contra la insuficiencia del propio pensamiento. Las expresiones que se yuxtaponen sin sentido aparente cobran significado cuando se advierte que los trastornos de pensamiento formal aparecen al cambiar de un plano textual a otro o de un tema a otro. La intención del que habla sólo puede descubrirse por la vía de la interpretación.

Desde el punto de vista psicopatológico, la situación que desencadena un trastorno del campo verbal se puede designar como percepción delirante. El esquizofrénico manifiesta dudas relativas a comprensión, pero no puede sustraerse a su convicción vivencial.

5. *Afectividad* (→ trastornos afectivos). En

el aspecto descriptivo-fenomenológico, el efecto significa la emotividad observada en la conducta del individuo. A él se contrapone el vivenciar que el observador puede deducir subjetivamente y por la vía de la reflexión.

El efecto está siempre perturbado en el esquizofrénico. Este trastorno afectivo se revela como carencia afectiva general, como incongruencia de las reacciones afectivas, como falta de unidad y tendencia consiguiente a la escisión y la ambivalencia; y, en fin, como repliegue hacia un mundo autista.

La carencia afectiva general se manifiesta especialmente en la falta de contacto. El esquizofrénico aparece inaccesible, no muestra reacciones ni iniciativas afectivas y es imprevisible en sus reacciones. Se ha designado la ausencia de una comunicación afectiva como «clima esquizofrénico» o como «altivez» del esquizofrénico. Rümke llamó a la impresión que el esquizofrénico produce en el investigador «vivencia precoz» (de *dementia praecox* = esquizofrenia) y consideró la presencia o ausencia de esta impresión como una brújula para un diagnosticador experimentado.

La incongruencia de las reacciones afectivas se caracteriza por una contradicción o una escisión de la expresión afectiva en la mímica, la gesticulación, el lenguaje hablado y el estado anímico que es de esperar en situaciones concretas (paratimia).

E. Bleuler empleó el término «ambivalencia» para significar la yuxtaposición de afectos diversos y contradictorios, que el enfermo no es capaz de integrar. Consideró la escisión o la unidad deficiente como un principio fundamental de la esquizofrenia, que se revela en diversas esferas de la persona; por ejemplo, en la actitud ante los objetos externos, las motivaciones, la mímica y la motilidad. La ambivalencia se manifiesta clínicamente en el predominio de las vertientes opuestas de un conflicto, simultánea o sucesivamente, y en la incapacidad del enfermo para advertir la incoherencia de su conducta.

La mezcla inconexa de cualidades vivenciales aparece también en forma de grandes y súbitas oscilaciones del estado anímico, que se consideran hoy día como precursores de una futura esquizofrenia. Pero los estados anímicos se caracterizan también por la inestabilidad en el curso posterior. Se pueden observar tanto estados eufóricos como distimias depresivas. El estado eufórico característico de los esquizofrénicos se designa como «afectividad pueril». Predomina en la forma hebefrénica de la esquizofrenia. En las distimias depresivas suelen predominar los estados de ánimo caracterizados por perplejidad y desamparo.

Otro síntoma fundamental, además de la escisión esquizofrénica, es el → autismo. Se entiende por tal la inaccesibilidad peculiar del esquizofrénico, su encapsulamiento frente al mundo y su desvinculación de la realidad, con simultánea acentuación de su mundo interior.

Las reflexiones psicodinámicas sobre el significado del autismo esquizofrénico ponen de relieve la complejidad de este fenómeno. Se siguen fundamentalmente dos niveles de interpretación: el autismo como expresión y consecuencia del trastorno del yo y de un profundo trastorno referencial. El repliegue hacia un mundo propio caracterizado por rasgos «grandiosos», la negativa a comunicarse y a adaptarse a la realidad pueden describirse desde diversos puntos de vista: como intento de establecer una protección para distanciarse de estímulos internos y externos avasalladores; como defensa contra impulsos y tendencias destructivas o libidinales que el sujeto considera peligrosos y que debe escindir y proyectar hacia el entorno; como intento de control omnipotente de un mundo exterior, en el que el enfermo se siente impotente; como regresión hacia estructuras primarias del pensamiento, debido al derrumbe de las funciones de síntesis del yo; como repliegue, en fin, por la insuficiente capacidad del individuo para ocupar libidinalmente los objetos y sus representantes.

P. Matussek (1960) describió con precisión la ausencia de la referencia fundamental al objeto y las consiguientes alteraciones del yo, como un proceso de destrucción de la capacidad de referencia. Al hundirse en un mundo autista propio, el esquizofrénico sólo puede tener contactos en una única modalidad referencial: la de atracción y repulsión. Sus referencias se efectúan a distancia y a un nivel superficial. El enfermo, por ejemplo, sólo puede detectar el aspecto externo, corporal, del otro: su apariencia, su atuendo, etc.; lo auténticamente propio y lo íntimo quedan excluidos para él en esta relación. También desaparece la reciprocidad en las relaciones de los participantes. El esquizofrénico se sitúa en el centro del acontecer, para poder tomar así la distancia protectora. Estas peculiaridades del autismo esquizofrénico dan lugar a dos estructuras de encuentro relacionadas entre sí: por una parte, el esquizofrénico tiende a privar de libertad al otro y a hacerlo dependiente y pasivo; por otra, tiende a hacerse él mismo dependiente y pasivo. Ambas formas de relación obligan al esquizofrénico a una escisión constante entre la dependencia ajena y la propia. La investigación reciente sobre el narcisismo, realizada por Kohut, Kernberg y otros, ha arrojado nueva luz sobre el trasfondo genético-dinámico del autismo esquizofrénico y ha hecho importantes hallazgos en el estudio etiológico y terapéutico.

6. *Trastornos de la personalidad y de las vivencias del yo*. Los múltiples síntomas esquizofrénicos convergen en el concepto de trastorno del yo o de vivencia del yo.

La psiquiatría clásica describió las modalidades de la vivencia del yo partiendo de las características de la conciencia del yo analizadas por Jaspers, K. Schneider y Gruhle. La conciencia del yo se caracteriza por la certeza de existir como una persona unitaria, idéntica en el curso del tiempo y sujeto de los actos psíquicos.

K. Schneider consideró como uno de los trastornos fundamentales de la vivencia esquizofrénica del yo la pérdida de la *Meinhaftigkeit* («la cualidad de mío»), que impide al esquizofrénico ser consciente de su existencia como suya. El sujeto no puede reconocerse ya en el ser humano en el que, como tal, existe. Existe de un modo despersonalizado y no siente como suyos, sino como ajenos, su cuerpo, sus acciones, su lenguaje, su pensamiento y aspiraciones. La despersonalización va acompañada por una reducción del contacto, sentimentalmente adecuado, con el mundo, un proceso que se ha designado como desrealización.

El derrumbe de las fronteras espaciales y temporales entre el yo y el medio ambiente da lugar a una serie de fenómenos que son peculiares de la vivencia del propio yo por parte del esquizofrénico. Así, el enfermo vivencia a otras personas como participantes en esferas que le pertenecen a él (transitivismo) o se vivencia a sí mismo como diverso en diferentes tiempos (doble vida alterna). Puede, en fin, vivenciarse a sí mismo como su propio doble (heautoscopia). En cada uno de estos trastornos, los límites espaciales y temporales del yo desaparecen de un modo específico.

La pérdida o el debilitamiento de la conciencia de un yo por sí mismo activo (Gruhle) provoca la vivencia de lo «impuesto». Se manifiesta en los pensamientos, sentimientos y acciones «impuestos», en la idea de estar influido por otros, en el sentimiento de no ser ya dueño de sí mismo y, finalmente, en una impotencia amenazadora. La vivencia de lo «impuesto» y de alienación priva de la unidad a las vivencias del enfermo esquizofrénico. Esta desintegración genera en la estructura de la personalidad de éste una fragmentación que se refleja en contradicciones características de la sintomatología esquizofrénica.

La cuestión relativa a los fundamentos dinámicos y estructurales del trastorno esquizofrénico de la personalidad nos conduce a los problemas centrales de la investigación de la psicodinámica, que analizaremos en relación con la etiología de este cuadro patológico.

7. *Motricidad y acción*. Las alteraciones motoras extremas son el estupor catatónico y la agitación catatónica. En el estado de estupor, el enfermo permanece inmóvil y mudo (mutismo). Es frecuente que el catatónico relacione su inmovilidad con una torturante paralización de su capacidad de decisión. Cree que la menor actividad implica peligro y destrucción. El estado de agitación catatónica se caracteriza por agitación psicomotora, que puede manifestarse con una ciega violencia. Los síntomas alcanzan desde manierismos leves y actitudes extravagantes, hasta acentuadas estereotipias. Puede tratarse de movimientos rítmicos del tronco y de las extremidades, o bien de muecas. Los manierismos esquizofrénicos se manifiestan como *posturas* o actitudes extravagantes, que los enfermos adoptan repetidamente de modo rígido o alternativo. Estas peculiaridades motoras prestan al curso y a la coordinación del movimiento del paciente esquizofrénico un envaramiento y una rigidez generales. Además de las excentricidades motoras, los síntomas catatónicos suelen incluir trastornos del impulso (→ impulso y sus trastornos). Son caracterís-

ticos el bloqueo o la paralización del impulso, el negativismo y la ejecución automática. El paciente negativista hace siempre lo contrario de lo que se espera de él. Lo opuesto al negativismo es la ejecución automática: el enfermo realiza como un autómata lo que se le ordena, o repite de modo estereotipado lo que se ha dicho (ecolalia) o hecho (ecopraxis) inmediatamente antes. El propio impulso del esquizofrénico parece estar sustituido por la adopción, carente de crítica, de impulsos ajenos y por la repetición mecánica.

En un sentido estructural, la sintomatología catatónica, incluido el trastorno del impulso, puede cosiderarse como un proceso de desdiferenciación del yo, extremo al que apuntó Fenichel. La mímica y el gesto son entonces el único medio de comunicación que le resta al esquizofrénico; las estereotipias y manierismos sustituyen a las emociones.

La sintomatología catatónica es menos frecuente y más benigna en las condiciones actuales de tratamiento y asistencia de pacientes esquizofrénicos. El hecho de que en el pasado tal sintomatología fuese extremadamente frecuente en los centros asistenciales suele atribuirse al internamiento y al tratamiento insuficiente del enfermo. La paralización del impulso (abulia), en cambio, sigue siendo difícil de tratar con las medidas de la asistencia y de la terapéutica actuales.

3. → **Diagnóstico**. La enumeración de los síntomas que concurren en la esquizofrenia no es suficiente para formular el diagnóstico. En efecto, los signos patológicos que acabamos de esbozar no aparecen siempre de igual modo y en igual grado. En cada forma de esquizofrenia destacan determinados síntomas. Las manifestaciones pueden variar también en una misma persona durante el curso de la enfermedad.

Los métodos para establecer el diagnóstico de esquizofrenia son diversos. El concepto diagnóstico que procede de E. Bleuler distingue entre trastornos primarios y secundarios, que pueden aparecer en forma alternativa. Síntomas primarios son, según E. Bleuler: incoherencia en el curso del pensamiento, trastornos de la afectividad y del sentimiento o de la vivencia del yo. Si sólo se dan estos síntomas primarios, la esquizofrenia se califica de simple. Si se añaden síntomas secundarios, como alucinaciones, formaciones delirantes, trastornos hebefrénicos o catatónicos, se diagnostica esquizofrenia paranoide, hebefrénica o catatónica, según sean los síntomas predominantes.

K. Schneider propuso un concepto relativamente más estricto de diagnóstico. Vincula el diagnóstico de esquizofrenia a los síntomas de primer orden. Éstos son: «Sonorización del pensamiento, audición de voces que dialogan entre sí, audición de voces que acompañan con comentarios los propios actos, vivencias de influenciación corporal, robo del pensamiento, divulgación del pensamiento, percepción delirante, así como todo lo vivido como hecho e influenciado por otros en el sector del sentir, de las tendencias y de la voluntad» (K. Schneider). La presencia de síntomas de primer orden, acompañada de conciencia lúcida justifica, según Schneider, el diagnóstico de esquizofrenia. Schneider reconoce, sin embargo, que este diagnóstico puede formularse también aunque falten síntomas de primer orden. El diagnóstico se basa entonces en síntomas de segundo orden, como son «las ilusiones sensoriales, las ocurrencias delirantes, la perplejidad, distimias depresivas o alegres, vivencias de empobrecimiento afectivo y otros más». K. Schneider considera estos síntomas, especialmente los de primer orden, como típicos de la esquizofrenia, pero no como específicos. Su importancia clínica reside especialmente en su valor diagnóstico-diferencial; por ejemplo, para distinguir entre la psicosis sintomática y la reacción vivencial anormal.

Fish y Batchelor, en el Reino Unido, postulan un concepto de diagnóstico aún más estricto y proponen una definición clínica de la denominada esquizofrenia nuclear. Los autores escandinavos (Langfeld, Holmbroe y Astrup, Achte) siguen también un procedimiento restrictivo y distinguen entre un grupo esquizofrénico nuclear y las psicosis esquizofreniformes, que incluyen también la llamada psicosis reactiva. En analogía con este esquema diagnóstico, distinguen asimismo entre un curso maligno (grupo nuclear) y un curso benigno (grupo esquizofreniforme).

En Estados Unidos, L. Spitzer, J. Endicott y E. Robins establecieron criterios para el diagnóstico de la esquizofrenia. Estos criterios, además de permitir la delimitación entre cursos crónicos y cursos agudos, ayudan a establecer una diferenciación sintomatológica entre síndrome de esquizofrenia y síndrome fronterizo, estados paranoides y psicosis histéricas o situacionales. Estos autores proponen, además, diagnosticar como psicosis esquizoafectiva aquellos cuadros patológicos donde la sintomatología esquizofrénica se superpone a un síndrome depresivo o maniaco. Proponen, en fin, como «otros trastornos psiquiátricos» aquellos que presentan tan sólo una sintomatología esquizofrénica durante el consumo o la abstinencia de drogas.

Los autores mencionados establecen la división diagnóstica de la esquizofrenia en dos planos: el del curso típico y el fenomenológico. Con arreglo al curso del cuadro clínico distinguen cuatro tipos: agudo, subagudo, subcrónico y crónico. El tipo agudo se caracteriza por un comienzo repentino (menos de tres meses después de la aparición de los primeros signos), curso breve (menos de tres meses de duración) y remisión total. En el tipo subagudo, el curso de la enfermedad se parece más al de la esquizofrenia aguda, que al de la crónica. Se habla de tipo crónico cuando existe una sintomatología esquizofrénica desde hace dos años como mínimo.

La división fenotípica distingue entre una esquizofrenia paranoide, desorganizada, catatónica e indiferenciada, así como un estado residual esquizofrénico.

El cuadro clínico de la esquizofrenia paranoide se caracteriza, durante la fase productiva, por el predominio temporal o en cuanto a contenido, de uno o varios de los siguientes síntomas: delirio de persecución, delirio de grandeza, delirio de celos, alucinaciones con contenidos de celos o de grandeza.

La esquizofrenia desorganizada o hebefrénica muestra un trastorno de pensamiento formal y se caracteriza, o bien por afectos superficiales, pueriles, o por un delirio fragmentario o por alucinaciones fragmentarias que no se organizan alrededor de un tema coherente. Los síntomas mencionados no aparecen ligados a agitación emocional, salvo en los momentos de exacerbación.

La esquizofrenia catatónica se define por alguno de los siguientes síntomas: estupor catatónico, rigidez catatónica, flexibilidad cérea, agitación catatónica y posturas catatónicas.

La esquizofrenia indiferenciada o mixta presenta un cuadro mixto de los subtipos mencionados o no muestra ningún síntoma de este tipo.

En el estado residual esquizofrénico es característico una afectividad superficial o inadecuada, el retraimiento social, la conducta excéntrica; son menos frecuentes o insólitas las percepciones delirantes y los trastornos leves de pensamiento formal. Estos síntomas persisten desde el período agudo de la enfermedad. El cuadro clínico del estado residual no sugiere ningún síntoma psicótico relevante, aunque puede haber delirio y alucinaciones en proporción limitada.

A pesar de la utilidad clínica de la división de la esquizofrenia en subtipos sintomatológicos, diversos autores han señalado que no deben interpretarse como unidades estrictas, sino que reflejan el cuadro patológico de una consideración transversal. Janzarik demostró que todos los tipos de esquizofrenia presentan siempre en el corte longitudinal síntomas paranoides. Resultados parecidos obtuvieron Katz y otros.

También hay que decir, en cuanto al síntoma representado por el delirio, que suele aparecer alguna forma de éste en el curso de la enfermedad esquizofrénica. Puede tratarse de un delirio de persecución, de prejuicio, de observación y de celos o un delirio de grandezas, de invención o genealógico, pero también de formas menos extravagantes, que sólo se manifiestan por una desconfianza o por sospechas latentes. Sucede de modo distinto con las alucinaciones. Sólo aparecen en algunos cursos esquizofrénicos, con predominio de las alucinaciones acústicas, mientras que las alucinaciones ópticas son más raras, y mucho más raras aún las alucinaciones táctiles y olfatorias.

4. Etiología. Mientras que en el pasado se interpretaba la etiología de la esquizofrenia de un modo relativamente simple, por ejemplo, según el modelo de la parálisis general progresiva, en los últimos decenios ha sido analizada e interpretada con una mayor precisión. Cabe distinguir tres líneas principales en esta investigación etiológica: 1) La genética, 2) la biológica y 3) la psicosocial.

Sobre 1) *Genética* (→ genética psiquiátrica). Desde la investigación general de Kallmann (1946), el componente genético de la etiología en la esquizofrenia se ha analizado repetidas veces y cada vez con mayor precisión. Kallmann calculó para gemelos univitelinos un porcentaje de concordancia del 85 %. Una nueva valoración del material kallmanniano (Shields y colaboradores 1967) mostró unos porcentajes de concordancia mucho menores; 59 % ó 69 %, incluyendo las esquizofrenias probables. Tienari (1963) encontró en 16 parejas de gemelos univitelinos una concordancia de 0; una catamnesis, sin embargo, mostró una concordancia de 6 % ó 36 % respectivamente, incluyendo las esquizofrenias probables. Se observó también un aumento de concordancia en otras series de gemelos, paralelamente a la duración de la observación (Zerbin-Rüdin 1980). Los genetistas suelen partir hoy del supuesto de que los gemelos univitelinos enferman de esquizofrenia cuatro veces más frecuentemente que los bivitelinos. Este resultado habla en favor de la teoría genética. Además, la teoría genética encuentra apoyo en el hecho de que los gemelos univitelinos que se han criado separados enferman con tanta frecuencia como los que se han criado juntos: 60 %.

Consta, por otra parte, que gran número de gemelos univitelinos (20 hasta 60 %) son discordantes para esquizofrenia. El factor genético, pues, por sí solo no es decisivo. Son más bien los factores accesorios los que tienen relevancia para la manifestación, curso y final de la enfermedad esquizofrénica. Según Zerbin-Rüdin, la esquizofrenia es el resultado final de un «proceso que ha pasado desde el gen al fen por innumerables grados y reacciones».

Sobre 2) *Investigación biológica* (→ hallazgos somáticos en las psicosis). Además de las investigaciones genéticas, hay que mencionar las investigaciones anatómicas realizadas durante un siglo. Éstas se llevaron a cabo en la creencia de que la hipótesis de Griesinger, según la cual las enfermedades mentales son enfermedades cerebrales, era correcta. Sin embargo, los esfuerzos neuropatológicos han resultado infructuosos hasta ahora. No ocurre lo mismo con las investigaciones bioquímicas, aunque sólo se han efectuado con intensidad desde el final de la segunda guerra mundial.

La teoría bioquímica de la esquizofrenia más debatida es la hipótesis dopamínica. Según ella, existe en la esquizofrenia una hiperactividad de las neuronas dopaminérgicas. Puede verse en Matussek (1982) la base argumental de esta tesis con apoyo en nuevos datos, y su evolución en un sentido restrictivo.

Sobre 3) *Aspectos psicosociales* (→ psiquiatría social). Otro paso del gen al fen está constituido por los hallazgos de la corriente que estudia las influencias psicosociales en la génesis y curso de las psicosis. Sólo cabe aquí una simple alusión, tanto por la obligada brevedad como porque la distinción entre los conocimientos obtenidos empíricamente y las hipótesis es más difícil aún que en el sector de la psiquiatría basada en las ciencias naturales. La complejidad de las influencias ambientales es incomparablemente más difícil de detectar y de objetivar que los factores neuropatológicos o bioquímicos. Esto se refleja también en la modificación de las hipótesis propuestas después de la segunda guerra mundial. Estas hipótesis se referían inicialmente a impresiones generales sobre las cargas internas y externas más llamativas del futuro enfermo esquizofrénico. Se analizaban unilateralmente los factores ambientales dramáticos y sensacionales en su relevancia etiológica. Así, se consideraron la muerte prematura de la madre, los excesos de carácter del padre o el clima familiar enrarecido como las variables etiológicas decisivas. Se llegó a matizar más la contraposición entre el *broken home* y la familia intacta, aunque aún se concebía en un sentido demasiado global.

Se intentó en el período de la posguerra medir la patogeneidad sin limitarse a los criterios que sugieren desde el exterior una influencia patógena. Hay que mencionar aquí los estudios sistemáticos de sociología familiar realizados por Th. Lidz (1957), Bowen (1960), Wynne (1958) y Bateson (1956), por nombrar tan sólo algunos. Basta una escueta enumeración para caracterizar los más diversos trastornos relacionales que los autores consideran relevantes para la psicogénesis de la esquizofrenia: matrimonio desunido *(marital schism*; Th. Lidz y otros); supresión o deformación de las barreras generacionales (Th. Lidz y otros); seudocomunidad *(pseudomutuality*; Wynne y otros); mensajes emocionales contradictorios *(double bind)* de los padres al niño (Bateson y otros); madurez psíquica decreciente durante tres generaciones (teoría de las tres generaciones; Bowen); vínculos emocionales anormales de cada progenitor con el niño, tal como se manifiestan en la solicitud y protección excesivas, la proximidad agobiante, distanciamiento hosco, tutela e inseguridad ansiosa (Searles).

P. Matussek y Triebel (1974) investigaron estas tesis principales en su importancia relativa. Pudieron comprobar mediante el método analiticofactorial que las constelaciones familiares patógenas pueden ser de tipo muy diverso. Distinguieron seis tipos.

Tipo I: Los padres están desavenidos o divorciados. El niño esquizofrénico vive bloqueado simbióticamente por la madre. La psicosis cursa en brotes agudos y se caracteriza por alucinaciones e ideas esporádicas de grandeza o por delirios amorosos. Apenas se dan agresiones. Hay una pasividad e indiferencia sexual difícilmente superable con la psicoterapia. Se mantiene el nivel anterior al brote de la psicosis en el ámbito profesional. La psicoterapia influye claramente en la frecuencia de la hospitalización, que disminuye.

Tipo II: La madre de estos pacientes es depresiva, esquizoide y de bastante edad cuando nace el niño. El padre ofrece un cuadro positivo, pero ha estado separado del paciente durante los 5 primeros años de su vida. Cuando se inicia la psicoterapia, la psicosis tiene un evidente carácter cronificado. Las alucinaciones y las ideas delirantes son menos características que los trastornos del pensamiento formal y las agresiones formales. Tras iniciarse la psicoterapia se afianza la situación profesional, antes muy lábil. Las relaciones de pareja, en cambio, no adquieren estabilidad. Se puede reducir o eliminar la sintomatología psicótica.

Tipo III: Los padres de estos pacientes no aparecen calificados negativamente. Los breves episodios psicóticos muestran, sobre todo, ideas delirantes. Los enfermos son tranquilos, retraídos y sin agresividad aparente. La actividad profesional y sexual se desenvuelve con normalidad antes y después de la psicoterapia. El tratamiento produce pocos cambios, salvo en la estabilización de las relaciones de pareja y en la capacidad para programar de un modo más razonable el tiempo libre.

Tipo IV: La madre de estos pacientes, generalmente masculinos, es incapaz de imponerse; el padre es débil, pasivo, asocial y esquizoide. La psicosis de curso crónico se caracteriza por delirios de grandeza, trastornos del pensamiento y de concentración y agresiones inhibidas. La situación profesional, muy fluctuante antes de la psicoterapia, mejora después de ésta. Las tendencias homosexuales se reorientan en dirección heterosexual; pero el sujeto no llega a establecer contactos satisfactorios. En los episodios psicóticos ocasionales aparecen trastornos del pensamiento, miedos de aniquilación y depresiones.

Tipo V: La madre es sociable, alegre e intensamente protectora; el padre es rígido y mantiene una relación especial con el paciente. Considera a éste como hijo predilecto. La psicosis crónica se caracteriza por alucinaciones acústicas, ópticas y táctiles y por ideas de grandeza, delirios amorosos y delirios de persecución. Se añaden estados de ansiedad, agresiones, ideas obsesivas y síntomas de abandono. La enfermedad viene a interrumpir una vida profesional ya negativa y que la psicoterapia tampoco puede activar.

Tipo VI: Los padres se preocupan poco del paciente y lo dejan desprotegido. En la psicosis, que cursa en forma discreta y crónica, prevalecen las ideas de persecución sobre las alucinaciones. Los pacientes tienen aspecto tímido, hablan poco y son apáticos. El escaso rendimiento profesional anterior al comienzo de la psicosis apenas mejora en el curso de la psicoterapia. También la actividad sexual es escasa, pero la catamnesis indica que los pacientes establecen lentamente relaciones de pareja con tonalidad emocional. Los episodios psicóticos se acortan y son menos frecuentes, y así se mantiene una actividad profesional continuada.

En todo caso, estos tipos de curso, establecidos con el método analiticofactorial, deben examinarse en cuanto a su relevancia individual con métodos clínico-exploratorios. Son muy importantes en este sentido las experiencias recogidas por las distintas psicoterapias. Los enfoques más recientes, que intentan el establecimiento de una teoría sobre la psicodinámica de la esquizofrenia, van mucho más allá de los antiguos conceptos teóricos de S. Freud. Estos conceptos freudianos se orientaban demasiado unilateralmente en el modelo de conflicto. En otros términos, actualmente ignoramos aún la importancia que revisten aquellas características de la personalidad que conducen a la esquizofrenia a causa de ulteriores sobrecargos internos y exteriores.

5. Terapéutica. La psiquiatría biológica, que atribuye la causa de la esquizofrenia, exclusivamente o con preferencia, a un trastorno de procesos somáticos, consideró durante largo tiempo el tratamiento medicamentoso como el único remedio eficaz (→ neurolépticos). En los primeros años de la posguerra, la mayoría de los psiquiatras alemanes consideraba aún que la psicoterapia era superflua. Sólo se consideraba útil una terapia ocupacional que actuase en contra de las tendencias regresivas. Actualmente, los psiquiatras de orientación biológica reconocen sin discusión la importancia de un tratamiento psicoterápico concomitante.

El tratamiento medicamentoso ha alcanzado nueva importancia sobre el trasfondo de esta evolución. Dicha importancia estriba, sobre todo, en que amortigua los síntomas agudos y ciertos síntomas crónicos, y facilita de este modo las medidas asistenciales y terapéuticas en favor del enfermo.

Esto es válido, sobre todo, para una serie de medidas sociopsiquiátricas que se han debatido mucho en los dos últimos decenios. La aspiración básica de la → psiquiatría social es la apertura de centros asistenciales y la renuncia a medidas de fuerza. Ciertas iniciativas importantes de psiquiatría social, como la información a la opinión pública, la inserción del enfermo en la sociedad, la creación de grupos de seguimiento y de comunidades de residencia, la oferta de puestos de trabajo y el asesoramiento familiar, han favorecido un ambiente de mayor apertura en los hospitales psiquiátricos. Así se ha puesto fin a una orientación equivocada que durante mucho tiempo consideró el aislamiento del enfermo como la única ayuda posible.

Además del esfuerzo por adaptar el internamiento y la asistencia en los centros psiquiátricos a la nueva concepción sociopsiquiátrica de la psicosis, la investigación del componente psíquico de las enfermedades mentales ha hecho ya grandes progresos (→ diagnóstico psicoanalítico). En un principio fueron muy pocos los psicoterapeutas que realizaron investigaciones psicogenéticas dentro del marco de las distintas terapias. S. Freud no consideró indicada la psicoterapia en casos de enfermos esquizofrénicos, debido a su específica estructura de la personalidad y a su deficiente capacidad de relación. En el período de la posguerra, Federn abrió nuevas perspectivas con la aplicación de conceptos de la psicología del yo a la psicoterapia. La fundación de diversas escuelas psicoterapéuticas, cuyos conceptos y técnicas distaban mucho de ser homogéneos, abrió nuevos caminos a la psicoterapia de las psicosis. Enfoques anteriores, como los de Sechehaye y Fromm-Reichmann, se basaban en la teoría de los conflictos pulsionales, inspirada en S. Freud. Algo similar cabe decir sobre los modelos psicoterapéuticos de la escuela de M. Klein.

La psiquiatría de la posguerra propuso, en cambio, especialmente en Estados Unidos, nuevos planteamientos en la terapéutica de las psicosis. Partiendo del modelo «debilidad del yo», se llegó a modificar y diferenciar los métodos de intervención terapéutica. La hipótesis de una deficiencia evolutiva y estructural en la esquizofrenia propició las técnicas de intervención destinadas a apoyar y proteger el yo, al tiempo que se consideraban inadecuados, por prematuros, los métodos descubridores de conflictos. Se replanteó además la problemática de la transferencia de los esquizofrénicos desde nuevas perspectivas. Contribuyeron a ello las investigaciones de Mahler y colaboradores y los trabajos de Jacobson, Kernberg, Kohut y Grunberger sobre las conexiones entre el narcisismo y la relación objetal. La aplicación de estos enfoques teóricos permitió considerar la escasa capacidad transferencial del esquizofrénico como un fenómeno que refleja la incapacidad del enfermo para mantener la estructura intrapsíquica y para estructurar la realidad (defecto estructural). La ausencia de transferencia se interpreta entonces, más que como resistencia o defensa —según el modelo terapéutico basado en las neurosis—, como una reacción del esquizofrénico a su incapacidad para desarrollar o mantener representaciones imaginarias u objetales. Esta nueva consideración de las peculiaridades transferenciales del esquizofrénico favoreció, en el período siguiente, el desarrollo de nuevas técnicas terapéuticas, cuya meta es la creación de una «transferencia estable» (P. Matussek) o la modificación de tendencias transferenciales «primitivas».

Las investigaciones sistemáticas destinadas a indagar la relevancia terapéutica de las nuevas teorías son, sin embargo, escasas aún. En el área lingüística germana fueron Matussek y Triebel (1974) los únicos en realizar un estudio sistemático sobre la relación paciente-terapeuta. Tres evaluadores entrenados evaluaron, con arreglo a 14 categorías afectivas, las sesiones terapéuticas (registradas en cinta magnetofónica) de tres psicoanalistas con doce pacientes esquizofrénicos. Los resultados estadísticamente contrastados fueron:

1) Los sentimientos pueden proceder tanto del paciente como del terapeuta. 2) La relación entre los sentimientos del paciente y los del terapeuta varía en el curso de la terapia. 3) En cada período terapéutico hay diversas modalidades de interacción emocional. En el período tardío, las interacciones son más matizadas y específicas. Probablemente se basan más en la realidad emocional del interlocutor. 4) En el primer período terapéutico cabe distinguir tres modalidades de interacción emocional: falta de contacto, relación agresiva y simbiosis emocional. 5) En el último período, las interacciones emocionales se asemejan a las de la psicoterapia de los neuróticos. Ponen de manifiesto que los pacientes son más capaces de aceptar la realidad y se comprometen más en la autoexploración. Las tendencias simbióticas del período terapéutico anterior se transforman parcialmente en relaciones emocionales contradictorias. De este modo se producen las condiciones positivas para una labor psicoterapéutica estable con esquizofrénicos, porque éstos se liberan más de sus sentimientos de dependencia.

Las experiencias obtenidas en la psicoterapia individual han resultado muy útiles, a pesar del elevado dispendio de tiempo y trabajo. No sólo han progresado los enfoques científicos sobre la psicodinámica, la etiología y la terapéutica gracias a su ayuda, sino que han surgido por esa vía una serie de nuevos métodos eficaces. Hay que mencionar aquí especialmente las terapias de grupo y las terapias familiares. No existiría hoy la terapia familiar si no se hubiera conocido en los casos concretos la influencia patogenética inevitable que ejerce la familia o cada miembro de ella. Los enfoques de terapia familiar se centran en los modos de interacción y de relación. El terapeuta familiar intenta disolver con cautela el sistema familiar esclerosado, para promover la autonomía de todos los miembros de la familia, especialmente del paciente esquizofrénico. El terapeuta no ejerce el papel de juez, sino que sirve de fermento para estimular la comprensión de los trasfondos de la enfermedad. Las técnicas que utiliza para ello se han ido haciendo más complejas desde los inicios de la terapia familiar. Abarcan, además de los procedimientos manipuladores deliberados, las intervenciones al estilo de las terapias analíticas de grupo o individuales. Aún son insuficientes los controles de eficacia realizados en relación con investigaciones empíricas contrastadas. Actualmente es indiscutible el hecho de que la curación o la mejoría de un enfermo esquizofrénico dependen, en puntos importantes, de la cooperación de los miembros de su familia. Se ha comprobado que la situación familiar de partida, especialmente las cualidades de los padres y sus relaciones mutuas, son importantes para el éxito de la psicoterapia. Además, la situación familiar específica sugiere indicaciones importantes para la técnica de intervención psicoterapéutica más adecuada.

Sin embargo, la terapia familiar tropieza con un límite en su aplicación, por el hecho de que muchas familias o miembros de ellas consideran que participar en una psicoterapia es pedirles demasiado y rehúsan su colaboración. Así, pues, los pasos terapéuticos iniciales están destinados a ganarse a los miembros de la familia como aliados voluntarios. La constelación de los participantes puede variar. Así, el terapeuta puede trabajar con diferentes parejas, por ejemplo, padre-hijo, madre-hija o padre-madre, para deshacer ciertas actitudes hostiles a la terapia.

En analogía con la terapia familiar, que aborda al paciente en su entorno familiar y concede gran importancia terapéutica a su medio ambiente inmediato, la terapia de grupo (→ psicoterapia de grupo) concibe la esencia de la psicoterapia como una relación humana. Su objetivo es impulsar un desarrollo interno en el esquizofrénico, favoreciendo las relaciones de los miembros del grupo entre sí y con el terapeuta. La terapia de grupo y la terapia familiar constituyen un método menos dispendioso en tiempo y en costos que la psicoterapia individual. Ésta es una de las razones de que casi todas las clínicas psiquiátricas practiquen la psicoterapia de grupo. No obstante, los estudios sistemáticos sobre los procesos de grupo y sobre su eficacia en las psicosis son hasta ahora muy escasos.

La → psicoterapia de grupo se aplica actualmente en numerosas versiones. El tamaño del grupo varía entre 6 y 20 personas, y la composición se realiza conforme a los criterios más diversos en cuanto a diagnóstico, duración de la enfermedad, profesión, edad, sexo, etc. Pero los principios que han de poner en marcha un proceso terapéutico y han de llevar a un resultado positivo no pueden establecerse ni definirse en términos precisos.

A pesar de ello, se puede resumir lo expuesto en estos términos: la impotencia terapéutica que pesó durante largo tiempo sobre la psiquiatría ha mejorado sustancialmente con la formulación de diversos planteamientos en el plano biológico y en el plano psicosocial. Pero nos encontramos aún en los inicios y cabe esperar que la diferenciación de todas las áreas parciales lleve a una teoría general.

Bibliografía. G. Bateson, D.D. Jackson, J. Haley, J.H. Weakland, *Towards a theory of schizophrenia*, «Behav. Sci.» 1 (1956) 251; trad. alem., *Auf dem Weg zu einer Schizophrenie-Theorie*, en Bateson, Jackson, Laing, Lidz, Wynne y otros autores, *Schizophrenie und Familie*, Francfort 1969; M. Bowen, *A family of schizophrenia*, en D.D. Jackson (dir.), *The etiology of schizophrenia*, Nueva York 1960; trad. alem., *Die Familie als Bezugsrahmen für die Schizophrenieforschung*, en Bateson, Jackson, Laing, Lidz, Wynne y otros autores, *Schizophrenie und Familie*, Francfort 1969; K. Conrad, *Strukturanalysen hirnpathologischer Fälle. 1. Mitteilung: Über Struktur und Gestaltwandel*, trad. alem. «Nervenheilk.» 158 (1948) 344. *2. Mitteilung: Über Gestalt und Funktionswandel bei einem Fall von transcorticaler motorischer Aphasie*, trad. alem. «Nervenheilkunde» 158 (1948) 378. *3. Mitteilung: Über den Gestaltwandel der Sprachleistung bei einem Fall von corticaler motorischer Aphasie*, «Arch. Psychiatr.» 179 (1948) 502; S. Freud, *Psychoanalytische Bemerkungen über einen autobiographisch beschriebenen Fall von Paranoia*, en *Ges. Werke*, vol. 8, p. 239, Londres (1910) 1911 (trad. cast., *Observaciones psicoanalíticas sobre un caso de paranoia*, en *Obras completas*, vol. IV, Biblioteca Nueva, Madrid 1972); F.J. Kallmann, *Genetic theory: analysis of 691 twin index families*, «Am. J. Psychiatr.» 103 (1946) 309; Th. Lidz, A. Cornelison, S. Fleck, S. Terry, *The intrafamilial environment of the schizophrenic patient* II: *marital schism and marital skew*, «Am. J. Psychiatr.» 114 (1957) 242; trad. alem., *Spaltung und Strukturverschiebung in der Ehe*, en Bateson, Jackson, Laing, Lidz, Wynne y otros autores, *Schizophrenie und Familie*, Francfort 1969; P. Matussek, *Untersuchungen über die Wahrwahrnehmung*, «Arch. Psychiatr. u. Z. Neurol.» 189 (1952) 279; —, *Der schizophrene Autismus in der Sicht eines Kranken*, «Psyche» 11 (1960) 641; —, A. Triebel, *Die Wirksamkeit der Psychotherapie bei 44 Schizophrenen*, «Nervenarzt» 45 (1974) 569; N. Matussek, *Erweiterung und Einschränkung der Dopamin-Hypothese der Schizophrenie. Vortrag anl. 5. Weissenauer Schizophrenie-Symposium, 1982*, Stuttgart 1982; R.W. Payne, P. Matussek, E.I. George, *An experimental study of schizophrenic thought disorder*, «J. Ment. Sci.» 105 (1959) 627; U.H. Peters, *Wortfall-Störung und Satzfeld-Störung*, «Arch. Psychiatr. Nervenkr.» 217 (1973) 1; J. Shields, I. Gottesman, E. Slater, *Kallmann's 1946 schizophrenie twin study in the light of new information*, «Acta Psychiatr. Scand.» 43 (1967) 385; L. Spitzer, J. Endicott, E. Robins, *Research Diagnostic Criteria (RDC)*, Nueva York 1978; P. Tienari, *Psychiatric illness in identical twins*, «Acta Psychiatr. Scand.», suplem. 171 (1973); A. Triebel, *Emotionale Interaktion in ihrer Bedeutung für den Therapieverlauf*, en P. Matussek (dir.), *Psychotherapie schizophrener Psychosen*, Hamburgo 1976; L.C. Wynne, J.M. Ryckoff, J. Day, S.I. Hirsch, *Pseudomutuality in the family relations of schizophrenics*, «Psychiatry» 21 (1958) 205; trad. alem., *Pseudogemeinschaft in den Familienbeziehungen von Schizophrenen*, en Bateson, Jackson, Laing, Lidz, Wynne y otros autores, *Schizophrenie und Familie*, Francfort 1969; E. Zerbin-Rüdin, *Gegenwärtiger Stand der Zwillings- und Adoptionsstudien zur Schizophrenie*, «Nervenarzt» 51 (1980) 379.

PAUL MATUSSEK

EVALUACIÓN DE LAS TERAPIAS FARMACOLÓGICAS. Psicofármacos, fases de comprobación, metodología experimental.

1. Introducción. De los diversos principios de clasificación que se han propuesto para los psicofármacos (→ farmacología), uno de los más eficientes para el clínico es el siguiente: 1) Psicofármacos en sentido estricto (antipsicóticos, ansiolíticos y → antidepresivos). 2) Psicofármacos en sentido lato (hipnóticos, sedantes, antiepilépticos y psicoestimulantes). 3) Psicofármacos de acción psicotomimética (psicolíticos o psicodislépticos). El descubrimiento de los psicofármacos en sentido estricto se realizó en un lapso de tiempo de diez años aproximadamente (Spiegel, Aebi 1981): litio (Cade 1948-1949), clorpromacina (Laborit, Delay, Deniker 1952), meprobamato (Berger 1955), imipramina (Kuhn 1957), clordiacepóxido (Sternbach 1958). El descubrimiento de estos psicofármacos clásicos se basó fundamentalmente en una observación clínica precisa. Desde entonces se han sintetizado, experimentado y, en parte, empleado una serie de derivados o de sustancias sucesoras; apenas se han descubierto, sin embargo, nuevos mecanismos de acción. El desarrollo de nuevos psicofármacos se orienta hacia los siguientes objetivos: componentes de acción cualitativamente nueva, mayor eficacia, efecto más rápido, acción terapéutica más duradera y mejor tolerancia.

2. Fases de comprobación clínica. Tras la conclusión de las investigaciones farmacológicas y toxicológicas en diversas especies animales, comienza la comprobación clínica del nuevo psicofármaco. En la fase I se examinan la tolerancia y los aspectos farmacológicos (farmacocinética, farmacodinámica) en el ser humano. Estas investigaciones se llevan a cabo generalmente en personas sanas. No obstante, las primeras pruebas exploratorias realizadas en pacientes durante esta fase primera son muy valiosas para el establecimiento de hipótesis sobre los componentes activos. En la fase II deben averiguarse la dosificación eficaz, los componentes activos y los efectos secundarios. Con este fin se realizan pruebas abiertas en pacientes que presentan una sintomatología previsiblemente asequible al fármaco. A continuación se compara la sustancia, en pruebas doblemente a ciegas, con placebo y con preparados estandarizados. También la comparación doblemente a ciegas de diversas dosificaciones es adecuada para la evaluación de la sustancia. En la fase III se realizan pruebas más extensas con grupos mayores de pacientes. Esta fase de prueba busca una posible ampliación de las indicaciones halladas en la fase II, la detección de efectos secundarios raros y la realización de acciones a largo plazo. Se examinan adicionalmente cuestiones metabólicas especiales y la interacción con otros medicamentos. Tan sólo tras la conclusión de la fase III se cuenta con información suficiente para decidir si la nueva sustancia debe presentarse a las autoridades sanitarias con vistas a su introducción en el mercado.

3. Metodología de las pruebas clínicas. En *Guidelines for clinical trials of psychotropic drugs*, de Wittenborn (1977), se presenta una exposición pormenorizada. Sólo cabe en este apartado una breve referencia a algunos problemas metodológicos. El juicio sobre un nuevo fármaco se basa principalmente en las modificaciones que logra en grupos de pacientes. De aquí se infieren dos consecuencias fundamentales para el experimentador clínico: 1) Es preciso conocer la sintomatología, el curso y el tratamiento de cada paciente, con el mayor detalle posible, para formar el grupo. 2) Las observaciones obtenidas en grupos de pacientes se valoran estadísticamente y sólo son válidas con reservas para cada paciente. La composición de grupos de pacientes o de muestras aleatorias se rige primordialmente por la sintomatología a que presuntamente va destinada la sustancia a experimentar. Otro tanto cabe afirmar sobre la selección de los instrumentos de investigación. Lo más frecuente suele ser el empleo de listas de síntomas (escalas de *rating*) donde el paciente (→ cuestionarios de autoevaluación) o el médico (escalas de heteroevaluación) anota la presencia y el grado de los síntomas en el curso del tratamiento (→ diagnóstico de curso). Se emplean adicionalmente → tests fisiológicos y psicométricos. Se utiliza como medida de la mejoría perseguida el resultado del tratamiento, la sintomatología existente al finalizar éste, o la diferencia, en cuanto a los síntomas, antes y después del tratamiento. Es muy importante una coincidencia lo más amplia posible entre los diversos médicos en cuanto al registro de los signos psicopatológicos (interfiabilidad), coincidencia que sólo puede lograrse mediante un esmerado y largo entrenamiento. No podemos abordar aquí los problemas de valoración estadística de las pruebas con psicofármacos. La planificación, la realización, la valoración y la interpretación de estas pruebas plantean hoy día elevadas exigencias al experimentador clínico.

4. Observaciones críticas. Con los métodos actualmente vigentes se puede demostrar la acción global de un psicofármaco, pero no siempre es posible mostrar las diferencias entre preparados semejantes o reproducirlas de modo fiable (Angst, Woggon 1980). No se presta la suficiente atención a los factores modificantes del correspondiente efecto, y los estudios doblemente a ciegas suponen a veces, sin razón, que dichos factores pueden controlarse mediante la distribución aleatoria de los pacientes. Muchas clínicas omiten por motivos éticos los estudios comparativos con placebo, lo cual dificulta la demostración de la eficacia de una nueva sustancia (Benkert, Maier 1981). Apenas es posible, dado el pequeño número de pacientes idóneos para las pruebas de psicofármacos, evitar el segundo tipo de error: pasar por alto las diferencias existentes entre dos fármacos. Si no se advierte diferencia alguna entre la nueva sustancia y el preparado estándar, es incorrecto estadísticamente inferir una eficacia idéntica, como se hace a menudo. Es frecuente el fracaso de pruebas con psicofármacos correctamente realizadas en centros, dado el reducido número de pacientes idóneos para someterse a ellas. Por ello se tiende cada vez más a efectuar las pruebas en varios centros, aunque todavía no se considera lo bastante toda la enorme complejidad de la problemática.

Bibliografía. J. Angst, B. Woggon, *Psychopharmakotherapie*, en K.P. Kisker, J.E. Meyer, C. Mueller, E. Stroemgren (dirs.), *Psychiatrie der Gegenwart. Forschung und Praxis. Grundlagen und Methoden der Psychiatrie*, vol. I, parte 2, p. 243-314, Springer, Berlín-Heidelberg-Nueva York 1980; O. Benkert, W. Maier, *Biologisch-psychiatrische Forschung und psychiatrische Pharmakotherapie*, «Münch. Med. Wochenschr.» 123 (1981) 795-799; R. Spiegel, H.-J. Aebi, *Psychopharmakologie,* Kohlhammer, Stuttgart 1981; J.R. Wittenborn (dir.), *Guidelines for clinical trials of psychotropic drugs*, «Pharmakopsychiatrie» 10 (1977) 205-231; B. Woggon, *Planung von Psychopharmakaprüfungen. Schwierigkeiten bei der Planung von Psychopharmakaprüfungen aus der Sicht des klinischen Prüfers*, «Pharmakopsychiatr.» 10 (1977) 140-146.

BRIGITTE WOGGON

EVALUACIÓN DE LOS MÉTODOS PSICOTERAPÉUTICOS.

Posibilidades de éxito de la psicoterapia, objetivación de sus resultados, medida de las modificaciones en psicoterapia, objetivos de la psicoterapia, investigación comparativa en psicoterapia.

1. Introducción. La evaluación implica el juicio y la valoración de un programa a base de criterios científicos. En psicoterapia, el tema de la evaluación conecta, de entrada, con el juicio sobre las posibilidades de éxito. El interés se centra luego en el propio proceso terapéutico: sus factores dinámicos, la naturaleza de los cambios producidos por la terapia, las condiciones impulsoras e inhibidoras en el paciente, la influencia de la personalidad del terapeuta, la persistencia de los efectos terapéuticos, el tiempo y el coste. Los resultados de esta indagación tienen por objeto una optimización del éxito terapéutico, ofreciendo datos más adecuados para el pronóstico y permitiendo indicaciones más concretas en cuanto a los métodos de tratamiento más idóneos.

El intento de resolver la cuestión relativa a la utilidad y al modo de acción de las psicoterapias origina notables dificultades metodológicas. El problema capital es la objetivación y la cuantificación de procesos, como, por ejemplo, las motivaciones internas de los conflictos y sus modificaciones por la psicoterapia, no pueden registrarse directamente, sino que es preciso inferir a partir de la interacción prevalentemente verbal entre el paciente y el terapeuta.

2. Problemas metodológicos. Todo diseño de investigación en psicoterapia se caracteriza por la combinación de diversas posibilidades metodológicas, y los resultados sólo pueden interpretarse y coordinarse teniendo en cuenta la selección metodológica específica que se ha realizado. Mencionamos a continuación algunas cuestiones metodológicas relevantes y las posibilidades de respuesta:

1. ¿Qué significan las expresiones «mejoría, curación, convalecencia»? ¿Cuáles son los criterios de una modificación producida por la terapia? (remisión de síntomas patológicos; mejoría del estado subjetivo; aumento de la capacidad de rendimiento y de la creatividad; progreso en las relaciones interpersonales y sexuales; mayores posibilidades en la solución

de conflictos; cambio en las disposiciones conductales).

2. ¿Quién puede tener una visión acerca de la situación psicoterápica, fundamentalmente íntima y cerrada? ¿Cómo juzgar las modificaciones producidas por la terapia? El terapeuta, como observador interesado, estima globalmente el resultado del tratamiento: mejoría, persistencia, empeoramiento; juzga el estado del paciente mediante escalas de evaluación (→ tests de personalidad), compara el estado final con los datos iniciales (→ diagnóstico de curso) y anota las modificaciones producidas durante la terapia mediante protocolos o escalas de evaluación. El paciente efectúa en el curso de la terapia o al final de ella autoevaluaciones mediante cuestionarios, listas de molestias o escalas de estado interior (→ cuestionarios de autoevaluación). Observadores externos realizan en el curso de la psicoterapia exámenes psicológicos con tests y juzgan el cambio sintomatológico, estudian el material verbal de las sesiones terapéuticas utilizando protocolos grabados en cinta magnetofónica y transcripciones, e indagan además la situación interaccional durante las sesiones mediante tomas en vídeo; se miden las modificaciones de variables externas (por ejemplo, aumento de peso en casos de anorexia).

3. ¿Con qué diagnóstico inicial debe definirse al paciente? ¿Se trata de enfermos, de personas que buscan una experiencia acerca de sí mismos, o de probandos? (realización de una entrevista psicoanalítica, de una anamnesis de psicología profunda o de una exploración psiquiátrica; exámenes mediante tests psicológicos; confección de inventarios de conducta). Interesa también la calificación profesional del diagnosticador (práctica terapéutica, policlínica, clínica, centro de asesoramiento, instituto de investigación).

4. ¿Qué teorías de la personalidad, qué imagen del hombre determinan la evaluación del paciente y definen los objetivos terapéuticos deseables? ¿En qué lenguaje teórico se expresan los síntomas y los procesos? (modelos médico-psiquiátricos de enfermedad [definida por los → síntomas] y de la salud [definida como ausencia de síntomas]; modelos psicoanalíticos de tensiones conflictivas inconscientes que provocan los síntomas patológicos y perjudican la vida consciente y la conducta. Modificaciones deseables en la capacidad de solución de problemas, en el trato personal y social, en capacidad de amor, goce y rendimiento, en autonomía, en madurez personal; modelos de disposición conductal disminuida, desfavorable, inspirados en la teoría del aprendizaje, que deben ser sustituidos terapéuticamente por otros modelos positivos). En este contexto interesa conocer las corrientes y los grupos a que pertenece el terapeuta y su nivel de formación. En cuanto a la teoría utilizada como base y al aparato conceptual correspondiente, es importante el consenso logrado a su respecto, es decir, una coincidencia, verificable objetivamente, en cuanto a su aplicación.

5. ¿Qué enfoque terapéutico elige el terapeuta? (terapia individual de orientación psicoanalítica [→ psicoanálisis] o → psicoterapia de grupo, → psicoterapia de la pareja o terapia familiar; psicoterapias corporales; → terapia de la conducta; → psicoterapia centrada en el cliente; terapias favorecedoras de regresión; comunidad terapéutica; métodos combinados, eclécticos, integrativos).

3. Resultados. En los primeros decenios de terapia psicoanalítica, predominaba en la correspondiente literatura la descripción detallada de casos individuales. Esto era fruto de la fascinación que ejercía el nuevo acceso a la conducta humana y a la enfermedad psíquica, pero también del deseo de legitimar el método ante un público científico que se mostraba bastante escéptico. El informe publicado por Fenichel sobre un decenio de actividades del Instituto Psicoanalítico de Berlín (1930), donde se da cuenta de 1955 primeros reconocimientos y de 721 terapias, constituye a nuestro juicio una primera exposición estadística, más allá de las experiencias casuísticas. Pero sólo después de la segunda guerra mundial, ya muy difundido el psicoanálisis y con la agregación de nuevas formas de psicoterapia, se abrió un amplio debate científico sobre los resultados de las diversas corrientes psicoterapéuticas, a veces contrapuestas entre sí. En el área lingüística germana fue el grupo de trabajo dirigido por Dührssen (1962) el primero que aportó abundante material sobre la acción positiva persistente de los tratamientos psicoanalíticos.

Las dudas que formuló Eysenck (1952) sobre si tales terapias producían un efecto superior a la tasa de remisión espontánea, sirvieron de revulsivo para afinar la metodología y obligaron a un mayor nivel de exigencia en la recogida sistemática de datos y en el análisis de los mismos.

Actualmente existen numerosas investigaciones realizadas —Smith y otros (1980) incluyen 475 estudios en su obra comparativa— que a veces han exigido un gran dispendio de tiempo y de medios (el proyecto Menninger, por ejemplo llevó alrededor de 20 años en su ejecución). Existen amplias revisiones de conjunto destinadas a establecer juicios comparativos sobre los estudios realizados y que prestan especial atención a los resultados terapéuticos (Meltzoff y Kornreich 1970, Bergin 1971, Luborsky 1971, Kächele 1981) o a la metodología empleada (Baumann y otros 1978). La consecuencia de tal cúmulo de publicaciones, con enfoques tan variados, ha sido una nivelación de los resultados específicos y la confirmación de las posibilidades básicamente positivas de todas las psicoterapias para la mayoría de los pacientes.

Actualmente se acepta cada vez más el postulado de Kiesler (1966) de renunciar a los «mitos de la uniformidad» en la investigación psicoterapéutica. Los datos científicos demuestran con creciente evidencia la heterogeneidad de los pacientes, de la personalidad de los terapeutas y de las técnicas terapéuticas, y no se plantea ya la cuestión global de la «utilidad de las psicoterapias». En consecuencia, muchas de las obras generales (por ejemplo, Goldstein y Stein 1976) intentan recoger los resultados de técnicas específicas de tratamiento en trastornos específicos, con el fin de sentar así las premisas para una indicación diferencial, es decir, para la propuesta del método de tratamiento óptimo en los diversos trastornos.

Bibliografía. U. Baumann, G. Seidenstücker, G. Köhnken, *Entwicklung und empirische Analyse eines Beurteilungsrasters für indikationsorientierte Psychotherapiestudien*, DFG-Bericht, Kiel 1978; A.E. Bergin, S. Garfield, *Handbook of psychotherapy and behavior change*, Wiley, Nueva York 1971; A. Dührssen, *Katamn. Ergebn. b. 1004 Pat. nach anal. Psychotherapie*, «Z. Psychosom. Med.» 8 (1962) 94-114; H.J. Eysenck, *The effects of psychother.: An evaluation*, «J. Cons. Psychol.» 16 (1952) 320-324; O. Fenichel, *Statist. Bericht ü. die therapeutische Tätigkeit 1920-1930*, en *10-J. Berl. Psychanal. Institut*, Viena 1930; A.P. Goldstein, N. Stein, *Prescriptive Psychotherapies*, Pergamon, Nueva York 1976; H. Kächele, *Ansätze und Ergebnisse psychoanalytischer Therapieforschung*, en U. Baumann (dir.), *Trends der klinischen Psychologie*, vol. 4, Huber, Berna 1981; D.J. Kiesler, *Some myths of psychotherapy research and the search for a paradigm*, «Psychological Bulletin» 65 (1966) 110-136; L. Luborsky y otros autores, *Factors influencing the outcome of psychother.: A review of quantitative research*, «Psych. Bulletin» 75 (1971) 145-168; O. Kernberg y otros autores, *Psychotherapy and psychoanalysis. Final report of the Menninger Foundation's psychother. Research project*, «Bulletin of the Menninger Clinic» 36 (1972); M.L. Smith, G.V. Glass, Th. Miller, *The benefits of psychotherapy*, Hopkins Univ. Press, Londres 1980.

Gerd Rudolf

EXÓGENO. Etiología, teoría de la degeneración.

La traducción literal de este término, usado también en otras disciplinas médicas, es la de «originado desde fuera».

Actualmente se entiende por psicosis exógenas (psicosis orgánicas, psicosis de base somática, psicosis sintomáticas) aquellas afecciones psíquicas graves (→ anormalidad) que están condicionadas por un cuadro patológico somático. Sin embargo, el adjetivo «exógeno» ha perdido en el uso psiquiátrico actual su significado originario de localización y muchos autores lo emplean como una categoría descriptivo-fenomenológica.

Como categoría etiopatogenética, el término aparece en los representantes de la psiquiatría clásica. Según K. Schneider, una → psicosis se puede calificar de exógena o «basada en lo orgánico» si cumple las siguientes condiciones: 1) Presencia de un cuadro orgánico evidente. 2) Una relación temporal indudable entre el cuadro orgánico y la → psicosis. 3) Un «cierto» paralelismo en el curso de la sintomatología psíquica y la sintomatología somática. 4) Cuadros psíquicos similares a los que suelen darse en lesiones orgánicas claras (→ hallazgos somáticos en las psicosis). Entre los representantes actuales de esta concepción destaca especialmente G. Huber.

Este significado del término «exógeno» refleja el paradigma médico de una psiquiatría tradicional que profesó (con limitaciones) Kraepelin y que, siguiendo a éste, aplicaron K. Schneider y Weitbrecht, entre otros. Otros autores (por ejemplo, Conrad, Glatzel) consideran, en cambio, este término como una mera categoría sintomatológica (→ diagnóstico). Según ellos, los trastornos psíquicos exógenos son aquellos que se hacen notar primariamente por una tonalidad psicopatológica (→ psicopatología), característica que permite agruparlos como un tipo bien perfilado de anormalidad psíquica. Estos autores no estiman necesaria la conexión temporal con afecciones somáticas con evidente participación cerebral. Frente al modelo médico, el síntoma del trastorno psíquico exógeno no posee un carácter significativo, como señal de una lesión de raíz biológica; el síntoma se interpreta más bien como una característica en el sentido de K. Schneider: un fenómeno psicopatológico identificable. Este cambio semántico preside el uso psiquiátrico actual del vocablo. El cambio se ha producido paralelamente al debate sobre el término → endógeno, que hoy designa primordialmente una categoría fenomenológica y no etiopatogénica. El cambio de ambos términos refleja una evolución del sistema psiquiátrico, que ha relegado la hipótesis de las unidades nosológicas y tiende a describir tipos de anormalidad psíquica que son neutros en cuanto a su causalidad.

Sobre este trasfondo del uso terminológico actual debe contemplarse la historia de la pareja conceptual exógeno-endógeno introducida por Möbius. Mientras que éste calificaba aún de exógenos todos aquellos trastornos psíquicos en los que los factores causantes principales afectaban al individuo desde el exterior, Gruhle llama exógenos a los trastornos en los que los hallazgos patosomáticos sólo son exógenos con referencia al cerebro, pero pueden manifestarse en otros órganos del cuerpo. Jaspers amplía aún más el concepto, ya que califica de exógenos incluso los factores vivenciales reactivos que propician la enfermedad.

La descripción que hizo Bonhoeffer de los tipos de reacción exógena constituyó un punto de partida importante para la evolución de la teoría de las → psicosis exógenas. La descripción incluye, por una parte, la tesis de la inespecificidad de las noxas, es decir, la convicción de que el cuadro psicopatológico no permite inferir la lesión causante, y viceversa, que el cerebro dispone de escasas posibilidades de reacción ante una serie de lesiones posibles. La tesis implica, por otra parte, la hipótesis de un número limitado de síndromes psicopatológicos (→ psicopatología) que sugieren en su conjunto una enfermedad orgánica como causa. La teoría de los tipos de reacción exógena fue ampliada posteriormente por Scheid y Wieck. Este último definió como síndromes transitorios los trastornos psíquicos de base orgánica que no implican obnubilación de la conciencia, refiriéndose fundamentalmente a aquellos síndromes que Bonhoeffer considera como estados de debilidad hiperestésico-emocional.

Para Specht, que sigue las ideas psiquiátricas de Jackson, lo endógeno y lo exógeno significan simplemente diferentes grados de intensidad de una lesión. Las noxas que actúan con rapidez e intensidad generan psicosis exógenas; en caso contrario surgen psicosis endógenas.

Los autores emplean hoy el término «exógeno» en uno y otro significado, pero hay una clara tendencia a designar con este concepto exclusivamente un cuadro clínico manifiesto y no una comprobación referida a la causa de una forma determinada de → anormalidad psíquica.

Bibliografía. K. Conrad, *Die symptomatischen Psychosen*, en H.W. Gruhle, R. Jung, R. Mayer-Gross, M. Müller (dirs.), *Psychiatrie der Gegenwart*, vol. II, Berlín-Gotinga-Heidelberg 1960; J. Glatzel, *Spezielle Psychopathologie*, Stuttgart 1981; H.W. Gruhle, *Geschichtliches*, en O. Bumke, *Handbuch der Geisteskrankheiten*, vol. 9/V, Berlín 1932; G. Huber, *Klinik und Psychopathologie der organischen Psychosen*, en K.P. Kisker, J.E. Meyer, M. Müller, E. Strömgren (dirs.), *Psychiatrie der Gegenwart*, vol. II, parte 2, Berlín-Heidelberg-Nueva York ^{2}1972; K. Jaspers, *Allgemeine Psychopathologie*, Berlín-Heidelberg-Nueva York ^{9}1973; P.S. Möbius, *Abriss der Lehre von den Nervenkrankheiten*, Leipzig 1893; A. Mechler, *Degeneration und Endogenität*, «Nervenarzt» 34 (1963) 219-226; K. Schneider, *Klinische Psychopathologie*, Stuttgart-Nueva York ^{12}1980; G. Specht, *Zur Frage* *der exogenen Schädigungstypen,* Munich 1913; J. Vliegen, *Endogenität,* en Ch. Müller (dir.), *Lexikon der Psychiatrie,* Berlín-Heidelberg-Nueva York 1973.

P. ORENGO

EXPLICACIÓN. Métodos en psicopatología, concepto de → anormalidad psíquica, vías de acceso al tema psicopatológico.

Explicar una cosa significa derivarla de algo previamente dado (Diemer 1971). Esto último es un principio en el sentido kantiano del término, es decir, algo general o una ley. En la moderna teoría de la ciencia (modelo de Hempel-Oppenheim, cf. infra) se añaden a la ley ciertas condiciones marginales o iniciales concretas. Este concepto «objetivo» de explicación se propuso, sobre todo, para dar razón de hechos que son accesibles a la observación intersubjetiva y, por tanto, verificables, o falsables, y sólo posee una aplicación limitada en temas psiquiátricos. A dicho concepto se contrapone otro, «subjetivo», que hace referencia a estados y procesos psíquicos ajenos, que un sujeto percipiente y pensante reconstruye como si fueran estados y procesos propios, sin posibilidad de derivarlos de un principio general o de observarlos de modo intersubjetivo (Schwemmer 1980). Este modo de explicación parece revestir en psiquiatría tanta relevancia, al menos, como el modo «objetivo». La cuestión relativa a hasta qué punto corresponde al concepto de → comprensión y en qué relación se halla con respecto a la explicación objetiva es de central importancia para la discusión acerca de los métodos en psiquiatría. La explicación, en el sentido del concepto «objetivo», fue asumido por la psiquiatría de la segunda mitad del siglo XIX, inspirada en las ciencias naturales, como principio metodológico para la adquisición de conocimiento. La psiquiatría siguió considerándose, durante el siglo XX, como una ciencia natural; de ahí que se mantuviera fiel a este tipo de explicación como método científico. La dicotomía entre explicación y → comprensión, fruto del debate metodológico de las ciencias hermenéuticas, sugirió a Droysen (1868) la distinción entre ciencia natural y ciencia histórica, y a Dilthey (1893) la división entre una ciencia natural, explicativa, y una psicología comprensiva («explicamos la naturaleza; comprendemos la vida psíquica»). Jaspers (1913), bajo la influencia de Dilthey, propuso una distinción metodológica entre explicación y → comprensión que ha sido fundamental en psiquiatría, no excluyéndose, sin embargo, ambas vías, sino, antes bien, complementándose mutuamente. La explicación persigue, según Jaspers, la derivación causal de los fenómenos psíquicos o psicopatológicos desde un presunto sustrato concebido como básico, fundamentado de modo orgánico-cerebral, es decir, en hechos extraconscientes, e intenta establecer leyes o reglas en analogía con las ciencias naturales. La comprensión, en cambio, se orienta hacia hechos o estados de cosas psíquicos, aislados, que pueden detectarse como dados de modo inmediato (comprensión estática, fenomenología) o hacia interconexiones psíquicas que derivan unas de otras de modo evidente (comprensión genética; → método fenomenológico). Mientras que la comprensión tropieza, en general, con limitaciones, la explicación causal, por el contrario, es en principio ilimitada. La concepción jaspersiana del modo de proceder fenomenológico-comprensivo significa una relativización de las exigencias explicativas por parte de la psiquiatría orientada de modo científico-natural. Al mismo tiempo, de la dicotomía entre explicar y comprender se deriva una distinción nosológica entre → proceso y desarrollo psíquico, distinción que K. Schneider (1922, 1950) interpreta como dicotomía entre la anormalidad psíquica cualitativa y la anormalidad psíquica cuantitativa o entre la enfermedad psíquica y la variación del modo de ser psíquico. El dualismo explicación-comprensión aparece en K. Schneider cuando distingue entre coherencia de sentido (normativa de sentido) y ruptura de tal normativa en los fenómenos psíquicos anormales, y mantiene el límite de comprensión como criterio de distinción entre enfermedad psíquica y lo psíquico cuantitativamente anormal, mas no patológico (→ concepto de enfermedad). No obstante, el dualismo entre normativa de sentido y normativa causal aparece atenuado cuando Schneider quiere explicar causalmente la existencia y la forma de la psicosis, mas no su contenido. La contraposición entre explicar y comprender, transmitida por Jaspers a la psiquiatría como herencia problemática, no halló, en modo alguno, general aceptación. Algunos autores ampliaron sustancialmente el concepto de «explicación», extendiéndolo hacia la explicación «subjetiva» e incluyendo también en él el método hermenéutico. En Freud, por ejemplo, la explicación designa la vía hermenéutica de su método de interpretación, destinado a comprender coherencias intrapsíquicas y no un mero procedimiento científico natural para establecer conjuntos coherentes de normas. Jaspers criticó el concepto freudiano de explicación y su clasificación del mismo como un entender «como si» ignora el carácter hermenéutico de la interpretación psicoanalítica. Bleuler (1919), Kronfeld (1920), van der Hoop (1921) y Schweizer (1924), contrariamente a Jaspers, aproximaron más la explicación a la comprensión y no se limitaron a conceder vigencia a las interconexiones causales, no solamente con referencia a un sustrato somático, sino también con respecto al ámbito intrapsíquico. La explicación y la comprensión fueron concebidas como un acto unitario, y la explicación psicológica como la comprensión de una acción a partir de sus motivos. M. Weber (1922) admitió una comprensión explicativa, un comprender motivaciones como explicación de un acto. Así mismo, tampoco para Binswanger (1927) se refiere la explicación psicológica a normativas causales, sino que establece «relaciones de obligatoriedad» entre los fenómenos psíquicos. Existe, según él, un explicar mediante motivos, y que cuenta con la causalidad psíquicas, no con leyes causales; comprensión y explicación, motivación y causación se implican mutuamente.

Desde los años setenta del presente siglo se está produciendo un debate metodológico en psiquiatría, favorecido por la concepción científica introducida por el neopositivismo y por el racionalismo crítico (Popper); se pretende establecer la explicación como principio metodológico de toda ciencia, incluida la psiquiatría, y relegar la comprensión al ámbito precientífico, como una seudoexplicación. El esquema de la explicación científica, propuesto sobre todo por Stegmüller (1974) y aplicado experimentalmente por Möller (1976) al conocimiento psiquiátrico, y que se remonta especialmente a Hempel y a Oppenheim (esquema H.-O.), distingue entre una explicación deductiva-nomológica y una explicación inductiva-estadística. La explicación deductiva-nomológica deriva lógicamente el objeto a explicar (*explanandum*) del objeto explicante *(explanans),* que incluye enunciados sobre las condiciones iniciales (condiciones antecedentes) y enunciados de ley; de modo tal que los enunciados del *explanans* poseen un contenido empírico y son verdaderos (quedan confirmados). La explicación inductiva-estadística incluye en el *explanans,* además de los distintos enunciados, leyes estadísticas y deriva el *explanandum* con una probabilidad lógica o inductiva. Sin embargo, la aplicación consecuente de estos esquemas explicativos a la esfera de la acción y la conducta humanas, que también es objeto de la psiquiatría, tropieza, con algunas dificultades, ya que no es posible establecer leyes universales para el obrar humano. En los últimos años las tentativas de la teoría de la ciencia, la filosofía analítica, la teoría constructiva de la ciencia y especialmente la teoría de la acción intentan precisar lo específico de las explicaciones de la acción humana, al margen del modelo científico unitario del neopositivismo; y estos intentos están influyendo en el debate metodológico de la psiquiatría. No se trata de buscar las causas de las acciones en el sentido de su derivabilidad lógica o probable desde ciertas leyes, sino de indagar las razones, es decir, la fundamentación del obrar humano. Es decisivo a este respecto el esquema de explicación intencional de Wright (1974), que parte de dos formas de explicación científica: la causal y la intencional o teleológica. El esquema de explicación causal, basado en la teoría neopositivista de la subsunción, sólo da razón de los fenómenos propios de las ciencias naturales y no aclara los problemas que se presentan en las ciencias humanas. El método adecuado en este terreno es más bien la explicación intencional de las acciones, que examina la orientación finalista de éstas recurriendo al «silogismo práctico» de Aristóteles. Este procedimiento presupone una comprensión que relaciona la acción con un fondo normativo general y, que, a continuación, tan sólo intenta aprehenderla en cuanto a su planteamiento de metas. Esta explicación de la acción puede incluir relaciones causales, pero éstas son accesorias. Otro enfoque similar, relevante para la psiquiatría y que busca igualmente un modelo metodológico específico para las ciencias humanas o de la acción, es el de la teoría de la explicación racional de Schwemmer (1976, 1980). Según ésta, las explicaciones del obrar humano sólo pueden basarse en normas institucionalizadas sobre el modo de actuar y en hábitos individuales de acción que son relativos en lo histórico y en lo biográfico. Un problema específico consiste en que las explicaciones del obrar humano no son factibles sin interpretaciones destinadas a detectar los fines del sujeto y la apreciación de la realidad por parte de éste. El problema hermenéutico del comprender, que surge necesariamente en la esfera de las ciencias humanas, no puede resolverse ni soslayarse con el modelo científico de la explicación unitaria, orientada en el sentido de las ciencias naturales. Según Schwemmer, la explicación de la acción, por aporte de razones, es factible porque las razones para un acto pueden convertirse en motivaciones capaces de convencer a otros, haciéndolos asequibles a una argumentación práctica. La explicación de las acciones busca, pues, las relaciones de conclusión racional (relaciones de fundamentación) que se crean entre las interpretaciones de fines o las evaluaciones de situaciones, por una parte, y las acciones, por otra. Las explicaciones racionales del obrar humano nada tienen que ver con las disquisiciones teóricas, sino que son meros modos de argumentación práctica. Tales explicaciones serían también el método de elección para la psiquiatría, según Schwemmer, ya que ésta, como ciencia de la acción humana, considera las desviaciones del obrar orientado con arreglo a normas y fines, racional y accesible a la argumentación, como el auténtico objeto de conocimiento. Dentro de la psiquiatría sigue abierto el debate en torno al ámbito de validez de la explicación y, en consecuencia, en torno a las relaciones y la delimitación mutuas del explicar y del comprender. El intento de Möller (1976) de resolver el dilema metodológico de la psiquiatría con el esquema H.-O. de la explicación científica, en el sentido de un monismo metodológico, y de remitir así la comprensión, como una seudoexplicación, a la esfera pre o acientífica, no tuvo en cuenta el acceso comprensivo-hermenéutico a los fenómenos psíquicos y, por tanto, al paciente como un hecho de la experiencia clínica. Heimann (1979, 1980) estima, no obstante, que el método explicativo debe prevalecer en una psiquiatría científico-natural y que la comprensión cumple el papel de una captación intuitiva de posibilidades de interpretación, que debe ser supervisada por el método explicativo de las ciencias naturales. También Schäfer (1979) considera que la vía cognitiva capital es la explicación científico-natural, basada en el esquema H.-O., pero otorga mayor importancia que Heimann al valor cognitivo del método hermenéutico. Trata de combinar ambas vías en un modelo bifásico que recoge primero el material cognitivo mediante la penetración comprensivo-empática en el psiquismo ajeno y, en un segundo paso, explica este material mediante hipótesis generales, con el esquema H.-O. El debate metodológico actual en psiquiatría vuelve a otorgar mayor importancia a un equilibrio entre los métodos comprensivo-hermenéuticos y los métodos explicativos científico-naturales, con una limitación dialéctica de ambos (Blankenburg 1981) y acentuando el valor cognitivo autónomo de la comprensión (Glatzel 1981); así, pues, el resurgir del debate hermenéutico en la filosofía actual (Apel 1979, Riedel 1978) comienza a hacerse notar también en psiquiatría (Schleiffer 1980). Detrás del debate acerca de la explicación y la comprensión late la disputa abierta desde principios de siglo sobre el lugar que desde el punto de vista de la teoría de la ciencia ocupa la psiquiatría entre las ciencias de la naturaleza y las ciencias del espíritu, entre la metodología generalizante y la metodología individualizante, entre el método nomotético y el método idiográfico. Todo hace pensar que nos encaminamos hacia un concepto pluralista de la ciencia, más allá de las estrecheces monistas en los métodos y del angostamiento unitario de las ciencias (Schmitt 1982).

Bibliografía. K.-O. Apel, *Die Erklären-Verstehen-Kontroverse in transzendentalpragmatischer Sicht*, Francfort 1979; L. Binswanger, *Verstehen und Erklären in der Psychologie*, «Z. Ges. Neurol. Psychiatr.» 107 (1927) 655-683; W. Blankenburg, *Nomothetische und idiographische Methodik in der Psychiatrie*, «Schweiz. Arch. Neurol. Neurochir. Psychiatr.» 128 (1981) 13-20; E. Bleuler, *Das auti-*

stisch-undisziplinierte Denken in der Medizin und seine Überwindung, Berlín 1919 (³1966); A. Diemer, *Die Trias Beschreiben, Erklären, Verstehen in historischem und systematischem Zusammenhang*, en A. Diemer (dir.), *Der Methoden- und Theorienpluralismus in den Wissenschaften*, Meisenheim 1971, p. 5-24; W. Dilthey, *Ideen über eine beschreibende und zergliedernde Psychologie* (1893), *Ges. Schriften*, vol. V. Leipzig-Berlín 1924; J.G. Droysen, *Grundriss der Historik*, Leipzig 1868; W.K. Essler, *Naturwissenschaftliche und geisteswissenschaftliche Erklärung*, en L. Landgrebe (dir.), *9 Deutscher Kongress für Philosophie*, Meisenheim 1972, p. 101-116; J. Glatzel, *Spezielle Psychopathologie*, Stuttgart 1981; —, *Psychopathologie als Wissenschaft*, «Z. Klin. Psychol. Psychother.» 29 (1981) 67-78; H. Heimann, *Psychopathologie*, en *Psychiatrie der Gegenwart*, vol. I, 1, Berlín ²1979, p. 1-42; J.H. van der Hoop, *Über die kausalen und verständlichen Zusammenhänge nach Jaspers*, «Z. Ges. Neurol. Psychiatr.» 68 (1921) 9-30; K. Jaspers, *Allgemeine Psychopathologie*, Berlín 1913, ⁹1976; —, *Kausale und verständliche Zusammenhänge zwischen Schicksal und Psychose bei der Dementia praecox (Schizophrenie)*, «Z. Ges. Neurol. Psychiatr.» 14 (1913) 158-263 (también en K. Jaspers, *Ges. Schriften zur Psychopathologie*, Berlín 1963, p. 329-412); K.P. Kisker, *Zur Frage der Sinngesetzlichkeit*, «Schweiz. Arch. Neurol. Psychiatr.» 76 (1955) 5-22; A. Kronfeld, *Das Wesen der psychiatrischen Erkenntnis. Beiträge zur allgemeinen Psychiatrie*, vol. I, Berlín 1920; H.-J. Möller, *Methodische Grundprobleme der Psychiatrie*, Stuttgart 1976; B. Pauleikhoff, *Erklären und Verstehen als Zugang zu psychopathologischen Phänomenen*, en H.H. Wieck (dir.), *Psychopathologie musischer Gestaltungen*, Stuttgart-Nueva York 1974, p. 21-27; B. Pethö, *Zur methodologischen Neubesinnung in der Psychiatrie*, «Fortschr. Neurol. Psychiatr.» 37 (1969) 405-447, 42 (1974) 475-539; K.R. Popper, *Logik der Forschung*, Tubinga ⁴1971; M. Riedel, *Verstehen oder Erklären? Zur Theorie und Geschichte der hermeneutischen Wissenschaften*, Stuttgart 1978; M.L. Schäfer, *Reflexion, Ideation, Einfühlung, Explanation. Grundelemente eines psychiatrischen Wissensmodells*, «Fortschr. Neurol. Psychiatr.» 47 (1979) 144-157; R. Schleiffer, *Zur Methodologie von Psychopathologie und Historik*, «Nervenarzt» 51 (1980) 17-21; W. Schmitt, *Die Psychopathologie von Karl Jaspers in der modernen Psychiatrie*, en *Die Psychologie des 20. Jahrhunderts*, vol. X, Zurich 1980, p. 46-62; —, *Methodologische Strömungen in der Psychiatrie der Gegenwart*, en W. Janzarik, *Psychopathologische Konzepte der Gegenwart*, Stuttgart 1982, p. 19-32; K. Schneider, *Versuch über die Arten der Verständlichkeit*, «Z. Ges. Neurol. Psychiatr.» 75 (1922) 323-327; —, *Klinische Psychopathologie*, Stuttgart 1950 (¹¹1976); W. Schweizer, *Erklären und Verstehen in der Psychologie*, Berna 1924; O. Schwemmer, *Theorie der rationalen Erklärung. Zu den methodischen Grundlagen der Kulturwissenschaften*, Munich 1976; —, *Erklärung*, en J. Mittelstrass (dir.), *Enzyklopädie Philosophie und Wissenschaftstheorie*, vol. I, Mannheim 1980, p. 578-584; W. Stegmüller, *Probleme und Resultate der Wissenschaftstheorie und Analytischen Philosophie*, vol. I: *Wissenschaftliche Erklärung und Begründung*, Berlín ²1974; M. Weber, *Gesammelte Aufsätze zur Wissenschaftslehre*, Tubinga 1922; H. Witter, *Methodologische Probleme der Psychiatrie*, «Fortschr. Neurol. Psychiatr.» 31 (1963) 491-514; G.H. von Wright, *Erklären und Verstehen*, Francfort 1974; W. Zeh, *Die Psychiatrie und die Methodenfrage*, «Stud. Generale» 24 (1971) 440-461.

WOLFRAM SCHMITT

EXPLORACIÓN. Investigación, hallazgos, → anamnesis.

La exploración es el diálogo investigador que el psiquiatra sostiene con el enfermo. A diferencia de la anamnesis médica, no recoge sólo las molestias y los antecedentes del paciente, sino que es, además, el auténtico reconocimiento psiquiátrico. La exploración se ha transformado, de una indagación del paciente que era en sus inicios —como indica la palabra latina *explorare* (= indagar)— en una conversación con él. La práctica actual de la exploración incluye elementos de la primera entrevista (→ psicoterapia; Argelander) y de la → psicoterapia centrada en el cliente (Rogers); difiere de esta última en una mayor estructuración y en la orientación hacia los síntomas psicopatológicos.

Su *desarrollo externo* (Kind, Stevenson, etc.): El psiquiatra saluda al paciente, le indica la duración previsible del diálogo y le explica para qué va a servir. Luego, con una pregunta neutral y empática, le invita a hablar. En la primera parte, que aproximadamente dura la mitad del tiempo total previsto, el paciente expone sus problemas en su propio lenguaje; él determina los contenidos y configura en buena medida el diálogo. El investigador adopta una actitud predominantemente pasiva y escucha con atención. Intenta mantener la fluidez en el discurso del paciente, para lo cual es suficiente intercalar a intervalos el famoso «hum» o el adverbio afirmativo «sí». Sintetiza las secciones importantes y elimina las oscuridades con preguntas o pidiendo ejemplos. Las informaciones obtenidas en la primera parte determinan el curso, la estructura y los contenidos de la segunda, donde el psiquiatra procede de modo más activo, pregunta más y con mayor concreción y colma las lagunas que el paciente ha dejado. Anuncia al paciente el final inminente del diálogo, para darle ocasión de añadir algo que le parezca importante. Como conclusión, el psiquiatra comunica al paciente los primeros resultados de la exploración y sus consecuencias terapéuticas inmediatas. La exploración termina para el psiquiatra cuando ha consignado los resultados (cf. infra) en el historial del paciente. Es costumbre en psiquiatría tomar notas durante la exploración.

El objetivo primario de la exploración es el → diagnóstico, como condición previa de todo tratamiento racional. El psiquiatra debe inquirir y juzgar todos los síntomas psicopatológicos importantes, precisa y cabalmente, para su inserción en el esquema del diagnóstico psiquiátrico; este extremo suele descuidarse en la práctica actual de la exploración, que es más flexible. La exploración proporciona, además, ciertos diagnósticos en otro sentido: permite enjuiciar la situación biológica, psicológica y social del paciente. De ahí la necesidad de tener en cuenta, además de los trastornos, las partes sanas de la personalidad del paciente, su modo de afrontar la vida y la fortaleza de su yo, puntos importantes para el tratamiento. Pero la exploración tiene unos objetivos terapéuticos no sólo inmediatos, sino también directos. El primero es la tarea de establecer una relación terapéutica fecunda. Un obstáculo para ello suele consistir en que sean los familiares del pacientes o terceras personas los que han promovido el reconocimiento. Los resultados de la misma exploración dependen de que el paciente acepte al psiquiatra como interlocutor comprensivo y competente. Con la exploración señala el comienzo de la psicoterapia, que debe ser una parte integrante de todo tratamiento psiquiátrico. La primera exploración suele ir encaminada a liberar al paciente de la angustia, a aliviarlo, a fortalecer su yo y a orientarlo hacia la realidad. La exploración informativa suele ser particularmente difícil, pues excluye el tratamiento propiamente dicho, pero presupone la experiencia clínica —y por tanto, orientada hacia el tratamiento— del investigador (J.E. Meyer), que no puede variar su conducta exploratoria sin modificar el resultado.

Los resultados de una exploración se sitúan a diversos niveles, con diferente objetividad y posibilidad de estandarización. La exploración ofrece en primer lugar datos «brutos» u «objetivos» sobre la historia vital y patológica del paciente, que pueden ser confirmados por familiares u otras personas (heteroanamnesis). Recoge en segundo lugar las principales afecciones del paciente, que pueden objetivarse y estandarizarse mediante listas (de v. Zerssen, por ejemplo). En tercer lugar registra los síntomas psicopatológicos, que se estandarizan igualmente y así pueden objetivarse. En cuarto lugar, permite obtener y fijar observaciones: impresión global acerca del paciente, «informaciones escénicas» (Argelander), peculiaridades de porte y vestido, de mímica y gestos, otras comunicaciones no verbales y reacciones emocionales. Estos datos son más fehacientes de lo que suele suponerse, porque los perciben también otros observadores. Incluyen, sin embargo, un notable factor subjetivo, porque el investigador interviene muy activamente en su percepción y detección. Se pueden considerar, en fin, las interpretaciones del psiquiatra y sus reflexiones sobre el curso de la investigación como un resultado de la exploración.

Lo dicho anteriormente da una idea del *papel decisivo del investigador* en la exploración. Él determina el curso, los resultados y el éxito terapéutico. Un requisito fundamental es la posesión de unos conocimientos técnicos globales por parte del investigador. Otro requisito reside en la personalidad y la actitud interna de éste, que debe interesarse por el paciente, sentir empatía hacia él y aceptarlo. Contrariamente a lo habitual en el resto de la medicina, el entrevistador debe dejar al paciente expresar sus sentimientos, tratar de comprenderlos y a veces reforzarlos (Stevenson). La exploración exige la máxima atención, una atención «flotante» (Freud); el entrevistador debe captar al mismo tiempo lo que el paciente dice, cómo lo dice, lo que omite, sus comunicaciones no verbales, debe averiguar si sus afirmaciones contienen síntomas psicopatológicos o indicios para la psicodinámica; debe, además, captar sus propios sentimientos y estar atento a su papel más o menos activo en cada momento. De ahí que la formación y el ejercicio sean imprescindibles para el entrevistador, ya que la exploración sólo puede aprenderse en la práctica. Es muy importante, en la formación, la exploración controlada por un experto mediante cinta magnetofónica o grabación en vídeo, y esa formación se complementa con preexploración y postexploración por expertos y un entrenamiento intensivo en la percepción. La exploración puede sufrir fácilmente perturbaciones; de ahí que un entorno estable y libre de sobresaltos sea otro de sus requisitos: el psiquiatra está «graduado», por decirlo así, para su despacho; las desviaciones, las interrupciones y otros trastornos pueden perjudicar el resultado.

La exploración es un diálogo de índole particular y por eso constituye un hecho singular. Una segunda exploración transcurrirá ya de otro modo, aunque lleve a idénticos resultados. La singularidad y la subjetividad son las ventajas de la exploración, y también sus riesgos y limitaciones. Es factible, en todo caso, estandarizar y objetivar algunas partes de ella, como la sintomatología psicopatológica o elementos de ésta (cf. AMDP; CIPD; PSE).

En conjunto, la exploración es un arte que exige mucho del investigador, que no puede sustituirse con ningún método «objetivo» y sigue siendo el «camino real» (Jacob) de la investigación psiquiátrica.

Bibliografía. Hermann Argelander, *Das Erstinterview in der Psychotherapie*, Wiss. Buchgesellschaft, Darmstadt 1970; CIPS (Collegium Internationale Psychiatriae Scalarum), *Internationale Skalen für Psychiatrie*, CIPS, Berlín 1977; *Das AMDP-System*, Springer, Berlín-Heidelberg-Nueva York 1981; Sigmund Freud, *Ratschläge für den Arzt bei der psychoanalytischen Behandlung*, en *Studienausgabe, Ergänzungsband*, S. Fischer, Francfort del M. 1975 (trad. cast., *Consejos al médico en el tratamiento psicoanalítico*, en *Obras completas*, vol. V, Biblioteca Nueva, Madrid 1972); H. Jacob, *Wandlungen, Möglichkeiten und Grenzen der klinisch-psychiatrischen Exploration*, en *Randzonen menschlichen Verhaltens. Festschrift z. 65. Geburtstag v. H. Bürger-Prinz*, Stuttgart 1965; Hans Kind, *Leitfaden für die psychiatrische Untersuchung*, Springer, Berlín-Heidelberg-Nueva York 1973; J.-E. Meyer, *Der psychiatrische Sachverständige und seine Funktion im Strafprozess*, «Monatsschr. Krim.» 64 (1981) 224; Carl R. Rogers, *Die nicht-direktive Beratung*, Kindler, Munich 1972; Jan Stevenson, *The psychiatric interview*, en S. Arieti, *American handbook of psychiatry*, vol. 1, Basic Books, Nueva York [2]1974; J.K. Wing, J.E. Cooper, N. Sartorius, *Die Erfassung und Klassifikation psychiatrischer Symptome*, Beltz, Weinheim 1982; D. v. Zerssen, *Beschwerden-Liste*, Beltz, Weinheim s.a.

WOLFGANG HARTMANN

F

FANTASÍA CATATÍMICA. El método del soñar despierto basado en la psicología profunda, psicoterapia breve, drama simbólico, psicodinámica proyectiva, técnica de tratamiento.

El método del soñar despierto en psicoterapia.
1. *La fantasía catatímica* (FC) está introducida actualmente en el escenario psicoterapéutico internacional y es un método detalladamente descrito y discutido en la correspondiente literatura en cuanto a su técnica y sus resultados (para una visión panorámica cf. Leuner ³1982, 1982, 1983). El término «catatímico» fue introducido por H. Maier (1912) en la terminología psiquiátrica: *kata* = en griego, conforme a; *thymos* = en griego, alma, es decir, emocionalidad. Con él se quiere expresar que se trata de contenidos imaginarios de tonalidad emocional o afectiva semejantes al soñar despierto. El término «drama simbólico» se utiliza de hecho como sinónimo, sobre todo en Suecia. En el área lingüística angloamericana se ha impuesto el término *guided affective imagery*. El que esto escribe presentó por primera vez el método en 1954 y expuso su desarrollo ulterior en diversas publicaciones. El método nació del esfuerzo científico por verificar experimentalmente la significación del simbolismo en psicología profunda. En esa serie de investigaciones llevadas a cabo desde 1948 (fantasía catatímica experimental) no sólo se analizaron desde un punto de vista psicodinámico ciertos fenómenos interesantes, sino que se puso de manifiesto que el soñar despierto, aplicado metódicamente, puede desarrollar una acción psicoterapéutica sorprendente. Hoy día la técnica del soñar despierto ha adquirido relevancia, sobre todo como psicoterapia breve. Singer (1974) considera «el método de Leuner» como «el mejor sistematizado entre los métodos de → psicoterapia imaginativa». Observaciones esporádicas sobre procesos imaginativos, a veces en analogía con los sueños, pueden leerse ya en Silberer (1909, 1912), Frank (1914), Kretschmer (1922) y Happich (1932). La técnica del soñar despierto *(rêve éveillé dirigé)* de Desoille (1945) no era conocida del que esto escribe en su primera sistematización de la FC.

2. *Los rasgos psicológicos* de la FC se basan en la observación de que la relajación psicofísica ligera y el umbral del sueño (Silberer 1909) dan lugar a ciertos fenómenos imaginativos que (como señalan Freud en 1900 y Kretschmer en 1922 con su «pensamiento fílmico») siguen los principios del «trabajo del sueño» en psicoanálisis, como son el desplazamiento, la condensación, etc. El soñar despierto inducido, en plan experimental, por Freud (1895) en el período de 1882-1888 puede considerarse, pues, como acceso inmediato a la psicodinámica inconsciente de la persona. Sus contenidos imaginativos siguen el principio psicológico de la *proyección*. Descubierta por Freud, la proyección fue utilizada posteriormente en los → tests proyectivos. La FC puede concebirse como uno de estos métodos proyectivos. Diversos autores han expuesto ya la aplicación diagnóstica de la FC (FC diagnóstica) de modo sistemático

(Leuner 1983, Prindull 1964, Stamm 1983, Swartley 1963). Pero el proceso proyectivo de la FC difiere de todos los tests proyectivos conocidos, sobre todo porque no requiere una base material como estímulo ni como pantalla proyectiva. Los elementos inmateriales de las fantasías visualizadas como «proyector» y la oscuridad de los ojos cerrados como «pantalla» posibilitan ya el proceso del soñar despierto, revelador de conflictos inconscientes. Los contenidos proyectivos se desarrollan de modo inmediato, tras algunos ejercicios, en imágenes interiores vívidas, coloreadas y tridimensionales, en un «mundo propio», donde el sujeto puede moverse como si fuera real (un paisaje, por ejemplo). Este *proceso de proyección inmaterial* ha permitido realizar dos descubrimientos importantes para el diagnóstico y la terapéutica:

2.1. Las constelaciones neuróticas típicas se presentan en el «panorama catatímico» como *imágenes fijas*, como conglomerados de imágenes y como escenas estereotipadas, a veces acompañadas por sentimientos negativos como → angustia, repugnancia, inquietud, etc. En cuanto manifestaciones de la problemática neurótica conflictiva, poseen un valor diagnóstico, pero revisten sobre todo una gran importancia terapéutica como focos de elaboración.

2.2. A esas imágenes fijas se contraponen las *imágenes fluctuantes*, es decir, contenidos imaginativos que pueden variar rápidamente. También aquí se expresan relaciones que oscilan entre afectos e impulsos pulsionales, por un lado, y mecanismos de defensa contra ellos, por otro. Las *relaciones de transferencia* pueden manifestarse asimismo en forma sublimada. A propósito de esta dinámica proyectiva fluctuante, se habla de «proyección móvil». También esta proyección móvil de los contenidos fluctuantes posee una importancia superior a la del mero diagnóstico. Puede seguirse en ella el curso procesual de una → psicoterapia. Aparecen *fenómenos* característicos *de cambio* que denotan de forma evidente la relevancia de intervenciones terapéuticas concretas y muestran también el curso gradual del proceso terapéutico. Los fenómenos de las formas de transformación representan útiles controles en la supervisión de casos terapéuticos. La proyección móvil aparece también bajo la influencia espontánea de circunstancias vitales extraterapéuticas y expresa en el vivenciar inconsciente su grado y calidad.

3. *El desarrollo sistemático de la FC* partió de la verificación de ciertas hipótesis; así por ejemplo, la de que el sistema psíquico suele dar, en su ámbito afectivo-emocional, respuestas claras (en forma imaginaria) a problemas concretos, aunque éstos sean inconscientes; por ejemplo, sobre una constelación conflictiva dominante. La «pregunta» aparece en temas cargados de simbolismo. Tales temas pueden estar estrictamente enfocados —por ejemplo, el de un león que es observado en su conducta, está directamente relacionado con la capacidad de manifestar una prepotencia agresiva—. Pero pueden también desplegarse ampliamente, para la proyección de un conflicto actual, por ejemplo, en la evocación del tema de una pradera o de «cualquier paisaje». La alta *correlación* estadística demostrada experimentalmente *entre el tema simbólico ofrecido y los conflictos evocados* dio pie a la propuesta de 12 *temas estándar* como posiciones iniciales para la sesión terapéutica. Se pide, por ejemplo, la realización imaginaria de una actividad, como sería la escalada de un monte, para analizar el área proyectiva y poder comprobar la motivación ante ciertas exigencias. Junto a estas representaciones destinadas a expresar un núcleo temático conflictivo, hay posibilidades inespecíficas de introducción al soñar despierto, a las que se agregan concatenaciones de imágenes libremente asociadas, destinadas a promover el espontáneo despliegue del soñar despierto proyectivo (método asociativo).

4. *La estructuración de la FC* se ajustó a la tarea que se propuso el que esto escribe: desarrollar un *sistema terapéutico sencillo, fácil de enseñar y aprender y fácil de practicar*.

4.1. El campo de proyección del soñar despierto, que suele ser amplio e inabarcable, quedó articulado en la oferta de 12 *temas estandarizados* (cf. infra) para estimular la autoexposición de zonas conflictivas relevantes a nivel de psicología profunda.

4.2. La FC quedó dividida, además, por razones didácticas, en *grado básico, medio y superior* (véase tabla 1).

—El *grado básico* es el fundamento de la FC. Los otros grados se basan en éste. Utiliza los 5 temas estándar explicados en 5.4 y permite, más allá de ellos, el desarrollo creativo del soñar despierto. Otros instrumentos técnicos aparecen indicados en la tabla. La *conducta del terapeuta* se caracteriza en este grado por una fuerte actitud diatrófica (protectora, animadora). La técnica del grado básico tiene una gran importancia terapéutica. Puede practicarse una terapia breve (15-30 sesiones) con un objetivo limitado, a veces para tratamiento de casos subcrónicos y crónicos asociados a una persistente compensación habitual de las deficiencias y a una acción parcialmente modificadora del carácter (estudios controlados en Leuner 1983, casuística en Leuner, Lang 1982).

—El *grado medio* consta de 4 temas estándar, enfocados de modo relativamente estricto. El terapeuta experimentado dispone ahora de un mayor número de técnicas y de otros dos principios directivos para la focalización directa (véase tabla 1). La conducta del terapeuta adquiere una nueva dimensión, decisiva: mira a promover las asociaciones libres, imaginativas y verbales. El terapeuta transfiere gradualmente al paciente la responsabilidad de la iniciativa en el soñar despierto. El paciente, que también ha progresado, puede exponerse más a contenidos frustrantes, angustiosos, deprimentes y teñidos de otros afectos negativos, y ser estimulado a resolver el problema por su cuenta. Se impone el principio de «seguir viviendo y aguantar» (en lugar de la abreacción) frente al cauto método proyectivo del grado básico. Esta técnica progresiva va unida a una forma de reelaboración de las obsesiones de repetición. Esto permite elaborar deformaciones caracterológicas y del yo.

—El *grado superior* se une lógicamente al anterior. Siguen algunos temas estándar de poco uso, como complemento y profundización (véase tabla 1); pero lo principal es ahora una combinación muy amplia con la técnica psicoanalítica: acumulación de asociaciones, elaboración interpretativa y reelaboración efectuada desde perspectivas analíticas más estrictas (en la medida necesaria). Hay que hacer constar que la formación para actuar como psicoterapeuta de FC concluye con la técnica avanzada del grado medio. La aplicación de la técnica analítica requiere la formación respectiva en sentido más estricto.

5. *La técnica introductoria de la FC* prevé los siguientes puntos:

5.1. *Inducción de una relajación psicofísica.* Contrariamente a opiniones del pasado, rara vez se precisa la ayuda de los métodos clásicos de relajación, como el → entrenamiento autógeno (vivencia de peso y de calor) o el método de Jacobson (1928). Bastan algunas sugerencias hechas al paciente para la realización autónoma de la distensión y relajación de los músculos de las extremidades y la libre fluencia de la respiración (para evitar cualquier influencia sugestiva). La estrecha *correlación* existente *entre la imaginación y el estado de relajación*, que lleva a una ligera modificación de la conciencia, como en la situación liminal antes de dormir, se permite técnicamente pasar al grado siguiente:

5.2. La simple *invitación a imaginar*, en posición de reposo (butaca, diván), *uno de los temas propuestos* (se evitan cuidadosamente otros conceptos, como el de «ver»). Los 12 temas estándar disponibles (véase tabla 1) sirven para la estructuración del campo imaginativo. Vienen a ser núcleos en los que pueden cristalizar las escenas del soñar despierto adecuadas a los conflictos expresados. Sólo se propone en forma vaga el tema a imaginar: «una pradera», «el camino que lleva a un monte», etc. Los contenidos de los temas estándar se orientan a veces específicamente, por ejemplo, hacia la conducta agresiva, hacia las relaciones de pareja y la sexualidad, pero otras veces de un modo amplio y poco específico, hacia la manifestación de cualquier materia conflictiva actual: «una pradera, un paisaje que sintoniza con el estado anímico actual», etc. Las proyecciones evocadas, siempre individuales, deben interpretarse desde la historia previa del sujeto.

5.3. *La instalación* para la FC prevé que el terapeuta se siente junto al paciente, que estará acostado en el diván, para significar una posición de igualdad (*peer position*). El terapeuta invita al paciente a hacer la descripción pormenorizada de los contenidos de sus fantasías y de los sentimientos y emociones que las acompañan. Favorece el despliegue de la imaginación con intervenciones prudentes y sobrias, evitando sugestiones. El flujo progresivo de informaciones le permite, siempre bajo una empatía controlada, perfilar el escenario para su propia orientación. La transferencia que suele predominar en este marco terapéutico sintoniza con una actitud de transferencia anaclítica en el sentido de R. Spitz (1956). Pero esta transferencia aparece «escindida» en cuanto que el paciente despliega progresivamente una actividad propia, de una sesión a otra, en el mundo imaginario, cuasi real, donde actúa en el paisaje, vive aventuras, entabla relaciones con personajes simbólicos, etc. Esta *relación dialógica entre el paciente y el terapeuta* es incompatible con ciertas técnicas como la imaginación activa (Jung 1916), el grado superior del → entrenamiento autógeno (Schultz 1970) o las meditaciones fantásticas. La verbalización de las vivencias del soñar despierto y sus emociones concomitantes alivian al paciente. Éste, bajo la protección del terapeuta presente, puede relajar ciertos mecanismos de defensa o renunciar totalmente a ellos y dar paso de nuevo a la → angustia y a otros sentimientos negativos y a una profunda tensión conflictiva. Manifiesta entonces regresiones a escenas traumatizantes de la primera infancia (hasta los años de lactancia), estimulando así hondamente el proceso terapéutico. El mareo psicoterápico y la peculiaridad de la técnica del soñar despierto evitan durante largos períodos la aparición de *la neurosis de transferencia*. El campo proyectivo dominante es, en primer término, el escenario del soñar despierto, y sólo lo es en segundo lugar la proyección sobre el terapeuta. Esto facilita la realización del tratamiento y permite, para una terapia breve (50 sesiones como máximo), limitar la formación del terapeuta. El tratamiento de pacientes caracterológicos y con → trastornos narcisistas o estructura fronteriza (→ trastornos fronterizos) y todos los casos que requieren tratamientos de larga duración pueden dar lugar, en cambio, a neurosis de transferencia, que deben someterse a análisis.

5.4. *Lista de los temas estándar* (véase tabla 1). *Grado básico*.

5.4.1. *Tema de la pradera*: Suele ser un apacible tema introductorio que da lugar a fantasías de paraíso terrenal, fecundidad, paz y satisfacción oral, pero sirve también de escenario a encuentros con personajes de referencia. Aquellas personas que sufren neurosis de cierta importancia proyectan ya aquí sus problemas. La pradera de los depresivos es árida, de color pardo, escasa vegetación y sin animales; los obsesivos encuentran, por ejemplo, pequeñas zonas cercadas de alambre de espino.

5.4.2. *Tema del río*: El río, fácilmente accesible desde la pradera, es primero objeto de contemplación y el sujeto lo recorre luego más o menos hasta el manantial o, a la inversa, en su camino hacia el mar. El significado simbólico es múltiple: línea directriz del desarrollo emocional, del despliegue de la persona; en su camino hacia el manantial, «regreso simbólico a los orígenes», al mundo materno oral. El agua es también importante en otras formas: estanque lago y mar. Las imágenes fijas, en cuanto formas de resistencia suelen manifestarse en el seguimiento del río corriente abajo y son signos seguros de neurosis: el río se seca, desaparece bajo tierra, se estanca («estancamiento afectivo» de Freud), etcétera.

5.4.3. *Tema del monte*: Un monte se puede divisar y describir desde lejos; se puede encontrar y escalar desde un camino que parte de la pradera, para contemplar el panorama. La altura del monte se correlaciona de modo significativo con el nivel de pretensiones del sujeto, revelado por los tests psicológicos. Los depresivos (→ depresión) imaginan montes bajos o extremadamente altos y renuncian a subirlos. La idealización de la prepotencia y de la autoridad masculina aparece descrita en las cualidades del monte. La ascensión está relacionada a menudo con la capacidad para identificarse con el padre o con el mundo paterno. Los trastornos sufridos en la ascensión al monte son signos claros de neurosis, como también lo es la falta de motivación. El panorama aparece desintegrado en varias direcciones cuando se trata de sujetos neuróticos.

5.4.4. *Tema de la casa*: Ofrece un significado múltiple. Puede considerarse como expresión de las vivencias emocionales de la propia persona (Freud 1900). Pueden manifestarse importantes áreas de impulso (orales, edípicas o sexuales), material de la infancia, conflictos encubiertos, etc. Se describe la casa desde el exterior y se invita al paciente a entrar en ella y examinarla. Según el tipo de trastorno que padezca el sujeto, la casa será una choza, un pajar vacío, una vivienda feudal o un castillo barroco, un edificio de oficinas sin viviendas, etc. La dependencia de padres, abuelos y otras personas puede expresarse en los imaginarios moradores, por ejemplo.

5.4.5. *Tema de la linde del bosque*: La entrada en el bosque que bordea a veces la pradera puede provocar → angustia y por eso lo más obvio es evitarlo. El bosque es símbolo del inconsciente. En lugar de penetrar en él podemos considerar su oscuridad desde la pradera y esperar que salgan de él animales o seres humanos. Estas figuras simbólicas que salen de la oscuridad reflejan, en un elevado porcentaje, tendencias reprimidas de la propia conducta, en el sentido de la «sombra» de C.G. Jung.

Para los temas y las técnicas de intervención terapéutica de los *grados medio y superior*, véase tabla 1.

Los temas estándar pueden utilizarse como puntos iniciales del soñar despierto en un orden flexible. Pero hay que ofrecer al paciente todas las posibilidades para configurar individualmente el tema.

En los grados básico, medio y superior encuentra el terapeuta los principios rectores complementarios del drama simbólico. Los aplica en intervenciones críticas, proponiendo, por ejemplo, la confrontación con figuras simbólicas, la reconciliación con ellas, etc. Al aparecer en escena tales figuras, reflejan relaciones objetales inconscientes (introyectos). Se pueden analizar a nivel diagnóstico y cabe

Tabla 1. Panorámica de los instrumentos terapéuticos de la fantasía catatímica

	Temas estándar	Estructura	Técnicas terapéuticas	Principios rectores (operación realizada en el símbolo)
Grado básico	1. Pradera 2. Curso de río	Ancha Mediana	I. Método actualizante II. Despliegue de imaginaciones creativas	a) Reconciliar b) Nutrir
	3. Monte 4. Casa 5. Linde de bosque	Ancha Mediana Ancha		
Grado medio	6. Personas de referencia	Estrecha	III. Método asociativo	c) Guía interior
	7. Sexualidad (rosal) (viaje en carroza) 8. Agresividad (león)	Estrecha Estrecha	IV. Sueños nocturnos V. Focalización de conflictos agudos VI. Inspección del interior del cuerpo VII. Reelaboración	d) Confrontación de símbolos
	9. Ideal de yo	Estrecha	VIII. Análisis de la transferencia	
Grado superior	10a. Cueva 10b. Agujero cenagoso 11. Volcán 12. Libros antiguos	Ancha Estrecha	IX. Combinación con psicoanálisis convencional	e) Agotar y matar f) Líquidos mágicos
	FC musical (1.-8. Focalización posible) FC en grupo (1.-8. Focalización posible)		III. Método asociativo I. Fantasías individuales II. Fantasías de grupo	— — Técnicas en *feedback*

influir en ellas o corregirlas a nivel terapéutico.

6. *Los contenidos de la FC*, aun los de índole realista, se consideran, con arreglo a las hipótesis de la psicología profunda acerca de los sueños, como *representaciones simbólicas*. Tales contenidos revelan conflictos con objetos de amor infantiles (introyectos) y conflictos entre el impulso y la defensa. Pero tan sólo en un reducido número de pacientes pueden detectarse símbolos del inconsciente colectivo (Jung). Tan sólo en pacientes que han progresado en el método y dotados de la suficiente capacidad de asociación son verbalizados los contenidos de las imágenes catatímicas en cuanto a su sentido y significado. Las escasas *intervenciones* del terapeuta van encaminadas principalmente a estimular, confirmar y aclarar detalles de las imágenes y de las emociones dominantes, provocar ocurrencias y asociaciones con conflictos primarios y actuales y desplegar creativamente la actividad (solución de problemas) en el soñar despierto. De este modo se pueden colmar gradualmente ciertas lagunas emocionales y experienciales del paciente.

En el marco de este proceso esclarecedor y de la ampliación de los contenidos imaginativos que proceden de la esfera simbólica y que se refieren a relaciones reales (personas de referencia), el paciente puede alcanzar determinadas interpretaciones de sus significados simbólicos y adquirir ciertos conocimientos espontáneos. Contrariamente a otros métodos de psicología profunda, esta psicodinámica de la FC se convierte en un fenómeno escénico que se puede observar y describir de un modo preciso. Tales contenidos imaginativos se pueden comparar con otras escenas (incluso del pasado). Al margen del aporte científico y diagnóstico, esta *fenomenologización de la dinámica inconsciente* es muy útil para que el paciente afronte los conflictos de su «mundo de hechos internos», lo que puede permitirle alcanzar determinadas evidencias sobre las distintas líneas dinámicas y sobre el proceso psicoterápico. Los fenómenos imaginativos, al irse transformando permiten, además, establecer un control progresivo del proceso del tratamiento y del valor de cada intervención. No se dan interpretaciones directas.

7. *Música de acompañamiento para la FC; FC musical*. Esta técnica, actualmente de escaso uso, utiliza ciertas formas musicales para potenciar la relajación y promover el curso asociativo del soñar despierto. En la terapia individual ha dado resultados positivos, especialmente en los sujetos que padecen trastornos graves, quizá por estar estructurados en sentido predominantemente depresivo, u obsesivo y esquizoide.

8. *FC en grupo*: La *técnica I* tiene su punto de partida en la FC musical. Se induce en el grupo, con ayuda de la música, un «sueño en grupo». Los miembros se comunican sus experiencias al término de la fase onírica. La *técnica II* requiere un marco especial. Los 6-8 participantes, yaciendo en el suelo en forma de estrella, desarrollan en intercambio verbal una fantasía común donde el grupo emprende algo, por ejemplo, la escalada de un monte, la visita a un castillo, un safari, etc. La sesión grupal, que consta de varias fases, se orienta con arreglo a la dinámica de grupo y sigue los principios de la terapia de grupo de Gotinga (Leuner).

9. Entre los *métodos afines* hay que mencionar en primer lugar el → psicoanálisis. Las ideas psicodinámicas (inconsciente, fases genéticas de la dinámica pulsional, narcisismo, psicología del yo, introyectos, etc.) proceden del psicoanálisis (Leuner 1983, Leuner y Lang 1982). Pero cabe encontrar referencias a otras perspectivas de psicología profunda en los materiales de la FC. La técnica de la FC representa una variante, ya que introduce un nuevo parámetro en el proceso terapéutico. Este parámetro subraya primariamente las vivencias, y sólo en un segundo plano (incluso temporalmente) aborda la elaboración analítica. La comparación más directa que se ofrece es con la ludoterapia infantil (→ métodos lúdicos). También ésta introduce un parámetro experiencial: el juego nacido de la fantasía (comparable con las imágenes fantásticas), al que luego se agrega la labor esclarecedora e interpretativa. En este sentido está justificado incluir la FC entre las *psicoterapias* (→ psicoterapia) *basadas en la psicología profunda*.

10. *Indicaciones y contraindicaciones de la FC:* La *escala de aplicación* de la FC es amplia y comprende casi todos los sectores de apli-

cación de la → psicoterapia: neurosis caracterológicas y psiconeurosis, trastornos psicovegetativos, «neurosis orgánicas», cuadros psicosomáticos, incluso en edad infantil y juvenil (Leuner y otros 1978). Hay estudios sobre → neurosis obsesivas y depresivas, neurosis de angustia, fobias cardiacas, colitis ulcerosa, anorexia puberal, trastornos psicosexuales en el hombre y la mujer (exposición panorámica: Leuner 1983, Leuner y Lang 1982). La FC está indicada también para grupos de pacientes rebeldes a una → psicoterapia centrada en el conflicto: intelectuales, «alexitímicos», pacientes de bajo nivel formativo, niños y adolescentes (la indicación depende decisivamente, en cada caso, del grado de formación y de la experiencia del terapeuta).

Contraindicaciones: ausencia de motivación para → psicoterapia en general, → psicosis agudas o crónicas, inteligencia por debajo de un coeficiente intelectual de 0,85, neurosis depresivas o histéricas acentuadas (→ formas de neurosis), determinados casos de pacientes fronterizos (→ trastornos fronterizos) y de → trastornos narcisistas de la personalidad, → psicosis agudas.

Bibliografía. R. Desoille, *Le rêve éveillé en psychothérapie*, L'Arche, París 1945; L. Frank, *Affektstörungen*, Springer, Berlín 1914; S. Freud, *Studien über Hysterie, G. W.* I (1895), Imago, Londres 1952 (trad. cast., *Estudios sobre la histeria*, en *Obras completas*, vol. 1, Biblioteca Nueva, Madrid [2]1983); —, *Traumdeutung, G. W.* II (1900), Imago, Londres 1952 (trad. cast., *La interpretación de los sueños*, en *Obras completas*, vol. 2, Madrid 1972); C. Happich, *Das Bildbewusstsein als Ansatzstelle psychischer Behandlung*, «Zbl. Psychother.» 633 (1932) 5; E. Jacobson, *Progressive Relaxation*, Univ. Chicago Press, 1928; C.G. Jung, *Aktive Imagination*, cit. según A.N. Ammann, *Aktive Imagination*, Walter, Olten-Friburgo de Bris. 1979, p. 9; E. Kretschmer, *Medizinische Psychologie*, Thieme, Stuttgart 1922, [13]1971; H. Leuner, *Kontrolle der Symbolinterpretation im experimentellen Verfahren*, «Z. Psychother. Med. Psychol» 201 (1954) 4; — (dir.), *Katathymes Bilderleben, Ergebnisse in Theorie und Praxis*, Huber, Berna-Stuttgart-Viena [2]1983; —, *Katathymes Bilderleben, Grundstufe, ein Seminar*, Thieme, Stuttgart [3]1982; — (dir.), *Intensive Gruppenpsychotherapie mit dem Katathymen Bilderleben*, Huber, Berna-Stuttgart-Viena; — G. Horn, E. Klessmann; *Katathymes Bilderleben bei Kindern und Jugendlichen*, Reinhardt, Munich [2]1978; —, O. Lang (dirs.), *Psychotherapie mit dem Tagtraum, Katathymes Bilderleben. Ergebnisse II, Fallanalysen, Theorie*, Huber, Berna-Stuttgart-Viena 1982; H.W. Maier, *Über katathyme Wahnbildung und Paranoia*, «Z. Ges. Neurol. Psychiatr.» 1912; E. Prindull, *Die Manifestation der depressiven Verstimmung im Katathymen Bilderleben*, Med. Diss., Gotinga 1964; I.H. Schultz, *Das autogene Training*, Thieme, Stuttgart [13]1970; H. Silberer, *Bericht über die Methode, gewisse symbolische Halluzinationserscheinungen hervorzurufen und zu beobachten*, «Jb. Ps. a., Psychopathol. Fo.» 302 (1909) 1; —, *Symbolik des Erwachens und Schwellensymbolik überhaupt*, «Jb. Ps. a., Psychopathol. Fo.» 621 (1912) 3; J.W. Singer, K.S. Pope, *Imagery and daydream methods in psychotherapy and behaviour modification*, Academic Press, Nueva York 1974, p. 82; R. Spitz, *Übertragung und Gegenübertragung*, «Psyche» 10 (1956/57) 63; S. Stamm, *Die psychodynamische Wirkung der Hypnose im Spiegel des Katathymen Bilderlebens*, en H. Leuner (dir.), *Katathymes Bilderleben, Ergebnisse in Theorie und Praxis*, Huber, Berna-Stuttgart-Viena [3]1983; W. Swartley, *Initiated symbol projection (ISP)*, en R. Assagioli (dir.), *Psychosynthesis*, Hobbe, Dorman, Nueva York 1963.

Hanscarl Leuner

FARMACOLOGÍA. → Tranquilizantes, → neurolépticos, → antidepresivos, farmacocinética, farmacodinámica.

Bajo el vocablo «farmacología» se analizarán, en una parte general, la cinética y la dinámica de los fármacos en el sistema nervioso central y se expondrá, en una parte especial, la farmacología de los grupos de medicamentos más importantes para el psiquiatra: → tranquilizantes, → neurolépticos y → antidepresivos. El análisis se limita aquí a los fundamentos farmacológicos experimentales, ya que el presente diccionario dedica artículos a la farmacología clínica de los mencionados grupos de medicamentos.

1. Parte general. 1. *Farmacocinética*. La condición previa para la eficacia de una sustancia en el sistema nervioso central es su capacidad para atravesar la barrera hematoencefálica o la barrera sangre-líquido cefalorraquídeo. Prescindiendo de los sistemas de transporte activos que existen para algunas sustancias (por ejemplo, diversos azúcares, aminoácidos), el tránsito de los diversos medicamentos se produce casi exclusivamente mediante difusión, cuya velocidad está determinada por los siguientes factores:

1) Liposolubilidad. Se trata del factor más importante. Cuanto más liposoluble sea una sustancia, más rápidamente penetra en el sistema nervioso central.

2) Grado de disociación. Cuando se trata de ácidos y bases débiles, la disociación (dependiente del pK de la combinación y del pH del medio) es un factor importante, porque sólo la combinación no disociada puede penetrar en el sistema nervioso central, debido a su liposolubilidad.

3) Enlace plasma-albúmina. La parte de una sustancia ligada a proteínas plasmáticas no puede penetrar en el sistema nervioso central.

4) Tamaño molecular. En sustancias no liposolubles reviste cierta importancia el tamaño molecular: las sustancias con moléculas más pequeñas pueden penetrar en el sistema nervioso central mejor que las sustancias con moléculas grandes.

Al igual que en todo el organismo dentro del sistema nervioso central existen *modelos de distribución* diferentes, que son característicos de las diversas sustancias; estos modelos dependen inicialmente del riego sanguíneo y, más tarde, de la afinidad de la sustancia por las distintas partes del sistema nervioso central. Las sustancias que han penetrado en el líquido cefalorraquídeo o en el líquido extracelular del cerebro (si no se interpone aquí ninguna barrera) pueden depositarse en las superficies de las membranas (macromoléculas, receptores, etc.) o penetrar en las células a causa de su buena liposolubilidad.

El *transporte* de las sustancias se produce, como su entrada, mediante difusión o mediante mecanismos activos de transporte (en la barrera hematoencefálica o sangre-líquido cefalorraquídeo), y también, siguiendo la corriente del líquido, mediante filtración en las granulaciones aracnoideas de los senos venosos.

Los procesos descritos —invasión (en el sistema nervioso central), *distribución* y *eliminación* (del sistema nervioso central)— se superponen temporalmente; las concentraciones existentes en cada punto temporal de un medicamento en sangre, líquido y sistema nervioso central están determinadas por los equilibrios (eventualmente también desequilibrios) dinámicos existentes y pueden describirse con suficiente exactitud mediante los correspondientes modelos matemáticos.

2. *Farmacodinámica*. El *punto de ataque* de las sustancias de acción central puede determinarse a diversos niveles: macroscópico, microscópico y submicroscópico (o biológico-molecular).

Los puntos de ataque definibles a nivel *macroscópico* son, o bien sistemas morfológicos (por ejemplo, la corteza cerebral o cerebelosa, la formación reticular del mesencéfalo, etc.) o sistemas bioquímicos (por ejemplo, sistemas noradrenérgico, dopaminérgico, colinérgico).

A nivel *microscópico* pueden considerarse como punto de ataque, en un número preponderante de casos, las sinapsis, distinguiéndose con fines prácticos entre efectos pre y postsinápticos.

Para la determinación de los puntos de ataque *submicroscópicos* (biológico-moleculares) es de importancia fundamental la cuestión relativa a si existe o no una acción en los receptores. Los medicamentos pueden actuar como ligandos exógenos de los receptores (y a veces como agonistas o antagonistas); los ligandos endógenos no son (aún) conocidos en todos los casos (ejemplo típico: ¿ligandos endógenos de los receptores de la benzodiacepina?).

Los receptores pueden localizarse a nivel pre y postsináptico. La excitación (o inhibición) de los receptores presinápticos por una sustancia determinada produce el efecto contrario al de una excitación (o inhibición) de los receptores postsinápticos. La cuestión se complica cuando se encuentran en el curso del tiempo nuevos subtipos de los distintos tipos de receptores (véase, por ejemplo, la evolución histórica del concepto de receptor adrenérgico: primero un receptor adrenérgico, luego la división en receptores α y β, y finalmente en receptores α_1, α_2, β_1 y β_2).

El *efecto* de una sustancia en el punto de acción (o en la biofase) depende sobre todo de dos factores:

1) La concentración en el punto de acción (que depende a su vez de la dosis suministrada), y

2) La duración del efecto; por lo general, el excedente duradero de un transmisor o de un ligando exógeno de acción agonista de lugar a una reducción, y la carencia duradera, a un aumento de la sensibilidad de la membrana (provocada, por ejemplo, por la reducción o el aumento del número de receptores).

Además del efecto, la toxicidad es de importancia decisiva; el efecto y la toxicidad se incrementan con el aumento de la dosis, de un modo expresable matemáticamente; el cociente entre la dosis eficaz y la dosis tóxica (o letal) da por resultado *el margen terapéutico*.

2. Parte especial. 1. *Introducción*. La clorpromacina, el primer neuroléptico, se descubrió en 1952 a partir de la investigación sobre antihistamínicos; la imipramina, el primer antidepresivo, es un desarrollo ulterior de la clorpromacina. El meprobamato, primer → tranquilizante, fue sintetizado originariamente como un miorrelajante central afín a la mefenesina. En 1961, un descubrimiento casual llevó al conocimiento del primer derivado de la benzodiacepina: el clordiacepóxido, dando inicio a la era de las benzodiacepinas, que han desplazado en buena medida a todos los otros preparados, no sólo en el grupo de los tranquilizantes, sino también en el de los hipnóticos.

2. *Tranquilizantes*. Sinónimos: Tranquilizantes menores, psicosedantes, ataráxicos, ansiolíticos.

Química y división:
1. Derivados del propandiol; por ej., el meprobamato.
2. Derivados de la benzodiacepina.
2.1. 1,4 - benzodiacepinas; por ej., clordiacepóxido, diacepam.
2.2. 1,5 - benzodiacepinas; por ej., clobazam.
3. Derivados del difenilmetano; por ej., benacticina.
4. Derivados del dibenzobiciclo-octadieno; por ej., benzoctamina.

Los derivados del propandiol y de la benzodiacepina poseen un espectro de acción similar; en cuanto a las sustancias mencionadas en 3 y 4, aun produciendo efectos cualitativamente heterogéneos, no los estudiaremos aquí debido a su importancia secundaria.

Espectro de acción de los derivados de la benzodiacepina (prototipo: diacepam).

Efectos farmacológicos complejos: Sedación central general; limitación de la capacidad de rendimiento psíquico; con aumento de dosis, sueño o narcosis; en todo caso, la distancia entre la dosis sedante y la de efecto paralizante de la respiración es notablemente mayor que en los hipnóticos; de ahí su gran amplitud terapéutica.

Descenso de actividad espontánea, ataxia.

Efecto antiagresivo; demostrable el efecto domesticador (por ejemplo, en peces *Betta splendens*, monos agresivos, ratones combativos o ratones con agresividad inducida por aislamiento social), caracterizado por reducción de la hostilidad defensiva y agresiva y aumento de la conducta social.

Elevación del umbral de tolerancia en situaciones conflictivas.

Efecto ansiolítico en dosis no hipnóticas.

Desinhibición de comportamientos reprimidos y restablecimiento de la conducta refrenada por el castigo o por la falta de recompensa, o reducción de la conducta motivada por el castigo; estos efectos se interpretan en general como componentes del efecto ansiolítico.

Efecto amnésico (amnesia anterógrada).

Diversos efectos farmacológicos: Efecto miorrelajante central.

Efecto anticonvulsivante y, a veces, inhibición de la propagación convulsiva; en el hombre, efecto antiepiléptico.

Sedación del sistema reticular ascendente (no específico para tranquilizantes), del sistema límbico y del hipotálamo.

Efectos biomoleculares. Las benzodiacepinas parecen corresponder a un receptor específico, lo cual ejerce un efecto gabaérgico —el GABA es en el sistema nervioso central un transmisor inhibitorio importante—, que podría ser a su vez la causa del efecto anticonvulsivante, ansiolítico o miorrelajante central. En la membrana postsináptica se presume la existencia de una unidad funcional compleja, que consta de receptor del GABA, receptor de la benzodiacepina, una proteína moduladora específica y el canal Cl. La fijación de la benzodiacepina a su receptor incrementaría la afinidad del GABA por su receptor y se abriría así secundariamente el canal Cl. Antagonistas del GABA son ciertas sustancias como la bicuculina (antagonista competitivo en el receptor del GABA) o la picrotoxina y la penicilina (bloqueo del canal Cl abierto por el GABA).

Efectos recíprocos con otras sustancias. Refuerzo (a veces auténtica potenciación) del efecto de otras sustancias sedantes del sistema nervioso central (aquí posee importancia práctica, sobre todo, el alcohol).

Efecto protector contra diversos tóxicos convulsivógenos, no sólo contra los que actúan mediante interferencia con el GABA (por ejemplo, la picrotoxina), sino también contra la estricnina; también, antagonismo con otras sustancias de acción central, por ejemplo, la anfetamina.

Efectos secundarios. Son explicables en su mayor parte por el efecto central: somnolencia, ataxia, hiperactividad, hiperexcitabilidad y aumento de agresividad. Además, cefalea, mareo, náusea, taquicardia y sequedad de boca. Pueden surgir trastornos hepáticos y reacciones alérgicas, pero las benzodiacepinas son en general muy bien toleradas.

Avances recientes en el campo de investigación de las benzodiacepinas:

1) Derivados de la benzodiacepina con efecto de duración extremadamente breve (tiempo medio inferior a cinco horas), por ejemplo, el triazolam y el midazolam.

2) Derivados de la benzodiacepina con efecto anticonvulsivante.

3) Derivados de la benzodiacepina con efecto antagonista (importante para el tratamiento de intoxicaciones con derivados de la benzodiacepina de efecto agonista).

4) Derivados de la benzodiacepina con efecto alquilizante sobre el receptor (enlace covalente con el receptor y, consiguientemente, no competitivos; acción prolongada), por ejemplo, la iracepina y la kenacepina.

5) Derivados de la benzodiacepina con acción quimioterapéutica en esquistosomiasis (= bilharziosis).

6) Sustancias que no son químicamente derivados de la benzodiacepina, pero que muestran una elevada afinidad por el receptor de ésta.

Diferencias entre los distintos preparados. Dado un idéntico mecanismo de acción, los diversos derivados de la benzodiacepina sólo pueden diferir, a nivel farmacológico, cuantitativamente. A pesar de ello, destacan en los distintos preparados otros componentes de acción; por ejemplo, en el nitracepam, el flunitracepam y el fluracepam, la acción hipnótico-narcótica; en el clonacepam, la acción anticonvulsivante.

Existen notables diferencias en cuanto a la duración del efecto. En ese sentido, los derivados de la benzodiacepina pueden dividirse, en analogía con los barbitúricos, en preparados de efecto breve (por ej., el triazolam), medio (por ej., el nitracepam) y prolongado (por ej., el diacepam).

Todos los derivados de la benzodiacepina tienen en común su intensidad de acción (dosificación en miligramos) y su gran amplitud terapéutica (los casos de muerte provocados sólo por derivados de la benzodiacepina son extremadamente raros).

Del grupo de los derivados del propandiol sólo se emplea como tranquilizante el meprobamato. A pesar de la notable diferencia existente en la estructura, el espectro de acción del meprobamato es muy afín al de los derivados de la benzodiacepina, si bien actúa de modo diverso a nivel celular.

Preparados (selección). Meprobamato: Miltaun®; diacepam: Valium®; clordiacepóxido: Librium®; bromacepam: Lexotanil®; loracepam: Temesta®; hidroxicina: Atarax®; benzoctamina: Tacitin®.

Apéndice: Bloqueadores de receptores β. Debido a su componente de acción antiansiolítica, los bloqueadores de receptores beta-adrenérgicos se incluyen a veces entre los → tranquilizantes. Se puede demostrar su presencia en el sistema nervioso central y muchos bloqueadores de receptores β penetran en el sistema nervioso central; por eso es probable una acción central de estas sustancias, teniendo en cuenta sobre todo que uno de sus efectos secundarios está representado por síntomas centrales, tales como trastornos del sueño y fatiga. A pesar de ello, hay razones para suponer que el efecto ansiolítico de los bloqueadores de los receptores β se realiza por una acción puramente periférica —especialmente por la supresión de la taquicardia, que suele ir asociada a angustia—; por lo demás, influyen más sobre los síntomas somáticos de la angustia que sobre los síntomas psíquicos. Otras indicaciones, aunque parcialmente discutidas, para los bloqueadores de

Farmacología

receptores β en psiquiatría son: determinadas formas de temblor (el temblor provocado por el litio, entre otros), determinadas → psicosis, determinados síndromes de abstinencia, etc.
Preparados (selección). Propranolol: Inderal®; oxprenolol: Trasicor®.
3. *Neurolépticos. Sinónimos*: tranquilizantes mayores, neuroplégicos, psicoplégicos, antipsicóticos.
Química y división:
1. Neurolépticos tricíclicos.
    1.1. Derivados de la fenotiacina; por ej., clorpromacina, levomepromacina y perfenacina.
    1.2. Derivados de la azafenotiacina; por ej., protipendil.
    1.3. Derivados del tioxanteno; por ej., clorprotixeno y clopentixol.
    1.4. Derivados de la dibenzodiacepina y de la dibenzotiacepina: clozapina y clotiapina.
2. Derivados de la butirofenona y de la difenilbutilpiperidina; por ej., haloperidol, pimocida y penfluridol.
3. Reserpina y sustancias de efecto similar al de la reserpina y otros derivados del indol, como la oxipertina.
4. Otros neurolépticos; por ej., sulpirid.

La reserpina actúa como neuroléptico, pero no se emplea ya con este fin; su campo principal de aplicación es el tratamiento de la hipertensión.

Los neurolépticos de depósito son sustancias tricíclicas (con grupo terminal OH en el sustituyente del anillo medio: perfenacina, flufenacina y flupentixol), que están esterificadas con un ácido graso (ácido enántico, caprínico o palmitínico: $CH_3 \cdot (CH_2)n \cdot COOH$, con n = 5, 8, 14 respectivamente).

Espectro de acción de los neurolépticos tricíclicos (prototipo: clopromacina). Efectos farmacológicos complejos: Sedación central general, pero sin narcosis tras dosis elevadas.

Indiferencia hacia el entorno, descenso de la actividad espontánea.

Amortiguamiento de la excitación y de la agresividad («efecto domesticador») y de la hostilidad agresiva y defensiva; incremento de la conducta social.

Inhibición de los reflejos condicionados, con mantenimiento de los reflejos incondicionados.

En → psicosis, acción predominante contra hiperactividad, alucinaciones y negativismo.

Los neurolépticos no poseen ningún potencial de dependencia.

Efectos farmacológicos concretos: No sedación del centro respiratorio, no efecto anticonvulsivante (más bien efecto convulsivante; con dosis altas, trazados convulsivos en el electroencefalograma).

En experimentos con animales, catalepsia; en el hombre, diversos síntomas «motores-extrapiramidales» (cf. efectos secundarios).

Desconexión de la regulación de la temperatura (eventualmente hipotermia).

Diversos efectos endocrinos, provocados por la influencia sobre la liberación de hormonas de la adenohipófisis, especialmente aumento de secreción de prolactina.

Efecto antiemético.

Excitación del núcleo de la amígdala e influencia compleja sobre la formación reticular (fundamentalmente en sentido de una sedación).

Efectos biológico-moleculares: Interferencia con dopamina y a veces bloqueo de los receptores dopaminérgicos, bloqueo de la adenilciclasa sensible a la dopamina, inhibición de la liberación de dopamina. Consecuencias de la acción antidopaminérgica: efecto cataleptógeno o efectos secundarios «motores-extrapiramidales»; efectos endocrinos; efecto antiemético; en relación con la «hipótesis dopamínica de la esquizofrenia» (que postula una sobrefunción dopaminérgica en determinadas regiones cerebrales —posiblemente en el sistema mesolímbico— en caso de esquizofrenia), también efecto antipsicótico (hay, sin embargo, varios argumentos contra la hipótesis dopamínica).

Efecto α-adrenolítico.

Efecto anticolinérgico.

Efecto antihistamínico y antiserotonínico.

En general, efecto estabilizador de la membrana; por ello, componentes de acción anestésica local.

Efectos recíprocos con otras sustancias: Refuerzo de la acción de otras sustancias sedantes del sistema central.

Importante para la valoración farmacológica: efecto protector frente a la «toxicidad de grupo» de las anfetaminas; en dosis elevadas, antagonismo frente a las anfetaminas; antagonismo frente a diversas sustancias dopaminérgicas o adrenérgicas; por ejemplo, antagonismo marcado frente a efectos apomorfínicos (vómito, comportamientos estereotipados, etc.).

Efectos secundarios. Como consecuencia del efecto sedante: somnolencia.

Como consecuencia del efecto anticolinérgico: sequedad de boca, estreñimiento, aumento de la presión intraocular, retención de orina, trastornos cardiovasculares (cf. infra).

Como consecuencia del efecto antidopaminérgico: síndrome de Parkinson («parkinsonoidia») con hipocinesis y rigidez, acatisia (inquietud motora) y reacción discinésica («discinesias precoces»), efecto cataleptógeno en experimento con animales; al término de una administración prolongada (especialmente con preparados de intensa acción antipsicótica), discinesias persistentes irreversibles (sinónimos: discinesias tardías, ingl. *tardive dyskinesia*). Lactación o ginecomastia.

Aumento de peso, hiperglucemia, trastornos menstruales.

Trastornos cardiovasculares y a veces cardiotoxicidad, taquicardia, hipotonía ortostática, inflamación de la mucosa nasal.

Aumento de la tendencia a convulsiones, alteraciones correspondientes en el electroencefalograma.

Además: deterioros en la médula ósea, ictericia colostática (por clorpromacina), exantemas alérgicos, fotosensibilización, enturbiamientos (reversibles) del cristalino y de la córnea, retinopatías (especialmente con neurolépticos tricíclicos con un anillo de piperidina en el sustitutivo del anillo medio).

Efectos psíquicos secundarios, desde estados de inquietud hasta psicosíndromes orgánicos.

Diferencias entre los distintos preparados. Hay diferencias en los → neurolépticos tricíclicos, según que prevalezca el efecto antidopaminérgico —antiemético, antipsicótico, motor-extrapiramidal— (en los preparados con un anillo de piperacina en el sustitutivo del anillo medio; prototipo: perfenacina) o los efectos sedantes sobre el sistema nervioso central (en los preparados con un sustitutivo alifático en el anillo medio; prototipo: clorpromacina). En componentes de acción anticolinérgica muy marcada se produce, en lugar del desencadenamiento de un síndrome de Parkinson, una influencia antagónica sobre el mismo. Los derivados de la butirofenona y de la difenilbutilpiperina son afines a las combinaciones tricíclicas sustituidas con piperacina. Prototipo de este grupo es el haloperidol, que se distingue por la casi ausencia de efectos neurovegetativos secundarios. Algunos neurolépticos recientes, por ejemplo, la clozapina y el sulpirid, presentan efectos secundarios motores-extrapiramidales escasos o nulos, junto con un notable efecto antipsicótico.

Preparados (selección). Clorpromacina: Largactil®; levomepromacina: Nozinan®; perfenacina: Decentan®; tioridacina: Melleril®; haloperidol: Haldol®; pimocida: Orap®.

4. *Antidepresivos. Sinónimos:* timeréticos (para inhibidores de la monoaminooxidasa) y timolépticos (para los antidepresivos tricíclicos o de otra configuración).

Química y división:
1. Inhibidores de la monoaminooxidasa (IMAO).
1.1. Hidracinas; por ej., iproniácida.
1.2. No hidracinas; por ej., tranilcipromina.
2. Antidepresivos tricíclicos.
2.1. Derivados de la dibenzoacepina; por ej., imipramina, desipramina, trimipramina y clomipramina.
2.2. Derivados de la dibenzodiacepina; por ej., dibencepina.
2.3. Derivados del dibenzocicloheptadieno; por ej., amitriptilina.
2.4. Derivados del dibenzocicloheptatrieno; por ej., protriptilina.
2.5. Derivados de la dibenzooxepina; por ej., doxepina.
2.6. Derivados del dihidroantraceno; por ej., melitraceno.
2.7. Derivados del acridano; por ej., dimetacrina.
2.8. Otros; por ej., el iprindol.
3. Antidepresivos de configuración tricíclica u otra; por ej., maprotilina, mianserina, nomifensina y la viloxacina.
4. Sales de litio; por ej., carbonato de litio (Li_2CO_3).

Hay además sustancias de efecto antidepresivo que se emplean aisladamente (por ejemplo, el precursor soluble de la serotonina, 5-hidroxitriptófano) o no (por ejemplo, el opio, el etanol, psicoestimulantes del tipo anfetamina), para el tratamiento de síndromes depresivos.

La similitud química entre los → antidepresivos de configuración tricíclica y los → neurolépticos es sólo formal: las moléculas de los neurolépticos son más planas; las de los antidepresivos tricíclicos, en cambio están ordenadas angularmente. Hay, sin embargo, transiciones fluidas entre los dos grupos; los neurolépticos con componentes de efecto timoléptico son la levomepromacina, el clorprotixeno y la tioridacina.

1) *Timeréticos*. Los IMAO poseen una importancia secundaria como medicamentos, debido a sus numerosos efectos colaterales, y por tanto no son examinados aquí más a fondo.

2) *Timolépticos*. El espectro de acción de los timolépticos (antidepresivos tricíclicos, tetracíclicos y otros; prototipo: la imipramina) comprende:

Efectos farmacológicos complejos: Sedación, influencia en el sueño (favorecen el sueño profundo y la reducción del sueño REM).

Efectos similares a los de los neurolépticos (tricíclicos), pero menos marcados.

En sujetos normales: sedación, a veces sensación de malestar, angustia.

En el depresivo: efecto antidepresivo (después de un período de latencia de dos semanas aproximadamente).

Efectos farmacológicos concretos. Generalmente como los neurolépticos (tricíclicos), pero menos marcados (por ejemplo, hipotermia, efectos estabilizadores de la membrana, influencia sobre la formación reticular, etc.).

Componentes anticolinérgicos y adrenérgicos.

Efectos biomoleculares: Inhibición de la recuperación de NA y de 5-HT en la terminación nerviosa presináptica, de ahí su efecto adrenérgico y serotoninérgico (en correspondencia con la «hipótesis amínica de la depresión», que postula una subfunción adrenérgena, serotoninérgena y quizá también dopaminérgena en la depresión, causa de la eficacia antidepresiva; hay, no obstante, numerosas contradicciones: así, después del inicio de la medicación continúa la recuperación de las aminas biógenas; la acción antidepresiva, en cambio, sólo después de un tiempo de latencia).

Efecto anticolinérgico.

Numerosos datos experimentales sobre diversos efectos, variando de un preparado a otro, en receptores pre o postsinápticos (receptores α y β, DA, 5-HT, receptores H_1 y H_2, que pueden ser causantes del efecto antidepresivo.

Efectos recíprocos con otras sustancias: Refuerzo del efecto de sustancias de acción sedante central y de los simpatomiméticos (crisis hipertensivas).

La administración simultánea con IMAO (contraindicada) produce síntomas similares a los de una intoxicación con atropina. También aparecen efectos anticolinérgicos marcados en la administración simultánea de otras sustancias con componentes de acción anticolinérgica (antihistamínicos, medicamentos anti-Parkinson, etc.).

Anulación del efecto de diversos antihipertensivos (especialmente guanetidina).

Refuerzo de la cardiotoxicidad en administración simultánea de hormona tiroidea, pero también de L-DOPA.

Importante para la valoración farmacológica: refuerzo de los efectos de NA, 5-HT, anfetamina, apomorfina y L-DOPA; antagonismo frente a oxotremorina (como demostración de la presencia de componentes de acción anticolinérgica central); bajo condiciones experimentales adecuadas, anulación o inversión de diversos efectos de la reserpina o de la tetrabenacina; potenciación de la toxicidad de la yohimbina.

Efectos secundarios: Fatiga, → trastornos del sueño.

Componentes de acción anticolinérgica y adrenérgica, especialmente sequedad de boca, trastornos de acomodación y estreñimiento; contraindicados en glaucoma y en hipertrofia de próstata (retención de orina); efecto paradójico: sudoración.

Síntomas cardiovasculares; hipotensión ortostática, taquicardia y arritmias.

Temblor.

Estados de excitación hipomaníaca o maníaca, alucinaciones, convulsiones.

Ictericia (alérgica, como con la clorpromacina), agranulocitosis, manifestaciones cutáneas.

Estructura química de algunos psicofármacos

Diacepam
(derivado de la benzodiacepina)

Meprobamato
(derivado del propandiol)

Clorpromacina (neuroléptico tricíclico,
derivado de la fenotiacina)

Haloperidol
(derivado de la butirofenona)

Imipramina (antidepresivo tricíclico,
derivado de la dibenzacepina)

Sulpirid
(neuroléptico con estructura atípica,
benzamida sustituida)

Mianserina
(antidepresivo tetracíclico)

Nomifensina
(antidepresivo con estructura atípica)

Diferencias entre los diversos preparados. Las aminas secundarias (por ej., desipramina, nortriptilina, protriptilina) inhiben sobre todo la recuperación de la NA y producen una activación psicomotora; las aminas terciarias (por ej., imipramina, clomipramina, amitriptilina) inhiben la recuperación de 5-HT, entonan o calman el estado anímico y producen un efecto ansiolítico. Hay, por lo demás, algunas combinaciones tricíclicas o de otra configuración, no empleadas (aún) en clínica, que inhiben específicamente, bien la recuperación de la NA (por ej., la nisoxetina, la tandamina) o la recuperación de 5-HT (por ej., la fluoxetina, la pirandamina).

Desde el punto de vista clínico se distinguen fundamentalmente tres subgrupos, de los que pueden ser prototipos la amitriptilina, la imipramina y la desipramina: El grupo de la amitriptilina, antidepresivo, ansiolítico y sedante a nivel psicomotor; el grupo de la imipramina, antidepresivo y ligeramente activante a nivel psicomotor; el grupo de la desipramina, antidepresivo, potenciador del impulso y fuertemente activador a nivel psicomotor. Los IMAO producen un efecto activador más intenso que los preparados del grupo desipramina.

El iprindol y la mianserina ocupan un puesto de excepción: estas sustancias no inhiben la recuperación de NA ni de 5-HT y no son IMAO. Por ello, su efecto antidepresivo no puede conciliarse, sin más, con la hipótesis amínica de la depresión. Existen diversas hipótesis sobre el mecanismo de acción de estas sustancias; por ej., suponer que la mianserina estimula la síntesis de NA en el sistema nervioso central y el iprindol reduce la hipersensibilidad de los receptores centrales de NA.

Antidepresivos con componentes de acción anticolinérgica relativamente escasa son la dibencepina, la dimetacrina y la noxiptilina.

3. *Sales de litio.* El Li^+ produce efectos terapéuticos en estados maniacos e hipomaniacos (inicialmente, debido a la latencia, combinación con un neuroléptico), y un efecto profiláctico en las depresiones.

El Li^+ posee una amplitud terapéutica escasa y puede provocar numerosos efectos secundarios gastrointestinales, neuromusculares, centrales, endocrinos y otros. A diferencia de muchos psicofármacos, sin embargo, el Li^+ no ejerce ninguna influencia en la mente, en la conducta ni en el estado emocional.

Dentro del grupo de los psicofármacos, es muy probable una acción teratógena de las sales de litio —especialmente malformación cardiovascular—; por eso no debe administrarse litio durante el primer trimestre del embarazo, o eventualmente se impone la recomendación de medidas contraceptivas cuando es necesaria la administración de litio. Por lo demás, la eliminación renal del litio se altera durante el embarazo e inmediatamente después.

El mecanismo de acción del Li^+ es muy controvertido; se discute, entre otros puntos: la interferencia con el Na^+ (quizá también con otros cationes) o son síntesis, liberaciones, etc., de diversas sustancias transmisoras; la inhibición de las adenilciclasas y consiguiente reducción del AMPc.

Los → neurolépticos pueden ser eficaces en la manía, debido al bloqueo de los receptores de DA; la fisoestigmina tiene una acción favorable en la manía (y en depresiones graves), pero sólo se ha utilizado experimentalmente.

Preparados (selección). Amitriptina: Saroten®; imipramina: Tofranil®; maprotilina: Ludiomi®; desipramina: Pertofran®; litioacetato: Quilonorm®.

Siglas empleadas. DA = dopamina; DOPA = 3-(3,4-dihidroxifenil)-L-alanina; GABA = γ-aminobutírico (ácido); 5-HT = 5-hidroxitriptamina (serotonina); MAO = monoaminooxidasa; IMAO = inhibidores de la monoaminooxidasa.

La presente exposición ha sido un breve resumen de las secciones dedicadas a tranquilizantes, neurolépticos y antidepresivos en Christof Stumpf, *Neuropharmakologie. Ein Kurzlehrbuch für Studium und Praxis,* Springer, Viena-Nueva York 1981. Con la amable autorización de la editorial.

Christof Stumpf

FISIOTERAPIA. → Terapia del movimiento, bioenergética, → terapia guestáltica, terapia de grupo para esquizofrénicos, terapia de depresivos, masaje, terapia referida al cuerpo, psicoterapia centrada en el cuerpo.

1. Fisioterapia y terapia del movimiento: cuarto pilar terapéutico junto a la terapia ver-

bal, la ergoterapia, la laboroterapia y la psicofarmacoterapia. Todas las clínicas psiquiátricas modernas disponen actualmente de un programa de *terapias referidas al cuerpo,* con varias horas de ejercicio a la semana. Nuestra clínica, por ejemplo, ofreció semanalmente en 1981, además de tratamientos individuales de fisioterapia y terapia del movimiento (→ terapia del movimiento y del cuerpo), las siguientes *terapias de grupo:* gimnasia diaria, *fitness* dos veces al día, gimnasia para ancianos dos veces al día, gimnasia postural médica, danza con jazz, gimnasia especial centrada en el cuerpo (gimnasia de contacto), terapia de expresión, grupo de improvisación y de teatro, → entrenamiento autógeno para principiantes y alumnos avanzados, → psicoterapia de grupo centrada en el cuerpo (para enfermos esquizofrénicos agudos) y terapia del movimiento 2 veces al día en la línea de la → psicoterapia centrada en el cuerpo, es decir, una terapia referida al cuerpo, aplicada por un psicoterapeuta (cf. Y. Maurer 1983).

2. Obstáculos para la difusión de las terapias referidas al cuerpo. Hay varias razones que explican el hecho de que la fisioterapia y la terapia del movimiento sólo estén reconocidas en algunos países, desde hace pocos años, como cuarta forma terapéutica básica. Era preciso, en primer lugar, superar la mala conciencia de la psiquiatría con respecto a las actividades corporales, a veces brutales, que se imponían en el pasado para «calmar» a los pacientes muy agitados; y, en segundo lugar, abandonar la opinión de que las enfermedades psíquicas deben tratarse sólo con métodos psíquicos. Una investigación analiticofactorial de Maurer (1978) demostró que el *estado anímico* y *somático* y las molestias vivenciales de los enfermos psíquicos forman una unidad y que los enfermos esquizofrénicos y neuróticos no están perturbados —en comparación con los sanos— tan sólo en cuanto a su vivenciar psíquico, sino también en su vivenciar somático. Esto significa que *la terapia referida al cuerpo tiene pleno sentido.* Se trata del proceso inverso al de la psicosomática: la vivencia somática influye en el estado psíquico.

Otro obstáculo consistía en que las terapias referidas al cuerpo se concebían como una ayuda para sanos o sólo para enfermos leves y que no existían indicaciones claras, o sólo inespecíficas, de tratamiento. Tampoco podían establecerse en muchos casos los controles científicos sobre los resultados. Y esto, en parte, porque los terapeutas «orientados en el sentido de la experiencia» (experimentales) consideraban imposible *un control científico* de procesos y de resultados psicoterapéuticos. Para superar este dilema, C. Rogers (1979) propuso una nueva aproximación y estudio de los puntos de vista de los «experimentalistas» y los «científicos».

3. Principios relativos al esfuerzo corporal en bioenergética y en terapia guestáltica. En los años 60 y 70 se difundieron en los Estados Unidos (en el marco del movimiento *human potential*) la *terapia guestáltica* fundada por L. y F. Perls (y otros 1951; cf. H. Petzold 1977, E. y M. Polster 1975) y la bioenergética (A. Lowen 1977). Ambas promocionan dentro de una psicoterapia centrada en el conflicto, al perfeccionamiento de las percepciones (aquí y ahora) en lo concerniente a los estados somáticos y a las impresiones sensoriales (sentido del tacto, sentido del contacto, visión, etc.; cf. *sensory awareness,* Brooks 1974). El lema de Perls *«Losing your mind and coming to your senses»,* promovido también por los juegos de roles, debe contribuir, mediante la *vivencia,* a la integración de la personalidad. Para favorecer la manifestación de los sentimientos estancados y de las imágenes y vivencias inconscientes del pasado relacionadas con ellos, la bioenergética propone o improvisa diversos ejercicios corporales, a veces fatigosos. La labor sensorial y corporal favorece la concienciación de los sentimientos y su expresión en la situación individual y de grupo. Estos enfoques han surgido especialmente a partir de la labor terapéutica realizada con *enfermos neuróticos* y con sujetos *sanos* (promoción de la personalidad; Lowen desarrolló la bioenergética, en buena parte, mediante la observación y el ejercicio consigo mismo).

Además de promocionar la *concienciación* sensorial y emocional y la *capacidad expresiva* correspondiente, la actividad corporal (dentro de la relación terapéutica) puede favorecer también, una vez superada una breve *regresión,* el *desarrollo* deficitario *afectivo* y/o *estructural del yo.* Este último planteamiento es de especial importancia en casos de enfermos psíquicos *graves,* por ejemplo, en el tratamiento de pacientes esquizofrénicos (→ esquizofrenia), de narcisistas graves (→ trastornos narcisistas de la personalidad) y de depresivos (→ depresión).

4. **Fisioterapia de enfermos depresivos y esquizofrénicos.** Exponemos a continuación dos ejemplos concretos de terapia corporal, tomados de la monografía de Maurer (1979, sobre fisioterapia y terapia del movimiento, métodos de relajación, entrenamiento deportivo, etc.). Para la exposición *conceptual* de una terapia referida al cuerpo y de base racional, y en parte científica, para grupos bien definidos y enfermos psíquicos y psicosomáticos, remitimos a la mencionada obra (Y. Maurer 1979).

1. *Fisioterapia de depresivos.* El 72 % de los enfermos depresivos ingresados por primera vez en la clínica psiquiátrica y encuestados en nuestras propias investigaciones señalaron la necesidad de tratamiento mediante *masaje*. En el tratamiento mediante masaje cervical y lumbar, los enfermos depresivos informaron acerca de las siguientes vivencias psíquicas después de la primera o la segunda semana de tratamiento:

Vivencia psíquica	% *después de 1 semana	Después de 2 semanas
Alegría	63	80
Alivio psíquico	56	83
Bienestar	83	93

*referido a un colectivo de 41 pacientes

Como *línea orientadora* para las indicaciones racionales de la terapia física en casos de pacientes depresivos, cabe observar que las medidas cambian en dependencia de la sintomatología (profundidad de la depresión, agitación angustiada o inhibición apática). Según vaya *mejorando la sintomatología*, las aplicaciones deben avanzar, desde las terapias *pasivas* (masaje, etc.), pasando por las *pasivo-activas*, a las *terapias activas* (terapia del movimiento), y de la terapia individual a la de grupo.

2. *Terapia referida al cuerpo para enfermos esquizofrénicos agudos y subagudos.* De las diversas terapias somáticas para enfermos esquizofrénicos (→ esquizofrenia), proponemos aquí la terapia de grupo centrada en el cuerpo para pacientes esquizofrénicos agudos. Los objetivos en estos casos son: eliminación de la → angustia, apaciguamiento, mejora de los límites del yo, vivencia total (somática y psíquica), reparación de las carencias narcisistas (promoviendo la relación afirmativa con el propio cuerpo, entre otros medios), alivio de los estados somáticos convulsos.

Una investigación efectuada mediante un *rating* de las funciones del yo (Maurer 1976) mostró que los esquizofrénicos agudos y subagudos con afecciones funcionales, ilusiones somáticas y alucinaciones y con síntomas de despersonalización hacían progresos significativamente mayores cuando eran tratados con psicoterapia de grupo centrada en el cuerpo (además del tratamiento clínico usual) en comparación con el colectivo de control. En resumen: Los pacientes, a los 3-7 días de su ingreso en la clínica o después del inicio del tratamiento neuroléptico, participan en la → psicoterapia de grupo, que tiene lugar 3 veces por semana durante 30-40 minutos. Se les pide realizar dos veces al día los ejercicios aprendidos en grupo, incluso los días en que no hay terapia de grupo. La organización es similar a la de una sesión grupal de → psicoterapia centrada en el cliente: los pacientes y el terapeuta se sientan en cómodos sillones, formando un círculo. El terapeuta procura establecer un clima tranquilo, distendido, cordial. Los ejercicios consisten, entre otras cosas, en la palpación de la propia superficie corporal con la mano izquierda y con la derecha, comenzando por las manos, los brazos, los hombros, etc. Así surge una conversación distendida sobre las relaciones con el propio cuerpo y sobre el valor que se le otorga.

Bibliografía. C. Brooks, *Sensory awareness*, The Viking Press, Nueva York 1974; A. Lowen, *Bioenergetics*, Penguin Books, Nueva York ²1977; Y. Maurer, *Physikalische Therapie in der Psychiatrie. Physio- u. Bewegungstherapie: Ein Weg zur psychischen Gesundheit*, Huber, Berna 1979; Y. Maurer, *Körperzentrierte Gruppenpsychother, bei akut schizophren Erkrankten*, «Arch. Psychia. Nervenkr.» 221 (1976) 259-271; Y. Maurer, *Körperzentrierte Psychotherapie. Kurzinformation. 1. Orientierungstagung «Bedeutende Psychotherapieformen der Gegenwart»*, Kilchberg 1983; F. Perls, R. Heferline, P. Goodman, *Gestalt therapy*, Julian Press, Nueva York 1951; edit. en alemán por Klett, Stuttgart

1981; H. Petzold, *Die neuen Körpertherapien*, Junfermann, Paderborn 1977; E. y M. Polster, *Gestalttherapie*, Kindler Taschenbücher, Munich 1975; C.R. Rogers, *Entwicklung der Persönlichkeit*, Klett, Stuttgart ³1979.

YVONNE MAURER

FORMAS DE NEUROSIS. Neurosis actuales, psiconeurosis, neurosis de transferencia, neurosis narcisistas o trastornos de la personalidad, neurosis de órganos.

Sigmund Freud, inicialmente en colaboración con Josef Breuer (1895), fundó la teoría moderna de las neurosis (→ psicoanálisis) y explicó con ella las enfermedades que antes escapaban a la consideración desde el punto de vista científico-natural. Freud (1896) pudo demostrar que la histeria y otras neurosis están basadas en un conflicto o experiencia emocional negativa en los primeros períodos de la vida. Son las exigencias amorosas no satisfechas, deseos frustrados en el área de la vida sexual o también, como sabemos hoy, otras aspiraciones vitales o una insuficiencia en el sentimiento de sí mismo por falta de experiencia y de estimulación amorosas, o bien una hiperprotección o una hiperestimulación, en la primera infancia, lo que provoca una neurosis. Actualmente podemos definir ésta en los siguientes términos: entendemos por neurosis un desarrollo psíquico defectuoso e inconsciente que hunde sus raíces en circunstancias ambientales perturbadas o insuficientes en lo afectivo y en lo cognitivo, dando lugar a un conflicto insoluble entre las pulsiones, por una parte, y las influencias del super yo por otra (Jung 1934: complejo relativamente autónomo), conflicto que es reprimido y expulsado de la conciencia —por el yo—, o determinando un desarrollo insuficiente de la identidad consigo mismo y del narcisismo (→ trastornos narcisistas de la personalidad), lo que se manifiesta en síntomas (→ síntoma) psíquicos y físicos perturbadores. Laplanche y Pontalis (1977) definen la neurosis como afección psicógena, cuyos síntomas son expresión simbólica de un conflicto psíquico que tiene sus raíces en la historia infantil del sujeto. Los síntomas son compromisos entre el deseo y su rechazo. A diferencia de Laplanche y Pontalis, que sólo incluyen la neurosis obsesiva, la histeria y la fobia en este concepto, otros autores, especialmente hoy, opinan que también la neurosis de angustia, la neurosis depresiva, la neurosis caracterológica y los → trastornos narcisistas de la personalidad con el yo intacto, pero con autoidentidad perturbada (sí mismo perturbado) —que nosotros calificamos de neurosis narcisistas (→ tratornos narcisistas de la personalidad) por su índole neurótica, aunque Sigmund Freud (1916) reservó esta expresión para determinadas → psicosis— son verdaderas neurosis. Freud (1923) distinguió, con arreglo al momento de su aparición, dos grupos de neurosis: las *neurosis actuales* y las *psiconeurosis*. Freud afirma lo siguiente a este respecto: «Puesto que la investigación simultánea de casos de nerviosismo común, clasificados como neurastenia y neurosis de angustia, nos ha enseñado que estos trastornos se deben a abusos actuales en la vida sexual y pueden eliminarse evitando tales abusos, era obvio concluir que las neurosis son expresión de trastornos de la vida sexual; las denominadas neurosis actuales, expresión (por vía química) de daños actuales; y las psiconeurosis, expresión (psíquicamente elaborada) de daños pretéritos de esta función, biológicamente tan importante, descuidada hasta ahora por la ciencia».

Podemos decir, a la luz de la visión psicoanalista actual, que todas las neurosis, bien sean neurosis actuales o psiconeurosis, son expresión de un conflicto pulsional o de una experiencia narcisista deficiente. La única diferencia entre los dos grupos de enfermedad mencionados radica en el tiempo de influencia de la noxa. Si la neurosis no presupone un trastorno pulsional infantil o una experiencia insuficiente —o excesiva— de estimulación y afecto que impidiera el desarrollo de un «sí mismo» consistente, y aparece en la vida adulta, a consecuencia de una situación ambiental opresiva, un trastorno neurótico, hablamos de neurosis actual. Nuestra experiencia nos enseña que las neurosis actuales constituyen a menudo un resultado de neurosis existentes desde la infancia y que, en una → anamnesis rigurosa, se encuentran ya en la infancia o la adolescencia síntomas neuróticos previos o síntomas puente, como enuresis nocturna, encopresis, inapetencia/vómitos hasta la anorexia, sensación de globo en la garganta, dificultades respiratorias, trastornos de las relaciones humanas, inhibición, ansiedad, inseguridad, sentimientos de insuficiencia, deficiente capacidad de concentración, necesidad extremada de apoyo, → angustia, especialmente pavor nocturno, obsesiones o fobias, tartamudez, onicofagia, agresividad (→ agresión), fugas o inasistencia escolar, hurtos simbólicos, dificultades de aprendizaje, superadaptación (niño modelo), aislamiento, seudodebilidad mental, etc. Podemos, después de lo dicho, formular el siguiente enunciado: cuanto más equilibrado sea el desarrollo de las pulsiones y de las relaciones objetales y la formación de un sí mismo consistente, tanto más opresiva debe ser la situación ambiental para que se produzca una neurosis actual en la edad adulta. Y a la inversa: la neurosis actual resulta tanto más probable cuanto más deficiente haya sido el desarrollo infantil del sujeto.

Las neurosis que surgen en la primera infancia suelen denominarse *neurosis infantiles,* a diferencia de las *neurosis actuales.* Incluyen las mencionadas psiconeurosis, pero también neurosis orgánicas.

El esquema puesto a continuación muestra, frente a la división de las neurosis por su génesis temporal (neurosis actuales, neurosis infantiles), la división de los cuadros neuróticos por el dinamismo genético y por la sintomatología.

Esquema de las neurosis

1. *Psiconeurosis*
1.1. *Neurosis de transferencia o de defensa*
1.1.1. *Neurosis sintomáticas*
   Neurosis depresivas
   Neurosis obsesivas
   Neurosis de angustia
   Neurosis fóbicas
   Neurosis histéricas
1.1.2. *Neurosis de carácter*
1.2. *Neurosis narcisistas*
   (trastornos narcisistas de la personalidad)
2. Neurosis de órganos o neurosis vegetativas

En las psiconeurosis distinguimos entre neurosis de defensa o de transferencia y neurosis narcisistas (→ trastornos narcisistas de la personalidad). A diferencia de las mencionadas neurosis actuales, éstas nacen, o bien por un conflicto pulsional irresuelto de la primera infancia (neurosis de transferencia o de defensa) o por un aporte deficiente —o, más raramente, excesivo— de calor emocional y estimulación en la primera infancia (neurosis narcisistas; → trastornos narcisistas de la personalidad).

Abordamos en primer lugar las *neurosis de defensa* o *de transferencia:* La manifestación final del → síntoma neurótico o del trastorno del carácter como realidad global se produce por una descompensación de los mecanismos de defensa del yo en una situación emocional opresiva. El yo no puede controlar ya los impulsos del ello. Surge un compromiso que cristaliza en el → síntoma neurótico o en el trastorno caracterológico, que ponen de manifiesto, por una parte, el movimiento pulsional, pero también, por otra, su represión por el yo y los sentimientos de culpa y angustia provocados por el super yo. El síntoma neurótico y el carácter neurótico revelan, por una parte, los impulsos rechazados originariamente y, por otra, el tipo de los mecanismos de defensa. Por eso, las neurosis de defensa están determinadas sustancialmente, a nivel sintomatológico, por:

1. La fase de desarrollo en que el individuo se encontraba al surgir el conflicto pulsional.
2. El tipo de mecanismo de defensa del yo contra los movimientos pulsionales del ello y su descompensación.
3. La influencia del super yo, donde quedan representadas las primeras exigencias ambientales.
4. Los datos genético-constitucionales.

Si designamos también estas neurosis de defensa como «neurosis de transferencia», es porque los afectados por tal conflicto pulsional, especialmente en la situación psicoanalítica, tienden a juzgar y vivenciar a las personas de referencia, especialmente al terapeuta, con un cierto grado de error. Surge entonces, durante el psicoanálisis, como ya había observado Freud, una neurosis de transferencia (en sentido estricto), que es preciso reelaborar. Heinz Kohut (1971) designó con este concepto, no sólo la estructura neurótica que reaparece durante la psicoterapia, sino en general, aquellas neurosis que tienden a esta relación conflictiva, anacrónica, con las nuevas personas de referencia. Distinguió estas neurosis de los → trastornos narcisistas de personalidad, en los que el sujeto y el objeto no aparecen netamente separados en la conciencia y se produce, por un deterioro del sí mismo, la idealización de un autoobjeto o la fusión con un objeto idealizado; por ello, no cabe hablar en estos casos de transferencia en sentido estricto, a menos que se especifique ésta como transferencia idealizante sobre un objeto del sí mismo.

Entre las neurosis de defensa conocemos las *neurosis sintomáticas,* por una parte, y las *neurosis de carácter,* por otra. Entre las neurosis sintomáticas hay que incluir la neurosis depresiva, la neurosis obsesiva, la neurosis de angustia, la fobia o neurosis fóbica y la histeria o histeria de conversión o neurosis histérica.

Neurosis depresivas son aquellas que nacen de una oralidad insatisfecha o sobresatisfecha en la primera infancia. Los afectados, que tuvieron una primera educación infantil demasiado frustrante o demasiado protectora *(overprotection)*, tienden a esperar, en el curso ulterior de su vida, que se les dé más de lo que pueden recibir. Aguardan siempre ese «alimento» emocional que nunca recibieron o que recibieron en exceso. Tienden a devorar objetos; de ese modo desaparece para ellos el carácter objetal y quedan tan indigentes y (narcisistamente) tan vacíos como antes y dirigen contra el propio yo las → agresiones al objeto (Freud 1916). Se observa que estas personas no suelen alcanzar un super yo maduro. Éste ha permanecido en estado arcaico y enfrentado cruelmente a la propia persona. Se advierte en estos individuos una tendencia al «triunfo masoquista»: pueden demostrar, por una parte, a su super yo y al entorno cómo se autoacusan de culpa y, por otra, obtienen en el fondo una victoria sobre el objeto porque pueden o creen poder infundir en éste sentimientos de culpa.

La *neurosis obsesiva* implica una formación reactiva en el yo (→ psicoanálisis) en la que aparecen reforzadas las actitudes opuestas a los movimientos pulsionales que el sujeto rechaza. Tales formaciones son, por ejemplo, la compasión, la escrupulosidad, el esmero, el orden, la limpieza. Son caricaturas de rasgos caracterológicos normales desarrollados durante el período de latencia. Los síntomas obsesivos son abreacciones de defensa contra movimientos pulsionales y contra los sentimientos que les acompañan. Los fenómenos obsesivos, con su carácter simbólico, delatan, por una parte, la tendencia al conjuro mágico del peligro pulsional, pero también, por otra, el movimiento pulsional originario. Los pensamientos, impulsos y actos obsesivos sirven, ante todo, como defensa y seguridad frente a la irrupción amenazadora de los movimientos pulsionales procedentes del ello. Deben mantener al yo al servicio del super yo. La neurosis obsesiva se basa siempre en la represión de un impulso sexual que activó la fantasía infantil y posteriormente quedó relegado. En la neurosis obsesiva se reconoce, en general, una situación de tentación edípica que se creó en la infancia, con las fantasías sexuales correspondientes. Bajo la fuerte influencia del super yo, que se forma en esta fase, el niño siente que los impulsos sexuales están prohibidos y los expulsa de la conciencia. Es frecuente que el conflicto pulsional se desplace a algún otro «delito», a veces insignificante, y el sujeto se autoacusa de ello, aparentemente sin razón alguna. A pesar de esta tendencia represiva, los neuróticos obsesivos tienden a mostrarse agresivos hacia el progenitor de igual sexo. Rechazan estos impulsos sádicos y dan lugar a formaciones reactivas por refuerzo de sentimientos encontrados. Los pacientes obsesivos se caracterizan por impulsos sádicos, tendencia masoquista al autocastigo y actos obsesivos exorcizantes (como formaciones reactivas). Según Freud (1923), en las neurosis obsesivas se produce una separación de la pulsión sexual y la pulsión agresiva, que normalmente van entrelazadas, con la consiguiente regresión a la fase anal del desarrollo; a ello contribuyó en este período vital una educación errónea en los hábitos de limpieza. Sin embargo, los enfermos obsesivos, especialmente en esas formas extremas que constituyen las personalidades fronterizas (→ trastornos fronterizos), son portadores, probablemente, de una predisposición constitucional. El niño aprende en la fase anal y en el acto de la defecación a imponerse y a adaptarse, al mismo tiempo. La imposición puede llegar al dominio despótico, a la actitud de «cagarse» en el mundo, y la adaptación puede degenerar en servilismo y en el placer adictivo del sacrificio: sadismo en el primer caso y masoquismo en el segundo. En la neurosis obsesiva, por tanto, no sólo es patógeno el estado de tentación incestuoso-edípica, sino, sobre todo, la fijación anal y la tendencia a los impulsos sadomasoquistas, con las correspondientes formaciones reactivas producidas bajo la influencia del super yo. La conflictividad infantil determina la regresión a la fase anal, excesivamente acentuada ya por predisposición genética o por evolución. La constelación pulsional propia de la neurosis obsesiva lleva, a través de la formación reactiva, a la sintomatología obsesiva específica.

Freud (1923) denominó *neurosis de angustia* aquella forma de neurosis en la que la → angustia —una angustia aparentemente sin objeto, flotante— domina el cuadro patológico. Incluyó en ella la hipocondría, considerándola como una de las neurosis actuales, que diferenció de las psiconeurosis. Si la neurastenia, la otra forma de neurosis actual, nace por empobrecimiento de la tensión sexual, la neurosis de angustia deriva de una acumulación de esa tensión. Freud supuso que el empobrecimiento de la tensión sexual en la neurastenia era debido a la masturbación o a la polución frecuente. Atribuyó el origen de la neurosis de angustia a un estancamiento de la energía sexual (libido), no abreaccionada adecuadamente. Así, el *coitus interruptus* da origen, según él, a la angustia. Freud, pues, adoptó una orientación claramente somaticista en la explicación de las neurosis de angustia. Él mismo relativizó más tarde su teoría del origen orgánico directo de la → angustia y llegó a la conclusión de que se desarrollaba como reacción o como señal del yo frente a trastornos de la vida sexual (Freud 1926). A la luz de una teoría psicoanalítica más moderna podríamos decir que todas las neurosis acompañadas de → angustia son neurosis actuales, en el sentido de un proceso neurótico provocado por una sobrecarga ambiental aguda, o bien psiconeurosis basadas en sobrecargas infantiles, expresión de un conflicto pulsional o de un deterioro grave en la estructura del sí mismo. Podemos atribuir generalmente, aunque no siempre, los fenómenos neuróticos de angustia a la fase fálico-edípica del desarrollo pulsional; pero son frecuentes los casos de neuróticos con predominio de síntomas de angustia que aparecen perturbados en sus rasgos vitales básicos a nivel pregenital, por no haber podido desarrollar una → confianza originaria o una autoidentidad suficiente (→ trastornos narcisistas de la personalidad).

La → angustia no se presenta de modo tan manifiesto en todas las neurosis. En las fobias aparece ligada a situaciones o a objetos. Freud (1909) emplea a veces la expresión «histeria de angustia» como sinónimo del término «fobia», pero otras veces da un sentido diferente a ambas palabras. Las consideraciones teóricas que hace en el análisis del «pequeño Hans», de cinco años de edad, muestran que sólo cuando la angustia situacional se sistematiza, habla de una fobia, mientras que anteriormente hablaba de una histeria de angustia. Las angustias ligadas a situaciones o a objetos no han cristalizado aún en modelos de conducta fijos del niño, por lo que sería correcto —al menos en la edad infantil— distinguir entre la histeria de angustia y la fobia, más fija y perfilada. Pero nosotros no insistimos en esta diferenciación, que en sí no es esencial, ya que ambas neurosis presuponen la misma psicodinámica y constituyen sólo grados distintos de gravedad. Por eso hablamos sólo de «fobia».

Las neurosis que nosotros llamamos neurosis fóbicas o *fobias* manifiestan la influencia del super yo punitivo y amenazante sobre el yo, que reacciona en forma extremada a los peligros pulsionales. La → angustia de las fobias, ligada a una situación o a un objeto determinado, nace de una tendencia masoquista del sujeto, al autocastigo, tendencia provocada inconscientemente por el super yo. La angustia puede referirse a las situaciones y objetos más diversos. Esto depende generalmente de las vivencias personales de la infancia o, por excepción, de un período posterior. La clase de fobia indica también el conflicto subyacente. Los escritos psicoanalíticos nos enseñan que las fobias hacia animales albergan, con más claridad que otras, angustias de castración a raíz de situaciones infantiles de tentación sexual. La situación de angustia objetal —que el sujeto experimenta a veces como algo placentero— puede interpretarse, pues, como angustia ante la castración amenazante o ante el castigo por personas con autoridad introyectadas en el super yo. Suele ser la fantasía infantil de poseer al progenitor del sexo contrario, al chocar con la prohibición o la censura del super yo, la que lleva a tales impulsos autodestructivos y a las angustias fóbicas que los acompañan.

Freud hace notar que los histéricos, «las más de las veces», son víctimas de las reminiscencias (Breuer y Freud 1895), y el fundador del → psicoanálisis supuso inicialmente que la histeria implicaba siempre una escisión de la conciencia, una *double conscience*. Los histéricos tienden, según Freud, a estados de conciencia anormales, estados que serían uno de los fenómenos fundamentales de esta neurosis. Cuando Freud introdujo más tarde la noción del inconsciente y comenzó a considerar a éste como un segundo estado de conciencia, posible *a priori* en el hombre, afirmó lo siguiente: «El recuerdo que constituye el contenido del ataque histérico es inconsciente, o, más exactamente, pertenece al segundo estado de conciencia, que aparece más o menos organizado en toda histeria.» Freud se alejaba así de la opinión de Breuer, que había atribuido la histeria al estado de conciencia anormal del sujeto. Según constató Freud, el histérico olvida una vivencia, con un propósito inconsciente. Oculta y reprime la vivencia, y sus contenidos pasan al inconsciente para ejercer desde él su influencia permanente; entonces, los recuerdos de dicha vivencia reaparecen como ataque histérico. Ahora bien, el propio Freud (1968) afirma lo siguiente sobre los síntomas (→ síntoma) histéricos: «Los síntomas histéricos no son sino las fantasías inconscientes expresadas mediante la conversión, y en cuanto son síntomas somáticos derivan con bastante frecuencia del ámbito de las sensaciones sexuales y de inervaciones motrices que habían acompañado originariamente a la fantasía, entonces aún inconsciente. De este modo, la deshabituación del onanismo sufre un retroceso, y el objetivo final de todo el proceso patológico, que es la restauración de la satisfacción sexual, que en su momento fue primaria, no se realiza nunca, pero el sujeto la alcanza siempre en una especie de aproximación.»

Si el contenido conflictivo reprimido, mantenido fuera de la elaboración consciente, adopta formas de expresión simbólico-somática, de inervaciones o de inhibición de inervaciones que no corresponden a la anatomía, pero sí a la representación del sujeto, en tales casos habla Freud de histeria de conversión.

Las *neurosis de carácter,* incluidas también entre las psiconeurosis y no entre las neurosis sintomáticas, se distinguen por la integración más o menos velada de los impulsos pulsionales y las fantasías desiderativas correspondientes en la vida del sujeto, dando ocasión a repetidos comportamientos anómalos. Schultz-Hencke (1951) las denominó neurosis asintomáticas, por su sintomatología transversalmente nada llamativa. El comportamiento de estas personas demuestra que intentan, por una parte, ajustarse al principio de realidad, válido en el entorno, mediante mecanismos de defensa del yo, pero son constantemente víctimas, por otra parte, de impulsos que sólo pueden rechazarse o sublimarse parcialmente, con lo cual se produce el mencionado modelo de conducta anómala que se repite una y otra vez. J.H. Schultz (1955) habla, a este propósito, de *neurosis nucleares,* al igual que se habla también de carácter neurótico, ya que la neurosis marca muy esencialmente al sujeto y la conducta neurótica parece corresponder a una estructura caracterológica. Dado que la dinámica de las neurosis de carácter se va instalando en la estructura de la personalidad de modo más complejo y rígido que en las neurosis sintomáticas, el análisis de tales pacientes resulta más difícil. W. Reich (1931) no admite la distinción entre neurosis sintomáticas y neurosis de carácter. Sólo cabe hablar, según él, de neurosis de carácter con o sin → síntomas neuróticos. La coraza caracterológica, mientras permanece intacta, impide la eficacia de la interpretación analítica en todas las neurosis. Pero nosotros debemos contradecir a W. Reich (1931): La experiencia psicoanalítica demuestra que es más fácil detectar analíticamente las neurosis acompañadas de síntomas, que las neurosis asintomáticas, que los sujetos viven a veces en sintonía con el yo. Las neurosis de carácter aparecen más estructuradas, y por eso es difícil distinguirlas de los trastornos psíquicos condicionados por factores genéticos y de → psicopatías de diversas clases. Hay que tener en cuenta, en todo caso, que también en las neurosis de carácter, como en todas las otras formas neuróticas, los aspectos ambientales se mezclan en diversa medida con factores constitucionales.

A diferencia de las neurosis de transferencia, que incluyen las neurosis sintomáticas y las neurosis de carácter, las neurosis narcisistas o → trastornos narcisistas de la personalidad se caracterizan por provocar en el sujeto, no ya una transferencia propiamente dicha, sino una fusión con un objeto del sí mismo, debido a la consistencia deficiente de este último. Sobre los otros rasgos de estas neurosis narcisistas o trastornos de personalidad, véase el artículo → trastornos narcisistas de la personalidad.

Tras la exposición de las *psiconeurosis*, abordamos las *neurosis de órganos* o vegetativas. Los factores emocionales pueden influir en las funciones de cualquier órgano o sistema orgánico en el sentido de la excitación o la inhibición. Así, la → angustia provoca el síndrome de estrés o de adaptación descrito por Selye (1953), con sus mecanismos de regulación y contrarregulación, sobre todo del sistema diencefálico-hipofisario-endocrino. Tales reacciones de estrés pueden producirse ya normalmente; pero si la angustia es duradera o recurrente, se dan las condiciones para una adaptación crónica, con los trastornos funcionales correspondientes de un órgano o sistema orgánico. Alexander (1950) y otros autores hablan de neurosis de órganos cuando el trastorno de una función orgánica, condicionado emocionalmente, es duradero. Existen, en todo caso, transiciones fluidas entre la salud y la enfermedad.

Como señala Engel (1970), el peligro (pulsional) provocado por el yo y la → angustia que lo acompaña pueden inducir tanto un estrés como una situación de peligro localizada en el mundo exterior. Si el «aparato psíquico» no es capaz de dominar el estrés emocional, se produce, según Engel (1970), una «descompensación psíquica» y, en consecuencia, una «respuesta somática». Mitscherlich (1968) hace notar que la somatización supone una conflictividad neurótica y una actitud anómala correspondiente. Pero los esfuerzos de adaptación logran ocultarlas. En momentos agudos del conflicto emocional, que pueden estar provocados por crisis externas, los recursos psíquicos de defensa pueden ser insuficientes, y entonces intervienen los mecanismos somáticos, que están dirigidos a su vez por otros mecanismos biológicos, inespecíficos, de control. De este modo, los conflictos subyacentes adquieren un carácter casi impersonal en el plano somático. Los → síntomas orgánicos revelan únicamente que existe una tensión profunda y crónica, pero no son, como en las histerias de conversión, la expresión directa de la tensión emocional subyacente. Sifneos (1973) ha señalado que los pacientes psicosomáticos de todo tipo sienten dificultad para captar sus propios sentimientos y son, en el fondo, analfabetos emocionales o, como él dice, padecen de alexitimia. Marty, de M'Uzan y David (1963) hablan de *pensée opératoire*. El término expresa hasta qué punto los pacientes viven y describen sus afecciones de modo mecánico y sin participación emocional. Stephanos (1977) habla de pacientes que describen durante horas, casi siempre con las mismas palabras, sus afecciones somáticas, sin poder conectar con sentimientos o con sucesos vitales. En las psicosis orgánicas y en los síntomas psicosomáticos se observan también conflictos y actitudes típicas, pero éstas no giran alrededor del conflicto de Edipo, sino de una dinámica específica. Así Richter y Beckmann (1969) han podido recordar, a propósito de neuróticos cardiacos, que «la *amenaza de vinculaciones simbióticas de la pareja* (hace) irrumpir, por razones internas o externas... *la angustia de aniquilación,* encubierta antes compensatoriamente, y... desencadena a menudo la enfermedad». La problemática de estos individuos consiste, pues, en que se angustian de tener que separarse de personas con las que mantenían una vinculación fusionante. Hay en ellas un miedo a la separación. Richter y Beckmann, al examinar a los pacientes con el MMPI *(Minnesota Multiphasic Personality Inventory)*, descubrieron dos subgrupos: uno de ellos se caracteriza por «dejarse invadir por la angustia sin oponer resistencia, y el otro... por el conato de defensa contra ella».

De la exposición de Richter y Beckmann se desprende ya que las neurosis de órganos o los síndromes psicosomáticos no son mero resultado de las propias tendencias defensivas, sino que incluyen rasgos de familia o de la comunidad del sujeto, así como de la sociedad —que sigue marcando a veces aún el aspecto exclusivamente somático de la enfermedad—. Como dice Balint (1963), el enfermo manifiesto que nos visita o su → síntoma psicosomático sólo es, a veces, el síntoma patente del grupo, familia o sociedad enferma.

Las neurosis de órganos o neurosis vegetativas afectan, pues, a un órgano o un sistema orgánico y se manifiestan por trastornos funcionales. Si existen ya signos patológico-anatómicos observables, hablamos de *enfermedades psicosomáticas*. Los trastornos psicosomáticos (→ psicosomática) tales como la poliartritis reumática, la úlcera gástrica o duodenal, la colitis ulcerosa, la → anorexia nerviosa, la obesidad, etc. presentan ya alteraciones de la estructura somática y podemos considerarlos como enfermedades psicosomáticas. Pueden contribuir a su desarrollo, además de las influencias ambientales en la primera infancia y también en una edad ulterior, en medida más o menos intensa, factores genéticos y/o noxas de origen somático (anticuerpos autoinmunes, alergenos, infección, etc.).

Hay que señalar también que no todas las enfermedades psicosomáticas son de origen neurótico; pueden estar relacionadas con → psicosis endógenas (→ endógeno). Heinrich Meng (1934) habló a este respecto de psicosis de órganos.

Bibliografía. F. Alexander, *Psychosomatische Medizin*, de Gruyter, Berlín-Nueva York 1971; ed. original: *Psychosomatic medicine*, 1950; M. y E. Balint, *Psychotherapeutische Techniken in der Medizin*, Huber-Klett, Berna-Stuttgart 1963; J. Breuer, S. Freud, *Studien über Hysterie*, Deuticke, Leipzig-Viena 1895, y en *Ges. Werke*, vol. I, p. 75, Imago, Londres 1952 (trad. cast., *Estudios sobre la histeria*, en *Obras completas*, vol. I, Biblioteca Nueva, Madrid ²1983); G.L. Engel, *Psychisches Verhalten in Gesundheit und Krankheit*, trad. del inglés por R. Adler, Huber, Berna-Stuttgart-Viena 1970; S. Freud, *Zur Ätiologie der Hysterie*, «Wien. Klin. Rundsch.», números 22-26, según la conferencia ofrecida en el Verein für Psychiatrie und Neurologie, Viena, 2, 5, 1896, y en *Ges. Werke*, vol. I, 423, Imago, Londres 1952 (trad. cast., *La etiología de la histeria*, en *Obras completas*, vol. I, Madrid ²1983); —, *Hysterische Phantasien und ihre Beziehungen zur Bisexualität*, «Z. Sexualwiss.» (edit. por M. Hirschfeld) 1908, y *Ges. Werke*, vol. VII, p. 189, Imago, Londres 1941 (trad. cast., *Fantasías histéricas y su relación con la bisexualidad*, en *Obras completas*, vol. IV, Madrid 1972); —, *Trauer und Melancholie*, «Z. Psychoanal.» 4 (1916), y *Ges. Werke*, vol. X, p. 427, Imago, Londres 1946 (trad. cast., *Duelo y melancolía*, en *Obras completas*, vol. VI, Madrid 1972); —, *Psychoanalyse und Libidotheorie*, en *Handwörterbuch der Sexualwiss.* (dir. por Max Marcuse), Marcuse y Weber, Bonn 1923, y *Ges. Werke*, vol. XIII, p. 209, Imago, Londres 1940 (trad. cast., *Psicoanálisis y teoría de la libido*, en *Obras completas*, vol. VII, Madrid 1974); —, *Das Ich und das Es*, Int. Psychoanalyt. Verlag, Leipzig-Viena-Zurich 1923, y *Ges. Werke*, vol. XIII, p. 235, Imago, Londres 1940 (trad. cast., *El yo y el ello*, en *Obras completas*, vol. VII, Madrid 1974); —, *Hemmung, Symptom, Angst*, Int. Psychoanalyt. Verlag, Leipzig-Viena-Zurich 1926, y *Ges. Werke*, vol. XIV, p. 111, Imago, Londres 1948 (trad. cast., *Inhibición, síntoma y angustia*, en *Obras completas*, vol. VIII, Madrid 1974); C.G. Jung, *Die Dynamik des Unbewussten*, conferencia inaugural en la Eidg. Techn. Hochschule, Zurich, 5, 5, 1934, *Ges. Werke*, vol. VIII, p. 105, Rascher, Zurich-Stuttgart 1967, H. Kohut, *The analysis of the self*, Int. Univ. Press, Nueva York 1971; ed. alem., *Narzissmus*, Suhrkamp, Francfort del M. 1973; J. Laplanche, J.-B. Pontalis, *Vocabulaire de la psychoanalyse*, Presses Univ. de France, París 1967; ed. alem., *Das Vokabular der Psychoanalyse*, Suhrkamp, Francfort del M. 1972 (trad. cast., *Diccionario de psicoanálisis*, Labor, Barcelona 1971); P. Marty, M. de M'Uzan, C. David, *L'investigation psychosomatique*, Presses univ. de France, 262, París 1963; H. Meng, *Das Problem der Organpsychose*, «Int. Z. Psychoanalyse» 20 (1934) 443; A. Mitscherlich, *Krankheit als Konflikt. Studien zur psychosomatischen Medizin*, II, Suhrkamp, Francfort del M. ²1968; W. Reich, *Die charakterologische Überwindung des Ödipuskomplexes*, «Int. Z. Psychoanalyse» 17 (1931) 55; H.E. Richter, D. Beckmann, *Herzneurose*, Thieme, Stuttgart 1969; H. Schultz-Hencke, *Lehrbuch der analyt. Psychotherapie*, Stuttgart 1951; J.H. Schultz, *Grundfragen der Neurosenlehre*, Thieme, Stuttgart 1955; H. Selye, *Einführung in die Lehre vom Adaptationssyndrom*, Thieme, Stuttgart 1953; P.E. Sifneos, *The Prevalence of Alexithymic Characteristics in Psychosomatic Patients*, «Psychother. Psychosom.» 22 (1973) 255; S. Stephanos, *Das Konzept der pensée opératoire und das psychosomatische Phänomen*, en Thure von Uexküll (dir.), *Lehrburch der Psychosomatischen Medizin*, Urban & Schwarzenberg, Munich-Viena-Baltimore 1979, p. 217.

RAYMOND BATTEGAY

FUNDAMENTOS PSICOMÉTRICOS DEL DIAGNÓSTICO. Objetividad, fiabilidad, teoría de los tests, teoría clásica y teoría probabilística, validez.

Todo método de diagnóstico psiquiátrico y psicológico requiere la demostración de su utilidad. La psicometría ha desarrollado determinados conceptos y métodos para la construcción y análisis de los → tests psicológicos. Estos conceptos y métodos pueden aplicarse también, con las adaptaciones necesarias, al examen de otros procedimientos de diagnóstico.

1. Objetividad. Los métodos de diagnóstico deben permitir la obtención de datos y diagnósticos objetivos. Esto significa, en sentido estricto, que los resultados sean, dentro de lo posible, independientes de las personas que aplican los métodos. Para ello deben fijarse todas las condiciones de investigación (material, instrucciones, etc.) con tal exactitud que todos los probandos se encuentren en la misma situación de partida. Deben fijarse además las normas para el registro, la valoración y la interpretación. En sentido lato, la objetividad incluye también la posibilidad de falseamientos por parte de los probandos (por ejemplo, respuesta en consonancia con lo socialmente deseable) y por circunstancias marginales de situación. Los diversos factores interaccionales que se dan entre el investigador, el probando y las circunstanciales marginales de situación constituyen las fuentes de variabilidad que influyen en las estandarizaciones imperfectas de las distintas fases del proceso diagnóstico. Pueden determinarse numéricamente en forma aislada o combinada mediante estadísticas, con análisis de interdependencia o dependencia.

2. Fiabilidad. La condición previa para la interpretabilidad de unos datos de exploración es que tales datos no constituyan un resultado aleatorio. Según la teoría clásica de los tests, la fiabilidad se refiere al grado en que la dispersión interindividual de los datos de observación está causada por diferencias reales entre las personas (si se supone que las diferencias no explicables están determinadas por procesos aleatorios incontrolados, esta definición general puede aplicarse también a los enfoques probabilistas). La fiabilidad se define, dentro de la concepción clásica, como la parte de varianza «verdadera» en la variancia global. Este valor de medición se llama coeficiente de fiabilidad. Los diversos métodos para la estimación de la fiabilidad que se exponen brevemente en el siguiente apartado consideran en diferente combinación las fuentes de variabilidad como variancia «verdadera» o «errónea». Por eso no tiene sentido hablar de *la* fiabilidad simplemente. Cronbach y otros (1972) propusieron como concepto alternativo una teoría de la posibilidad de generalización; pero siguen predominando de hecho los siguientes métodos tradicionales de evaluación de la fiabilidad:

El *método de retest,* consistente en una simple repetición de la medición, con el mismo instrumento. Si se dan las premisas para su aplicación, se pueden formular enunciados sobre la estabilidad, es decir, sobre la constancia temporal de los datos de observación.

El *método de test paralelo,* aplicable si existe el instrumento al menos en dos versiones paralelas, intercambiables a discreción, que puedan proponerse a los mismos probandos en una sucesión inmediata o distanciada temporalmente. Se pueden formular así (adicionalmente) afirmaciones sobre la equivalencia de las formas paralelas.

El *método de división en dos mitades* requiere una sola ejecución. Presupone, no obstante, que es posible *ex post* una división en dos partes equivalentes, evaluables por separado, que se emplean como versiones cuasi paralelas para la evaluación de la fiabilidad (consistencia interna).

Una evaluación de la consistencia interna es posible, en fin, mediante alguno de los múltiples análisis de la *consistencia interítem,* que constituyen una generalización del método de bisección, pero que renuncian a una división explícita.

3. Validez. La objetividad y la fiabilidad son condiciones necesarias, pero no suficientes, para el criterio más importante: la validez. Ésta se suele definir, simplificando, como el grado de exactitud con que un método detecta el objeto del diagnóstico. Bajo los aspectos de decisión y de utilidad, la validez se concibe también como la proporción en que un método de diagnóstico cumple su fin. Hay que tener en cuenta, sin embargo, que un método puede ser más o menos idóneo para los diversos objetivos y poblaciones. Tampoco debe buscarse, pues, *la* validez de un método. Se han propuesto, además, diversos conceptos de validez para los diferentes modos de conclusión.

Validez de contenido: Si cabe concebir la conducta provocada por el método diagnóstico como una muestra representativa de una determinada totalidad comportamental (universo), será posible una generalización directa —tomando en consideración el error de muestra (error de medida)—. Ejemplo: de los rendimientos obtenidos en un test de vocabulario cabe concluir la totalidad del vocabulario de un probando, dentro de un determinado margen de error.

Validez de coincidencia y validez de predicción: Se corresponden con el concepto de validez de la teoría clásica de los tests, que solía definir la validez como «correlación con el criterio» (Gulliksen 1950). Se indaga la mayor o menor relación existente entre la conducta en el test y una conducta observable (simultáneamente o en el futuro). En el aspecto pragmático, el concepto de «relación» se equipara muchas veces a una relación demostrable a nivel empírico, puramente correlativa, que no necesita ser evidente o explicarse científicamente. Ejemplo: empleo de un test de vocabulario para el pronóstico sobre el éxito escolar en asignaturas lingüísticas.

Validez de constructo: Los tres primeros tipos de conclusión son relativamente estrictos y específicos. Se puede intentar, además, descubrir determinados constructos de personalidad dentro del supuesto de que tales constructos no sólo determinan la conducta especial en el test, sino que son relativamente duraderos y se pueden manifestar en una serie determinable de situaciones. Ejemplo: deducir de los rendimientos obtenidos en un test de vocabulario el constructo «inteligencia verbal». La validación de constructos constituye un proceso científico muy complejo y sus fundamentos teóricos son objeto de discusión.

4. Teoría clásica y teoría probabilística del test. La exposición precedente se orientaba en primer término con arreglo a conceptos de la teoría clásica de los tests, que sigue revistiendo la mayor importancia, tanto en la práctica como en la construcción de los tests, aunque adolezca de algunos puntos débiles. Los rasgos psíquicos se operacionalizan para la medición mediante la variable manifiesta, teniendo en cuenta los principios generales de construcción de los tests. Sin embargo, la teoría axiomática del error, que sirve de base, no aclara la relación recíproca funcional entre la teoría de la medición y la formación de teorías psicológicas. Además de estos problemas fundamentales de epistemología científica, se han señalado otras deficiencias. Los modelos probabilísticos, en cambio, se basan en el supuesto de que los rasgos psíquicos a medir no pueden equipararse, como dimensiones latentes, a la conducta observable en el test. El valor del test sólo ejerce la función de un indicador del parámetro *latent trait* (rasgo latente), y así las conclusiones de uno a otro son de naturaleza probabilística (para más detalles remitimos especialmente al trabajo de Rasch o a las exposiciones generales de Fischer, Michel y Conrad). El modelo Rasch y otros modelos probabilísticos son sin duda superiores al modelo clásico, en relación con los criterios de teoría de la medida. Falta aún, sin embargo, en buena parte la verificación en la práctica diagnóstica. Está claro, al mismo tiempo, que los nuevos enfoques tropiezan con nuevos problemas y no siempre son capaces de resolver los antiguos.

Bibliografía. L.J. Cronbach, G.C. Gleser, H. Nanda, N. Rajaratnam, *The dependability of behavior measurement: Theory of generalizability of scores and profiles,* Wiley, Nueva York 1972; G.H. Fischer (dir.), *Psychologische Testtheorie,* Huber, Berna 1968; —, *Einführung in die Theorie psychologischer Tests,* Huber, Berna 1974; H. Gulliksen, *Theory of mental tests,* Wiley, Nueva York 1950; G.A. Lienert, *Testaufbau und Testanalyse,* Beltz, Weinheim ³1969; F.M. Lord, M.R. Novick, *Statistical theories of mental test scores,* Addison-Wesley, Reading (Mass.) 1968; L. Michel, W. Conrad, *Theoretische Grundlagen psychometrischer Tests,* en K.J. Groffmann, L. Michel (dirs.), *Grundlagen Psychologischer Diagnostik,* Hogrefe, Gotinga 1982; G. Rasch, *Probabilistic models for some intelligence and attainment tests,* Nielson & Lydiche, Copenhague 1960.

LOTHAR MICHEL

G

GENÉTICA PSIQUIÁTRICA. Problema herencia-medio ambiente, investigación de gemelos, estudios de adopción, → psicosis, otros trastornos de conducta. Para una exposición amplia y con referencias bibliográficas, véase Zerbin-Rüdin 1978 y 1980.

1. Generalidades. Después de la segunda guerra mundial la psiquiatría tendió a sustituir las teorías somáticas por hipótesis de orientación psicológica y sociológica. Cayó en descrédito, especialmente, la investigación psiquiátrica sobre la herencia. En el pasado reciente, sin embargo, se ha perfilado un cierto cambio de dirección que se aleja de las teorías exclusivamente sociológicas y psicogenéticas y vuelve a considerar las circunstancias biológico-orgánicas. También la genética psiquiátrica ha ganado en relevancia. A los antiguos términos «psiquiatría genética» y «psicología genética» se han agregado las nuevas denominaciones de «genética psiquiátrica» y «psicología humanogenética». Estas disciplinas se incluyen a veces en la genética de la conducta, ya que los procesos psíquicos suelen cristalizar en la conducta (Rosenthal 1970). Recientemente se ha añadido, como disciplina adjunta, la discutida sociobiología (Ruse 1979). Los puntos clave de la investigación psiquiátrico-genética se encuentran hoy en los países escandinavos, en Gran Bretaña (Slater y Cowie 1971), en los Estados Unidos y en Suiza.

La investigación psiquiátrico-genética puede realizarse, como todo estudio sobre la herencia, en tres planos: el plano molecular, el plano cromosómico y el plano fenotípico. La mayoría de los defectos metabólicos de tipo recesivo se estudian en el plano molecular. Según la hipótesis «un gen, una enzima», nos hallamos ya aquí en áreas muy próximas a los genes. Pueden servir de ejemplo la fenilcetonuria, con carencia de la enzima fenilalanina hidroxilasa; la leucodistrofia metacromática, con carencia de cerebrosidosulfatasa; y las esfingolipidosis, por ejemplo, la enfermedad de Tay Sachs, con carencia de hexosaminidasa A. El número de las afecciones genéticas de origen bioquímico crece constantemente, pero se trata de afecciones poco frecuentes que no se distinguen por los trastornos psicopatológicos, sino por defectos somáticos y mentales evidentes.

En el segundo plano están las aberraciones cromosómicas. Las aberraciones numéricas de los autosomas, de no ser letales, dan lugar a malformaciones, menor expectativa de vida y deficiencia mental. El más conocido e importante es el mongolismo (trisomía 21). Cuando hay aberraciones de los cromosomas sexuales, como el síndrome de Klinefelter (XXY), el síndrome de Turner (XO) y los síndromes XYY y XXX, se encuentran a veces gónadas inactivas, malformaciones y déficit intelectual de diverso grado, y a menudo trastornos psíquicos leves, especialmente distimias depresivas, síntomas paranoides y cuadros psicopáticos y neuróticos.

El tercer plano, el fenotípico, es el más lejano a los genes; comprende la mayoría de los trastornos psíquicos. No conocemos aquí ningún trastorno metabólico próximo a los genes, ninguna anomalía cromosómica y ninguna base somática en general. Tampoco suele haber ninguna herencia mendeliana. Constituyen una excepción el corea de Huntington, de herencia dominante, con atrofia de los ganglios basales, y la enfermedad genéticamente recesiva de Wilson, con un defecto de la ceruloplasmina. En la investigación de la oligofrenia la situación es algo más favorable. Conocemos un mayor número de formas especiales metabólicas, cromosómicas y sindrómicas (cf. más adelante).

En cuanto a las → psicosis endógenas, neurosis (→ formas de neurosis) y trastornos de personalidad, existen investigaciones psicopatológicas (→ psicopatología) rigurosas y cifras empíricas de riesgo. Supone una gran dificultad, como se sabe, el hecho de que los fenómenos psíquicos sean complejos, polifacéticos y temporalmente variables y no se puedan objetivar de modo inequívoco y preciso. A pesar de los datos demostrativos obtenidos en el estudio de los gemelos y de la adopción, tampoco consta con seguridad el proceso genético en muchas afecciones somáticas relativamente frecuentes, como son el labio leporino o las enfermedades cutáneas atópicas. Vienen aquí en consideración, para explicarlas, las oscilaciones de manifestación a consecuencia de factores (¿ambientales?) desencadenantes o factores de protección, la heterogeneidad genética y la poligenia.

La *interacción herencia-medio ambiente* suscita hoy el mayor interés. Los comportamientos y las cualidades psíquicas están determinados por genes y por influencias ambientales, de modo inmediato por el entorno, por la conducta y la reacción de la pareja y mediatamente por experiencias, procesos de aprendizaje e improntas.

El factor genético define el margen de lo posible y el medio ambiente interviene más o menos en la realización: hay cualidades dependientes del medio ambiente, y otras independientes del mismo. Es indudable que los factores no genéticos revisten una gran importancia; pero a veces parecen diferir de la concepción tradicional y no se buscan ya exclusivamente en la esfera psíquica, sino también en la somática.

La *heterogeneidad genética* de los distintos diagnósticos psiquiátricos es más probable cuando se da en trastornos mejor definidos clínicamente y más homogéneos, como son la sordomudez o las distrofias musculares. En las → psicosis endógenas se ha intentado descubrir subgrupos homogéneos con curso genético claro mediante divisiones, por ejemplo, según los síndromes o la edad de comienzo de la enfermedad. El intento no ha dado ningún resultado. Tampoco se ha logrado encontrar unidades genéticas mediante inclusión de trastornos «afines» donde se sospechaba la presencia de manifestaciones modificadas de la enfermedad básica, por ejemplo, «trastornos de espectro» en la → esquizofrenia o depresiones reactivas en psicosis afectivas endógenas (cf. más adelante).

Poligenia. Aunque todos los pares génicos siguen las reglas mendelianas, no es posible comprobarlo en la compleja red interaccional de los numerosos genes participantes. La comparación de modelos de curso genético poligénicos y monogénicos calculables matemáticamente con los datos empíricos ha resultado poco fructífera. Tales conceptos biometricoestadísticos no llevan muy lejos y habría que volver a la búsqueda de factores concretos, aislados.

Estudios sobre gemelos. Se han formulado con razón objeciones, en lo concerniente a la esfera psíquica, contra la premisa de que los gemelos univitelinos y los gemelos bivitelinos difieren sólo en cuanto a la igualdad de su caudal genético y no en cuanto a la similitud de su medio ambiente. La situación psicológica y la reacción del medio ambiente son sin duda distintos para gemelos univitelinos extremadamente semejantes y para gemelos bivitelinos, que sólo poseen la similitud propia de los hermanos. No es lógico, sin embargo, concluir que esto lleva a una sobrevaloración desmesurada de los componentes genéticos en los rasgos psíquicos. En los gemelos univitelinos, en efecto, no operan tan sólo mecanismos de identificación, sino también, y con más fuerza, tendencias a la polarización y distribución de roles. Por eso los gemelos univitelinos que se han criado separados se parecen más en personalidad y en desarrollo de → neurosis que los que se han criado juntos (Becker 1980). Investigaciones sistemáticas han demostrado que los gemelos fuertemente vinculados no coinciden en personalidad, inteligencia y enfermedades neuróticas de modo más marcado que los gemelos con una menor vinculación. En lo que respecta al supuesto de que «cuanto más parecido es el físico más semejante es la conducta», se ha dado incluso un efecto de contraste. Madres de hijos gemelos físicamente muy semejantes, a veces casi indiferenciables, han considerado a sus hijos más diferentes que las madres de gemelos menos parecidos. Si los padres tenían una idea errónea sobre el univitelismo de sus gemelos, el parecido psíquico coincidía con el univitelismo y no con las expectativas de los padres. Actualmente se utilizan las investigaciones con gemelos, no sólo para averiguar la influencia genética, sino aún más, para indagar los factores no genéticos.

Los *estudios de adopción* se apoyan en el hecho de que los niños adoptados tienen padres biológicos y sociales distintos y no idénticos, como en el caso normal.

Puesto que se desconoce el fundamento genético, se intenta conocer al menos un eslabón próximo al gen en la red de reacciones entre el genotipo y el fenotipo; por ejemplo, una variable patofisiológica (como pueden ser las desviaciones del electroencefalograma o de la reacción electrodérmica) o alteraciones neuroquímicas (neurotransmisores y neurohormonas).

Una nueva vía de acceso, que ha dado escasos resultados hasta hoy, es la búsqueda de marcadores genéticos *(genetic markers)*. Se trata de rasgos con una base genética conocida, que aparecen junto al rasgo en cuestión con una frecuencia superior a la media, marcándolo en cierto modo. Son ejemplos la ceguera para los colores y la psicosis afectiva, los autoantígenos y la → esquizofrenia.

2. Esquizofrenias. (Panorámica reciente en Gottesman y Shields 1982.) El riesgo de enfermedad para hijos y hermanos de un esquizofrénico es del 10-15 % aproximadamente (para los hijos es algo más alto que para los hermanos); para los padres, el 5 % o algo más; para gemelos univitelinos, el 60 %; para bivitelinos, el 20 % hasta el 60 %; para familiares de segundo grado (nietos, sobrinos y sobrinas, primos y primas, etc.) el 2-6 %; y para la población media, el 0,85-1 %. El ascenso paralelo del parentesco carnal y del riesgo de enfermedad sugiere un fundamento genético. Se ha objetado que la afinidad familiar implica también un entorno más parecido y que lo decisivo es el medio ambiente y no la dotación genética. La teoría genética, sin embargo, encuentra apoyo en los datos sobre gemelos y sobre adopción. Los gemelos univitelinos muestran una coincidencia en la esquizofrenia cuatro veces superior a la de los bivitelinos; y los univitelinos que se han criado separados muestran la misma concordancia que los que se han criado juntos (60 %); por último, los sujetos gemelos univitelinos no esquizofrénicos discordantes tienen el mismo porcentaje de descendientes esquizofrénicos (12 %) que los probandos gemelos esquizofrénicos (9 %).

Los *estudios sobre adopción* han mostrado un riesgo alto de esquizofrenia (hasta el 16 %) para hijos de padres esquizofrénicos que fueron adoptados poco después de su nacimiento por personas no esquizofrénicas. Investigando familias de niños adoptados que más adelante resultaron esquizofrénicos, la esquizofrenia se dio en las familias biológicas con mucha más frecuencia que en las familias adoptivas y en los grupos de control. Los estudios daneses y americanos sobre adopción ofrecen puntos discutibles, por el criterio amplio que emplean en el diagnóstico y por la inclusión de los «trastornos de espectro esquizofrénico». Como no sabemos lo que es la esquizofrenia, se justifica ese concepto amplio para no pasar por alto los casos correspondientes (Kety y otros 1976). Por otro lado, los trastornos de espectro tampoco aparecen definidos con precisión («personalidad inadecuada», por ejemplo) y de modo específico, dificultando así la comparación con otros estudios.

Las *investigaciones prospectivas* parten de los grupos de alto riesgo, por ejemplo, hijos de esquizofrénicos, e intentan descubrir, antes del inicio de la enfermedad, síntomas básicos que después quedan velados por la sintomatología más dramática. Mednick, Schulsinger y otros (1974) sospecharon la existencia de tales síntomas en la condicionabilidad elevada de la reacción cutánea galvánica y una generalización elevada del estímulo —en resumen, en una reacción rápida y desproporcionada del sistema nervioso autónomo—, y lo consideraron como una confirmación de su teoría de las esquizofrenias basada en el aprendizaje. Hanson y otros 1977 vieron un predictor en la combinación de habilidad motora reducida, grandes oscilaciones de rendimiento en tareas de pensamiento y rasgos de personalidad «preesquizofrénica». Sólo es de esperar una verificación de estas teorías dentro de algunos años.

Curso genético y sustrato genético. Las cifras de riesgo familiar no se ajustan ni al curso genético dominante ni al recesivo. Por eso se barajan la heterogeneidad, la poligenia y las influencias ambientales. La heterogeneidad genética es muy probable. Se refiere a las esquizofrenias en general y no a los subgrupos clínicos. La heterogeneidad y la poligenia no son demostrables por ahora, ni pueden excluirse con seguridad. Teniendo en cuenta la edad tardía del comienzo de la enfermedad, las remisiones y las recaídas, cabe sospechar que el defecto genético consiste en un mecanismo de regulación. Podría tratarse de problemas de transporte y distribución de neurotransmisores en el cerebro.

Predisposición y medio ambiente. La predisposición genética no basta, evidentemente, para que se dé una enfermedad esquizofrénica manifiesta, ya que la concordancia de los gemelos univitelinos alcanza sólo el 60 % a pesar del patrimonio hereditario idéntico. Sin embargo, los factores desencadenantes o los ambientales difieren de los que se proponían tradicionalmente. Las teorías psicogenéticas, como la dinámica familiar deteriorada, la madre esquizofrenógena, la teoría del «doble vínculo» *(double bind)* y del «hogar roto» *(broken home)* han tenido que relativizar sus posiciones (Hirsch 1979). Dunham, que redactó con Faris (1939) el trabajo clásico sobre el efecto causal de las condiciones sociales negativas, rectificó en 1976, diciendo que la clase social no es un factor etiológico en el desarrollo de la esquizofrenia. Cualquier trauma puede guardar estrecha relación con el brote individual de la enfermedad y hacerla comprensible; pero ese trauma falta en la mayoría de los otros pacientes y se produce además millones de veces sin dar lugar a enfermedad. Las situaciones que tienen una relación con el brote de esquizofrenia superior a la media, como son las épocas de cambio hormonal (la adolescencia, el puerperio o la menopausia),

tampoco son necesarias ni suficientes. Pueden, sin embargo, activar la predisposición esquizofrénica, al igual que ocurre con las lesiones perinatales (peso escaso en el nacimiento, complicaciones del embarazo y del parto). La investigación de gemelos discordantes, que había suscitado grandes esperanzas, sólo ha proporcionado esta tesis segura: el gemelo esquizofrénico fue de niño más débil, más introvertido, más sumiso y menos aventajado en la escuela que el compañero sano. La manifestación de la predisposición hereditaria parece estar determinada por una suma de cargas cotidianas y de constelaciones aleatorias. Cualquier carga, y tanto más si es de consideración, puede hacer traspasar el umbral hacia la enfermedad.

3. → Psicosis afectivas. Las investigaciones familiares más antiguas (antes de 1940) sobre psicosis maniacodepresiva, incluida la → depresión pura, se realizaron sobre todo en Europa. El riesgo de enfermedad es sensiblemente igual, con el 10 % hasta el 20 %, para los parientes de primer grado (padres, hermanos e hijos), y apenas supera el promedio para los nietos, sobrinos y sobrinas. Los gemelos univitelinos son concordantes en un 70 % aproximadamente, y los gemelos bivitelinos en un 20 %. Estas cifras globales de riesgo siguen revistiendo importancia práctica, por ejemplo, para el consejo genético, ya que, en casos de pacientes depresivos, no se sabe si desarrollarán o no fases maniacas (→ enfermedad maniacodepresiva).

Angst y Perris (1968) descubrieron, con independencia uno de otro, algunas diferencias genéticas entre psicosis puramente depresivas (unipolares) y psicosis maniacodepresivas (bipolares). Predominaba la carga familiar, pero no siempre en sentido homogéneo, y era mayor en los pacientes bipolares que en los unipolares. El sexo femenino prevalecía entre los unipolares, pero no, o apenas, entre los bipolares, que mostraron una edad de enfermedad inferior. En pares de gemelos univitelinos concordantes, los dos gemelos suelen ser bipolares o unipolares; en una serie danesa todos los gemelos univitelinos unipolares concordantes eran femeninos.

Sin embargo, una bipartición pura no fue ni es viable. Concretamente, las psicosis unipolares son más frecuentes que las bipolares, no sólo en general, sino también en las familias de pacientes bipolares. En las investigaciones de Angst, los padres y los hermanos de pacientes bipolares enfermaban sólo en un 3,7 % de la misma afección, y en un 11,2 % de psicosis unipolares. Por eso se presume actualmente que las dos formas tienen en común algunos componentes de su fundamento genético. Se conocen algunos modelos hipotéticos de umbral multifactorial de autores americanos. El encuentro de un cierto número de factores genéticos y ambientales da lugar a una depresión (primer umbral). Si se añaden otros factores (segundo umbral), surge una psicosis maniacodepresiva.

En el curso genético, monógeno o polígeno, parece ser importante la dominancia, tanto en psicosis unipolares como bipolares. El intento de demostrar con ayuda de genes de marcaje (ceguera hereditaria para los colores, por cromosoma X y grupo sanguíneo con transmisión hereditaria del cromosoma X) un curso genético ligado al sexo en algunas psicosis bipolares, no ha resultado convincente.

Frente a los intentos de establecer unas relaciones genéticas netas con la división en subgrupos, están las propuestas de lograrlo por integración de tastornos «afines» (depresiones reactivas, distimias depresivas no psicóticas, oscilaciones anímicas dentro de la esfera de lo normal). Una investigación sueca halló reacciones depresivas en las familias de pacientes depresivos endógenos, pero no, a la inversa, psicosis endógenas en las familias de probandos depresivos reactivos. Hay también pares de gemelos en los que uno de ellos muestra una psicosis uni o bipolar y el otro sólo distimias leves u oscilaciones de humor. Las depresiones no psicóticas son también etiológicamente heterogéneas: una parte de ellas pertenecen a las depresiones endógenas y otra parte, no. La incongruencia entre causa y cuadro clínico no se da sólo en → psiquiatría, sino en toda la medicina, como se comprueba en las dificultades generales del diagnóstico diferencial: una misma causa puede dar lugar a cuadros clínicos diversos, y causas diferentes a cuadros iguales.

En los Estados Unidos se han considerado el alcoholismo, la sociopatía y las anomalías de personalidad como «trastornos de espectro» de la depresión y como expresión, modificada y ligada al sexo, de una misma base genética (polifenia). Esto es muy improbable. Puede tratarse más bien de reacciones secundarias a procesos patológicos o de asociaciones que pueden realizarse, por ejemplo, mediante el empleo de determinados métodos de selección por parte del investigador o por elección conyugal selectiva de los pacientes.

Aunque parezca extraño, nunca se ha debatido tan acaloradamente una génesis ambiental pura como en el caso de las esquizofrenias. La frecuencia de desencadenantes se ha señalado de modo extremadamente desigual, con 3-70 %.

La medicación de litio durante el embarazo apenas ha hecho aumentar las malformaciones del embrión; pero si aparecen, suelen ser de tipo cardiovascular; se ha observado varias veces la anomalía de Ebstein, muy infrecuente. Habría que elegir, pues, otra medicación, al menos durante los tres primeros meses de embarazo.

4. Psicosis atípicas y esquizoafectivas. Los datos son tan heterogéneos como las series de psicosis atípicas de las que partieron las investigaciones genéticas. Sólo suelen coincidir en un punto: la carga familiar global con trastornos psíquicos es muy alta y de composición variada; los trastornos homogéneos son relativamente raros. Así, Scharfetter y Nüsperli (1980) hallaron en los parientes de primer grado de pacientes esquizoafectivos un riesgo de enfermedad del 25,6 % (13,5 % para esquizofrenias, 9,6 % para psicosis afectivas y sólo 2,5 % para psicosis esquizoafectivas). Las psicosis atípicas pueden ser, desde el punto de vista genético: 1) Variantes de las esquizofrenias y de psicosis afectivas (→ trastornos afectivos) que aparecen matizadas atípicamente por factores genéticos y no genéticos. Los casos secundarios familiares son, sobre todo, psicosis esquizofrénicas o afectivas y sólo en casos excepcionales se trata de psicosis atípicas. 2) Psicosis genéticas mixtas propiamente dichas, con carga psicótica heterogénea por parte paterna o materna. Son fenómenos raros, al menos poco demostrados. 3) Unidades genéticas propias. Hay algunas grandes estirpes que reiteran el mismo cuadro patológico en curso genético dominante incompleto. Autores japoneses han descrito pacientes psicóticos atípicos con síntomas orgánicos, en cuyas familias retornaban preferentemente los mismos cuadros patológicos, sin esquizofrenias, con pocas psicosis afectivas y con epilepsias (→ epilepsia) ocasionales. Contrariamente a las series occidentales, no había entre los gemelos univitelinos ninguno con hermano típicamente esquizofrénico y sólo uno con hermano atípicamente esquizofrénico (Mitsuda 1967).

5. Neurosis y trastornos de la personalidad (psicopatías). En los trastornos no psicóticos de la personalidad y la conducta, las influencias genéticas son de menor importancia que en las psicosis endógenas, pero claramente observables.

Los estudios más antiguos sobre concordancias de gemelos en neurosis (→ formas de neurosis) ofrecen un margen enorme: los gemelos univitelinos, 0-90 %; y los bivitelinos, 0-50 %. Esto debe atribuirse a los diferentes criterios empleados en el diagnóstico y en el concepto de concordancia y a la diversa proporción genética en diversas neurosis. En neurosis de angustia y neurosis obsesivas, el porcentaje genético es relativamente alto; en cuadros hipocondriacos e histéricos es bajo. En neurosis obsesivas y en fobias los gemelos univitelinos son concordantes en un 74 % (84 %) y los bivitelinos en un 18 % (59 %); en neurosis de angustia, los univitelinos 41 % (47 %) y los bivitelinos 4 % (18 %). Se trata de una concordancia estricta (sólo trastornos homogéneos y de igual intensidad); los números entre paréntesis indican la concordancia en sentido más amplio (también otros trastornos neuróticos y síntomas homogéneos muy leves). En neurosis depresivas, los datos son contradictorios: un trabajo británico señala una concordancia de 0 para gemelos univitelinos y para bivitelinos, una serie danesa un 50 % (63 %) para los univitelinos y 14 % (21 %) para los bivitelinos. Aquí se ve cómo, dado un criterio amplio del diagnóstico y de la concordancia, los números se elevan, pero la diferencia entre los gemelos univitelinos y los bivitelinos, que muestra el grado de influencia genética, disminuye. Tiene lugar una difuminación.

La investigación de Schepank en 1981 combinó los métodos genéticos y los psicoanalíticos. Según el «síntoma principal», el 52 % de los gemelos univitelinos y el 14 % de los bivitelinos eran concordantes. En la suma de los distintos síntomas, la concordancia alcanzó en los univitelinos el 33 % y en los bivitelinos el 17 %. En el grado grave los gemelos univitelinos mostraron una diferencia de 3,8 puntos y los bivitelinos de 5,0 puntos. La disposición a la neurosis (→ formas de neurosis) puede considerarse como una variable multifactorial de distribución continua que sólo alcanza el carácter de enfermedad por influencias ambientales. Eysenck intentó detectar esta disposición en el *neuroticism score*.

En psicopatías (según el concepto de Kurt Schneider) los estudios más antiguos encontraron con frecuencia acumulación familiar. En un nuevo estudio danés, parientes biológicos de niños adoptados que sufrieron más adelante → psicopatías graves (definidas como conducta no psicótica, inadecuada, impulsiva, *acting out*), mostraron el mismo trastorno en un 3,9 %, frecuencia cinco veces mayor que la correspondiente a las familias adoptivas y a los controles.

6. Alcoholismo. Factores ambientales como la facilidad para disponer de alcohol, hábitos de bebida, seducción, etc., son decisivos, pero intervienen también factores genéticos. Los riesgos de enfermedad familiar oscilan, al igual que la frecuencia media del alcoholismo (→ dependencia del alcohol), pero están siempre un múltiplo por encima. Los gemelos univitelinos son concordantes en un 33-54 % para el consumo de alcohol, y los bivitelinos en un 18-31 %. Los hijos de alcohólicos, adoptados de muy niños, sucumbían al alcohol con tanta frecuencia como los que se habían criado junto a su padre bebedor (alrededor del 20 %) y con una frecuencia cuatro veces superior a la de los hijos adoptivos que procedían de padres biológicos no bebedores. Los hijos biológicos de los alcohólicos enfermaban de alcoholismo con más frecuencia que los hijos del otro consorte (Goodwin 1979).

Se han encontrado factores genéticos en la desintegración del alcohol y de las correspondientes enzimas, que podrían predisponer al alcoholismo o bien proteger contra él. Los asiáticos, por ejemplo, reaccionan al alcohol con molestias *(flushing)* más a menudo que los europeos, debido a variantes genéticas de su sistema enzimático; el alcoholismo es raro en Asia oriental. Las pruebas de tara alcohólica en gemelos no adictos al alcohol detectaron una notable influencia genética en el aumento y disminución del nivel de alcohol en sangre. Datos sobre la reacción cerebral (medida en el electroencefalograma) al alcohol permiten concluir la presencia de factores genéticos también en la esfera psíquica. La ingestión aguda de alcohol da en el electroencefalograma alteraciones, en dependencia del tipo de electroencefalograma en reposo genéticamente condicionado. El electroencefalograma, muy similar, de los gemelos univitelinos cambia en el mismo sentido bajo la influencia alcohólica, mientras que permanece más distinto aún en el electroencefalograma, ya diferente, de los bivitelinos. El alcohol provoca una sincronización de trazados desincronizados del electroencefalograma. Siendo más frecuente un electroencefalograma sincronizado en los alcohólicos que en los no alcohólicos, cabe suponer que el alcohol produce un aumento de bienestar en personas con predisposición a un electroencefalograma desincronizado, mejorando la sincronización, y que puede llevar mediante condicionamiento positivo, al alcoholismo. Cf. una exposición más amplia en Propping 1981 y en Vogel 1981.

Se han demostrado daños genéticos mutativos por ingestión excesiva de alcohol en el ratón, pero no en el hombre. El elevado número de escolares especiales, sociópatas y delincuentes que se halló entre los descendientes de alcohólicos se debe a daños ambientales, a cualidades que ya poseía el progenitor alcohólico y que pueden haber favorecido el abuso del alcohol, a elección selectiva del cónyuge o a las consecuencias de una embriopatía por alcohol. El alcoholismo de la mujer embarazada supone un elevado peligro tóxico para el feto y lleva a la embriopatía por alcohol, con daños somáticos y mentales característicos, partos con feto muerto y abortos.

7. Delincuencia. No existe una determinación genética de la conducta delictiva, como tampoco existe un concepto unitario de «delincuencia». Una serie de motivos, de combinaciones herencia-medio ambiente, lleva a la criminalidad. Los factores genéticos influyen especialmente en criminalidad grave y recidivante. Los gemelos univitelinos son dos veces más concordantes con respecto a criminalidad que los bivitelinos. Y los gemelos univitelinos que son discordantes en criminalidad se asemejan sorprendentemente en personalidad y carácter. En delitos juveniles, las influencias ambientales revisten una importancia decisiva; la concordancia entre gemelos es igualmente elevada para univitelinos y bivitelinos (73-100 %).

Los datos de adopción apuntan con más claridad aún a factores genéticos. Los hijos adoptivos, con padres adoptivos delincuentes dieron un 11 % de delincuencia, apenas superior al porcentaje de los hijos adoptivos con padres adoptivos no delincuentes (10 %). Si el padre biológico era delincuente, la criminalidad alcanzaba el 21 %, y si tanto el padre biológico como el adoptivo lo eran, el 36 % (Hutchings y Mednick 1974).

Se han hallado repetidamente anomalías en el electroencefalograma de delincuentes, y los trazados del electroencefalograma son en buena parte hereditarios. Las pruebas de condicionamiento de las reacciones electrodérmicas propiciaron la hipótesis de un defecto de aprendizaje en la conducta social. La inferioridad de dotes y la impulsividad parecen ejercer una influencia. La aberración cromosómica XYY se halla con una frecuencia superior a la media entre los reclusos. Pero sólo una pequeña parte de los hombres XYY es delincuente. Existe, pues, una correlación, mas no una causalidad directa.

8. → **Oligofrenias y** → **epilepsias.** Sólo podemos hacer algunas observaciones sobre estas áreas amplísimas. Los dos grupos de enfermedades representan conceptos genéticos muy vagos, y en los últimos años se ha especificado un número creciente de formas genéticas hereditarias; pero muchas de ellas son muy raras. Descartando los casos exógenos, queda un gran número de enfermedades dependientes, al parecer, de la herencia, «idiopáticas» o «genuinas», sin posibilidad de una mayor concreción.

Oligofrenias. Se pueden distinguir 5 grupos de deficiencia mental (oligofrenia). Es difícil estimar sus frecuencias, ya que oscilan según la población de pacientes. Pueden servir de punto de partida los siguientes datos: casos exógenos, 10-15 %; formas cromosómicas y metabólicas, 5-10 % respectivamente; formas sindrómicas con trastornos funcionales (por ejemplo, motores) o defectos estructurales (por ejemplo, defectos visuales y auditivos), 10-15 %. La deficiencia mental idiopática (también el retraso mental familiar o sociocultural), con un 45-70 %, es lo más frecuente (cf. ampliación en Lubs y Maes 1977). Esta deficiencia mental ha provocado apasionados debates sobre el origen genético o no genético. La acumulación familiar es indudable. No es correcto atribuirla exclusivamente a circunstancias familiares y sociales desfavorables. Probablemente hay en este grupo algunas formas exógenas y formas hereditarias. La mayor parte de ellas constituye el final negativo de la distribución de la inteligencia general y, al igual que ésta, están condicionadas multifactorialmente, es decir, por genes y por factores ambientales.

Epilepsias. En los últimos años se han aislado numerosas formas en el conjunto heterogéneo de las epilepsias, especialmente según los datos del electroencefalograma. No obstante, la valoración de anomalías presentes o no presentes en el electroencefalograma es muchas veces difícil: Los enfermos pueden mostrar en los intervalos entre crisis un electroencefalograma normal. Personas con trazados de electroencefalograma sospechosos de presencia de crisis convulsivas pueden permanecer libres de éstas durante toda su vida y existe además la dependencia con respecto a la edad. Se producen crisis convulsivas en una serie de trastornos metabólicos genéticos conocidos. Algunas familias revelan un curso genético recesivo o dominante aun sin defectos metabólicos demostrados. Pero sólo disponemos, en general, de las cifras empíricas de riesgo. Estas cifras ofrecen diversa magnitud, no sólo según la forma de la enfermedad, el grado de parentesco, la edad y el sexo del paciente y de sus familiares, sino también según el correspondiente autor. Los porcentajes alcanzan en los hermanos de epilépticos idiopáticos, un 4-13 %, en hijos un 1,3-11 % (Newmark y Penry 1980, Zerbin-Rüdin 1983). Se han señalado riesgos elevados de enfermedad, hasta del 35 % para las hijas de pacientes femeninas de «pequeño mal» *(petit mal)* impulsivo mioclónico, también para los hermanos de niños afectados por crisis convulsivas cuyas madres no padecen ataques epilépticos, pero presentan un electroencefalograma de tipo centrencefálico. Son bajos los riesgos de enfermedad para «epilepsia genuina» si el paciente no sufre ninguna forma especial de epilepsia y los padres no padecen ataques convulsivos ni presentan un trazado de electroencefalograma centrenfálico, y no existen casos secundarios en la familia. Los riesgos para los hermanos o los hijos de un enfermo alcanzan un 5 % aproximadamente.

En los tratamientos de embarazadas con hidantoína, las malformaciones en el hijo son 2-8 veces más frecuentes que en el promedio. Pero, aun sin ninguna medicación de la madre, los niños presentan un elevado riesgo de malformaciones, especialmente si aquélla sufre ataques generalizados durante el embarazo.

Bibliografía. J. Angst, C. Perris, *Zur Nosologie endogener Depressionen. Vergleich der Ergebnisse zweier Untersuchungen,* «Arch. Psychiatr. Nervenkr.» 210 (1968) 373-386; P.E. Becker, *Persönlichkeit und Neurosen in der Zwillingsforschung. Ein historischer Überblick,* en A. Heigl-Evers, H. Schepank (dirs.), *Ursprünge seelisch bedingter Krankheiten,* vol. I, p. 59-218, Verlag f. Medizinische Psychologie i. Vlg. Vandenhoeck & Ruprecht, Gotinga 1980; H.W. Dunham, *Society, culture, and mental disorder,* «Arch. Gen. Psychiatry» 33 (1976) 147-156; D.W. Goodwin, *Alcohol and heredity,* «Arch. Gen. Psychiatry» 36 (1979) 57-61; I.I. Gottesman, J. Shields, *Schizophrenia. The epigenetic puzzle,* Cambridge University Press, Cambridge-Londres-Nueva York-New Rochelle 1982; D.R. Hanson, I.I. Gottesman, L.L. Heston, *Some possible childhood indicators of adult schizophrenia inferred from children of schizophrenics,* «Br. J. Psychiatry» 129 (1976) 142-154; S.R. Hirsch, *Eltern als Verursacher der Schizophrenie. Der wissenschaftliche Stand einer Theorie,* «Nervenarzt» 50 (1979) 337-345; B. Hutchings, S.A. Mednick, *Registered criminality in the adoptive and biological parents of registered male adoptees,* en S.A. Mednick, F. Schulsinger, J. Higgins, B. Bell (dirs.), *Genetics, environment and psychopathology,* North Holland, Am. Elsevier, Amsterdam 1974, p. 215-227; S.S. Kety, D. Rosenthal, P.H. Wender, F. Schulsinger, *Studies based on a total sample of adopted individuals and their relatives: Why they were necessary, what they demonstrated and failed to demonstrate,* «Schizophrenia Bull.» 2 (1976) 413-428; M.L.E. Lubs, J.A. Maes, *Recurrence risk in mental retardation,* en P. Mittler (dir.), *Research to practice in mental retardation,* vol. III, p. 175-185, Univ. Park Press, Baltimore-Londres-Tokyo 1977; S.A. Mednick, F. Schulsinger, J. Higgins, B. Bell (dirs.),

Gentics, environment and psychopathology, North Holland, Amsterdam 1974; H. Mitsuda (dir.), *Clinical genetics in psychiatry*, Igaku Shoin, Tokyo 1967; M. Newmark, J.K. Penry, *Genetics of epilepsy. A review*, Raven Press, Nueva York 1980; P. Propping, *Einfluss genetischer Faktoren auf die Entstehung des Alkoholismus*, «Dtsh. Apoth. Ztg.» 121 (1981) 1543-1547; D. Rosenthal, *Genetic theory and abnormal behavior*, McGraw-Hill, Nueva York 1970; M. Ruse, *Sociobiology: Sense or nonsense?*, D. Reidel Publ. Comp., Dordrecht, Holland-Boston 1979; C. Scharfetter, M. Nüsperli, *The group of schizophrenias, schizoaffective psychoses and affective disorders*, «Schizophr. Bull.» 6 (1980) 586-591; H. Schepank, *Berliner Sample*, en A. Heigl-Evers, H. Schepank (dirs.), *Ursprünge seelisch bedingter Krankheiten*, vol. II, p. 377-403, Verlag f. Medizinische Psychologie im Verlag, Vandenhoeck & Ruprecht, Gotinga 1981; E. Slater, V.A. Cowie, *The genetics of mental disorder*, Oxford University Press, Londres-Nueva York 1971; F. Vogel, *Humangenetische Aspekte der Sucht*, «Dtsch. Med. Wochenschr.» 106 (1981) 717-723; E. Zerbin-Rüdin, *Genetische Aspekte klinischer Störungen*, en U. Baumann, H. Berbalk, G. Seidenstücker (dirs.), *Klinische Psychologie. Trends in Forschung und Praxis*, Huber, Berna-Stuttgart-Viena 1978, p. 74-106; —, *Psychiatrische Genetik*, en K.P. Kisker, J.-E. Meyer, C. Müller, E. Strömgren, *Psychiatrie der Gegenwart*, vol. I/2, Springer, Berlín-Heidelberg 1980, p. 545-618; —, *Genetische Aspekte der Anfallsleiden*, «Ärztl. Praxis», 1983.

Edith Zerbin-Rüdin

GRUPOS BALINT. Diagnóstico de relación, enfermedad específicamente humana, grupos centrados en el paciente, diagnóstico global, grupos *iunior*.

Michael Balint, psicoterapeuta y analista de origen húngaro, abordó en Londres, el año 1950, los problemas emocionales de la relación médico-paciente, especialmente en la consulta general. El punto central de esta actividad era un «diagnóstico de relación» en el trato entre el terapeuta y el paciente. El punto de partida fue el hecho de que los médicos de cabecera atienden al paciente, en el curso de un período que abarca a veces varios años, en diversas situaciones y llegan a conocerlo de cerca.

La medicina actual se caracteriza por enfermedades y cuadros patológicos de nueva especie, cuyo conocimiento e interpretación apenas pueden lograrse de modo satisfactorio con los métodos convencionales. El esclarecimiento, el → diagnóstico y la terapia de tales estados se llevan no pocas veces a cabo sin una base científica suficiente. Esto se constata sobre todo en enfermos que, al cambiar de → síntomas y de cuadro patológico, consultan a diversos médicos sin llegar a sanar realmente. Tal situación es insatisfactoria para el médico y para el paciente.

También en la estructura patológica se advierten diferencias fundamentales con el pasado. Hasta hace relativamente poco tiempo predominaban las infecciones y las enfermedades contagiosas. Gracias a la profilaxis, al uso de medicamentos adecuados y a la creación de unas condiciones higiénicas irreprochables, se ha logrado controlar o paliar tales enfermedades. Las enfermedades que actualmente resultan especialmente problemáticas se distinguen por la estrecha relación que guardan con la problemática humana y social del paciente. Por eso Jores las calificó de «específicamente humanas». Su génesis no puede explicarse exclusivamente desde la perspectiva biológica, sino que participan en la patogénesis factores emocionales y sociales. El origen de numerosas enfermedades actuales reside parcialmente en la personalidad del ser humano, en sus relaciones con el medio ambiente y en la acción recíproca. Muchos estados patológicos tienen así una complicada génesis multifactorial que cada médico debería conocer.

Los grupos de debate («grupos Balint») creados por Michael Balint pudieron abordar los fundamentos de la actividad médica frente a enfermos afectados de trastornos emocionales y sociales. Balint se reunía con grupos de 8 a 10 médicos de diversas especialidades y los invitaba a hablar francamente sobre los problemas que afrontaban con los pacientes. Estas reuniones, que tenían lugar a intervalos de 2 a 3 semanas bajo la dirección de un moderador con formación psicoterapéutica, permitían la manifestación de los sentimientos del terapeuta frente a sus pacientes, sentimientos que eran debatidos por el grupo. Los grupos Balint existen actualmente en numerosos países.

La *condición previa para participar en los grupos Balint* es profesar una concepción global de la enfermedad, concepción no sólo biológica, sino también psicológica y social. Es preciso detectar el «sentido» y el trasfondo de diversos síntomas patológicos en la relación terapeuta-paciente (por ejemplo, regresión en forma de quejumbrosidad, lamentaciones, descontrol, conversión de afectos como la → angustia, la ira y la → agresión en → síntomas corporales).

Las experiencias realizadas con los grupos Balint, que tuvieron su inicio principalmente en Europa central, son ya tan variadas que sólo cabe señalar aquí algunos principios fundamentales.

1. Los grupos Balint se centran en el paciente («grupo alocentrado»), en contraposición con los grupos de autoexperiencia («grupos autocentrados»). El tema prioritario no son los fenómenos emocionales de los miembros del grupo, sino los del paciente. La experiencia emocional de los miembros del grupo no reviste importancia en sí, sino en relación con el paciente. Sólo se abordan las actitudes del miembro del grupo en tanto que hacen referencia al paciente.

2. El médico, que privilegiaba hasta ahora los procesos biológicos, debe aprender a percibir una relación alterada del paciente con su medio ambiente y a percibirse a sí mismo tal como es. Ocurre con frecuencia que los sentimientos del terapeuta son un síntoma del paciente; de su simpatía, antipatía, enojo, cariño, amor o indiferencia, etc.

3. El grupo Balint no persigue tanto el → diagnóstico clínico usual (diagnóstico tradicional), sino un diagnóstico global de la situación, que abarca toda la constelación vital del paciente. Así se constata el hecho de que diversos médicos, a veces un mismo médico, formulen diferentes diagnósticos en el curso del tiempo y prescriban en consecuencia terapias divergentes. El diagnóstico clínico vigente es más puntual que el diagnóstico global, detector de estructuras o contextos.

4. Se le recomienda al médico considerar a *sus* pacientes como tales y a no trasformar a terceras personas fuera de la relación médico-paciente en pacientes «ausentes» y a tratarlos como a tales. A veces, el paciente tiene, consciente o inconscientemente, tal intención.

5. La relación médico-paciente es con frecuencia un modelo de la relación general del paciente con su entorno (Knoepfel). En ambas situaciones se manifiestan afectos similares, y el terapeuta debe revelárselos a sus pacientes. A veces el terapeuta plantea al grupo Balint exigencias similares a las que un paciente plantea a su terapeuta.

6. El médico puede, en el transcurso del tiempo, realizar en el grupo Balint un proceso de desarrollo y esclarecimiento, que le abra una nueva perspectiva acerca del paciente. Se hace más tolerante, pero también más consecuente, y está dispuesto a aceptar sus fracasos. Según Furrer, «el fruto específico de la labor de grupos Balint es la sensibilización del médico con respecto a sus propios sentimientos». Gracias a la colaboración con el paciente, el médico llega a comprender la situación vital de éste, sus relaciones interhumanas y, en el curso del tratamiento, toma conciencia de sus sentimientos y motivaciones. El paciente, partiendo de los conocimientos adquiridos, debe capacitarse para ciertas decisiones y adoptar modos de comportamiento independientes.

7. Los miembros de los grupos Balint suelen ser médicos en ejercicio de diversas especialidades. Las experiencias adquiridas en los grupos Balint han dado también resultados positivos, pese a ciertas dificultades, con estudiantes de medicina («grupos *iunior*»; Luban-Plozza). Constituyen un medio valioso para la formación emocional y para el diagnóstico de relación. En principio, la labor del grupo Balint puede aplicarse a las relaciones humanas de cualquier tipo, *mutatis mutandis*, en todas aquellas profesiones donde el hombre ocupa el puesto central (además de los médicos, el personal auxiliar, así como pedagogos, psicólogos, asistentes sociales y teólogos).

8. Los grupos Balint apenas ofrecen soluciones definitivas o inmediatas. Generalmente se elaboran alternativas, entre las que debe decidir el terapeuta y en ocasiones también el paciente.

A veces se analizan segmentos de un proceso patológico. Esto estimula los sentimientos y las reflexiones del terapeuta.

Los grupos Balint constituyen un método para conocer mejor y saber tratar las situaciones difíciles en las relaciones humanas. De este modo y con el constante enriquecimiento de su experiencia en el grupo, el terapeuta se siente aliviado y será capaz de mostrarse más tolerante y comprensivo con el paciente y consigo mismo. El sentido de su quehacer le ayudará a desarrollar su actividad con más alegría y eficacia.

Bibliografía. M. Balint, *Der Arzt, sein Patient und die Krankheit*, Klett, Stuttgart 1967; M. y E. Balint, *Psychotherapeutische Techniken in der Medizin*, Huber y Klett, Berna-Stuttgart 1961; W.L. Furrer, *Möglichkeiten und Grenzen der Kommunikation zwischen Arzt und Patient. Eine Betrachtung über Michael Balint und seine Mitarbeiter*, «Hexagon Roche» 3, 4 (1975); A. Jores, *Der Mensch und seine Krankheit*, Klett, Stuttgart 1959; —, *Praktische Psychosomatik*, Huber, Berna ²1981; H.K. Knoepfel, *Die Arzt-Patientenbeziehung*, «Hexagon Roche» 2 (1974); F. Labhardt, *Balintgruppen als Mittel zur sexualmedizinischen Ausbildung*, en W. Eicher (dir.), *Sexualmedizin in der Praxis*, G. Fischer, Stuttgart-Nueva York 1980; B. Luban-Plozza, *Praxis der Balint-Gruppen. Beziehungsdiagnostik und Therapie*, J.F. Lehmanns, Munich 1974; —, *Junior-Balintgruppen als Ausbildung zur Beziehungsdiagnostik*, en B. Luban-Plozza, *Beziehungsdiagnostik und Therapie*, J.F. Lehmanns, Munich 1974; M. Sapir, *La formation psychologique du médecin*, Payot, París 1972.

FELIX LABHARDT

H

HALLAZGOS SOMÁTICOS EN LAS PSICOSIS. → Esquizofrenias, ciclotimias, psicosis endógenas, hallazgos bioquímicos, hipótesis dopamínica.

1. Introducción. Los esfuerzos por demostrar la existencia de un sustrato somático en las psicosis endógenas (→ psicosis) han resultado hasta ahora infructuosos. Las dificultades metodológicas estriban en la diversidad de los conceptos diagnósticos, en la imprecisión de las muestras investigadas, en las múltiples posibilidades de alteración en el funcionamiento del sistema nervioso central, en la imperfección de nuestro saber al respecto y en la limitación de las posibilidades de investigación. A veces no se tiene lo bastante en cuenta que el metabolismo de los neurotransmisores, hormonas y enzimas está sujeto a un ritmo circadiano y experimenta la influencia de variables como la nutrición, la actividad corporal, la edad y la terapéutica. La observación directa, la realización de biopsias o las manipulaciones experimentales no son posibles, o apenas lo son, en el cerebro humano. Muchos productos y procesos del metabolismo cerebral no pueden ponerse de manifiesto en la periferia. La teoría genética, bien fundamentada en estudios sobre gemelos y sobre adopción, apenas admite otra explicación que la de una causalidad bioquímica, genéticamente determinada, de las psicosis endógenas esquizofrénicas (→ esquizofrenia) y afectivas. La importancia de los factores ambientales complementarios estriba en que favorecen la manifestación o bien la inhiben, e influyen sobre el curso de modo favorable o desfavorable. Los factores genéticos actúan mediante mecanismos cerebrales bioquímicos que son sensibles a las condiciones ambientales de todo tipo. Esta hipótesis no se puede demostrar en el estado actual de nuestros conocimientos, pero encuentra apoyo en una serie de indicios (Huber 1976, 1980; Zerbin-Rüdin 1980).

2. Esquizofrenias. Las investigaciones no han aportado hasta la fecha datos específicos. Los resultados de los estudios sobre familias, sobre gemelos y sobre adopción demuestran la participación de los factores genéticos y sugieren un condicionamiento genético preponderante en las diversas formas de la → esquizofrenia (Huber y Zerbin-Rüdin 1979). La hipótesis de una enfermedad cerebral de base genética y somático-neurobioquímica, pero lejana a los genes, condicionada peristáticamente, es compatible con todos los datos conocidos hasta ahora.

1. *Hallazgos bioquímicos.* El principal interés de la investigación bioquímica del cerebro se halla actualmente enfocado sobre las aminas biógenas, al trastorno en el área de los sistemas transmisores catecolaminérgicos, serotoninérgicos, GABAérgicos y acetilcolinérgicos. El trastorno parece afectar sobre todo a las catecolaminas dopamina y noradrenalina, quizá también a la serotonina (perteneciente a las indolaminas) y a las enzimas que regulan el metabolismo de estos neurotransmisores. Posiblemente es un factor importante el desequilibrio en las actividades de

transmisores locales, la alteración del modelo de distribución —normalmente constante y característico— de cantidades iguales de sustancias transmisoras, no modificadas cualitativamente, que existen en diversas regiones cerebrales. La investigación intenta aislar, en la cadena de procesos que llevan del genotipo al fenotipo, eslabones intermedios somático-prefenoménicos, por ejemplo, neuroquímicos y neurofisiológicos. El descubrimiento de la estructura química de los alucinógenos (psicotomiméticos, → modelo de psicosis) y de los psicofármacos modernos ha impulsado la investigación.

Según la *hipótesis dopamínica,* la → esquizofrenia está basada en una hiperactividad de las neuronas dopaminérgicas. Las → psicosis esquizofrénicas pueden ser provocadas o empeoradas mediante sustancias que elevan la disponibilidad de la dopamina en los receptores dopamínicos (por ejemplo, L-dopa). La hiperactividad dopamínica no necesita apoyarse en un aumento absoluto de la concentración dopamínica (la ausencia de un aumento de la eliminación de homovanilina y una producción de prolactina reducida sugieren lo contrario); puede haber un predominio relativo del sistema dopaminérgico a consecuencia de la menor efectividad de los antagonistas dopamínicos endógenos o de la elevación de la sensibilidad de los receptores dopamínicos postsinápticos. La acción de los → neurolépticos se debe a un efecto antidopaminérgico y, según los datos obtenidos, sobre todo a un bloqueo de receptores dopamínicos en el sistema mesolímbico, mientras que el bloqueo de receptores dopaminérgicos en el *locus niger* es responsable de los efectos secundarios motores extrapiramidales, y el bloqueo del sistema tuberoinfundibular lo es de los efectos neuroendocrinológicos (por ejemplo, el aumento de prolactina). La *monoaminooxidasa* (MAO), que desempeña un papel importante en la degradación enzimática de la dopamina, presenta en esquizofrénicos crónicos y también en enfermos maniacodepresivos (→ enfermedad maniacodepresiva) una actividad baja en las plaquetas, y el sistema adenilato-ciclasa muestra en el modelo de trombocitos, después de estimulación con prostaglandina, una actividad elevada. El hallazgo de una baja actividad de MAO plaquetaria en gemelos univitelinos esquizofrénicos y en sus parejas discordantes (Wyatt y otros) no ha podido ser confirmado por otros autores. Según otros resultados, debe cuestionarse también la actividad disminuida de la dopamina-beta-hidroxilasa y de sistemas neuronales GABAérgicos, y una hipersensibilidad de los receptores noradrenérgicos postsinápticos.

Ya que, además de la dopamina, también reviste importancia la noradrenalina, se ha ampliado la hipótesis dopamínica a la *hipótesis catecolamínica* (N. Matussek 1980, 1982). Las sustancias que pueden provocar psicosis afines a la esquizofrenia, por ejemplo, la anfetamina, la L-dopa y el pribedil, generan un aumento de actividad de las neuronas dopamínicas y una mayor oferta de noradrenalina en los receptores postsinápticos, fenómeno al que apuntan también otros datos. La hipótesis dopamínica parece afectar solamente al síndrome paranoide-alucinatorio, y no a la sintomatología por déficit ni a los síndromes de «deficiencia pura» («defecto puro», Huber 1966, Huber, Gross y Schüttler 1979). La sintomatología deficitaria caracteriza también al tipo II del síndrome de Crow y cols., en el que existe degeneración celular y alteraciones metabólicas, frente a una sensibilidad incrementada de los receptores dopamínicos en el tipo I (esquizofrenia aguda con síntomas productivos). En el síndrome tipo II y en síndromes de deficiencia pura se hallaron, en los tests de rendimiento algunos datos que se desviaban significativamente de la norma y que sugieren un deterioro en la elaboración informativa (Johnstone y otros 1976; Hasse-Sander y otros 1982). Pero dada la serie de síndromes y tipos de curso psicopatológico actuales, la diferenciación en sólo dos tipos de curso no basta probablemente para obtener muestras suficientemente homogéneas para investigaciones biológico-psiquiátricas, por ejemplo, investigaciones bioquímicas o electroencefalográficas (Gross 1981; Huber y Gross 1981).

También la investigación de determinados puntos de fijación en células sanguíneas, que abre nuevas posibilidades metodológicas, revela diferencias entre esquizofrenias con sintomatología productiva y esquizofrenias con sintomatología deficitaria. El número de puntos de fijación de dopamina en linfocitos es significativamente elevado en las esquizofrenias paranoides-alucinatorias, y significativamente reducido en pacientes con sintomatología deficitaria. Pero este resultado no es un marcador específico para un grupo determinado de esquizofrenias, porque se da también en pacientes de Parkinson. Se halló asimismo la hiperactividad de neuronas dopaminérgicas, aparte de en las esquizofrenias, en manías (N. Matussek 1982). Algo similar hay que decir de los resultados obtenidos con ayuda del modelo de trombocitos (cf. supra).

Han resultado también interesantes para la investigación de las esquizofrenias los agonistas morfínicos endógenos del sistema nervioso central, las *endorfinas*, péptidos de cadena corta que funcionan en cierto modo como neurotransmisores y cuyos receptores existen en gran número en sinapsis dopaminérgicas. Pero el hallazgo de un nivel elevado de endorfina beta, normalizado después de la mejoría neuroléptica de la sintomatología productiva, tampoco ha quedado confirmado, al menos plenamente. La significación de los sistemas endorfinérgicos no está aún clara; los intentos de tratar a enfermos esquizofrénicos con antagonistas de la endorfina (naloxona) o mediante hemodiálisis han dado resultados más bien negativos. Tampoco se ha confirmado hasta ahora el supuesto de un trastorno metabólico en el área de la endorfina gamma y de sus derivados ni el supuesto de una acción terapéutica de la endorfina gamma DES-tirosil (Emrich 1982).

Según la *hipótesis de la transmetilación*, la degradación deficiente de dopamina y de noradrenalina da lugar a productos de metilación anormales, próximos a la mescalina, que actúan en sentido alucinógeno, por ejemplo, la DMPEA, cuya identidad con el *pink-spot* (mancha rosada) demostrable en la orina se presume. Se ha encontrado, sin embargo, DMPEA en individuos sanos, sin diferencias seguras frente a los esquizofrénicos (Ackenheil y otros 1978, Matussek 1980). También las combinaciones N-metiladas de las indolaminas, por ejemplo, la dimetiltriptamina (bufotenina), son potencialmente alucinógenas; casi todos los psicomiméticos, por ejemplo, la mescalina, la psilocibina y la LSD, contienen grupos metílicos de ese tipo. Se han señalado también, en favor de la hipótesis de la transmetilación, psicosis esquizofrénicas producidas después de abuso de aminas sintéticas.

Determinados péptidos cerebrales hipotalámicos, eficaces como factores de *releasing*, que causan, por exceso o por defecto, trastornos de neurosecreción en la adenohipófisis y la corteza suprarrenal (cf. infra), se han investigado en las esquizofrenias y pueden explicar quizás el acúmulo de manifestaciones en el puerperio. Hallazgos bioquímicos y clínicos, como la fluctuación intraindividual de los síntomas psicopatológicos (→ psicopatología) y de los síntomas básicos, y el modo de curso fásico o en forma de brote con recidivas y remisiones, indican que los trastornos son potenciales y funcionales y sólo se manifiestan, en parte, bajo sobrecargas (Huber 1976, 1980). Esto podría indicar que el defecto genético debe buscarse en los mecanismos de regulación. El trastorno reside posiblemente, más que en el área de los neurotransmisores o en las enzimas constructoras y destructoras, en la membrana pre y postsináptica. También podría alterarse la sensibilidad de los órganos de llegada, que son los receptores (cf. supra).

2. → *Neurolépticos*. Los neurolépticos influyen sobre la actividad neuronal, especialmente, de los sistemas dopamínico, noradrenalínico, acetilcolínico y GABA, y actúan antidopaminérgicamente mediante un bloqueo de receptores dopamínicos (cf. supra). Inhiben la capacidad de estimulación de la dopamina por parte de la adenilatociclasa y la fijación de dopamina a receptores en los diversos sistemas neuronales dopaminérgicos. Las cuotas de expulsión de la dopamina de sus puntos de fijación en el cerebro, por los neurolépticos, se correlaciona con la eficacia clínico-terapéutica del respectivo neuroléptico. Algunas sustancias de efectos secundarios extrapiramidales escasos o nulos influyen probablemente menos en el sistema negroestriado y más en el sistema dopaminérgico mesolímbico. A consecuencia de un bloqueo de receptores dopaminérgicos postsinápticos en el sistema tuberoinfundibular, todos los neurolépticos provocan un aumento del nivel prolactínico (Matussek 1980, Ackenheil y otros 1978).

3. *Hallazgos neurofisiológicos*. También en el plano de las funciones autónomas aparecen diferencias extremas de reactividad en el síndrome psicopatológico de pacientes esquizofrénicos. Al parecer, hay un subgrupo con tenden-

cia recesiva, actividad reducida, depresividad (→ depresión), trastornos del pensamiento y tendencia inhibitoria general en los sistemas psicovegetativos, que se manifiesta, entre otras cosas, en una reacción de orientación nula o reducida en resistencia cutánea, en una reacción reducida de las pupilas a la luz y en el refuerzo de la negatividad postimperativa en el electroencefalograma. La comparación de estos esquizofrénicos *non-responder* con los síndromes depresivos (cf. infra) sugiere la presencia de un mecanismo patofisiológico inhibitorio protector, posiblemente de pronóstico favorable, que sirve para defensa contra la información (Heimann 1979; Heimann y Straube 1981). También los datos psicofisiológicos son compatibles con una hipótesis global, según la cual las desviaciones neurobioquímicas en el área neurofisiológica provocan un trastorno de la elaboración de informaciones, una alteración de la filtración selectiva y de la descodificación de experiencias en la memoria a largo plazo, que se hallarían en la base de síntomas fundamentales próximos al sustrato captables en el vivenciar, además de en pródromos, estadios básicos y puros residuos, y que con frecuencia se ocultan tras mecanismos secundarios de elaboración y superación (Huber 1976, Huber, Gross y Schüttler 1979, 1983, Süllwold 1977). Pero por ahora es difícil distinguir, dentro de los aspectos fenoménicos de la sintomatología básica las deficiencias primarias, con respecto a las reacciones de superación y las reacciones secundarias.

4. *Hallazgos a nivel del electroencefalograma.* También aquí los datos ciertos son escasos. En la mayoría de los resultados obtenidos mediante análisis visual y cuantitativo apoyado en ordenador, las muestras son desiguales, como en las investigaciones bioquímicas, y no están definidas con suficiente rigor según los criterios clínico-psicopatológicos (Künkel 1980). Ciertas alteraciones en el electroencefalograma, por ejemplo, ritmos anormales en forma de parenritmias alfa, zeta o delta, se pueden demostrar en etapas básicas definidas psicopatológicamente y según el grado de actividad procesual, y son probablemente una consecuencia de trastornos cerebrales funcionales morbógenos y no expresión de un cuadro genético (Huber y Penin 1968, Penin y otros 1982). Se han encontrado, mediante el análisis cuantitativo del electroencefalograma, como datos consistentes, una menor variabilidad de amplitudes, una acentuación de actividad zeta, delta y beta rápida, una relación alterada de amplitudes interhemisféricas y una frecuencia dominante un tanto lentificada de la actividad de fondo (Künkel 1980).

5. *Hallazgos morfológicos.* Se han cuestionado los datos neurohistopatológicos de C. y O. Vogt; se han descrito, por otra parte, histopatológica y morfométricamente, deterioros celulares en el núcleo talámico mediodorsal (Dom 1976, Treff 1971). Un subgrupo de esquizofrenias (→ esquizofrenia) muestra ventrículos cerebrales displásicos, constitucionalmente pequeños. Hallazgos neumoencefalográficos anteriores sobre atrofias cerebrales internas leves se han confirmado parcialmente mediante exámenes catamnésicos (Huber 1957, 1964, Vogel 1971). En un grupo parcial con signos persistentes, al menos durante tres años, de una «deficiencia pura», se han encontrado, mediante tomografía computadorizada y en el ecoencefalograma, alteraciones poco marcadas en segmentos de los ventrículos próximos a los ganglios del tronco cerebral y, frente a las esquizofrenias remitidas plenamente, una cifra media del diámetro transversal del tercer ventrículo significativamente más elevada. Las esquizofrenias con estadios básicos reversibles y con deformaciones estructurales irreversibles no mostraron en la tomografía computadorizada desviaciones con respecto a la norma. En pacientes esquizofrénicos de una clínica universitaria se encontraron, en un 28 %, alteraciones patológicas en la tomografía computadorizada, en pacientes con remisión plena en un 3 %, en enfermos con residuos puros en un 69 %; las alteraciones afectaban al tercer ventrículo, rara vez a los ventrículos laterales y a la corteza cerebral (Gross, Huber y Schüttler 1982). Estos datos pueden interpretarse como efecto de trastornos bioquímicos que en un grupo parcial provocan atrofia ligera en el área del sistema límbico, atrofia desarrollada en los primeros años de enfermedad en conexión temporal con la manifestación de la deficiencia pura persistente. Las correlaciones entre psicosíndrome irreversible, en el sentido de la deficiencia pura, y las atrofias cerebrales internas discretas, al igual que las correlaciones entre síndromes básicos procesuales reversibles y ritmos anormales

en el electroencefalograma, parecen apuntar a estructuras funcionales límbicas como lugar del trastorno (Huber 1964, 1969, Schüttler y otros 1974, Johnstone y otros 1976, Weinberger y Wyatt 1980, Crow y otros 1981).

6. *Otros hallazgos somáticos.* Algunos datos indican la posibilidad de que existan correlaciones entre HLA *(human leucocyte antigens)* y determinados tipos de esquizofrenia que difieren en el aspecto genético y en el pronóstico. Así, parece ser que la combinación HLA-A9-B27 se da con frecuencia en esquizofrenias crónicas (Gattaz y otros 1980). Son contradictorios los datos obtenidos sobre un anormal riego cerebral, así, por ejemplo, una disminución del riego de lóbulo frontal en esquizofrenias crónicas (Ingvar y Franzen 1974). Se ha hallado en la misma región, con la nueva técnica denominada *positron emission tomography* (PET), una disminución del metabolismo de la glucosa en esquizofrénicos y un aumento en ciclotimias bipolares durante la fase maniaca. Los nuevos avances de la rCBF y especialmente de la PET podrían permitir en el futuro registrar *in vivo*, además del riego sanguíneo, el metabolismo cerebral en determinadas etapas de las psicosis endógenas (Hachinski 1982).

3. Ciclotimias (psicosis afectivas). El grupo nuclear de las ciclotimias bipolares y monopolares se considera hoy como una enfermedad de base biológica, condicionada sobre todo por la herencia, que obedece probablemente a un trastorno del metabolismo cerebral, generalmente pasajero y reversible. Hablan en favor de un determinismo genético el aumento del riesgo de enfermedad con el grado de parentesco carnal y la diferencia significativa en cuanto a concordancia existente entre gemelos bi y univitelinos (Zerbin-Rüdin 1980).

1. *Hallazgos bioquímicos.* Es sólida la hipótesis de que el factor genético determina, mediante mecanismos neurobioquímicos, sobre todo en el sector de las aminas biógenas y de las regulaciones central-vegetativas estrechamente ligadas a ellas, el origen, el momento de aparición y la duración de las fases. La investigación se concentra actualmente en el metabolismo de la noradrenalina y la serotonina en el sistema nervioso central. La *hipótesis noradrenalínica* postula, en un grupo parcial de depresiones ciclotímicas, una carencia absoluta o relativa de noradrenalina en puntos receptores funcionalmente importantes, y en las manías, un excedente de noradrenalina (N. Matussek 1980, Beckmann 1982). En depresiones monopolares se ha encontrado en la orina una excreción baja y en manías una excreción elevada del metabolito principal de noradrenalina en el cerebro, el MHPG, en comparación con el grupo de control y con las ciclotimias bipolares (N. Matussek 1980). Otros datos, como una cifra más reducida del producto de descomposición de la serotonina (5-HT) y del 5-HIES en el líquido cefalorraquídeo y una lentificación del metabolismo de la serotonina encontrada en el tejido cerebral de suicidas ($\rightarrow$ suicidio), se aducen en favor de la *hipótesis serotonínica* (déficit de serotonina) en las ciclotimias. Aunque los datos no sean tampoco aquí unitarios, permiten establecer la hipótesis de que hay, al menos, dos formas de depresión ciclotímica endógena: con trastorno, respectivamente, del metabolismo serotonínico o del metabolismo noradrenalínico, que difieren bioquímicamente y responden a antidepresivos distintos. La fase depresiva, según esto, se basaría en una menor liberación de los neurotransmisores y, por tanto, en una menor activación del receptor postsináptico; los antidepresivos tricíclicos actúan mediante una inhibición de la reabsorción de noradrenalina o de 5-HT en la terminación nerviosa presináptica, y los inhibidores de la monoaminooxidasa, mediante un bloqueo de la descomposición de estos neurotransmisores. El resultado sería, en ambos casos, la presencia de más neurotransmisores disponibles en los receptores postsinápticos. Las depresiones de tipo serotonínico experimentarían la influencia de los antidepresivos que intervienen en el metabolismo de la serotonina, por ejemplo, la amitriptilina, la clomipramina o el 5-hidroxi-triptófano, y las depresiones de tipo noradrenalínico quedarían influidas por antidepresivos que intervienen en el metabolismo de la noradrenalina, por ejemplo, la maprotilina o la desipramina. Sin embargo, aún no ha sido posible establecer una diferenciación clínica o bioquímica segura. Se ha confirmado, no obstante, parcialmente el valor predictivo, por ejemplo, de la secreción de MHPG y, en consecuencia, una relación con la respuesta terapéutica a determinados antidepresivos (Gärtner y otros 1982).

Otros hallazgos se refieren al *sistema hipotálamo-hipófisis-corteza suprarrenal*. La hormona liberadora de la corticotropina (CRH) libera la hormona de la adenohipófisis ACTH, que dirige en la corteza de las suprarrenales la secreción de cortisol y cursa normalmente en ritmos circadianos característicos (perturbados en la fase depresiva endógena). Los pacientes depresivos endógenos producen en la fase (debido a la ausencia de inhibición de la actividad CRH por neuronas noradrenalinérgicas y GABAérgicas) más cortisol que en el intervalo libre, y muestran en determinados momentos del día una concentración alta de cortisol en sangre. En la prueba de inhibición mediante la dexametasona (la liberación intensa de cortisol no puede inhibirse con la dexametasona) y en la prueba de hipoglucemia mediante insulina, los depresivos endógenos difieren significativamente, en la secreción de cortisol, de los depresivos neuróticos y de los sanos; pero algunos autores no han confirmado este dato y afirman que el aumento de secreción de cortisol es característico del síndrome depresivo en general (Doerr 1982, Berger y otros 1982). Los datos obtenidos en investigaciones sobre el sueño, por ejemplo, una primera latencia breve de REM en depresiones endógenas, tampoco discriminan con seguridad entre depresiones endógenas y depresiones reactivas (Berger y otros 1982).

La secreción de la *hormona del crecimiento*, dirigida también por vía aminérgica, disminuye de modo significativo en la estimulación con insulina (prueba de hipoglucemia insulínica), desipramina, anfetamina y clonidina en depresiones endógenas, datos que apuntan de nuevo a un trastorno en el área de las neuronas aminérgicas. Las alteraciones producidas tras la administración de clonidina, que es un receptor-estimulador alfa postsináptico, sugieren un trastorno en el ámbito del receptor postsináptico (N. Matussek 1978, Laakmann 1982). Estos y otros datos hacen sospechar que en las ciclotimias son significativos los trastornos del metabolismo de la noradrenalina y de la serotonina, quizá también en los sistemas dopaminérgicos, GABAérgicos y acetilcolinérgicos, y un desequilibrio entre el sistema noradrenérgico y el sistema colinérgico (N. Matussek 1980). En el modelo trombocitario (cf. supra, monoaminooxidasa) la fijación de la imipramina a trombocitos se realiza en los pacientes depresivos de otro modo que en los controles sanos; las alteraciones periféricas se correlacionan con las del cerebro, según Langer y otros (1980).

2. → *Antidepresivos. Litio*. Los timolépticos tricíclicos provocan, mediante la inhibición de la reabsorción de noradrenalina y 5-HT una potenciación y prolongación de los efectos de estos transmisores en el receptor postsináptico. Los inhibidores de la monoaninooxidasa provocan un aumento de concentración de dopamina, noradrenalina y 5-HT. Las sales de litio influyen asimismo en el metabolismo de la noradrenalina y de 5-HT. La acción de la terapéutica con electrochoques se basa probablemente en un aumento del metabolismo de la noradrenalina o en una sensibilización de receptores serotonínicos y dopamínicos postsinápticos (Beckmann 1978).

3. *Datos neurofisiológicos*. Heimann y Straube hallaron en síndromes depresivos (→ depresión) *non-responder* con ausencia o habituación rápida de la reacción de orientación en el sistema electrodermal, con reducción del umbral de la onda de expectativa y de los potenciales evocados y con refuerzo de la negatividad postimperativa a nivel cortical, pero sin distribución bimodal, contrariamente a las esquizofrenias (→ esquizofrenia; cf. supra). Dado que las depresiones endógenas presentan también, a nivel cortical, una inhibición activa de la elaboración de informaciones, se puede concebir la inhibición de la reactividad psicofisiológica en ambos grupos de enfermedad como un mecanismo patofisiológico protector, al servicio de la defensa de la información (cf. supra). Los depresivos neuróticos son claramente más numerosos entre pacientes activos, que entre los inhibidos (cf. Heimann y Straube 1981).

3.1. *Electroencefalograma*. Todos los autores coinciden en que los datos anormales son más raros que en las esquizofrenias. En los datos descritos, por ejemplo, ritmo alfa lento en fases depresivas, no se ha considerado lo bastante la influencia de la edad y del sexo en los resultados del electroencefalograma.

También en este punto, la variabilidad y la inconsistencia de los resultados son quizá la expresión de nuestra incapacidad actual para abordar conceptualmente la multidimensionalidad de sus constelaciones determinantes (Künkel 1980).

4. *Datos morfológicos*. Las ciclotimias que van remitiendo gradualmente hasta desaparecer no suelen mostrar, alrededor de los 45 años de edad, ningún signo de atrofia cerebral en la PEG ni en la tomografía computadorizada. En los pocos casos (7 % según Huber, Glatzel y Lungershausen) de ciclotimias que desembocan en residuos asténicos puros, se encuentran en el 60 % aproximadamente datos tomográficos computadorizados patológicos, sobre todo, como en la esquizofrenia, en forma de atrofias cerebrales internas leves (Hube 1957, 1964, Gross y otros 1982). En ciclotimias con final psicorgánico, es decir, psicosis ciclotímicas depresivas inicialmente puras, que desembocan más tarde en una alteración orgánica del modo de ser o en una demencia, la atrofia cerebral interna y externa demostrable inicialmente suele ser un signo pronóstico de desarrollo de un psicosíndrome orgánico irreversible (Weitbrecht 1953, Huber 1964).

5. *Otros hallazgos somáticos*. Se han descrito en fases depresivas endógenas múltiples trastornos inespecíficos, detectables periféricamente: intolerancia a la glucosa como dato inespecífico, pero obligado; título alto de insulina en suero y aumento de la resistencia a la insulina; aumento de lactato, ácido pirúvico, citrato y cetoglutarato alfa, con caída de fosfato inorgánico en suero después de sobrecarga con glucosa (Klempel y Bleeker 1980).

Bibliografía. M. Ackenheil, H. Hippius, N. Matussek, *Ergebnisse der biochemischen Forschung auf dem Schizophrenie-Gebiet*, «Nervenarzt» 49 (1978) 634-649; H. Beckmann, *Biochemische Grundlagen der endogenen Depression*, «Nervenarzt» 49 (1978) 557-568; H. Beckmann, *Biochemische Beiträge zur Klassifikation und Therapievorhersage bei endogenen Depressionen*, en H. Beckmann (dir.), *Biologische Psychiatrie*, p. 136-147, Thieme, Stuttgart-Nueva York 1982; M. Berger, P. Doerr, R. Lund, Th. Bronisch, D. v. Zerssen, *Neuroendokrinologische Befunde und polygraphische Schlafuntersuchungen bei Patienten mit depressiven Syndromen*, en H. Beckmann (dir.), *Biologische Psychiatrie*, p. 199-210, Thieme, Stuttgart-Nueva York 1982; T.J. Crow, J. Corsellis, A.J. Cross, N.I. Ferrier, E.C. Johnstone, D.G.C. Owens, *The search for changes unterlying the type II syndrome in schizophrenia*. *The 3rd World Congress of Biological Psychiatry*, Estocolmo 1981, *Abstracts*, vol. I, p. 70; P. Doerr, *Depression und Cortisolsekretion*, en H. Beckmann (dir.), *Biologische Psychiatrie*, p. 148-154, Thieme, Stuttgart-Nueva York 1982; R. Dom, *Neostriatal and thalamic interneurons. Their role in the pathophysiology of Huntington's chorea, Parkinson's disease and catatonic schizophrenia*, Acco, Lovaina 1976; H.M. Emrich, *Zur möglichen Bedeutung endorphiner Systeme für die Schizophrenie*, en H. Beckmann (dir.), *Biologische Psychiatrie*, p. 130-135, Thieme, Stuttgart-Nueva York 1982; H.J. Gärtner, F. Kreuter, G. Scharek, G. Golfinopoulos, U. Breyer-Pfaff, *Zur klinischen Bedeutung einer biochemischen Differenzierung bei depressiven Erkrankungen*, en H. Beckmann (dir.), *Biologische Psychiatrie*, p. 259-270, Thieme, Stuttgart-Nueva York 1982; W.F. Gattaz, R.W. Ewald, H. Beckmann, *The HLA system and schizophrenia*, «Arch. Psychiatr. Nervenkr.» 228 (1980) 205-211; G. Gross, *Neurochemie und klinische Psychiatrie*, «Fortschr. Neurol. Psychiatr.» 49 (1981) 34-42; —, G. Huber, R. Schüttler, *Computerized tomography studies on schizophrenic diseases*, «Arch. Psychiatr. Nervenkr.» 231 (1982) 519-526; V. Hachinski, *Cerebral blood flow in relation to mental function*, en H. Beckmann (dir.), *Biologische Psychiatrie*, p. 115-129, Thieme, Stuttgart-Nueva York 1982; I. Hasse-Sander, G. Gross, G. Huber, S. Peters, R. Schüttler, *Testpsychologische Untersuchungen in Basisstadien und reinen Residualzuständen schizophrener Erkrankungen*, «Arch. Psychiatr. Nervenkr.» 231 (1982) 235-249; H. Heimann, *Psychopathologie*, en K.P. Kisker, J.-E. Meyer, C. Müller, E. Strömgren (dirs.), *Psychiatrie der Gegenwart. Forschung und Praxis*, vol. I/1, p. 1-42, Springer, Berlín-Heidelberg-Nueva York ²1979; H. Heimann, E. Straube, *Psychophysiologische Untersuchungen Schizophrener*, en G. Huber (dir.), *Schizophrenie. Stand und Entwicklungstendenzen der Forschung*, p. 235-245, Schattauer, Stuttgart-Nueva York 1981; G. Huber, *Pneumencephalographische und psychopathologische Bilder bei endogenen Psychosen*, Monographien aus dem Gesamtgebiete der Psychiatrie und Neurologie, H. 79, Springer, Berlín-Gotinga-Heidelberg 1957; —, *Neuroradiologie und Psychiatrie*, en H.W. Gruhle, R. Jung, W. Mayer-Gross, M. Müller (dirs.), *Psychiatrie der Gegenwart. Forschung und Praxis*, vol. I/1 B, p. 253-290, Springer, Berlín-Gotinga-Heidelberg 1964; —, *Reine Defektsyndrome und Basisstadien endogener Psychosen*, «Fortschr. Neurol. Psychiatr.» 34 (1966) 409-426; —, *Indizien für die Somatosehypothese bei den Schizophrenien*, «Fortschr. Neurol. Psychiatr.» 44 (1976) 77-94; —, *Hauptströme der gegenwärtigen ätiologischen Diskussion der Schizophrenie*, en U.H. Peters (dir.), *Die Psychologie des 20. Jahrhunderts*, vol. X, p. 397-420, Kindler, Zurich 1980;

—, *Das Konzept substratnaher Basissymptome und seine Bedeutung für Theorie und Therapie schizoprener Erkrankungen*, «Nervenarzt» 54 (1983) 23-32; —, J. Glatzel, E. Lungershausen, *Über zyklothyme Residualsyndrome*, en W. Schulte, W. Mende (dirs.), *Melancholie in der Forschung. Klinik und Behandlung*, p. 42-46, Thieme, Stuttgart 1969; —, G. Gross, *Problems of classification of endogenous psychoses matching biological findings*, en C. Perris, G. Struwe, B. Jansson (dirs.), *Biological Psychiatry 1981. Proceedings of the IIIrd World Congress of Biological Psychiatry*, p. 750-754, Elsevier, Amsterdam-Nueva York-Oxford 1981; —, G. Gross, R. Schüttler, *Schizophrenie. Eine verlaufs- und sozialpsychiatrische Langzeitstudie*, Monographien aus dem Gesamtgebiete der Psychiatrie, vol. 21, Springer, Berlín-Heidelberg-Nueva York 1979; —, H. Penin, *Klinisch-elektroencephalographische Korrelationsuntersuchungen bei Schizophrenen*, «Fortschr. Neurol. Psychiatr.» 36 (1968) 641-659; —, E. Zerbin-Rüdin, *Schizophrenie. Erträge der Forschung*, vol. 115, Wiss. Buchgesellschaft, Darmstadt 1979; D.H. Ingvar, F. Franzen, *Abnormalities of cerebral bloodflow distribution in patients with chronic schizophrenia*, «Acta Psychiat. Scand.» 50 (1974) 425-462; E.C. Johnstone, T.J. Crow, C.D. Frith, J. Husband, L. Kreel, *Cerebral ventricular size and cognitive impairment in chronic schizophrenia*, «Lancet» 2 (1976) 924-926; K. Klempel, H.E. Bleeker, *Zur differentialdiagnostischen Bewertung der i. v.-Glukose-Toleranz in affektiven Erkrankungen*, «Arch. Psychiatr. Nervenkr.» 228 (1980) 249-256; H. Künkel, *Elektroencephalographie und Psychiatrie*, en K.P. Kisker, J.-E. Meyer, C. Müller, E. Strömgren (dirs.), *Psychiatrie der Gegenwart. Forschung und Praxis*, vol. I/2, p. 115-196, Springer, Berlín-Heidelberg-Nueva York 1980; G. Laakmann, *Depression und Wachstumshormonstimulation*, en H. Beckmann (dir.), *Biologische Psychiatrie*, p. 155-161, Thieme, Stuttgart-Nueva York 1982; S.Z. Langer, C. Moret, R. Raisman, M.L. Dubocovich, M. Briley, *High-affinity ^{3}H-imipramine binding in rat hypothalamus: association with uptake of serotonin but not of norepinephrine*, «Science» 210 (1980) 1123-1134; N. Matussek, *Neuroendokrinologische Untersuchungen bei depressiven Syndromen*, «Nervenarzt» 49 (1978) 569-575; —, *Stoffwechselpathologie der Zyklothymie und Schizophrenie*, en K.P. Kisker, J.-E. Meyer, C. Müller, E. Strömgren (dirs.), *Psychiatrie der Gegenwart. Forschung und Praxis*, vol. I/2, p. 65-113, Springer, Berlín-Heidelberg-Nueva York ²1980; —, *Erweiterung und Einschränkung der Dopamin-Hypothese*, en G. Huber (dir.), *Endogene Psychosen: Diagnostik, Basissymptome und biologische Parameter*, Schattauer, Stuttgart-Nueva York 1982; H. Penin, G. Gross, G. Huber, *Elektroencephalographisch-psychopathologische Untersuchungen in Basisstadien endogener Psychosen*, en G. Huber (dir.), *Endogene Psychosen: Diagnostik, Basissymptome und biologische Parameter*, Schattauer, Stuttgart-Nueva York 1982; R. Schüttler, G. Huber, G. Gross, *Psychopathologische Remissionstypen bei Schizophrenen und echoencephalographischer Befund am 3. Ventrikel*, «Arch. Psychiatr. Nervenkr.» 218 (1974) 251; L. Süllwold, *Symptome schizophrener Erkrankungen. Uncharakteristische Basisstörungen*, Monographien aus dem Gesamtgebiete der Psychiatrie, vol. 13, Springer, Berlín-Heidelberg-Nueva York 1977; W.M. Treff, *Über pathomorphologische Befunde bei der Schizophrenie*, en G. Huber (dir.), *Ätiologie der Schizophrenien. Bestandsaufnahme und Zukunftsperspektiven*, p. 221-232, Schattauer, Stuttgart-Nueva York 1971; Th. Vogel, *Pneumencephalographische Befunde bei den Schizophrenien*, en G. Huber (dir.), *Ätiologie der Schizophrenien. Bestandsaufnahme und Zukunftsperspektiven*, p. 157-175; D.R. Weinberger, R.J. Wyatt, *Structural brain abnormalities in chronic schizophrenia: computed tomography findings*, en C. Baxter, T. Melnechuk (dirs.), *Perspectives in schizophrenia research*, p. 29-38, Raven Press, Nueva York 1980; H.J. Weitbrecht, *Zyklothymes Syndrom und hirnatrophischer Prozess*, «Nervenarzt» 24 (1953) 489-493; E. Zerbin-Rüdin, *Psychiatrische Genetik*, en K.P. Kisker, J.-E. Meyer, C. Müller, E. Strömgren (dirs.), *Psychiatrie der Gegenwart. Forschung und Praxis*, vol. I/2, p. 545-618, Springer, Berlín-Heidelberg-Nueva York ²1980.

Gerd Huber

HIPNOSIS. Trance, relajación, sugestión, abreacción catártica, círculo vicioso.

1. La *hipnosis* (del griego *hypnos*, sueño, Braid 1843) es psíquicamente un estado de conciencia reducida, atenuada o alterada («trance»), logrado con medios artificiales; faltan en ella la percepción normal del entorno, el pensamiento discursivo y las funciones volitivas, pero se mantiene la relación del sujeto con el hipnotizador *(rapport)*. Somáticamente implica, de modo paralelo, una reducción anómala del tono muscular voluntario («relajación profunda»). El estado puede alcanzar diversos grados de profundidad, hasta llegar a la verdadera escisión de la personalidad y a situaciones crepusculares (hipnosis sonambúlica y de Puységur, que puede alcanzar escasamente el 5 % de la población europeo-americana). Terapéuticamente, los grados leves y medios son los más interesan-

tes; científicamente, los grados profundos. Al abolirse la función volitiva y la función mental, el inconsciente adquiere una cierta preponderancia. En consecuencia, podemos 1) estudiar los procesos inconscientes *in vivo;* 2) dirigirlos y hasta influir en ellos; 3) implantar en el inconsciente contenidos ajenos a la personalidad, que ejercen luego su influencia sin ser controlados por la conciencia. La hipnosis, pues, hace accesible y franquea experimentalmente el inconsciente, en forma análoga a lo que sucede con la disección en cirugía. Aparecen, de modo espontáneo o mediante determinadas técnicas, ciertos fenómenos característicos que anuncian el inicio del estado hipnótico. Tales fenómenos son: *A nivel somático: catalepsia* pasiva y activa (imposibilidad de mover un miembro, generalmente un brazo, o su movimiento forzado); *anestesia. A nivel psíquico:* presencia de *imágenes* interiores, realistas u onírico-simbólicas; *recuerdos* o *alucinaciones;* amnesia posthipnótica. *A nivel de conducta:* ejecución de las *sugestiones posthipnóticas.*

2. Para crear el estado hipnótico se utilizan: 1) *medios verbales* (sugestiones); 2) *estímulos sensoriales* (ópticos, acústicos, táctiles). 3) Como preparación, *desconexión de todos los otros estímulos externos.* El objetivo de estas medidas es abolir progresivamente el pensamiento y la volición conscientes, para abrir el acceso a los estratos inconscientes. Esto se consigue reiterando en forma rítmica y monótona los mismos estímulos y sugestiones. El arte consiste en no dejar que el estado derive en sueño, ya que el procedimiento ulterior exige la existencia de una cierta relación entre el hipnotizador y el hipnotizado. Pero la relación debe producirse en los estratos profundos de la «fantasía», de las emociones, de lo libidinal y, por tanto, del proceso primario (Freud). Los sujetos no suelen describir la profundización del proceso en forma uniforme y lineal, sino en forma ondulatoria. La base operacional ideal es un estado fronterizo entre el «sueño» (cf. infra) y la vigilia, donde el paciente unas veces «se sumerge» y otras «emerge» hacia la superficie (Barber, en Sheehan y Perry 1976). En realidad no se da un «estado» hipnótico homogéneo, sino un proceso dinámico entre los dos participantes y dentro del hipnotizado. Los medios técnicos más importantes para la inducción de la hipnosis son las *sugestiones verbales.* Entendemos por «sugestión» una representación viva, plástica, lo más simple y precisa posible, a veces formulada rítmicamente, algo análogo a lo que hace la técnica publicitaria. Nosotros distinguimos entre sugestiones de vigilia y sugestiones hipnóticas. La técnica introductoria de la hipnosis comienza con sugestiones de vigilia. Éstas son poco eficaces al principio, ya que llegan a un sujeto que se halla aún en estado plenamente consciente. Por eso debemos insinuarnos lentamente. Una vez iniciado el estado hipnótico, primero en forma «hipnoide», las sugestiones, que pueden llamarse ya «hipnóticas», se hacen cada vez más eficaces, es decir, «penetran» más hondo. La presencia del estado hipnótico se conoce: 1) *Clínicamente,* por signos de relajación muscular, un mejor riego cutáneo y por el tipo de respiración; 2) *experimentalmente,* en el logro de ciertos intentos, como la prueba de levantar el brazo (sugestión: «Usted ya no puede alzar el brazo», o a la inversa: «Su brazo se levanta por sí mismo, sin que usted pueda impedirlo»). Este tipo de pruebas ofrecen, además de la ventaja del resultado diagnóstico, la de incrementar considerablemente, a veces de modo súbito, la sugestibilidad del paciente, ya aumentada con el inicio del estado hipnoide: el paciente se entera, a veces con gran sorpresa, de que las sugestiones del médico son eficaces, sin necesidad alguna de su propia cooperación. La aplicación de sugestiones presupone una relación de confianza e intimidad entre el médico y el paciente; es preciso, pues, crear este clima de confianza («formación del nosotros», E. Straus; fase de aceptación, a la que sigue la fase de sugestión y la fase de efección. Stokvis y Pflanz 1961, Meares 1960). Este clima se crea a través de la → anamnesis y la → exploración corrientes. No puede haber, pues, ninguna acción hipnótica que no esté integrada en un método psicoterapéutico global. El tratamiento se basa siempre en la disposición plena y consciente del sujeto y en la identificación parcial entre el médico y el paciente. Así, pues, hay que distinguir netamente entre la hipnosis terapéutica y la hipnosis como espectáculo de diversión social (Stokvis, en *Handbuch der Neurosenlehre und Psychotherapie,* 1959, vol. IV).

En la hipnosis como espectáculo, el sujeto es manipulado con los recursos de la psicología de masas, ignora lo que hacen con él y la situación psicodinámica en la que se encuentra, y muchas veces sale perjudicado. Lo descrito hasta ahora se refiere a la «hipnosis de reposo o hipnosis vacía», y muchas veces es suficiente para alcanzar los fines terapéuticos. Las sugestiones sirven entonces para la creación y profundización del estado hipnótico. Ahora bien, se pueden agregar a la hipnosis de reposo ciertas sugestiones específicas que nada tienen que ver con el estado hipnótico y para las que éste sirve sólo de vehículo (toda sugestión influye más profundamente si se aplica en el estado hipnótico). Se puede hacer uso del estado hipnótico en tres direcciones: 1) como hipnosis de reposo: posibilidad neutral; 2) agregando a tal estado algo para programar el inconsciente en determinada dirección. El paciente debe permanecer lo más pasivo y «vacío» posible. El terapeuta es el factor activo aunque en una dirección que ha resultado positiva en anteriores conversaciones con el paciente. 3) En lugar de insertar algo en el estado hipnótico, se puede extraer algo de él. Esto se logra interrogando, «perforando», o insistiendo en el inconsciente del sujeto con sugestiones o estímulos, mas también ofreciendo representaciones simbólicas que animan al inconsciente del sujeto, estimulando en él determinadas tendencias que luego pueden hacerse creativas a través de imágenes, fantasías, vivencias oníricas y emociones. El paciente puede informar de ello durante el proceso o después de él. Durante el proceso existe la posibilidad de intervenir en sentido corrector o impulsor. En este caso, ambos participantes son activos; el terapeuta, más desde la conciencia, y el sujeto, más desde el inconsciente. En este punto aparece con la mayor claridad el carácter de acción conjunta que ambas partes desempeñan en la hipnosis. La duración media de la sesión es de 20 a 30 minutos, pero pueden estar indicadas sesiones de 5 minutos, o bien de varias horas. Al final deben desaparecer todos los fenómenos inducidos (de sugestión), salvo aquellos cuya duración se desea expresamente (sugestiones posthipnóticas, analgesia, etc.). Frecuencia de las sesiones: de una a tres por semana; no suele ser recomendable una frecuencia menor. Se ha acreditado, en cambio, la realización abreviada, acordando de antemano, por ejemplo, 20 sesiones o un determinado lapso de tiempo. También es posible la hipnosis en grupos (Braun, en Burrows y Dennerstein 1980). El paciente hipnotizado suele dar la impresión de una persona que sale de un sueño reparador. El sujeto experimenta su estado como extraordinariamente benéfico y reconfortante.

3. *Teorías sobre la hipnosis.* 1) *Teorías fisiológicas:* Describen la hipnosis como *sueño parcial* producido artificialmente (Schneck ^{2}1959; Langen ^{3}1972). Las estructuras cerebrales subcorticales-talámicas parecen participar decisivamente en su génesis. Para la explicación de los fenómenos hipnóticos se han propuesto teorías *neurofisiológicas* (Arnold), *pavlovianas* (Kraines) y *electrodinámicas* (Robert); cf. Burrows y Dennerstein 1980. No hay, sin embargo, ninguna variable fisiológica que esté relacionada específicamente con el estado hipnótico. Éste no puede ser definido en conceptos fisiológicos. En la «hipnosis vacía» se producen alteraciones fisiológicas demostrables en la sangre (cuadro hemático, comportamiento físico-químico), en la circulación cardiaca (tensión arterial, electrocardiograma) y en la respiración. Sugestiones adicionales pueden provocar otras modificaciones e influir, por ejemplo, en procesos secretorios y excretorios (Langen ^{3}1972). 2) *Teorías psicológicas.* Hilgard: La hipnosis es un estado de conciencia alterada (Sheehan y Perry 1976). Sarbin: la hipnosis es un juego de roles (Sheehan y Perry 1976). 3) *Teorías psicoanalíticas.* Freud y Ferenczi: la sugestibilidad expresa la disposición a la reviviscencia de relaciones objetales infantiles. El sujeto vive la omnipotencia del sugestionador como reproducción de la omnipotencia de los padres sobre los niños. Abraham (sobre la autosugestión): «Al igual que el niño afronta con representaciones mágicas (omnipotencia de los pensamientos), el mundo exterior, el seguidor de Coué se vuelve contra el yo como si fuese otra persona, identificando así su super yo con Coué.» Schilder subraya los conceptos de identificación, introyección y génesis de un nuevo elemento en el yo ideal y la escisión del yo. Jones atribuye la heterosugestión a la imagen paterna y la autosuges-

tión al narcisismo (Stokvis en *Handbuch der Neurosenlehre und Psychotherapie* 1959, vol. IV). 4) *Teorías conductistas:* Orne ofrece un *real-simulating model* (Sheehan y Perry 1976).

4. Las *indicaciones* de la hipnosis son extraordinariamente amplias y de espectro impreciso. No hay ningún estado de afección somática o psíquica que no pueda beneficiarse de la hipnosis en uno u otro sentido. Cabe afirmar, en general, que cuanto más concreto sea un mal y más aguda su forma de aparición, mejor se presta al tratamiento mediante la hipnosis; los más idóneos son los estados patológicos *monosintomáticos*. Son escasas, sin embargo, las afecciones en las que la hipnosis esté considerada como tratamiento único o principal. La hipnosis ha demostrado una verdadera acción terapéutica en los siguientes casos: 1) A nivel *somático:* en todos los *trastornos funcionales* sin causas orgánicas aparentes, sobre todo en *sintomatología de estrés y agotamiento* de origen → exógeno. Cuando existen lesiones orgánicas, la hipnosis queda excluida como factor terapéutico esencial. Pero aun entonces puede representar un valioso auxiliar para combatir el dolor mediante sedación general, aumento de la circulación sanguínea en las partes enfermas, fortalecimiento de la voluntad, deseo de salud y optimismo, incluso en las fases terminales de enfermedades cancerosas, etc. (Burrows y Dennerstein 1980). 2) En afecciones *psicosomáticas* no graves (asma, cefaleas, jaqueca, colitis ulcerosa, → anorexia nerviosa, molestias reumáticas, cardiovasculares, ginecológicas, urogenitales y dermatológicas; Ambrose y Newbold ²1958; Langen ²1972). 3) A nivel *psiquiátrico:* trastornos neuróticos leves y medianos, con buena estructura de personalidad y relaciones sociales normales (fobias, dificultades psicosexuales; trastornos de personalidad, como las de tipo femenino con agresividad masculina; adicciones, → drogadicción, hábitos nocivos). La hipnosis ofrece en tales casos una verdadera alternativa a los psicofármacos, analgésicos, somníferos y tranquilizantes. Se puede emplear también en → *terapia de la conducta*. Asimismo en → psiquiatría infantil y juvenil (enuresis, tartamudez, onicofagia, tics, trastornos de conducta; Schneck ²1959). La técnica que se aplica en estos casos es la *sugestión posthipnótica*. Entendemos por tal una sugestión bimembre en la que, al contenido terapéutico propiamente dicho, se agrega una indicación para el futuro, de suerte que ésta sólo se actualice en un determinado momento, después de concluida la sesión. Es característico el mecanismo de acción de la sugestión posthipnótica: frente al propósito, que contiene siempre un elemento racional y volitivo, la sugestión posthipnótica se impone automática, imperiosa e irreflexivamente, y sin que el sujeto pueda comprender entonces su sentido, a modo de una compulsión. Se discute la conveniencia de su *combinación con métodos psicoanalíticos*. Algunos alegan que se alterarían las relaciones de transferencia de modo incontrolado y que, dentro de la situación transferencial, una sesión de hipnosis significa una intervención demasiado violenta que puede resultar traumática y bloquear el → proceso analítico, incluso provocar reacciones psicóticas o similares; que la hipnosis puede hacer aflorar un material inconsciente para el que el paciente no está maduro y puede quedar anegado por él; que la hipnosis sustrae al paciente la labor propia, eliminando así un elemento educativo esencial; que suscita, en fin, en el paciente unas expectativas mágicas que significarían un refuerzo de las tendencias inconscientes a costa del fortalecimiento del yo. Al margen de estos temores justificados, hay numerosos informes casuísticos donde la combinación del → psicoanálisis con la hipnosis proporciona resultados favorables y ha permitido una abreviación del tratamiento. El hipnoanálisis debe considerarse como una forma de terapia *sui generis* (Meares 1960, Erickson 1980). La técnica hipnoanalítica trabaja con la *age regression*, es decir, con el retroceso sugestivamente inducido y controlado, a etapas anteriores de la vida, hasta aproximarse lo más posible al momento del nacimiento. De este modo el sujeto llega a recuperar las vivencias infantiles reprimidas y puede reelaborarlas. Se pueden provocar además *abreacciones catárticas* que muchas veces poseen un valor terapéutico, aun sin la labor interpretativa (Meares 1960).

5. *Crítica de la hipnosis*. Se objeta que la hipnosis rebaja la conciencia y debilita así el instrumento que necesitamos para obtener re-

sultados psicoterapéuticos; que obliga al ser humano a adoptar actitudes y comportamientos ajenos al yo; que le convierte en un autómata privado de voluntad; que le sitúa en una dependencia adictiva respecto al hipnotizador; que deja de lado la individuación; que es un residuo irracional de la prehistoria mágica de la humanidad; que no trata la enfermedad por vía causal, sino encubriendo los síntomas. De estas objeciones, sólo la última puede tomarse hoy en serio. La objeción suelen formularla los psicoanalistas. Pero su fuerza decrece si se tiene en cuenta la importancia extraordinaria que posee el mecanismo del círculo vicioso en el origen de muchos padecimientos. Si se logra, mediante sugestión hipnótica, romper el círculo en cualquier punto, desaparece a menudo toda la sintomatología y el resultado es la curación auténtica y duradera.

6. *Historia.* Las prácticas hipnóticas son tan antiguas como la humanidad. Quedaron integradas en los cultos religiosos y se reservaron a los sacerdotes. El hipnotismo como ciencia comienza con el sistema del magnetismo animal de F.A. Mesmer (1734-1815). En el curso del siglo XIX fue cediendo terreno, con el predominio progresivo de la neurología. Se explicó la hipnosis desde una perspectiva neurofisiológica, como influencia de ciertos procesos y trastornos en determinados centros cerebrales. Esta concepción se impuso en la escuela parisiense de la Salpêtrière, con Charcot. La perspectiva psicológica sólo fue tenida en cuenta desde los años 80, en la escuela de Nancy (Liébeault, Bernheim). El → psicoanálisis relegó la hipnosis a un segundo plano; pero desde la segunda guerra mundial adquiere un auge ininterrumpido.

Bibliografía. D. Barrucand, *Histoire de l'hypnose en France,* Presses universitaires de France, París 1967; G. Ambrose, G. Newbold, *Handbook of medical hypnosis,* Baillière, Tindall and Cox, Londres 1958; G.D. Burrows, L. Dennerstein, *Handbook of hypnosis and psychosomatic medicine,* Elsevier, Nueva York 1980; H. Milton Erickson, *The collected papers of,* Irvington Publ., Nueva York 1980; *Handbuch der Neurosenlehre und Psychotherapie,* vol. IV, Urban und Schwarzenberg, Munich-Berlín 1959; D. Langen, *Kompendium der medizinischen Hypnose,* Karger, Basilea ^{3}1972; A. Meares, *A system of medical hypnosis,* Saunders, Filadelfia, Londres 1960; J. Schneck, *Hypnosis in modern medicine,* Thomas, Springfield ^{2}1959; P.W. Sheehan, C.W. Perry, *Methodologies of hypnosis,* Lawrence Erlbaum, Hillsdale (New Jersey) 1976; J.H. Schultz, *Hypnose-Technik,* Piscator, Stuttgart ^{3}1952; B. Stokvis, M. Pflanz, *Suggestion,* Karger, Basilea 1961.

KONRAD WOLFF

I

ILUSIÓN SENSORIAL. Percepciones erróneas, alucinaciones, ilusiones.

Las ilusiones sensoriales son trastornos de la percepción que en modo alguno son siempre psicopatológicos; se trata de fenómenos universales que pueden aparecer tanto en la vida psíquica normal como en psicosis graves y no bastan para diagnosticar una enfermedad mental. A principios de nuestro siglo se consideraban aún los → sueños como ilusiones sensoriales y, por tanto, como algo patológico. Sabemos desde Freud (1900) que los fenómenos oníricos constituyen parte integrante de la vida psíquica sana.

1. Fundamentos psicológicos. La percepción se considera en psicología como un proceso activo, en el que pueden darse fallos, de los cuales los más conocidos son la ilusión, el error, la alucinación y el → delirio. Según Drever y Fröhlich (1978), la ilusión es «una percepción que no corresponde a los datos del estímulo y puede atribuirse a interpretaciones erróneas o deficitarias» (p. 169). En un sentido muy amplio se incluirían aquí también los errores mnémicos subjetivos. La alucinación, en cambio, es «un modo de vivenciar afín a la percepción o a representaciones intensas de índole intuitiva que no se basan en ningún estímulo sensorial relevante o adecuado» (p. 153). Lo peculiar de los sueños y de las alucinaciones consiste, según Metzger (1966), en que son percepciones a nivel fenomenológico, mas no desde un punto de vista genético. Desde mediados del siglo pasado se dedicó una atención especial a las ilusiones óptico-geométricas. Primero los físicos, después los fisiólogos y finalmente los psicólogos, siguiendo a Wundt, se ocuparon de esta problemática (Rausch 1966). Otros trabajos en este sentido proceden de Müller-Lyer, cuyo conocido ejemplo forma parte de las ilusiones óptico-geométricas estándar, pero que puede dar lugar también a ilusiones táctiles de tamaño (Witte 1966). Los resultados de las primeras investigaciones dieron lugar a diversas hipótesis. Se atribuyeron las ilusiones óptico-geométricas a la estructura y función de la retina, a circunstancias de acomodación, a los así llamados «valores espaciales de la retina», a la forma del campo visual, a la perspectiva, a los movimientos oculares, a la mezcla, a la atención, a la percepción guestáltica. Más tarde se abordaron las ilusiones geométricas desde la teoría de la *Gestalt,* una corriente de la psicología totalista. Se consideraron, por ejemplo, las ilusiones de los paralelogramos, no como hechos aislados, sino dentro del contexto configurativo. El punto de vista guestáltico explica los diversos fenómenos de la percepción mediante conceptos tan numerosos como precisos. Se estudian sutilmente, por ejemplo, puntos destacados, tales como la distorsión, la figura principal y la distorsión, la tendencia a la ortogonalidad, la tendencia a la pregnancia, la variabilidad y la constancia.

2. Puntos de vista psiquiátricos. Como observa Weitbrecht (1968), es frecuente emplear como sinónimos los términos «percepciones erróneas», «ilusiones sensoriales», «alucinaciones». La psiquiatría distingue, ya desde Esquirol, entre ilusión y alucinación (cf. también Gruhle 1932, Jaspers 1973). Jaspers (1973) entiende por ilusiones «todas las percepciones que nacen de percepciones reales por transformación, combinándose unitariamente estímulos externos con elementos reproducidos sin posibilidad de diferenciar los elementos directos de los elementos reproducidos». Las alucinaciones, en cambio, son «percepciones con carácter corpóreo que no han surgido de percepciones reales por transformación, sino que son totalmente nuevas» (p. 55). Jaspers distingue tres tipos de ilusiones: ilusiones por falta de atención, ilusiones afectivas y pareidolias. Glatzel (1977) considera las ilusiones o las equivocaciones ilusorias como un indicio de trastornos psíquicos. Entiende las alucinaciones como una forma especial de ilusiones sensoriales y las distingue de las llamadas anomalías perceptivas, «en las que el objeto realmente percibido experimenta sólo una modificación relativa a intensidad, cualitativa, espacial o temporal» (p. 178). El cambio de intensidad de la percepción es, según él, un → síntoma psicopatológico que aparece en no raras ocasiones. Bleuler (1911) destaca en las alucinaciones de los esquizofrénicos (→ esquizofrenia) la relevancia de las sensaciones auditivas y cenestésicas y subraya en general la significación de las ilusiones y alucinaciones en el cuadro de los trastornos esquizofrénicos. Entre los síntomas accesorios señala especialmente las ilusiones sensoriales y las ideas delirantes.

Se pueden contraponer las alucinaciones auténticas (fenómenos sensoriales) a las seudoalucinaciones (fenómenos de representación). Según Glatzel (1970), la seudoalucinación es un fenómeno psicopatológico atribuible a → trastornos del pensamiento. Kandinsky distinguió ya en 1895 entre alucinaciones auténticas y seudoalucinaciones propiamente dichas; entendió por estas últimas una variante patológica de representaciones sensoriales mnémicas y fantásticas. Pero antes de él había empleado Hagen el concepto de seudoalucinación para designar todos los fenómenos «que pueden confundirse con las alucinaciones» (Jaspers, 1911). Se empezó a precisar lo que es alucinación, cuando, según Glatzel (1971) se tuvo en cuenta la índole de extrañeza de lo vivenciado y la especial referencia a la realidad por parte de lo oído. Pauleikhoff (1968) considera las alucinaciones dentro del marco de los trastornos de la personalidad. Conrad y Janzarik, entre otros, dedican reflexiones especiales al tema. Conrad (1979) intenta, en cuanto a la «audición de voces» y sobre el síndrome esquizofrénico en general, una interpretación analítico-guestáltica que desea mantener al margen de la antropología fenomenológica. Según Janzarik (1968), este enfoque metodológico hace intervenir plenamente la perspectiva fisiológica y la perspectiva psicológica; él mismo explica las ilusiones acústicas por la vía dinámico-estructural, inspirándose en la psicología de Krüger y de Wellek. Glatzel (1971), en cambio, utiliza el análisis situacional para la descripción de síndromes. Aduce perspectivas topológicas de la teoría del campo de Lewin. Hole (1980) señala la importancia, en las ilusiones de contenido religioso, de la distinción entre fenómenos psicóticos (generalmente alucinaciones auténticas) y fenómenos psicógenos (generalmente visiones). Las alucinaciones pueden aparecer también en la hipnosis o en el semisueño (alucinación hipnagógica). La mescalina y la LSD provocan alucinaciones, sinestesias y fenómenos eidéticos (→ modelo de psicosis, → fantasía catatímica).

Bibliografía. E. Bleuler, *Dementia Praecox oder Gruppe der Schizophrenien,* en G. Aschaffenburg (dir.), *Handb. d. Psychiatrie,* parte espec., sección 4, p. 1-420, Deuticke, Leipzig-Viena 1981; K. Conrad, *Die beginnende Schizophrenie,* Thieme, Stuttgart [4]1979; J. Drever, W.D. Fröhlich, *dtv Wörterbuch zur Psychologie,* Deutscher Taschenbuchverlag, Munich [11]1978; S. Freud, *Die Traumdeutung* (1900), Imago Publishing Co. Ltd., Londres 1942 (trad. cast., *La interpretación de los sueños,* en *Obras completas,* vol. I, Biblioteca Nueva, Madrid 1972); J. Glatzel, *Zum Problem der sogenannten Pseudohalluzination,* «Fortschr. Neurol. Psychiatr.» 38 (1970) 348-364; —, *Über akustische Sinnestäuschungen bei chronisch Schizophrenen,* «Nervenarzt» 42 (1971) 17-26; —, *Angewandte Psychiatrie,* Urban & Schwarzenberg, Munich-Viena, Baltimore 1977; H.W. Gruhle, *Die Psychopathologie,* en L. Bumke (dir.), *Handbuch der Geisteskrankheiten,* vol. 9, parte V, *Die Schizophrenie,* p. 135-210, Springer, Berlín 1932; G. Hole, *Psychiatrie und Religion,* en U.H. Peters (dir.), *Psychologie des 20. Jahrhunderts,* vol. X, p. 1079-1097, Kindler, Zurich 1980; W. Janzarik, *Schizophrene Verläufe,*

Springer, Berlín-Heidelberg-Nueva York 1968; K. Jaspers, *Zur Analyse der Trugwahrnehmungen*, «Z. Ges. Neurol. Psychiatr.» 6 (1911) 460-535; —, *Allgemeine Psychopathologie*, Springer, Berlín-Heidelberg-Nueva York ⁹1973; W. Metzger, *Psychologie*, Steinkopff, Darmstadt ²1954; —, *Der Ort der Wahrnehmungslehre im Aufbau der Psychologie*, en W. Metzger (dir.), *Handbuch der Psychologie*, I, 1, p. 3-20, Hogrefe, Gotinga 1966; B. Pauleikhoff, *Die Person des Kranken in der Therapie*, en B. Pauleikhoff (dir.), *Situation und Persönlichkeit in Diagnostik und Therapie*, p. 62-76, Karger, Basilea 1968; E. Rausch, *Probleme der Metrik*, en W. Metzger (dir.), *Handbuch der Psychologie*, I, 1, p. 776-865, Hogrefe, Gotinga 1966; H.J. Weitbrecht, *Psychiatrie im Grundriss*, Springer, Berlín-Heidelberg-Nueva York ²1968; W. Witte, *Haptik*, en W. Metzger (dir.), *Handbuch der Psychologie*, I, 1, p. 498-517, Hogrefe, Gotinga 1966.

Wolfgang Demuth

IMPULSO Y SUS TRASTORNOS. Excedente de impulso, jerarquía de los impulsos, impulso propio y ajeno, medición del impulso, activación, hipermnesia, hipertimia.

Una de las categorías más fundamentales del ser humano, que permite a éste abrirse al mundo y destacar sobre el animal, es su *excedente de impulso* (con sus posibilidades y riesgos). Sólo ese excedente hace posible el estado de vigilancia duradera y —gracias, en buena medida, a la activación de los sistemas inhibidores (sinapsis), que gastan mucha energía— una contención o aplazamiento de impulsos, todo lo cual le eleva al hombre por encima de la actividad predominantemente reactiva del animal (que sólo ejerce su actividad espontánea en el área de fuertes pulsiones ligadas a instintos). El excedente de impulso le confiere al hombre espontaneidad, le independiza de la avalancha de los estímulos concurrentes de la «situación» (medio ambiente) y le permite superar ésta «sinópticamente», tomar distancia a su respecto, aplazando la satisfacción de muchas apetencias. El excedente de impulso es también una condición decisiva de la plasticidad del hombre, de su conducta inteligente y reflexiva, es decir, introspectiva, del pensamiento, de la posesión del futuro y del pasado (mediante el recuerdo) y de categorías como la «iniciativa», la «motivación», la «voluntad», etc.

La esfera de los impulsos humanos es compleja y se halla estructurada jerárquicamente (Schilder, Bürger-Prinz y otros); en su base se hallan los fuertes impulsos ligados a instintos que empujan a una satisfacción rápida («pulsiones»): la sed, el hambre, la sexualidad, etc. Mayor nivel de estructuración poseen ya los impulsos que determinan el movimiento o el trabajo muscular (impulsos no dirigidos o dirigidos, locomoción y esfuerzo físico, la «actividad arcaica»), que están presididos por una esfera de actividad que alcanza la máxima diferenciación, como en los procesos intelectuales y en los actos complejos de motivación, fantasía y voluntad. Las tres esferas están íntimamente ligadas entre sí y se estimulan mutuamente. En el lenguaje se hallan especialmente vinculados entre sí los impulsos musculares y los impulsos mentales.

A nivel *neurofisiológico*, el impulso se reduce a la «energetización» (activación, estado de actividad, etc.). Estos sistemas de activación, preconectados en cierto modo a los diversos impulsos, pueden definirse sobe todo a nivel de anatomía y fisiología cerebrales (por ejemplo, el sistema inespecífico de activación reticular ascendente y el sistema límbico, entre otros; cabe mencionar también los «sistemas inhibitorios», que han de ser activados, las sustancias neurotransmisoras, etc.). Las diversas cualidades impulsoras poseen umbrales y capacidades energéticas muy diferentes. Así, los impulsos motores se movilizan con más facilidad que los impulsos intelectuales, que requieren a menudo una motivación muy compleja. Muchas veces los impulsos intelectuales sólo pueden movilizarse mediante el rodeo de impulsos más simples (prestación de impulso; por ejemplo, el movimiento como proveedor energético del pensamiento). En este punto aparece el principio del «desplazamiento de los impulsos» (por ejemplo, los impulsos orales sustituyen a otros: comer por aburrimiento; y a la inversa: pataleo del lactante al retirársele el biberón). Hay que mencionar también la contraposición entre *impulso propio* e *impulso ajeno*. El segundo interviene en forma de múltiples fuentes energéticas, incluso extrahumanas, especialmente en áreas y contextos más arriesgados, difícilmente imponibles (ejemplo: rituales complejos de suicidio en etnopsiquiatría).

El elemento constitutivo más importante del impulso es la *vigilancia (arousal)*. Ésta se compone de diferentes grados (cuantitativos) de activación, alcanzando desde la inconsciencia, pasando por la vigilancia difusa y la vigilancia dirigida sobre una meta, hasta la excitación. Es la base energética de la conciencia, aunque ésta posea una estructura mucho más compleja y elevada que aquélla. Ambas se hallan en una relación funcional «inversa»: la amplitud y la calidad de la conciencia alcanzan su nivel óptimo con una energetización media (vigilancia), y disminuyen con una activación más fuerte (angostamiento de la conciencia; cf. más adelante), y esto significa a la vez una modificación cualitativa. Con una excitación demasiado fuerte entran en juego los estratos afectivos (angostamiento afectivo), lo cual hace que los contenidos adquieran una mayor tonalidad afectiva y puedan ser condicionados con más facilidad (→ trastornos afectivos). Aquí nos encontramos con un principio decisivo para la *patogénesis de todos los contenidos (convicciones, etc.) anormales, decisivo por tanto para la psiquiatría*. El modelo físico es el tubo de Bernoulli (al estrecharse, el líquido fluye más rápido, por succión). Análogamente, el angostamiento del campo de actividad o de la vivencia (cualquiera que sea su causa) provoca una succión de impulso hacia el resto de dicho campo (campo sobreexcitado en el círculo vicioso, inelástico, cada vez menos accesible a relaciones externas y, en consecuencia, cada vez más estrecho, con la correspondiente y elevada potencia de condicionamiento).

La *magnitud del impulso* no sólo puede modificarse con el mencionado cambio de la amplitud del campo vivencial, sino también por factores (diferentes en los diversos individuos) genéticamente determinados. Así, los constituyentes «ritmo personal» (Frischeisen-Köhler), «psicomotricidad», «reactividad afectiva» y otros parecen estar condicionados constitucionalmente (V. Lange) con herencia predominantemente dominante (Davonport). Hay que incluir aquí la constitución hipertímica (personalidad temperamental, sintónica y alegre).

La *medición del impulso* es extremadamente difícil, debido a su gran complejidad. Sólo sus componentes parciales pueden medirse con cierta exactitud, en nuestro caso los componentes de excitación, vigilancia y activación mediante taquistoscopia, fusión de destellos, electroencefalograma (extinción del ritmo alfa al ir aumentando la actividad), electromiograma, sudor (medición psicogalvánica) y mediciones de temperatura, etc. El ritmo motor se detecta, entre otros procedimientos, con el metrónomo o con la filmación; la perseverancia, la concentración y el ritmo intelectual se miden, en cambio, con tests complejos, especialmente por el tiempo de ejecución (por ejemplo, test de Kraepelin-Pauli). Las funciones impulsoras de estructura más elevada se estiman mejor, *indirectamente*, con ayuda de interrogatorios clínicos sutiles (detección de la esfera de actividad e iniciativa de una persona, especialmente en corte longitudinal; sus modalidades impulsivas preferidas, etc.), y *directamente* mediante observación (temperamento, vivacidad, gestos, ritmo psicomotor y de verbalización, reactividad afectiva, espontaneidad, etc.). El *estudio de la activación* representa ya una extensa área de la psicología experimental (Schönpflug).

La *psicopatología* no se puede concebir sin la categoría del «impulso». La mayoría de sus parámetros, como la conciencia, la memoria, el pensamiento, las formaciones de contenidos, las proyecciones, los afectos, sentimientos y estados de ánimo como la angustia, etc., al igual que otras magnitudes más complejas, como el «rendimiento» (de las más diversas especies), están íntimamente ligados al impulso, y estas dependencias ejercen generalmente la mencionada función ∩ «invertida», es decir, alcanzan con el aumento de la activación un grado óptimo y remiten después (en el brazo descendente de la curva se producen a menudo cambios cualitativos por afectivación excesivamente fuerte). El grado óptimo de energía para los distintos rendimientos es muy diverso, y la curva ∩ se desplaza lateralmente o se deforma, a tenor de su complejidad. Conviene destacar la relación entre el impulso y el estado de ánimo. Existe en este punto un amplio paralelismo. Con activación elevada, especialmente en tendencias fuertemente proyectivas, se produce una atenuación del estado anímico, y al aumentar el tono afectivo se produce un cambio cualitativo del mismo. Hay que mencionar, en fin, la elevación del estado de ánimo mediante activación externa (depresión estimulable).

También los *procesos de condicionamiento* están claramente determinados por impulsos (muchos de estos procesos revelan en amplios sectores, comportamientos paralelos, pero ejercen finalmente la función ∩ «invertida», sobre todo cuando poseen una estructura compleja). La relación entre la angustia y la actividad, en cambio, suele ser contrapuesta (angustia máxima en activación escasa, y a la inversa). Esto no excluye en absoluto que la angustia posea una función activante.

Dentro de la *nosología psiquiátrica* se pueden señalar cambios de impulso muy específicos para cada uno de los tres grupos principales: psicosis exógenas, psicosis endógenas y el resto de los estados no psicóticos.

1. *Psicosis exógenas* (→ psicosis orgánicas y sintomáticas): Se produce aquí una «disociación de la esfera impulsora» muy característica, con reducción del *impulso propio* más altamente integrado (iniciativa) y aumento simultáneo del *impulso ajeno* (en el sentido de un desmontaje de sistemas inhibitorios y, por tanto, con una reducción energética), lo cual expresa la gran apertura y vinculación de los síndromes orgánicos a los estímulos. El impulso humano se desintegra en ellos hasta descender a «grados animales» (falta de vigilancia duradera, impulso prevalentemente reactivo, falta de «dominio de la situación», miedo, fijación en el detalle, pero también desinhibición de reflejos y pautas de protección para unas mayores posibilidades de supervivencia, dentro de la obnubilación de la conciencia, etc.). Ejemplos: despertar súbito al oír el teléfono en estado de hipovigilancia (duermevela); o, en el delirio, apertura a los estímulos, inquietud e intensas tendencias proyectivas con obnubilación de la conciencia; o la desinhibición indistanciada, con ausencia de propia iniciativa, en el traumatizado cerebral (→ trastornos afectivos). En el síndrome de Korsakov se pone de manifiesto la deficiencia del impulso propio en la debilidad de la atención y en la escasa tenacidad del pensamiento, con ausencia de estructuración temporoespacial, y el elevado impulso ajeno en la desinhibición y la dependencia excesiva con respecto a estímulos, la confabulación y la tendencia a la perseveración (Bürger-Prinz y Kaila). Todo síndrome orgánico puede manifestar esta disociación de impulsos en el sentido de un hipofuncionalismo de sistemas activantes e inhibidores de la más diversa tonalidad (→ epilepsia). Así, la lesión de la convexidad del cerebro frontal implica reducción de impulso (ausencia de espontaneidad, embotamiento); la lesión de su base, en cambio, implica desinhibición (falta de respeto a las distancias sociales, locuacidad). Cuando hay lesiones del diencéfalo, se producen cambios de impulso más «bipolares», análogos a la enfermedad maniacodepresiva (cf. más adelante), con alza y baja periódicas (Beringer, Berze).

2. En las psicosis endógenas, la → enfermedad maniacodepresiva se basa fundamentalmente en alteraciones del impulso y del estado anímico, cuyas oscilaciones suelen cursar paralelamente, pero también pueden divergir. Una auténtica disminución de impulsividad tiene lugar en la → depresión profunda (homónima) (¿preponderancia de sistemas inhibidores?) con apagamiento de sentimientos y del estado de ánimo, escasos contenidos y tendencia al suicidio relativamente reducida. Mayor energetización muestran, en cambio, las depresiones «agitadas» (heterónimas), con contenidos multilaterales, frecuentemente somatizados, tendencia al suicidio, etc.

En la *manía* son expresión del aumento de impulsividad (¿preponderancia de sistemas activadores?): la excitación, la laxitud asociativa, la fuga de ideas, los contenidos multilaterales (por ejemplo, delirio), el bajo umbral para estímulos (cf. también desintegración de impulsos en favor del *impulso ajeno*), el angostamiento de la conciencia, etc., generalmente en combinación con estado de ánimo exaltado (si la excitación es demasiado fuerte, el estado de ánimo es con frecuencia irritado y disfórico; cf. lo dicho antes). Es frecuente la mezcla de aspectos maniacos y depresivos (psicosis mixtas), en que el estado de ánimo y la impulsividad oscilan rápidamente y sin transiciones de más a menos y a veces no muestran direcciones paralelas (Supprian). Hay que mencionar aquí la oscilación circadiana del estado de ánimo y la impulsividad, especialmente en la enfermedad maniacodepresiva, pero también en el individuo sano (Hampp).

Dentro del círculo de las *psicosis esquizofrénicas* se dan asimismo numerosos síntomas, dependientes en buena parte de los impulsos, que oscilan entre el más y el menos. Dentro de los síntomas de aumento, más bien, en las llamadas hiperfases, se dan estados de excitación, todas las posibles estereotipias motoras, proyecciones delirantes, actitudes catatónicas; dentro de los síntomas de menos cabe mencionar sobre todo un déficit de iniciativa y tenacidad (¿disminución de vigilancia?), vacío afectivo, etc. Los trastornos del pensamiento formal, como «la privación de ideas», la disgregación (déficit asociativo y cognitivo), etc., pueden estar relacionados con una disminución de impulsos. También aquí se encuentran mezclados los síntomas de aumento y de disminución (¿mutismo? ¿mecanismos negativistas?, etc.).

3. Para la patogénesis de gran número de *cuadros no psicóticos* (→ formas de neurosis, → psicopatía), como las neurosis y las personalidades y desarrollos anormales, las auténticas reducciones de impulso —frente a la creencia que equipara erróneamente la reducción del campo de las actividades hasta el momento desarrolladas con una disminución de impulsividad— pueden ser de mucha menos relevancia que los excedentes de impulsividad mal aplicados (con independencia de que tales excedentes sean constitucionales o se deban más al angostamiento del campo vivencial).

Valgan unos pocos ejemplos: En *síndromes hipocondriacos* o *somatizados* se encuentra casi siempre una elevada impulsividad (se trata, a menudo, de personalidades temperamentales o incluso hipertímicas; → tests de personalidad). Estas alteraciones suelen mejorar, casi siempre con más movimiento (que consume mucha impulsividad), así como con el reposo total (sin impulso que utilizar), y alcanzan a veces un máximo al finalizar la jornada (prosigue una elevada activación profesional cuando falta un campo de acción). Análogamente, y por el contrario en → depresiones profundas (inhibidas) casi nunca se dan proyecciones hipocondriacas (paranoides, etc.), contrariamente a las manías o a los estados agitados (cuadros mixtos, etc.). Algo similar cabe decir sobre el *dolor* (avalancha de movimientos en dolores intensos; apretar de puños en la sala del dentista, etc.). De este modo, también la hipocondría y el dolor se relacionan estrechamente a través de la motricidad. El movimiento constituye aquí una válvula de escape para el drenaje energético (incluso reduce la afectividad), ya que se puede movilizar con mucha mayor facilidad, es decir, puede acoger los excedentes energéticos mejor que los «impulsos psíquicos», de estructura más elevada y más difíciles de modular. Los desarrollos querulantes tampoco pueden concebirse sin un alto potencial de impulsividad, incrementado por el angostamiento del campo vivencial. En todos estos síndromes es muy característica una *hipermnesia,* muy importante para su génesis. La hipermnesia es, significativamente, muy específica: se refiere sólo a «vivencias» teñidas de afectividad y muy limitadas, y posee por ello un potencial especialmente condicionante. En cambio, suelen faltar los recuerdos distanciados, es decir, abstraídos de las situaciones concretas.

También llama la atención en las *anorexias* el excedente de impulso (hiperactividad, resistencia al tratamiento, etc.).

El último ejemplo de una inversión masiva, pero equivocada, de impulsividad (con constante renovación de energías crecientes) pueden ser las *obsesiones*. La completa canalización unilateral del impulso en un campo de acción extremadamente angosto, sin posible salida, que se orienta cada vez más contra la propia persona (que es vivenciado como carente de resultado), y en la defensa contra la angustia (cf. lo dicho antes sobre la relación entre angustia y actividad), intensifica la afectividad. La «ambivalencia» inmanente a la obsesión —y a todos los síndromes psicodinámicos— se caracteriza justamente por la incapacidad de decidir y de llegar a una conclusión y lleva en consecuencia a una creciente carga interna de energía (→ trastornos afectivos).

Perspectiva: La «descarga de lo negativo» (Gehlen, Ortega y Gasset, entre otros), que la sociedad industrial de masas persigue especialmente desde el primer tercio del siglo XIX como expresión de una progresiva reducción del trabajo muscular (locomoción, esfuerzo físico), y su transformación en una creciente activación psíquica, han sometido la esfera del impulso humano a un cambio adaptativo. Lo esencial parece ser que la progresiva activación del hombre en lo que se refiere a los procesos psíquicos (así, la avalancha de información cada vez más compleja y contradictoria, recibida y elaborada pasivamente, por ejemplo, en la televisión, y el aumento de posibilidades de elección y decisión, es decir, el aumento de la complejidad de la vida, que provoca en definitiva la inseguridad, la ambivalencia y la angustia) ofrece unas posibilidades de drenaje y modulación mucho peores que el trabajo muscular, más fácil de realizar y que por ello conduce mejor a una descarga de energía (cf. lo dicho antes). De ello deriva, entre otras cosas, la «tensión habitual y angustiosa» (→ tranquilizantes) del hombre contemporáneo y, en consecuencia, un aumento de potencial hetero y autoagresivo (entre 1830 y 1880, las tasas de suicidio se multiplicaron por cuatro en Europa), de neurosis, obsesiones y especialmente de cuadros somatizados (como hipocondría, afecciones psicosomáticas), que, como hemos visto, pueden ser superadas especialmente bien mediante el movimiento. En compensación, la sociedad ha creado «válvulas de escape», como el *footing*, los centros destinados a hacer que se «esté en forma», nuevas modalidades de deporte y de danza, la música como estimulante de la motricidad, etc. La desactivación calculada (entrenamiento autógeno, yoga, etc.) sigue el camino inverso. También al lenguaje, aparte de su función comunicativa, se le atribuye un papel cada vez más relevante —como se advierte en el afán de discusión característico de nuestro tiempo— en cuanto a la descarga de la energetización psíquica (gran extensión de los centros cerebrales destinados a la musculatura fonética; el homúnculo...).

El problema de la *sobrecarga impulsiva* del hombre moderno se plantea con especial claridad en los jóvenes y se agrava con el período de formación y el subsiguiente desempleo, cada vez más prolongados, y esto tiene su expresión, entre otros fenómenos, en la creciente tendencia al suicidio (autoagresión [→ agresión], en los impulsos dirigidos contra el propio sujeto), como se observa precisamente en las personas jóvenes.

Bibliografía. K. Beringer, *Rhythmischer Wechsel von Enthemmtheit und Gehemmtheit als diencephale Antriebsstörung*, «Nervenarzt» 15 (1942) 225-239; K. Beringer, *Antriebsschwund bei erhaltener Fremdanregbarkeit bei beidseitiger frontaler Markschädigung*, «Z. Ges. Neurol. Psychiatr.» 176 (1943) 10-30; J. Berze, *Psychischer Antrieb und Hirnstamm*, «Wien. Med. Wochenschr.» 82 (1932) 341-347; H. Bürger-Prinz, M. Kaila, *Über die Struktur des amnestischen Symptomenkomplexes*, «Z. Ges. Neurol. Psychiatr.» 124 (1930) 553-595; H. Bürger-Prinz, *Endzustände in der Entwicklung hyperthymer Persönlichkeiten*, «Nervenarzt» 21 (1950) 476-480; H. Bürger-Prinz, *Motiv und Motivation*, en *Schriftenreihe wissenschaftlicher Studien* II, Holler, Hamburgo 1950; Ch.B. Davonport, *The feebly inhibited. Inheritance of temperament*, Carnegie Institution of Washington publ. No. 236, 1915; L. Frischeisen-Köhler, *Das persönliche Tempo. Eine Untersuchung. Sammlung psychiatr. und neurol. Einzeldarstellungen*, vol. 4, Thieme, Leipzig 1933; A. Gehlen, *Der Mensch. Seine Natur und Stellung in der Welt*, Athenäum, Bonn [4]1950 (ed. revis.); H. Hampp, *Die tagesrhythmischen Schwankungen der Stimmung und des Antriebes bei gesunden Menschen*, «Arch. Psychiatr. Nervenkr.» 201 (1961) 355-377; J. Hansen, *Hypochondrie und Antrieb. Im weiteren ein Beitrag zum Antriebsproblem und seiner Bedeutung in der Psychopathologie ganz allgemein*, Enke, Suttgart 1969; J. Hansen, *Der Antriebsüberschuss des Menschen im Werk von Arnold Gehlen und Hans Bürger-Prinz. Ein Vergleich*, «Fortschr. Neurol. Psychiatr.» 46 (1978) 382-391; W. Klages, *Der menschliche Antrieb. Psychologie und Psychopathologie*, Thieme, Stuttgart 1967; V. Lange, *Zur genetischen Analyse der manisch-depressiven Krankheit*, «Nervenarzt» 38 (1967) 535-546; J. Ortega y Gasset, *Der Aufstand der Massen. Ges. Werke*, vol. 3, p. 7-155, Deutsche Verlagsanstalt, Stuttgart 1978 (ed. orig. cast., *La rebelión de las masas*, Madrid 1930); P. Schilder, *Über die psychische Energie und ihre Quellgebiete*, «Arch. Psychiatr. Nervenkr.» 70 (1924) 1-15; W. Schönpflug, (dir.), *Methoden der Aktivierungsforschung*, Huber, Berna 1969; U. Supprian, *Stimmung und Antrieb. Interne Desynchronisation einer zyklothymen Tagesschwankung*, Thieme Copythek, Stuttgart 1978; H. Thomae, *Das Wesen der menschlichen Antriebsstruktur*, Barth, Leipzig 1944.

Jürg Hansen

INCAPACIDAD CIVIL Y TUTELA. La tutela se halla regulada en los artículos 199 a 313 del *Código civil*. El texto legal no la define, sino que se limita a precisar su finalidad u objeto en el art. 199. Este artículo inicia el capítulo i del título ix del libro i, que contiene los artículos fundamentales relativos a la tutela:

Art. 199: «El objeto de la tutela es la guarda de la persona y bienes, o solamente de los bienes, de los que, no estando bajo la patria potestad, son incapaces de gobernarse por sí mismos.»

Art. 200, número 2.°: «Están sujetos a tutela: Los locos o dementes, aunque tengan intervalos lúcidos...»

Art. 201: «La tutela se ejercerá por un solo tutor, bajo la vigilancia del protutor y del consejo de familia.»

Art. 204: «La tutela se defiere. 1) Por testamento. 2) Por la ley. 3) Por el consejo de familia.»

Además, por lo que se refiere a la tutela legítima de los locos y dementes, son esenciales los artículos 213 a 220, en particular el 213 («No se puede nombrar tutor a los locos —y— dementes... mayores de edad, sin que preceda la declaración de que son incapaces para administrar sus bienes»), el 214 («Pueden solicitar esta declaración el cónyuge y los parientes del presunto incapaz que tengan derecho a sucederle abintestato») y el 215 («El Ministerio público deberá pedirla: 1) Cuando se trate de dementes furiosos. 2) Cuando no exista ninguna de las personas mencionadas en el artículo precedente, o cuando no hicieren uso de la facultad que se les concede. 3) Cuando el cónyuge y los herederos del presunto incapaz sean menores o carezcan de la personalidad necesaria para comparecer en juicio»).

Objeto de la tutela. El *Código civil* español no contiene una definición propiamente dicha de la tutela sino que se limita a expresar su objeto (art. 199, ya transcrito). Son dos, por tanto, los requisitos necesarios para que proceda la institución de la tutela: «No estando bajo la patria potestad»; y que sean «incapaces de gobernarse por sí mismos». Si el término «incapaces» no se contempla en su estricto sentido podría pensarse que la senectud, la parálisis o la ceguera son, por su propia naturaleza y como resultado del tenor literal del mencionado art. 199, causas de tutela. En efecto, no cabe duda de que un anciano, un paralítico y un ciego son incapaces de gobernarse por sí mismos y, sin embargo, ninguno de ellos está sujeto a la institución tutelar. ¿Quienes lo están entonces?

Personas sujetas a tutela. Además de las otras personas mencionadas en el art. 200, están sujetos a tutela: «2) Los locos o dementes, aunque tengan intervalos lúcidos...» No obstante, pese a la redacción de este precepto legal, es insuficiente la demencia o la locura por sí sola para que se constituya la tutela. Es, además, imprescindible que haya mediado una declaración judicial de incapacitación basada en esa enfermedad mental.

Teniendo en cuenta que el *Código civil* sólo habla de «locos» y «dementes» (art. 213), buena parte de la doctrina considera que dentro de estos dos términos se incluyen, en expresión del profesor Manresa, todas las «aberraciones del entendimiento humano». Se afirma, en este sentido, que, dada la arbitrariedad de las clasificaciones médicas de las enfermedades mentales y las continuas modificaciones a que se ven sometidas aquéllas, habría sido improcedente que el texto legal descendiera al señalamiento expreso de cada una de esas enfermedades.

Los deficientes mentales, oligofrénicos o «imbéciles», mencionados en el art. 32 («La... demencia o imbecilidad... no son más que restricciones de la personalidad jurídica») estarían, por tanto, comprendidos dentro del término genérico de «demente». Sin embargo, su no mención expresa en el art. 200 ni en el 213 ha llevado al Tribunal Supremo (sentencia del 5 del III de 1947) a afirmar que el *Código civil* adolece de una clara omisión en lo que se refiere a la tutela de esos individuos. Frente a tal jurisprudencia, parte de la doctrina muestra su desacuerdo. En este sentido, el profesor De Castro apunta que, «en el lenguaje del *Código civil*, imbécil y demente son sinónimos» («demencia o imbecilidad» del art. 32), en tanto que García Goyena afirma que en el proyecto del *Código civil* de 1851 se adoptaron las palabras «loco» y «demente» para unificar su terminología con la del *Código penal*, añadiendo que «por loco se entiende al furioso y, por demente, al imbécil o desmemoriado».

Por lo tanto, no hay ninguna laguna u omisión sino sólo vaguedad premeditada. Los deficientes mentales se hallan, pues, contemplados en el *Código civil*, sea equiparándolos con la totalidad de los «dementes», sea considerándolos como una variedad específica de los «dementes».

Órganos de la tutela. Se encuentran enumerados en el art. 201 del *Código civil*: «La tutela se ejercerá por un solo tutor, bajo la vigilancia del protutor y del consejo de familia.» Por consiguiente, son:

1) El tutor, órgano de carácter unipersonal, a quien se encomienda la representación legal del tutelado y la gestión y administración de su patrimonio. A este respecto, debe señalarse que, según el art. 220, «la tutela de los locos corresponde: Primero, al cónyuge no separado legalmente. Segundo, al padre y, en su caso, a la madre. Tercero, a los hijos, con la preferencia del legítimo sobre el natural, del varón sobre la mujer y del mayor sobre el menor. Y cuarto, las personas señaladas en el art. 211».

2) El protutor, órgano asimismo unipersonal, a quien se atribuyen las funciones de vigilancia y alta inspección de la tutela.

3) El consejo de familia, órgano pluripersonal o colegiado, a quien se confía la dirección del funcionamiento del organismo tutelar.

4) Por último, además de los enumerados en el art. 201, es también órgano tutelar la autoridad judicial y ello pese a que el *Código* trató de sustituir el sistema de tutela judicial por el de tutela familiar. En efecto, el poder judicial sigue ejerciendo una serie de importantes funciones en el marco de la tutela. Tal es la conclusión que se desprende, entre otros, de los artículos 203 («Los jueces municipales del lugar en que residan las personas sujetas a tutela proveerán al cuidado de éstas y de sus bienes muebles hasta el nombramiento de tutor, cuando por la ley no hubiese otras encargadas de esta obligación»), 293 («Si el Ministerio público o el juez municipal tuvieren conocimiento de que existe en el territorio de su jurisdicción alguna de las personas a que se refiere el art. 200, pedirá el primero y ordenará el segundo, de oficio o a excitación fiscal, según los casos, la constitución del consejo de familia») y 300 («La Junta para la formación del consejo de familia será presidida por el juez municipal»). Además, la jurisprudencia ha presentado a la autoridad judicial como verdadero órgano de la tutela, afirmando explícitamente en sentencias del 7 del XII de 1901 y del 16 del X de 1908 que aquélla, junto con el tutor, el protutor y el consejo de familia, forma parte integrante del organismo tutelar. De ello se deduce que dicha autoridad está obligada a acometer en beneficio del incapacitado todo lo que por error, negligencia o mala fe deje de hacer el consejo, al que, en todo caso, debe imponer el cumplimiento de sus compromisos legales. Es decir, la misión atribuida a la autoridad judicial tiene, por tanto, un carácter activo y emprendedor.

Establecimiento de la tutela. El mismo exige una larga serie de hechos y actos jurídicos. Pueden distinguirse:

1) *El hecho determinante de la tutela.* Este hecho jurídico se contempla en el art. 293, párrafo segundo («Están obligados a poner en conocimiento del juez municipal el hecho que da lugar a la tutela en el momento que lo supieren: el tutor testamentario, los parientes llamados a la tutela legítima, y los que por ley son vocales del consejo, quedando responsables, si no lo hicieren, de la indemnización de daños y perjuicios»). Toda tutela constituida sin que medie el hecho determinante o establecida sobre una apariencia falsa sería jurídicamente nula.

2) *La entrada en vigor* de una disposición testamentaria reguladora de la tutela (testamentaria). Consiste en una declaración de voluntad *mortis causa* en virtud de la cual determinadas personas fijan la organización que haya de tener la tutela de otras.

Dada la imprecisión del *Código civil,* se discute si la prioridad debe corresponder a la tutela testamentaria o, por el contrario, a la legítima, si bien la generalidad de la doctrina se ha pronunciado por la primera de ellas. Las razones aducidas en favor de esta solución son plenamente convincentes: arts. 204 (ya transcrito), 206 («Tanto el padre como la madre pueden nombrar tutor y protutor para sus hijos menores y para los mayores incapacitados»), 207 («También puede nombrar tutor a los menores o incapacitados el que les deje herencia o legado de importancia»), 210 («Si hallándose en ejercicio un tutor apareciere el nombrado por el padre, se le transferirá inmediatamente la tutela») y 231 («No habiendo tutor testamentario, ni personas llamadas por la ley a ejercer la tutela vacante, corresponde al consejo de familia la elección de tutor»).

En el supuesto de que estas razones legales se consideraran insuficientes, la solución propuesta se vería asimismo avalada por un sentido elemental de la justicia. En efecto, el orden de llamamientos establecido en la tutela legítima es frío y excesivamente objetivo; su finalidad es suplir la designación que podría haber hecho —y no hizo— el titular de la patria potestad. Por el contrario, nadie como éste puede saber quién siente verdadero afecto por el incapacitado y quién, en definitiva, sería la persona más adecuada para desempeñar el cargo de tutor (que puede ser una distinta de las llamadas por la ley o un pariente que ocupe un puesto secundario en el orden de los llamamientos).

Por lo demás, la ley no impone límite alguno a la legitimación personal para organizar la tutela (testamentaria): están capacitados para hacerlo el padre o la madre e, incluso, un extraño. Por lo que se refiere a este último caso, el art. 207 establece una condición: que se deje al tutelado «herencia o legado de importancia». La valoración de esta importancia es misión que queda reservada al prudente arbitrio judicial. En cualquier caso, según dispone el citado artículo, el nombramiento hecho por un extraño «no surtirá efecto hasta que el consejo de familia haya resuelto aceptar la herencia o legado».

3) *La delación de la tutela.* Es el llamamiento efectivo a determinadas personas para que ocupen sus cargos en el seno del organismo tutelar. Según el art. 204, la delación se produce de tres formas y, en opinión de gran parte de la doctrina, además precisamente en el orden allí establecido: es decir, por testamento, por ley y por el consejo de familia (tutela testamentaria, tutela legítima, y tutela dativa).

Al margen de la primera, ya examinada, la tutela legítima procede en los siguientes casos:

—Si el padre o la madre murieron sin hacer testamento o no nombraron en él a ningún tutor.

—Si, habiéndole nombrado, muere el tutor antes que el padre o la madre que hizo su nombramiento.

—Si, viviendo el padre o la madre, pierden por cualquier causa legal la potestad sobre el hijo.

—Si el que deja al incapacitado herencia o legado de importancia no ejercita la facultad que le concede el art. 207 para nombrarle tutor o si, habiéndole nombrado, el consejo de familia acordare no aceptar dicha herencia o legado.

—Si el tutor testamentario deja de serlo por fallecimiento, excusa, remoción, ausencia, cumplimiento de condición o día cierto, etc.

Por último, según establece el art. 231, en caso de que no haya tutor testamentario ni legítimo, incumbirá al consejo de familia la elección del tutor (tutela dativa).

Al margen de estas tres clases de tutela, contempladas expresamente por la ley, los autores hablan generalmente de una «tutela interina». En este sentido, con arreglo al art. 203, «los jueces municipales del lugar en que residan las personas sujetas a tutela proveerán al cuidado de éstas y de sus bienes muebles hasta el nombramiento de tutor, cuando por la ley no hubiese otras encargadas de esta obligación. Si no lo hicieren, serán responsables de los daños que por esta causa sobrevengan a los ... incapacitados.» Debe señalarse que este precepto incurre en un error de dicción, ya que no es hasta el nombramiento de tutor cuando han de desempeñar los jueces municipales esas funciones, sino hasta la creación del consejo de familia, según se desprende del art. 301 («Formado el consejo de familia por el juez municipal, procederá aquél a dictar todas las medidas necesarias para atender a la persona y bienes del ... incapacitado y constituir la tutela»).

4) *La constitución efectiva de la tutela.* El acto final que permite la constitución efectiva de la tutela es la junta para la formación del consejo de familia. Se trata de una junta celebrada en presencia del juez y bajo su presidencia, terminada la cual entra en funcionamiento el consejo de familia (art. 301), nombra al protutor y, en su caso, al tutor y les da posesión de sus cargos (art. 261: «El consejo de familia pondrá en posesión a los tutores y a los protutores»).

5) *La inscripción de la tutela.* Según la ley de 8 de junio de 1957, la tutela tiene acceso al *Registro civil.* En virtud de sus artículos 88 y 89, el organismo tutelar se inscribe en la sección 4.ª del *Registro civil* del domicilio de la persona sujeta a tutela.

6) *La iniciación de la tutela.* En realidad, como ya antes se ha indicado, la tutela co-

mienza a funcionar desde el mismo momento de la formación del consejo de familia (art. 301) o antes incluso si se considera la denominada tutela interina del juez (art. 203). Sin embargo, el funcionamiento regular de la tutela exige la entrega del cargo al tutor y al protutor y el cumplimiento por el primero de una serie de condiciones: Inscripción (art. 205: «El tutor no entrará en el desempeño de sus funciones sin que su nombramiento haya sido inscrito») y prestación de fianza, cuando proceda (art. 252: «El tutor, antes de que se le defiera el cargo, prestará fianza para asegurar el buen resultado de su gestión»). Durante esta fase provisional, es decir, hasta que el tutor esté en condiciones de iniciar el desempeño de su cargo, la gestión de la tutela podrá realizarla por sí mismo el consejo de familia o el protutor.

Modificaciones de la tutela. Como causas de modificación deben mencionarse las siguientes:

—El fallecimiento, la incapacidad sobrevenida y la remoción del tutor (art. 238). En estos casos, la tutela queda vacante y debe procederse al nombramiento de un nuevo tutor (testamentario, si hubiese sustituto, legítimo o dativo).

—La renuncia al cargo de tutor en virtud de causa legítima debidamente justificada (art. 202).

—La aparición de un tutor asistido de un derecho preferente, para el caso de la tutela testamentaria (art. 210), o la aparición de una persona capacitada para ser tutor legítimo, cuando la tutela sea dativa.

—La nulidad del nombramiento.

Estas mismas causas se aplican también al caso del protutor.

Extinción de la tutela. El *Código civil* consagra a este tema los arts. 278 («Concluye la tutela»), número 2.º («Por haber cesado la causa que la motivó, cuando se trata de incapaces») y 313 («El consejo de familia se disuelve en los mismos casos en que se extingue la tutela»).

Es improbable, sin embargo, que respecto al enfermo o deficiente mental, cuyo estado suele caracterizarse precisamente por el carácter permanente de la enfermedad, pueda darse como causa de extinción de la tutela una resolución judicial firme declarando la desaparición del hecho determinante de la incapacitación.

En cualquier caso, una vez extinguida la tutela, los órganos que la componen deben rendir cuentas de su gestión y responder de las posibles irregularidades cometidas.

L

LOGOTERAPIA. Análisis existencial, intención paradójica, derreflexión, neurosis noógena, la cuestión del sentido.

La logoterapia forma parte de los métodos de psicoterapia dialógica, si bien ha anticipado ciertos enfoques propios de la terapia de la conducta. Fue desarrollada por Viktor E. Frankl, psiquiatra y neurólogo vienés, nacido en 1905, y en cierto sentido representa una tercera vía vienesa después del psicoanálisis de Sigmund Freud y de la psicología individual de Alfred Adler. La logoterapia, como nueva corriente terapéutica, se apoya en la investigación antropológica que Frankl designa «análisis existencial» *(Existenzanalyse)*; éste, sin embargo, difiere del «análisis de la existencia» *(Daseinsanalyse)* de Ludwig Binswanger en que no busca en primer término, como el segundo, una comprensión de la existencia, sino la base para un tratamiento. Por eso, el análisis existencial de Frankl tampoco ha de entenderse sólo como una corriente de investigación, sino al mismo tiempo como una cura médica de almas, incluido el tratamiento de neurosis colectivas. Frankl escribe en su libro *Die ärztliche Seelsorge* (La cura médica de almas) lo siguiente acerca de la logoterapia:

«Si es verdad, como se afirma repetidas veces, que la logoterapia ha abierto una nueva dimensión, la dimensión de lo auténticamente humano, este carácter dimensional de nuestra aportación hace que no queden anulados, sino potenciados por la logoterapia, los hallazgos de los grandes pioneros. La logoterapia no es un sucedáneo de la → psicoterapia; pero bien puede ser que la logoterapia contribuya a la rehumanización de la psicoterapia.»

La logoterapia no debe concebirse como sustitutivo de todas las psicoterapias precedentes, sino como un complemento que sobrepasa lo anterior, que incluye la esfera del espíritu y que por eso es especialmente idónea para el tratamiento de las neurosis noógenas.

Frente a la concepción clásica de las neurosis (→ formas de neurosis), que busca sus raíces primordialmente en conflictos pulsionales que se remontan a la primera infancia, las neurosis noógenas son desarreglos psíquicos que obedecen a un problema espiritual, a una crisis existencial del hombre o a un conflicto de la conciencia moral.

La logoterapia, en su intento de completar las psicoterapias precedentes, añade la dimensión espiritual a la imagen del hombre. No hay que concebir al espíritu como enemigo del alma, sino como compañero de lucha en el proceso de curación. La logoterapia apela al anhelo de sentido y por eso puede denominarse psicoterapia apelativa.

Las técnicas especiales de la logoterapia son, por un lado, la intención paradójica, y, por otro, la derreflexión.

La intención paradójica anticipa un método de terapia de la conducta, invitando, por ejemplo, a la persona que se sonroja con facilidad, no a pensar «espero no sonrojarme más», sino a decirse con firmeza: «Hoy deseo enrojecer como un tomate.» La intención paradójica significa, pues, proponer al enfermo que busque deliberadamente aquello que teme fóbicamente.

La derreflexión, en cambio, está destinada a que el paciente desvíe la atención de los síntomas y la concentre en otra cosa.

Frankl ha aclarado del siguiente modo los malentendidos a que pueden dar lugar el análisis existencial y la logoterapia: El primer malentendido consiste en suponer que la logoterapia se reduce a que el médico aborde al paciente «con la lógica en la mano»: que intente «disuadir» al paciente de algo que éste tiene «metido en la cabeza». Esto es confundir el *logos* con la lógica y equiparar la logoterapia con el método de tratamiento psicoterapéutico que Dubois llamó «persuasión». El segundo malentendido no se refiere al *logos* de la logoterapia, sino al «análisis» del «análisis existencial»; se trata de no tergiversar el análisis. El análisis existencial, como hemos dicho, no significa análisis «de la» existencia, lo cual sería una *contradictio in adiecto*. Nosotros mismos nunca hemos definido el análisis existencial como análisis «de la» existencia, sino como análisis «de cara a» la existencia. Cf. *Die Existenzanalyse und die Probleme der Zeit,* Viena 1947.

La expresión «cura médica de almas» expresa con precisión la idea de Frankl. El terapeuta desempeña el papel del curador o del auxiliador que intenta explicar al paciente el sentido oculto de su enfermedad y le ayuda a reforzar su parte sana, incluso contra sus propias resistencias. Las neurosis noógenas constituyen la indicación principal de la logoterapia. Pero ésta puede aplicarse, además, a los casos en que no existen otros métodos especiales y se trata simplemente de aceptar al enfermo como un ser humano que sufre. Hay que subrayar, en conclusión, que Frankl no es contrario a otros métodos de psicoterapia y él mismo los aplica cuando están indicados.

Bibliografía. L. Binswanger, *Daseinsanalyse und Psychotherapie,* en *Ausgewählte Vorträge und Aufsätze,* vol. II, p. 303-307, Francke, Berna 1955; P. Dubois, *Die Psychoneurosen und ihre seelische Behandlung,* Francke, Berna ²1910; Viktor E. Frankl, *Anthropologische Grundlagen der Psychotherapie,* Huber, Berna 1975; —, *Theorie und Therapie der Neurosen. Einführung in Logotherapie und Existenzanalyse,* Reinhardt, Munich ⁴1975 (trad. cast., *Teoría y práctica de las neurosis,* Gredos, Madrid 1964); —, *Das Leiden am sinnlosen Leben. Psychotherapie für heute,* Herder, Friburgo ⁴1978 (trad. cast., *Ante el vacío existencial,* Herder, Barcelona ⁴1986); —, *Der Wille zum Sinn. Ausgewählte Vorträge über Logotherapie,* Huber, Berna ²1978 (trad. cast., *Voluntad de sentido,* Herder, Barcelona 1988); —, *Ärztliche Seelsorge. Grundlagen der Logotherapie und Existenzanalyse,* Deuticke, Viena ¹⁰1979.

Walter Pöldinger

LÚES DEL SISTEMA NERVIOSO. Neurolúes, parálisis general progresiva, demencia, tratamiento con penicilina, saneamiento del líquido cefalorraquídeo.

Se incluyen en la lúes del sistema nervioso los procesos del sistema nervioso central, hoy raros, correspondientes a los estadios secundario y terciario de la sífilis y que se designan como lúes cerebroespinal, así como las formas «parenquimatosas», que se han de considerar aparte: la tabes y la parálisis general progresiva. La tabes, con su rica sintomatología neurológica, no será estudiada aquí. No existen, precisamente, «psicosis tabéticas». No consideraremos tampoco los trastornos psicorreactivos que constituyen una respuesta comprensible a la infección sifilítica.

1. *Lues cerebri.* La *lues cerebri,* con sus formas meningítica, vascular y gomosa, presenta cuadros psicopatológicos que se asemejan a los de otros procesos con distinta etiología. Baste mencionar los trastornos vasculares cerebrales y la sintomatología tumoral de los gomas cerebrales, extremadamente rara. Con independencia de la etiología, hay que contar con psicosis de base somática, y, por tanto, con una destrucción de la personalidad y de la inteligencia.

2. Parálisis general progresiva. *Notas históricas:* Aún no está resuelta la cuestión del origen histórico del término «parálisis general progresiva», designado en inglés como *general paresis of the insane.* La sífilis comenzó su incursión devastadora por Europa a finales del siglo XV. Las primeras referencias sobre una enfermedad que probablemente era nuestra parálisis datan de mediados del siglo XVIII. Bayle ofreció en 1822 la primera descripción clínica de la enfermedad mental, ya bien conocida. Su frecuencia entre los ingresados en las clínicas especializadas alcanzó entre el 10 y el 20 % hasta nuestro siglo. Alrededor de

1960 se produjo un claro retroceso de la parálisis en la mayoría de los países, cuando se superaron las consecuencias del aumento de los casos de lúes durante los años de la guerra y la posguerra, coincidiendo con un período de incubación de 10 a 15 años (sólo excepcionalmente de cuatro años o de varios decenios). Sin embargo, la parálisis general progresiva no se puede considerar aún como una enfermedad extinguida. Incluso hay indicios de un nuevo aumento de frecuencia. La enfermedad sigue afectando más gravemente a los hombres que a las mujeres, aunque ataca en igual medida a ambos sexos. Casi todos los enfermos carecieron de un tratamiento antisifilítico en la primera fase de la lúes, o fueron tratados de modo insuficiente. Esto echa por tierra la hipótesis de que la terapéutica de la lúes recién adquirida lleva a la parálisis general progresiva. También es infundada la hipótesis afín, según la cual la terapéutica contra la lúes aplicada durante muchos siglos provocaba la formación de treponemas neurotrópicas. Aún se desconocen los factores que hacen que alrededor del 10 % de los enfermos de lúes no tratados contraigan la parálisis general progresiva (B.M. Greene, N.R. Miller, T.E. Bynum 1980).

Signos morfológicos: La parálisis es una encefalomeningitis crónica causada por el *Treponema pallidum,* cuya presencia en el cerebro se puede detectar con métodos especiales de tinción. Entre las alteraciones anatómicas más importantes se encuentra una infiltración perivascular del cerebro por células plasmáticas y linfocitos, una necrosis de las células ganglionares con destrucción de capas corticales y formación de depósitos de hierro. Las meninges quedan afectadas con más o menos gravedad por los procesos inflamatorios.

Manifestaciones clínicas y curso: El síntoma central de la parálisis general progresiva es la pérdida irreversible de las facultades mentales: la demencia. Por eso la enfermedad se denominaba en el pasado *dementia paralytica.* Hoy sabemos que ciertas pérdidas se recuperan con una terapéutica adecuada, por lo cual no cabe hablar de «demencia». Podemos llamar a esos fenómenos, siguiendo a H.H. Wieck (1956), «síntomas transitorios». La psicopatología de la parálisis incluye también diversos síntomas que pueden resumirse como «alteración orgánica de la personalidad». Así, algunos pacientes llaman la atención por su excitabilidad y agitación o, a la inversa, por la indiferencia y la pérdida de iniciativa. A veces se produce una sorprendente pérdida de inhibiciones y una tendencia a comportamientos groseros. Es frecuente que los pacientes se quejen de jaquecas, insomnio (o pesadillas), fatiga o disminución de la capacidad mental. Pronto muestran una incapacidad profesional que suele ser consecuencia del deterioro de la atención y de la memoria. Se producen, en fin, incoherencias graves en las acciones; por ejemplo, una mujer vacía en la cama la bolsa de agua caliente alegando que eso es «más sencillo»; otra paciente se empeña en freír el pescado en la tetera, con sorpresa de su familia. Algunos enfermos se entregan a una verborrea confusa; alardean de fuerza corporal, de capacidad deportiva y de poseer una gran fortuna. Las objeciones del interlocutor provocan nuevas jactancias. Cuando predomina la megalomanía se habla de parálisis «expansiva» o «clásica»; cuando predomina la euforia, la ambición de gloria y el afán de heroísmo, se clasifican como formas maniacas. No es fácil delimitar los diversos tipos, y a veces se emplean dichos conceptos como sinónimos. Otros cuadros clínicos deben incluirse en las formas depresivas, que se pueden equiparar a una ciclotimia. En la parálisis general progresiva demenciada predomina el embotamiento, la indiferencia y groseros trastornos del rendimiento. Incluso en las psicosis menos demenciadas se observa pronto la ausencia de sentido crítico. Con arreglo al curso de la enfermedad cabe distinguir las parálisis galopantes, que llevan a la muerte en días o en pocas semanas cuando la agitación alcanza un grado elevado. Desde hace varios decenios se viene afirmando que las parálisis con demencia simple han desplazado a la forma «clásica». Las primeras descripciones de la enfermedad impresionan, en efecto, por una serie de cuadros expansivos. No se ha demostrado, sin embargo, el supuesto cambio sintomatológico. Las distintas formas de parálisis sólo se pueden diferenciar entre sí de modo impreciso. K. Dewhourst (1969) encontró en Londres un 20,8 % de parálisis generales progresivas demenciadas, un 27,4 % de depresivas y un 10,9 % de expansivas; y B.H. Chia y W.F.

Tsoi (1971) informaron desde Singapur sobre una distribución sorprendente de la parálisis general progresiva en ambos sexos, en una proporción de 14:1, y observaron demencias simples en un 45 % y formas paranoides en un 10 % de los enfermos.

Las parálisis no tratadas suelen desembocar en el plazo de meses o de años en la idiotez, en la degeneración corporal y, a través de alguna enfermedad intercurrente, en la muerte. También se dan casos de remisiones breves.

Terapéutica: Las cuestiones relativas al tratamiento han disminuido casi totalmente el interés por otros aspectos de la investigación de la parálisis general progresiva. La malarioterapia fue la primera terapéutica eficaz contra la temida enfermedad cerebral. Wagner v. Jauregg obtuvo con todo merecimiento el premio Nobel por su aportación en este campo. La malarioterapia fue sustituida después por el tratamiento con penicilina. También están superadas las curas combinadas con penicilina y metales pesados, o con la malaria, y las curas repetidas. La dosis inicial de penicilina, de 2 mill. U.I. (unidad internacional), era sin duda demasiado baja. Actualmente se han alcanzado alturas inflacionistas. Así, W.T. Herrmann (1978) recomienda 2 hasta 4 mill. de U.I. de penicilina hidrosoluble cada 4 horas durante 10 a 14 días. En términos similares se expresan casi todos los autores recientes. La finalidad del tratamiento es el saneamiento permanente del líquido cefalorraquídeo, típicamente patológico en la parálisis no tratada (B. Dattner 1947). No basta el cuadro clínico para juzgar el resultado de la terapia. Según el criterio de Dattner-Thomas, a los seis meses de haber concluido el tratamiento, las cifras de células deben descender a la normalidad, por bajo de los 15/3 elementos, y la cifra de albúmina debe aproximarse también a la normal. Las reacciones lípidas en el líquido cefalorraquídeo suelen exigir muchos meses o varios años hasta no ser ya «reactivas». Aun cuando se haya normalizado el líquido cefalorraquídeo, el cuadro clínico rara vez permite concluir un avance en la curación del proceso. En cualquier caso, una parálisis tratada con éxito va seguida, a veces, por una epilepsia. Si las alteraciones del líquido cefalorraquídeo no ha remitido dentro del período habitual, o reaparece una pleocitosis, está indicado otro tratamiento de penicilina, con dosis superiores. También en estos casos suele producirse al final una «curación con defecto». La curación se expresa por los signos morfológicos y por los signos humorales, que reflejan el proceso morfológico, no por el cuadro clínico. La esperanza de poder restablecer con penicilina estructuras destruidas o pretender reinsertar rasgos perdidos, dentro del cuadro de la personalidad, supone una sobrevaloración de las posibilidades de la terapéutica.

Diagnóstico y diagnóstico diferencial: Ante la menor sospecha de parálisis general progresiva es preciso practicar extracción de líquido cefalorraquídeo y llevar a cabo una investigación completa en el laboratorio. Tal sospecha está justificada si se constatan (como ocurre en el 50 % de los enfermos) reacciones pupilares anormales, signos focales cerebrales, por ejemplo, crisis epilépticas, o trastornos de la articulación del lenguaje o anomalías de los reflejos musculares profundos (como en la parálisis tabética). En personas de edad avanzada, la parálisis general progresiva se interpreta a veces, incorrectamente, como demencia arteriosclerótica. La parálisis general progresiva juvenil, menos frecuente, y basada en una lúes congénita, sugiere a veces la hipótesis de una *oligofrenia* congénita o de una *lesión cerebral en la primera infancia,* por ejemplo a causa de las enfermedades infecciones corrientes. También en este caso, tan sólo la investigación del líquido cefalorraquídeo puede preservar de errores graves. Sería preciso investigar el líquido cefalorraquídeo de los pacientes de lúes entre tres y cinco años después de la infección, a fin de detectar un proceso incipiente en una fase «preclínica» y poder tratarlo de modo adecuado.

Bibliografía. B.H. Chia, W.F. Tsoi, «Singapore Med. J.» 12 (1971) 264; B. Dattner, «N.Y.St.J. Med.» 47 (1947) 2447; K. Dewhurst, «Acta Psychiatr. Scand.» 45 (1969) 62; B.M. Greene, N.R. Miller, T.E. Bynum, «Arch. Intern. Med.» 140 (1980) 1117; W.P. Herrmann, «Mod. Med.» (1979) 262, y comunicación personal; H.H. Wieck, DMW II (1956) 1345.

WERNER SCHEID

M

MEDICINA SEXUAL. Trastornos de la libido y del orgasmo, trastornos de la eyaculación y la erección, vaginismo, algopareunia, transexualidad.

La *medicina sexual* no es una disciplina autónoma dentro de la medicina. Los trastornos y las enfermedades sexuales en sentido estricto se dan en medicina general, en la práctica internista, en terapéutica ginecológica, en andrología (atendida por dermatólogos y por urólogos), en psiquiatría y en psicoterapia. La sexualidad sólo puede entenderse sinópticamente, desde una perspectiva biológica, psicológica y sociológica.

1. Disfunción sexual. Entre los trastornos *sexuales*, las disfunciones (→ trastornos sexuales funcionales) están en primera línea. Masters y Johnson (1970) distinguieron las 4 fases de la reacción sexual, válidas igualmente para el hombre y la mujer: 1) fase de excitación, 2) fase de meseta, 3) fase de orgasmo, 4) fase de recesión. La disfunción resulta comprensible en sus distintas fases partiendo de la función sexual. Es frecuente un trastorno en la fase de excitación, cuando se produce un retraso o un bloqueo por inhibición, angustia o comunicación insuficiente con la pareja. La función fisiológica esencial en la fase de excitación es la congestión vascular con lubrificación (humedecimiento de la vagina) en la mujer y la erección en el hombre. Si hay un trastorno de la excitación, la vagina permanece seca y la erección no se produce. Por lo que se refiere al diagnóstico y la terapéutica de los trastornos sexuales, se ha acreditado una división basada en los síntomas (Eicher 1977, 1980):

Trastornos sexuales de la mujer
I. Trastornos funcionales
   a) directos
      1. Trastornos de la libido
      2. Trastornos del orgasmo
      3. Vaginismo (cohabitación intravaginal incompleta)
      4. Algopareunia (dolores durante la cohabitación)
      5. Disfunción polisintomática
   b) trastornos indirectos (larvados)
      1. Dolores hipogástricos psicógenos
      2. Trastornos circulatorios psicógenos
      3. Prurito y flujo psicógenos
      4. Molestias psicógenas de la micción
II. Desviaciones de la conducta sexual
   1. Ninfomanía
   2. Lesbianismo
   3. Sadomasoquismo y perversiones raras

Trastornos sexuales del hombre (según Vogt 1980)
1. Trastornos en la potencia de erección
2. Trastorno en la capacidad de orgasmo (denominado antes, a veces, trastorno de eyaculación)
   a) curso del orgasmo con trastornos de la vivencia emocional
   b) anorgasmia primaria
   c) anorgasmia secundaria
   d) anorgasmia situacional
   e) orgasmo prematuro
   f) orgasmo retardado

3. Trastornos de la eyaculación
4. Trastornos de la libido
   a) falta de impulso primario en cualquier actividad sexual
   b) trastorno secundario (reactivo) de la libido
   c) trastornos de la libido como mecanismo de protección inconsciente
   d) tendencia compulsiva a la actividad sexual
5. Algopareunia (dolores durante la cohabitación)
6. Desviación de la conducta sexual

Trastornos de la libido. La pulsión sexual (sinónimos: libido, apetito o deseo sexual) es congénita en el ser humano e incluye la necesidad de satisfacción. Su intensidad está sometida a la influencia ejercida por la experiencia acumulada en el proceso de socialización. La educación afecta a la ulterior actitud con respecto a la sexualidad y la conducta sexual, especialmente a la libido. Gran parte de los trastornos de la libido pueden explicarse psicológicamente. Se trata de una defensa frente a la sexualidad en general, o bien frente al otro sexo, o frente al consorte concreto o frente a la situación vital especial. Puede tratarse de una reducción parcial o una pérdida total, que puede derivar finalmente hacia una aversión y manifestarse en caso extremo con náuseas o reacciones histeriformes. Una causa frecuente e importante de pérdida de la libido es la → depresión tanto endógena como reactiva. Los problemas económicos y el estrés psíquico son también razones que explican la falta de interés sexual. El embotamiento sexual con respecto a una única pareja disponible es un fenómeno bien conocido. Según Vogt (1980), los trastornos sexuales ocultan con frecuencia temores y ansiedad.

Causas de pérdida de la libido (Eicher 1980)
1. Causas psicógenas:
   a) defensa y angustia inconscientes
   b) embotamiento sexual
   c) desviación sexual
   d) depresión
2. Causas orgánicas:
   a) dolores crónicos en cohabitación
   b) enfermedades consuntivas
   c) tumores hipofisarios y cerebrales
   d) después de traumas craneoencefálicos
   e) hipotensión y estados de debilidad
3. Medicamentos:
   a) antihipertensivos (por ejemplo, reserpina)
   b) sedantes, tranquilizantes
   c) contracepción hormonal (factores prevalentemente psicológicos)

Trastornos del orgasmo. La reacción sexual culmina, de modo reflejo, en el orgasmo. Las condiciones previas para éste se crean por influencias psicológicas sobre la corteza cerebral. En caso extremo, el umbral puede reducirse tanto por estimulación psicológica, que se produzca el orgasmo sin una estimulación mecánica esencial. Por regla general, sin embargo, el clítoris en la mujer y el pene en el hombre constituyen el órgano central de transmisión del estímulo a través de vías nerviosas de la médula espinal. Actualmente se consideran desfasadas las opiniones psicoanalíticas sobre un orgasmo vaginal en la mujer como final de un proceso de maduración, en el que la excitabilidad del clítoris se transfiere a la vagina (Freud). Una causa esencial de las dificultades para el orgasmo en la mujer, explicables generalmente por vía psicológica, es la deficiente capacidad de entrega: no se produce en ella la regresión del yo, necesaria para el orgasmo; prevalece el miedo a la pérdida del yo. La capacidad de orgasmo aumenta con la edad y con el número de partos. Las lesiones de la musculatura pelviana por traumas del parto influyen desfavorablemente; pero otros factores (por ejemplo, la creciente experiencia sexual) mejoran la capacidad de orgasmo en mayor medida que la perjudican los defectos por traumas del parto (Eicher 1980).

Según Vogt (1980), el orgasmo puede estar acompañado en el hombre por trastornos emocionales, provocados por rechazo de la pareja o del sexo femenino en general, por homosexualidad latente o por depresiones que se intensifican después del coito. Psicológicamente, la anorgasmia es la incapacidad de vivenciar los puntos de combinación y solución de la excitación y la reacción sexuales (Sigusch 1972). Si falta la eyaculación en el orgasmo, se trata, por definición, de un trastorno de la eyaculación. Según esto, la anorgasmia masculina se define como la imposibilidad de alcanzar el orgasmo mediante masturbación o trato sexual (Vogt 1980). Si la eyaculación se produce correctamente, según el modelo fisiológico de eyaculación, pero en un momento indeseado, se habla de un trastorno de orgasmo. En la eyaculación precoz, el orgasmo se produce de modo indeseado (antes de la *immissio penis*) o antes del orgasmo de la mujer. Lo contrario es el orgasmo retardado (llamado incorrectamente *eiaculatio retardata*), que implica una demora en la capacidad de alcanzar el orgasmo (y, por tanto, la eyaculación).

Trastornos de la eyaculación. Además de la eyaculación precoz y la eyaculación retardada (que antes se consideraban trastornos de eyaculación) como trastornos del orgasmo, hay que mencionar la eyaculación retrógrada (en dirección a la vejiga, sin que se altere el curso del orgasmo), el llamado *plaisir sec* como eyaculación deficiente (también con curso inalterado del orgasmo) y la espermatorrea (Vogt 1980).

Trastornos de la erección. El fundamento fisiológico de la erección es la vasocongestión por excitación sexual. Si ésta falla, se resiente la erección. Según Vogt (1980), el 95 % de los trastornos de erección son psicógenos.

Vaginismo. Es la oclusión de la vulva por un reflejo psicógeno de defensa, impidiendo la introducción del pene. En tales casos, las parejas padecen con más frecuencia de orgasmo precoz y de trastornos de la erección. La causa del vaginismo es psicógena. No tienen sentido la distensión quirúrgica ni las incisiones. La psicoterapia centrada en el cliente, la autoexploración genital y la autodilatación son los métodos terapéuticos adecuados al caso (Eicher 1980).

Algopareunia (dolores de cohabitación). Se debe, en más de la mitad de los casos, a causas orgánicas del hombre o de la mujer. Sobre el amplio espectro de las causas ginecológicas, cf. Eicher (1977). Cuando hay trastornos de la excitación sexual falta la lubricación (humedecimiento) de la vagina y la cohabitación resulta dolorosa. Otra causa psicógena es el espasmo. Según Vogt (1980), alrededor del 20 % de los casos en el hombre obedecen a una presunta pérdida de la libido. A veces se trata de una superposición psíquica de dolencias orgánicas.

2. Trastornos sexuales indirectos (larvados).
Los problemas sexuales se enmascaran a menudo tras ciertos cuadros psicosomáticos (→ psicosomática) ginecológicos tales como dolores hipogástricos psicógenos, trastornos psicógenos de la menstruación, prurito y flujo psicógenos y molestias psicógenas de la micción. Cf. trabajos psicosomáticos sobre el tema (Herz, Molinski 1980, Eicher 1981).

3. Terapéutica de los trastornos de la libido y del orgasmo. Masters y Johnson 1973 hicieron nuevas aportaciones a la terapéutica de los trastornos sexuales con sus ideas sobre el tratamiento de la insuficiencia *(inadequacy)* sexual. En una serie de hasta 20 sesiones sometieron a tratamiento los trastornos sexuales de las parejas. Empleaban métodos corrientes que, después de crear un ambiente distendido *(sensate focus)*, restituían al paciente su potencia sexual. Estos métodos se han llevado a la práctica con diversas modificaciones. En el tratamiento de los trastornos de la libido y del orgasmo proporciona buenos resultados efectuar una anamnesis sexual detallada, como preparación para la terapéutica ulterior (Eicher 1980). Los distintos parámetros, como pubertad, anamnesis de las menstruaciones, primera aparición de las eyaculaciones, primera cohabitación, embarazo, trastornos sexuales funcionales, se analizan en tanto que vivencias personales y se completan en el plano de la anamnesis biográfica con los temas correspondientes a la pareja, la capacidad de contacto, la familia y el cuadro de la personalidad. La discusión de los distintos temas arroja luz sobre los conflictos, que el médico puede comentar y elaborar. Si se crea un clima de confianza y empatía, existen las condiciones para una psicoterapia dialógica llevada a cabo con éxito. Sobre la aplicación de la anamnesis sexual a la terapia sexual, cf. bibliografía (Eicher 1980). La autosatisfacción, como procedimiento terapéutico, encuentra aplicación en mujeres anorgásmicas y en hombres que sufren trastornos de la erección u orgasmo precoz y que no tienen pareja (Kockott 1982).

4. Ninfomanía e hipersexualidad. *Ninfomanía:* Según Condrau (1969), algunas mujeres son insaciables buscando constantemente la satisfacción sexual completa, sin alcanzar nunca la realización de su esencia femenina. En su existencia han realizado tan sólo una posibilidad del poder existir pulsionalmente. La ninfómana está poseída de una imperiosa necesidad de cohabitar con un hombre, que actúa como factor desencadenante por el mero hecho de ser hombre. Pueden administrarse hormonas amortiguadoras del apetito sexual y sedantes, pero éstos no modifican el conflicto existencial básico y no dan por tanto lugar a curación, que sólo es posible mediante la psicoterapia.

Hipersexualidad: Una frecuencia de apetencia sexual superior a la media sólo se da en relación con la libido de la pareja individual. En tal apetencia puede tratarse de algo biológicamente dado, es decir, natural, o puede ser expresión de un trastorno neurótico. Según Vogt (1980), la hipersexualidad masculina puede expresarse por un persistente y obsesivo impulso a la actividad sexual. Según Wiederholt (1980), se trata de una desviación que en los hombres se llama satiriasis o donjuanismo y en las mujeres ninfomanía y se manifiesta en el hecho de atribuir excesiva importancia al deseo de actividad sexual con una o varias parejas del mismo o distinto sexo o a la realización efectiva del acto sexual.

5. Transexualidad. Los transexuales coinciden a nivel cromosómico, anatómico y hormonal con sus caracteres sexuales fenotípicos, pero se sienten identificados con el otro sexo, y por eso desean adaptarse a él fisiológicamente mediante tratamiento hormonal y operatorio. Hay transexuales de hombre a mujer y de mujer a hombre y, según investigaciones recientes, la proporción es de 1:1. La intersexualidad se ha entendido hasta ahora como desarrollo sexual morfológico, por ejemplo, el hermafroditismo. Nosotros hemos utilizado el concepto de intersexualidad para designar un desarrollo sexual defectuoso, que puede ser de tipo psicológico, sin un sustrato morfológico (Eicher, Schmid-Tannwald 1980). Esta intersexualidad psíquica incluye todas las formas de *transposición de la identidad sexual,* como por ejemplo, la homosexualidad y el travestismo, que implica una transposición parcial o pasajera (Money 1978). La transexualidad es una transposición completa y duradera.

Criterios diagnósticos (según la categoría 302.5X del *Diagnostic and Statistical Manual,* tercera edición, de la American Psychiatric Association): 1. Malestar y descontento permanentes ante el propio sexo anatómico. 2. Deseo persistente de eliminar los propios genitales y de vivir como un individuo del otro sexo. 3. El trastorno debe ser duradero, de 2 años como mínimo, sin limitarse a períodos de estrés. 4. Ausencia de intersexualidad corporal o de un defecto genético (esto no excluye, a nuestro juicio, una transexualidad). 5. El trastorno no debe ser síntoma de una enfermedad mental, como la esquizofrenia.

Se precisa un diagnóstico diferencial para distinguir: 1) La homosexualidad, 2) el travestismo, 3) los conflictos de adolescencia, 4) la esquizofrenia, 5) la delincuencia.

1. *Hipótesis sobre la etiología de la transexualidad.* 1) *Psicogénesis:* Stoller (1969) considera al transexual hombre-a-mujer como un individuo que mantuvo en su infancia una relación simbiótica con la madre y que en la mayoría de los casos careció de padre; si se trata de un transexual mujer-a-hombre, existiría una ausencia psicológica de la madre; el padre es vivenciado como una figura importante, pero el niño no sintió el apoyo de la madre. El futuro transexual pasa a ser el sustitutivo del marido. Pauly (1969): en un transexual mujer-a-hombre la niña rechazó a su madre como modelo de identificación y buscó la identidad con el padre. Person y Ovesey (1974) encuentran las raíces de la homosexualidad afeminada, del travestismo y de la transexualidad en la fase preedípica y estiman que estos trastornos nacen de la angustia de separación irresuelta durante la fase de desvinculación e individuación. 2) *Trastornos hormonales intrauterinos:* en el transexual hombre-a-mujer se produciría, al parecer, a nivel intrauterino, un déficit de andrógenos; y en el transexual mujer-a-hombre un exceso de andrógenos alrededor del quinto mes (Neumann 1970). 3) *Otras investigaciones* (Kockott, Nusselt 1976) han encontrado en casos de transexualidad numerosas alteraciones patológicas en el electroencefalograma; sin embargo, la mayoría de los transexuales no presenta modificaciones patológicas en el electroencefalograma.

2. *Procedimiento terapéutico en la transexualidad.* Es preciso confirmar primero el diagnóstico: 1) Anamnesis biográfica. 2) Exploración somático-sexual médica. 3) Una así

llamada prueba de cotidianeidad, con dictamen final, que suele ser válido para un año. Durante él, el paciente debe intentar, bajo asistencia médica, vivir el rol sexual que desea. En caso positivo, el dictamen determina la indicación para la equiparación endocrinológica y operatoria.

En la transexualidad mujer-a-hombre, el tratamiento hormonal se realiza con inyecciones depot de testosterona; en la transexualidad hombre-a-mujer, a base de medicación con estrógenos. Se produce así una clara virilización o feminización, respectivamente. Esto es experimentado como agradable por el paciente y supone, además, otro test. Sólo después de medio año de tratamiento hormonal se produce la equiparación operatoria: en la transexualidad mujer-a-hombre para transformación (reducción) de mamas, extirpación del útero, los anexos y la vagina. Más tarde puede desplazarse la uretra al clítoris hipertrofiado, lo que permite orinar en posición de pie. La plastia de la piel abdominal para formar un penoide no ha dado por lo general resultados satisfactorios. En transexualidad hombre-a-mujer, y a falta de ginecomastia hormonal, se realiza una plastia para formar senos femeninos y después la transformación de los genitales (orquiectomía, amputación del pene, con invaginación de la piel para formar una seudovagina y una vulva). La equiparación endocrinológica y quirúrgica se considera desde Benjamin (1966) como la terapéutica de elección. La mayoría de los expertos considera ineficaz la psicoterapia para fines de un cambio de la identidad sexual en casos de verdadera transexualidad. Existen algunos informes sobre influenciabilidad psicoterapéutica, especialmente en niños con síntomas transexuales. La operación produce en 8 de cada 10 casos una estabilización psíquica después del tratamiento, y un cambio del estatuto de la personalidad. La estadística más amplia sobre resultados y utilidad de este método procede de Pauly (1981).

Las *perversiones,* la *farmacoterapia* de los trastornos sexuales y la cuestión relativa a la sexualidad juvenil se exponen en artículos aparte.

Bibliografía. H. Benjamin, *The transsexual phenomenon,* Julian Press, Nueva York 1966; G. Condrau, *Psychosomatik der Frauenheilkunde,* Huber, Berna-Stuttgart ^{2}1969; W. Eicher, *Die sexuelle Erlebnisfähigkeit und die Sexualstörungen der Frau. Ein Leitfaden für die ärztliche Praxis,* G. Fischer, Stuttgart-Nueva York ^{2}1977; —, *Gynäkologie,* en W. Eicher (dir.), *Sexualmedizin in der Praxis. Ein kurzes Handbuch,* G. Fischer, Stuttgart-Nueva York 1980, p. 21; —, I. Schmid-Tannwald, *Intersexualität und Transsexualismus,* en W. Eicher (dir.), *Sexualmedizin in der Praxis. Ein kurzes Handbuch,* G. Fischer, Stuttgart-Nueva York 1980, p. 203; —, *Psychosomatische Aspekte in der Gynäkologie,* en T. v. Uexküll (dir.), *Lehrbuch der psychosomatischen Medizin,* Urban und Schwarzenberg, Munich-Viena-Baltimore 1981, p. 707; —, *Transsexualismus. Möglichkeiten und Grenzen der Geschlechtsumwandlung,* G. Fischer, Stuttgart-Nueva York 1983; D.G. Herz, H. Molinski, *Psychosomatik der Frau,* Springer, Berlín-Heidelberg-Nueva York 1980; G. Kockott, L. Nusselt, *Zur Frage der cerebralen Dysfunktion bei Transsexualität,* «Nervenarzt» 47 (1976) 310-318; —, *Selbstbefriedigung als Therapieverfahren,* en V. Herms, H.-J. Vogt, W. Eicher (dirs.), *Praktische Sexualmedizin 81,* Medical Tribune, Wiesbaden 1982, p. 75; W.H. Masters, V.E. Johnson, *Die sexuelle Reaktion,* Rowohlt, Reinbek 1970; —, —, *Anorgasmie und Impotenz,* Goverts, Krüger, Stahlberg, Francfort 1973; J. Money, *Transpositions of gender identity,* en J. Money, H. Musaph (dirs.), *Handbook of sexology,* Elsevier, Nueva York-Oxford 1978, p. 924; F. Neumann, *Tierexperimentelle Untersuchungen zur Transsexualität,* en V. Sigusch (dir.), *Tendenzen zur Sexualforschung,* vol. 49, Enke, Stuttgart 1970, p. 55; J.B. Pauly, *Adult manifestation of female transsexualism,* en R. Green, J. Money (dirs.), *Transsexualism and sex reassignment,* The Johns Hopkins University Press, Baltimore 1969, p. 59; —, *Outcome of sex reassignment surgery for transsexuals,* «Austr. New Zealand J. Psychiatr.» 15 (1981) 45-51; E. Person, L. Ovesey, *The transsexual syndrome in males,* «Am. J. Psychotherapy» 28 (1974) 4-20; V. Sigusch, *Ergebnisse zur Sexualmedizin,* Wissenschaftsverlag, Colonia 1972; R.J. Stoller, *Parental influences in male transsexualism,* en R. Green, J. Money (dirs.), *Transsexualism and sex reassignment,* The Johns Hopkins University Press, Baltimore 1969, p. 153; H.-J. Vogt, *Andrologie,* en W. Eicher (dir.), *Sexualmedizin in der Praxis. Ein kurzes Handbuch,* G. Fischer, Stuttgart-Nueva York 1980, p. 119; I. Wiederholt, *Sexualität. Normale, deviante (perverse), kriminelle,* en W. Eicher (dir.), *Sexualmedizin in der Praxis. Ein kurzes Handbuch,* G. Fischer, Stuttgart-Nueva York 1980, p. 342.

Wolf Eicher

MÉTODO FENOMENOLÓGICO. Intuición originaria, experiencia heteropsíquica, principio de todos los principios, «ponerse en el lugar de», consideración de la esencia.

1. Definición y esencia. El método fenomenológico fue introducido en → psicopatología el año 1912 por K. Jaspers con su obra *Die phänomenologische Forschungsrichtung in der Psychopathologie* (La orientación investigadora fenomenológica en psicopatología) como un modo especial de conocimiento y de investigación científica de los fenómenos de la vida psíquica patológica, y el mismo Jaspers lo expuso ampliamente y lo aplicó en su trabajo de 1913 *Kausale und verständliche Zusammenhänge zwischen Schicksal und Psychose bei der Dementia praecox (Schizophrenie)* (Relaciones causales y comprensivas entre destino y psicosis en la demencia precoz) y, sobre todo, en *Allgemeine Psychopathologie* (Psicopatología general), del mismo año (Jaspers 1963, p. 421; Schneider 1926, p. 392; Broekman 1965, p. 166; Heimann 1950, p. 5). Su principio rector consiste en la apelación a los actos y a los estados psíquicos como exclusivamente aquello que el paciente vivencia en su conciencia, así como a los modos en que éstos se le dan en la vivencia (Jaspers 1912, p. 393, 395, 405s; 1965, p. 47s). El modo de experiencia que utiliza el método fenomenológico consiste en la representación intuitiva de estas vivencias mediante la realización de un «ponerse en lugar de» la vida psíquica del enfermo, o bien de una → comprensión empática de la misma, prescindiendo de todas las concepciones teóricas acerca de lo así experimentado, especialmente de las teorías sobre su posible causación extraconsciente por procesos fisiológicos (Jaspers 1912, p. 395). La noción central del método fenomenológico es, pues, el concepto de → comprensión, cuyo significado especial, derivado de Dilthey, asume Jaspers, que se inspira, además, en M. Weber y en G. Simmel (Jaspers 1965, p. 250s; → explicación).

En su escrito *Ideen über eine beschreibende und zergliedernde Psychologie* (Ideas sobre una psicología descriptiva y analítica) de 1894, Dilthey había designado con el término «comprender» el método de esta disciplina que, frente a la psicología explicativa, considera la vida psíquica como un todo coherente en el que no sólo sus partes componentes, sino también los motivos de su coherencia, los «procesos de consecución», aparecen dados originariamente, es decir, se vivencian y no sólo se conciben o se analizan, como en los objetos naturales (Dilthey 1974, p. 143-145, 152). En este estudio el método fenomenológico tiene por objeto la vida psíquica como compendio de aquello que tiene lugar, como vivencias, en la conciencia del enfermo. Ahora bien, lo que tal método pone de manifiesto concretamente, con ayuda de la comprensión, son, según Jaspers, los «procesos interiores», los «síntomas subjetivos» del enfermo, dados de modo inmediato en su expresión externa, y de modo mediato en su autodescripción (Jaspers 1912, p. 391, 397s; 1965, p. 255; → anormalidad). Pueden dividirse en tres grupos. De ellos, el primero incluye los procesos psíquicos comprensibles por ser en sí normales, y que tan sólo se desvían de la normalidad en cuanto a su génesis, por ejemplo, los falseamientos de recuerdos; el segundo grupo incluye los «incrementos, reducciones o mezclas de fenómenos autovivenciados», por ejemplo, las seudoalucinaciones o las pulsiones perversas; y el tercero, aquellos procesos psíquicos que se caracterizan por la «absoluta inabordabilidad con vistas a una representación comprensiva», como son «el curso de los pensamientos y estados de ánimo afectados, etc.» (Jaspers 1912, p. 399s). El primer paso de detección científica, basado en estas representaciones empáticas de fenómenos psicopatológicos, consiste en su selección, distinción y fijación conceptual, y el segundo en la ordenación de los fenómenos con arreglo a su «parentesco fenomenológico» (Jaspers 1912, p. 395, 399, 402-405; 1963, p. 330; 1965, p. 47). El objetivo ideal que se propone en definitiva el método fenomenológico es el establecimiento «de una infinidad, abarcablemente ordenada, de cualidades psíquicas irreductibles» (Jaspers 1912, p. 404). Dado que en este enfoque cognitivo se trata de la captación de los fenómenos psicopatológicos como fenómenos psíquicos delimitados prescindiendo del conjunto coherente psíquico donde se insertan, Jaspers lo denomina «comprensión estática». Éste es el verdadero modo cognitivo del método fenomenológico (Jaspers 1912, p. 395, 406s; 1963, p. 330; 1965, p. 47s, 255). La detección del conjunto coherente psíquico, en cambio, se realiza con el método de la «comprensión genética», propio de la «psicología comprensiva», que Jaspers distingue por eso de la fenomenología. La comprensión genética en cuanto captación empática del surgir de lo psíquico a partir de lo psíquico en las correspondientes circunstancias motivacionales, intenta poner de manifiesto exclusivamente conjuntos vivenciales, prescindiendo de todos los procesos somáticos; de ahí que proceda según el método fenomenológico y forme parte, en definitiva, de éste (Jaspers 1912, p. 406s; 1963, p. 330s; 1965, p. 250s, 255). El objetivo de la psicología comprensiva es, concretamente, la ampliación de la comprensión a conjuntos psíquicos hasta entonces inadvertidos e insólitos y, sobre todo, la reelaboración de los conjuntos comprensibles a partir de estados psicóticos (Jaspers 1912, p. 407; 1963, p. 335; 1965, p. 260; → endógeno, → psicosis).

Jaspers se distancia deliberadamente de la concepción esencialista de Husserl, aunque, al analizar la fenomenología de los síntomas psicopatológicos, lo que le interesa es una reelaboración de lo idéntico y lo general subyacente en las múltiples variaciones de los casos individuales comparables (Jaspers 1912, p. 402; 1965, p. 47s). Binswanger, en cambio, considera el método de la concepción categorial o esencialista como el modo cognitivo característico del método fenomenológico, a diferencia de las ciencias naturales, que se basan en la percepción sensorial. Binswanger considera la limitación al ámbito vivencial, exclusivamente a lo inmanente en la conciencia, como «principio fundamental» del método fenomenológico (Binswanger 1961, p. 14, 17, 19ss, 24s, 28, 45-48). Intenta construir con este método una «fenomenología psicopatológica», que se sitúa, por decirlo así, entre la ciencia fenomenológica pura de las esencias y la psicopatología subjetiva, descriptiva, que detecta en definitiva fenómenos meramente individuales, ya que la psicopatología sólo puede concebirse como ciencia relativa a hechos (Binswanger 1961, p. 33, 47s; → análisis existencial). Si la psicopatología presenta las especies y los géneros naturales de los fenómenos psíquicos anormales y se limita a subsumir bajo ellos los casos individuales, la fenomenología psicopatológica trata de contemplar de modo empático el fenómeno psíquico anormal, revelado en la expresión del enfermo, en sus cualidades inmanentes y esencialmente propias (Binswanger 1961, p. 36s, 47s). Binswanger, siguiendo a Scheler, considera posible una captación «directa», inmediata, de lo psíquicamente ajeno en una especie de percepción interior, en los actos de experiencia de lo psíquico ajeno, considerados como el fundamento principal de la psicopatología (Binswanger 1961, p. 34). Siguiendo las ideas expuestas por Heidegger en *Sein un Zeit (El ser y el tiempo)*, publicado en 1927, Binswanger desarrolla la analítica existencial desde su propia versión del método fenomenológico (Binswanger 1961, p. 190s). Partiendo de la determinación heideggeriana de la constitución fundamental del «ser ahí» como «ser en el mundo» (Heidegger 1963, 52ss), Binswanger intenta, con ayuda de este método, concebir los fenómenos psicopatológicos fácticamente dados como variaciones especiales de dicha constitución fundamental (Binswanger 1961, p. 194; 1955, p. 279s). El análisis del «ser ahí» *(Dasein)* no debe entenderse como una psicopatología clínica, dado que no ofrece criterio alguno sobre la morbosidad de los modos del «ser ahí» que describe, sino que constituye la piedra de toque fenomenológica para los conceptos funcionales empleados en psicopatología clínica (Binswanger 1961, p. 216s; 1955, p. 288). Aunque Binswanger considera el método del análisis existencial como el de las «ciencias fenomenológicas de la experiencia», con su orientación estrictamente ajustada al «contenido de lo puramente dado fenoménicamente», cabe preguntar, sin embargo, si la concepción de los fenómenos de conciencia y de sus cambios patológicos como formas y configuraciones del «ser ahí» o del «ser en el mundo» no supone la renuncia al principio fundamental del método fenomenológico: la limitación a lo inmanente de las vivencias conscientes, en favor de una interpretación que va más allá de éstas, sobre la base de una antropología proyectada ya de antemano (Binswanger 1961, p. 190s, 194s). Un cierto retorno al punto de vista fenomenológico se advierte en la obra tardía de Binswanger, especialmente en el estudio *Melancholie und Manie,* aparecido en 1960 (Binswanger 1960; Broecman 1965, p. 173; Kisker 1961). Binswanger concibe ahora al método fenomenológico como una «metodología de la psiquiatría» que fundamenta el análisis de la existencia, en cuanto teoría de la constitución ontológica de las enfermedades mentales y que difiere por tanto de dicho análisis, una → metodología que no busca tan sólo la captación de los «mundos» de los enfermos mentales, de la «estructura antropológica» de las formas de existencia psicótica, sino el esclarecimiento de modos estructurales, en correspondencia con la teoría husserliana de la constitución fenomenológico-transcendental del ser y del mundo. Haciendo suya esta doctrina de Husserl, Binswanger se distancia también de una psicopatología fenomenológico-descriptiva de cuño jaspersiano (Binswanger 1960, p. 9s, 13). Kisker pone más bien en duda que Binswanger lograse de ese modo un esquema conceptual claro de la fenomenología, por una parte, y del análisis de la existencia, por otra, así como un suficiente esclarecimiento de sus relaciones mutuas (Kisker 1961, p. 151s). Kisker admite, no obstante, que el método fenomenológico, en su función ontológica y descriptiva, permite establecer una «ciencia básica» de la psicopatología, y que es preciso otorgarle, por tanto, una «prioridad sistemática» frente a las variantes de la antropología psiquiátrica. La función fundamentadora de esa ciencia básica fenomenológica se define, según él, como la construcción de una «ontología regional» (en el sentido husserliano) de lo anormal (Kisker 1960, p. 5-10; 1964, p. 292s).

De manera generalizada, en los autores actuales no se advierte esta separación entre la fenomenología como ciencia psicopatológica fundamental, por un lado, y la antropología psicopatológica o análisis de la existencia, por otro, ni en el aspecto terminológico ni en el aspecto metodológico. Blankenburg intenta mostrar la posibilidad de una combinación fecunda de ambas disciplinas y postula, como Kisker, el establecimiento de una ontología regional de lo anormal, volviendo a la subjetividad ontológica como meta o camino del método fenomenológico, pero sin renunciar por ello a los resultados del análisis de las estructuras existenciales de los fenómenos psicopatológicos, resultados que el pensamiento de Heidegger permite obtener (Blankenburg 1971, p. 15-21).

2. Premisas teóricas y desarrollo. La raíz principal del fundamento teórico del método fenomenológico es el movimiento fenomenológico, iniciado a finales del siglo pasado por Husserl y que llegó a ser en los decenios siguientes la corriente filosófica predominante en Alemania (Gadamer 1963, p. 1, 3). La novedad metodológica, presente ya en la primera obra importante de Husserl aparecida en 1900-1901, *Logische Untersuchungen* (Investigaciones lógicas), y expresada luego plenamente en la segunda edición, reelaborada, de 1913 y en el libro primero de sus *Ideen zu einer reinen Phänomenologie und phänomenologische Philosophie* (Ideas para una fenomenología pura y una filosofía fenomenológica), publicado también en 1913, es la vuelta «a las cosas mismas» (Gadamer 1963, p. 4; *Hua* [1]III, XV, XLI, 4 Z. 23-26, 41 Z. 10; *Hua* XVIII, XI, 8-16). El lema en cuestión significa que la ciencia debe acoger cada cosa, al margen de todos los prejuicios, en su mismidad corpórea originaria, en el modo de la «originariedad» dentro de la realización de una intuición inmediata, y debe describirla, mediante conceptos adecuados, con arreglo a esa intuición. Las intuiciones originarias constituyen en toda verdadera ciencia el fundamento justificativo de sus principios y teorías (*Hua* [1]III, 14 Z. 30-33, 15 Z. 1, Z. 15-16, 41 Z. 9-13, 42 Z. 24-27). Esta vuelta a las cosas mismas caracteriza adecuadamente lo que Husserl llama «principio de todos los principios», según el cual toda intuición originaria constituye la fuente justificativa última del conocimiento y todo lo que se muestra en la intuición, en la «visión» inmediata, «en su realidad corpórea», debe acogerse sin más «como lo que se da a sí mismo, pero sólo dentro de los límites en que se da» (*Hua* [1]III, 43 Z. 1-4, 51 Z. 1-8). El principio, acompañado de esta restricción crítica, significa para Husserl que ninguna cosa constituye en sí algo dado, sino que siempre representa tan sólo algo dado *para* un sujeto. Descubrir en una intuición originaria el derecho primigenio de una cosa, conforme al principio de todos los principios, significa siempre, pues para Husserl descubrir al mismo tiempo el modo como esa cosa se da al sujeto, y por tanto, la conciencia, el acto vivencial de dicha intuición originaria (*Hua* ¹III, 5 Z. 4-7, 58 Z. 34-37, 59 Z. 1-11, 100 Z. 20ss, 101 Z. 11-12, 106 Z. 1-8, 197 Z. 28-34, 198 Z. 15-22, 329 Z. 28-33; Husserl 1968, p. 42; Gadamer 1963, p. 5s; Seebohm 1962, p. 73, 84). Así, pues, el tema de la fenomenología es el objeto en sus modos de darse al sujeto, cuyo modo de captación más radical consiste en las intuiciones originarias. De ese modo la fenomenología abarca, en definitiva, todo el mundo de los objetos, y cada categoría de éstos posee sus modos fenoménicos subjetivos característicos, especialmente los de la intuición originaria (*Hua* ¹III, 15 Z. 8-12, 321 Z. 10-15, 329 Z. 28-33, 336 Z. 39, 337 Z. 1-8). Así, pues, si cada objeto sólo se define como correlato de los modos de conciencia específicos que lo captan, se impone, como tema central de la fenomenología, esta conciencia experiencial, justamente en el acto de traer ese objeto «a la experiencia», de «constituirlo». Puesto que la conciencia, con sus cursos vivenciales, sólo se descubre originariamente a la mirada reflexiva, todas las investigaciones y hallazgos fenomenológicos tienen lugar en actos de reflexión (*Hua* ¹III, 16 Z. 6-7, 100 Z. 17ss, 106 Z. 1-8, 159 Z. 39, 160 Z. 1-25, 165 Z. 10-15, 168 Z. 21-27, 196 Z. 17-24, 197 Z. 4-39, 198 Z. 1-35, 310 Z. 7-15). La relación que aquí se pone de manifiesto entre la conciencia constituyente y el objeto constituido demuestra que las vivencias de la conciencia son, a su vez, conciencia de su objeto y que por tanto están referidas intencionalmente a éste. La intencionalidad resulta ser así la propiedad universal de la conciencia (*Hua* ¹III, 73 Z. 30-37, 74 Z. 1-6, Z. 23-25, 75 Z. 20-21, 180 Z. 18-22, 187 Z. 23-37, 188 Z. 1-31, 337 Z. 23-27).

La ausencia de prejuicios y de supuestos previos, según el «principio de todos los principios», exige que la conciencia intencional constitutiva del objeto sea tema de la investigación fenomenológica exclusivamente en aquellas propiedades donde aquél llega a la experiencia en actos de reflexión, como modos de conocimiento que lo detectan originariamente. Esto significa la exclusión de la «actitud natural» que Husserl llama creencia universal en el ser y «tesis general» del mundo, según la cual todo lo presente (y toda conciencia) es algo existente en el mundo, por ejemplo, como vida psíquica de una animalidad psicofísica; y significa al mismo tiempo la exclusión de las teorías fisiológicas, psicológicas y psicofísicas basadas en dicha «actitud natural» (*Hua* ¹III, 56 Z. 11ss, 58 Z. 13ss, 59 Z. 11ss, § 30, p. 60s, 67 Z. 21-24, 69 Z. 15ss). Esta desconexión o «puesta entre paréntesis» tiene lugar mediante una *epokhé* o suspensión del juicio que no niega la tesis general, sino que la deja de lado (*Hua* ¹III, § 31, p. 61-64). La conciencia restante, una vez descartada la «tesis general del mundo», no es, pues, una realidad, es decir, no es una vida anímica de algún ser viviente, sino que posee el sentido ontológico de una conciencia absoluta, en cuanto que es independiente del valor ontológico del mundo. Esa conciencia aparece, además, como conciencia pura, ya que recibe su sentido ontológico exclusivamente de la experiencia reflexiva interna; y es, en fin, una conciencia transcendental, porque, siendo constitutiva de los objetos, viene a ser el lugar subjetivo originario de todo ente objetivo. Esta conciencia absoluta, pura, transcendental es, pues, el verdadero objeto de la fenomenología. La *epokhé* de la tesis general del mundo, en tanto que abre el verdadero campo de la fenomenología o conduce a él, se define también como reducción fenomenológica o transcendental. Y, consecuentemente, también la fenomenología se designa, más en concreto, como fenomenología transcendental (*Hua* ¹III, 67 Z. 14-20, 68 Z. 15-39, 69 Z. 1-13, 104 Z. 8-25, 105 Z. 27-39, § 50 p. 106s, § 51 p. 107-110, 121 Z. 26-30, 162 Z. 32-34, 165 Z. 10-15; *Hua* ²III, 589 Z. 38-43, 590 Z. 1-3, 593 Z. 38-43).

La reducción fenomenológico-transcendental no se identifica con la reducción eidética ni incluye a ésta. La conciencia absoluta, pura y transcendental que aquélla abre no es ninguna esfera de esencias, sino una región del ser individual; tampoco es, en consecuencia, una intuición de esencias, sino un acto, reducido transcendentalmente, de intuición individual, reflexivamente experiencial (*Hua* ¹III, 67 Z. 8-13, § 60 p. 128-130). Mas, por otra parte, la intuición de esencias, que en el acto de reducción eidética procede del hecho a la esencia, tampoco presupone en modo alguno la reducción fenomenológico-transcendental. No implica ninguna desconexión de la «tesis general», sino que se produce en una actitud natural, como un procedimiento imprescindible para la formulación de enunciados generales (*Hua* ¹III, 6, § 3 p. 13-16, § 4 p. 16s, 69 Z. 15-37, *Hua* IX, § 9 p. 72-87, 94 Z. 22-27). No obstante, la fenomenología puede practicar aún, adicionalmente, una reducción eidética, con base en sus hechos transcendentales y establecerse así en su figura plena como ciencia de las esencias transcendentales (*Hua* ¹III, 138 Z. 28-38, 139 Z. 34-37, 156 Z. 13-20).

El planteamiento fenomenológico de Husserl experimentó posteriormente importantes transformaciones, concretamente por obra de A. Pfänder, A. Reinach y M. Geiger, pertenecientes al círculo de fenomenólogos de Munich. La meta de estos fenomenólogos es también la «vuelta al objeto», pero esta vuelta se realiza, según estos autores, meramente en actos de intuición inmediata del objeto en su darse a sí mismo, sin su esclarecimiento crítico desde los actos constitutivos de la conciencia transcendental. La captación intuitiva de la esencia representa aquí el verdadero objetivo, y así, la fenomenología pierde ahora su giro transcendental y adopta la figura de una teoría de las esencias puras (Gadamer 1963, p. 3-6, 10; Seebohm 1962, p. 85ss; Spiegelberg 1960, p. 171s; Reinach 1951, p. 5s, 71).

M. Scheler, que pertenecía desde 1906 al círculo de fenomenólogos de Munich, llega a posiciones afines, no relegando la reducción fenomenológico-transcendental, sino reinterpretándola o deformándola como visión de la esencia (Scheler 1957, p. 394, 398, 419; 1973, p. 307, 309; Spiegelberg 1960, p. 172).

Otro paso adelante lo da Jaspers, que no rechaza sólo el giro transcendental sino también la reducción eidética y la teoría de las esencias de Husserl, basada en ella (Jaspers 1965, p. 47), y concibe el principio fenomenológico de todos los principios como retorno a un introducirse, haciendo intuitivamente presente, en la vida de la conciencia, prescindiendo de las concepciones naturales de la misma que se tenían anteriormente por válidas (→ exploración). Sin embargo, Jaspers procede de hecho conforme al modelo de la eidética husserliana cuando postula la elaboración de lo idéntico subyacente en los distintos fenómenos patológicos.

En todo caso, Jaspers se desvía de Husserl en un punto que trae consecuencias para el método fenomenológico de la psicopatología en su interpretación del principio de todos los principios. Mientras que para Husserl la vuelta a la intuición originaria lleva, en el caso de la conciencia, hasta la percepción reflexiva interior, Jaspers reconoce ya en la representación intuitivo-empática de la vida consciente un modo último de experiencia de ésta y lo mantiene en su función de percepción sensible, fundamentadora de la ciencia (Jaspers 1912, p. 391, 395, 397; → diagnóstico). Pero de ese modo no sólo relega la significación fundamentadora del conocimiento que poseen los actos de la experiencia refleja como instrumento de análisis fenomenológico, sino que olvida toda la problemática de la experiencia de la psique ajena en que se halla envuelto su planteamiento fenomenológico. El problema del conocimiento de la psique ajena que, como expone Husserl (*Hua* I, p. 121-177), presenta especiales dificultades a la fenomenología, ya que lo psíquicamente ajeno no es experimentable en intuición originaria, constituye por eso una premisa no reconocida y, en consecuencia, no resuelta del método fenomenológico en psicopatología. Actualmente se reconoce este problema, mas no parece que se haya encontrado aún una solución de amplio consenso (Blankenburg 1971, p. 24; Broecman 1965, p. 179; Schäfer 1980, Straus 1963, p. 941).

Encontramos también en Binswanger una absorción de la reducción fenomenológico-transcendental en la reducción eidética, con precedente en Szilasi (Binswanger 1961, p. 29, 47; Szilasi 1959, p. 67); Binswanger está, sin embargo, en muchos puntos más próximo a las ideas de Husserl que al planteamiento de Jaspers. Así, no sólo adopta expresamente en su *Psychopathologische Phaenomenologie* la teoría de las esencias de Husserl, sino que practica en cierto modo, sobre todo en la reorientación fenomenológica posterior, su giro transcendental, desplazando el centro de gravedad de los análisis desde la descripción fenomenológico-antropológica de las esencias a los modos estructurales subjetivos de los fenómenos psicopatológicos. Binswanger atribuye además a los actos de experiencia de lo psíquico ajeno una relevancia fundamental en psicopatología, aunque en este punto no se basa en Husserl sino en Scheler (Binswanger 1961, p. 34; 1965, p. 235, 242). Adopta también ulteriormente la idea de «apresentación» de la teoría husserliana de la empatía, mas no para fundamentar la psicopatología en una teoría de la intersubjetividad, sino para caracterizar el esquema del mundo de la existencia maniaca (Binswanger 1960, p. 67ss).

Entre las corrientes culturales al margen del movimiento fenomenológico, algunas ideas de W. Dilthey, de J.G. Droysen, de G. Simmel y de M. Weber quedaron integradas en la fundamentación teórica del método fenomenológico (Jaspers 1965, p. 250s; Dilthey 1974, p. 143-145, 152, 158ss; Droysen 1862, p. 4; Simmel 1892, p. 14s; Weber 1976, p. 2). Tales ideas están implícitas en las versiones jaspersianas del concepto de → comprensión, especialmente en la distinción entre la comprensión racional y la comprensión empática (Jaspers 1965, p. 255). Glatzel (1978, p. 154-160) ha señalado, no obstante, que Jaspers efectuó algunos desplazamientos de sentido terminológicos que tuvieron consecuencias para el método fenomenológico.

Bibliografía. L. Binswanger, *Ausgewählte Aufsätze und Vorträge*, vol. 1. *Zur phänomenologischen Anthropologie*, Francke, Berna ²1961; —, vol. 2. *Zur Problematik der psychiatrischen Forschung und zum Problem der Psychiatrie*, Francke, Berna 1955; —, *Melancholie und Manie. Phänomenologische Studien*, Neske, Pfullingen 1960; —, *Einführung in die Probleme der allgemeinen Psychologie*, Springer, Heidelberg 1922, Bonset, Amsterdam 1965; W. Blankenburg, *Der Verlust der natürlichen Selbstverständlichkeit. Ein Beitrag zur Psychopathologie symptomarmer Schizophrenien*, Enke, Stuttgart 1971; J.M. Broecman, *Phänomenologisches Denken in Philosophie und Psychiatrie*, «Confin. Psychiatr.» 8 (1965) 165-187; W. Dilthey, *Ideen über eine beschreibende und zergliedernde Psychologie*, en Dilthey, *Gesammelte Schriften*, vol. V, Teubner, Stuttgart ⁶1974, p. 139-240; J.G. Droysen, *Grundriss der Historik*, Moeser, Berlín 1862 (impreso como manuscrito); H.G. Gadamer, *Die phänomenologische Bewegung*, «Philos. Rundsch.» 11 (1963) 1-45; J. Glatzel, *Allgemeine Psychopathologie*, Enke, Stuttgart 1978; M. Heidegger, *Sein und Zeit*, Niemeyer, Tubinga ¹⁰1963 (trad. cast., *El ser y el tiempo*, FCE, México ⁵1974); H. Heimann, *Der Einfluss von Karl Jaspers auf die Psychopathologie*, «Monatsschr. Psychiatr. Neurol.» 120 (1950) 1-20; E. Husserl, *Logische Untersuchungen*, vol. 2. *Untersuchungen zur Phänomenologie und Theorie der Erkenntnis*, 1.ª parte, Niemeyer, Tubinga ⁵1968; *Husserliana:* Edmund Husserl, *Gesammelte Werke*, ed. basada en los documentos de los archivos de Husserl (Lovaina), bajo la dir. de H.L. van Breda, Nijhoff, La Haya 1950ss (cit. en el texto con la sigla *Hua.* I, II, etc. = *Husserliana*, vol. I, vol. II, etc.); —, vol. I, *Cartesianische Meditationen und Pariser Vorträge*, ed. de S. Strasser, Nijhoff, La Haya ²1963; —, vol. ¹III, *Ideen zu einer reinen Phänomenologie und phänomenologischen Philosophie. 1. Buch: Allgemeine Einführung in die reine Phänomenologie. 1. Halbbd.*, texto de las tres primeras ediciones, reed. por Karl Schuhmann, Nijhoff, La Haya 1976; —, vol. ²III, *Ideen zu einer reinen Phänomenologie und phänomenologischen Philosophie. 1. Buch: Allgemeine Einführung in die reine Phänomenologie. 2. Halbbd. Ergänzende Texte* (1912-1929), reed. por K. Schuhmann, Nijhoff, La Haya 1976; —, vol. IX, *Phänomenologische Psychologie*, ed. por W. Biemel, Nijhoff, La Haya 1968; —, vol. XVIII, *Logische Untersuchungen*, vol. 1, *Prolegomena zur reinen Logik*, ed. por E. Holenstein, Nijhoff, La Haya 1975; K. Jaspers, *Die phänomenologische Forschungsrichtung in der Psychopathologie*, «Z. Ges. Neurol. Psychiatr.» 9 (1912) 391-408; —, *Kausale und verständliche Zusammenhange zwischen Schicksal und Psychose bei der Dementia praecox (Schizophrenie)*, en K. Jaspers, *Gesammelte Schriften zur Psychopathologie*, Springer, Berlín-Heidelberg-Gotinga 1963, p. 329-412; —, *Allgemeine Psychopathologie*, Springer, Berlín-Heidelberg-Nueva York ⁸1965; K.P. Kisker, *Der Erlebniswandel des Schizophrenen. Ein psychopathologischer Beitrag zur Psychonomie schizophrener Grundsituationen*, Springer, Berlín-Gotinga-Heidelberg 1960; —, *Die phänomenologische Wendung Ludwig Binswangers*, «Jb. Psychol. Psychother. Med. Anthropol.» 8 (1961) 142-153; —, *Kernschizophrenie und Egopathien*, «Nervenarzt» 35 (1964) 280-294; A. Reinach, *Was ist Phänomenologie?*, Kösel, Munich 1951; M.L. Schäfer, *Das Problem der Intersubjektivität in der philosophischen Grundlegung der Psychiatrie*, en *Die Psychologie des 20. Jahrhunderts*, vol. X, *Ergebnisse für die Medizin* (2), bajo la dir. de U.H. Peters, Kindler, Zurich 1980, p. 63-77; M. Scheler, *Wesen und Formen der Sympathie*, 6.ª ed.; *Die deutsche Philosophie der Gegenwart*, 2.ª ed. (= Max Scheler, *Gesammelte Werke*, vol. 7, ed. de M.S. Frings), Francke, Berna-Munich 1973; —, *Schriften aus dem Nachlass*, vol. I. *Zur Ethik- und Erkenntnislehre* (= M. Scheler, *Gesammelte Werke*, vol. 10, ed. de Maria Scheler), Francke, Berna ²1957; K. Schneider, *Die phänomenologische Richtung in der Psychiatrie*, «Philosophischer Anzeiger. Z. Zusammenarbeit von Philosophie und Einzelwissenschaft» 1 (1926)

382-404; Th. Seebohm, *Die Bedingungen der Möglichkeit der Transzendental-Philosophie* (= Abhandlungen zur Philosophie, Psychologie und Pädagogik, vol. 24), Bouvier, Bonn 1962; G. Simmel, *Die Probleme der Geschichtsphilosophie,* Duncker und Humblot, Leipzig 1892; H. Spiegelberg, *The phenomenological movement. A historical introduction,* vol. 1, Nijhoff, La Haya 1960; E. Straus, *Philosophische Grundfragen der Psychiatrie,* II. *Psychiatrie und Philosophie,* en Gruhle, Jung, Mayer-Gross (dirs.), *Psychiatrie der Gegenwart,* vol. I, 2, Springer, Berlín-Gotinga-Heidelberg 1963, p. 926-994; W. Szilasi, *Einführung in die Phänomenologie Edmund Husserls,* Niemeyer, Tubinga 1959; M. Weber, *Wirtschaft und Gesellschaft. Grundriss einer verstehenden Soziologie,* Mohr, Tubinga [5]1976.

MICHAEL SCHÄFER

MÉTODOS AUDIOVISUALES EN PSIQUIATRÍA. Diagnóstico audiovisual, teoría audiovisual, terapia audiovisual, técnica de registro audiovisual.

1. Introducción. La producción tecnológica de instrumentos electrónicos a precio económico ha originado una sorprendente difusión de los medios audiovisuales en algunas instituciones psiquiátricas. El equipamiento mínimo se limita a una cámara (con monitor de búsqueda), micrófono, grabadora, monitor de reproducción y altavoz. El proceso técnico es imprevisible en la era de los microprocesadores; por eso renunciamos aquí a la descripción del instrumental.

Los medios audiovisuales se utilizan en psiquiatría para el diagnóstico, el tratamiento, la enseñanza y la investigación. A diferencia de las disciplinas somáticas, donde generalmente se consideran sólo aspectos parciales, la técnica audiovisual permite en psiquiatría la reproducción integrativa de señales (cinético-motoras) verbales y no verbales, tanto referidas al individuo, como a interacciones. El registro del proceso logrado de este modo es asombrosamente real y global. Su reproducción ulterior puede efectuarse en el tiempo y en el espacio de modo independiente: Especialmente es posible, con los canales correspondientes, un efecto multiplicador mediante distribución a diversos espacios o con una proyección a gran aumento. Temporalmente caba pensar, con el almacenamiento en cinta magnética, en una repetición en cualquier momento, una elaboración ulterior para la reproducción, una clasificación y documentación para su aplicación concreta, etc. Así, el registro en vídeo se presta especialmente para investigaciones comparativas, de desarrollo y del curso.

2. Técnica de registro. Exige tres condiciones, además de los equipos mínimos mencionados:

1) *Instalación espacial:* Es conveniente un cuarto de registro, aislado acústicamente y bien iluminado, con una cámara fija y otra móvil. El control a distancia es indispensable si se quieren rebasar las exigencias mínimas de una cámara fija. De este modo apenas se obstaculiza la interacción diagnóstica o terapéutica entre el paciente y el terapeuta.

2) *Registro de sonido:* Gracias a las mejoras sustanciales introducidas en la calidad microfónica, hoy es más fácil evitar el inconveniente básico de la técnica no profesional de registro: la deficiente calidad del sonido. La elección de micrófonos fijos o micrófonos de enchufe, de varios micrófonos dirigidos o con un espectro amplio de registro, depende de las necesidades de grabación. Debe garantizarse un buen control en el pupitre de mezcla.

3) *Toma de imagen:* La cámara fija con su teleobjetivo sirve para la panorámica situacional, y la cámara móvil, dotada de zoom, para la captación de cursos de movimiento y enfoques cercanos. Es importante hacer resaltar detalles mímicos y gestuales; el pupitre de mezcla posibilita nuevas formas de contraste.

4) *Dirección:* Más importantes que los aspectos técnicos y estéticos de la toma son el saber profesional del psiquiatra y su capacidad para ponerse en situación dialogal. La excesiva movilidad de la cámara distrae del contenido técnico en la reproducción. La toma correcta debe ser lo más realista posible, es decir, debe evitar falseamientos (deformación, trivialización, exageración de cursos acústicos o visuales, etc.).

La riqueza de la tecnología presenta, pues, sus peligros y limitaciones:

1) El «objeto observado» (paciente o pacientes) queda modificado por la observación (toma) misma (efecto Heisenberg de la física); de ahí la necesidad de una preparación, información y asistencia adecuadas a los pa-

cientes. Debe exigirse a todo el personal médico el mantenimiento de los principios éticos y jurídicos de protección de la personalidad del enfermo.

2) El distanciamiento emocional provocado por el medio interpuesto, el establecimiento de una distancia espacial y temporal, pueden hacer que el observador se desinterese íntimamente de lo que está viendo y escuchando en la grabación. El observador participa en el proceso más pasivamente que cuando es testigo presencial del diálogo.

3) La fidelidad de la toma está limitada no sólo por las posibilidades técnicas sino también por la dirección y la labor del cámara.

4) El frecuente *play back* con microanálisis puede dar lugar a artefactos, destacando ciertas características que no son reconocibles en la observación natural.

3. Áreas de aplicación. Una vez sentados los supuestos fundamentales y técnicos, cabe señalar las tres áreas capitales de aplicación:

1. *Diagnóstico.* En el diagnóstico, el registro audiovisual permite superar dificultades que la situación dialogal origina con frecuencia (Renfordt 1974). La fugacidad temporal y la variabilidad de los fenómenos se equilibra con una documentación objetivadora. La repetición *ad libitum* de una escena o de una secuencia permite destacar mejor la variedad de los fenómenos y los detalles finos de la observación. La formación de un juicio subjetivo puede compensarse mediante un mayor número de observadores, en una situación estandarizada. Estas ventajas han hecho que los medios audiovisuales se apliquen en muchos proyectos de investigación en los que la documentación suele ser un factor primordial. La Organización Mundial de la Salud propuso, en el tema de la clasificación y documentación de los fenómenos psiquiátricos, un programa internacional de investigación y entrenamiento que se basa en tomas de vídeo (Helmchen y colaboradores 1973). En el sector correspondiente a la indicación de procedimientos psicoterapéuticos se advierte cada vez más la ayuda diagnóstica que representa el registro audiovisual (Blaser 1977, Richter 1967). Son evidentes las ventajas en la observación del curso tanto por lo que se refiere a situaciones aisladas individuales, como a procesos de desarrollo. El uso de medios audiovisuales en la investigación debe calificarse de polivalente y no se puede otorgar preferencia exclusiva a un único método de investigación. Tan sólo en conexión con un determinado problema se podrá definir su valor como método.

2. *Enseñanza.* Es de todos conocido el uso de los métodos audiovisuales en la enseñanza. Hemos mencionado ya, en parte, las posibles ventajas: el efecto multiplicador; la independencia temporal y espacial y, en consecuencia, no sólo una exposición de situaciones, sino de procesos; destacar objetos o secuencias didácticamente importantes; reproducibilidad; supresión, para los pacientes, de la molestia de ser objetos de observación directa, etc. El uso de la videograbación se ha difundido sobre todo en el entrenamiento para el diálogo clínico y terapéutico, donde la autoconfrontación muestra implacablemente los fallos del entrevistador en el modo de enfocar las cuestiones, en la forma de comunicación y en la conducta correspondiente a roles. El paso, desde esta aplicación, a su uso como instrumento de formación en psicoterapia, es reducido, pero el ámbito de aplicación es muy grande: casi todos los aproximadamente 200 métodos de terapia individual, de grupo o familiar existentes han descubierto las ventajas del control por vídeo (→ psicoterapia de grupo, → terapia de la pareja, → psicoanálisis).

3. *Psicoterapia.* La técnica audiovisual se aplica en diversos métodos de psicoterapia, aplicación fundamental que aún no se ha difundido lo suficiente (Berger 1970, Heim y Steiner 1979).

Todo proceso terapéutico está sobre todo encauzado a confrontar al paciente con modos de conducta o con alguna forma de autocomprensión que no captaba hasta entonces con suficiente claridad o de los cuales no era consciente. Berger menciona algunos de los numerosos conceptos técnicos que incluyen de algún modo la autoconfrontación, desde el consejo, pasando por el condicionamiento, hasta la activación, el esclarecimiento o la interpretación.

El uso del vídeo en psicoterapia descansa fundamentalmente en tres premisas:

1) La introspección, dentro de contextos psicodinámicos, en conductas anómalas y en

formas de interacción no tienen tan sólo lugar —como en la mayoría de las psicoterapias tradicionales— mediante interpretación verbal, sino también de modo no verbal, mediante la percepción directa de la propia conducta.

2) Se otorga especial relevancia a la actualidad en la terapia, en las interacciones entre el médico y el paciente aquí y ahora.

3) El estilo propio de la terapia tradicional, con la asimetría en la relación médico-paciente, queda sustituido por una relación de mayor nivelación, ya que el medio audiovisual presenta por igual a ambos.

Se han descrito las siguientes posibilidades de aplicación:

1) *Play back* integrado en la sesión psicoterápica actualmente en curso mediante elección expresa de un segmento terapéuticamente importante en la segunda mitad de la sesión.

2) Registro de toda la sesión psicoterápica y su reproducción tras un intervalo de tiempo (desde horas, a días).

3) Registro, con regularidad, de la sesión terapéutica y un breve *play back* cuando el terapeuta o el paciente lo deseen.

4) Registros, con regularidad de la sesión psicoterápica y repetición, después de cierto tiempo (semanas), de algunos fragmentos, para comprobar los cambios producidos.

5) Monólogo del paciente ante la cámara, con autocontemplación directa en el monitor, o mediante *play back* a solas o con el terapeuta.

6) Manipulación experimental de la sesión, por ejemplo, mediante interrupción inesperada, con *play back* de las reacciones del paciente.

El *play back*, o reproducción de escenas, es un recurso utilizado en las distintas variantes técnicas que permite la autoconfrontación terapéuticamente decisiva. Existe así la posibilidad de destacar, mediante reproducción selectiva de sonido e imagen, la forma de comunicación pertinente. Se ha calificado la experiencia del *play back* como «segunda posibilidad»: el paciente puede sacar consecuencias de la autoobservación correspondiente. Si no siempre es capaz, o no está dispuesto a hacerlo, es por su actitud de defensa. Los autores recomiendan diversos procedimientos al respecto. Mientras unos sostienen que el paciente sólo puede avanzar si el terapeuta fuerza la confrontación mediante indicaciones críticas, otros previenen contra tal método y recomiendan una reproducción sin comentarios, lo cual responde mejor a la actitud defensiva del paciente. Hay que recordar, en todo caso, que el empleo del vídeo no constituye una forma independiente y acreditada de psicoterapia, sino que debe considerarse más bien como un auxiliar importante para los métodos ya acreditados.

Bibliografía. M.M. Berger (dir.), *Videotape techniques in psychiatry training and treatment*, Brunner, Mazel, Nueva York 1970; A. Blaser, *Der Urteilsprozess bei der Indikationsstellung zur Psychotherapie*, Huber, Berna 1977; E. Heim, S. Steiner, *Video-Technik in der Psychotherapie*, «Gruppenpsychother. Gruppendynamik» 14 (1979) 62-73; H. Helmchen y colaboradores, *Zur Klassifikation neurotischer und psychosomatischer Störungen*, «Nervenarzt» 44 (1973) 292-299; E. Renfordt, *Audio-visuelle Methoden in der Psychiatrie*, «Nervenarzt» 45 (1974) 505-509; H.-E. Richter, *Fernsehübertragung psychoanalytischer Interviews*, «PSYCHE» 5 (1967) 326-340; S. Steiner, E. Heim, *Psychotherapeutische Anwendung der Video-Technik mit Rollenspiel*, «Gruppendynamik» 14 (1979) 54-61.

EDGAR HEIM

MÉTODOS GRÁFICOS. Sensibilización comunicativa, dilema fiabilidad-validez, método de la comprensión espontánea, → método fenomenológico-hermenéutico, método empírico-experimental, métodos de amplio espectro, análisis del estilo.

1. Generalidades sobre formación de teorías. El dibujo y la pintura son métodos de diagnóstico y de terapéutica muy apreciados por los profesionales. Muy diferente es la actitud de aquellos que investigan los criterios de calidad (→ fundamentos psicométricos del diagnóstico) de estos instrumentos como → tests. Para poder emitir un juicio ecuánime conviene partir de los fines de su utilización. Actualmente, los fines son muy variados y abarcan desde las exigencias de una psicometría perfeccionada hasta el incremento de la sensibilización comunicativa. Es preciso aclarar, pues, si se trata, por ejemplo, de predecir la conducta o de descubrir la estructura (o disposición); si se trata de estimar las posibilidades de determinados probandos para determinados tratamientos o de hacer comprensible la conducta retraída; si interesa la comparación individual o la organización intraindividual de un probando; si hay que indagar el desarrollo personal de un probando o si el instrumento de la figuración gráfica o pictórica es sólo un vehículo para la apertura de otras medidas diagnósticas muy diferentes (por ejemplo, entrevista, pruebas de rendimiento). De tales extremos depende el veredicto y las limitaciones que se formulen contra los distintos métodos, y estas objeciones intentan generalmente confirmar los principios de la teoría clásica de los tests. Las dificultades generales que presentan los métodos de figuración gráfica como instrumentos de diagnóstico aparecen ilustradas con especial claridad en los clásicos dilemas de las limitaciones de la fiabilidad y de las limitaciones de la validez o en el dilema fiabilidad-validez. Las limitaciones de la fiabilidad se refieren al conflicto existente entre una fiabilidad alta de la característica y su «sentido» psicológico (a veces muy impreciso). Las limitaciones de la validez significan el estado insatisfactorio de la taxonomía, tanto en la investigación de la personalidad como en psicopatología y en psiquiatría: sin poseer unos criterios diagnósticos suficientes no puede haber una validez satisfactoria en los tests. El dilema fiabilidad-validez, en fin, se refiere a la tensión existente entre la exigencia de fiabilidad de las características gráficas y la exigencia de validez, lo cual provoca en las investigaciones de curso dificultades insolubles cuando se permanece en el plano de las características, sin pasar al examen de la formación del juicio del diagnosticador.

La psiquiatría se ha interesado durante todo el presente siglo por las producciones gráficas del paciente y por la expresión de su patología mediante el dibujo (Anastasi y Foley 1940, 1941*a,b,c,* Bader 1975). En un esquema retrospectivo cabe distinguir tres métodos de investigación: la comprensión espontánea (que indaga la atractividad), el método interpretativo fenomenológico-hermenéutico y el método empírico-experimental, que trabaja generando y verificando hipótesis. Cabe mencionar, primero, a los investigadores que reúnen diversos métodos (como Prinzhorn 1923) o publican simplemente «casos» (cf. la revista «Confinia Psychiatrica») y pretenden indagar la comprensión mediante la impresión espontánea; segundo, a los seguidores de otros sistemas de personalidad (Wartegg, Koch), pero que proceden principalmente por deducción sobre la base de la psicología profunda (Machover 1948); y tercero, a aquellos autores que, cansados de análisis insatisfactorios de ítems, se concentran en problemas muy concretos (Brengelmann 1960, Rennert 1971, Brade 1973). Los que consideran el dibujo, prácticamente, como un «método de amplio espectro» hacen inviable un método preciso propio. De ese modo, en los casos de comprensión espontánea y de labor fenomenológico-hermenéutica, sólo se obtienen resultados de traducción y no enunciados de leyes o de constantes. Los resultados de traducción se refieren al sentido; los enunciados de leyes o constantes, a relaciones de medida. Si se añade que parece existir una relación curvilínea entre el grado de estructuración del estímulo y las posibilidades del probando para evocar material significativo y abundante, se reafirma la convicción de que los métodos de figuración gráfica ganan en solidez si se plantean de forma que se pueda producir un análisis iterativo sistemático mediante las distintas vías de acceso anteriormente mencionadas. Así, la función expresiva del dibujo da la impresión de ser un acceso directo e intuitivo al probando (peligro: las impresiones sensoriales influyen en la elaboración de las intensidades y de sus diferencias, y sugieren con su inmediatez una seguridad de juicio que a veces no se examina ulteriormente). El enfoque fenomenológico-hermenéutico se concentra en el plano interpretativo y se considera que es el de mejores resultados en el análisis del estilo (Suchenwirth 1974). Su peligro reside en el círculo vicioso. El acceso empírico-experimental se ha concentrado en el aspecto del rendimiento, donde indaga probabilidades empíricas para la conducta. Aborda más bien rendimientos cognitivos, creativos y distantes del yo, sobre todo en la dimensión formal; busca puntos de apoyo para la causación de conflictos y atiende al contenido. Peligros: 1) Trivialidad. 2) Baja probabilidad. 3) Relevancia exigua. 4) Descuido de las condiciones antecedentes, posiblemente heterogéneas, de los fenómenos gráficos. Se considera como un progreso hacer objeto de análisis, no sólo el «producto», sino también el «proceso». No se puede afirmar, sin embargo, que se hayan superado todas las dificultades del conocimiento actual y ontogenético (Suchenwirth 1967). Sehringer (1983), siguiendo a Toman y teniendo en cuenta los factores de error perceptivo de Cronbach, formuló seis reglas empíricas para el proceso de juicio diagnóstico en situaciones de información compleja, en el orden siguiente de validez: 1) Lo que alguien expresa de forma que la impresión global resulte comprensible (en un sistema de referencia) es más importante que la comprensión de pormenores. Debe buscarse el sistema de referencia individual. 2) El margen de variabilidad y de modificabilidad de una conducta es más importante que un registro instantáneo. 3) La similitud que lo observado guarda con estructuras anteriores es más importante que la similitud de detalles concretos. 4) La determinación de las relaciones de la conducta expresada, con la norma estadística, es más importante que la descripción de la conducta individual. 5) Las desviaciones individuales de tipo estereotipado son más importantes que la naturaleza espontánea. 6) Son importantes las informaciones que se dan de modo particularmente espontáneo, de modo particularmente remiso o en estado de gran emotividad.

2. Métodos concretos (revisión de conjunto: Sehringer 1982, 1983).

1. *Tests de dibujo temático:*

a) «Dibuja una persona»: como test de desarrollo (Goodenough, Harris, Koppitz) y como método proyectivo (Machover, Abraham). Los dos se conocen popularmente como *Draw-a-man* y *Draw-a-Person-Test* y se analizan en conjunto. Constructos investigados: esquema corporal y sentimiento de sí mismo, angustia.

b) «Dibuja un árbol frutal» (Koch). Área de información: test de desarrollo; estructura de la personalidad; psico y neuropatología.

c) «Haga del círculo un rostro» (*Face-test;* Brade y otros). Área de información: diagnóstico psiquiátrico.

d) «Imagina que tu familia es una familia de animales y dibuja a todos sus miembros como animales» (Brem-Gräser). Área de información: situación familiar en la vivencia del niño.

e) «Dibuja tu (una) familia» (Corman). Área de información: interpretación psicoanalítica de conflictos.

f) «Llega un mago y encanta a una familia» (Kos y Biermann). Área de información: posición de rol del niño en una familia problemática.

g) «Dibuja en ese cuadrado una avenida que se extienda de adelante hacia atrás» (test de la avenida; Rennert). Área de información: diagnóstico diferencial de psicosis y de lesiones cerebrales orgánicas.

2. *Tests de dibujo atemático:*

a) «Completa los dibujos iniciados» (Wartegg). Área de información: estructura de personalidad.

b) Dibujos espontáneos (Volmat, Hammer, Gruner y otros, DiLeo, Widlöcher). Bibliografías: documentación amplia en la revista «Psychiatry and Art» y en las bibliografías habituales del C.I.D.E.P. (Centre International de Documentation concernant les Expressions Plastiques, Clinique des Maladies Mentales, 100, rue de la Santé, 75014 París).

Bibliografía. A. Abraham, *Menschtest*, Reinhardt, Munich 1978; A. Anastasi, J.P. Foley jr., *A survey of the literature on artistic behavior in the abnormal.* II. *Spontaneous Productions*, «Psychol. Monogr.» 52, 6 (1940); —, *A survey of the literature on artistic behavior in the abnormal.* I. *Historical and theoretical background*, «J. Gen. Psychol.» 25 (1941*a*) 111-142; —, II. *Approaches and interrelationships*, «Ann. N. Y. Acad. Sci.» 42 (1941*b*) 106; —, IV. *Experimental investigations*, «J. Gen. Psychol.» 25 (1941*c*) 187-237; A. Bader, *Geisteskrankheit, bildnerischer Ausdruck und Kunst*, Huber, Berna 1975; J. Brade, L. Drees, H.J. Schneider, *Der Face-Test*, VEB G. Fischer, Jena 1973; L. Brem-Gräser, *Familie in Tieren*, Reinhardt, Munich ³1975; J.C. Brengelmann, *Expressive movements and abnormal behavior*, en H.J. Eysenck (dir.), *Handbook of abnormal psychology*, Pitman Medical Publ., Londres 1960, 62-107; L. Corman, *Le test du dessin de famille dans la pratique médico-pédagogique*, P.U.F., París 1967; L.J. Cronbach, *Processes affecting scores on understanding of others and assumed similarity*, «Psychological Bulletin» 52 (1955) 177-193; J.H. DiLeo, *Children's drawings as diagnostic aids*, Brunner, Nueva York 1973; F.L. Goodenough, *Measurement of intelligence by drawings*, Harcourt, Brace & World, Nueva York 1926; S. Gruner,

M.Th. Mazerol, J. Selosse, *Étude de peintures d'adolescents délinquants,* Éditions Cujas, Vaucresson 1967; E.F. Hammer, *Projective drawings,* en A.I. Rabin, *Projective techniques in personality assessment,* Springer, Nueva York 1968, 366-393; D.B. Harris, *Children's drawings as measures of intellectual maturity: A revision and extension of the Goodenough Draw-a-Man test,* Harcourt, Nueva York 1963; K. Koch, *Der Baumtest,* Huber, Berna [6]1976; E.M. Koppitz, *Die Menschendarstellung in Kinderzeichnungen und ihre psychologische Auswertung,* Hippokrates, Stuttgart 1972; M. Kos, G. Biermann, *Die verzauberte Familie. Ein tiefenpsychologischer Zeichentest,* Reinhardt, Munich 1973; K. Machover, *Personality projection in the drawing of the human figure,* C.C. Thomas, Springfield (Ill.) 1948; H. Prinzhorn, *Bildnerei der Geisteskranken,* Springer, Heidelberg 1923, [2]1968; H. Rennert, *Der Allee-Zeichentest,* «Psychiatrie, Neurologie und medizinische Psychologie» 23 (1971) 601-609; W. Sehringer, *Zeichnerische und spielerische Gestaltungsverfahren,* en *Handbuch der Psychologie,* vol. 3 de la serie *Psychologische Diagnostik* de la *Enzyklopädie der Psychologie,* Hogrefe, Gotinga 1982, 430-528; —, *Zeichnen und Spielen als Instrumente der psychologischen Diagnostik,* Schindele, Heidelberg 1983; R. Suchenwirth, *Der Abbau der graphischen Leistung im pharmako-psychiatrischen Experiment,* Thieme, Stuttgart 1967; —, *Quantifizierung psychopathologischen bildnerischen Ausdrucks?,* en H.H. Wieck (dir.), *Psychopathologie musischer Gestaltungen,* Schattauer, Stuttgart 1974; W. Toman, *Motivation, Pesönlichkeit, Umwelt,* Hogrefe, Gotinga 1968; R. Volmat, *L'art psychopathologique,* P.U.F., París 1956; D. Widlöcher, *Was eine Kinderzeichnung verrät. Methoden und Beispiele psychoanalytischer Deutung,* Kindler, Munich 1974 (cf. en cast., *Los dibujos de los niños,* Herder, Barcelona [4]1982).

WOLFGANG SEHRINGER

MÉTODOS LÚDICOS. Juego, desarrollo de la terapia lúdica, terapéutica lúdica, diagnóstico lúdico.

1. El juego en psicoterapia. En el marco del psicodiagnóstico (→ test) y de la psicoterapia, especialmente de niños, no pueden olvidarse los métodos lúdicos. Tales métodos han pasado a ser elementos integrantes del diagnóstico y de la terapéutica en forma de *sceno-test,* el procedimiento más difundido actualmente, y de «tests del mundo». Son especialmente idóneos para detectar la dinámica subyacente en los síntomas, pero ofrecen también indicaciones sobre la estructura de la personalidad, su grado de desarrollo y sobre el medio ambiente. Los métodos lúdicos se aplican también, en el marco de la pedagogía especial, para el fomento de aspectos cognitivos, afectivos y sociales, para el tratamiento de retrasos evolutivos generales y específicos. Precedió a su desarrollo, históricamente, el descubrimiento del juego y de su relevancia psicológica y antropológica o transcurrió paralelo al desarrollo de las terapias lúdicas, especialmente por obra de las psicoanalistas Anna Freud y Melanie Klein (→ psicoanálisis). Éstas descubrieron que el juego no es una simple actividad placentera sino que sirve también para dominar la angustia y las tensiones psíquicas. Averiguaron que los niños no se adaptaban al tratamiento psicoanalítico clásico por el disgusto que les causaba acostarse en el diván. Los niños, además, son incapaces de practicar la asociación libre, debido al desarrollo insuficiente del yo, y el juego hace sus veces.

Sin embargo, las ideas sobre la técnica de interpretación del juego son divergentes. Mientras que Anna Freud postula una aplicación cautelosa, Melanie Klein defiende la opinión de que la interpretación inmediata permite ponerse en contacto directo con el inconsciente del sujeto. El método que se siguió, de hecho, consistía en hacer elegir a los niños, entre un gran surtido de juguetes, aquel que más les gustase, para interpretar luego, siguiendo a Anna Freud, el sentido que se ocultaba en las diversas secuencias lúdicas. Hans Zulliger descubrió por la misma época que los niños, durante la prepubertad y la pubertad, pueden ser sometidos a una prudente interpretación psicoanalítica mientras pasean tranquilamente por el bosque. Reuniendo a niños pequeños, improvisaba el juguete con ramas, piñas de abeto, etc. Quedó sorprendido al comprobar en muchos niños curaciones duraderas sin haberles dado a conocer mediante interpretaciones los motivos de su conducta. Una técnica lúdica similar, exenta de interpretación, postula V. Axline, apoyándose en la idea de Rogers sobre el consejo no directivo. Con independencia del psicoanálisis, Margaret Lowenfeld desarrolló a partir de 1929 su «técnica del mundo». La intención era ofrecer a los niños posibilidades adecuadas de expresión, para tener un acceso directo a su mundo vivencial. Contrariamente al enfoque psicoanalítico, que ve en el juego exclusivamente una expresión del inconsciente en sentido estricto, Lowenfeld opina que el juego manifiesta también las vivencias preverbales y prelógicas que los adultos expresan mediante conceptos racionales de espacio y tiempo, y por eso escapan a las categorías del pensamiento racional. A pesar de ello, no se pueden homologar sin más con los → sueños, como se hace a menudo. Lowenfeld insiste en que su «técnica del mundo» no es un test, sino que está concebida como un método psicoterapéutico. No obstante, los métodos lúdicos basados en la psicología profunda mantienen el aspecto diagnóstico y el aspecto terapéutico ligados entre sí, en la línea freudiana de la interpretación, que explica el juego como deseo pulsional incumplido y como abreacción catártica. El material del «juego del mundo», que no estaba estandarizado, comprendía, además de una caja de arena, alrededor de 460 piezas. Los métodos lúdicos de Kamp y de van Wylick y el método «Erica» de Danielson se inspiran en la «técnica del mundo».

El francés Henri Arthus (1947) diseñó su juego de la aldea con una intención similar a la de Lowenfeld; este juego fue estandarizado por Züst (1963) y adaptado para su aplicación a niños, como instrumento diagnóstico y terapéutico. Los juegos de marionetas de Rambert (1938) y de Hawkey (1951), al igual que el juego de la arena de Kalff (1966), ofrecen otros instrumentos aplicables con fines terapéuticos. Si el sujeto interviene en el juego en lugar de las marionetas, es posible aplicar a niños y adultos las técnicas del → psicodrama creado por Moreno (1947).

2. Métodos de test. Bühler, partiendo de la «técnica del mundo», propuesta primordialmente por Lowenfeld con fines terapéuticos, construyó en 1934 un método diagnóstico: el test del mundo. Para ello estandarizó el material, las instrucciones y la valoración y redujo el número de las piezas, de más de 460 unidades, a 160. Contrastando las más diversas poblaciones (niños y adultos de diferentes edades con trastornos de todo tipo), Bühler y sus colaboradores desarrollaron el método lúdico mejor estandarizado internacionalmente. Para la valoración se incluyen aspectos formales (representación, tipo de construcción, curso) y también aspectos de contenido de las figuraciones. Por la naturaleza del juego (juegos funcionales, juegos de ficción o de ilusión, juegos de roles, juegos de recepción, juegos de construcción o juegos con reglas), este método se puede utilizar también para el → diagnóstico del desarrollo, que permite hacer importantes averiguaciones sobre el entorno personal del probando.

A finales de los años treinta, la psiquiatra y psicoterapeuta berlinesa G. v. Staabs ideó su *sceno-test*, que ha pasado a ser desde entonces el método diagnóstico y en parte también terapéutico más difundido. Posee una amplia área de aplicación en diagnóstico, terapéutica, psicología aplicada, medicina forense, investigación y psiquiatría, y es especialmente idóneo para detectar la problemática personal. Incluye un material menos amplio, pero más variado que el test del mundo y ayuda al probando a afrontar sus conflictos y emociones y sus actitudes frente al mundo. Esto permite conocer la personalidad, su estructura, dinámica y trastornos. Este método se puede aplicar desde el tercer año de edad. Las hojas de observaciones y de protocolo que acompañan al manual sirven para comprender del modo más completo posible el curso del juego.

Bibliografía. H. Arthus, *Le village, Test d'activité créatrice,* Hartmann, París 1949; V.M. Axline, *Kinder-Spieltherapie im nicht-direktiven Verfahren,* Reinhardt, Munich-Basilea 1972; G. Biermann y colaboradores, *Neuere Ergebnisse der Sceno-Test-Forschung,* Reinhardt, Munich-Basilea; Ch. Bühler, *Der Welt-Tests,* en E. Stern (dir.), *Die Tests in der klinischen Psychologie,* 2.º vol. parcial, Rascher, Zurich 1955, p. 698-714; G. Harding, *Spieldiagnostik. Das Spiel als diagnostisches Mittel in der Kinderpsychiatrie,* Beltz, Weinheim-Basilea 1972; L. Hawkey, *The use of puppets in child psychotherapy,* «Br. J. Med. Psychol.» 24 (1951) 206-214; E. Höhn, *Spielerische Gestaltungsverfahren,* en R. Heiss (dir.), *Handbuch der Psychologie,* vol. 6, *Psychologische Diagnostik,* Hogrefe, Gotinga 1964, p. 685-705; D.M. Kalff, *Sandspiel. Seine therapeutische Wirkung auf die Psyche,* Rascher, Zurich 1966; H.H. Meyer, *Das Weltspiel. Seine diagnostische und therapeutische Bedeutung für die Kinderpsychologie,* Huber, Berna-Stuttgart 1957; J.L. Moreno, *Psychodrama,* Beacon House, Nueva York 1946; M.L. Rambert, *Une nouvelle technique* *en psychoanalyse infantile: Le jeu de guignols*, «Rev. Franç. Psychanal.» 10 (1938); G. v. Staabs, *Der Scenotest. Beitrag zur Erfassung unbewusster Problematik und charakterologischer Struktur in Diagnostik und Therapie*, Huber, Stuttgart-Viena ⁴1964; R. Züst, *Das Dorfspiel. Diagnostische und therapeutische Auswertung eines Testverfahrens nach Henri Arthus*, Huber, Berna-Stuttgart-Viena 1963.

Hans Werder

MODELO DE PSICOSIS. Psicosis experimental, alucinógenos, hipótesis sobre → esquizofrenia.

1. El término «modelo de psicosis» tuvo su origen a principios de los años 30 en la escuela de Heidelberg, presidida por Beringer. Éste acuñó en 1932 la expresión *Psychosemodell*, modelo de psicosis. La teoría psiquiátrica apenas utiliza representaciones o imágenes modélicas. Tales representaciones, sin embargo, revisten una gran importancia teórica en otras disciplinas. Sirva como ejemplo este texto del físico Hertz (1894):

«Las hipótesis son imágenes o modelos que nos formamos de ciertos fenómenos o grupos de fenómenos para explicarlos o exponerlos de forma más asequible. Una hipótesis es buena si esa imagen o modelo no sólo reproduce correctamente los rasgos mostrados en la experiencia por los correspondientes grupos de hechos, sino que nos muestra además otros rasgos que nos hacen descubrir nuevos hechos o, en otros términos, si las consecuencias de las imágenes resultan ser a su vez imágenes de las consecuencias.» Más adelante se utilizó como sinónimo de «modelo de psicosis» el término «psicosis experimental» (→ psicosis orgánicas y sintomáticas), como hace, por ejemplo, Leuner (1962). Beringer (1927) describió así los conocimientos psicológicos que se pueden obtener mediante modelos de psicosis o psicosis experimentales: «Esto abre una perspectiva para las más diversas ramas de la ciencia, que no cabe ignorar... Tenemos aquí la posibilidad de producir experimentalmente, durante horas, ciertos fenómenos anormales de diverso tipo que de otro modo sólo podemos conocer en enfermos mentales, y de someterlos a la investigación exacta y hacerlos objeto de una autoobservación precisa, gracias a la reflexión, capacidad informativa y accesibilidad del sujeto en trance.»

Estas palabras reflejan la impresión que produjeron los intentos realizados por Beringer con mescalina.

2. Llama la atención que, comparada con todas las demás especialidades médicas, la psiquiatría no haya abordado sistemáticamente las *posibilidades de las investigaciones experimentales* en el grupo nuclear de las enfermedades de su competencia: las psicosis (→ fantasía catatímica). Se mantuvo durante muchos siglos en una «actitud de observación fenomenológica», sin utilizar las posibilidades que ofrecen los modelos de psicosis y las psicosis experimentales como fuentes de conocimiento, y, con muy pocas excepciones, sin proyectar ni evaluar experimentos variados (→ psicopatología). Este hecho es tanto más sorprendente si se tiene en cuenta que el propio Kraepelin publicó ya en 1882 una monografía con el título *Über die Beeinflussung einfacher psychischer Vorgänge durch einige Arzneimittel* (Sobre la influencia ejercida sobre procesos psíquicos simples por algunos medicamentos), tema que continuó él mismo en *Psychologische Arbeiten*.

3. Otros antiguos *estudios* fármaco-psicológicos, proceden de La Tours (1845), de Davy (1918), que estudió los efectos del gas hilarante, y de Baudlaire (1925), que se ocupó del hachís; y como ejemplo de descripciones asistemáticas, pero expresivas, de estados cuasi psicóticos, De Quincey (1901) investigó también los efectos del opio. Hay que destacar las observaciones que sobre la alteración de la personalidad publicó en 1902 W. James, autoridad muy citada en la literatura angloamericana. Este psicólogo describe por primera vez la modificación de estados de conciencia. Kowaleswsky (1880) conoció ya la importancia de la intoxicación atropínica para provocar psicosis artificiales; Bick (1919) descubrió efectos similares en los narcóticos. Huelga recordar aquí otras fuentes históricas. Remito para ello a Leuner (1962), que se ocupa también de los autores que hemos mencionado.

4. La *renuncia* (lamentable, a mi juicio) *de la investigación psiquiátrica* a los estudios basados en psicosis experimentales parece explicarse históricamente por *dos razones*.

Kraepelin consideró que sus resultados eran «decepcionantes». Partió de la hipótesis de que se puede alcanzar, mediante estados psíquicos excepcionales provocados por medicamentos, «un conocimiento sistemático de la personalidad psicótica», pero sin posibilidad de verificación. Contradicen esta opinión los resultados obtenidos por Bonhoeffer (1908), que pudo constatar en casos de psicosis sintomáticas, y a pesar de la variedad de factores etiológicos, una relativa uniformidad de la sintomatología en los «tipos de reacción exógena» por él descritos.

5. Las ulteriores tentativas destinadas a provocar modelos de estados psicóticos utilizando (además de la mescalina) *psicofármacos* como el hachís, la cocaína y la hiosciamina alcanzaron su culminación con los trabajos de Serko (1913), Beringer (1927), v. Baeyer (1932), Marx (1932), Zucker (1928-1932), Stringaris (1939) y, antes, el de Maier (1926) sobre la cocaína. Los dos últimos trabajos investigan ya la zona limítrofe con la toxicomanía (bibliografía en Leuner 1962). Estas investigaciones cesaron después de 1939, no sólo por haber emigrado parte de los investigadores más destacados, sino también porque apenas encontraron eco en la doctrina fenomenológica predominante (Jaspers 1913), como ocurrió por ejemplo con el trabajo fundamental de Beringer sobre la embriaguez mescalínica. No resultó, por tanto, posible precisar lo suficiente, desde el punto de vista estructural, las transiciones entre un fenómeno y otro distinto, los cursos funcionales del efecto psicógeno de los fármacos con sus altibajos. Dicho en otros términos: *el empirismo de los modelos de psicosis no encontró un lugar en los esquemas de la teoría fenomenológica reinante*. El que esto escribe (1962, 1981) ha intentado superar esa oposición.

6.1. El *estudio de los modelos de psicosis* o psicosis experimentales adquirió un nuevo auge en las publicaciones internacionales con el descubrimiento realizado por el químico A. Hofmann (1955), que en 1938 halló el alcaloide semisintético del cornezuelo de centeno LSD 25, una sustancia cuyas propiedades psicotógenas fueron reconocidas en 1943 (cf. exposición detallada en Leuner 1962, 1981; → terapia psicodélica, → terapia psicolítica).

6.2. La *LSD-25* dietilamida del ácido lisérgico daba lugar a un *modelo psicótico* convincente, sobre todo porque esta sustancia podía provocar, a la ínfima dosis de 25-100 gammas (0,0025 g), un estado psicótico, sin que se pudiera detectar su presencia en la sangre o en los órganos con los métodos de la época (sin marcaje radiactivo). Era obvio suponer la presencia, en los esquizofrénicos, de una sustancia desconocida, quizás autotóxica, responsable de la evolución psicótica.

6.3. Mientras que en la psicosis experimental el estado psicótico queda limitado al tiempo que dure el efecto del tóxico y el sujeto es consciente de la toma del mismo, se abrieron otras perspectivas, mucho más próximas a la → esquizofrenia, cuando se pudo prolongar el efecto de una endotoxina durante días y semanas, sin que el sujeto pudiera adoptar una actitud crítica por no ser consciente de la toma de un preparado (Janzarik, en Leuner 1981). En este sentido, y por lo que se refiere a su curso, el típico modelo de psicosis tan sólo en parte se puede comparar con una psicosis endógena.

6.4. Se dan, sin embargo, algunos paralelismos significativos. Así, Leuner y Schönfelder (Leuner 1981) simularon la esquizofrenia incipiente descrita por Conrad (1958) mediante una dosis alucinógena subliminal en probandos que se movían en su ambiente cotidiano. Muchas categorías fenomenológicas coinciden con las que Conrad descubrió en la esquizofrenia incipiente. Esto pone de manifiesto que se pueden provocar, y hasta influir psicoterapéuticamente, estados correspondientes a modelos de psicosis mediante pruebas experimentales adecuadas. La monografía de Leuner (1962) ofrece una serie de ejemplos de esto último, ejemplos que se complementan con explicaciones en la monografía de 1981. Así, a pesar de la permanencia del nivel tóxico, las influencias psicológicas pueden actuar sobre al sistema motivacional tóxicamente activado, hasta eliminar incluso intensos trastornos afectivos.

6.5. La investigación rigurosa de la psicosis experimental o del modelo de psicosis en el contexto de una influencia psicoterapéutica adaptada a una biografía bien captada puede mostrar, por tanto, que el modelo de psicosis obedece a dos parámetros: el de la activación tóxica y el de la influencia psíquica o interpersonal (Leuner 1982). La calma, el sosiego logrado mediante palabras de protección y cariño, actúa reduciendo la psicosis; la soledad, el abandono y los temores a que éstos dan lugar la activan, sobre todo en estados paranoides y catatónicos (→ diagnóstico).

6.6. Leuner estima que el modelo de psicosis obtenido mediante experimentos adecuados —incluidos los autoexperimentos— puede favorecer el conocimiento psicológico y psicopatológico de la psicosis y quizá también el de su origen posiblemente autotóxico.

6.7. Por lo que respecta a los *modelos psicóticos de origen autotóxico* remitimos a los trabajos (actualmente superados) sobre el adenocromo de Hoffer, Smythis y Osmond, entre otros (cf. Leuner 1982). También conviene recordar la denominada hipótesis hepática (Block y Patzig 1952, Keup 1959) y la hipótesis de la serotonina (Gaddum 1961, Woolley 1958; Leuner 1962).

6.8. El actual y extenso abuso de los alucinógenos ha hecho que la investigación decaiga en este campo y que los resultados nuevos sean escasos (→ drogadicción). Una de las razones de ello es el hecho de que la legislación sobre drogas, con su prohibición de éstas, restringe incluso el uso voluntario de sustancias alucinógenas con fines de experimentación científica en muchos países, entre ellos los Estados Unidos y Austria. Cabe remitir especialmente a las recientes investigaciones de Dittrich (1979).

6.9. Además de las investigaciones realizadas con psicosis experimentales provocadas por vía psicotóxica, que ocupan cuantitativamente el primer plano, hay que mencionar las consecuencias que se derivan de la deprivación extrema por eliminación total de estímulos y permanencia prolongada en un estado absolutamente libre de los mismos, y en el que surgen alucinaciones ópticas, acústicas y táctiles (Kempe 1973, Gross, Kempe).

Bibliografía. K. Beringer, *Der Meskalinrausch,* Monograph. Neurol. Psychiatr., H 49, Springer, Berlín-Heidelberg 1927, ²1963; K. Bonhoeffer, *Zur Klassifizierung der symptomatischen Psychosen,* «Berl. Klin. Wochenschr.» (1908); K. Conrad, *Die beginnende Schizophrenie,* Thieme, Suttgart 1958; A. Dittrich, *Untersuchungen über veränderte Wachbewusstseinszustände (VWB) Gesunder (Study on altered states of consciousness [ASC] in normals),* en Psychiatrische Universitätsklinik Zürich, *Zehnjahresbericht der Forschungsabteilung 1969-1979,* Zurich 1979, p. 106-122 (188-196); R. Fischer, N. Agnew, *On drug produced experimental psychoses,* «Naturwissenschaften» 41 (1954) 431; R. Gross, P. Kempe (en prensa en 1984); H. Hertz, *Die Prinzipien der Mechanik,* en *Gesammelte Werke,* vol. III, Barth, Leipzig 1894; A. Hofmann, *Die Geschichte des LSD-25,* «Triangel» 2 (1955) 117; W. James, *Varieties of religious experiences,* Random House, Nueva York 1902; P. Kempe, *Bedingungen halluzinatorischer Phänomene bei Experimenten mit sensorischer Deprivation,* Kiel 1973 (tesis inédita); E. Kraepelin, *Über die Beeinflussung einfacher psychischer Vorgänge durch einige Arzneimittel,* Jena 1892; H. Leuner, *Die experimentelle Psychose,* Springer, Berlín-Gotinga-Heidelberg 1962; —, *Halluzinogene. Psychische Grenzzustände in Forschung und Psychotherapie,* Huber, Berna-Stuttgart-Viena 1981.

HANSCARL LEUNER

MODELO ESTRUCTURAL DE PERSONALIDAD. Instancia del yo, instancia del ello, instancia del super yo, ideal del yo, sí mismo.

Freud introdujo este modelo en su escrito *Das Ich und das Es (El yo y el ello)* de 1923 para superar las dificultades lógicas de su → modelo tópico de personalidad.

Lo más importante era para él asignar la represión y lo reprimido y, por tanto, los dos contendientes funcionales del conflicto intrapsíquico, a diversos subsistemas. Como ambos son dinámicamente inconscientes, este criterio no pudo ser empleado mucho tiempo para la división.

«El yo emana, como de su núcleo, del sistema P (= percepción).» Como la percepción del propio cuerpo —especialmente al comienzo del desarrollo autogenético del yo— reviste una importancia fundamental, «el yo es, ante todo, algo corporal» (13, p. 253). Sigue el principio de realidad, representa la razón y la reflexión y «rige los accesos a la motilidad». Crea básicamente «el orden temporal de los procesos psíquicos y los somete al examen de la realidad. Mediante la interpolación de los procesos mentales, consigue un aplazamiento de las descargas motoras» (13, p. 285).

«El ello es otra especie de mundo exterior que el yo aspira a someter.» El yo progresa «desde la percepción de las pulsiones, hasta su dominio». De este modo, también los procesos y los mecanismos de defensa están sometidos al yo. Estos procesos y mecanismos suelen ser dinámicamente inconscientes; así, el yo incluye lo preconsciente y también lo inconsciente. Freud hace el año 1926, en el escrito *Hemmung, Symptom und Angst (Inhibición, [→] síntoma y [→] angustia)*, una importante complementación: El yo es el lugar de la angustia, y lógicamente también de los otros sentimientos: tristeza, vergüenza, culpa, ira, etc., a menos que éstos se hayan tornado inconscientes mediante procesos de defensa.

El ello es dinámicamente inconsciente, sigue el principio del placer, incluye las pasiones, y su componente central es la pulsión. Es el gran depósito de la libido. Lo reprimido «confluye con el ello hasta el punto de no constituir sino una parte de él»; en cambio, se halla separado del yo por las resistencias de la represión. Aparte de los contenidos reprimidos, el tránsito entre el ello y el yo es fluido, y «también el yo está sometido a la influencia de las pulsiones, lo mismo que el ello» (13, p. 258).

El ideal del yo cambia su nombre por el de super yo y desde 1923 Freud emplea siempre la nueva denominación. La única excepción se encuentra en el escrito *Neue Folge der Vorlesungen (Nuevas lecciones introductorias;* 1933): «El super yo es también soporte del ideal del yo, con el que el yo se compara, al que aspira, cuyas exigencias procura cumplir de modo cada vez más perfecto. Es el precipitado de la admiración infantil ante la perfección que atribuía entonces a sus padres.»

El super yo es, además, el conjunto más o menos sistematizado de los mandatos y prohibiciones («esto se hace de este modo, y aquello no se hace») internalizados (y después despersonalizados) de las personas de referencia más relevantes. El super yo «como conciencia moral ejerce la censura moral» (13, p. 265).

Es lógico y clínicamente correcto considerar al ideal del yo (o ideal del sí mismo) y el super yo como dos instancias diferenciables, pero similares (cf. Fetscher 1981, p. 663). Ambos conjuntamente se convierten en «el soporte de la tradición, de todos los valores permanentes que se han propagado por esta vía» (1933, 15, p. 73).

Extensas zonas del ideal del yo y también del super yo son dinámicamente inconscientes.

Una comparación exacta entre el antiguo → modelo tópico de la personalidad y el modelo nuevo «estructural» muestra que el primero está incluido totalmente en el segundo y que éste es superior al antiguo por sus designaciones, exentas de contradicción, y por la conceptualización más diferenciada de las instancias rectoras «super yo» e «ideal del yo». El modelo tópico aparece así superado.

No obstante, con su modelo estructural suscita Freud estas tres dificultades:

1) La distinción exacta entre el yo y el ello. El yo está definido por sus funciones, que incluyen la memoria y la percepción. Pero el ello debe poseer a su vez memoria y percepción, ya que contiene representantes pulsionales y «lo» reprimido. Los representantes pulsionales se definen como deseos de «identidad perceptiva»; es decir, la imagen mnémica de las primeras experiencias de satisfacción de las grandes necesidades somáticas debe identificarse con su percepción.

Schur (1966, p. 199) supone que los «aparatos autónomos», como, por ejemplo, aquellos que sustentan las funciones de percepción y recuerdo, no sirven sólo al yo, sino también al ello.

Otros dos problemas son: ¿Cómo puede explicarse, en este sistema triple, 2) la ipsorreflexividad y 3) la totalidad?

Se trata de los siguientes fenómenos: cada persona —al menos temporalmente— se siente, contempla, valora y ama u odia a sí mismo (ipsorreflexivamente), a veces se ve como dividido («dos almas habitan en mi pecho», como dice el Fausto de Goethe), y a menudo como un todo unitario.

Freud crea la totalidad mediante dos expedientes, ambos insatisfactorios. Para designar el primero utiliza la palabra «yo» (antes y después de la introducción de la división yo, ello, super yo) como representante de la personalidad global: el héroe de los sueños diurnos es «Su Majestad el yo» (1908, 7, p. 220) y «normalmente nada nos parece más seguro que el sentimiento de nuestro "sí mismo", de nuestro propio yo. Este yo se nos presenta como autónomo, unitario...» (1930, 14, p. 423).

En cuanto al segundo expediente, Freud personifica siempre una o dos estructuras en una persona global que actúa: el yo aspira a «someter al ello» (13, p. 285), o el yo se mide con el ideal del yo, «al cual aspira y cuyos postulados procura cumplir» (15, p. 71), o el yo se ofrece al ello como objetivo amoroso (13, p. 258).

Estos intentos de solución no son satisfactorios porque la instancia del yo, según la define Freud, como mero aparato que ejerce funciones, constituye un constructo teórico que no parece realizable. Por otra parte, el sentimiento del propio valer, el odio a sí mismo o el amor propio incluyen aspectos de la persona global y, por tanto, aspectos del yo, del ello y del super yo.

Por eso, la propuesta de Hartmann (1950, p. 27) de definir «el narcisismo como la ocupación libidinal, no del yo, sino del sí mismo» y, por tanto, de la propia persona, ha tenido una amplia acogida, al igual que su propuesta de distinguir entre el representante del «sí mismo» y el representante del objeto.

Resulta muy desorientador que algunos autores vean en el «sí mismo» otra subestructura y no la persona global, desglosable en el ello, el yo y el super yo, y que confundan además el sí mismo con el representante del sí mismo. Este representante, como producto de la percepción y del recuerdo, es una formación del yo, y la ipsorreflexividad debe considerarse, en el modelo estructural de la personalidad, en el sentido de que la persona global (el sí mismo) se contempla, valora, etc. *mediante* la instancia del yo y genera así representantes de sí misma (cf. también Fetscher 1981).

Bibliografía. R. Fetscher, *Das Selbst und das Ich*, «Psyche» 35 (1981) 616; S. Freud, *Der Dichter und das Phantasieren* (1908), en *Ges. Werke*, vol. 7, 211 (trad. cast., *El poeta y los sueños diurnos*, en *Obras completas*, vol. 4, Biblioteca Nueva, Madrid 1972); —, *Das Ich und das Es* (1923), en *Ges. Werke*, vol. 13, 235 (trad. cast., *El yo y el ello*, en *Obras completas*, vol. 7, Madrid 1974); —, *Das Unbehagen in der Kultur* (1930), en *Ges. Werke*, vol. 14, 419 (trad. cast., *El malestar en la cultura*, en *Obras completas*, vol. 8, Madrid 1974); —, *Neue Folge der Vorlesungen zur Einführung in die Psychoanalyse* (1933), en *Ges. Werke*, vol. 15, 1 (trad. cast., *Nuevas lecciones introductorias al psicoanálisis*, en *Obras completas*, vol. 8, Madrid 1974); H. Hartmann, *Comments on the psychoanalytic theory of the ego*, 1950, p. 113, en *Essay on ego psychology*, Int. Univ. Press, Nueva York 1964; M. Schur, *The id and the regulatory principles of mental functioning*, Int. Univ. Press, Nueva York 1966.

Adolf Ernst Meyer

MODELO TÓPICO DE PERSONALIDAD. Inconsciente (sistema inconsciente), preconsciente (sistema preconsciente), representante pulsional.

Freud presenta en sus escritos tres modelos de personalidad. El primero —en *Entwurf einer naturwissenschaftlichen Psychologie (Proyecto de una psicología para neurólogos*, 1895)— muestra una clara orientación neuroanatómica. Freud no lo consideró publicable y apareció póstumo.

El segundo, el modelo tópico de personalidad, figura en el capítulo 7 de *Traumdeutung (La interpretación de los sueños)*. Freud distingue aquí dos sistemas principales: preconsciente e inconsciente; habla, además, de censores, el órgano sensorial consciente y el órgano sensorial perceptivo. Define ya estos conceptos, no en sentido descriptivo, sino como partes del sistema descrito.

El sistema consciente y el sistema perceptivo difieren por la ausencia de memoria y, en consecuencia, por la falta de contenidos, de los sistemas inconsciente y preconsciente; conciencia y percepción son, pues, «órganos sensoriales» (Freud 1900, 2-3, p. 620).

Los dos sistemas principales, preconsciente e inconsciente, se distinguen por los siguientes criterios:

a) Por su relación con la conciencia, que es el criterio denominador; los contenidos del sistema inconsciente son dinámicamente inconscientes y los del sistema preconsciente son sólo descriptivamente inconscientes (Freud define nominalmente en 1913 los términos «dinámico» y «descriptivo» aquí empleados [8, p. 430ss]; la definición real la había dado ya en 1900 2/3, p. 619s).

b) Por sus tareas o actividades diferentes: El sistema inconsciente «no persigue ningún fin en su labor como realización de deseos...

y (no dispone) de otras fuerzas que las apetencias...» (2/3, p. 574). El inconsciente «no puede hacer otra cosa sino desear» (p. 606). Estos deseos buscan una «identidad de percepción», es decir, «la imagen evocada de las primeras experiencias de satisfacción de las grandes necesidades corporales» debe identificarse con su percepción. Se trata de la «primera actividad psíquica» (2/3, p. 570-573). Por eso el sistema inconsciente incluye «material mnémico» (p. 609). Consta empíricamente que los deseos del inconsciente son infantiles (p. 599), de «gran intensidad» e indestructibles (p. 588); «nada ha pasado ni se ha olvidado» (p. 583); esto concuerda con la tesis de la identidad de percepción.

No está del todo claro si entre los deseos que «son expulsados del sistema preconsciente al sistema inconsciente o se albergan en éste» (p. 556-557) hay también deseos más maduros y no sólo infantiles. Posteriormente (1913, 10, p. 267) Freud añadió esto: «Los procesos inconscientes... pueden describirse con todas las categorías que aplicamos a los actos psíquicos conscientes..., algunos... difieren de los conscientes sólo por la supresión de la conciencia.»

Sin embargo, también se producen deseos en el sistema preconsciente, por ejemplo, el deseo de dormir o deseos de castigo (2/3, p. 576) o el deseo de observar los propios → sueños (p. 578; cf. también nota a pie de página 586). Las diferencias entre deseos preconscientes y deseos inconscientes consistirían, según los textos mencionados, en que los deseos inconscientes apuntan con más fuerza a las «grandes necesidades corporales», son más intensos, más infantiles o temporalmente anteriores y además —en tanto quedan en el sistema inconsciente— son indestructibles.

Freud escribe también: «El sistema preconsciente no sólo bloquea el acceso a la conciencia, sino que domina el acceso a la motilidad voluntaria y puede emitir una energía catéctica móvil, de la que conocemos una parte como atención» (p. 620). Al controlar la atención, controla también, junto con el órgano sensorial consciente, el órgano sensorial perceptivo.

c) El sistema inconsciente y el sistema preconsciente difieren por las modalidades de curso (2/3, p. 614s) de sus contenidos, en el sentido de proceso primario frente a proceso secundario (2/3, p. 593 ss); y

d) por el estado de su energía: «Yo me mantengo en la idea de que la actividad del primer sistema Ψ (= inconsciente) está dirigida hacia la libre fluencia de las cantidades de excitación, y que el segundo sistema provoca, mediante las catexis que parten de él, una inhibición de esta fluencia, una transformación en catexis quiescente, si bien bajo una elevación de nivel» (2/3, p. 605).

e) Freud atribuyó probablemente ya en 1900 al preconsciente una especie de energía neutralizada: la «energía catéctica móvil, de la que conocemos una parte como atención» (2/3, p. 120).

f) Freud postula a menudo para los dos sistemas una posición espacial diferente en el sistema nervioso central, lo que justifica el calificativo de «topográfico» o «tópico»: con especial claridad en 1920, 13, 23; con limitaciones en 1913b, 10, p. 272-275, en 1917, 11, p. 354 y en 1923b, 13, p. 274. En otros pasajes atribuye a esta espacialidad exclusivamente el carácter de modelo (por ejemplo, en 1900, 2/3, p. 542 y también p. 614s).

En el escrito de 1913 *Das Unbewusste (Lo inconsciente)* Freud introduce el concepto de «representantes pulsionales» para designar los deseos de «identidad de percepción de las grandes necesidades corporales». Asigna además al sistema inconsciente estas funciones complementarias: dominio de la afectividad, pensamiento comparativo, examen de la realidad, crítica de la realidad y memoria consciente. Pero el sistema inconsciente tiene también acceso a las percepciones (10, p. 292).

Freud construyó esporádicamente —en el escrito *Metapsychologische Ergänzungen zur Traumlehre (Adición metapsicológica a la teoría de los sueños,* 1916)— un sistema que consta de tres partes, reuniendo los órganos sensoriales consciente perceptivo en un «sistema consciente(perceptivo)» asignando a éste «la orientación en el mundo, una cierta inervación motriz y, en ese sentido, un examen de la realidad» (10, p. 423s). Ya un año después, en *Vorlesungen (Lecciones introductorias)* y también en *Jenseits des Lustprinzips (Más allá del principio de placer,* 1920), vuelve a describir el antiguo modelo tópico bipartido de personalidad.

El interés del modelo tópico consistía en que estructuraba tres descubrimientos fundamentales de Freud en psicología de las neurosis, de un modo lógicamente simple y claro: conflicto intrapsíquico, inconsciencia de ciertos cursos psíquicos y proceso primario (→ psicoanálisis). Los mencionados conflictos se producían entre el inconsciente y el preconsciente. El inconsciente era dinámicamente inconsciente y funcionaba conforme al proceso primario. El sistema preconsciente era sólo descriptivamente inconsciente y funcionaba conforme al proceso secundario.

Sin embargo, el sistema tópico era demasiado lógico y claro para ser verdadero. Freud alegó ya en 1913 ciertos hechos empíricos contra este sistema (en *Das Unbewusste*). El más importante fue: «La verdad es que no sólo lo reprimido permanece ajeno a la conciencia, sino también una parte de los movimientos que dominan a nuestro yo y, por tanto, lo más opuesto funcionalmente a lo reprimido». Había además en el sistema preconsciente cursos que estaban estructurados conforme al proceso primario, por ejemplo, la formación de puntos de agudeza en los chistes; y, a la inversa, «entre las derivaciones de los movimientos pulsionales inconscientes,... (algunos) están perfectamente organizados, exentos de contradicción»; están formados, pues, conforme al proceso secundario. Por último, la censura, con los mandatos morales ligados a ella, aparece en algunos casos como dinámicamente inconsciente, si bien en teoría era órgano del sistema preconsciente y sólo podía ser descriptivamente inconsciente.

Antes de la reconstrucción final de su tercer modelo, el → modelo estructural de personalidad, Freud elaboró la teoría de los mandatos morales introduciendo el ideal del yo: el año 1914 en *Zur Einführung des Narzissmus (Introducción al narcisismo)* y el año 1921 en *Massenpsychologie und Ich-Analyse (Psicología de las masas y análisis del yo).*

Bibliografía. S. Freud, *Die Traumdeutung* (1900), en *Ges. Werke*, vol. 2/3, p. 1 (trad. cast., *La interpretación de los sueños*, en *Obras completas*, vol. 2, Biblioteca Nueva, Madrid 1972); —, *Das Unbewusste* (1913), en *Ges. Werke*, vol. 10, p. 264 (trad. cast., *Lo inconsciente*, en *Obras completas*, vol. 6, Madrid 1972); —, *Zur Einführung des Narzissmus* (1914), en *Ges. Werke*, vol. 10, p. 137 (trad. cast., *Introducción al narcisismo*, en *Obras completas*, vol. 6, Madrid 1972); —, *Metapsychologische Ergänzung zur Traumlehre* (1916), en *Ges. Werke*, vol. 10, p. 411 (trad. cast., *Adición metapsicológica a la teoría de los sueños*, en *Obras completas*, vol. 6, Madrid 1972); —, *Vorlesungen zur Einführung in die Psychoanalyse* (1917), en *Ges. Werke*, vol. 11, p. 1 (trad. cast., *Lecciones introductorias al psicoanálisis*, en *Obras completas*, vol. 6, Madrid 1972); —, *Jenseits des Lustprinzips* (1920), en *Ges. Werke*, vol. 13, p. 1 (trad. cast., *Más allá del principio del placer*, en *Obras completas*, vol. 7, Madrid 1974); —, *Massenpsychologie und Ich-Analyse* (1921), en *Ges. Werke*, vol. 13, p. 73 (trad. cast., *Psicología de las masas y análisis del yo*, en *Obras completas*, vol. 7, Madrid 1974); —, *Das Ich und das Es* (1923), en *Ges. Werke*, vol. 13, p. 235 (trad. cast., *El yo y el ello*, en *Obras completas*, vol. 7, Madrid 1974).

ADOLF ERNST MEYER

MUSICOTERAPIA. Musicoterapia individual, musicoterapia en grupo, promoción de creatividad, musicoterapia activa, musicoterapia receptiva.

Se entiende por musicoterapia la aplicación sistemática y deliberada de la música, partiendo de ciertas ideas teóricas y experiencias prácticas, a fines terapéuticos, a la mejora del estado corporal y psíquico de los enfermos que sufren trastornos somáticos, psíquicos o espirituales y al fomento de su reinserción social. Especialmente en colaboración con otras formas de terapia, la musicoterapia puede contribuir a la activación emocional, a la regulación de las tensiones, a la toma de contactos y al incremento vivencial (Schwabe 1982), utilizando la música como medio de comunicación en forma receptiva o activa.

La musicoterapia constituye un método psicoterapéutico que suele aplicarse en el marco de un concepto terapéutico global.

El musicoterapeuta debe poseer, según esto, además de una formación musical adecuada y familiaridad con los métodos musicoterapéuticos especiales, unos conocimientos sólidos en el campo de la psicología médica y en → psicoterapia.

Hay que delimitar la musicoterapia frente a la pedagogía musical curativa, con su ámbito de tareas rehabilitadoras, y frente a la pedagogía musical, que persigue la educación mediante y para la música.

Schwabe (1982) destaca cuatro fines en la musicoterapia:

1. Activación y desencadenamiento de procesos emocionales. Se intenta un enfrentamiento interior con conflictos patógenos mediante adecuadas asociaciones musicales.

2. Activación y desencadenamiento de procesos de comunicación social mediante la «técnica de interacción no verbal». La música fomenta con su honda expresividad emocional el encuentro y el entendimiento interhumanos sin el apoyo de la palabra.

3. Recuperación o creación de intereses; intensificación de la capacidad estética. La experiencia de la música puede contribuir a una ampliación y profundización de las vivencias que favorecen la creatividad, promoviendo un estilo de vida positivo, corroborador de la personalidad.

4. Regulación de desarreglos psicovegetativos. No se trata aquí, como en los fines antes mencionados, de un punto de apoyo centrado en la personalidad, sino del aspecto sintomatológico. Se ofrecen al paciente, en primer término, modelos de conducta ejercitables, para poder influir en sentido favorable incluso sobre funciones neurovegetativas autónomas, como la respiración, la actividad cardiaca, etc.

Investigaciones sistemáticas llevadas a cabo durante varios años sobre los efectos de la música en los procesos neurovegetativos (Harrer 1982) han dado los siguientes resultados sobre la correspondencia entre el efecto vivencial y los «fenómenos de expresión corporal»:

1. Las modificaciones neurovegetativas que se manifiestan en la actividad musical son mucho más intensas que en la mera audición de la música, independientemente del gasto energético.

2. La naturaleza y la proporción de las reacciones a nivel neurovegetativo dependen en gran medida de la actitud que adopte el sujeto estudiado frente a la pieza musical que se le ofrece. Muestran su mayor eficacia cuando el sujeto se entrega plenamente a la música y se reducen o desaparecen cuando el sujeto adopta una actitud exclusivamente crítica ante la música.

3. Hay piezas musicales que pueden tener especial eficacia sobre el sistema cardiocirculatorio, la respiración o el tono muscular, y que son en este sentido «organotrópicas». Estos efectos interfieren con las diversas reacciones neurovegetativas individuales a los estímulos emocionales.

Investigaciones de Chr. Frank (1982) y otros han mostrado que se puede lograr una igualdad de frecuencia o una sincronización de ritmos biológicos (frecuencia del pulso y de la respiración) con el compás musical, ofreciendo piezas de cadencia marcada, ritmos de tambor, etc., en condiciones favorables, como son una reactividad neurovegetativa suficiente y un efecto vivencial profundo.

Formas de la musicoterapia. Cabe distinguir fundamentalmente una musicoterapia pasiva —o, más exactamente, receptiva— y otra activa.

En la musicoterapia receptiva, el factor principal consiste «en el despliegue del efecto emocional y en un modo concentrado de escuchar y en el ejercicio de la capacidad de entrega» (Geller 1973). Pueden utilizarse instrumentos (por ejemplo, piano, clavicordio, espineta), o bien discos o grabaciones magnetofónicas.

Suele preferirse, sin embargo, la musicoterapia activa. Ésta puede ser productiva (creación propia) o reproductiva (ejecución de composiciones ajenas). La musicoterapia productiva trabaja con improvisaciones libres, sin presuponer el dominio técnico de un instrumento. Su valor reside sobre todo en la promoción de la creatividad y productividad, de la reacción espontánea hasta la posibilidad de liberar sensaciones y emociones que se expresan simbólicamente. Esto contribuye esencialmente a intensificar la elaboración de vivencias.

Tanto la musicoterapia activa como la receptiva pueden realizarse como terapia individual o de grupo. La individual debe aplicarse sobre todo cuando los pacientes, por ejemplo enfermos introvertidos, autistas o negativistas, necesitan de cuidados individuales intensivos o cuando, por otras razones, no es posible el tratamiento en grupo. La musicoterapia en grupo se presta sobre todo para la superación y eliminación de trastornos de contacto y comunicación.

La musicoterapia puede combinarse con otras formas de psicoterapia. Ha dado buenos resultados la combinación con psicoterapia analítica, → terapia de la conducta, ejercicios de relajación, → fantasía catatímica, → terapia del movimiento y del cuerpo, → psicodrama, psicoterapia mediante artes plásticas, juegos de luces y colores, etc. (Strobel y Huppmann 1978).

Cabe esperar resultados favorables con la musicoterapia, sobre todo, en casos de → psicosis, en enfermos e impedidos crónicos o en niños con lesiones cerebrales o deficientes mentales (Lecourt 1977, Strobel y Huppmann 1978, Curic 1981, Harrer 1982).

La musicoterapia está considerada en general como un enriquecimiento básico del arsenal de medidas psico y socioterapéuticas de que disponemos.

Bibliografía. M. Critchley, R.A. Henson, *Music and the brain,* W. Heinemann Medical Books Limit, Londres, 1977; L. Curic, *Musiktherapie bei Behinderten,* Otto Müller, Salzburgo 1981; Chr. Frank, en G. Harrer (dir.), *Grundlagen der Musiktherapie und Musikpsychologie,* G. Fischer, Stuttgart 1982, p. 85-104; D. Geller, en «Z. Psychosom. Med. Psychoanal.» 19 (1973) 69-76; J. Haas, *Musiktherapie bei psychischen Störungen,* G. Fischer, Stuttgart-Nueva York 1983; G. Harrer (dir.), *Gründlagen der Musiktherapie und Musikpsychologie,* G. Fischer, Stuttgart 1982; —, W. Pöldinger, en «Ars Medici» 69 (1979) 370-372; E. Lecourt, *Praktische Musiktherapie,* Otto Müller, Salzburgo 1979; K. Pahlen, *Musiktherapie,* Heyne, Munich 1973; M. Priestley, *Musiktherapeutische Erfahrungen,* G. Fischer, Stuttgart 1982; A. Rett, F. Frasemann, A. Wesecky, *Musiktherapie für Behinderte,* Huber, Berna-Stuttgart-Viena 1981; W.J. Revers, G. Harrer, W.C.M. Simon, *Neue Wege der Musiktherapie,* Econ, Düsseldorf-Viena 1974; C. Schwabe, *Musiktherapie bei Neurosen und funktionellen Störungen,* G. Fischer, Stuttgart 1972; —, *Regulative Musiktherapie,* VEB G. Fischer, Jena 1979; —, *Aktive Gruppenmusiktherapie für erwachsene Patienten,* G. Fischer, Stuttgart-Nueva York 1983; W.C. Simon, *Mensch und Musik,* Otto Müller, Salzburgo 1979; W. Strobel, G. Huppmann, *Musiktherapie. Grundlagen, Formen, Möglichkeiten,* Hogrefe, Gotinga-Toronto-Zurich 1978; H.R. Teirich (dir.), *Musik in der Medizin,* G. Fischer, Stuttgart 1958; H. Willms, *Musiktherapie bei psychotischen Erkrankungen,* G. Fischer, Stuttgart 1975; —, *Musik und Entspannung,* G. Fischer, Stuttgart-Nueva York 1977.

GERHART HARRER

N

NEOPSICOANÁLISIS. Proceso de ambivalencia, psicología del impulso, correlación de simultaneidad, intencionalidad, neopsicoanálisis.

El fundador y representante más acreditado del neopsicoanálisis en Alemania fue Schultz-Hencke. Aun reconociendo la genialidad de Freud en el descubrimiento de los trastornos de las neurosis (→ formas de neurosis), señaló desde muy temprano el carácter autóctono de aquellas necesidades «preedípicas» que Freud atribuyó, como pulsiones parciales de la libido, al instinto sexual. Schultz-Hencke describió de un modo nuevo y consideró muy importante la vivencia impulsiva «intencional» (término que toma de Brentano y de Husserl). Entendió por tal una tendencia muy precoz del lactante a dirigirse con todos sus órganos sensoriales al mundo, llevado de la curiosidad. Señaló también expresamente la existencia de una necesidad no sexual de ternura (vivencia epidérmica). Consideró este hecho como sumamente importante, por creer que su influencia es decisiva ya en el período más temprano y que el fracaso en este punto supone el fracaso en determinados aspectos de la vida. Como forma de descripción de sus convicciones, no se conformó con el concepto teórico de libido ni con el concepto psicológico del yo. Estimó que tales conceptos eran imprecisos para explicar las diversas anomalías neuróticas. Criticó asimismo el uso general de metáforas y los conceptos antropomorfizantes porque se les atribuye demasiado apresuradamente una vida propia, como si fuesen realidades.

Su nueva ordenación metodológica, que le iba a permitir, a su juicio, crear una verdadera «amalgama» de todos los conocimientos anteriores de psicología profunda, representa en definitiva una teoría plenamente válida sobre la neurosis. Esa ordenación se orienta siempre con arreglo a la naturaleza del ser humano como *zoon politikon* y en sus vivencias detectables a nivel micropsicológico. Así, Schultz-Hencke no habla, por ejemplo, *de la* pulsión, *del* inconsciente, sino de la vivencia de impulso (sinónimos: aspiración, necesidad) y de la «suma de los recuerdos decisivos» que surgen en circunstancias especiales.

Describe una vivencia impulsiva como estructura o configuración que consta de una parte perceptiva y otra representativa, nutrida de recuerdos, una parte emocional y excitante (en correlación con inervaciones somáticas) y una parte de acción. Frente a este conjunto agonista se presenta automáticamente en la vivencia del ser humano otra parte antagonista, que consta igualmente de muchas facetas. También los sentimientos *autónomos* de temor y de culpa pueden ser la vertiente antagónica de una vivencia impulsiva, controlando así la vertiente agonista.

La forma descriptiva de Schultz-Hencke presenta la gran ventaja de que con ella resultan integrables, sin dificultad, los conocimientos fisiológicos, fisiopatológicos, médicos e incluso las representaciones de circuitos reguladores de la cibernética moderna. No hay un lenguaje metapsicológico que dificulte la comunicación interdisciplinar a aquellos que la buscan. Puesto que Schultz-Hencke comienza con la descripción de posibles anomalías neuróticas en la fase más temprana del niño y no con la constelación edípica, ello ha permitido la inclusión, sin solución de continuidad, de la psicología evolutiva normal del niño, extremo que ha abordado especialmente Anne-Marie Dührssen.

Schultz-Hencke no olvida, en la búsqueda de las causas de un desarrollo neurótico, los factores de disposición. Subraya especialmente la importancia de la hipersensibilidad, la hipermotricidad y la hipersexualidad congénitas. Estas características hacen a menudo que los individuos reaccionen en forma hipersensible o desvían su fuerte necesidad expansiva hacia una defensa y una represión intensas. Otras alteraciones orgánicas congénitas pueden favorecer la génesis de las neurosis si dificultan, por ejemplo en forma de miopía o de sordera graves, las posibilidades de contacto del niño con el medio ambiente o si ciertos → defectos orgánicos, como la fisura palatina, el labio leporino, el estrabismo u otras formas de manifestación repulsivas ocasionan el rechazo del niño por el medio ambiente. El neopsicoanálisis presta también la máxima atención a las influencias peristáticas patógenas que han actuado en los cinco primeros años de vida del niño. Seguidamente a ellas se pueden producir inhibiciones de tendencias autónomas, en correspondencia con la fase evolutiva o con la necesidad predominante en el niño. Estas inhibiciones pueden tener como consecuencia ciertas «lagunas vivenciales», según que haya quedado inhibida una u otra parte de las vivencias impulsivas. Schultz-Hencke identifica los factores inhibidores o *causas primarias* con la dureza o bien con la indulgencia excesivas en la educación. La dureza provoca → angustia o temor al castigo directo o a la pérdida del amor; la indulgencia excesiva produce angustia ante la «dureza» del mundo. Schultz-Hencke aplica, pues, aquí consideraciones sociológicas y socioeconómicas a fenómenos infantiles muy precoces. Sólo desde el trasfondo social se puede calibrar lo que es la dureza o la indulgencia excesiva en la vida individual de la primera infancia (esta perspectiva es sin duda una de las razones de que los neopsicoanalistas hayan admitido muy pronto el tratamiento de grupo como recurso terapéutico).

El niño suele estar expuesto, generalmente, a las mismas influencias ambientales; a veces un niño ya inhibido busca un ambiente social donde sus inhibiciones sean objeto de alabanza y de refuerzo. Estos factores se denominan causas *estabilizadoras*. De este modo la inhibición se convierte en una «costumbre agradable». El niño se vuelve pasivo y cómodo. La carencia de una técnica de trabajo y la falta de conocimiento de los hombres son las consecuencias del angostamiento del radio de acción. Pero dado que la inhibición de una necesidad nunca se produce al cien por cien, el resto sigue «actuando» en forma de «actitudes» (así, personas modestas y sacrificadas adoptan de pronto, sin advertirlo ellas mismas, la actitud de «sentirse ofendidas»). Tales actitudes se extreman a veces, por efecto de ciertas elaboraciones secundarias, hasta convertirse en expectativas desmesuradas. Para compensar las carencias percibidas íntimamente, el sujeto puede buscar satisfacciones sustitutivas (como son las fantasías diurnas y las adicciones) o sobrecompensaciones en otro sector no inhibido.

Según Schultz-Hencke, toda neurosis incluye la siguiente tríada: Inhibición, comodidad, pretensiones desmesuradas.

Esto es importante a nivel terapéutico. Así, el dominio de la inhibición no supone, sin más, la curación si las consecuencias secundarias —comodidad, expectativas desmesuradas— siguen alimentando los → síntomas neuróticos, como las raíces aéreas pueden seguir nutriendo la copa de un árbol tropical cuando se le ha cortado el tronco.

Pero las influencias de tipo congénito y adquirido mencionadas hasta ahora no hacen sino condicionar la formación de una estructura neurótica que permite al sujeto permanecer mucho tiempo, a veces toda la vida, en un ambiente favorable, libre de síntomas. Sólo con las *causas desencadenantes* —aquellas situaciones conflictivas que Freud había señalado ya como situaciones de tentación y fracaso— se produce la formación de síntomas. La persona limitada en sus posibilidades por la estructura neurótica previa no puede resolver estos conflictos como un individuo sano. Sus impulsos inhibidos se ven «interpelados» y amenazan con irrumpir, pero sólo pueden manifestarse como → síntoma a modo de «fragmento de una vivencia de impulso que antaño fue completa».

Schultz-Hencke prestó gran atención a las reacciones intrapsíquicas que siguen a situaciones conflictivas desencadenantes, y las denominó *proceso de ambivalencia*. Parte del hecho de que cada persona experimenta siempre impulsos encontrados (esto se constata ya en la vivencia impulsiva con su faceta agonista y antagonista). El hombre cae en estas antinomias (que se expresan también en la inevitable tensión entre la vida y la muerte) sobre todo en el ámbito de la convivencia humana. El hombre sano puede afrontar la escisión entre sus propias necesidades y los deseos contrarios de otras personas o bien con la renuncia consciente o con un control racional de aquéllas. Pero si una o varias partes de una necesidad, o incluso las necesidades en su conjunto quedan reprimidas por la troquelación neurótica y por ello el sujeto no puede disponer libremente de ellas para tomar una decisión, la constelación correspondiente no puede resolverse. La antinomia se convierte en ambivalencia.

Otros factores de la formación definitiva de una neurosis permanente son las *causas cronificantes*. La persona neurótica reaccionará siempre, ante la presencia de una problemática idéntica o semejante, con la formación de síntomas. A veces los provocará deliberadamente apenas advierta que gracias a ellos puede alcanzar lo que no le es posible por la vía directa. También es un factor cronificante el convertir las inhibiciones en ideologías que permiten transformar la incapacidad en virtud. Los síntomas neuróticos, en fin, pueden adoptar el carácter de reflejos condicionados, que favorecen la aparición de otras cronificaciones. Resumiendo: la historia de la génesis de una neurosis incluye causas congénitas, adquiridas, estabilizadoras, desencadenantes y, a la larga, cronificantes.

Considerando las distintas vivencias de impulso en cuanto a las consecuencias surgidas por inhibiciones durante la fase evolutiva correspondiente, resulta el siguiente cuadro: Como consecuencia de estrangulamientos producidos en la *fase intencional* (primer año de vida) se forma una *estructura esquizoide*.

Esta estructura se desarrolla, o bien por una sobreoferta de estímulos o por carencia de éstos, por falta de afecto, ternura y protección en el período más temprano del niño. La tendencia intencional al mundo se va atrofiando progresivamente, la curiosidad se apaga, el mundo palidece. El niño lo percibe aún, pero ya no lo «apercibe». Un esquizoide habla a menudo, por ejemplo, de la existencia de una «pared de vidrio» que se interpone entre él y los otros; es incapaz de establecer contacto, vive al margen. Desconfiado y profundamente inseguro, su conducta es en extremo oscilante. Aproximaciones repentinas alternan frecuentemente con un distanciamiento abrupto y brusco. La deficiente capacidad de contacto puede conducir a veces a torpezas y seudodemencias. El incremento de la distancia esquizoide produce la pérdida de objeto, a menudo con peligro de explosiones agresivas (Schultz-Hencke desarrolló, partiendo de aquí, su concepto de → psicosis).

Schultz-Hencke incluye todas las otras vivencias de impulso en tres grandes áreas: la *aspiración posesiva* (necesidad oral-captativa y anal-retentiva), la *aspiración a hacerse valer* (necesidad anal-agresiva, motora-agresiva, uretral) y la *aspiración al amor* (necesidad de ternura, necesidad erótica, necesidad sexual).

Los trastornos de la primera infancia en cuanto a la *aspiración posesiva* tienen como consecuencia una estructura depresiva. Schultz-Hencke integró la *oralidad* (primer año de vida) en el aspecto de lo *captativo*. Lo captativo (de *capere* = asir con la mano) viene a subrayar la vertiente de aprehensión activa de lo oral, vertiente que no se refiere sólo a la posesión material, sino que desempeña también un papel fundamental en las relaciones humanas: agarrar a otra persona, poseerla, acogerla, abrazarla, etc. Lo oral-captativo posee también una significación en el plano espiritual: aprehendemos un saber, lo asimilamos y lo digerimos.

Schultz-Hencke divide la vivencia de impulso que sigue temporalmente en el desarrollo del niño: lo *anal* (final del primer año y principio del segundo), en dos áreas. Las tendencias *anal-retentivas* nos mueven a tomar posesión de lo adquirido, a reunirlo y guardarlo (de ahí su asignación a la tendencia posesiva). Lo retentivo desempeña también un papel frente a los semejantes, por ejemplo, cuando nos mostramos reservados. Se dice, por otra parte, que intentamos retener a nuestro compañero, que queremos guardar nuestros sentimientos para él. Según el aspecto parcial de la tendencia posesiva que esté inhibida, la estructura depresiva resultante puede ser muy diversa individualmente (véanse más adelante los síntomas psicosomáticos). Los depresivos (→ depresión) suelen distinguirse por la actitud de renuncia y de disposición al sacrificio, por la docilidad, la sobriedad y la blandura. El medio ambiente les parece algo demoníaco y captativo, devorador, antropófago. Sienten su propia vida como algo vacío, apagado, absurdo, que luego intentan compensar con el rendimiento, la conciencia del deber y la solidaridad social.

Las inhibiciones de la *tendencia a hacerse valer* tienen como consecuencia una *estructura obsesiva*. Incluyen, por una parte, el segundo sector de lo anal: la *vivencia anal-agresiva*. La primera lucha por el poder entre el niño y la persona que lo educa se produce en la formación de los hábitos de limpieza y, por tanto, en problemas de imposición de la propia voluntad o del propio capricho, por una parte, y de obediencia, por otra. También el lenguaje da testimonio de los componentes agresivos de la vivencia anal. Se dice «cagarse en», «apestar a», etc.

Según Schultz-Hencke, la tendencia a imponerse incluye la *vivencia motora-agresiva* (segundo y tercer año de vida). En este período, el aprendizaje de la marcha y la formación del lenguaje han generado ya numerosas posibilidades expansivas en el niño. Por eso son más frecuentes los choques con personas allegadas, choques que las prohibiciones provocan especialmente en niños de gran vitalidad. Se produce, por otra parte, un aumento del propio sentimiento de poder como base de lo que posteriormente será la conciencia de sí mismo y el sentimiento del propio valor.

También la estructura neurótica obsesiva resultante puede ofrecer muchos «rostros» en correspondencia con la variedad de las posibles inhibiciones. Freud había descrito ya, con mucha penetración, a los neuróticos obsesivos. Schultz-Hencke destacó, para complementarlo, el estrangulamiento de la tendencia, ya marcada, a la acción. Los impulsos y los contraimpulsos casi simultáneos perturban el curso de la inervación muscular en reposo, lo cual puede dar lugar a → síntomas como la tartamudez y el temblor. El neurótico mismo sólo adquiere conciencia de este fuerte vaivén, cuando más, a la hora de tomar decisiones, lo que normalmente le resulta difícil o no logra realizar, por las contradicciones en que se debate.

Como el niño dispone ya de notables energías motoras, trata de imponer su voluntad pese al estrangulamiento que siente de los impulsos de acción y reacciona cada vez con mayor odio contra los adultos que le prohíben los actos. Si le castigan con dureza, considerará sus afectos como malos y abominables. Aumentan los sentimientos de culpa, que bloquean más aún los elementos motores y afectivos del impulso. El niño se torna aparentemente «bueno», pero la imaginación sigue muy viva. Las fantasías resultantes —llenas de contenido violento— quedan como «aisladas» del impulso originario. Más tarde, al aparecer la neurosis obsesiva, pueden producirse ideas de compulsión agresiva que el sujeto vive como ajenas a su personalidad. No obstante, los sentimientos de angustia y de culpa hacen que se manifiesten las partes antagonistas del impulso formando síntomas, por ejemplo, obsesiones de orden y de verificación.

El enfrentamiento con todo lo sucio, a raíz del severo y enérgico adiestramiento en la limpieza durante la primera infancia, suele desempeñar un papel muy importante. El adiestramiento excesivamente rígido para realizar las deposiciones en el momento y el lugar impuesto por otros suele generar con facilidad, en el neurótico obsesivo, una disposición exagerada a la sumisión. El sujeto así inhibido en la retención no puede decir «no» en cualquier momento y a cualquier demandante.

Otra vertiente de la tendencia a hacerse valer, ligada ahora con más claridad a atributos sexuales, es *el vivenciar del impulso uretral*. El acto de orinar implica impulsos espontáneos y las cualidades del «dejar correr», del «derramar» y, por tanto, de la donación. La primera observación directa de las diferencias de sexo y de conducta de los sexos (tercero y cuarto años de edad) se refieren igualmente al diferente modo de orinar.

Aquí vemos ya las primeras posibilidades de inhibición en la *tendencia al amor,* que posibilitan la formación de la estructura histérica. Como esta estructura fue descrita detenidamente en los primeros escritos psicoanalíticos, basta señalar aquí las peculiaridades que agregó Schultz-Hencke. Éste subrayó que el examen de la realidad, tan urgente y necesario en este período, fracasa en la primera fase genital (alrededor de los 5 años) cuando hay procesos de inhibición; de ese modo, el sujeto histérico queda fijado en su mundo desiderativo y fantástico y también las representaciones (frecuentemente sexuales) se estancan en él. La motricidad, ya madura, adquiere el carácter de acción caótica, pues no fue posible la formación de representaciones reales. Las picardías y las bufonadas dan el tono a sus vivencias, a su expresión y a su acción. Esta inseguridad general se hace notar frente al papel del propio sexo y a los procesos sexuales en general, y viene a perturbar la resolución del conflicto edípico, que debía desarrollar en diversa forma las diferentes actitudes de cada sexo hacia el padre y la madre.

Al considerar los desarrollos estructurales, hay que tener presente que casi nunca nos encontramos de hecho con estructuras neuróticas puras, sino con *estructuras mixtas,* por ejemplo, depresiva-obsesiva u obsesiva-histérica. Las tendencias a la individuación y a la comunicación, más o menos acentuadas en ellas, pueden ocasionar fuertes tensiones intrapsíquicas.

Dado que Schultz-Hencke describe ya en su modelo de impulso lo «corporal» y lo «anímico» dentro de la estructura conjunta, cabe introducir la *medicina → psicosomática* en sus modelos sin necesidad de grandes teorías complementarias. La irrupción de un residuo de la vivencia de impulso se produce siempre tanto en lo somático, como en lo anímico, en forma de una *correlación de simultaneidad.* Pero lo que aparezca en la conciencia depende de un pasado evolutivo de la neurosis que es parcialmente muy individual y parcialmente estructural. Así, la histeria muestra preferentemente, como residuos, las partes de representación; la neurosis obsesiva, las partes motoras; la → depresión, las partes afectivas de tonalidad oral; y la esquizoidia, las partes perceptivas, generalmente en forma residual, por hallarse fuertemente estranguladas. Schultz-Hencke señaló siempre que el correlato somático de un síntoma anímico no es un órgano, sino el funcionamiento de un órgano o de una parte del mismo. El correlato de las ilusiones o de las ideas obsesivas no es el cerebro, sino cursos funcionales concretos del mismo.

Schultz-Hencke intentó también coordinar las vivencias de impulso con cursos de inervación simultánea en órganos especiales. Presume la existencia de inervaciones correlativas en la vivencia oral-captativa (laringe, faringe, esófago y estómago), en la vivencia anal (intestino delgado, intestino grueso, hígado y vesícula biliar, páncreas), en vivencias motoras-agresivas (musculatura y sistema cardiovascular), en la vivencia uretral (órganos urinarios derivativos e intestino), en la vivencia afectiva (piel) y en la vivencia sexual (órganos sexuales y sistema cardiovascular).

En la vertiente rectora, la parte antagonista de la vivencia de impulso, se correlacionan, en opinión de Schultz-Hencke, las reacciones de temor con alteraciones funcionales en tiroides, intestino y cerebro, y la vivencia directa de terror, con hiperfunción del tiroides.

Schultz-Hencke atribuye a la sintomatología de conversión histérica mucha menos importancia que los seguidores directos de Freud. A su juicio, se da «también» dicha sintomatología, pero es rara en comparación con la sintomatología psicosomática restante.

Cabe señalar, por último, la significación que Schultz-Hencke otorgó ya en 1951 a la → anamnesis, tan difundida, en la línea de la psicología profunda. El sentido y la finalidad de esta anamnesis es formular un → diagnóstico sobre la estructura neurótica, avanzar el pronóstico y determinar en vista de ambos el tipo de procedimiento terapéutico. Un → síntoma puede considerarse tan sólo como neurótico si cabe establecer una relación psicológica profunda entre la sintomatología existente, la situación vital desencadenante y la génesis individual precoz. Tras un período inicial de intensa crítica, este procedimiento anamnésico ha logrado una aceptación tan universal que sirve de base para la autorización de solicitudes de psicoterapia en el seguro de enfermedad de la República Federal de Alemania.

Huelga añadir, tras lo expuesto, que los

modelos de Schultz-Hencke constituyen un sistema que está plenamente abierto a cualquier nueva realidad o experiencia en el campo del tratamiento o de la investigación.

Bibliografía. F. Beese, *Der Neurotiker und die Gesellschaft*, Piper & Co., Stuttgart 1974; A. Dührsen, *Psychogene Erkrankungen bei Kindern und Jugendlichen*, Verl. f. Med. Psychologie, Gotinga 1954; —, *Analytische Psychotherapie in Theorie, Praxis und Ergebnissen*, Verl. f. Med. Psychologie, Gotinga 1973; —, *Psychoanalyse und Neo-Psychoanalyse, Konvergenz oder Divergenz*, en H. Fischl-Carl, *Theorie und Praxis d. Psychoanalyse*, Bonz, Fellbach 1979; —, *Psychotherapien in der Psychiatrischen Klinik und Praxis*, en *Psychologie des XX. Jahrhunderts*, vol. X, p. 953-965, Kindler, Zurich 1980; —, *Die biographische Anamnese unter tiefenpsychologischem Aspekt*, Verlag f. Med. Psychologie, Gotinga 1981; Th.F. Hau, *Die Ich-Psychologie im Sinne der Psychoanalyse Schultz-Henckes*, «Praxis d. Kinderpsychologie» 10 (1961); L. Janus, *Spezifitätsmodelle*, en *Psychologie des XX. Jahrhunderts*, vol. IX, p. 133-154, Kindler, Zurich 1979; H. Schultz-Hencke, *Einführung in die Psychoanalyse*, G. Fischer, Jena 1927; —, *Schicksal und Neurose. Versuch einer Neurosenlehre vom Bewusstsein her*, G. Fischer, Jena 1931; —, *Der gehemmte Mensch*, Thieme, Stuttgart 1940; —, *Lehrbuch der Traumanalyse*, Thieme, Stuttgart 1949; —, *Lehrbuch der analytischen Psychotherapie*, Thieme, Stuttgart 1951; —, *Das Problem der Schizophrenie, Analytische Psychotherapie und Psychose*, Thieme, Stuttgart 1952; W. Schwidder, *Neo-Psychoanalyse*, en *Handbuch der Neurosenlehre und Psychotherapie*, vol. 3, Urban & Schwarzenberg, Munich 1959; E. y W. Zander, *Die Neo-Psychoanalyse von Harald Schultz-Hencke*, en *Die Psychologie des XX. Jahrhunderts*, vol. 3, Kindler, Zurich 1977; W. Zander, *Individuation und Kommunikation bei den verschiedenen Neurose-Strukturen*, «Z. Psychosomat. Med.» 19 (1973); —, *Psychosomatische Forschungsergebnisse beim Ulcus duodeni*, Verl. f. Med. Psychologie, Gotinga 1977; —, *Strain und Stress*, en *Soma und Psyche*, Ciba-Geigy, Basilea 1978.

Esther y Wolfgang Zander

NEUROENDOCRINOLOGÍA. Hormonas del lóbulo anterior de la hipófisis, tests de estimulación e inhibición neuroendocrinológicas, → depresión, → esquizofrenia, psicofármacos.

El enfoque endocrinológico en la investigación de las enfermedades psiquiátricas fue posible gracias a los métodos radioinmunológicos, que permitieron detectar la presencia de cantidades mínimas de hormonas en el suero.

Se han ampliado, por otra parte, los conocimientos sobre las funciones fisiológicas de las aminas biógenas en el control de la neurosecreción de las distintas hormonas, lo que hace posible deducir de la secreción de hormonas del lóbulo anterior de la hipófisis, en determinadas condiciones, ciertas conclusiones sobre la eficiencia y la disponibilidad de los neurotransmisores cerebrales correspondientes y sobre alteraciones de las aminas en el sistema nervioso central en las enfermedades psiquiátricas.

Las monoaminas dopamina, noradrenalina y serotonina participan de diferente modo en la neurosecreción hipotalamohipofisaria de las hormonas. El enfoque neuroendocrinológico parte del supuesto de que debe ser posible examinar el funcionamiento de los mecanismos reguladores y de los neurotransmisores correspondientes estimulando —selectivamente, a ser posible— un sistema aminoérgico y midiendo la(s) hormona(s) segregada(s) por el lóbulo anterior de la hipófisis (LAH). Los trastornos producidos dentro de este mecanismo regulador deberán expresarse en alteraciones de la cinética de secreción de las hormonas del LAH participantes tras la estimulación correspondiente.

1. Enfermedades depresivas. El enfoque neuroendocrinológico es significativo sobre todo para el estudio de la → depresión, porque la actividad de los neurotransmisores no sólo desempeña un papel decisivo para el sistema funcional neuroendocrino, sino que revela también una implicación en alteraciones de funciones vegetativas y en trastornos de conducta y en el modo de encontrarse observados en la sintomatología clínica de síndromes depresivos.

Las alteraciones esenciales de parámetros hormonales o de determinadas pruebas funcionales, que se han descrito en determinadas enfermedades depresivas, son:

a) Una hipersecreción fásica de cortisol y un ritmo circadiano alterado.

b) Un deterioro patológico fásico en la prueba de inhibición de la dexametasona, en el sentido de una posibilidad de supresión deficiente o nula o de una ausencia de supresión más rápida (el denominado fenómeno *«early escape»*).

c) Disminución fásica de la capacidad de reacción del cortisol a estímulos como la metilanfetamina y la hipoglucemia inducida mediante insulina.

d) Capacidad fásica parcialmente reducida de estimulación del cortisol ante estímulos como la anfetamina, la clonidina, la hipoglucemia inducida mediante insulina y la desmetilimipramina.

e) Reducción fásica de la secreción de la hormona estimulante del tiroides (TSH) tras la administración de tireotropina (TRH).

La importancia, tanto teórica, como práctica, de las alteraciones neuroendocrinas halladas en determinadas enfermedades depresivas, puede considerarse desde tres perspectivas:

1. Estudio de los fundamentos y formación de hipótesis.
2. Posible medio auxiliar para el diagnóstico clínico diferencial.
3. Predicción en cuanto al curso, la terapéutica y el pronóstico.

1. De la capacidad de estimulación de determinadas hormonas cabe inferir disfunciones aminérgicas básicas, sabiendo de qué modo participan las diversas monoaminas en la regulación correspondiente. Así, la anfetamina (un estimulante que actúa indirectamente y libera noradrenalina) y la dopamina presentes en las terminaciones nerviosas provocan un aumento rápido de la secreción de la hormona del crecimiento, mas no en pacientes depresivos unipolarmente endógenos (Langer y otros 1976). Esta insuficiente capacidad de estimulación puede considerarse como indicio indirecto de una deficiencia de catecolaminas, pero no excluye la posibilidad del trastorno de otros sistemas transmisores.

La hipersecreción de cortisol o el resultado patológico en la prueba de inhibición de la dexametasona y la alteración de la capacidad de estimulación del cortisol mediante hipoglucemia inducida con insulina se han interpretado como «desinhibición anormal» de los centros reguladores neuroendocrinos de liberación de ACTH durante la fase depresiva (Sachar y otros 1976), ya que existe normalmente una inhibición noradrenérgica tónica (Carroll 1976*a,b*). Estos resultados pueden armonizarse con la hipótesis de la deficiencia de noradrenalina (Schildkraut 1965, Matussek 1966), sin excluir posibles trastornos de otros sistemas aminérgicos.

La reacción disminuida de la TSH a TRH en determinados depresivos —aparte de una posible correlación entre valores altos de cortisol y distribución reducida de TSH tras la administración de TRH— puede compatibilizarse tanto con una actividad noradrenérgica disminuida, como con una mayor actividad serotoninérgica (Gold y otros 1980).

La formación de hipótesis se enriqueció gracias a los experimentos de estimulación con la clonidina, un receptoragonista alfa-2-adrenérgico postsináptico, experimentos que se efectuaron para investigar la sensibilidad receptora de las neuronas noradrenérgicas (Matussek 1978, Matussek y otros 1980). En esta prueba, los pacientes depresivos endógenos mostraron un aumento de la hormona del crecimiento significativamente menor que los depresivos neuróticos reactivos. Resultados similares obtuvo Laakmann (1980) con la administración de desmetilimipramina. Teniendo en cuenta que los alfa-2-receptores postsinápticos participan en la reacción de la hormona del crecimiento tras la administración de clonidina y de desmetilimipramina, Matussek y Laakmann (1981) suponen que la menor secreción de la hormona del crecimiento se puede atribuir a una menor sensibilidad alfa-2-receptora postsináptica en depresivos endógenos. Pero dado que también algunos controles sanos muestran en ambas pruebas de estimulación reacciones insuficientes por parte de la hormona del crecimiento, se admite que la menor sensibilidad alfa-2-receptora postsináptica en la depresión endógena representa sólo un factor —entre otros— que está perturbado. Basándose en experimentos de estimulación con anfetamina (Langer y otros 1976), en la hipoglucemia inducida mediante insulina (Czernik 1982, Czernik y otros 1980) y en sus propias pruebas con clonidina (Matussek 1978), que habían dado en depresivos endógenos durante la enfermedad una concentración de la hormona del crecimiento nula o reducida y en depresivos neuróticos o reactivos una concentración normal o elevada en comparación con probandos sanos, Matussek formuló en 1978 la hipótesis de una depresión presináptica como modelo de la depresión reactivo-neurótica y de agotamiento, con carencia amínica en las terminales nerviosas presinápticas, que lleva en sentido compensador a un aumento de sensibilidad receptora, y postuló asimismo la existencia de una depresión postsináptica en la depresión endógena, con menor sensibilidad receptora postsináptica.

No se ha investigado aún lo bastante la cuestión relativa a si las posibles alteraciones neuroendocrinológicas descritas en determinadas depresiones pueden atribuirse a una causa común. Se han atribuido así, tanto la hipersecreción de cortisol como el resultado patológico en la prueba de inhibición de la dexametasona y la menor capacidad de estimulación de cortisol y de hormona del crecimiento, a la disfunción noradrenérgica postulada. Se ha discutido, por otra parte, hasta qué punto la menor capacidad de estimulación de la hormona del crecimiento, del cortisol y de la TSH y el resultado patológico observado en la prueba de inhibición de la dexametasona deben considerarse como fenómenos secundarios de la hipersecreción de cortisol. Pero esto significaría que todas las disfunciones descritas deben ser demostrables simultáneamente en un paciente. Los escasos resultados experimentales obtenidos hasta ahora —al menos en cuanto a la relación entre la prueba de inhibición de la dexametasona y la prueba con TRH— hacen suponer que se trata de sistemas independientes entre sí. Así, Extein y otros (1981) han hallado en el 84 % de los casos o bien resultados anormales en la prueba de inhibición de la dexametasona o en la prueba de TRH con pacientes depresivos endógenos primarios, pero sólo en el 11 % de los casos han encontrado disfunciones en ambos sistemas.

2. La diferente capacidad de estimulación de la hormona del crecimiento (y del cortisol) que las pruebas de reacción han detectado en depresivos endógenos unipolares frente a los depresivos reactivo-neuróticos, abre la posibilidad de obtener criterios objetivos para el diagnóstico diferencial. Las dificultades metodológicas del diagnóstico diferencial clínico han hecho que apenas se haya estudiado hasta qué punto esa división en grupos afecta también a los depresivos endógenos monopolares frente a los depresivos reactivo-neuróticos, o que haya dado resultados controvertidos, por ejemplo, en la prueba de hipoglucemia mediante insulina (Berger y otros 1982, Koslow y otros 1982). Pero justamente para este grupo de depresión puede ser útil dicho criterio objetivo.

Además de la diferenciación de los depresivos endógenos frente a los depresivos reactivo-neuróticos en las pruebas de estimulación mencionadas o en la prueba con TRH (Kirkegaard y otros 1978), parecen existir ciertas diferencias entre los depresivos unipolares y los bipolares en la prueba con TRH (Gold y otros 1980) y en la prueba de la inhibición de la dexametasona (Carroll y otros 1981), como asimismo en la reacción de la hormona del crecimiento a la hipoglucemia inducida mediante insulina (Koslow y otros 1982, etc.). Por otra parte, el test de inhibición de la dexametasona puede contribuir, al parecer, a la tipificación de las psicosis esquizoafectivas.

No se ha investigado aún bastante la cuestión de si las diferencias descritas entre los distintos grupos de depresión se pueden atribuir a los contrastes señalados u obedecen más bien a otras variables, como la gravedad de la depresión, la edad, el sexo, la frecuencia de las fases, la frecuencia de éstas, la edad al comienzo de la enfermedad, la respuesta a determinadas estrategias terapéuticas, la estructura de la personalidad, etc., es decir, a variables que en parte acompañan al núcleo diagnóstico y en parte aparecen acopladas entre sí.

3. La normalización de algunas pruebas neuroendocrinas que dan resultados patológicos durante la enfermedad puede considerarse como criterio objetivo de la conclusión de la fase depresiva o como indicio externo de estabilización y, en consecuencia, también como criterio pronóstico. Así, la ausencia de normalización en la prueba de inhibición de la dexametasona resultó desfavorable a nivel de pronóstico porque, a pesar de la mejoría, persistió un elevado riesgo de recidiva (Greden y otros 1980). También la reacción TSH tras la administración de TRH parece constituir un predictor igualmente objetivo para el éxito del tratamiento (Langer y otros 1980).

El resultado en la prueba de inhibición de

la dexametasona parece permitir también predicciones acerca de la respuesta terapéutica a los → antidepresivos tricíclicos de diferente espectro de acción (Brown y Quails 1981). La posible tipificación neuroendocrinológica en la prueba de inhibición de la dexametasona (cf. 1.2) puede facilitar quizá diferentes estrategias para la profilaxis de recidivas en psicosis esquizoafectivas.

2. → **Psicosis del círculo de formas esquizofrénicas.** La así llamada hipótesis dopamínica de la → esquizofrenia supone la existencia de una hiperactividad dopaminérgica en determinadas estructuras neuronales mesolímbicas o corticales. El parámetro hormonal más estudiado en pacientes esquizofrénicos no tratados, o tratados con → neurolépticos, es la prolactina, cuya regulación está expuesta a influencias hipotalámicas inhibidoras y estimulantes, de las cuales la más importante es la influencia inhibidora de origen dopaminérgico tónico. Las neuronas noradrenérgicas y serotoninérgicas intervienen más bien como estimulantes, y las neuronas colinérgicas y gabaérgicas como inhibidoras. La TRH es un estimulante prolactínico fisiológico. También los estrógenos, la testosterona, la nicotina, la hipoglucemia, el estrés y otros factores ejercen una influencia modificadora en la elevación del nivel prolactínico.

Se ha investigado poco a sujetos no tratados que padecen psicosis agudas del círculo de formas esquizofrénicas, en relación con sus parámetros hormonales. Basándose en la hipótesis dopamínica de la esquizofrenia cabría esperar una secreción prolactínica disminuida; pero, por otra parte, también el estrés psicológico ocasionado por la enfermedad y la hospitalización podría provocar un aumento de concentración prolactínica. Meltzer y otros (1974) no encontraron diferencia alguna en cuanto a concentración prolactínica entre esquizofrénicos agudos y sujetos sanos, indicio según ellos de un equilibrio entre la elevación prolactínica inducida por estrés y la reducción prolactínica condicionada por psicosis.

Los pacientes esquizofrénicos parecen reaccionar cuantitativamente, en lo que respecta a la concentración prolactínica, aproximadamente como los sujetos sanos a sustancias bloqueadoras de receptores dopamínicos, por ejemplo, a los neurolépticos. También es equiparable la reacción de los sujetos sanos y de los esquizofrénicos a los agonistas de la dopamina, tales como el L-dopa, con la reducción resultante de concentración prolactínica.

3. Psicofármacos. 1. *Neurolépticos*. La postulada acción terapéutica de los → neurolépticos parece consistir en una reducción de la actividad catecolaminérgica o dopaminérgica mediante bloqueo de receptores postsinápticos, habiéndose hallado una cierta correlación entre el efecto dopaminérgico bloqueante de los receptores postsinápticos y el grado de eficacia antipsicótica de los neurolépticos. A través de la reducción de la inhibición dopaminérgica tónica, los neurolépticos provocan el aumento de la concentración prolactínica. Por ello se ha investigado hasta qué punto se puede utilizar el efecto sobre la secreción prolactínica como *screening* para sustancias de acción antipsicótica, suponiendo que exista una similitud de los receptores dopamínicos que participan en la inhibición de la liberación prolactínica con aquellos otros que son decisivos para la acción antipsicótica. Se ha podido demostrar una correlación positiva entre neurolépticos de diversa potencia y el aumento de concentración prolactínica que producen. Pero tal correlación sólo existe a dosificaciones muy bajas, que en el uso clínico se superan con creces a fin de obtener una suficiente eficacia antipsicótica. Se alcanza muy pronto un efecto de saturación en lo que respecta a la estimulación prolactínica máxima, de modo que no suelen darse relaciones esenciales entre el nivel de concentración prolactínica y el efecto antipsicótico clínico. Hay que considerar, además, que las mujeres suelen mostrar mayores concentraciones prolactínicas que los hombres, tanto antes de la medicación neuroléptica como durante la misma.

La cuestión de hasta qué punto es posible considerar el aumento de prolactina —en cuanto señal de un efecto sobre al menos un sistema dopaminérgico— como indicador de una acción antipsicótica duradera bajo neurolépticos de depósito o bajo medicación neuroléptica a largo plazo, o si se desarrolla en el transcurso del tiempo una tolerancia frente al efecto elevador de la prolactina (Czernik y Kleesiek 1979*b*), reviste una importancia teórica y práctica, ya que con la concentración prolactínica se esperaba tener, intraindividualmente, una posibilidad objetiva de comprobar la obediencia de los pacientes a las prescripciones durante el período de seguimiento, o disponer de un indicador para un eventual peligro de recaída. Las investigaciones han demostrado, no obstante, que las concentraciones prolactínicas bajo neurolepsia crónica no constituyen un predictor para la situación clínica.

2. *Sales de litio.* El efecto neuroendocrino esencial de las sales de litio consiste en un cambio de la función tiroidea. Con tratamiento de litio a largo plazo se observa —además del posible desarrollo de un bocio— aumento de secreción hipofisaria de TSH, tanto en condiciones basales, como de estimulación con TRH. No parece existir ninguna dependencia clara respecto a la concentración de litio en suero o a la duración de la profilaxis con litio. Las mujeres que no han alcanzado aún la menopausia muestran con bastante frecuencia un hipotiroidismo latente —muy rara vez manifiesto— en comparación con mujeres u hombres de edad más avanzada (Czernik y Kleesiek 1979a). Tampoco se ha estudiado suficientemente hasta ahora la importancia que pueda tener la secreción forzada de TSH tras TRH, bajo sales de litio, con respecto al éxito del tratamiento, en analogía con el valor pronóstico de esta prueba después de una fase depresiva (cf. 1.3).

3. *Antidepresivos.* El mecanismo de acción de los → antidepresivos se atribuye a una influencia funcional sobre los sistemas neuronales aminérgicos, que pueden influir a su vez en la secreción hormonal del lóbulo anterior de la hipófisis. Existe así la posibilidad de estudiar a través del cambio de la secreción hormonal antihipofisaria producido por los antidepresivos, la acción de éstos sobre sistemas neuronales aminérgicos en el ser humano.

Así la DMI (desmetilimipramina), un antidepresivo que inhibe sobre todo la recuperación de noradrenalina, y no tanto de la serotonina, provoca en personas sanas un aumento de la hormona del crecimiento que puede ser inhibido con fentolamina, un bloqueador de receptores alfaadrenérgicos, pero no mediante metisergida, un bloqueador de los receptores de serotonina; se supone, por tanto, que dicha estimulación de la hormona del crecimiento es provocada por sistemas neuronales noradrenérgicos o alfaadrenérgicos (Laakmann 1980, cf. 1.1, 1.2). También la clorimipramina (CI), un antidepresivo que inhibe primordialmente la recuperación de serotonina y no tanto la de noradrenalina, provoca asimismo, en parte de los probandos, una estimulación de la hormona del crecimiento. Tal efecto se ha podido demostrar también con la nomifensina y la hidroximaprotilina. La cuestión de los sistemas neuronales que puedan ser responsables de la estimulación de la hormona del crecimiento cuando se administran estos antidepresivos —es decir, la cuestión de si, además de las neuronas noradrenérgicas, participan también neuronas dopaminérgicas o serotoninérgicas— debe reservarse a ulteriores investigaciones con sustancias bloqueadoras de los receptores específicos.

El efecto de los antidepresivos sobre la secreción prolactínica se ha estudiado asimismo con diferentes modos de administración de DMI y de CI. El aumento de prolactina es mayor después de la administración intravenosa de CI que después de la administración de DMI. La nomifensina provoca una caída de prolactina. Estos fenómenos pueden atribuirse al efecto serotoninagonístico más fuerte de la CI en comparación con la DMI, mientras que la caída de prolactina después de administrar nomifensina puede explicarse por la acción dopaminagonística de esta substancia (Laakmann 1980).

Estos resultados muestran, pues, que el diferente efecto noradrenalinagonístico o serotoninagonístico de los antidepresivos en el hombre puede investigarse mediante la acción estimulante de la hormona del crecimiento o de la prolactina, y cabe hacer así una aportación al mecanismo de acción de las sustancias mencionadas (cf. Matussek y Laakmann 1981).

Bibliografía. M. Berger, P. Doerr, R. Lund, T. Bronisch, D. v. Zerssen, *Neuroendocrinological and neurophysiological studies in major depressive disorders: Are there biological markers for the endogenous subtype?*, «Biol. Psychiat.»; W.A. Brown, C.B. Quails, *Pituitary-adrenal disinhibition in depression: Marker of a subtype with characteristic clinical features and response to treatment?*, «Psychiatry Res.» 4 (1981) 115-128; B.J. Carroll, G.C. Curtis, J. Mendels, *Neuroendocrine regulation in* *depression. I. Limbic system-adrenocortical dysfunction,* «Arch. Gen. Psychiatry» 33 (1976*a*) 1039-1058; —, *Neuroendocrine regulation in depression. II. Discrimination of depressed from nondepressed patients,* «Arch. Gen. Psychiatry» 33 (1976*b*) 1051-1058; —, M. Feinberg, J.F. Greden, J. Tarika, A.A. Albala, R.F. Haskett, N.M. James, Z. Kronfol, N. Lohr, M. Steiner, J.P. de Vigne, E. Young, *A specific laboratory test for the diagnosis of melancholia,* «Arch. Gen. Psychiatry» 38 (1981) 15-22; A. Czernik, *Zur Psychophysiologie und Neuroendokrinologie depressiver Erkrankungen,* Monograph. Ges. Geb. Psychiatrie, vol. 31, Springer, Berlín-Heidelberg-Nueva York 1982; —, K. Kleesiek, *Neuroendokrinologische Veränderungen unter Langzeitbehandlung mit Lithiumsalzen,* «Pharmakopsychiat.» 12 (1979*a*) 305-312; —, —, *Die Wirkung von Depotneuroleptika auf die Hormonsekretion des Hypophysen-Vorderlappens,* «Nervenarzt» 50 (1979*b*) 527-533; —, —, E.M. Steinmeyer, *Änderungen neuroendokrinologischer Parameter im Verlauf von Depressionen,* «Nervenarzt» 51 (1980) 662-667; I. Extein, A.L.C. Pottash, M.S. Gold, *Relationship of thyrotropin-releasing hormone test and dexamethasone suppression test abnormalities in unipolar depression,* «Psychiatry Res.» 4 (1981) 49-53; M.S. Gold, A.L.C. Pottash, N. Ryan, D.R. Sweeney, R.K. Davies, D.M. Martin, *TRH-induced TSH response in unipolar, bipolar, and secondary depressions: Possible utility in clinical assessment and differential diagnosis,* «Psychoneuroendocrinology» 5 (1980) 147-155; J.F. Greden, A.A. Albala, R.F. Haskett, N.M. James, L. Goodman, M. Steiner, B.J. Carroll, *Normalization of dexamethasone suppression test: A laboratory index of recovery from endogenous depression,* «Biol. Psychiatry» 15 (1980) 449-458; C. Kirkegaard, N. Bjørum, D. Cohn, U. Lauridsen, *Thyrotropin-releasing hormone (TRH) stimulation test in manic-depressive illness,* «Arch. Gen. Psychiatry» 35 (1978) 1017-1021; St.H. Koslow, P.E. Stokes, J. Mendels, A. Ramsey, R. Casper, *Insulin Tolerance Test: human growth hormone response ans insulin resistanze in primary unipolar depressed, bipolar depressed and control subjects,* «Psychol. Med.» 12 (1982) 45-55; G. Laakmann, *Beeinflussung der Hypophysenvorderlappen-Hormonsekretion durch Antidepressiva bei gesunden Probanden, neurotisch und endogen depressiven Patienten,* «Nervenarzt» 51 (1980) 725-732; G. Langer, G. Heinze, B. Reim, N. Matussek, *Reduced growth hormone responses to amphetamine in endogenous depressive patients,* «Arch. Gen. Psychiatry» 33 (1976) 1471-1475; —, G. Schönbeck, G. Koining, O. Lesch, M. Schüssler, W. Walflhäusl, *Antidepressant drugs and hypothalamic-pituitary thyroid axis,* «Lancet» 1 (1980) 110-111; N. Matussek, *Neurobiologie und Depression,* «Med. Wochenschr.» 20 (1966) 109-112; —, *Neuroendokrinologische Untersuchungen bei depressiven Syndromen,* «Nervenarzt» 49 (1978) 569-575; —, *Stoffwechselpathologie der Zyklothymie und Schizophrenie,* en K.P. Kisker, J.E. Meyer, C. Müller, E. Strömgen (dirs.), *Psychiatrie der Gegenwart,* I/2, Springer, Berlín-Heidelberg-Nueva York 1980; —, G. Laakmann, *Drugs, hormones and depression. Advances in Psychopharmacology* III; —, M. Ackenheil, H. Hippius, F. Müller, H.-Th. Schröder, H. Schultes, B. Wasilewski, *Effect of clonidine on growth hormone release in psychiatric patients and controls,* «Psychiatry Res.» 2 (1980) 25-36; H.Y. Meltzer, E.J. Sachar, E.G. Frantz, *Serum prolactin levels in unmedicated schizophrenic patients,* «Arch. Gen. Psychiatry» 31 (1974) 564-569; E.J. Sachar, H.P. Roffwarg, P.H. Gruen, N. Altman, J. Sassin, *Neuroendocrine studies of depressive illness,* «Pharmakopsychiat.» 9 (1976) 11-17; J.J. Schildkraut, *The catecholamine hypothesis of affective disorders: A review of supporting evidence,* «Am. J. Psychiatr.» 122 (1965) 509-522.

Adelheid Czernik

NEUROLÉPTICOS. Terapia antipsicótica, terapia a largo plazo, síntomas extrapiramidales concomitantes.

Desde el punto de vista clínico, los neurolépticos se pueden incluir —junto con los → tranquilizantes y los → antidepresivos— entre los psicofármacos en sentido estricto (psicofármacos en sentido lato serían, por ejemplo, los hipnóticos, los sedantes y los analgésicos). Acerca del término «neurolépticos» hay que decir que en el área anglosajona se ha impuesto la designación de «tranquilizantes mayores» *(major tranquilizers).* Otros sinónimos son: neuroplégicos, psicoplégicos, psicolépticos y, recientemente, antipsicóticos.

En el aspecto químico, los neurolépticos no forman un grupo unitario; los representantes clásicos y numéricamente más frecuentes son los derivados de la fenotiacina, y se pueden dividir en tres grupos, en correspondencia con las respectivas sustituciones en las cadenas laterales:

— Derivados de la fenotiacina con cadena lateral alifática y notable efecto sedante e hipnógeno.

— Derivados de la fenotiacina con cadena lateral piperidilalquílica y moderado efecto sedante e hipnógeno.

— Derivados de la fenotiacina con cadena lateral piperazinalquílica, escaso efecto sedante y marcada acción antipsicótica.

También son importantes algunos derivados del tioxanteno, de la butirofenona, la difenilbutilpiperidina, la dibenzacepina, la dibenzotiacepina, la dibenzodiacepina, del indol y, como nuevo grupo, de las benzamidas sustituidas (los alcaloides de la rauwolfia y los derivados de la benzoquinolicina han perdido importancia).

1. Propiedades farmacológicas de los neurolépticos. Si consideramos a los neurolépticos desde el punto de vista farmacológico, cabe señalar determinados efectos propios de este grupo de sustancias:

1. *Efecto sedante.* Este efecto, que depende de la dosis, es producido igualmente por los tranquilizantes y los hipnóticos, pero en los neurolépticos no va acompañado nunca de narcosis. Hay que señalar a este respecto que los neurolépticos —contrariamente a los hipnóticos— no influyen de modo sustancial sobre el centro respiratorio.

Este efecto sedante no hipnótico no lleva a la paralización de las funciones nerviosas centrales, sino que provoca simplemente un descenso del tono nervioso central, lo cual se expresa en los animales de experimentación como sigue: reducción de la motilidad espontánea y de la actividad, inhibición y eliminación de agresiones, pérdida del miedo.

2. *Efecto catalépico.* Este efecto, demostrable en experimentos con animales, es propio de los neurolépticos y permite distinguir a éstos de otros productos psicolépticos, sobre todo de los tranquilizantes. La catalepsia va unida al bloqueo de los receptores dopaminérgicos de los núcleos estriados y se manifiesta en el hombre en forma de síntomas extrapiramidales concomitantes. Esto ha sido considerado como rasgo típico de los neurolépticos clínicamente efectivos, pero actualmente no puede utilizarse ya como criterio de acción, ya que otros productos neurolépticos (por ejemplo, la clozapina) no provocan cuadros catalépticos.

3. *Inhibición de reflejos condicionados.* Se ha demostrado con un test el efecto inhibidor de los neurolépticos sobre los reflejos condicionados: se condiciona a ratas de laboratorio para evitar, ante una señal, una descarga eléctrica que se produce en la jaula. Bajo la influencia de los neurolépticos se inhibe, ya con una pequeña dosis, la reacción de huida ante el estímulo condicionante (señal); la reacción incondicionada de huida (descarga eléctrica), en cambio, sólo es inhibida con dosis bastante elevadas.

4. *Efecto antiemético.* Todos los neurolépticos producen un efecto antiemético más o menos acentuado (la tietilperacina y la proclorperacina se emplean prácticamente sólo como antieméticos). Los neurolépticos inhi-

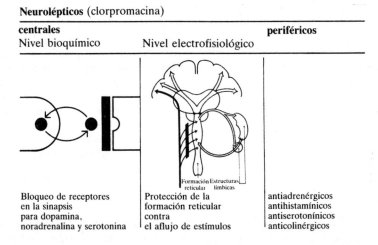

Figura 1. Mecanismos de acción de los neurolépticos

ben en los perros el efecto emetizante producido por la apomorfina. También inhiben en ratas las estereotipias provocadas por la apomorfina, por lo que se puede hablar de un verdadero antagonismo de los neurolépticos frente a la apomorfina.

5. *Efecto adrenolítico.* Los neurolépticos poseen, sobre todo desde el punto de vista vegetativo, un evidente efecto adrenolítico. Este efecto se puede comprobar experimentalmente en la tensión arterial y en los distintos órganos (por ejemplo en la membrana nictitante del gato) como antagonismo frente a la adrenalina.

6. *Efecto potenciador.* Aunque los neurolépticos no producen un efecto hipnótico, potencian el efecto sedante e hipnótico del alcohol, de los barbitúricos y de los alcaloides del opio. El efecto excitante es provocado, en cambio, en sentido antagonista, por las aminas sintéticas.

Algunos neurolépticos muestran también un efecto facilitante de convulsiones, al rebajar el umbral convulsivógeno frente al cardiazol o el electrochoque.

Conviene añadir, por último, que los neurolépticos, aparte de sus propiedades hipotérmicas y analgésicas, poseen también marcadas acciones antiadrenérgicas, antihistamínicas, antisorotoninérgicas y anticolinérgicas.

Desde el punto de vista bioquímico, los neurolépticos producen un efecto de bloqueo en los centros dopaminérgicos. La figura 1 ilustra en forma esquemática, con el ejemplo de la clorpromacina, el mecanismo de acción de los neurolépticos. Además del ya mencionado bloqueo de los receptores dopaminérgicos, producen un bloqueo de los receptores de otras aminas biógenas (noradrenalina, serotonina), que son liberadas, al parecer, en mayor cantidad en los estados de excitación.

En el aspecto electrofisiológico se ha constatado que los neurolépticos protegen en cierto modo la formación reticular contra una invasión de estímulos, a diferencia de los barbitúricos, que amortiguan la propia formación reticular. El efecto protector de los neurolépticos tiene como consecuencia una elevación del umbral de estímulos, lo cual impide el paso de impulsos desde las vías aferentes a la formación reticular. El efecto hipnógeno de los neurolépticos se puede explicar así en el sentido de una desaferenciación, distinguiendo ésta del efecto hipnótico de los barbitúricos, que fuerzan el sueño. Otros efectos que deben mencionarse aquí son la supresión de la acción excitante en el plano afectivo y el amortiguamiento de la estimulación de fenómenos vegetativos de disregulación y regulación.

Teniendo en cuenta, además, que los neurolépticos producen también efectos bioquímicos periféricos (figura 2), se comprende que no se utilicen tan sólo para el tratamiento de las psicosis, sino que hayan encontrado un puesto en el tratamiento de diversos trastornos vegetativos, psicosomáticos y psicomotores.

	Neurolépticos	Tranquilizantes	Timolépticos	Timeréticos (inhibidores MAO)
Motricidad	↓ ↓	↑ ↓	↓	(↓)
Sistema vegetativo: adrenérgico colinérgico	↓ ↓ ↑ ↑ (↓)	— —	↑ ↓ ↓	↑ ↑ —
Convulsiones	↓ ↑	↓ ↓	(↓)	—
Reflejos polisinápticos	—	↓ ↓	—	—

↓ Inhibición   ↑ Excitación

Figura 2. Características farmacológicas más importantes de los psicofármacos

2. Clínica de los neurolépticos. Según Delay y Deniker (1961), el efecto clínico de los neurolépticos se caracteriza por la presencia de los siguientes fenómenos:
— lentificación psicomotriz,
— indiferencia emocional,
— indiferencia afectiva.

Estos efectos se manifiestan, por una parte, por síntomas psíquicos que corresponden en general a la acción terapéutica deseada y, por otra, por síntomas vegetativos y motores (extrapiramidales) que se consideran fenómenos concomitantes.

Conforme a los diversos espectros de acción

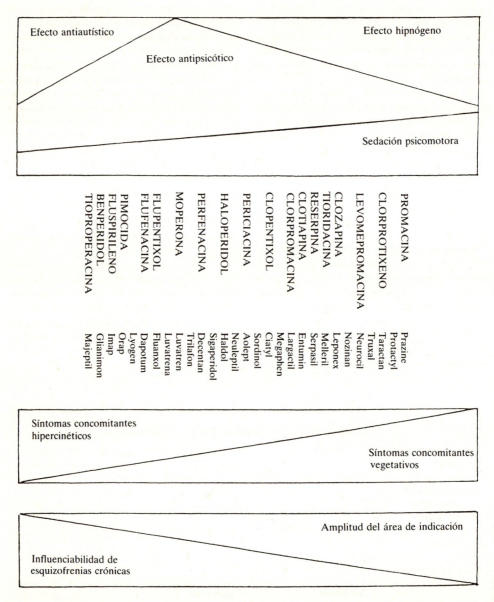

Figura 3. División y efectos cualitativos y cuantitativos de los neurolépticos, según Pöldinger (1982) y Deniker (1977)

y a los efectos predominantes, cabe establecer una división en analogía con la mencionada división según criterios químicos. Presentamos esta división siguiendo a Pöldinger 1982 y a Deniker 1977 en figura 3.

Es importante, sobre todo a nivel práctico, diferenciar los neurolépticos de efecto inicial hipnógeno de aquellos otros que no producen este efecto. Para dominar un estado de agitación aguda o realizar una cura con inyectables neurolépticos, suelen aplicarse medios que producen un efecto hipnógeno inicialmente fuerte. Para la medicación a largo plazo de un esquizofrénico (→ esquizofrenia) que ejerce una profesión, suelen elegirse, por el contrario, neurolépticos de escaso o nulo efecto hipnógeno. Hay que señalar, sin embargo, que este efecto es sólo inicial, es decir, aparece al comienzo del tratamiento, pero se debilita a la larga.

Es preciso distinguir el efecto amortiguador de la psicomotricidad, que producen también los neurolépticos no inductores de sueño, del efecto inicialmente hipnógeno, si bien aquél presenta una cierta correlación con la intensidad de este último. El efecto inicialmente hipnógeno tiene importancia en cuanto que, al disminuir su intensidad, aumenta el efecto antipsicótico propiamente dicho, dirigido contra ideas delirantes, ilusiones sensoriales y trastornos del pensamiento de origen esquizofrénico.

Conviene señalar que estas observaciones poseen asimismo su relevancia práctica y su problemática, por ejemplo en pacientes que muestran una sintomatología esquizofrénica productiva. En esta sintomatología por exceso es deseable una sedación psicomotora y la indiferencia afectiva para controlar ciertos síntomas, tales como la agitación, la angustia, ilusiones sensoriales. No hay que excluir, por otra parte, el peligro de que refuercen los síntomas negativos, como por ejemplo trastornos de impulso u otros fenómenos pertenecientes a la sintomatología por defecto.

Es importante saber desde el punto de vista terapéutico, que los neurolépticos de composición más bien sedante e hipnógena son idóneos, sobre todo, para el tratamiento de estados de agitación de diverso origen, mientras que los neurolépticos con menor poder de amortiguación, pero de gran eficacia en los trastornos esquizofrénicos del pensamiento, las ideas delirantes y las alucinaciones, se emplean sobre todo en tratamientos prolongados de → psicosis esquizofrénicas crónicas. En estos tratamientos a largo plazo es necesario, e incluso imprescindible, que los pacientes no se fatiguen en exceso, para que puedan resocializarse mediante terapéutica ocupacional y → ergoterapia, y para que con la continuación del tratamiento se les facilite el retorno a la vida profesional.

Dado que la acción sedante se aminora a medida que se prolonga el período de aplicación, pueden administrarse también neurolépticos con efecto inicialmente muy sedante en la terapia a largo plazo, especialmente si la dosis principal se toma por la noche. La experiencia atestigua que no sólo es posible sino muy conveniente administrar tales preparados en una dosis nocturna única. Así se logra que los pacientes no se quejen de fatiga durante el día y que de noche no necesiten de somníferos; esto último es importante, porque los pacientes psicóticos crónicos sufren a menudo muy graves → trastornos del sueño.

Las figuras 4*a* y 4*b* indican, además de los perfiles de acción (sedante - antipsicótica - antiautística), las diversas dosis terapéuticas de los neurolépticos.

Hay que mencionar también una serie de neurolépticos que producen un efecto relajante a nivel psicomotor y afectivo, sobre todo en dosis bajas y en estados autistas esquizofrénicos crónicos, efecto que se califica de «antiautístico». Pero estas sustancias, entre las que se cuentan los derivados de la difenilbutilpiperidina y las benzamidas, no pueden considerarse aún como grupo independiente, ya que a dosis altas suelen actuar en sentido amortiguador a nivel psicomotor, aunque no producen un efecto hipnógeno.

De las consideraciones anteriores se desprende que el ámbito de indicación de los diversos neurolépticos puede ser de diversa amplitud. Los neurolépticos inicialmente no hipnógenos, pero muy «antipsicóticos», se emplean sobre todo para el tratamiento de psicosis esquizofrénicas y encuentran también aplicación, en dosis muy pequeñas, en el ámbito de indicación de los tranquilizantes. Los neurolépticos de efecto inicialmente inductor

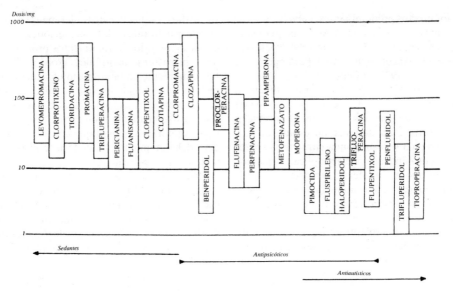

Figura 4a. Margen de dosificación de diversos neurolépticos, según Lambert y Revol (1960), Lambert (1964) y Calanca (1982)

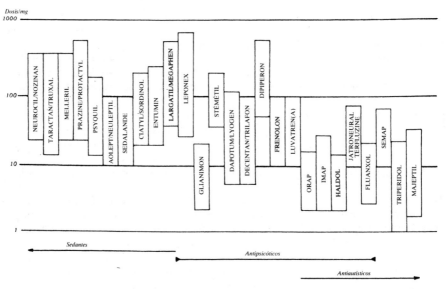

Figura 4b. Margen de dosificación de diversos neurolépticos, según Lambert y Revol (1960), Lambert (1964) y Calanca (1982)

del sueño y muy sedantes a nivel psicomotor se prestan al tratamiento de casi todos los estados de excitación, angustia y tensión emocional; por esta razón se ha calificado a este grupo, de modo similar a los antibióticos, como «neurolépticos de amplio espectro». Por otra parte, la medicación a largo plazo de pacientes esquizofrénicos crónicos exige neurolépticos que no produzcan un efecto inductor del sueño y sí una intensa acción antipsicótica. Para este grupo de neurolépticos se ha propuesto el término de «neurolépticos a largo plazo». La figura 5 representa en esquema la relación entre el efecto sedante-hipnógeno y el efecto antipsicótico que producen algunos neurolépticos de amplio espectro o a largo plazo.

Las principales áreas de aplicación de los neurolépticos para casos urgentes (→ psiquiatría de urgencia) son los estados graves de agitación de origen psicótico y no psicótico. Se prescriben sobre todo en psicosis esquizofrénicas en forma de tratamientos prolongados durante años e incluso decenios. Encuentran aplicación en depresiones, principalmente, para la sedación de estados de → angustia, y en impulsos al → suicidio (pero también, por su efecto hipnógeno, para sustituir a los somníferos; → trastornos del sueño). Fuera de la psiquiatría, se emplean a dosis bajas en estados de inquietud interna, de angustia y de tensión de tipo psicorreactivo, así como en reacciones psicosomáticas y síntomas psíquicos concomitantes de enfermedades orgánicas. Algunas enfermedades psicosomáticas propiamente dichas, por ejemplo, la colitis ulcerosa, se tratan con neurolépticos hipnógenos (a menudo en combinación con hipnóticos) en forma de «curas de sueño». Cabe alcanzar así mejorías sustanciales, aunque no suelen ser duraderas si no se somete a los pacientes al tratamiento psicoterapéutico necesario, de orientación analítica.

3. Tratamiento prolongado con neurolépticos de depósito y de acción retardada. No hay que olvidar que la farmacoterapia de los estados esquizofrénicos no se limita a las fases o brotes psicóticos agudos, sino que puede abarcar como tratamiento prolongado propiamente dicho varios años o incluso decenios. Este tratamiento permite establecer un plan terapéutico de conjunto diferenciado y se

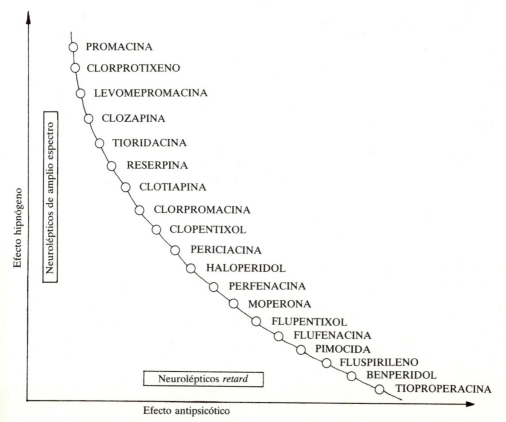

Figura 5. Representación esquemática de los efectos de algunos neurolépticos

rige, más que por criterios nosológico-diagnósticos, con arreglo al cuadro actual del paciente. Se orienta, pues, hacia el síndrome y sienta las bases para la realización positiva de un plan terapéutico general. Pero la farmacoterapia de los pacientes esquizofrénicos sólo desarrolla su plena eficacia en un ambiente terapéutico, en el sentido de una rehabilitación socioterapéutica. La figura 6 representa las relaciones entre la farmacoterapia, el médico, la socioterapia y el paciente.

En principio, el tratamiento prolongado de la → esquizofrenia se puede realizar también con neurolépticos de efecto breve. Pero los pacientes esquizofrénicos ofrecen dificultades especiales que vienen a cuestionar la realización de un tratamiento a largo plazo con tales preparados. Por una parte, los pacientes no tienen la mayoría de las veces conciencia de enfermedad y por ello no están dispuestos a tomar los medicamentos prescritos. Por otra, a veces se desarrolla en el esquizofrénico un rechazo delirante de cualquier medicación. Otro inconveniente son los fenómenos concomitantes de los medicamentos (por ejemplo, sedación, fatiga, síntomas extrapiramidales), que pueden aconsejar una interrupción o incluso una supresión de los mismos. Y se plantea, en fin, el problema de la denominada *compliance* (cumplimiento de la prescripción), que no queda garantizada mediante el control corriente y la vigilancia por parte de terceras personas (familia, empresa, asistencia social), muy difícil a veces por diversas razones. Incluso se observa en la clínica, a pesar de la presencia de personal experimentado y de las posibilidades óptimas de vigilancia y control, que los pacientes emplean métodos muy refinados para no tener que tomar los medicamentos prescritos.

En este sentido, los neurolépticos de depósito introducidos al final de la década de los sesenta han abierto nuevas dimensiones en el tratamiento prolongado de la esquizofrenia crónica y recidivante. Por las razones mencionadas, estos preparados tienen gran importancia en el tratamiento de las psicosis crónicas, especialmente de las esquizofrenias, aunque no suelen contener sustancias nuevas.

Nadie discute hoy las ventajas de una terapia a largo plazo con neurolépticos de depósito, como demuestran numerosos estudios clínicos (Davis 1977, Müller y otros 1977, Müller 1982, entre otros). Tales ventajas son: medicación segura, nivel plasmático constante, menor dosis global que en la administración oral convencional, eliminación del «olvido», tan frecuente en la toma diaria. La inyección ofrece, además, frente a la medicación oral, una ventaja psicológica y una gran importancia debido a la posibilidad de tratamiento ambulatorio del paciente, que

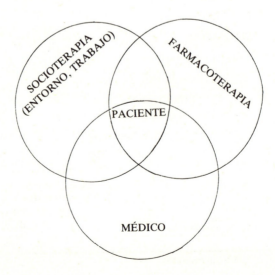

Figura 6. Relaciones entre farmacoterapia, médico, socioterapia y paciente

Tabla 1. Neurolépticos

Designación química (nomenclatura internacional)	Nombre comercial en Alemania Federal (D), Austria (A) y Suiza (CH)	Dosis media diaria en mg
a) Con intensa acción sedante		
Promacina	PRAZINE (CH)	100-600
	PROTACTYL (D)	
Levomepromacina	NEUROCIL (D)	75-300 (600)
	NOZINAN (CH, A)	
	MINOZINAN (CH)	
Clorpromacina	LARGACTIL (CH, A)	75-500
	MEGAPHEN (D)	
Clorprotixeno	TARACTAN (CH, D, A)	15-300
	TRUXAL (CH, D, A)	
	TRUXALETTEN (CH, D, A)	
Clopentixol	CIATYL (D)	30-150
	SORDINOL (CH, A)	
Cis(Z)clopentixol	CLOPIXOL (CH)	
Clotiapina	ENTUMIN (CH)	20-160
Clozapina	LEPONEX (CH)	100-400
Fluanisona	SEDALANDE (CH, D)	2,5-7,5
Melperona	BURONIL (A)	50-200
	EUNERPAN (D)	
b) Con moderada acción sedante		
Tioridacina	MELLERIL (CH, D, A)	75-500
	MELLERETTEN (CH, D, A)	
Sulforidacina	INOFAL (D)	100-300
Triflupromacina	PSYQUIL (CH, D, A)	50-150
Reserpina	SERPASIL (CH, D, A)	3- 9
	EUKYSTOL (D)	
Haloperidol	HALDOL (CH, D, A)	10- 20
	HALDOL FORTE (D)	
	SIGAPERIDOL (D)	
Peracina	TAXILAN (D)	75-600
Tioproperacina	MAJEPTIL (CH)	3- 40
Periciacina	AOLEPT (D)	30- 60
	NEULEPTIL (CH, A)	
Trifluoperacina	JATRONEURAL (D, A)	3- 30
	JATRONEURAL RETARD (D, A)	
	TERFLUZINE (CH)	
Metofenazato	FRENOLON (CH)	10- 30
Pipamperona	DIPIPERON (CH, D, A)	120-360
Oxipertina	FORIT (D)	40-160
	OXYPERTIN-WINTHROP (A)	
c) Con escasa acción sedante		
Perfenacina	DECENTAN (D, A)	8- 30 (60)
	TRILAFON (CH)	
Flufenacina	DAPOTUM (CH, D, A)	5-100
	DAPOTUM ACUTUM (CH, D)	
	LYOGEN (CH, D, A)	
	LYOGEN FORTE (D, A)	
	MODITEN (CH)	
	OMCA (D, A)	

Tabla 1. Neurolépticos (continuación)

Designación química (nomenclatura internacional)	Nombre comercial en Alemania Federal (D), Austria (A) y Suiza (CH)	Dosis media diaria en mg
Tiopropazato	DARTAL (CH)	15- 30
Dixiracina	ESUCOS (CH, D, A) ESUCOS FORTE (A)	30-150
Flupentixol	FLUANXOL (CH, D, A) FLUANXOL FORTE (CH)	1- 6
Tiotixeno	ORBINAMON (D)	10- 60
Trifluperidol	TRIPERIDOL (D, A)	0,5- 6
Moperona	LUVATREN (CH, A) LUVATRENA (D)	15- 30
Benperidol	GLIANIMON (D)	1- 4
Protipendil	DOMINAL (D) DOMINAL FORTE (D, A)	120-480
d) Otros neurolépticos		
Sulpirid	DOGMATIL (CH, D, A) DOGMATIL FORTE(E) (CH, D) MERESA (CH)	400-1600
Tiaprid	TIAPRIDAL (CH) TIAPRIDEX (D)	100-600

Tabla 2. Preparados combinados

Designaciones químicas	Nombre comercial en Alemania Federal (D), Austria (A) y Suiza (CH)
Reserpina + orfenadrina	PHASEIN FORTE (CH, D, A)
Trifluoperacina + tranilcipromina	JATROSOM (D, A)
Tioridacina + co-dergocrina	VISERGIL (CH)
Perfenacina + amitriptilina	LONGOPAX (D) LONGOPAX MITE (D) LONGOPAX SPEZIAL (D)
Flufenacina + nortriptilina	ELDORAL (D)
Flupentixol + nortriptilina	BENPON (D)
Flupentixol + melitraceno	DEANXIT (CH, A)

Neurolépticos para el tratamiento agudo, véanse tablas 4 y 5 en → Psiquiatría de urgencia

ahorra tiempo y costes. Conviene señalar que los intervalos entre las inyecciones deben adaptarse a cada individuo, no sólo para evitar la acumulación o la recidiva, sino también para no aislar al paciente del médico que le trata debido a intervalos excesivamente largos entre las visitas.

Estos preparados tienen diversas denominaciones, como por ejemplo, neurolépticos a largo plazo, preparados *depot* o *retard*, etc. Nosotros definiríamos estos preparados en los siguientes términos: neurolépticos *retard* son aquellos preparados que se toman por vía oral y producen un efecto de 12-24 horas de duración. Algunas sustancias tienen una acción propia de 24 horas de duración, por ejemplo, el diclorhidrato de flufenacina.

Los neurolépticos *depot*, en cambio, son

Tabla 3. Neurolépticos *depot* y neurolépticos *retard*

Designación química		Nombre comercial	Tipo de aplicación	Dosis media	Duración del efecto
Neurolépticos depot					
Flufenacina	decanoato	DAPOTUM D	i.m.	12,5-100 mg	3-4 semanas
12,5 mg/0,5 ml		LYOGEN DEPOT			
25 mg/1 ml					
50 mg/0,5 ml		DAPOTUM D 50			
100 mg/1 ml		DAPOTUM D 100			
2,5 mg/1 ml	decanoato	DAPOTUM D MINOR	i.m.	2,5 mg	2 semanas
Perfenacina	oenantato	DECENTAN-DEPOT	i.m.	100 mg	1-2 semanas
100 mg/1 ml					
Pipotiacina	palmitato	PIPORTIL L4	i.m.	25-100 mg	4 semanas
25 mg/1 ml					
100 mg/1 ml					
Flupentixol	decanoato	FLUANXOL DEPOT	i.m.	20-60 mg	2-4 semanas
20 mg/1 ml					
40 mg/2 ml					
100 mg/1 ml					
Clopentixol	decanoato	CIATYL DEPOT	i.m.	100-400 mg	2-3 semanas
200 mg/1 ml		SORDINOL DEPOT			
Haloperidol	decanoato	HALDOL DECANOAS	i.m.	70,52-282,08 mg	4 semanas
70,52 mg/1 ml		HALDOL DECANOAT			
211,56 mg/3 ml					
Fluspirileno		IMAP	i.m.	2-6 mg	1 semana
2 mg/ml					
1,5 mg/0,75 ml		IMAP 1,5	i.m.	1-1,5 mg	1 semana
Penfluridol		SEMAP	p.o.	10-40 mg	1 semana
Tbl. 20 mg					
Neurolépticos retard					
Tioridacina		MELLERIL RETARD	p.o.	60-600 mg	24 horas
Ret. tbl. 30 mg					
Ret. tbl. 200 mg					
Flufenacina[1]	diclorhidrato	LYOGEN RETARD	p.o.	1-2 grageas retard	24 horas
Ret. grag. 3 mg					
Ret. grag. 6 mg					
Moperona		LUVATREN-RETARD	p.o.	20-40 mg	24 horas
Tbl. 20 mg					
Pimocida		ORAP	p.o.	2-6 mg	24 horas
Tbl. 1 mg		ORAP FORTE			
Tbl. 4 mg					

1. Todas las formas de diclorhidrato de flufenacina desarrollan un efecto característico de la sustancia durante 24 horas.

preparados que se administran por vía parenteral (generalmente intramuscular) y su efecto dura una o más semanas.

La tabla 3 indica aquellos preparados que están comercializados en la República Federal de Alemania, Suiza y Austria. Se puede comprobar que existe una selección relativamente amplia de neurolépticos *depot* y *retard*.

Las indicaciones para los neurolépticos *depot* y *retard* comprenden, sobre todo, las formas crónicas de esquizofrenia productiva (sintomatología por exceso) y formas de esquizofrenia con defecto y pobres en impulsos (sintomatología por defecto), manías crónicas y psicosis involutivas. Estos preparados encuentran también aplicación en ciertos casos de trastornos de la conducta, trastornos psíquicos, en deficientes mentales y epilépticos y para el tratamiento del alcoholismo crónico.

Las contraindicaciones coinciden prácticamente con las de los neurolépticos simples y sólo revisten importancia en la edad avanzada, procesos del tronco encefálico, enfermedades orgánicas con fiebre alta y eventualmente, en depresiones endógenas.

Hemos indicado ya las razones y ventajas que aconsejan una terapia de la esquizofrenia crónica con neurolépticos de depósito y de efecto retardado. Para la realización práctica de tales tratamientos deben observarse los siguientes puntos:

— Nunca basta con la mera administración del fármaco (cf. figura 7), sino que son de importancia decisiva:
  — la participación de la familia o de la sociedad en el destino del enfermo,
  — la normalización de los problemas sociales y laborales,
  — las relaciones médico-paciente.
— En principio, es preciso iniciar mediante ingreso en clínica el tratamiento *depot* prolongado.
— Es especialmente importante que antes de administrar un preparado *depot* se examine la tolerancia al preparado mediante una administración oral del mismo.
— Son factores decisivos para la elección del preparado:
  — el perfil de acción y los síntomas secundarios (cf. figura 7),
  — el cuadro clínico y el curso de la enfermedad.
— En el cuadro clínico hay que considerar especialmente:
  — el comienzo (agudo o lento, respuesta a la medicación),
  — la sintomatología (síntomas productivos o negativos),
  — curso (por brotes, fases o en proceso).
— Hay que considerar además:
  — la edad,
  — la estructura de la personalidad (carácter, tendencias, motivaciones),
  — la situación social y la constelación ambiental (familia, amistades, relaciones, profesión, trabajo, ambiente y sociedad),
  — la conciencia de enfermedad o la ausencia de la misma,
  — la eventual predisposición.

No hay inconveniente en pasar a un preparado *depot* a pacientes que ya han sido tratados con un neuroléptico simple. El criterio debe ser fundamentalmente individual. Debe comprobarse siempre la dosis óptima. Otro tanto hay que decir de los intervalos entre las inyecciones, que al comienzo del tratamiento deben ser breves, para prolongarlos conforme al criterio adecuado, con el fin de evitar fenómenos de acumulación. Si la sintomatología empeora, es preciso elevar la dosis. Debe contemplarse una reducción de la dosis o incluso un intento de eliminación en caso de estabilización o de mejoría.

En esquizofrenias agudas debe continuar el tratamiento a largo plazo entre 6 y 9 meses después de la remisión de los síntomas. En esquizofrenias crónicas está indicado un tratamiento prolongado durante varios años. Así disminuyen las recidivas y se reducen los estados residuales.

4. Síntomas concomitantes. Los neurolépticos inicialmente hipnógenos provocan síntomas vegetativos tales como taquicardia, trastornos ortostáticos de la regulación tensional, sudor y, en aplicación prolongada, temblor y síntomas de Parkinson. Los neurolépticos sin efecto hipnógeno, pero con claro efecto antipsicótico, apenas ocasionan síntomas concomitantes, pero pueden causar manifestaciones neurológicas, especialmente con una dosificación inicial alta, a veces ya en los primeros días de tratamiento. Estos fenómenos se manifiestan en forma de síndrome parkinsoniano medicamentoso (temblor, hipocinesia, rigidez muscular), acatisia y también discinesias, que no sólo pueden aparecer en los primeros días de tratamiento, sino relativamente tarde y suelen afectar a determinados grupos de músculos:
— Convulsiones en la zona boca-lengua-laringe,

Efecto clínico

0 = nulo
1 = débil   2 = moderado
3 = marcado 4 = considerable

	Flufenacina -2HCl -decanoato	Perfenacina	Tioridacina	Flupentixol-decanoato	Clopentixol-decanoato	Haloperidol-decanoato	Moperona	Pimocida	Fluspirileno	Penfluridol
Efecto sedante	2	2	3	0	3	1	0	0	0	0
Efecto ansiolítico	2	2	2	2	2	2	2	2	2	1
Efecto antipsicótico	3	2	1	3	3	4	3	3	4	3
Efecto antiautístico	2	2	0	3	1	3	4	4	3	2
Efecto antimaniaco	3	2	1	0	4	4	0	0	2	1
Efecto antidepresivo	0	0	2	1	0	0	0	0	0	0

Síntomas concomitantes
Ø = nulos o débiles
+ = moderados o marcados
++ = intensos

	Flufenacina -2HCl -decanoato	Perfenacina	Tioridacina	Flupentixol-decanoato	Clopentixol-decanoato	Haloperidol-decanoato	Moperona	Pimocida	Fluspirileno	Penfluridol
Síntomas extrapiramidales	++	++	Ø	+	++	+	++	+	+	+
Hipotensión, colapso	Ø	Ø	+	Ø	+	Ø	Ø	Ø	Ø	Ø
Sequedad de boca, trastornos de acomodación y de micción	+	+	+	+	+	+(Ø)	+	+	+	+
Fatiga	+	+	+	+	+	+	Ø	Ø	+	Ø
Somnolencia	+	+	+	Ø	+	Ø	Ø	Ø	Ø	Ø
Trastornos del sueño	Ø	+(Ø)	Ø	+	Ø	Ø	Ø	+	Ø	Ø
Inquietud interna	+	+	Ø	+	+	+	+	+	+	+
Agitación	Ø	Ø	Ø	+	Ø	+	+	+	Ø	+

Figura 7. Perfil de acción y síntomas concomitantes de los neurolépticos *depot* y *retard* (modificado según Alac 1979).

— espasmos en extensión y en torsión (sobre todo en la musculatura del tronco, también en los músculos largos de las extremidades),
— espasmos de la musculatura ocular extrínseca.

En las discinesias tardías se trata de trastornos del movimiento que aparecen después de tratamientos neurolépticos crónicos. Es interesante el hecho de que estas discinesias desaparezcan totalmente en el sueño. También remiten cuando el sujeto ejercita voluntariamente la parte afectada, por ejemplo, al comer, hablar o escribir. Sobre la frecuencia, la relación con los neurolépticos y la génesis de las discinesias tardías hay diversas opiniones. Pueden aparecer, no sólo durante el tratamiento con neurolépticos, sino también meses e incluso años después de haber suspendido la medicación. Según Owens (1982), se sospecha incluso que en los esquizofrénicos existe una predisposición morbógena para discinesias tardías.

También es posible que toda la dosis global de neurolépticos administrada sea un factor relativamente importante para la aparición de las discinesias tardías. Se ha constatado asimismo que los pacientes a los que se les habían administrado ya anteriormente anticolinérgicos, muestran luego discinesias tardías. No consta, sin embargo, si se trata de una sensibilidad elevada a los anticolinérgicos o de un efecto desfavorable, a largo plazo, de los mismos.

Bibliografía. S. Alac, *Langzeitbehandlung mit Depot-Neuroleptika. Vortrag im Rahmen der Fortbildungskurse der Klinik Wil/SG.* 1979 (inédito); O. Benkert, H. Hippius, *Psychiatrische Pharmakotherapie*, Springer, Berlín ³1980; A. Calanca, *Vademecum de thérapeutique psychiatrique*, Éd. méd. R. Bettex, Lausana 1982; A.R. Cools, *Essays on tardive dyskinesia*, en *Proceedings of an International Symposium*, Sandoz b. v., Uden 1982; J.M. Davis, *Dose equivalence of the antipsychotic drugs*, «J. Psychiatr. Res.» 11 (1974) 65-69; —, R. Caspar, *Antipsychotic drugs: Clinical pharmacology and therapeutic use*, «Drugs» 14 (1977) 260-282; J. Delay, P. Deniker, *Méthodes chimiothérapiques en psychiatrie. Les nouveaux médicaments psychotropes*, Masson, París 1961; P. Deniker, D. Ginestet, H. Lôo, *Maniement des médicaments psychotropes*, Doin, París 1980; W.E. Fann, R.C. Smith, J.M. Davis, E. F. Domino, *Tardive dyskinesia. Research and treatment*, MTP Press Ltd., Falcon House 1980; J. Gerlach, *Tardive dyskinesia*, «Dan. Med. Bull.» 46 (1979) 209-245; F. Hoffmeister, G. Stille, *Psychotropic agents*, parte I: *Antipsychotics and antidepressants. Handbook of experimental pharmacology*, vol. 55/I, Springer, Berlín 1980; D.V. Jeste, R.J. Wyatt, *Therapeutic strategies against tardive dyskinesia*, «Arch. Gen. Psychiatry» 39 (1982) 803-816; P.A. Lambert, *Essai de systématisation des associations de neuroleptiques*, «Encéphale» 53 (1964) 262-275; P.A. Lambert, L. Revol, *Classification psychopharmacologique et clinique des différents neuroleptiques*, «Press. Médicale» 68 (1960) 1509-1511; P. Müller, *Zur Rezidivprophylaxe schizophrener Psychosen*, Enke, Stuttgart 1982; —, J. Kind, S. Lohrengel, H. Steuber, W. Hartmann, F. Jung, V. Pudel, *Die neuroleptische Rezidivprophylaxe schizophrener Psychosen*, «Nervenarzt» 48 (1977) 560-561; D.G.C. Owens, Ec.C. Johnstone, *Spontaneous involuntary disorders of movement*, «Arch. Gen. Psychiatry» 39 (1982) 452-461; W. Pöldinger, *Kompendium der Psychopharmakotherapie*, Editiones Roche, Basilea ⁴1982; W. Seeler, F. Kulhanek, *Späte extrapyramidale Hyperkinesen*, Schwarzeck, Munich 1980; R. Spiegel, H.J. Aebi, *Psychopharmakologie*, Kohlhammer, Stuttgart 1980; S. Steiner, *Katamnestische Untersuchungen bei bis zu 5 Jahren von Neuroleptika abgesetzten Patienten. Mitteilung am IV. Alpenländ. Psychiatrie-Symposium*, Seefeld/Tirol 1982; B. Wistedt, *A depot neuroleptic withdrawal study*, «Acta Psychiatr. Scand.» (1981) 64-65-84.

WALTER PÖLDINGER

NEUROSIS EXPERIMENTALES. Altruismo, biodinámica, masoquismo, terapias experimentales.

1. Historia. Según testimonio de su discípulo Frolov, Pavlov exigía inicialmente que todas las observaciones realizadas en su laboratorio se interpretasen en el marco del condicionamiento estímulo-respuesta e imponía una multa considerable a los ayudantes que osaban interpretar la conducta de los animales de experimentación en otro sentido. Pavlov (p. 83) sostuvo hasta el año 1928 este principio determinista: «Mediante la reacción del organismo al medio ambiente, un estímulo externo se transforma en un proceso nervioso que se propaga en las vías nerviosas hasta que se convierte de nuevo en actividad por la excitación de un órgano. Esta reacción es específica, permanente... y constante.»

Pavlov hubo de reconocer, sin embargo, que las reacciones «condicionadas» nunca eran totalmente idénticas. En virtud de la ley del «todo o nada» de las funciones neurales, la reacción condicionada apenas podía depender de la intensidad de la señal de excitación. A pesar de ello, Pavlov observó que ciertos estímulos «inhibitorios» sucesivos provocaban a veces reacciones «positivas» («desinhibiciones»). O sucedía que ciertos estímulos intensos producían efectos débiles («fase paradójica»). Observó además algunas reacciones en animales sin que existieran «señales» controladas específicamente; estas reacciones eran a veces tan complejas que Pavlov hubo de acoger en su teoría originaria del «reflejo condicionado» ciertas nociones como las de sexo, alimento, defensa... e incluso «exploración», «libertad» y «adaptación social». Pavlov reconoció al fin que los efectos del «condicionamiento» dependían en buena medida del «temperamento» (o predisposición constitucional) de las distintas razas caninas, y llegó a distinguir, en analogía con los tipos humanos establecidos por Hipócrates, Teofrasto y Galeno (Masserman 1946), entre temperamento melancólico, colérico, sanguíneo y flemático.

2. Neurosis condicionadas. El año 1913, Shenger-Krestovnikova realizó en el laboratorio de Pavlov un experimento altamente significativo. Presentó a un perro un círculo y a continuación le ofreció comida; le presentó también una elipse sin ofrecerle seguidamente la comida; el experimentador ejecutó repetidas veces ambas operaciones. Como era de esperar, se produjo el flujo salival condicionado a la presentación del círculo y no así a la presentación de la elipse. Pero cuando el experimentador fue transformando paulatinamente la elipse en círculo, el perro perdió en una relación axial de 9 a 8 su capacidad de diferenciación. Se mostró inquieto, comenzó a ladrar, a tirar con violencia de la cadena, y manifestó una conducta anómala tanto en la estancia del experimento como fuera de ella. Otras tareas arduas de diferenciación que implicaban aspectos confusos y posibilidades de reacción ambiguas ocasionaron también en el perro graves trastornos de conducta, que se denominaron «neurosis condicionadas». Su naturaleza, gravedad y duración dependían de factores constitucionales y de experiencias previas de los animales. En muchos casos pudo atajarse la conducta traumática generada experimentalmente, tranquilizando a base de bromuros a los animales afectados y haciéndoles recuperar mediante entrenamiento los «reflejos condicionados normales».

Dworkin, Anderson, Lidell, Razran y otros lograron provocar asimismo en animales trastornos de conducta muy semejantes a la conducta neurótica o psicótica del hombre. Horsley Gantt llegó a demostrar que ciertas reacciones fisiológicas inhabituales, que aparecían durante el condicionamiento de los reflejos musculares, persistían largo tiempo después de su extinción. Gantt llamó a este fenómeno «psicocinesis» y lo comparó con ciertas disfunciones psicosomáticas del hombre.

Skinner y Masserman (1945-1978) estudiaron, con independencia uno de otro, el proceso del «condicionamiento operante», en el cual los animales eran educados para utilizar determinados instrumentos de complejidad progresiva, de forma que el animal alcanzaba la comida o, en caso contrario, se exponía a contratiempos inesperados o a castigos. La conducta animal revelaba a menudo aspectos semejantes a los esfuerzos y a las decepciones humanas.

3. Magnitudes biodinámicas. Este apartado es una breve exposición de algunos trabajos míos (Masserman 1962) y de mis colegas, que analizan determinadas propiedades, comportamientos reactivos, inducciones y atenuaciones de aberraciones neuróticas y psicóticas en animales, y que pueden observarse también en el hombre:

1. *Factores constitucionales.* El estrés experimental puede provocar en monos araña una regresión a dependencias infantiles tempranas o bien una inmovilidad catatónica; monos capuchinos sufrieron diversos trastornos psicosomáticos hasta llegar a una parálisis funcional. Algunos macacos, en cambio, mostraron a menudo agresiones incontroladas (→ agresión) y una conducta sexual extravagante, o buscaban satisfacciones ficticias masticando o ingiriendo alimento imaginario al tiempo que desdeñaban el alimento real, un estado que podía durar hasta provocar la muerte por inanición.

2. *Defectos neurales* (→ defecto): Un resultado significativo es que ciertas lesiones cerebrales graves producidas en animales recién nacidos pueden compensarse con los cuidados y la educación adecuados durante el primer año de edad. Monos a los que se extirparon inmediatamente después del nacimiento los lóbulos temporal y parietal de la corteza cerebral, y a los que se crió luego en un ambiente protegido y estimulante, tan sólo mostraron trastornos cinestésicos y afectivos (→ trastornos afectivos) de escasa relevancia, que aparecían en ciertos tests específicos o en el

curso de períodos de deprivación sensorial; en lo demás, su adaptación individual y social fue totalmente normal. Si no se les dedicaban esas atenciones especiales, sus lesiones cerebrales en el tálamo, en la amígdala y en las áreas corticales 13, 23 y 24 resultaban mucho más graves que las de los animales adultos. Por otra parte, las neurosis provocadas experimentalmente con intervenciones quirúrgicas no pudieron reducirse en animales jóvenes con tanta eficacia como en los adultos (Masserman y Aarons). Lesiones cerebrales histológicamente idénticas, causadas por intervención en el núcleo ventromedial del tálamo, tenían efectos diversos, en consonancia con factores dependientes de la predisposición hereditaria y la experiencia previa del animal. Es verdad que las distintas especies de simios reaccionan de modo diferente a estas intervenciones quirúrgicas, pero la intervención sólo genera en un animal adaptado cierta apatía en la conducta, mientras que los animales de la misma especie que han sufrido neurosis experimentales antes de la operación son muy propensos a enfurecerse.

3. *Formación de propiedades:* Las experiencias tempranas pueden generar determinadas propiedades que persisten hasta la vejez. Si se habitúa a un animal joven a sufrir descargas eléctricas de intensidad creciente antes de poder acceder al alimento, se expondrá durante el resto de su vida a tales descargas, aunque no vayan seguidas inmediatamente de la recompensa de la comida; por eso un observador que ignore el pasado del animal creerá encontrarse ante un fenómeno de masoquismo inexplicable.

4. *Interacción dual y de grupo:* Nuestras investigaciones han demostrado que los grupos animales se organizan jerárquicamente tanto en el laboratorio como en ambiente de libertad. Poseen un jefe y miembros dominantes y subordinados; los privilegios no dependen sólo del tamaño del grupo, sino también de iniciativas, habilidades y características de personalidad de los distintos animales. Rara vez se han observado escenas de violencia en el sentido de lucha de rivalidad jerárquica entre monos de la misma especie. Por lo general es suficiente mantener la dirección dentro del grupo mediante signos externos de rango superior y habilidad. K. Lorenz, N. Tinbergen, Jane Goodall y otros etólogos hablan de comportamientos sociales similares de muchas especies animales en ambiente libre. Estos comportamientos pueden modificarse en el laboratorio y guardan a veces un paralelismo con la conducta humana.

5. *Cooperación:* Se puede educar a gatos y a monos para que utilicen un mecanismo que ofrece alimento en un comedero lejano a un compañero. Éste le devuelve el servicio.

6. *Parasitismo:* Este patrón de conducta puede modificarse en parejas normales, de forma que ambos animales prefieran pasar hambre temporalmente antes que trabajar el uno para el otro. Como esto lleva a una situación insostenible, se produce a menudo una relación en la que un animal (el «trabajador») acciona el mecanismo hasta que el comedero rebosa de alimento, de forma que él puede acercarse y comer antes de que el compañero «dependiente» o «parasitario» lo haya consumido todo.

7. *Soluciones instrumentales:* Seis de tales trabajadores entre catorce parejas fueron lo bastante «inteligentes» (es decir, poseían capacidades perceptivas, mnésicas y manipulativas muy desarrolladas) para conexionar el mecanismo, de suerte que éste funcionase automáticamente sin exigir el trabajo de ninguno de los dos animales.

8. *Altruismo:* Algunos animales se comportaban con «espíritu de sacrificio», evitando molestias y sufrimientos a otros animales del grupo, sin provecho propio. Por ejemplo, un macaco prefirió pasar hambre durante varias horas antes que utilizar una palanca que le proporcionaría alimento, pero haciendo sufrir a otro con descargas eléctricas. Esta conducta «asistencial» no dependía de la edad, del tamaño ni del sexo de los dos animales, sino más bien de sus «propiedades caracterológicas» individuales y del hecho de ser compañeros de jaula bien adaptados.

9. → *Agresión:* La pelea física (rara vez mortal) sólo se producía en las siguientes circunstancias:

a) Cuando una mona defendía a su cría frente a agresores.

b) Cuando una hembra que había encumbrado su status gracias al trato sexual con un macho prominente intentaba someter a miembros del grupo que antes la habían dominado.

c) Cuando un animal que había adquirido una posición elevada dentro de su grupo era introducido en otro grupo donde entraba en rivalidad con animales dominantes.

d) Cuando un animal tiránico se veía expuesto a la creciente rebelión de animales subordinados.

e) Cuando un animal dominante caía en una posición inferior por una neurosis provocada experimentalmente y desfogaba su frustración con ataques físicos a objetos animados e inanimados de su entorno.

4. Neurosis experimentales. Se puede afirmar, generalizando, que los animales que han estado sujetos a motivaciones contradictorias y a inseguridades sufren trastornos de conducta graves y persistentes. Se ha educado a gatos y a perros para utilizar una palanca que les provee el alimento, y mientras comen se les aplican descargas eléctricas leves, pero inesperadas. A un mono que había aprendido a utilizar un interruptor para obtener las apetitosas nueces, se le colocó de vez en cuando en el comedero una serpiente de juguete (Masserman 1948) y se demostró que un objeto reptante resulta para la mayoría de los monos tan peligroso como una serpiente real. Sin embargo, y contrariamente a la doctrina clásica de Freud, no se observó ninguna reacción de → angustia en el sentido de miedo a la lesión física. Se han podido provocar asimismo trastornos graves y persistentes de conducta poniendo al animal en el trance de elegir entre diversas satisfacciones excluyentes, una situación similar a la conducta titubeante del hombre al elegir entre alternativas igualmente deseables. Otras posibilidades de inducir una conducta anómala consisten en repetir las propias vocalizaciones del animal, en hacer que las manipulaciones rutinarias tengan consecuencias inesperadas, en confundir sensorialmente el alimento, en ofrecerle señales aversivas o en introducir la inseguridad en el entorno del animal hasta límites insoportables. Estas formas de estrés, si exceden de la capacidad de adaptación del animal, pueden ocasionar los siguientes trastornos de conducta: falsos indicadores de angustia, inhibición a ultranza, rituales estereotipados, conducta defectuosa psicosomática, interacción social perturbada, fobia pánica, → dependencia del alcohol y de otras drogas (→ drogadicción), regresión a comportamientos infantiles, conducta alucinatoria, estupor cataléptico y, en consecuencia, comportamientos anómalos habituales y persistentes.

5. Posibilidades de alivio de las neurosis experimentales en analogía con la terapia de la conducta humana. 1. *Reexploración espontánea:* Algunos animales comenzaron a reaccionar de nuevo, paulatinamente, a señales condicionadas. Indagaron el mecanismo del alimento, primero con titubeos, pero luego comieron con avidez el alimento y desmontaron así, siguiendo su propio ritmo, otras inhibiciones y trastornos. Esto se asemeja a la conducta exploratoria que la mayoría de las personas pone en marcha cuando intenta orientarse después de experiencias físicas o sociales traumáticas, sin recurso a la terapia. De no producirse una curación espontánea, pudo aplicarse alguna de estas posibilidades:

2. *Modificación del entorno:* Un animal persistentemente neurotizado que había vivido durante uno o varios meses en un entorno relativamente tranquilo, podía siempre mejorar en sus manifestaciones de → angustia y en los trastornos de conducta. No obstante, los trastornos reaparecían en la mayoría de los casos, sin nueva experiencia conflictiva, cuando el animal era devuelto al laboratorio. Algo parecido le ocurre al ser humano, por ejemplo al soldado que padece una neurosis de guerra grave, derivada de un conflicto entre el sentimiento del deber y el miedo, que tras una «desensibilización» efectuada en el hospital experimenta una mejoría. Si el soldado no resuelve radicalmente su conflicto entre el instinto de autoconservación y la conciencia patriótica, es de temer que a su regreso al frente reaparezcan sus reacciones de angustia y de fuga (A. Glass).

3. *Satisfacción directa de una necesidad conflictiva:* Si a un animal que sufría inhibición neurótica y llevaba varios días sin comer se le nutría mediante alimentación forzada, desaparecían pasajeramente sus manifestaciones neuróticas y se prestaba mejor a otras formas de terapia. Algo similar le ocurre al ser humano cuando tiene satisfechas sus necesidades fisiológicas.

4. *Presión del medio ambiente:* Si un animal que padece una fobia inducida a la toma de alimentos se le atrae gradualmente a un co-

medero provisto de apetitosa comida, suele lanzarse a consumirlo. A continuación es más fácil atraerlo al comedero y, por último, pierde totalmente su inhibición a la toma de alimentos y es frecuente que le desaparezcan también otros síntomas neuróticos. Este método presenta cierta analogía con la «presión terapéutica» que se ejerce sobre el niño que aborrece el baño y se le obliga, en una playa, a saltar desde la plataforma al agua. El éxito de este método depende de la estrategia *coping* («tensión del yo» en sentido psicoanalítico) del niño. Éste reconocerá que no había motivo alguno para tener → angustia, o reaccionará con ansiedad y experimentará ésta en el futuro ante las plataformas y en otras situaciones. En vista de la segunda posibilidad, no es recomendable la presión como método terapéutico apropiado para eliminar las neurosis de angustia (Baum y otros).

5. *Influencia social:* Si a un animal que sufre inhibición y fobia neuróticas se le pone en compañía de otros animales que reaccionan normalmente, suele experimentar una mejoría en la conducta, pero rara vez alcanza la curación total. Algo similar ocurre con los niños problemáticos cuando tienen ocasión de convivir con niños normales de su edad en un ambiente acogedor y asistido de ayudas terapéuticas.

6. *Reeducación mediante una persona de referencia:* Como queda dicho, un animal puede volverse dependiente del experimentador en grado extremo, regresando a formas iniciales de conducta. A veces se constata en él una necesidad casi infantil de seguridad y de afecto. Mientras se mantenga esta confianza, el experimentador puede reeducar gradualmente al animal: primero puede ofrecerle el alimento en la mano, luego inducirle a que tome el alimento en el comedero y a manipular éste mientras el experimentador se mantiene próximo a él, y por último, el animal llega a utilizar un interruptor eléctrico sin la ayuda ajena para encontrar como recompensa el alimento en el comedero. Durante el entrenamiento, el animal explora constantemente el terreno y resuelve así sus inhibiciones, fobias, regresiones y otros trastornos de la conducta.

Es posible que esto sea el paradigma de la dinámica subyacente en la mayoría de las terapias clínicas. El paciente neurótico proyecta sus necesidades agresivas, eróticas y de dependencia sobre el terapeuta, que aprovecha por su parte esta relación transferencial para inducir al paciente, con la máxima paciencia y lucidez, a analizar sus necesidades contradictorias y sus angustias, a reconocer las inveteradas y falsas interpretaciones de la realidad y a desarrollar nuevas formas de vida, hasta que llega a adquirir una suficiente seguridad en sí mismo para seguir viviendo por su cuenta. El denominar a este proceso recondicionamiento operante, reeducación, terapia psicoanalítica breve, aproximación a la realidad, comprensión psicoanalítica o de otro modo depende primariamente del contexto de los problemas, de la orientación conceptual del terapeuta, de su elección de la comunicación verbal o de otro tipo y de su habilidad y éxito en manipular las relaciones y las realidades implicadas. Las diferencias dinámicas de los distintos métodos son irrelevantes en lo que respecta a la denominación de cada uno de los → procesos.

Bibliografía. D.D. Anderson, R.A. Parmenter, *Experimental neurosis in the sheep and dog*, «Psychosom. Med. Monogr.» 2, números 3 y 4 (1941); A. Baum y otros, *Crowding and personal control*, «J. Person.» 36 (1981) 1000-1011; S. Dworkin y otros, *Behavioral disturbances in conditioned cats*, «Psychosom. Med.» 4 (1942) 75-80; J.P. Frolov, *Pavlov and his School*, Oxford University Press, Nueva York 1937; W.H. Gantt, *An experimental approach to psychiatry*, «Am. J. Psychiatr.» 92 (1936) 107; A.J. Glass, *Psychotherapy in the combat zone*, «Am. J. Psychiatr.» 110 (1959) 725-728; J. Goodall, *Tool using in a community of chimpanzees*, «Nature» 20 (1964) 1264-1268; H.S. Liddel y otros, *Conditioned reflex method for producing experimental neurosis*, «Am. J. Physiol.» 116 (1936) 95; J.H. Masserman, *Behavior and Neurosis*, University of Chicago Press, Chicago 1943; Hafner, Nueva York ²1964; —, *Experimental neuroses and therapy in monkeys*, 16mm B & W motion pictures, Psychological Cinema Register, Penn State University, University Park, Penn. 1945-1978; además *Neurosis and alcohol addiction: Comparative studies*, 16mm color and sound, Pfizer Corp. Raleigh, New Jersey 1970; —, *Principles of dynamic psychiatry*, W.B. Saunders, Filadelfia 1946; —, *Practice of dynamic psychiatry*, W.B. Saunders, Filadelfia 1955; —, *Biodynamic rools of human behavior*, C.C. Thomas, Springfield (Ill.) 1968; —, *Principles and practice of biodynamic psychotherapies: An Integration*,

Thieme-Stratton, Nueva York 1980; —, L. Aarons, J. Shulman, G.P. Simmer, *Behavioral adaptations after parietal cortex ablations in the neonate macaque*, en J. Wortis (dir.), *Recent advances in biological psychiatry*, Grune & Stratton, Nueva York 1962, p. 347-353; I. Pavlov, *Experimental neurosis and its cure*, «Acta Psychiatr. et Neurol.» 8 (1933) 123-127; C.H.S. Razran, *Attitudinal control of human conditioning*, «J. Psychol.» 2 (1936) 327; B.F. Skinner, *The behavior of organisms*, Appleton-Century, Nueva York 1938; —, *Science and human behavior*, MacMillan, Nueva York 1953; N. Tinbergen, *The study of instinct*, Clarendon, Oxford 1955.

JULES H. MASSERMAN

O

OLIGOFRENIA. Lesión cerebral, *mental deficiency,* inteligencia, deficiencia mental, retraso en el aprendizaje.

1. Concepto y definición. «No es posible establecer una agrupación precisa de los estados de subnormalidad mental y tampoco es viable una división basada simultáneamente en la etiología, en el cuadro clínico y finalmente en un fundamento anatómico-patológico correspondiente» (Kraepelin 1915). Incluso hoy día, tan sólo podemos abordar el problema considerando la oligofrenia como → síntoma y no como cuadro patológico. A diferencia de la época de Kraepelin, conocemos actualmente gran número de síndromes de diverso origen en cuyo marco la oligofrenia constituye un síntoma, y en muchas ocasiones el síntoma principal.

Kraepelin consideró el concepto de oligofrenia como una designación general de los estados de subnormalidad mental infantil (en griego *phrenes* = originariamente diafragma; más tarde, en sentido figurado, alma y entendimiento). Actualmente se designa así toda subnormalidad mental congénita o adquirida en la edad infantil. Es importante para el diagnóstico diferencial su delimitación frente al retraso de maduración en el desarrollo, frente a todos los defectos de inteligencia surgidos posteriormente por reducción o deterioro cerebral orgánico y frente a estados patológicos temporales. El término alemán *geistig Behinderte* —«disminuido mental», literalmente «impedido mental»— empleado sobre todo en el lenguaje corriente y en pedagogía, coincide parcialmente con la oligofrenia. Incluye, sin embargo, también los estados de subnormalidad mental adquiridos en edad posterior y hace referencia a las limitaciones o modificaciones observables en las funciones intelectuales significativas para la conducta de aprendizaje. La oligofrenia nunca es, pues, un diagnóstico de perfil preciso, sino más bien un síntoma característico o un conjunto de síntomas que pueden ser producidos por diversos factores patológicos.

La intensa atención dedicada al conjunto de los impedimentos psíquicos en los últimos años ha propiciado a nivel lingüístico una reorientación de la nomenclatura; así, los términos «oligofrenia» y «oligofrénico» se emplean ya poco en el ámbito médico-psicológico y han caído en desuso en el lenguaje corriente, *intellektuelle Retardierung* (retraso intelectual), *mental subnormality* (subnormalidad mental) o *deficiency* (deficiencia mental) son hoy las designaciones usuales, en las áreas de habla alemana e inglesa, de lo que hasta ahora se incluía en la palabra oligofrenia. En castellano se vienen usando desde hace cierto tiempo los términos de subnormalidad o deficiencia mental para designar la oligofrenia.

2. División. La división de la oligofrenia en grados de gravedad y su delimitación frente al ámbito de lo normal con ayuda del cociente intelectual (CI) ha dado lugar a diversas clasificaciones y grupos, cuyos límites deben considerarse como arbitrarios frente a la forma de división continuada del CI. La oligofrenia se delimita como el área de CI situada por debajo del margen de variación normal, con un límite superior de 70; se considera así el sector entre 70 y 85 (que corresponde a una desviación estándar de la distribución normal) como zona límite. El CI sólo permite, pues, una división imprecisa, pero representa un criterio práctico con respecto a la conducta de aprendizaje previsible y al éxito escolar. La caracterización completa de un caso real de subnormalidad mental requiere, además de los métodos psicométricos estandarizados, datos suplementarios correspondientes al desarrollo psíquico y al proceso de aprendizaje. Esto es especialmente válido con respecto al sector límite antes mencionado.

La oligofrenia, con un CI de 0-70, suele dividirse en tres grados de gravedad: 0-19, 20-49 y 50-69. Esta tripartición fue adoptada por la Organización Mundial de la Salud (OMS 1954). La designación de los grados varía en los distintos países (véase tabla 1). El esquema ha sido objeto de críticas, sobre todo por la escasa posibilidad que ofrece para otras diferenciaciones de orientación práctica y por su acentuado desplazamiento hacia abajo del área de inteligencia. La *American Association on Mental Deficiency* distingue cinco grados de subnormalidad mental, con arreglo a unidades de desviación estándar: *profound* (profundo) con un CI por debajo de 25, *severe* (grave) con 26 hasta 39, *moderate* (moderado) con 40 hasta 55, *mild* (leve) con 56 hasta 69 y *borderline* (limítrofe) con 70 hasta 85; los dos últimos grados, pues, corresponderían a nuestro concepto de dificultad para el aprendizaje. En Estados Unidos se ha propuesto también una división en sólo dos grupos (CI 60-85 y CI por debajo de 60), que no se basa en desviaciones estándar como criterio arbitrario, sino en diferencias en la conducta de aprendizaje; se intenta así establecer la delimitación con arreglo a las necesidades y al tipo de ayuda necesaria. A la creciente tendencia que se observa en cuanto a orientarse no sólo con arreglo a criterios de inteligencia sino también de acuerdo con otras dimensiones del ámbito de desarrollo individual y de la conducta, corresponde la sustitución de la antigua designación «débil», «imbécil» e «idiota» por los términos «capaz de aprendizaje» *(teachable)*, «capaz de entrenamiento» *(trainable)* y «necesitado de asistencia» *(dependable)*. Hay que considerar aparte el grupo de las dificultades para el aprendizaje, cuya importancia para la pedagogía reside en que incluye a los niños que padecen una menor reducción del rendimiento intelectual y suelen dominar la lectura y la escritura.

División según formas escolares. La división desde el punto de vista pedagógico adoptada en Alemania Federal entre dificultados para el aprendizaje y subnormales mentales no es muy satisfactoria, porque deja de lado las numerosas formas mixtas y las transiciones entre uno y otro grupo.

En Austria existe, en cambio, la escuela especial para subnormales leves y para subnormales profundos. Tampoco es satisfactorio se-

Tabla 1. Terminología de la deficiencia mental (según Penrose)

Grado de la deficiencia mental	Alemania	Gran Bretaña	Estados Unidos	Francia	CI	Grado de desarrollo mental (años)
moderado	debil	feebleminded	moron	débile	50-69	7-10
grave	imbezil schwachsinnig	imbecile	imbecile	imbécile	20-49	3-6
muy acentuado	idiotisch blödsinnig	idiot	idiot	idiot	0-19	0-2
todos los grados	oligophren geistesschwach	mentally defective	feebleminded	arriéré oligophrénique	0-70	0-10

mánticamente el límite del CI por debajo de 90 ó de 60. El número total de niños con dificultades de aprendizaje o de subnormales asistidos en escuelas especiales, referidos a un CI inferior a 90, se supone que es del 6 % aproximadamente (en Austria, 5,9 %). Benda estima el porcentaje en 10.

3. Causas y frecuencias. *Causas.* La oligofrenia como síndrome característico está causada por una serie de cuadros patológicos unitarios y de etiología clara o por factores conocidos como causantes de lesión cerebral. Estos factores son los que destacan cuantitativamente en el primer plano, pero hay también un número relativamente grande de pacientes cuya inclusión dentro de un cuadro conocido (síndrome) no es posible, o sólo lo es parcialmente, o que pueden tener varios factores nocivos como posibles causas. La clasificación según las causas suele hacerse con arreglo a dos principios: el momento de la génesis (pre, peri y postnatal), o los factores hereditarios (genéticos) o ambientales (exógenos).

1. *Trastornos prenatales del desarrollo.* Trastornos metabólicos de origen genético: están causados por la mutación de un único gen. La lesión cerebral se debe a productos metabólicos anormales acumulados (tesaurismosis). Los trastornos de este tipo más conocidos son la fenilcenoturia, la galactosemia, mucopolisacaridosas y las enfermedades por acumulación de lípidos (lipoidosis). La oligofrenia suele ser entre grave y de grado medio; la frecuencia es de 1 por 10 000 hasta 1 por 100 000 (recién nacidos).

Mutaciones cromosómicas: hay que distinguir aquí entre las desviaciones del número normal de cromosomas (aberraciones numéricas) y las desviaciones estructurales por parte de ciertos cromosomas. La mutación cromosómica más frecuente es el síndrome de Down (trisomía 21, 1 por 600 aproximadamente). Todas las anomalías cromosómicas —salvo algunas que afectan a los cromosomas sexuales— van unidas a oligofrenia grave y a diversas malformaciones.

Lesiones por infección o por intoxicación de embarazadas: embriopatías o fetopatías virales (rubéola, citomegalia, etc.), medicamentos de acción nociva para el feto, síndrome alcohólico fetal. El grado de lesión y también de retraso intelectual es muy variable.

Hay que contar entre los trastornos de causa prenatal el hipotiroidismo congénito, la incompatibilidad entre grupos sanguíneos, malformaciones cerebrales y otra serie de síndromes de malformación que acompañan a la oligofrenia.

2. *Lesiones perinatales.* Una parte sustancial de las causas de las lesiones cerebrales en la infancia está constituida por los estados de anoxemia del cerebro durante el período perinatal. Se observa a menudo una cadena causal en forma de parto prematuro, parto difícil, asfixia (= apnea). El grado de deterioro depende de la intensidad de la anoxemia. Las causas directas relacionadas con traumas del parto, como hemorragias intracraneales o lesiones por intervenciones obstétricas son, en cambio, más raras.

3. *Noxas postnatales.* Hay que mencionar aquí principalmente aquellas lesiones que se producen como consecuencia de una encefalitis, por complicaciones de vacunación o por traumas craneoencefálicos, pero también aquellos casos en que se ha interrumpido el suministro de oxígeno o de sangre al cerebro durante bastante tiempo, por estrangulación o a consecuencia de anestesia. Los deterioros consiguientes alcanzan desde el síndrome apálico (ausencia total de funciones cerebrales) hasta lesiones intelectuales leves.

La cuestión de hasta qué punto pueden provocar los factores sociales o la malnutrición un retraso mental es aún objeto de discusiones. Existe unanimidad en cuanto a que las formas leves de oligofrenia se deben a causas exógenas, entre ellas también causas sociales (Harbauer 1976); pero la posible participación de factores sociales, tales como la malnutrición, en las formas graves de oligofrenia no está aún aclarada. Ulteriores investigaciones sobre hospitalismo psíquico y el estudio sociomédico podrían aportar más claridad en este punto. Contra la tesis de la incidencia de factores sociológicos y sociopsicológicos hablan ciertas investigaciones, según las cuales los subnormales proceden de todos los estamentos sociales y los niños con dificultades de aprendizaje proceden de las capas inferiores (Eggert 1969, p. 29).

Frecuencia. La importante cuestión relativa

a la frecuencia de la oligofrenia no ha encontrado aún una respuesta clara. En el área lingüística alemana no existen datos estadísticos válidos sobre frecuencias absolutas en una determinada población. Así, pues, hemos de atenernos a estudios de muestras aleatorias y a estimaciones de expertos. Las dificultades para recoger datos más precisos residen, aparte de en los problemas de organización (detección y accesibilidad de las personas afectadas) y en los medios de investigación insuficientes, en el hecho de que los métodos de diagnóstico disponibles no son válidos para muchos niños pequeños. Estos problemas no pueden resolverse introduciendo el deber de notificación. El sistema austríaco de una cartilla madre-hijo muestra, no obstante, una posibilidad de combinar la detección estadística, el diagnóstico precoz y la asistencia, sin necesidad de tomar medidas coactivas (Rett 1981, p. 26). Comparando críticamente varios resultados estadísticos, Sander (1971, p. 74) comprobó que la mayoría de las estimaciones existentes afectan al 0,5 ó 0,6 % de subnormales, referidos al número de alumnos en edad escolar. Esta cifra, sin embargo, no incluye las oligofrenias más graves. En una investigación sobre las causas de impedimento mental en la edad infantil (Czeizel y Métneki-Bajomi 1978), de 1104 niños cuyo diagnóstico pudo establecerse con seguridad, el 8,7 % padecía trastornos metabólicos o síndromes de malformación con origen en una mutación génica, el 6,5 % padecía una anomalía cromosómica, el 48,9 % una etiología multifactorial (reducción de inteligencia poligénicamente heredada y factores ambientales desfavorables), y el 35,9 % lesiones exógenas peri o postnatales.

4. Sintomatología y cuadros. Es muy difícil definir la sintomatología: Deficiente capacidad para expresar verbalmente pensamientos, sentimientos, deseos, angustias y necesidades; falta de capacidad de abstracción, de capacidad de sublimación de las pulsiones; deficiente capacidad para el cálculo mental; pero, sobre todo, la ausencia de lo que significa la «razón» en el sentido que le da Kant: el conocimiento de lo necesario, la reflexión sobre lo que «tengo o no tengo que hacer esto, porque...» El subnormal posee, en lugar de las capacidades aquí mencionadas, una asombrosa sutileza en la imposición de su propia voluntad y una seguridad instintiva en cuanto a la captación de las situaciones y de la conducta del medio ambiente. También es notable el contraste existente entre los escasos conocimientos escolares y un saber experiencial relativamente grande. La alteración o la falta de desarrollo de la capacidad de juicio pertenece también al cuadro de la oligofrenia, lo mismo que un cierto déficit afectivo-emocional, que excluye la capacidad de amar en sentido plenamente ético. Todos los subnormales, aun los de grado más profundo, poseen una sensibilidad rítmica y musical que sorprende a veces a sus familiares, y una notable memoria afectiva. La fuerte obstinación es otro síntoma, como también una inquietud psicomotora, cambiante en su intensidad, que puede llegar hasta el eretismo.

5. Profilaxis, terapéutica, asistencia, integración. *Profilaxis:* Los conocimientos adquiridos sobre las causas de los síndromes de retraso mental permiten hoy establecer predicciones genéticas y aconsejar acerca del riesgo de malformaciones. La amniocentesis, al facilitar el descubrimiento precoz de aberraciones cromosómicas, ha reducido drásticamente los casos de síndrome de Down, la causa más frecuente de retraso mental. La interrupción del embarazo por indicación médica es importante como posibilidad profiláctica. El consejo genético no puede excluirse ya en la medicina moderna, al igual que las experiencias acumuladas por la perinatología en cuanto a la asistencia obstétrica.

Terapéutica: No existe una terapéutica causal. Los medicamentos ofrecidos con ese fin se limitan, en general, a elevar la actividad corporal y por eso simulan a veces una activación mental. Las investigaciones fármaco-psicológicas realizadas bajo condiciones experimentales exactas no han permitido obtener ninguna conclusión sobre un efecto directo. Así, la terapia sólo puede concebirse en el marco de las medidas de pedagogía terapéutica y pedagogía especial, programas de educación precoz, de entrenamiento precoz, terapia verbal, → musicoterapia y → ergoterapia. En este campo existen auténticas posibilidades en cuanto a la mejoría de las funciones somáticas e intelectuales. Está comprobado, sin embargo, que sólo pueden estimularse a estos efectos las áreas intactas del cerebro. Sobre la posibilidad de promover el desarrollo de las sinapsis, de las vías nerviosas, mediante entrenamiento dirigido, se sabe aún relativamente poco. Cabe suponer, no obstante, que el medio social y su oferta de formación desempeñan un gran papel.

No cabe esperar milagros. Cuando aparecen progresos que rayan en lo milagroso, son fruto de un trabajo constante.

Asistencia: En dependencia del grado de impedimento mental se realiza la asistencia en la familia, en guarderías especiales, en escuelas especiales, en talleres de ocupación terapéutica o en talleres protegidos. La asistencia pedagógica exige una absoluta continuidad.

Las difíciles fases de la maduración sexual requieren una asistencia prudente. El subnormal adulto debe ser atendido en centros especiales y no junto con enfermos mentales. La separación entre los servicios para subnormales y los servicios para enfermos mentales es una exigencia obvia.

Integración: Es un problema exclusivamente individual. La integración no se puede hacer por decreto; sólo puede favorecerse y realizarse para cada caso concreto conforme a la capacidad del sujeto y a la disposición del medio ambiente. La confrontación permanente del subnormal con los rendimientos, las posibilidades y las destrezas de los sujetos sanos provoca en aquél sentimientos de inferioridad, a los que responde con la → agresión o la → depresión. El principio viable y lógico es la integración gradual en áreas donde ésta sea posible y razonable, tanto en la guardería como en la escuela y en el puesto de trabajo.

Bibliografía. C.E. Benda, *Die Oligophrenien*, en W. Gruhle y otros (dirs.), *Psychiatrie der Gegenwart*, vol. II, Berlín-Gotinga-Heidelberg 1960, p. 869; A. Busemann, *Psychologie der Intelligenzdefekte*, Munich-Basilea 1968; A. Czeizel, J. Métneki-Bajomi, *Present possibilities for the prevention of hereditary mental subnormality* «Int. J. Rehab. Res.» 1, 3 (1978) 301; D. Eggert, *Ein Beitrag zur Sozial- und Familienstatistik von geistig behinderten Kindern*, en W. Zimmermann, *Neue Ergebnisse der Heil- und Sonderpädagogik*, vol. I, Bonn-Bad Godesberg 1969, p. 29; H. Harbauer, *Oligophrenien und Demenzzustände*, en H. Harbauer, R. Lempp, G. Nissen, P. Strunk, *Lehrbuch der speziellen Kinder- und Jugendpsychiatrie*, Berlín 1976; D. Meyer, *Erforschung und Therapie der Oligophrenien in der ersten Hälfte des 19. Jahrhunderts*, Berlín 1973; A. Rett, *Mongolismus. Biologische, erzieherische und soziale Aspekte*, Huber, Berna-Stuttgart-Viena 1977; A. Rett, H. Seidler, *Das hirngeschädigte Kind*, Viena-Munich 1981; A. Sander, *Die statistische Erfassung von Behinderten in der Bundesrepublik Deutschland*, en Deutscher Bildungsrat (ed.), *Gutachten und Studien der Bildungskommission. Sonderpäd*, vol. 1, Stuttgart 1973, p. 13; K. Stürmer, *Die Definition des Personenkreises Geistigbehinderter. Eine Literaturanalyse*, «Z. Heilpäd.» 26 (1975) 468.

ANDREAS RETT
WOLFGANG KILLIAN

P

PARANOIA. Doctrina de la degeneración, parafrenia, → psicosis psicógenas.

La palabra *paranoia,* que literalmente significa «pensamiento aberrante», «desvarío», se empleó ya en la antigüedad para designar, en general, los trastornos mentales. Una restricción del concepto, coincidente con la suposición de que la paranoia constituía una unidad nosológica autónoma, tuvo lugar tan sólo en la segunda mitad del siglo XIX: Inspirándose en observaciones de autores franceses y alemanes, Snell postuló en 1865 la existencia de una «locura primaria», no derivada «secundariamente», como suponía entonces la ciencia médica, de una melancolía y manía precedentes. Después que esta concepción hallase nuevas confirmaciones y la palabra «locura» fuese sustituida por el término «paranoia», Kraepelin definió finalmente ésta como «el desarrollo lento de un sistema delirante irreversible (→ delirio) y derivado de causas internas, que va acompañado de plena claridad y orden en el pensar, querer y obrar». Desde entonces fueron calificadas de «paranoicas» las enfermedades que se ajustaban a esta definición.

Los diagnósticos de enfermedad, según la definición de Kraepelin, sólo pueden hacerse considerando las características del curso (→ concepto de enfermedad) y ciertos criterios relativos a observación transversal y longitudinal: Las primeras indican que el paciente, aparte de su sistema delirante, no presenta ningún indicio de enfermedad. Los segundos exigen un comienzo insidioso y una persistencia del delirio (→ psicosis). Ulteriores experiencias enseñaron que la sintomatología transversal no siempre se desarrolla insidiosamente, sino que a veces lo hace muy rápidamente y, que además, puede tener un curso muy diversificado: sólo en parte de los pacientes permanece inalterado el delirio; en algunos remite totalmente, y en un tercer grupo se dispersa en fragmentos no relacionados lógicamente entre sí. Por esta razón, el empleo del término «paranoia» como diagnóstico fue cayendo en desuso desde los años 30 del presente siglo. La atención científica se desplazó a la cuestión relativa a las condiciones en las que aparece una sintomatología paranoica transversal y que determinan su curso ulterior.

Las respuestas a estas preguntas deben referirse a las *peculiaridades del delirio paranoico* (→ diagnóstico). Éste se caracteriza, en primer término, por su estructura «lógica» y «organizada»: las conexiones de ideas corresponden a las leyes del pensamiento lógico y se agrupan para constituir una formación cerrada. Además, es característico del delirio paranoico el hecho de que se fundamente tan sólo en la interpretación de percepciones, recuerdos o falseamiento de recuerdos plenamente normales y que —contrariamente a las formaciones «parafrénicas»— no utilice fenómenos anormales como «materiales de construcción». El delirio paranoico se distingue de las construcciones mentales de las personas sanas en que se basa en una «certeza subjetiva absoluta» (Jaspers). Los pacientes interpretan de un modo determinado las vivencias empleadas como elementos estructurales, sin tener en cuenta otras posibilidades de explicación.

En un principio se intentó incorporar las formaciones delirantes paranoicas a uno de los grandes grupos de la nosología psiquiátrica (→ psiquiatría). Puesto que muchos sujetos paranoicos mostraban en sus catamnesis una sintomatología esquizofrénica, algunos investigadores presumieron que la certeza delirante debía atribuirse siempre a un *proceso esquizofrénico* (→ esquizofrenia). En aquellos pacientes cuyo delirio no se fragmenta, este proceso cursa con tal moderación que permanece la estructura lógica y organizada y no aparecen los rasgos típicamente esquizofrénicos. Otros, en cambio, relacionaron el delirio paranoico no disgregado con una «disforia» subyacente, con una «distimia irritada» que pertenecería en realidad a las *formas maniacodepresivas*. Una tercera hipótesis postuló que sería responsable de la génesis y peculiaridades del delirio paranoico una *constitución degenerativa*. Por último, algunos estudios biográficos muy detallados (Gaupp, Kretschmer) dieron pie a considerar todos los casos de paranoia que se ajustan a la definición kraepeliniana como *trastornos psicógenos*.

Actualmente se ha impuesto la opinión de que la paranoia no debe concebirse como una unidad nosológica autónoma y que el origen de todas las formaciones delirantes paranoicas no puede atribuirse exclusivamente a una de las teorías mencionadas: la sintomatología transversal de la paranoia kraepeliniana, al igual que su curso ulterior, puede tener en cada caso causas diferentes. Y en cada paciente, las causas pueden variar por lo que respecta a la certeza delirante aguda y a la certeza delirante crónica.

La *certeza aguda* puede aparecer, en primer lugar, determinada de un modo puramente vivencial (psicógeno) dentro del marco de unas reacciones por sobrecarga o de desarrollos anormales. Lo primero es válido para formaciones delirantes desencadenadas por sucesos extraordinarios para los que el sujeto no estaba preparado (por ejemplo, situaciones de desarraigo). Existe, en cambio, una «paranoia evolutiva» cuando las personas, tras repetidas experiencias sensibilizantes (por ejemplo, injusticias), forman una certeza delirante partiendo de desencadenantes triviales cuyo valor sólo se puede comprender desde el destino vital. En el plano *somático*, la certeza aguda puede estar determinada por alteraciones funcionales del cerebro que modifican el pensamiento, la volición y la acción, de modo inaparente, en el sentido de una «exclusión del azar». Se hace referencia en este sentido a alteraciones subclínicas maniacas, depresivas, disfóricas o inestables de la esfera del impulso y del estado anímico, dentro del marco de enfermedades básicas ciclotímicas, esquizofrénicas u orgánicas cerebrales.

El *origen psicógeno* de la *certeza crónica* puede explicarse por interacciones entre el paciente y el entorno: la conducta de una persona poseída de certeza delirante aguda suele provocar en sus allegados desconfianza o rechazo. Tal persona se refuerza así en su convicción delirante y es incapaz de someterla a corrección. La *génesis somática* de la persistencia delirante puede radicar en la permanencia de trastornos básicos responsables de la certeza aguda. Por otra parte, las afecciones esquizofrénicas u orgánicas de funciones cerebrales pueden dar lugar más tarde a estados con defecto que determinan un pensamiento rígido, que a su vez imposibilita la desaparición del delirio. Una fijación delirante psicógena puede darse también cuando la certeza aguda estuvo condicionada somáticamente, por ejemplo, si tras la desaparición de una distimia disfórica las interacciones con el entorno impiden una corrección. Un delirio inicialmente psicógeno puede quedar también cronificado somáticamente por venir a sumarse a un trastorno funcional del cerebro.

Las influencias ambientales y las alteraciones funcionales cerebrales influyen también en la «elección del tema»: las distimias depresivas o maniacas profundas causan un delirio «holotímico» de culpa o de grandeza; las vivencias traumatizantes, en cambio, llevan a temas delirantes «catatímicos», es decir, referidos a complejos tales como la persecución, los celos, etc. En todo caso, no siempre se trata aquí de una génesis delirante puramente psicógena: las distimias disfóricas, depresivas o hipomaniacas leves pueden ser responsables de la «actualización» de los temas catatímicos.

Por último, también las *características previas de la personalidad*, no atribuibles simplemente a una constitución degenerativa pueden marcar especialmente el estado paranoico: las personalidades vigorosas, «esténicas», desarrollan una «paranoia combativa» o un «delirio querellante», mientras que las personas sensibles, «asténicas», tienden más bien a la formación de un delirio sensitivo de referencia.

El tratamiento de la paranoia se orienta con arreglo a las causas de la certeza delirante en cada caso.

Bibliografía. P. Berner, *Das paranoische Syndrom*, Monographien aus dem Gesamtgebiete der Neurologie und Psychiatrie, Springer, Berlín-Heidelberg-Nueva York 1965, p. 110; E. Bleuler, *Affektivität, Suggestibilität, Paranoia*, Marhold, Halle 1926; K. Conrad, *Die symptomatischen Psychosen*, en *Psychiatrie der Gegenwart*, vol. II, Springer, Berlín-Gotinga-Heidelberg 1960, p. 369-436; P. Freddmann, J. Schwab, *Paranoid symptoms in patients on a General Hospital psychiatric unit*, «Arch. Gen. Psychiatry» 35, 3 (1978) 387-390; S. Freud, *Psychoanalytische Bemerkungen über einen autobiographisch beschriebenen Fall von Paranoia (Dementia paranoides)*, en G.W., VII, Fischer, Francfort del M. 1968 (trad. cast., *Observaciones psicoanalíticas sobre un caso de paranoia - dementia paranoides - autobiográficamente descrito*, en *Obras completas*, vol. 4, Biblioteca Nueva, Madrid 1972); R. Gaupp, *Der Fall Wagner. Eine Katamnese, zugleich ein Beitrag zu der Lehre von der Paranoia*, «Z. Neurol. Psychiatr.» 60 (1920) 312-327; —, *Die Lehre von der Paranoia*, «Nervenarzt» 18 (1947) 167-169; G. Huber, G. Gross, *Wahn*, Enke, Stuttgart 1977; K. Jaspers, *Eifersuchtswahn. Ein Beitrag zur Frage «Entwicklung einer Persönlichkeit oder Prozess»*, «Z. Ges. Neurol. Psychiatr.» 1 (1910) 567-637; E. Johanson, *Mild paranoia. Description and analysis of fifty-two in-patients from a open department for mental disorders*, «Acta Psychiatr. Scand. Suppl.» 177 (1964) 5-100; K. Kolle, *Der Wahnkranke im Lichte alter und neuer Psychopathologie*, Thieme, Stuttgart 1931; E. Kraepelin, *Psychiatrie. Ein Lehrbuch für Studierende und Ärzte*, Barth, Leipzig [6]1899; E. Kretschmer, *Der sensitive Beziehungswahn*, Springer, Berlín-Heidelberg-Nueva York [4]1966; E.M. Lemert, *Paranoia and the dynamics of exclusion*, en J.M. Henslin (dir.), *Down to earth sociology*, Free Press, Nueva York 1972, p. 249-268; N. Retterstøl, *Paranoid and paranoic psychoses*, Universitetsforlaget, Oslo 1966; P. Serieux, J. Capgras, *Délires systématisés chroniques*, Alcan, París 1909; W. Specht, *Über den pathologischen Affekt in der chronischen Paranoia*, Festschrift der Erlanger Universität, 1901; Snell, *Über Monomanie als primäre Form der Seelenstörung*, «Allg. Z. Psychiatr.» 22 (1865) 368-381; J.M. Sutter, A. Tatossian, J.C. Scotto, *Les délires chroniques*, Encycl. Méd. Chir. Psychiatrie, 37299 A[10], 2, París 1981, 1-14.

Peter Berner

PASTORAL PSIQUIÁTRICA. Modelo cooperativo en pastoral, modelo integrativo en pastoral, condiciones jurídicas de la pastoral, unidad cuerpo-alma, neurosis eclesiógena.

1. Premisas materiales y formales para la pastoral. 1. Ejerce una actividad pastoral o de cura de almas toda persona que se preocupa del bien espiritual y de la salvación de otro ser humano, sea sano o enfermo. Pero el término «pastoral» en su acepción corriente se refiere a la cura de almas en sentido religioso, especialmente en sentido *cristiano eclesial*.

El significado de la pastoral ha variado en el transcurso de la historia de todas las confesiones religiosas. Y paralelamente ha cambiado también la práctica eclesial. Ante la imposibilidad de presentar aquí un esbozo de esta historia en las diversas confesiones y épocas, remitimos a la enciclopedia teológica *Die Religion in Geschichte und Gegenwart* (RGG) 1961, V (p. 1640ss, artículo *Seelsorge*).

2. La *pastoral de enfermos* tiene por objeto «el mensaje del Dios, que también en la crisis de la enfermedad nos sale al encuentro» (Josef Mayer-Scheu 1977, p. 31).

La pastoral de los enfermos psíquicos se inspira en la conducta de Jesús, que se preocupó especialmente del hombre doliente, para curarlo y devolverle la dignidad humana que el mismo enfermo creía haber perdido por la enfermedad o que otros le negaban.

3. El pastor de almas se presenta como *consejero espiritual* o como *acompañante* del paciente. Es un *interlocutor* de éste «que le ayuda al reencuentro consigo mismo y, en consecuencia, al esfuerzo de curación o de superación de la crisis, o a la aceptación personal de la muerte» (Josef Mayer-Scheu, p. 35s).

4. *Las condiciones jurídicas para ejercer la pastoral en las clínicas psiquiátricas* suelen establecerse mediante contratos entre el Estado

(u otro titular de la clínica) y las Iglesias. Tales contratos reservan espacios y tiempos para el servicio religioso y la cura de almas y establecen el derecho de visita del sacerdote a todos los pacientes. Los contratos suelen otorgar al personal médico un derecho de intervención en la elección de los pastores de almas o capellanes. Éstos siguen sometidos a las autoridades eclesiásticas.

Actualmente en Alemania Federal sólo se destina, por lo general, al servicio religioso en las clínicas psiquiátricas a aquellos sacerdotes que pueden acreditar una formación suplementaria especial, por ejemplo en *clinical pastoral training* (CPT) o en *klinische Seelsorgeausbildung* (Heidelberg), o que hayan hecho prácticas pastorales en una clínica psiquiátrica.

2. Relación entre pastoral y psiquiatría. 1. Esta relación lleva el lastre de la historia de la Iglesia, especialmente de aquellas formas de pastoral que pueden generar → angustia. Desde la perspectiva de la psiquiatría y de la psicología, el concepto de pastoral o cura de almas está también enturbiado por una actitud de hostilidad hacia el cuerpo, que se instaló en el cristianismo (y que no es básicamente de origen bíblico, sino que procede de la filosofía de la antigüedad tardía). Así nace lo que se denomina *neurosis eclesiógena*. Pero hay que señalar que la pastoral cristiana, si se inspira en la antropología del Antiguo Testamento y en la vida de Jesús, se basa en la *unidad de cuerpo y alma*.

2. El Nuevo Testamento incluye las enfermedades, también las que hoy se califican de enfermedades psíquicas o psicosomáticas, dentro de la actividad salvadora de Jesús. La mentalidad de la época atribuía estas enfermedades a la influencia de las fuerzas demoniacas y a la culpabilidad humana. La acentuación de esta causalidad demoniaca y el olvido de las fuerzas carismáticas de curación llevaron a las Iglesias cristianas a establecer una funesta discriminación de los enfermos psíquicos o dieron paso a ciertas formas de *exorcismo* que apenas tienen nada que ver con el amor que brillaba en el comportamiento de Jesús con el hombre enfermo. Como correctivo de esta situación cabe mencionar la acción pastoral de Chr. Blumhardt, que, sin negar la hipótesis de la posesión diabólica, no consideró a los enfermos mentales como seres alejados de Dios, sino que los aproximó a Cristo salvador y a la comunidad de los creyentes.

3. Las relaciones entre la pastoral y la psiquiatría o la psicología fueron inicialmente tensas, ya que la primera se sentía cuestionada por la idea que estas ciencias tenían de la religión. Esto pudo llevar a una relación de concurrencia entre la pastoral y la → psiquiatría o a una exclusión mutua en el proceso de curación.

En nuestro tiempo, el enfermo psíquico se desplaza del pastor de almas al psiquiatra, pero retorna también de éste al pastor de almas o se orienta hacia movimientos religiosos carismáticos; se va imponiendo así la idea de que la pastoral y la → psiquiatría deben mantener una relación de interlocutores.

3. Problemas y símbolos religiosos en pastoral. 1. Las *depresiones* suelen propiciar una problematización de la creencia religiosa. «Una pared entre Dios y yo»; «ya no puedo rezar»; «estoy condenado», son declaraciones del hombre en estado de → depresión. El pastor de almas no debe trivializar en su visita el estado anímico del depresivo, ni debe sofocar sus acusaciones contra sí mismo y contra Dios. Pero tampoco debe caer en la situación de desesperanza en que se puede encontrar el depresivo. «Como el hijo de Dios recorrió su camino por un mundo extraño, oscuro y hostil apoyándose como razón última en su esperanza, el pastor de almas muestra en su visita al enfermo, sin palabras, el deseo de compartir con él la oscuridad de su camino por la vida» (H. van der Geest 1981, p. 134).

2. Los enfermos psíquicos recurren a menudo a los *símbolos religiosos*. Quien tacha estos símbolos de «fantasías morbosas», aunque estén deformadas por la enfermedad, olvida que muchas veces se expresa en ellos una religiosidad originaria. El pastor debe comprender y, si es necesario, hacer comprender a otros que tales personas buscan «un sentido positivo de la vida en medio de sus sufrimientos, o su integridad ante Dios» (Wayne E. Oates 1980, p. 23).

3. No siempre es posible, en los conflictos religiosos, *trazar una frontera* precisa entre las tareas del pastor de almas y las del psiquiatra. Los conflictos religiosos se insertan a menudo

en los conflictos generales de la vida, están presentes en su origen (como señaló C.G. Jung). La visión global del hombre que comparten actualmente la pastoral y la psiquiatría puede sugerir como algo razonable que el psiquiatra se preocupe también de la problemática religiosa y que el pastor de almas se preocupe a su vez de otros conflictos vitales que están vinculados a los conflictos religiosos. Para ello hay que contar con la capacidad y la preparación de los sacerdotes y de los psiquiatras para poder abordar tales conflictos.

4. Pastoral en la clínica psiquiátrica. Hay diversos modelos en la línea pastoral. Los dos que se mencionan aquí (cf. también 6. Modelo integrativo) no constituyen principios absolutos, sino que parten del supuesto de que el pastor de almas se considera un compañero o interlocutor de los pacientes, de los terapeutas y demás personal, y que éstos a su vez lo acepten como tal. El modelo basado en la cooperación subraya la autonomía de la pastoral en sus tareas y métodos. El paciente suele implicar al sacerdote en su proceso de enfermedad y curación. Si el sacerdote o el psiquiatra lo juzgan necesario, intentan cooperar entre sí en una situación concreta. El *paciente* considera al sacerdote como un interlocutor independiente que le visita por encargo de la Iglesia. Constituye para él un puente para relacionarse con la clínica y con el mundo exterior, con la familia y con la comunidad eclesial.

5. Servicios pastorales. 1. Aunque la pastoral se oriente hoy, al margen del modelo, especialmente hacia la *conversación individual y de grupo*, el servicio religioso en la clínica psiquiátrica, con celebración eucarística, con predicación, oración, canto y música, constituye un importante testimonio de fe de la comunidad religiosa, un testimonio de que la enfermedad y el sufrimiento no pueden expulsar al hombre del orden divino de la creación. La pastoral está destinada también a reforzar la comunidad.

2. En muchas clínicas psiquiátricas existe la *colaboración ecuménica* en pastoral y en el servicio religioso. La situación común de sufrimiento y de esperanza puede disponer a las personas —pacientes y personal de servicio— al encuentro con miembros de otras confesiones religiosas. Pueden formarse verdaderas comunidades de clínica. El término usual de «pastoral hospitalaria» indica ya que la pastoral de enfermos va más allá de la atención individual a los pacientes.

3. El sacerdote puede contribuir de modo decisivo a la configuración de la *vida comunitaria* en los *departamentos clínicos*. Esto debe hacerlo en formas dinámicas que sean comprensibles también para las personas ajenas a la Iglesia. Exige como condición necesaria el mantenimiento de una estrecha colaboración con el personal asistencial de los departamentos.

4. La *integración* de antiguos pacientes en la sociedad requiere una ayuda para que ésta se abra y se muestre tolerante. Los capellanes de clínicas y policlínicas, al igual que los de las comunidades eclesiales, pueden colaborar en diversas formas: orientando a la opinión pública de palabra y de obra, creando grupos afines en las comunidades eclesiales, organizando servicios de visita para enfermos psíquicos que no reciben visitas en la clínica o para antiguos pacientes que se encuentran solos en la sociedad.

Erwin Anderegg

6. Modelo integrativo. «La tensión creativa entre la fe y la inquietud científica pueden hacer más sana a la fe y más modesta a la ciencia» (W.E. Oates).

1. La pastoral es una *ayuda para la vida* y, como tal, puede ser una ayuda para la muerte, para acompañar a los pacientes moribundos. La pastoral, en cuanto cura de almas, significa cuidado o solicitud por el alma; el término «cura de almas» es la traducción literal de la expresión griega «psicoterapia». «La cura de almas es una psicoterapia en contexto eclesial» (Stollberg), una forma específica de atención terapéutica, a veces de particular eficacia en combinación con otras formas de tratamiento. La cura de almas se puede distinguir de otros objetivos y métodos terapéuticos por su trasfondo antropológico. El pastor de almas trabaja, más que con arreglo a principios mecanicistas de «reparación de defectos», caminando con el paciente, acompañándole por las crisis de la vida, en una búsqueda común del sentido de las experiencias, a veces oculto.

En ello estriba la fuerza terapéutica, quizás inesperada pero eficaz, de la labor pastoral.

2. La cura de almas es una respuesta a las necesidades religiosas del personal de la clínica —pacientes y no pacientes—, pero puede concebirse también globalmente en el sentido del antiguo concepto bíblico del alma en cuanto *totalidad del hombre,* análogamente al concepto de persona de Tournier. El sacerdote no es sólo el anunciador de la palabra bíblica, sino que realiza en situaciones concretas de la vida el contenido de este mensaje, con lo cual la palabra de Dios se hace accesible en forma humana a los hombres. Hay una tensión radical en todos los campos de actividad y de vida del pastor de almas: éste debe ser capaz de introducirse en los grupos reales sin perder su identidad y su aportación; debe mantener la suficiente perspectiva e independencia para ser un verdadero interlocutor y colaborador para el paciente y, en caso necesario, puede adoptar una postura crítica, por ejemplo, cuando se tocan cuestiones de ética, como la dignidad y los derechos humanos de pacientes y colaboradores.

7. Pastoral integrativa de cara a los colaboradores de clínica. En este modelo de trabajo el pastor de almas participa regularmente en sesiones informativas y en cursos de perfeccionamiento del personal. Así adquiere los conocimientos necesarios para el desarrollo de su tarea. Pero su actividad práctica no debe reducirse a la labor en un equipo de departamento, porque él está al servicio de toda la clínica y no puede colaborar en varios departamentos al mismo tiempo y con la misma intensidad. El pastor de almas puede trabajar en forma integrativa desde su puesto central con los distintos miembros de un equipo o en diversos servicios y puede ser un elemento mediador entre las distintas especialidades o entre subgrupos. Puede contribuir eventualmente a que las tensiones no resueltas, en lugar de descargarse en «juegos» destructivos, se afronten de modo creativo. Para ello necesita guardar una cierta distancia, una perspectiva sobre la complejidad de la situación. Puede colaborar también en la formación y perfeccionamiento del personal clínico.

8. Pastoral integrativa de cara a los pacientes. 1. Aquí se encuentra el principal campo de trabajo del pastor de almas. Éste no debe aparecer como un elemento extraño en los departamentos. Si los pacientes lo conocen ya, por ejemplo, con ocasión de sesiones de grupo, será menor la dificultad para hablarle, para acercarse a él a exponerle cuestiones personales. El pastor de almas puede saber así quién le necesita especialmente y quién desea encontrarse con él. El paciente sólo tomará en serio sus palabras si ve que establece una relación personal con él. Martin Buber señaló esta importancia fundamental del *encuentro humano* (el principio dialógico). El pastor de almas puede influir en la personalidad del paciente con su actitud integradora: la perspectiva psicológica y teológica le permite identificar y hacer conscientes los elementos desligados de la realización vital activa y estimular así la integración, la curación y la salvación. Puede utilizar diversos métodos con este fin: La formación pastoral clínica ofrece, sobre todo, elementos de psicoterapia según Rogers y Tausch. También han resultado positivos algunos aspectos de la → terapia guestáltica, del método transaccional y diversas terapias corporales y del movimiento. Es importante movilizar todas las facultades humanas en este proceso de búsqueda del sentido. La música o textos literarios apropiados a las artes plásticas pueden contener un lenguaje profundo. Nos encontramos siempre con la escisión funesta entre el cuerpo y los procesos psíquicos e intentamos superarla; esto puede lograrse, por ejemplo, mediante ejercicios respiratorios para hacer revivir las energías sofocadas. Cabe recordar a este respecto la profunda visión de los textos bíblicos, donde la palabra *ruaḥ* significa al mismo tiempo viento, aliento y Espíritu divino.

Los *símbolos* son en esta perspectiva medios eficaces para expresar lo inefable. Los rituales pueden considerarse como símbolos en movimiento. La tradición eclesial de todas las confesiones ofrece en este punto símbolos antiguos que siguen vivos en forma de sacramentos: la comunión, la bendición mediante la imposición de manos, la confesión, la unción de enfermos, el bautismo y el funeral. La labor terapéutico-pastoral realizada con los pacientes puede crear a veces nuevos rituales sugeridos por la situación, incluyendo elementos del psicodrama o del sociodrama. Esta labor específica del pastor de almas requiere la colaboración amistosa con el médico, con el psicoterapeuta y con el resto del personal: es preciso señalar los límites y las posibilidades de tales propuestas. Es necesaria una supervisión de la labor, y el proceso puesto en marcha debe comprometer a todas las personas del departamento y ampliarse, a ser posible, más allá de la clínica.

9. Pastoral integrativa de cara a la fe. La fe acompañada de una práctica dinámica es la condición fundamental de la labor pastoral. La tensión entre el mundo visible y la fuerza espiritual que lo sustenta puede proporcionar al pastor de almas la energía necesaria para actuar sobre los campos de tensión de su labor. En la medida en que el sacerdote logre integrar los elementos de la personalidad escindidos en su propia vida, podrá liberar fuerzas religiosas, creadoras, en su entorno: confianza en Dios, en sí mismo y en los demás, esperanza sobre el futuro personal y colectivo, y amor solidario.

Bibliografía. E. Anderegg, *Die tausend Masken der Resignation und das Antlitz der Hoffnung*, Herder, Friburgo de Brisg. 1976; —, *Auf Tod und Leben*, Reinhardt, Basilea 1983; W. Bitter, *Tagungsberichte Arzt und Seelsorger*, entre otros: *Gut und Böse in der Psychotherapie*, Klett 1966; *Angst und Schuld*, Klett 1971; M. Buber, *Das dialogische Prinzip*, Lampert, Heidelberg 1973; M. Buser, *Die Krankenseelsorge und die anderen Dienste im Krankenhaus*, «Veska - das Schweizer Spital» 42 (1978); V.E. Frankl, *Arztliche Seelsorge*, Deuticke, Viena 1966; H. van der Geest, *Unter vier Augen*, Theologischer Verlag TVZ, Zurich 1981; B. Martin, *Avec eux dans la maladie, et ensuite pour repartir dans la vie*, «Revue suisse des infirmières» (1974); J. Mayer-Scheu, *Seelsorge im Krankenhaus*, Grünewald, Maguncia 1977; W. Poehler, *Zur Seelsorge im psychiatrischen Krankenhaus*, «Krankendienst» 54 (1981); W.E. Oates, *Seelsorge und Psychiatrie*, Styria, Viena 1980; H. Pompey, *Die Bedeutung der Medizin für die kirchliche Seelsorge im Selbstverständnis der sogenannten Pastoralmedizin*, Herder, 1968; H. Schär, *Seelsorge und Psychotherapie*, Rascher, Zurich 1961; J. Scharfenberg, *J.C. Blumhardt und die kirchliche Seelsorge heute*, «Psychotherapie und Seelsorge»; W. Schütz, *Seelsorge*, Mohn, Gütersbach 1977; B. Staehelin, *Der psychosomatische Christus*, Novalis, Schaffhausen 1980; A. Szekely, *Seelsorge und Sakramente im psychiatrischen Krankenhaus*, «Krankendienst» 11 (1974); H.W. Wolff, *Anthropologie des Alten Testaments*, Chr. Kaiser, 1977.

ERWIN ANDEREGG
MATTHIAS BREFIN

PERVERSIÓN SEXUAL. Variantes de la vivencia y de los modos de conducta sexual, parafilias, formas de conducta sexual desviada, aberraciones sexuales.

1. Terminología y definición. Las relaciones íntimas de pareja se efectúan actualmente con mucha mayor independencia de las normas imperantes y se orientan más que antes con arreglo a valores individuales y duales. Por eso no es oportuno, para la comprensión psicológica de las prácticas sexuales desviadas, vincular demasiado las definiciones a determinadas imágenes ideales, a normas colectivas o a criterios estadísticos. De ahí que, en lugar de «perversiones sexuales», sea preferible hablar de «variantes de la vivencia y la conducta sexuales» (Schneider y otros 1980). Este artículo considera el concepto de perversión únicamente en el sentido que le da el → psicoanálisis, porque éste se orienta en el sentido de la dinámica de los conflictos inconscientes y en las relaciones objetales, y no en criterios exteriores sociales o nosológicos.

Según Freud (1942) se llaman perversiones aquellos modos de vivencia y de conducta sexual del adulto que difieren habitualmente de la conducta sexual corriente en la obtención del orgasmo genital, valiéndose de objetos sexuales inadecuados (conducta homosexual, paidófila, etc.) o en zonas corporales que no están destinadas a la reproducción (por ejemplo, la región anal) o dependiendo de condiciones externas especiales. Estas últimas se observan en fetichistas, travestis, *voyeurs* y exhibicionistas, sadomasoquistas, etc. Se evita así la unión de los genitales masculinos y femeninos como parte de un encuentro pleno de sentido, mediante recíproca coincidencia, o ambos desempeñan un papel secundario («los dos a solas»). Sin embargo, sería desconocer el auténtico valor amoroso de una relación sexual de pareja considerar como perverso todo lo que no sirve para el fin biológico de la reproducción.

2. Esencia de la perversión sexual. A partir de Freud (1942) es posible comprender lo esencial en los modos de vivencia perversa. Él redescubrió, como se sabe, la sexualidad infantil y describió sus aspectos autoeróticos como elementos preformados de la sexualidad definitiva. Mostró así la naturaleza «perversa-polimorfa» de la pulsión sexual humana y dedujo que su represión e integración da lugar a la vida sexual genital y heterosexual, conforme con la sociedad. La esencia de las perversiones consiste, a su juicio, en una desviación de la configuración definitiva de la organización psicosexual. Entendió, pues, las perversiones a nivel biográfico, partiendo del devenir normal de la persona. De hecho, muchos individuos totalmente sanos sólo obtienen la plena satisfacción orgásmica mediante determinadas técnicas o fantasías sexuales perversas. Estas fantasías incluyen siempre tendencias hostiles hacia la pareja, con el fin de vengar en el otro las humillaciones sufridas en la primera infancia. Tales fantasías excitantes se dan tanto en individuos sanos como en desviados sexuales. Son elementos del mecanismo de excitación de la sexualidad humana. Por eso habría que hablar de perversión únicamente cuando la fantasía sexual estimulante va acompañada de un sentimiento especial de odio y venganza y cuando sólo puede obtenerse el orgasmo a costa de la pareja y de la ternura en las relaciones íntimas (Stoller 1976, 1979b).

3. Patogénesis. La perversión revela conflictos inconscientes de la infancia. La satisfacción directa y plena de determinados deseos pulsionales sirve de defensa contra angustias de castración y de pérdida del yo, angustias que hacen referencia al deseo de objetos amorosos primarios. El perverso, en efecto, al percibir la ausencia de pene en la madre, reaccionó en su primera infancia con un terror insoportable a la castración. El niño no pudo resolver este trauma, y sólo pudo tenerlo a raya creando un ritual de satisfacción orgásmica que cabe calificar de perverso. Este ceremonial orgásmico le ofrece la ilusión de no perder el falo, como la madre, de recuperarlo mágicamente y poseerlo para siempre. El rito del acto perverso supone el reconocimiento y la negación simultáneos de la angustia de castración (Freud 1948, Greenacre 1979). La neurosis, en cambio, expresa veladamente los componentes pulsionales perversos en el → síntoma, en los → sueños y la fantasía, mas no como vivencia de orgasmo, sino de sufrimiento. Por eso Freud (1942) llamó a la neurosis (→ formas de neurosis) el «negativo de la perversión». El acto perverso es un compromiso que no busca propiamente la satisfacción placentera como tal, sino la protección frente a los miedos básicos, la reparación pasajera de puntos vacíos en la imagen del sí mismo y el control sobre la regulación de la autoestima (Chasseguet-Smirgel 1981, Rosen 1979a). Esto se logra recurriendo a aquellas fantasías que habían permitido «en la infancia» dominar el miedo a la castración y recuperar el sentimiento de autoestima. Su reviviscencia orgásmica permite al deteriorado sentimiento de sí mismo del adulto acceder a la dimensión «grandiosa» del narcisismo (Morgenthaler 1977). Pero esta actitud no se ajusta a la realidad, ya que convierte a la pareja, agresivamente, en un objeto parcial, al servicio del «sí mismo grandioso», para que éste pueda sentirla como algo inocuo y controlable. Tampoco los pacientes drogadictos personifican a su pareja como tal: la sustituyen por la droga (→ drogadicción), que ejerce la función de un objeto parcial ideal, destinado a la regulación del placer-displacer y a la defensa contra la → angustia, para compensar así el déficit narcisista (Battegay 1979). La perversión, pues, es estructuralmente afín a la → drogadicción.

En los individuos perversos, la conciencia sexual subjetiva suele desarrollarse en forma normal. Se entiende por tal aquel sentimiento de sí mismo cuya vivencia nuclear adquiere el niño de 2-3 años de edad a partir de los padres, primeramente dentro del marco representado por la simbiosis con la madre y que da lugar en el curso de los años a la conciencia de identidad específica de cada sexo (Stoller 1968, 1979a) sentirse varón y poder ser masculino; sentirse mujer y poder ser femenina.

Se supone que existen factores biológicos parciales que intervienen también como causas de la → desviación sexual. Hoy día se sabe que el cerebro del adulto está dotado de potencial femenino y que funciona cíclicamente mientras este patrón no esté refrenado por estímulos andrógenos. Pero la influencia de este mecanismo en el comportamiento específico de cada sexo sólo se puede investigar por ahora en el animal (Dörner 1976, Money y Musaph 1977).

4. Variantes de la conducta sexual.
1. *Variantes en las que la conciencia sexual subjetiva se desarrolla normalmente y corresponde a las características anatómicas.*

1) *Paidofilia* (sinónimos: pederastia, actos deshonestos con niños). Los paidófilos buscan el contacto hetero, auto o bisexual, la masturbación o el trato con niños o prepúberes, que a veces muestran una correspondencia activa. Los paidófilos se sienten inhibidos, incapaces y humillados en el trato con parejas adultas. Por eso actúan a veces bajo una necesidad pulsional que los lleva a realizar actos desviados que les proporcionan vivencias de fusión narcisista, reviviendo así sus propias experiencias sexuales infantiles.

2) *Exhibicionismo y voyeurismo*. Se trata de formas tardías, orientadas genitalmente, del placer infantil de enseñar y mirar (escoptofilia), dos pulsiones parciales básicas para la formación del sí mismo.

Los exhibicionistas encuentran una excitación y satisfacción sexual mostrando el miembro erecto y masturbándose delante de mujeres (generalmente jóvenes), a las que sorprenden y que reaccionan con susto y asco. Suele preceder a la exhibición un sentimiento de vergüenza ante la mujer, sentimiento que el sujeto desesperado transforma, mediante el acto de exhibición, en un triunfo aparente sobre sus insoportables sentimientos de vergüenza, castración y separación. Lo que busca al enseñar provocativamente el falo en perfecto estado es una fascinación narcisista mediante la sexualización agresiva del contacto visual, y no el trato sexual con la víctima.

Los *voyeurs* realizan sus deseos sexuales, que en el fondo les avergüenzan, o bien en forma de voyeurismo o en combinación con el exhibicionismo. Tampoco ellos buscan un contacto directo con sus objetos de placer. Al mirar sin ser mirados, los *voyeurs* se aseguran la plenitud del objeto ideal materno dotado de falo, que ellos desprecian, temen y admiran al mismo tiempo, y con el que desean fusionarse.

3) Sadismo y masoquismo como variantes de la conducta sexual. En estos casos, la satisfacción sexual sólo se alcanza causando humillaciones o dolores físicos al objeto sexual (sadismo) o soportando las vejaciones de la pareja sexual (masoquismo). Ambas cualidades son complementarias y por eso se combinan en el sadomasoquismo. Desde el punto de vista psicoanalítico (→ psicoanálisis), ambas tendencias implican ciertas derivaciones pulsionales que se presentan ya en la fase de organización oral y marcan el destino de cada individuo a este nivel pulsional. El desarrollo ulterior en sentido más bien sádico o masoquista depende de la forma en que la organización sexual pregenital, que aparece en la fase anal como divergencia activa y pasiva, determine la formación de las relaciones objetales y de la identidad sexual (Freud 1942).

El sadismo autónomo, como perversión, surge cuando una parte de la agresividad se pone al servicio de impulsos libidinales y se vuelve contra el mundo exterior (Freud 1940*a*)

La destructividad que no se desplaza a objetos externos en sentido sádico permanece dentro del sujeto como masoquismo erógeno, que pasa a ser una parte de la libido y se vuelve contra uno mismo.

Posee gran importancia, en la práctica, el masoquismo moral, porque en este fenómeno los impulsos masoquistas rechazados quedan disponibles para el super yo y las excitaciones sexuales manifiestas no desempeñan ningún papel. Así aparece una necesidad de autolesión que el sujeto satisface con el castigo y el sufrimiento (Freud 1940*b*).

En el marco de las → agresiones sexuales patológicas, el sadismo provoca delitos de graves consecuencias (violación, lesiones sexuales, crimen sexual).

4) *Zoofilia* (sinónimo: sodomía). El sujeto obtiene la excitación sexual mediante contactos sexuales imaginarios o reales, generalmente pasajeros, con animales, contactos que se producen sobre todo en hombres inhibidos, de nivel intelectual bajo, en zonas rurales y en momentos de necesidad sexual, especialmente bajo los efectos del alcohol. En mujeres, los contactos sexuales con animales domésticos se dan, al parecer, con alguna frecuencia.

5) *Necrofilia*. Se trata de descargas críticas pulsionales muy raras, que se dan en hombres que por lo general padecen trastornos graves y satisfacen sus necesidades sexuales mediante el contacto con cadáveres. Los necrófilos son a veces delincuentes sexuales de tipo sádico. Hay en estos casos un deseo desesperado de mantener la unión con el objeto materno más allá de la muerte.

2. *Variantes con conductas sexuales indeter-*

minadas, o referidas al otro sexo, en las que sin embargo la conciencia sexual subjetiva se ha desarrollado de modo normal y conforme a los rasgos somáticos. 1) *Fetichismo.* Se da prácticamente sólo en hombres. Su interés erótico-sexual se halla referido a determinados objetos o partes del cuerpo que son totalmente ajenos a la sexualidad genital. Tales individuos desean sexualmente objetos, prendas de vestir, etc. que evocan y hacen sentir las cualidades cutáneas o genitales de una persona querida o de una persona totalmente desconocida. Aunque se produzca el coito, la obtención de la excitación sexual depende de la presencia real o imaginaria del fetiche. Éste hace de sustitutivo del objeto amoroso primario. El fetichismo puede implicar manifestaciones agresivas, como robos o similares.

2) *Travestismo* (sinónimo: tendencia a disfrazarse del sexo contrario). Los travestistas son varones heterosexuales, perfectamente capaces de alcanzar el orgasmo (muy raramente mujeres homosexuales) que obtienen la satisfacción mediante masturbación y coito sobre todo cuando se ponen prendas, adornos, etc. del otro sexo. Los travestistas no cuestionan su identidad sexual anatómica. Poseen también una conciencia sexual normal y no desean ninguna transformación en cuanto a su sexo somático. Los travestistas masculinos se disfrazan de mujeres para hacerse la ilusión de poder actuar como hombres y mujeres a la vez, es decir, la ilusión de ser supermujeres dotadas de falo. Cuando no están disfrazados sienten y se comportan como hombres.

3) *Homosexualidad* (sinónimos: inversión, amor al propio sexo, homofilia). Las tendencias homosexuales pueden darse en personas de ambos sexos. Pueden ser conscientes o quedar reprimidas, sublimarse o ser objeto de fantasías. Por eso sus efectos en la elaboración de las vivencias, en las relaciones humanas y en la posición social son diversos (Limentani 1979).

Se consideran homosexuales propiamente dichos aquellas personas adultas que se sienten atraídas por los individuos del mismo sexo, lo cual puede inducirlas (aunque no necesariamente) a mantener una actividad sexual con ellos. Esto no excluye los contactos y el matrimonio heterosexuales. La homosexualidad evolutiva de púberes, la homosexualidad de emergencia (en campos de prisioneros, etc.) la paidofilia homosexual, el travestismo y el transexualismo difieren de la homosexualidad por inhibición y del grupo nuclear de la auténtica homosexualidad por tendencia (Bräutigam 1972, 1977). Los escasos homosexuales por tendencia que actúan en forma manifiesta y visitan a un terapeuta son a veces psicóticos o sufren graves trastornos de carácter. Por eso los datos obtenidos en ellos por la vía psicoanalítica no son representativos de la totalidad de los hombres y mujeres homosexuales.

Los homosexuales masculinos presentan un notable trastorno en las relaciones objetables narcisistas de la primera infancia y deseos reprimidos de identificación simbiótica defensiva con una imagen materna sexualmente provocadora, mientras que la imagen paterna es de signo negativo y distanciado. En la obtención homosexual del placer, sin embargo, se busca también una restitución de un deficitario rendimiento sexual de sí mismo y ello mediante la fusión con una imagen de sí mismo intensamente masculina o mediante la apropiación de atributos fálicos o la autoconfirmación de la pareja (Socarides 1979). Los homosexuales por tendencia no dudan en cuanto a su identidad sexual.

La mujer homosexual o lesbiana está menos expuesta a los prejuicios sociales. Las lesbianas que se muestran dispuestas a tratarse sienten la imagen materna como amenaza penetrante y la imagen paterna como dotada de todos los atributos de una madre mala. Por eso buscan las relaciones homosexuales como defensa contra este miedo a la aniquilación (McDougall 1979).

Se discute la influencia de los factores genéticos en la homosexualidad. No existen datos biológicos evidentes. Los resultados de los estudios sobre gemelos son objeto de controversia. Muchos homosexuales experimentan su vida sexual como algo que sintoniza con su yo. Algunos sienten incluso una plenitud en la convivencia con la pareja. Por eso no están motivados para la terapéutica, contrariamente a los homosexuales por inhibición.

3. *Variantes de la conducta sexual en las que la conciencia subjetiva acerca del propio sexo se contrapone a las características anató-*

micas. 1) *Transexualismo* (sinónimo: tendencia a la transmutación sexual). La peculiaridad de esta rara → desviación consiste en un trastorno, adquirido en la primera infancia, de la conciencia subjetiva acerca del propio sexo (Stoller 1968, 1975, 1979*a*) que se contrapone a los rasgos somáticos normales (sexo cromosómico y gonadal, caracteres sexuales primarios y secundarios) y a la educación recibida. Los enfermos desarrollan en el curso de los años una certeza absoluta, casi delirante, de su pertenencia al otro sexo. Viven y se visten conforme a esta identidad contraria, cuyo reconocimiento reclaman con insistencia a los que les rodean. La infancia de los transexuales masculinos se caracteriza por una fusión simbiótica, con fijación intensa en una madre casi psicótica, que el sujeto siente como amenazadora y agresiva, sin posibilidad de identificarse con el padre. Los transexuales femeninos tuvieron una madre que no podía funcionar como madre (Stoller 1975, 1976). Los transexuales no tienen conciencia de enfermedad, aspiran al cambio de status personal y de nombre y desean la transformación sexual hormonal y quirúrgica, con la intención de igualar su cuerpo a la imagen que tienen de sí mismos. La legislación de muchos países no respalda tales operaciones y muchos cirujanos se niegan a realizarlas. Las catamnesis obtenidas en sujetos operados no permiten emitir un juicio preciso. Los intentos psicoterapéuticos han dado a veces resultados positivos (Brody y otros 1981, Lothstein y Levine 1981).

5. Terapéutica de desviados sexuales. Los esfuerzos terapéuticos se ven frenados por la ausencia de «presión de enfermedad», por el placer que el sujeto obtiene en su actuación y por las dificultades para el paciente de imaginar como algo deseable una modificación de sus hábitos sexuales. Las técnicas utilizables abarcan desde el → psicoanálisis, pasando por → psicoterapias individuales y de grupo de orientación analítica y conductista y las ayudas sociopedagógicas, hasta la castración hormonal y quirúrgica. En casos delictivos se busca, en lugar del internamiento en correccionales y establecimientos penitenciarios, la aplicación de métodos amortiguadores y socioterapéuticos. La castración terapéutica viene en consideración en delincuentes sexuales peligrosos, si pueden evitarse así los internamientos permanentes. Para la inhibición pulsional se consideran actualmente de efectos prometedores los medicamentos antiandrógenos (por ejemplo el acetato de ciproterona; Berlin y Meinecke 1981), también como sustitutivos de la castración quirúrgica irreparable. Pero los antiandrógenos reducen sólo la libido y la potencia, sin modificar la tendencia sexual anómala.

Bibliografía. R. Battegay, *Narzissmus und objektbeziehungen*, Huber, Berna [2]1979; F.S. Berlin, C.F. Meinecke, *Treatment of sex offenders with antiandrogenic medication*, «Am. J. Psychiatr.» 138, 5 (1981) 601-607; M. Boss, *Sinn und Gehalt der sexuellen Perversionen*, Huber, Berna [3]1966; W. Bräutigam, *Die sexuellen Verirrungen*, en K.P. Kisker, J.-E. Meyer, M. Müller, E. Strömgren (dirs.), *Psychiatrie der Gegenwart*, vol. II/1/B, p. 523-586, Springer, Heidelberg 1972; —, *Sexualmedizin im Grundriss*, Thieme, Stuttgart 1977; B.A. Brody, R.A. McCormick, D.H. Smith, S. Toulmin, *Marriage, morality and sex change surgery: four traditions in case ethics*, «Hastings Cent. Rep.» 11, 4 (1981) 8-13; J. Chasseguet-Smirgel, *Das Ich-Ideal. Psychoanalytischer Essay über die Krankheit der Idealität*, 1981; G. Dörner, *Hormones and brain differenciation*, Elsevier, Amsterdam 1976; S. Freud, *Drei Abhandlungen zur Sexualtheorie*, en *Ges. Werke*, vol. V, Imago, Londres 1942 (trad. cast., *Tres ensayos para una teoría sexual*, en *Obras completas*, vol. 4, Biblioteca Nueva, Madrid 1972); —, *Das Ich und das Es*, en *Ges. Werke*, vol. XIII, Imago, Londres 1940*a* (trad. cast., *El yo y el ello*, en *Obras completas*, vol. 7, Madrid 1974); —, *Das ökonomische Problem des Masochismus*, en *Ges. Werke*, vol. XIII, Imago, Londres 1940*b* (trad. cast., *El problema económico del masoquismo*, en *Obras completas*, vol. 7, Madrid 1974); —, *Fetichismus*, en *Ges. Werke*, vol. XIV, Imago, Londres 1948 (trad. cast., *Fetichismo*, en *Obras completas*, vol. 8, Madrid 1974); V.E. v. Gebsattel, *Prolegomena einer medizinischen Anthropologie*, Springer, Heidelberg 1954; Ph. Greenacre, *Fetishism*, en I. Rosen (dir.), *Sexual deviation*, Oxford Univ. Press, Oxford [2]1979; A. Limentani, *Clinical types of homosexuals*, en I. Rosen (dir.), *Sexual deviation*, Oxford Univ. Press, Oxford [2]1979; L.M. Lothstein, S.B. Levine, *Expressive psychotherapy with gender dysphoric patients*, «Arch. Gen. Psychiatr.» 38, 8 (1981) 924-929; J. McDougall, *The homosexual dilemma: a clinical and theoretical study of female homosexuality*, en I. Rosen (dir.), *Sexual deviation*, Oxford Univ. Press, Oxford [2]1979; J. Money, H. Musaph (dirs.), *Handbook of sexology*, Exerpta Medica, Elsevier, Nueva

York 1977; F. Morgenthaler, *Verkehrsformen der Perversion und die Perversion der Verkehrsformen*, «Kursbuch» 49 (1977) 135-148; I. Rosen, *Perversion as a regulator of self-esteem*, en I. Rosen (dir.), *Sexual deviation*, Oxford Univ. Press, Oxford ²1979a; — (dir.), *Sexual deviation*, Oxford Univ. Press, Oxford ²1979b; P.B. Schneider, G. Abraham, W. Pasini, *Valeur sémiologique des anomalies des conduites sexuelles*, en *Encyclop. médico-chirurg.*, 37105, G 10, *Psychiatrie*, 12-1980; Ch.W. Socarides, *The psychoanalytic theory of homosexuality with special reference to therapy*, en I. Rosen (dir.), *Sexual deviation*, Oxford Univ. Press, Oxford ²1979; R. Stoller, *Sex and gender*, vol. I: *On the development of masculinity and feminity*, Science House, Nueva York 1968; —, *Sex and gender*, vol. II: *The transsexual experiment*, Hogarth Press, Londres 1975; —, *Perversion: The erotic form of hatred*, Harvester Press, Sussex 1976; —, *The gender disorders*, en I. Rosen (dir.), *Sexual deviation*, Oxford Univ. Press, Oxford ²1979a; —, *Sexual excitement*, Pantheon Books, Nueva York 1979b.

Hugo Solms

PROCESO. Proceso físico paralelo, brote y fase, → síntoma primario, irreversibilidad, → defecto.

El concepto de proceso, introducido por K. Jaspers en → psicopatología con su estudio de 1910 sobre el delirio de celos, designa una alteración de la vida psíquica que comienza en un momento determinado, sin un fundamento consciente; es una alteración incomprensible, no reversible y por tanto incurable, que se produce o bien en forma de un cambio único o de avance progresivo (Jaspers 1963, p. 117, 421; 1965, p. 581, 590; → comprensión). El proceso se manifiesta biográficamente por la aparición de fenómenos psíquicos que son extraños, «heterogéneos» respecto al estilo interno y externo de la personalidad del sujeto (Jaspers 1963, p. 116s, 121; 1965, p. 590). El proceso, que en su manifestación aguda se llama brote, difiere por su nota de incomprensibilidad de las alteraciones psíquicas que se producen durante el desarrollo de una personalidad por la influencia recíproca de la predisposición caracterológica y la experiencia y que son, por tanto, perfectamente comprensibles, y difiere por su duración y su irreversibilidad de una fase transitoria que conduce a la integración (→ explicación). Jaspers concibe el proceso como un fenómeno consecutivo a un contexto causal básico, que se reduce en último término a modificaciones patológicas del cerebro y que se designan igualmente como proceso (Jaspers 1963, p. 113s, 116ss, 121; 1965, p. 536, 581, 590ss; → psicosis). No es posible, sin embargo, asignar un determinado fenómeno psíquico del proceso a un determinado cambio cerebral; los cambios físicos paralelos a los cambios psíquicos o «procesos paralelos directos» no pasan de ser por ahora meros postulados. Sólo se conoce el sustrato orgánico donde se supone que aquéllos tienen su raíz (Jaspers 1963, 118s). Jaspers llama procesos físico-psicóticos a aquéllos donde los fenómenos psíquicos aparecen como consecuencia de procesos cerebrales conocidos y precisos, por ejemplo, en la parálisis general progresiva o en arteriosclerosis, y procesos psíquicos a aquellos que sólo pueden caracterizarse por la sintomatología y el curso psicológico, y cuya localización somática consistiría en fenómenos paralelos hipostasiados (Jaspers 1963, p. 118-121; → esquizofrenia). Mientras que en los procesos físico-psicóticos u orgánicos existe una mezcla caótica de fenómenos psíquicos incomprensibles, los procesos psíquicos revelan una cierta regularidad, un curso nuevo, pero típico, parcialmente racional y comprensible (Jaspers 1963, 121; 1965, 582). Según esto, los procesos incluyen a nivel nosológico todas las psicosis orgánicas y, por tanto, aquellas cuyo fundamento se supone que son ciertas alteraciones cerebrales verificables, y además, las psicosis «funcionales», como la demencia precoz (esquizofrenia) y la locura maniacodepresiva (depresión endógena), donde aún no se han encontrado alteraciones cerebrales, pero se consideran detectables en principio (Jaspers 1963, p. 117, 131; 1965, p. 581s).

El concepto de proceso fue ganando relevancia psicopatológica, especialmente en la problemática relativa a la esquizofrenia y la → paranoia. Las concepciones jaspersianas sobre el proceso hallaron acogida en la teoría de la esquizofrenia, el año 1911, con la concepción de Bleuler acerca de los «síntomas primarios». Se trata de aquellos síntomas que son producidos directamente por procesos esquizofrénicos y cuya determinación ulterior dejó abierta el propio Bleuler (Bleuler 1911,

p. 372s, 376). Berze especificó la noción de síntoma esquizofrénico primario como una manifestación psíquica, irreductible psicológicamente y asequible por vía descriptiva, de un proceso orgánico actual no verificable, y lo diferenció del síntoma de defecto (Berze 1914, IV; 1929, p. 1, 4s, 15, 20, 36, 67). K. Schneider demostró, sin embargo, que esto no elimina la ambigüedad conceptual, haciendo notar que el término «síntoma primario» puede designar, además de la inderivabilidad psicopatológica, la prioridad temporal, la presencia transitoria o la sintomatología básica, de la que derivaría la sintomatología residual (Schneider 1957, 478-490). No obstante, Schneider consideró «hipótesis bien fundada» suponer, como base de la esquizofrenia, un proceso morboso, concibió así la esquizofrenia, dentro de su concepto de enfermedad, como consecuencia de un proceso orgánico patológico (Schneider 1946, p. 306s; 1967, p. 7-11).

Esta concepción, que implicaba la tesis de la génesis somática de la esquizofrenia, adquirió desde entonces una importancia capital en la teoría de la esquizofrenia y fue defendida sobre todo por Gruhle (1922, p. 467; 1929, p. 76ss, 139s; 1932, p. 178), Bumke (1924, p. 438ss), Kronfeld (1930, p. 110s, 215, 324s), Kolle (1931*b*, p. 319, 324), Ewald (1939, p. 159s; 1954, p. 1814ss), Wagner (1949, p. 634), Weitbrecht (1957*a*, p. 47; 1957*b*, p. 475s), Arnold (1955, p. 8, 18) y Conrad (1958, p. 133, 140). Langfeldt distinguió además entre esquizofrenias típicas, determinadas por un proceso, y psicosis esquizofrenoides (1939, p. 38ss, 73ss, 123ss); también Stephens y Astrup distinguieron entre esquizofrenias procesuales y no procesuales (1963, p. 945ss).

Gaupp abordó ya en 1910 la teoría de la paranoia desde la perspectiva de la oposición entre los conceptos de proceso y desarrollo (Gaupp 1910, p. 318; → psicopatología). Kraepelin había propuesto la división de la paranoia en formas paranoides de demencia precoz (demencia paranoide) y los deterioros mentales paranoides (parafrenias), por una parte, y la paranoia como desarrollo insidioso consecutivo a una causa interna de un sistema delirante duradero e irreductible junto con un pensar, un querer y un obrar normales y que habría de concebirse como una degeneración, por otra parte (Kraepelin 1904, p. 595s, 609s; 1913, p. 833ss, 973ss; 1915, p. 1711, 1713, 1757, 1768), y Gaupp se planteó la cuestión de si la paranoia debe considerarse como proceso o como desarrollo. Basándose en el caso Wagner, que siguió durante decenios, Gaupp llegó a la conclusión de que no se trataba de un proceso patológico, sino del «desarrollo progresivo» de una característica de la personalidad en determinadas circunstancias vitales (Gaupp 1910, p. 318; 1914, p. 634s; 1920, p. 312; 1924, p. 1203, 1205; 1942, p. 769, 790, 794, 796, 810). Wilmanns abordó la paranoia desde la misma perspectiva y llegó asimismo a la conclusión de que las formas de paranoia que aparecen durante encarcelamientos, aunque no difieren externamente, por su cuadro clínico, de la paranoia kraepeliniana, pierden sin embargo su influencia afectiva sobre el enfermo una vez finalizado el tiempo de reclusión y no pueden considerarse como enfermedades que avanzan por causas internas, sino como procesos patológicos en personalidades con determinadas predisposiciones caracterológicas y que surgen bajo una influencia ambiental nociva (Wilmanns 1910, p. 204-211).

Kretschmer, influido por las ideas fundamentales de la teoría gauppiana de la paranoia, describió en 1918 el «delirio sensitivo de referencia», un tipo de delirio que se desarrolla en el carácter sensitivo sobre una base genética y se distingue por su debilidad temperamental, fácil vulnerabilidad, ambición orgullosa y obstinación; la aparición del delirio está determinada por la acción conjunta del carácter, las vivencias y el entorno; este delirio suele presentar un curso benigno, es de fácil curación y no lleva a alteraciones permanentes de la personalidad, ni siquiera en sus modalidades más graves. Por ello, este fenómeno delirante pertenece al grupo de los «trastornos mentales psicopáticos-reactivos» y, en consecuencia, a aquellas formaciones que Kretschmer llama «paranoicas», a diferencia de las formaciones delirantes lúcidas de los procesos endógenos, que él califica de «parafrénicas», término que ya había propuesto en este sentido Bumke en 1916 (Kretschmer 1918, p. 5ss, 67s, 126, 132, 135s, 142, 162; Bumke 1919, p. 585s). Kolle deslindó en el mismo sentido, el año 1931, frente a la paranoia como categoría general de todos los tipos de delirio psicopático, la parafrenia, como designación de las formas de delirio esquizofrénico (Kolle 1931a, p. 91, 105). También Wagner hizo suya esta división, si bien advirtiendo que no todos los casos de paranoia pueden incluirse plenamente en los conceptos de proceso y de desarrollo (Wagner 1949, p. 635, 646).

En los últimos decenios se han multiplicado las críticas al concepto de proceso, especialmente a su empleo en la teoría de la esquizofrenia. Ya Bleuler hizo notar que el supuesto de un proceso patológico físico no está demostrado y que la sintomatología esquizofrénica podría estar causada por factores psíquicos; y Gaupp opinó también que el concepto de psicosis no incluye necesariamente la idea de un proceso cerebral, verificable tan sólo a nivel somático, y que la distinción conceptual entre proceso y desarrollo pierde rigor teniendo en cuenta que el curso vital debe considerarse biológicamente como proceso (Bleuler 1911, p. 373; Gaupp 1924, p. 1205; 1942, p. 810). Ewald defendió el postulado de un proceso orgánico cerebral patológico en la génesis de la esquizofrenia —supuso la presencia de alteraciones en el diencéfalo o en el sistema del tronco cerebral—, pero consideró los fenómenos procesuales como reversibles, al menos parcialmente (Ewald 1939, p. 157, 159s, 169; 1954, p. 1814ss). Baumer describió suspensiones del proceso psicótico y destacó tipos de interrupción del mismo (Baumer 1939, p. 163s, 178). Kisker, en cambio, cree poder atribuir al concepto de proceso el sentido de progresión de una psicosis a nivel exclusivamente psicopatológico y por eso rechaza cualquier hipótesis de un sustrato orgánico (Kisker 1955, p. 21).

Häfner sometió en 1963 el concepto de proceso a una crítica radical y lo reformuló. Sobre el fondo de una psiquiatría antropológica, concibe el proceso como un devenir progresivo que conduce forzosamente a un defecto patológico de rendimiento, defecto que aparece clínicamente tanto en forma de un proceso de deterioro, como de un proceso psíquico (→ anormalidad). Los procesos de deterioro cerebral se caracterizan por una depauperación gradual o una desaparición de referencias al mundo y a sí mismo, hasta su pérdida total, mientras que los procesos psíquicos, que no son necesariamente progresivos ni irreversibles, llevan a un «encubrimiento parcial del mundo y de sí mismo por realizaciones aparentes y por sucedáneos del mundo». Los procesos psíquicos se subdividen, a su vez, en procesos de transformación, en los que las «estructuras ordenadoras y delimitadoras de la realidad» sufren un cambio específico parcial o total, como por ejemplo en una transformación esquizofrénica de la significación del mundo, y procesos de restricción, que causan una creciente reducción, hasta el letargo, de las relaciones con el mundo y consigo mismo, fenómenos que se dan sobre todo en el curso de neurosis, psicopatías y adicciones graves (Häfner 1963, p. 400, 407ss, 413, 423s, 426ss, 430ss). Blankenburg, asumiendo estas ideas de Häfner y recurriendo a la subjetividad operante activa, intenta mostrar los fundamentos fenomenológicos de ese ocultamiento parcial del mundo y de sí mismo en los procesos psíquicos (Blankenburg 1965, 138ss).

Hay que decir, por último, que los estudios longitudinales sobre cursos esquizofrénicos realizados durante el último decenio han llevado a un amplio rechazo del concepto de proceso dentro de la teoría de la esquizofrenia, ya que no se ha logrado demostrar patentemente en ellos una progresión constante ni una irreversibilidad (Bleuler 1972, p. 277s, 284, 303, 309, 630; Ciompi, Müller 1976, p. 6s, 101s; Huber, Gross, Schüttler 1979, p. 2s, 6, 165).

Bibliografía. O.H. Arnold, *Schizophrener Prozess und schizophrene Symptomgesetze*, Maudrich, Viena-Bonn 1955; L. Baumer, *Über geheilte Schizophrenien*, «Z. Ges. Neurol. Psychiatr.» 164 (1939) 162-178; J. Berze, *Die primäre Insuffizienz der psychischen Aktivität*, Deuticke, Leipzig-Viena 1914; J. Berze, H. Gruhle, *Psychologie der Schizophrenie*, Springer, Berlín 1929; W. Blankenburg, *Die Verselbständigung eines Themas zum Wahn*, «Jahrb. Psychol. Psychother. Med. Anthropol.» 13 (1965) 137-164; E. Bleuler, *Dementia praecox oder Gruppe der Schizophrenien*, Deuticke, Leipzig-Viena 1911; M. Bleuler, *Die schizophrenen Geistesstörungen im Lichte langjähriger Kranken- und Familiengeschichten*, Thieme, Stuttgart 1972; O. Bumke, *Die Diagnose der Geisteskrankheiten*, Bergmann, Wiesbaden 1919; —, *Die Auflösung der*

Dementia praecox, «Klin. Wochenschr.» 3 (1924) 437-440; L. Ciompi, C. Müller, *Lebensweg und Alter der Schizophrenen. Eine katamnestische Langzeitstudie bis ins Senium*, Springer, Berlín-Heidelberg-Nueva York 1976; K. Conrad, *Die beginnende Schizophrenie*, Thieme, Stuttgart 1958; G. Ewald, *Zur Theorie der Schizophrenie und der Insulinschockbehandlung*, «Allg. Z. Psychiatr.» 110 (1939) 153-170; —, *Zur Theorie der Schizophrenie*, «Dtsch. Med. Wochenschr.» 79 (1954) 1813-1817; R. Gaupp, *Über paranoische Veranlagung und abortive Paranoia*, «Allg. Z. Psychiatr.» 67 (1910) 317-320; —, *Die wissenschaftliche Bedeutung des Falles Wagner*, «Münch. Med. Wochenschr.» 61 (1914) 633-637; —, *Der Fall Wagner. Eine Katamnese, zugleich ein Beitrag zur Lehre von der Paranoia*, «Z. Ges. Neurol. Psychiatr.» 60 (1920) 312-327; —, *Paranoia*, «Klin. Wochenschr.» 3 (1924) 1201-1205; —, *Zur Lehre von der Paranoia*, «Z. Ges. Neurol Psychiatr.» 174 (1942) 762-812; H. Gruhle, *Die Psychologie der Dementia praecox*, «Z. Ges. Neurol. Psychiatr.» 78 (1922) 454-471; —, *Die Psychopathologie*, en O. Bumke (dir.), *Handbuch der Geisteskrankheiten*, vol. 9: *Die Schizophrenie*, Springer, Berlín 1932, p. 135-210; H. Häfner, *Prozess und Entwicklung als Grundbegriffe der Psychopathologie*, «Fortschr. Neurol. Psychiatr.» 31 (1963) 393-438; G. Huber, G. Gross, R. Schüttler, *Schizophrenie. Eine Verlaufs- und sozialpsychiatrische Langzeitstudie*, Springer, Berlín-Heidelberg-Nueva York 1979; K. Jaspers, *Eifersuchtswahn. Ein Beitrag zur Frage: Entwicklung einer Persönlichkeit oder Prozess?*, en Jaspers, *Gesammelte Schriften zur Psychopathologie*, Springer, Berlín-Gotinga-Heidelberg 1963, p. 85-141; —, *Allgemeine Psychopathologie*, Springer, Berlín-Heidelberg-Nueva York [8]1965; K.P. Kisker, *Zur Frage der Sinngesetzlichkeit*, «Schweiz. Arch. Neurol. Psychiatr.» 76 (1955) 5-22; K. Kolle, *Die primäre Verrücktheit*, Thieme, Leipzig 1931*a*; —, *Paraphrenie und Paranoia*, «Fortschr. Neurol. Psychiatr.» 3 (1931*b*) 319-334; E. Kraepelin, *Psychiatrie. Ein Lehrbuch für Studierende und Ärzte*, vol. 2, Barth, Leipzig [7]1904; vol. 3, Barth, Leipzig [8]1913; vol. 4, Barth, Leipzig [8]1915; E. Kretschmer, *Der sensitive Beziehungswahn*, Springer, Berlín 1918; A. Kronfeld, *Perspektiven der Seelenheilkunde*, Thieme, Leipzig 1930; G. Langfeldt, *The Schizophreniform States*, Munksgaard, Copenhague 1939; K. Schneider, *Zum Krankheitsbegriff in der Psychiatrie*, «Dtsch. Med. Wochenschr.» 71 (1946) 306-307; —, *Primäre und sekundäre Symptome bei der Schizophrenie*, «Fortschr. Neurol. Psychiatr.» 25 (1957) 487-490; —, *Klinische Psychopathologie*, Thieme, Stuttgart [8]1967; J.H. Stephens, C. Astrup, *Prognosis in Process and Non-Process Schizophrenia*, «American J. Psychiatr.» 119 (1963) 945-953; W. Wagner, *Über Paranoia und Zwang. Probleme an den Grenzen der klinischen Systematik*, «Arch. Psychiatr. Nervenkr.» 182 (1949) 633-648; H.J. Weitbrecht, *Zur Frage der Spezifität psychopathologischer Symptome*, «Fortschr. Neurol. Psychiatr.» 25 (1957*a*) 41-56; —, *Die Bedeutung der Psychopathologie in der heutigen Psychiatrie*, «Fortschr. Neurol. Psychiatr.» 25 (1957*b*) 475-486; K. Wilmanns, *Zur klinischen Stellung der Paranoia*, «Zentralbl. Nervenheilk. Psychiatr.» 21 (1910) 204-211.

MICHAEL SCHÄFER

PSICOANÁLISIS. Regla psicoanalítica fundamental, asociación libre, mecanismos de defensa del yo, lo inconsciente, interpretación de los → sueños.

Se entiende por psicoanálisis una disciplina fundada por Sigmund Freud (1856-1939) en la que cabe distinguir, con Laplanche y Pontalis (1967), tres planos:

1. *Un método de investigación*, que intenta elaborar el significado inconsciente del lenguaje, de la acción y de las fantasías, especialmente de los → sueños, pero también de representaciones delirantes (→ delirio) de un sujeto. Freud (1895) utilizó el método de la asociación libre y de las interpretaciones basadas en la psicología profunda.

2. *Un método psicoterapéutico* basado en dicha investigación y que se caracteriza por la interpretación de las resistencias, transferencias y otros mecanismos de defensa, de los deseos pulsionales inconscientes e intentos de compensación que se manifiestan durante esta terapia.

3. *La teoría psicológica y psicopatológica*, que persigue una sistematización de los métodos de investigación y tratamiento psicoanalítico y busca una concepción general de los procesos psíquicos y de la psicología del desarrollo.

Fue mérito de Freud haber introducido, a finales del pasado siglo y principios del presente, el pensamiento psicológico en medicina. Su investigación en profundidad de los procesos psíquicos se basó en una perspectiva propia de las ciencias naturales. El método de la física de su tiempo influyó sustancialmente en el pensamiento científico de Freud y le llevó a integrar sus hallazgos en un modelo general: la así llamada *metapsicología*. Freud intentó así englobar los resultados empíricos en un conjunto sistemático y propuso el esquema de un aparato articulado en instancias (yo, ello, super yo), una teoría de las pulsiones, una doctrina acerca de los sueños y la teoría de los mecanismos de defensa del yo (que ampliaría luego, sobre todo, Anna Freud 1946). Además de la perspectiva estructural y la perspectiva dinámica, Freud desarrolló principalmente la perspectiva tópica (consciente, preconsciente, inconsciente) y una perspectiva económica de la libido, entendiendo por libido la energía propia de la pulsión sexual. Otros autores, por ejemplo C.G. Jung (1967), ampliaron posteriormente el concepto de libido, concibiéndola como energía psíquica general o como apentencia o aspiración (Laplanche y Pontalis 1967). Modelos recientes sugieren que el cerebro humano dispone más bien de escasa energía y por eso la libido debe considerarse como una información que puede desencadenar una conducta sexual correspondiente u otros procesos pulsionales o de la conducta.

Freud dedicó en un principio su atención a aquella enfermedad que resultaba aún bastante enigmática para la medicina de su época y que se manifestaba en parálisis, anestesias, fobias, sorderas, cegueras y estados crepusculares, cuestionando todas las leyes de la neurología: la histeria. Como ha hecho notar Bally (1961), los médicos consideraban a las víctimas de esta neurosis como personas que transgredían las leyes de la ciencia, las acusaban de exageración y de simulación intencionada y las sancionaban desentendiéndose de ellas. Aparte de que tal proceder no era ético y perjudicaba a los afectados, Freud pudo demostrar que la histeria permite explorar y conocer como ningún otro fenómeno los mecanismos psíquicos. Escribió su primer trabajo sobre la histeria en colaboración con Breuer (1893). Más tarde, ambos investigadores siguieron caminos diferentes.

Había que elegir un modo de investigación que abriera caminos nuevos; y así, como dice Bally (1961), Freud «fue conducido por las respuestas de los pacientes al descubrimiento de coherencias desconocidas hasta entonces». Una exploración a fondo de este tipo de enfermedad sólo era posible entonces por medio de la → hipnosis, método que la mayoría de los médicos rechazaba. La hipnosis, sin embargo, tenía también sus defensores. Eran el famoso neurólogo Jean Martin Charcot en París y Ambrose-Auguste Liébault e Hippolyte-Marie Bernheim en Nancy, de los que Freud aprendió este método. Pero Freud y Breuer no utilizaron el sueño provocado por el médico para sugerir al paciente una actitud sana, sino para despertar en él el recuerdo de aquella época en que el → síntoma apareció por primera vez (Battegay 1971). Ambos comprobaron que era posible descubrir el sentido del síntoma histérico. Con este método de exploración «psicoanalítica» Freud llegó a concebir la histeria como un fenómeno de origen psicotraumático. Sus experiencias en la → exploración hipnótica le enseñaron que los diversos → síntomas se hallan relacionados con el trauma psíquico causante, que la mayoría de las veces se remonta hasta la infancia. Pero Freud averiguó más tarde que las manifestaciones histéricas y de otro tipo no son el producto de una sola experiencia, sino de la vivencia de una situación ambiental traumatizante que perdura o retorna constantemente.

Freud descubrió además la incongruencia existente entre los síntomas histéricos de larga duración y los factores desencadenantes. Señaló que el proceso patológico no estaba desencadenado tanto por un suceso traumatizante, como por un vivenciar traumatizante. Lo decisivo no es, pues, la intensidad y la cualidad objetivas de una influencia ambiental, sino el contenido de la vivencia del individuo afectado.

Sabemos desde Freud que la evocación de los conflictos y de las experiencias deficitarias que están en el origen de los síntomas neuróticos posee ya una virtud curativa. La condición para ello es que el recuerdo vaya acompañado de aquellas emociones que caracterizaron la vivencia originaria. Un recuerdo, pues, sólo es terapéutico cuando su exteriorización viene a ser una reviviscencia y el paciente se deja invadir y conmocionar por él. Freud advirtió pronto que la → hipnosis no era necesaria para detectar conexiones, por parte de los síntomas, que no eran conscientes para el sujeto afectado. La hipnosis había demostrado, en todo caso, que hay zonas en la psique que no se hacen conscientes espontáneamente. En su escrito (1893) redactado en colaboración con Breuer, se habla de una *double conscience,* una doble conciencia. La expresión alude ya al concepto de lo inconsciente. Freud pudo observar en Nancy que Bernheim invitaba a los pacientes, a pesar de su amnesia posthipnótica, a evocar las vivencias que habían experimentado durante la hipnosis y lograba así hacerles recordar ciertas cosas. Freud (1895) utilizó este procedimiento y partió del supuesto de que la hipnosis era, en el fondo, el mismo proceso que se producía de modo natural en la histeria. Cuando los pacientes afirmaban no saber nada más, Freud les aseguraba enérgicamente que algo les vendría a la memoria, que les bastaba decir cuanto se les ocurriese, sin omitir nada *(regla psicoanalítica fundamental).* Supuso que estas ocurrencias libres guardaban alguna relación, no bien definida, con los sucesos aparentemente olvidados. Resulta, en efecto, que la actividad asociativa, cuando la dejamos desenvolverse espontáneamente, está integrada sobre todo por factores que actúan por debajo del umbral de la conciencia normal. Freud averiguó que estos procesos subconscientes o inconscientes pueden acceder a la conciencia gracias a la *técnica de la asociación libre,* de la libre ocurrencia.

El paciente, que debe yacer lo más relajado posible en un diván, es invitado, conforme a la regla psicoanalítica fundamental, a narrar cuanto surja en su conciencia, al margen de cualquier crítica consciente. Freud comprobó que el material inconsciente mostraba una *resistencia* más o menos acentuada a aflorar a la conciencia y que era reprimido o expulsado de la misma. Se trataba siempre de vivencias, recuerdos, fantasías y deseos cargados de emoción, que procedían en su mayor parte de la primera infancia y estaban marcados profundamente por las influencias ambientales de aquel período. Freud pudo mostrar que estas experiencias con raíces en la infancia se basan en aspiraciones y expectativas amorosas insatisfechas o frustradas, que resultan especialmente patológicas cuando el paciente no sabe nada de ellas o no quiere o no puede afrontarlas. Consideró que los deseos frustrados proceden casi siempre del ámbito de la sexualidad. Actualmente se opina que aspiraciones vitales y tendencias a la autorrealización pueden quedar frustradas y sin el desarrollo suficiente en la primera infancia. El énfasis que Freud puso en la sexualidad puede obedecer a su voluntad de rescatar este tema de la represión a que estaba sometido en el siglo XIX. No podemos acusar a Freud de pansexualismo, como hicieron algunos de sus adversarios. Cuando señaló la importancia de la sexualidad, por ejemplo en el desarrollo infantil, descubrió ciertos hechos que no se ajustaban a la mentalidad de la época, pero que son perfectamente objetivables. Ahora sabemos, sin embargo, que los trastornos neuróticos pueden surgir también por inhibiciones en otras áreas ajenas a la sexualidad (Schultz-Hencke 1947). Si al niño no se le satisface la necesidad de estar rodeado de cariño, de atención amorosa, adolecerá la falta de → confianza originaria (Erikson 1950) y de vivencia de autoestima, carecerá de un sí mismo consistente, de un narcisismo necesario (→ trastornos narcisistas de la personalidad [= neurosis narcisistas]; Kohut 1971, 1977). Si el paciente logra superar, mediante la asociación libre, la defensa contra el recuerdo inconsciente, experimentará un alivio de la carga afectiva ligada hasta ahora al síntoma neurótico y que está acoplada en su forma originaria con el conflicto subyacente, y podrá descubrir, a través de una confrontación con el terapeuta, la naturaleza de la antigua experiencia emocional fallida y verse libre de ella. Es decisivo para este proceso curativo que tenga lugar una *transferencia* al terapeuta de los sentimientos y emociones producidos por la sintomatología patológica o por los rasgos caracterológicos tendentes a la repetición. El paciente transfiere al terapeuta aquellos procesos, originados generalmente en la infancia, que estuvieron ligados a pretensiones pulsionales frustradas. La «neurosis de transferencia» que surge en estos individuos durante la → psicoterapia permite revivir y reelaborar en la relación terapéutica el antiguo conflicto. Estas neurosis (→ formas de neurosis), que Kohut (1971, 1977) ha designado como «→ trastornos narcisistas de la personalidad» y que nosotros (Battegay 1977) llamamos «neurosis narcisistas», dan lugar durante el psicoanálisis a una forma especial de relación: la transferencia idealizante a un autoobjeto; en rigor no es una transferencia, sino que constituye una fusión del paciente con el autoobjeto, destinada a reforzar su sí mismo y a permitirle, mediante la «internalización transmutadora», la apropiación de nuevos componentes del analista, rellenando así el «vacío narcisista» (Ammon 1974).

Freud estudió sistemáticamente, con ayuda del método psicoanalítico por él ideado, las estructuras inconscientes de los trastornos psíquicos y de sus manifestaciones. Se aplicó especialmente a demostrar la existencia de lo inconsciente. Su conclusión fue que lo inconsciente sólo puede descubrirse mediante el estudio de los → sueños y de las neurosis (→ formas de neurosis) y de hipótesis formuladas en el análisis de los comportamientos humanos y de los actos fallidos que a nivel racional aparecen como incomprensibles. Y a la inversa, las neurosis no pueden comprenderse sin el conocimiento de los procesos motivacionales. Freud (1961, 1933) dice acerca de lo inconsciente: «Llamamos inconsciente a un proceso psíquico cuya existencia debemos suponer porque la inferimos de sus efectos, pero del que nada sabemos... Para ser más correctos, modificaremos la frase diciendo que llamamos inconsciente a un proceso cuando tenemos que suponer que está siendo activado *en este momento,* aunque *en tal momento* nada sepamos de él. Esta limitación nos sugiere que la mayoría de los hechos conscientes sólo nos son conscientes por breve tiempo; pronto quedarán *latentes,* pero pueden de nuevo hacerse conscientes.» Freud supone que los procesos psíquicos comienzan en lo inconsciente, se desarrollan luego en la conciencia y, después de desaparecer de ella, vuelven a la oscuridad de lo inconsciente; pero desde allí pueden ser rescatados con mayor o menor facilidad para la conciencia. Estos procesos pueden observarse, por ejemplo, en los actos fallidos. Se trata de acciones o palabras que no se ajustan a la intención consciente o la contradicen; debe postularse, pues, una intención obstaculizante que tiene su origen en motivaciones inconscientes.

A veces es fácil transformar lo inconsciente en consciente, otras veces es difícil o imposible. Freud llama preconsciente al material inconsciente que puede hacerse consciente con facilidad. En este sentido reserva el calificativo de inconsciente para aquellos procesos que difícilmente pueden traerse a la conciencia. El propio Freud dice: «Llamamos *preconsciente* al material inconsciente que sólo está latente y por eso puede hacerse consciente con facilidad, y reservamos el calificativo de "inconsciente" a todo lo demás. En la descripción de los fenómenos psíquicos utilizamos únicamente tres términos: consciente, preconsciente e inconsciente. En el terreno meramente descriptivo lo preconsciente es también inconsciente; pero nosotros no lo designamos así, salvo en sentido amplio o cuando debemos defender la existencia de procesos inconscientes en la vida psíquica.»

C.G. Jung (1967) fue más lejos en la diferenciación de sistemas inconscientes. Señaló que el inconsciente humano incluye un ámbito esencial que no puede comprenderse desde la vida individual: el inconsciente colectivo. Se trata de aquellas esferas de nuestra psique donde se desarrollan ciertos procesos humanos originarios que pertenecen al patrimonio hereditario de todos los hombres, de cualquier época y cultura. Se caracterizan por aquellos modelos y patrones funcionales supraindividuales, por aquellos temas ancestrales que pueden expresarse en leyendas, cuentos, mitos, → sueños, visiones, vivencias delirantes (→ delirio) de la humanidad en todos los tiempos, y también en representaciones religiosas y en la creación artística: los arquetipos. Teniendo en cuenta que estos patrones funcionales son comunes a todos los hombres, se comprende la coincidencia de los temas mitológicos y legendarios, de los símbolos oníricos y de las imágenes sensibles que se expresan en el arte de todas las épocas y culturas. Los arquetipos son, en fórmula de Yolande Jacobi (1957), «formas e ideas idénticas, heredadas y sin un contenido específico. El contenido arquetípico se materializa sólo en la vida individual, donde la experiencia personal se plasma en estas formas».

Alfred Adler (1920) concibió lo inconsciente como un «recurso» para mantener una ficción. L. Szondi (1963) añade en su obra (→ análisis del destino) lo inconsciente familiar; éste contiene, según él, las imágenes ancestrales de origen genético, que se transmiten de una generación a otra y determinan también la elección de la pareja. Szondi habla de una atracción de individuos genéticamente similares o genotropismo. Hoy se compara a veces lo inconsciente con esas partes de un ordenador que no son utilizadas por un programa correspondiente.

Analizamos a continuación cada uno de los sistemas del psiquismo humano (inconsciente, preconsciente, consciente). No deben concebirse como compartimientos separados espacialmente o estratificados, sino como esquemas simplificadores. Las relaciones son mucho más complejas; los distintos sistemas están acoplados y se influyen recíprocamente. Meyer (1969) considera desfasada la división inconsciente-preconsciente-consciente (→ modelo tópico de personalidad), ya que está incluida en la articulación ello-yo-super yo (→ modelo estructural de personalidad). Nosotros no podemos adherirnos del todo a la opinión de este autor, porque, como veremos, las dos divisiones no coinciden del todo y los conceptos de inconsciente y preconsciente sirven para comprender los procesos psíquicos profundos.

El contenido básico de lo *inconsciente* consta de representantes de pulsiones. Las pulsiones en sí no son accesibles a nuestro conocimiento. Lo que podemos conocer son sólo sus formas de expresión psíquica, es decir, las tendencias y movimientos que se combinan con las representaciones correspondientes, formando los deseos. Pero estos movimientos desiderativos no se manifiestan directamente. El afectado solamente conoce las emociones que los delatan, con sus fenómenos neurovegetativos y motores concomitantes. La causa del movimiento emocional permanece inconsciente. Es cierto que el individuo indicará cualquier «causa» para el trastorno psíquico o somático de ese tipo, pero la psicología profunda revela que ésas no son las verdaderas razones que ocasionan tales → síntomas, comportamientos defectuosos o falta de sentimientos de sí mismo. Lo inconsciente, por otra parte, no se caracteriza sólo por sus contenidos, sino también por su peculiar modo de trabajar. Este modo de trabajar es típico del curso de las actividades psíquicas en las primeras etapas de desarrollo del hombre. Más adelante es sustituido por otro modo; por eso llamamos al primero *proceso primario* y al segundo *proceso secundario*. El proceso primario se caracteriza por fenómenos tales como la condensación de representaciones, el desplazamiento del acento psíquico de una representación a otra, la identificación (desplazamiento del objeto al yo) y la proyección (desplazamiento del yo al objeto). El proceso primario no conoce contradicciones. Se expresa en un lenguaje simbólico. Ignora el concepto de negación y el sentido del tiempo. La realidad externa es sustituida por la interna.

Lo *preconsciente* contiene materiales que pueden hacerse conscientes y aflorar en cualquier momento a la conciencia o a la percepción. Incluye derivaciones de lo inconsciente, por una parte, y guarda las impresiones del mundo exterior, por otra. En lo preconsciente se desarrolla esa crítica moral y lógica que ejerce el control sobre los movimientos procedentes de lo inconsciente. Freud menciona de nuevo esta instancia de censura al hablar del super yo, ya que interviene también en estas funciones.

No es fácil definir lo *consciente* o la *conciencia*. Tomar conciencia significa percibir un estímulo. La función de la conciencia como aparato perceptivo es idéntica en los → sueños y en estado de vigilia: percepción de estímulos sensoriales, es decir, estímulos externos e internos. Por eso podemos concebir la conciencia como órgano sensorial, ya que se encuentra en el límite entre el mundo interior y el exterior y sirve para la percepción de procesos internos y externos. La representación consciente es un fenómeno fugaz que pronto regresa a la oscuridad, pero puede repetirse y atraer de nuevo la atención.

En el estado de vigilia, el sistema de lo consciente se vuelve normalmente hacia el mundo exterior. En los sueños, en cambio, los fenómenos percibidos nada tienen que ver con la realidad externa. También las neurosis (→ formas de neurosis) presentan siempre en algún sector un alejamiento de la realidad y una orientación hacia el interior. En estado de vigilia, la negación más o menos total de la realidad y la atención exclusiva a los sucesos internos sólo se produce en casos de → esquizofrenia y de → psicosis exógenas (→ exógeno), por ejemplo bajo la influencia de drogas. La función de la conciencia ante la realidad fracasa, pues, en las neurosis (→ formas de neurosis) parcialmente, y en las → psicosis, a veces, totalmente. Mientras que lo inconsciente se mueve bajo el dominio del *principio del placer,* el sistema de lo consciente está al servicio del *principio de realidad.*

Freud señala como contenido principal de lo inconsciente las pulsiones. Distinguió en un principio la pulsión sexual (de conservación de la especie) y la del yo (o de autoconservación), y posteriormente la pulsión sexual y la pulsión del yo, que incluyó en las pulsiones de vida y contrapuso a las pulsiones destructivas o de muerte. Describió las pulsiones como fenómenos biológicos que tienen sus representantes en lo psíquico y se dan a conocer mediante ellos: tendencias, deseos, representaciones y fantasías ligadas afectivamente entre sí, acceden a la conciencia como material preconsciente y buscan la realización. Freud supuso que las fuerzas que actúan detrás de estos representantes se reducen a la fórmula de un estímulo continuado que surge por desplazamientos producidos en la economía hormonal. Este estímulo duradero ocasiona una tensión que reclama una descarga. Pero, dado que el estímulo sigue actuando de modo permanente, pronto se produce esa carga estimulativa que de nuevo exige una descarga. Freud habló así de una tendencia repetitiva de las pulsiones. Investigó también la vida pulsional en el desarrollo humano y ninguna de sus tesis chocó con una resistencia tan encarnizada como la de la existencia de la vida pulsional o sexual, ya diferenciada, en la edad infantil. Freud consideró como primer movimiento pulsional del lactante la pulsión nutricia o la oralidad. Algunos autores modernos, como Margareth Mahler (1968) o Battegay (1977), consideran como necesidad primordial del niño la convivencia simbiótica o fusionaria con la madre o la necesidad de sentir aquel contacto cálido que gozaba en el útero antes del nacimiento. Y lo decisivo en la oralidad no es el modo de recepción alimenticia, sino el estímulo táctil que se produce en la región oral. Esta primera fase, pues, que Freud califica de oral, puede denominarse también fase simbiótica o táctil; quizás estos conceptos sean los más acertados para el primer semestre de vida, mientras que en el segundo, la oralidad adquiere más importancia como principio captativo. Freud señaló como fases siguientes del desarrollo, la fase anal, del segundo al tercer año; la fase fálico-edípica, del tercero al quinto; y el tiempo de latencia, entre el sexto y el décimo-undécimo año. A esta edad comienza la pubertad, el período de la incipiente maduración sexual; en él tiene lugar, como se sabe, frente al decenio anterior, una aceleración del desarrollo somático. Los tramos evolutivos que aparecen antes de la fase fálico-edípica constituyen la fase pregenital. Freud (1905) habló también, a propósito de la oralidad y la analidad, de pulsiones parciales, y en referencia a la boca y al ano, de zonas erógenas, y destacó su significación sexual. Explicó concretamente la amnesia de la primera infancia por el hecho del «olvido», mediante represión, de las impresiones de la primera infancia a causa de su contenido sexual. El método psicoanalítico de la asociación libre logra superar la amnesia.

El fundador del psicoanálisis conoció la enorme importancia de los → *sueños* como lenguaje de lo inconsciente. Dijo literalmente a este respecto que «la interpretación de los sueños es la *via regia* para el conocimiento de lo inconsciente en la vida psíquica». Intentó pasar del contenido onírico manifiesto, mediante las ocurrencias libres del analizando, al pensamiento latente del sueño. Freud (1933) comparó los sueños con un estado de → psicosis, ya que ambos incluyen la característica del alejamiento de la realidad externa. Por eso habló de psicosis onírica. El cumplimiento de deseos y los restos diurnos, los mecanismos de desplazamiento, condensación y representación mediante símbolos caracterizan el trabajo del sueño, esa actividad condicionada por la censura que suplanta el pensamiento subyacente, latente, de los sueños y lo configura en los → sueños manifiestos. La perspectiva del → análisis existencial (Boss 1974) no admite la disociación de los sueños y la vigilia como dos esferas distintas. Esa disociación sería errónea porque es el mismo sujeto el que pasa de la vigilia a los sueños y muestra su identidad en un estado y en otro. Tanto el estado de vigilia como el soñar son, en este aspecto, modo de la existencia humana. El análisis de la existencia no pretende explicar los fenómenos oníricos por la vía interpretativa, como el psicoanálisis, sino que aborda su significatividad fenomenológica como tal. Explica el proceso onírico como una modificación especial de la existencia humana en su contenido semántico, derivado de ella misma.

Freud (1923) propuso después un → *modelo estructural de personalidad,* que en algunos aspectos era más idóneo que el → modelo tópico de personalidad (consciente/preconsciente/inconsciente), para comprender los hechos psicológicos. Se producen, sin embargo, interferencias de ambos modelos. En la perspectiva freudiana, el *yo,* que arranca de las percepciones e incluye lo preconsciente, contiene elementos inconscientes. Si esta instancia se denomina yo, también hay que dar un nombre a la otra, que se comporta de modo inconsciente y en la que se prolonga el yo. Freud le impondrá el nombre de *ello,* inspirándose en los trabajos de Groddeck (1923). Freud (1923) dice sobre las instancias del yo y del ello: «Es fácil ver que el yo es la parte del ello modificada por la influencia directa del mundo exterior a través de las percepciones y de la conciencia; es, en cierta medida, una continuación de la diferenciación de las superficies. Se esfuerza en transmitir a su vez al ello la influencia del mundo exterior y aspira a imponer el principio de realidad en lugar del principio de placer, que rige absolutamente en el ello. La percepción desempeña para el yo el papel que en el ello compete a la pulsión. El yo representa lo que pudiéramos llamar la razón y la reflexión, frente al ello, que contiene las pasiones.» El ello es, pues, ese ámbito donde se encuentra la energía psíquica fundamental que da origen a lo personal, al yo, partiendo de normas relacionadas con las predisposiciones genéticas (Hartmann 1964). Este ámbito energético subyacente en todo lo psíquico se manifiesta sobre todo en las pulsiones.

En el desarrollo de su teoría sobre el *super yo,* Freud (1914) aborda primero el narcisismo humano. Existe, según él, una elección amorosa que se distingue por el narcisismo primario «normal» de la primera infancia: la elección del sí mismo como objeto de amor. Esta autoestima del yo como ideal se enfrenta a nuestros impulsos activos espontáneos. Nuestro yo actual se mide con este ideal. El yo mismo se proyecta en el yo ideal como su propio ideal. A este yo ideal dedicará el sujeto, posteriormente, el amor que profesó en la infancia al yo real. El narcisismo aparece desplazado a este nuevo yo ideal que se encuentra, como el yo infantil, en posesión de todas las perfecciones valiosas. El ser humano no quiere renunciar a la perfección narcisista de su infancia, y si no ha podido mantenerla por estorbárselo las consignas recibidas durante el período de desarrollo y por su creciente capacidad de juicio, intenta alcanzarla en una forma nueva: en el ideal del yo surgido por las influencias de la sociedad, con sus normas y expectativas ético-morales. Freud (1914) dice textualmente: «Lo que él proyecta ante sí como un ideal es el sustitutivo del narcisismo perdido de su infancia, en la que él era su propio ideal.» Esta formación del ideal favorece la represión. Una instancia especial, adjunta al ideal del yo como vigilante o guardián, la conciencia moral, que nació por la influencia crítica de los padres y posteriormente de los educadores, profesores y otras personas del entorno social, vigila la satisfacción pulsional derivada del ideal del yo. Según Freud (1914), «no es extraño que encontremos una instancia psíquica especial encargada de velar por la satisfacción narcisista en el ideal del yo y que, en cumplimiento de su función, vigile de continuo al yo actual y lo compare con el ideal. Si existe tal instancia, no nos sorprenderá nada descubrirla, pues reconoceremos inmediatamente en ella eso que llamamos conciencia moral». Como consecuencia de los fracasos que ocasionaron los primeros objetos amorosos en la primera infancia, esta instancia influye en la conducta y en las acciones del yo a modo de una moral imperativa. Como hace notar Nunberg (1959), la palabra alemana *Gewissen* (conciencia moral) significa un *Mitwissen* (saber-con), un con-saber mediante el saber interior. Esta conciencia moral no posee cualidades sensoriales y por eso sólo puede percibir por mediación del yo, que dispone del aparato perceptivo. Este poder que se configura partiendo del yo se llama super yo. El super yo nace en la recepción de los estímulos del mundo exterior a través de los órganos sensoriales. Ulteriormente se diferencia del yo. Las impresiones de los objetos del mundo exterior que se forman mediante todos los órganos sensoriales son recibidas en el yo y al fin se independizan hasta adquirir una figura: el super yo. El super yo contiene en sí el orden del mundo exterior.

Ahora bien, ¿cómo son las relaciones entre el ideal del yo y el super yo? Eidelberg (1968) da la siguiente respuesta: el ideal del yo y la conciencia moral forman conjuntamente el super yo. Freud, sin embargo, como señala este autor, emplea a veces los conceptos de «ideal del yo» y «super yo» como sinónimos.

En su escrito *El yo y el ello,* Freud (1923) concluye que el super yo es el resultado de ese proceso que él denomina el ocaso del complejo de Edipo, es decir, la consecuencia de la renuncia al deseo infantil de poseer al progenitor del sexo contrario y de desplazar al del mismo sexo. El niño refrena las tendencias sensuales hacia la madre y las tendencias agresivas contra el padre. El amor sensual a la madre se transforma en un amor tierno y la → agresión contra el padre se trueca en un reconocimiento de su autoridad. El niño comienza, como dice Freud, a sublimar la realidad y a adaptarse a ella. Mientras que el ideal del yo acoge sin oposición los deseos del ello, la formación del super yo impide la coincidencia de las tendencias del yo y del ello. El super yo se infiltra entre el yo y el ello e influye tanto en las tendencias del ello como en las del yo. Viene a reflejar, como quedó dicho, el orden del mundo exterior y pasa a ser así un representante de la sociedad en el yo. En todo caso, hoy no podemos considerar ya el complejo de Edipo como el origen de todas las neurosis. Conocemos neurosis pregenitales y narcisistas (→ trastornos narcisistas de la personalidad [= neurosis narcisistas]), que nacieron por una experiencia fallida o por una sobreprotección, entre los dos y los tres años de edad del niño.

Sigmund Freud (1926) y más tarde Anna Freud (1964) conciben las funciones del yo principalmente a modo de defensa contra las pretensiones pulsionales. El objetivo es asegurar el funcionamiento sin trabas del yo. De estos *mecanismos de defensa* del yo, el más eficiente es la *represión.* Ésta logra mantener a raya las tendencias pulsionales molestas y los sentimientos de displacer que las acompañan. El sujeto olvida el contenido representativo de los pensamientos con carga afectiva y los excluye de la reproducción en la memoria. El mecanismo de *anulación retroactiva* «pretende, mediante el simbolismo motor, eliminar no las consecuencias de un acontecimiento (impresión, vivencia), sino el acontecimiento mismo. El ceremonial de la neurosis obsesiva tiene su segunda raíz en la intención de la anulación retroactiva. La primera es la precaución, la prudencia para que algo determinado no ocurra, para que no se repita. Es fácil establecer la diferencia; las reglas de prudencia son racionales; las "supresiones" por anulación retroactiva son irracionales, de naturaleza mágica» (Freud 1926). El yo se sirve también de la técnica del aislamiento para defenderse de los movimientos pulsionales. En el *aislamiento,* los pacientes saben de la existencia del conflicto patógeno; pero no pueden conocer su relación con los → síntomas. La vivencia o la cadena vivencial está despojada de sus sentimientos; sus referencias asociativas están reprimidas o interrumpidas y permanecen como aisladas. La *regresión,* otro método de defensa, consiste en volver a los comportamientos de la primera infancia frente a las pretensiones pulsionales, que el yo siente como un peligro. El proceso de *identificación,* por el que un sujeto asimila un aspecto, una cualidad, un atributo del otro y se comporta total o parcialmente como él (Laplanche y Pontalis 1976), es otro mecanismo de defensa que se remonta a la fase edípica del desarrollo pulsional. Una vez que el niño ha aceptado al progenitor del sexo contrario como tal, a pesar de su tendencia edípica a poseerlo, se vuelve al progenitor del mismo sexo y se identifica con él para resolver así el conflicto pulsional. Hay que señalar a este respecto que la identificación no debe confundirse con la fusión. Entendemos por proceso fusional una amalgama de sujeto y objeto en la fantasía del afectado. Ocurre especialmente en pacientes narcisistas (→ trastornos narcisistas de la personalidad [= neurosis narcisistas]) como compensación o mecanismo de defensa, y está destinado a reforzar al sí mismo deficientemente constituido.

La *proyección* de problemas, deseos o temores internos hacia fuera es un mecanismo de defensa del yo contra las pulsiones y contra la → angustia. Esta última ante el super yo mueve al individuo a trasladar los movimientos pulsionales eróticos y agresivos, considerados como prohibidos, peligrosos y culpables, al entorno humano. El *desplazamiento* de un conflicto pulsional significa que la representación inconsciente se traslada a otra representación que tiene poco que ver con la originaria. Si el super yo y el mundo exterior rechazan las tendencias pulsionales, puede surgir como mecanismo de defensa la *inversión pulsional*. Se modifica el objetivo, mas no el objeto de la pulsión. Cuando las tendencias pulsionales afloran a la conciencia en el curso de un análisis, la *resistencia* actúa en contra de esa operación. El yo quiere que las tendencias pulsionales permanezcan reprimidas y no lo inquieten de nuevo; pero si un individuo ha de sanar de una neurosis, el yo debe afrontar las tendencias pulsionales reprimidas largo tiempo. Freud (1926) señala el fenómeno de la *contracatexis*. La energía sustraída a la representación pulsional impregna, según Freud, la superficie perceptiva del yo. Hoy nos parece demasiado simple esta imagen bidimensional para caracterizar un → proceso psíquico, pero comprobamos en la vida cotidiana que las asociaciones molestas permanecen en el trasfondo, en virtud de una contracatexis. Así, ante los impulsos agresivos (→ agresión) nos mostramos pacíficos y serviciales. La *formación reactiva* del yo viene a reforzar esa actitud, que se contrapone a la tendencia pulsional reprobable (compasión, escrupulosidad, limpieza). La *transferencia* —otro mecanismo de defensa del yo— es un proceso donde los afectos y las representaciones de un objeto (anterior) acompañados de tendencias pulsionales son «trasladados» de un objeto (anterior) a otro (actual), de una situación (anterior) a otra (nueva). El proceso de transferencia consiste en que ciertos hechos, que nada tienen que ver entre sí en el plano temporal, se acoplan anacrónicamente. El sujeto reinterpreta entonces las percepciones de forma que resultan equiparables a impresiones antiguas, instaladas en el yo desde tiempo atrás. En todo caso, las nuevas relaciones deben asemejarse hasta cierto punto a las antiguas para que se desencadene este mecanismo. Es como si el yo buscara siempre la ocasión de enfrentarse con una situación psicotraumatizante de la infancia —si bien de un modo inadecuado, defensivo—. Como comprobó Freud (1961), esta tendencia defensiva del yo encuentra su expresión en una *neurosis de transferencia*, con la correspondiente *resistencia transferencial*, que aparece en el curso de la terapia; entonces el sujeto ni siquiera es consciente de los sentimientos y afectos, y éstos se manifiestan en acciones (descargas) de curso inconsciente. La reelaboración de la transferencia reviste en el psicoanálisis una importancia decisiva para guiar al paciente hacia la solución de sus conflictos anteriores y hacia un mejor dominio de la realidad. En pacientes con afecciones narcisistas graves (→ trastornos narcisistas de la personalidad [= neurosis narcisistas]), que en la relación médico-enfermo introducen una transferencia idealizante o realizan en su fantasía una fusión con un autoobjeto, el hecho transferencial es diferente al de aquellas → formas de neurosis en las que es posible una auténtica transferencia. Los pacientes con neurosis narcisistas realizan, como queda dicho, una fusión con sus analistas —que puede llamarse también transferencia idealizante a un autoobjeto— más que una verdadera transferencia, donde el sujeto y el objeto aparecen totalmente diferenciados.

Conviene hacer notar, como conclusión, que Heinz Hartmann (1964) no sólo atribuyó al yo la función de defensa, sino también la del desarrollo no conflictivo de la percepción, de la intención, de la aprehensión objetiva, del pensamiento, del lenguaje, de lo creativo, etc. En otros términos, al yo le compete también la tarea de facilitar activamente la integración del ser humano, su aprendizaje, adaptación e imposición en la sociedad. En esta óptica se perfilan los conceptos de fortaleza o debilidad del yo o las relaciones entre el dominio de la realidad y la fuerza o debilidad del yo y su arraigo deficiente en la realidad externa. El yo posee, pues, dentro de esta perspectiva, funciones primordialmente autónomas independientes de las tareas defensivas. Si el yo tiende a fragmentarse, como en los estados fronterizos (→ trastornos fronterizos) y muy expresamente en las → esquizofrenias, se resienten tanto las funciones autónomas como los mecanismos de defensa y, por tanto, la adaptación a la realidad.

Bibliografía. A. Adler, *Zur Rolle des Unbewussten in der Neurose*, en A. Adler (dir.), *Praxis und Theorie der Individualpsychologie*, Bergmann, Munich-Wiesbaden 1920; G. Ammon, *Psychoanalyse und Psychosomatik*, Piper, Munich 1974; G. Bally, *Einführung in die Psychoanalyse Sigmund Freuds*, Rowohlt, Reinbek 1961; R. Battegay, *Psychoanalytische Neurosenlehre. Eine Einführung*, Huber, Berna-Stuttgart-Viena 1971; R. Battegay, *Narzissmus und Objektbeziehungen,* Huber, Berna-Stuttgart-Viena 1977, ²1979; J. Breuer, S. Freud, *Über den psychischen Mechanismus hysterischer Phänomene*, «Neurol. Zentralbl.», números 1 y 2 (1983) y en S. Freud, *Ges. Werke*, vol. I, p. 81, Imago, Londres 1952 (trad. cast., *El mecanismo psíquico de los fenómenos histéricos*, en *Obras completas*, vol. 1, Biblioteca Nueva, Madrid ²1983); L. Eidelberg, *Encyclopedia of psychoanalysis*, The Free Press - Connin-McMillan, Nueva York-Londres 1968; E.H. Erikson, *Childhood and society*, Norton, Nueva York 1950 (trad. alem., *Kindheit und Gesellschaft*, Pan, Zurich-Stuttgart 1957); A. Freud, *Das Ich und die Abwehrmechanismen*, Imago, Londres 1946; S. Freud, *Zur Psychotherapie der Hysterie. Studien über Hysterie*, Deuticke, Leipzig-Viena 1895, *Ges. Werke*, vol. I, p. 252, Imago, Londres 1952 (trad. cast., *Psicoterapia de la histeria*, en *Obras completas*, vol. 1, Biblioteca Nueva, Madrid ²1983); —, *Die Traumdeutung*, Deuticke, Leipzig-Viena 1900, *Ges. Werke*, vol. II/III, 1948 (trad. cast., *La interpretación de los sueños*, en *Obras completas*, vol. 2, Madrid 1972); —, *Die Freudsche psychoanalytische Methode*, en Loewenfeld (dir.), *Psychische Zwangserscheinungen*, Bergemann, Wiesbaden 1904, *Ges. Werke*, vol. V, p. 1, S. Fischer, Francfort del M. 1961 (trad. cast., *El método psicoanalítico de Freud*, en *Obras completas*, vol. 3, Madrid 1972); —, *Drei Abhandlungen zur Sexualtheorie*, Deuticke, Leipzig-Viena 1905, *Ges. Werke*, vol. V, p. 27, S. Fischer, Francfort del M. ³1961 (trad. cast., *Tres ensayos para una teoría sexual*, en *Obras completas*, vol. 4, Madrid 1972); —, *Zur Einführung des Narzissmus*, «Jahrbuch für psychotische und psychopathologische Forschungen», vol. 6, Deuticke, Leipzig-Viena 1914, *Ges. Werke*, vol. X, p. 137, S. Fischer, Francfort del M. ³1963 (trad. cast., *Introducción al narcisismo*, en *Obras completas*, vol. 6, Madrid 1972); —, *Vorlesungen zur Einführung in die Psychoanalyse*, Heller, Leipzig-Viena 1917, *Ges. Werke*, vol. XI, S. Fischer, Francfort del M. ³1961 (trad. cast., *Lecciones introductorias al psicoanálisis*, en *Obras completas*, vol. 6, Madrid 1972); —, *Das Ich und das Es*, Int. Psychoanalyt. Verlag, Leipzig-Viena-Zurich 1923, *Ges. Werke*, vol. XIII, p. 235, S. Fischer, Francfort del M. ⁴1963 (trad. cast., *El yo y el ello*, en *Obras completas*, vol. 7, Madrid 1974); —, *Neue Folge der Vorlesungen zur Einführung in die Psychoanalyse*, Int. Psa. Verlag, Leipzig-Viena-Zurich 1933, *Ges. Werke*, vol. XV, S. Fischer, Francfort del M. ³1961 (trad. cast., *Nuevas lecciones introductorias al psicoanálisis*, en *Obras completas*, vol. 8, Madrid 1974); —, *Hemmung, Symptom, Angst*, Int. Psychoanalyt. Verlag, Leipzig-Viena-Zurich, *Ges. Werke*, vol. XIV, p. 111, Imago, Londres 1955 (reed., trad. cast., *Inhibición, síntoma y angustia*, en *Obras completas*, vol. 8, Madrid 1974); G. Groddeck, *Das Buch vom Es*, Int. Psychoanalytischer Verlag, Leipzig-Viena-Zurich 1923; H. Hartmann, *Ich-Psychologie. Studien zur psychoanalytischen Theorie*, Klett, Stuttgart 1972 (ed. original, *Essays on ego psychology. Selected problems in psychoanalytic theory*, Int. Univ. Press, Nueva York 1964); Yolande Jacobi, *Komplex, Archetypus, Symbol in der Psychologie C.G. Jungs*, Rascher, Zurich-Stuttgart 1957; C.G. Jung, *Die Dynamik des Unbewussten, Ges. Werke*, vol. VIII, Rascher, Zurich-Stuttgart 1967; —, *Instinkt und Unbewusstes, Ges. Werke*, vol. VIII, Rascher, Zurich-Stuttgart 1967; —, *Die Struktur der Seele, Ges. Werke*, vol. VIII, p. 161, Rascher, Zurich-Stuttgart 1967; H. Kohut, *The analysis of the self*, Univ. Press, Nueva York 1971 (trad. alem., *Narzissmus*, Suhrkamp, Francfort del M. 1973); —, *The restoration of the self*, Int. Univ. Press, Nueva York 1977 (trad. alem., *Die Heilung des Selbst*, Suhrkamp, Francfort del M. 1978); J. Laplanche, J.-B. Pontalis, *Vocabulaire de la Psychoanalyse*, Presses Universitaires de France, París 1967 (trad. alem., *Das Vokabular der Psychoanalyse*, Suhrkamp, Taschenbuch Wissenschaft, Francfort del M. ³1977; trad. cast., *Diccionario de psicoanálisis*, Labor, Barcelona 1971); M. Mahler, *Symbiose und Individuation*, vol. I, Klett, Stuttgart 1972 (ed. orig., *On human symbiosis and the vicissitudes of individuation*, Int. Univ. Press, Nueva York 1968); A.E. Meyer, *Probleme der Es-Ich-Überich-Gliederung*, «Psyche» 13 (1969) 561; H. Nunberg, *Allg. Neurosenlehre*, Huber, Berna-Stuttgart ²1959; H. Schultz-Hencke, *Der gehemmte Mensch*, Thieme, Stuttgart 1947; L. Szondi, *Schicksalsanalytische Therapie. Ein Jahrbuch der passiven und aktiven analytischen Psychotherapie*, Huber, Berna-Stuttgart-Viena 1963.

RAYMOND BATTEGAY

PSICOCIRUGÍA. 1. Definición. El término psicocirugía hace referencia a una intervención en el cerebro, con la intención de influir sobre la vida psíquica y la conducta de un individuo. No es necesaria la existencia de una alteración demostrable a nivel morfológico o fisiológico para esta indicación. La psicocirugía difiere en esto de la neurocirugía general y también de la neurocirugía funcional. Se entiende por esta última una intervención quirúrgica cerebral que está destinada en primer término a influir sobre las funciones fisiológicas y cuya indicación, por ejemplo en casos de → epilepsia, depende de alteraciones comprobables funcionales (por ejemplo, en el electroencefalograma [→ electroencefalografía en psiquiatría]).

En psicocirugía es fundamental, pues, la intención del operador, ya que también pueden surgir *secundariamente,* en intervenciones neuroquirúrgicas o funcionalmente neuroquirúrgicas, alteraciones psíquicas y de la conducta que por regla general suelen asumirse. Determinamos, pues, el papel de la psicocirugía en una cierta analogía con los psicofármacos, en los que la intención primaria decide igualmente la clasificación del fármaco como psicofármaco.

Ha habido propuestas, sobre todo en el IV Congreso mundial de la Sociedad psicoquirúrgica celebrado en Madrid en 1975, para designar la disciplina como «cirugía psiquiátrica» en lugar de «psicocirugía». Tal denominación parece más adecuada desde el punto de vista lingüístico, pero el término en cuestión no se ha impuesto aún universalmente.

2. La autocomprensión histórica de la psicocirugía. El encuentro de las más diversas áreas del saber (véase esquema 1), que se unifican en la psicocirugía, crea una serie de problemas metodológicos y conceptuales que no se expresan sólo en las áreas en cuestión, sino también en la diversidad de roles sociales asignados a los terapeutas. Puede existir el peligro de que los psiquiatras y los psicólogos se limiten a ser meros diagnosticadores en el proceso psicoquirúrgico y que la decisión acerca de la conveniencia o no de la procedencia de la operación se relegue al plano de la realización técnica. Tales dificultades pueden surgir especialmente cuando las disciplinas respectivas coexisten como meras culturas autónomas e independientes.

El esquema 2 representa los presupuestos históricos reales que llevaron al desarrollo de la psicocirugía. Fueron fundamentalmente la → psiquiatría, la técnica operatoria neuroquirúrgica y, como marco teórico y experimental, la biología general y la neurofisiología experimental las que hubieron de alcanzar un determinado nivel para que se produjera un desarrollo de los métodos psiquiátrico-quirúrgicos (más información histórica en Adler, Saupe 1979).

La situación actual de la psicocirugía no es un mero resultado de estas líneas evolutivas, sino que representa más bien un cuadro deformado de las posibles perspectivas. La psicocirugía ha derivado en una lucha ideológico-política entre los enfoques supuestamente biológico-conservadores y los enfoques progresistas, orientados en el sentido de las ciencias sociales. Así, pues, el contenido del concepto de psicocirugía, a saber, los problemas terapéuticos, quedan en parte al margen de la situación racional para la solución de los problemas (cf. Adler, Saupe 1979).

3. Indicación para la intervención operatoria. Las indicaciones para una operación psico-quirúrgica dependen ante todo de los diagnósticos y síntomas clínicos. Podemos ha-

	TERAPEUTAS	ÁREAS
ASISTENCIA POSTOPERATORIA:	Psiquiatra Neurocirujano Neurofisiología clínica	Psicoterapia, socioterapia Farmacoterapia Asistencia postoperatoria
INTERVENCIÓN:	Neurocirujano Neurofisiólogo Anestesista Psiquiatra	Operación Farmacoterapia Asistencia neurofisiológica Asistencia psiquiátrica
DIAGNÓSTICO:	Psiquiatra Psicólogo Neurofisiólogo clínico Neurocirujano Anestesista	Psiquiátrica Clínica Neurofisiológica Radiológica Diagnóstica

Esquema 1. Entorno ideal de una intervención psicoquirúrgica

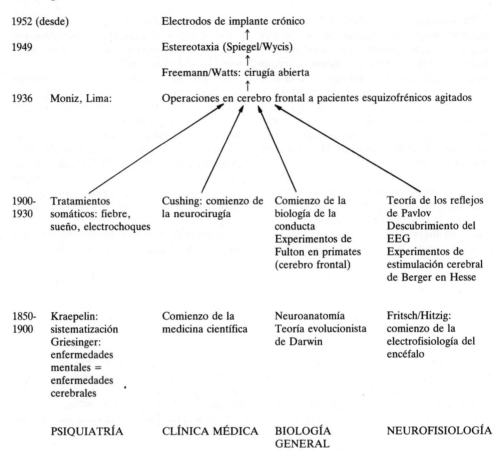

Esquema 2. Etapas históricas precursoras de la psicocirugía

blar, además, de indicaciones reales y deseables ante la cifra de los 150 000 pacientes aproximadamente que han sido operados hasta ahora en todo el mundo. Tratemos de ordenar estas perspectivas.

Según una norma clínica, cuando es preciso elegir una terapia, el método quirúrgico es siempre el método de segunda elección. Esto obedece al carácter de la lesión corporal que lleva inherente la cirugía. En el caso de la psicocirugía, la operación sólo está indicada una vez agotados los métodos farmacoterapéuticos y psicoterapéuticos, así como otros métodos somatoterapéuticos. Otras normas de indicación general, que son ya un resultado de la experiencia terapéutica, coinciden con las indicaciones respectivas de la → psicoterapia y la farmacoterapia: cuanto más abruptamente se inicie un proceso patológico, cuanto mejor conservada está la personalidad, cuanto más fuertes sean las reacciones afectivas concomitantes, cuanto más sano sea el ambiente familiar, más favorable será el resultado y más fácil la indicación para una terapéutica. Estas normas constituyen por tanto los principios terapéuticos generales y ponen de relieve la inserción de los métodos psicoquirúrgicos en el arsenal de los demás métodos terapéuticos, modificando la indicación especial.

Esta indicación especial, que es a su vez el resultado de la experiencia psicoquirúrgica anterior (Adler, Saupe, Kalinowski, *Nationalreport*), no se basa, en primer término, en unidades diagnósticas, sino en una sintomatología que nos sirve de diana. También este resultado, que expresa ciertos aspectos relativos a los mecanismos de la psicopatología, es una experiencia derivada de la terapéutica psicofarmacológica.

Los síntomas sobre los que, a modo de diana, mejor puede actuar la psicocirugía dentro de las más diversas unidades diagnósticas son la conducta y las vivencias obsesivas incluidas, por ejemplo, en el diagnóstico de → esquizofrenia o de neurosis obsesiva (→ formas de neurosis), la conducta impulsiva-agresiva en la unidad diagnóstica de la epilepsia o la esquizofrenia, o la conducta oligofrénica erética. Las intervenciones sobre el sistema nervioso central pueden actuar también sobre sensaciones dolorosas fuertes, no influenciables, que surgen en las más diversas enfermedades primarias. Algunos autores consideran que las desviaciones sexuales pueden beneficiarse asimismo de la influencia positiva de intervenciones sobre el sistema nervioso central (cf. apartado 5, sobre las expectativas).

Estos datos resumen el balance de casi 50 años de historia de las intervenciones psicoquirúrgicas, cuyo inicio consistió en una búsqueda de tanteo con indicaciones en casi todos los cuadros psiquiátricos apenas influenciables por otros medios, desde la → depresión, pasando por el alcoholismo (→ dependencia del alcohol), hasta la → anorexia nerviosa (cf. Freemann, Adler, Saupe). Tras numerosos balances realizados, especialmente en los congresos mundiales de psicocirugía (el primero en el de Lisboa el año 1948, el quinto en Boston en 1978), y tras los perfeccionamientos y cambios en los métodos quirúrgicos, el resumen provisional sobre la indicación operativa parece ser el siguiente (Hitchcock).

El paciente *típico*, en el que se puede establecer la indicación para una intervención psicoquirúrgica, mostraría claramente alguno de los síntomas mencionados, en forma acentuada; los intentos farmacoterápicos y psicoterápicos anteriores no tuvieron éxito y el pronóstico sería malo sin esta intervención. No existen, además, contraindicaciones clínicas fundamentales; la familia o el entorno social no constituyen obstáculo para establecer una ayuda socio y psicoterapéutica de seguimiento.

La elección de la metodología operatoria (cf. más adelante) se ha de incluir ya en el dictamen de indicación.

Sólo vendría en consideración un método operatorio abierto cuando ya se ha indicado la trepanación por otra causa (por ejemplo, accidente, tumor cerebral, etc.).

En la mayoría de los casos, el método elegido será el procedimiento estereotáctico. Sólo en operaciones en las que se busca influir centralmente sobre el dolor y en casos de ataques epilépticos, habrá que recurrir al método del implante crónico, suponiendo que este método supere en el futuro la fase de tanteos.

Psiquiatras y neurocirujanos han de ponerse muy pronto de acuerdo acerca de las áreas cerebrales que han de ser objeto de intervención. En todos los trastornos que cursan con obsesiones se prefieren aún las desconexiones correspondientes al fascículo frontotalámico, con frecuencia, dentro de la lámina dorsomedial del tálamo. Cuando se trata de eliminación del dolor, viene en consideración, además de estas áreas, la sustancia gris central del mesencéfalo, especialmente si no se desconecta, sino que se intenta influir sobre el dolor mediante estimulación eléctrica con electrodos implantados de forma permanente.

Con arreglo a las experiencias de Delgado y Obrador, el núcleo caudado es una localización adecuada para influir favorablemente sobre los dolores mediante una estimulación eléctrica programada. La mayoría de los cirujanos opina que el núcleo amigdalino es la localización más idónea para actuar sobre una agresividad patológica. Sólo una serie de autores japoneses prefiere en tales intervenciones, especialmente en casos de niños oligofrénicos eréticos, los «centros de la agresividad» hipotalámicos.

El grupo de trabajo alemán dirigido por Röder, inspirado en los estudios teóricos de Dörner, ha señalado el núcleo medial del hipotálamo de Cajal como localización más adecuada para actuar contra las desviaciones de todo tipo en la conducta sexual (Röder).

Habría que examinar, sin embargo, en la indicación operatoria por «fracaso previo de la farmacoterapia y la psicoterapia», si detrás de este concepto no se oculta una actitud errónea o una falta de cooperación social. Las investigaciones sistemáticas relativas a la indicación de intervenciones operatorias en la epilepsia hacen sospechar que buena parte de este supuesto fracaso no ha de atribuirse a los métodos mencionados sino más bien a una mala cooperación entre el paciente y el terapeuta (Saupe 1976).

4. ¿Qué técnica se debe emplear? La técnica de la operación quirúrgica «abierta» estuvo de actualidad entre 1935 y 1949. Se trata de una serie de métodos para la sección del haz frontotalámico, corticotomías en diversas áreas corticales, cortes y recesiones dentro del lóbulo frontal y de la circunvolución del cuerpo calloso. Estos métodos sólo ofrecen un interés histórico (Hitchcock).

Desde 1949, estos métodos fueron sustituidos progresivamente por la metodología perfeccionada del procedimiento estereotáctico, desarrollado por Spiegel y Wycis. Poco después se intentó implantar, con la metodología estereotáctica, electrodos minúsculos, e influir con mando a distancia o mediante cable en las áreas correspondientes. También es posible obtener informaciones electrobiológicas que acompañan a veces al trastorno. Los círculos pioneros de estos métodos fueron el grupo de trabajo Hayne en la clínica Majo, R.W. Heath, en la Tulane University, J.R. Delgado en la Yale University, Sem-Jacobson en Oslo, y Bechterewa en Leningrado.

El implante crónico presenta sobre todo la ventaja de que, tras la curación del injerto, el paciente puede permanecer en un entorno social casi «natural» y no suele darse ninguna destrucción tisular, sino simplemente una inhibición o excitación dependientes de los factores internos y externos, que el paciente puede elaborar conforme a las circunstancias sociales y psíquicas.

5. ¿Qué pueden esperar los pacientes y los terapeutas? Como ocurre en todo método psiquiátrico nuevo, las expectativas apuntaron sobre todo al gran ámbito de las → psicosis, que representan el grupo de pacientes más difícil de influir. Como se advierte ya por el planteamiento de indicaciones, estas expectativas no se cumplieron en lo fundamental. Los síntomas productivos de la enfermedad psicótica (por ejemplo, el delirio), al igual que la sintomatología deficitaria (por ejemplo, la del curso hebefrénico), no son influenciables por intervenciones psicoquirúrgicas. Los resultados obtenidos en operaciones de pacientes demostraron más bien que, en el mejor de los casos, la elaboración de estos síntomas podía lograrse en el sentido de «un mejor control». Así, pues, la psicocirugía no ofrece de momento nuevas perspectivas desde la situación actual. El efecto terapéutico en pacientes psicóticos cargados de tensión compulsiva consiste más bien en una atenuación, en la que el enfermo se torna «indiferente». En casos con un nivel de tensión y compulsión altos, el resultado que se logra consiste, más bien, en el cuadro de una personalidad «normal»; pero en casos de personalidad más bien «normal», con otra sintomatología, la mencionada «indiferencia» puede deslizarse, como sintomatología deficitaria, hacia lo negativo. Las indicaciones y el pronóstico han de orientarse con arreglo a estos resultados.

En lo que al tratamiento del dolor se refiere, la respuesta es generalmente buena (60 % aproximadamente), pero el efecto no suele ser duradero, especialmente en casos de desconexión (cf. Hitchcock). Los implantes crónicos requieren un elevado grado de colaboración por parte del paciente; Delgado informó sobre resultados positivos en dolores en miembro fantasma.

La influencia sobre la agresividad es en general positiva, según los informes de Hitchcock, Sano y otros (entre el 60 y el 80 %), aunque también en este punto tales efectos dependen mucho de la ulterior asistencia socio y psicoterapéutica. En la mayoría de estos pacientes se ha tratado de sujetos cuya enfermedad básica era una epilepsia o, en los casos mencionados por los autores japoneses, de niños hospitalizados a largo plazo, no educables, oligofrénicos eréticos, lo cual limitaba mucho su capacidad general para la vida social.

Las expectativas y los resultados en las operaciones por desviaciones sexuales siguen siendo objeto de discusiones. Sin embargo, las polémicas en curso no reflejan en modo alguno la realidad de este sector; expresan más bien la tabuización social del mismo y la deficiente capacidad para integrarse frente a los correspondientes problemas de los exponentes de los más diversos campos del saber, como la sociología, la psicología y la biología (cf. Adler, Saupe 1979).

La hipótesis de Dörner sobre un troquelado de centros de comportamiento sexual masculino y femenino en el cerebro, en dependencia con el nivel de andrógenos en el organismo materno, es en absoluto válida conforme a los criterios de la ciencia y es, en principio, aplicable al ser humano, dentro de una generalización «normal». Cabe dudar, sin embargo, que se pueda derivar de ella, dentro de las condiciones restrictivas mencionadas, indicaciones para la intervención quirúrgica, ya que en este terreno es muy difícil demostrar el fracaso de las intervenciones psico y farmacoterapéuticas.

Dentro de las expectativas hay que incluir también los efectos secundarios. En la primera época de la cirugía abierta, los efectos secundarios se detectaban según el principio cuantitativo de la destrucción cerebral, en el sentido de un síndrome psicoorgánico. Tal destrucción constituía una especie de explicación catastrofista de la fisiología diferenciada de los centros cerebrales. Actualmente, los efectos secundarios en los implantes o en la estereotaxia son mínimos. Suele aparecer un síndrome psicoorgánico leve acompañado de confusión, trastornos de la retentiva y lentificación tan sólo en pacientes que tenían ya, previamente, lesiones y son de corta duración.

Hay casos de efectos secundarios, tales como una «indiferencia exagerada», con gran pérdida de impulso, y voracidad incontrolada; pero son excepciones. En los casos que presentan tales efectos secundarios se observa a menudo que la indicación operatoria no se estableció con suficiente ponderación. Con las intervenciones estereotácticas actuales no son de esperar trastornos neurológicos ni casos de muerte por complicaciones; la probabilidad de tales incidentes está muy por debajo del 1 %.

6. Postulados para el desarrollo futuro. Los métodos psicoquirúrgicos ofrecen dos campos de desarrollo futuro. En el plano teórico debe crearse una técnica de implante más perfeccionada o una técnica de estimulación más adecuada para el cerebro, que perturbe lo menos posible el mecanismo regulador y pueda dar lugar a un control perfeccionado de la conducta. El modelo ya está desarrollado en la investigación de la epilepsia: el registro electrofisiológico y la evaluación de los cambios de potencial mediante ordenador anuncian previamente el ataque epiléptico y permiten prevenirlo.

Habría que inferir de esto unos principios teóricos más precisos, especialmente sobre la colaboración de las diversas especialidades, ya que el anterior «principio de destrucción cuantitativa» (Kalinowski) representa una «ofensa» para la fisiología cerebral.

Para beneficio del paciente y de su terapeuta, habría que lograr en el futuro tal cooperación entre las diversas especialidades, sobre todo de la investigación cerebral, la neurocirugía y la psiquiatría, cooperación a la que aludíamos al principio y que constituye una exigencia objetiva y racional. Resulta inhumano y anticientífico que las diversas «culturas científicas» diriman sus luchas ideológicas a costa del paciente. La fisiología cerebral es también, por su naturaleza misma, una elaboración psicológica de la información, y el cerebro es el lugar donde se realiza. Esta elaboración de la información no comienza con la «socialidad» humana, sino que cuenta con su propia historia evolutiva. El hombre que necesita ayuda tiene derecho a ser tomado en serio en su dimensión mental y en su dimensión corporal. Nosotros, los terapeutas, deberíamos esforzarnos por utilizar un lenguaje unitario, que incluya la biología y la psicología, a fin de mejorar nuestro propio conocimiento y nuestra prestación de ayuda.

Bibliografía. M. Adler, *Physiologische Psychologie. Biologische Grundlagen von Erleben und Verhalten*, 2 vols., Enke, Stuttgart 1979; —, R. Saupe, *Psychochirurgie. Zur Frage einer biologischen Therapie psychischer Störungen*, Enke, Stuttgart 1979; N.P. Bechterewa (dir.), *Physiologie und Pathophysiologie der tiefen Hirnstrukturen des Menschen*, VEB Verlag Volk und Gesundheit 1969; G. Burckardt, *Über Rindenexcisionen als Beitrag zur operativen Therapie der Psychosen*, «Allg. Z. Psychiatr. Ihre Grenzgebiete mit Beilage für psychische Hygiene» 47 (1890) 463; J.M.R. Delgado, *Radio stimulation of the brain in primates and main*, «J. Int. Anesthes. Res. Soc.» 48, 4 (1969); G. Dieckmann, R. Hassler, *Psychochirurgie*, «Dtsch. Ärztebl.» 18 (1976*a*) 1217; G. Dörner, *Sexualhormonabhängige Gehirndifferenzierung und Sexualität*, Fischer, Jena 1972; W. Freeman, J.W. Watts, *Psychosurgery*, Thomas,

Springfield 1942, ²1950 (trad. alem. de A. v. Braunmühl, *Psychochirurgie*, Wissenschaftliche Verlagsgesellschaft, Stuttgart 1949); M. Greenblatt, H.C. Solomon, *Studies of lobotomy*, en Solomon, Cobb, Penfield (dirs.), *The brain and human behavior*, Res. Publ. Assoc. Res. Nerv. Dis., vol. 36, Williams & Wilkins, Baltimore 1958, p. 19-34; R. Hassler, G. Dieckmann, *Stereotactic treatment of compulsive and obsessive symptoms*, «Confin. Neurol.» 29 (1967) 153-158; R.G. Heath, W.A. Mickle, *Evaluations of seven years' experience with depth electrode studies in human patients*, en E.R. Ramey, D.S. O'Doherty (dirs.), *Electrical studies on the unanesthetized brain*, Paul B. Hoeber, Nueva York 1960, p. 214-248; E.R. Hitchcock, L. Laitinen, K. Vaernet, *Psychosurgery. Proceedings of the second international conference on psychosurgery held in Copenhagen*, Thomas, Springfield 1972; L.B. Kalinowsky, P.H. Hoch, *Shock treatments, psychosurgery, and other somatic treatments in psychiatry*, Grune & Stratton 1952, ²1961 (trad. alem.: Huber, Berna 1952); L.K.E. Laitinen, Livingston, *Surgical approaches in psychiatry. Proceedings of the third international congress of psychosurgery, Cambridge, England 1972*, Medical and Technical Publ. Co., Lancaster 1973; E. Moniz, A. Lima, *Premier essais de psychochirurgia technique et résultats*, «Lisboa Médica» 38 (1936) 725; National Commission for the Protection of Human Subjects of Biomedical and Behavioral Research, *Psychosurgery, Report and Recommendations*, Washington DHEW-Publication No. (OS) 77-001, 1977; D. Ploog, *Verhaltensforschung und Psychiatrie*, en H.W. Gruhle (dir.), *Psychiatrie der Gegenwart*, vol. I/1 B, *Grundlagenforschung zur Psychiatrie*, Springer, Berlín-Gotinga-Heidelberg 1964, p. 291-443; F. Roeder, D. Müller, *Zur stereotaktischen Heilung der pädophilen Homosexualität*, DMW, 28 de febrero de 1969, p. 409; R. Saupe, *Neurophysiologische und psychosoziale Phänomene bei der operativen Therapie der Epilepsie. Über die Dokumentation durchgeführter Epilepsieoperationen*, Diplomarbeit am Psychologischen Institut im FB 11 der FU Berlin, junio 1976; C.W. Sem-Jacobson, *Depth-electrographic stimulation of the human brain and behavior*, Thomas, Springfield (Ill.) 1968; E.A. Spiegel, H.T. Wycis, *Chronic implantation of intracerebral electrodes in humans*, en D.E. Sheer (dir.), *Electrical stimulation of the brain*, University of Texas Press, Austin 1961, p. 38-44; E.S. Valenstein, *The practice of psychosurgery. A survey of the literature (1971-1976)*, en National Commission for the Protection of Human Subjects of Biomedical and Behavioral Research, *Psychosurgery, Appendix*, Washington, DHEW-Publication, No. (OS) 77-0002, 1977*b*.

Meinhard Adler

PSICODRAMA. Encuentro, espontaneidad, juego, mundo vital, catarsis.

El *psicodrama* es una representación escénica espontánea que permite hacer conscientes y modificar los conflictos y los estados de ánimo interhumanos e intrapsíquicos. El método fue ideado por el psiquiatra Jakob Levy Moreno, nacido el año 1889 en Rumania y muerto en 1974 en la ciudad norteamericana de Beacon (Moreno 1919, 1924). Su creador lo califica, en referencia al grupo, como «terapia interhumana» (Moreno 1945*a*), y en referencia al individuo dice Moreno (³1964, p. xxis): «El psicodrama permite plasmar en el mundo exterior los procesos intrapsíquicos, con ayuda del paciente, para objetivarlos en un universo tangible y controlable. El protagonista [paciente] se prepara para el encuentro consigo mismo... Al término de esta fase de objetivación comienza la fase de resubjetivización, reorganización y reintegración de aquello que quedó objetivado (de hecho ambas fases corren paralelas).»

El psicodrama se caracteriza por el tratamiento sistemático que da a ciertas dimensiones de la vida humana poco atendidas en el pasado por la → psiquiatría, como el juego espontáneo, el encuentro y el drama. Descubre así nuevas posibilidades terapéuticas para la psiquiatría, la → psicoterapia y la → psicosomática y anticipa la mayoría de las formas de terapia innovadoras.

El juego es siempre un acto creativo. Arranca al sujeto de su realidad cotidiana y lo traslada a otra realidad: la realidad lúdica. Ésta se distingue por la fascinación que ejerce sobre el hombre, sin afectar a su realidad cotidiana. El psicodrama como juego puede desarrollar sus posibilidades creadoras, que en la vida cotidiana están bloqueadas.

El *encuentro* es el principio básico del psicodrama. En los primeros escritos poéticos de Moreno, como *Invitación a un encuentro* (1915), la contraposición entre sujeto y objeto queda suprimida en el sentido filosófico existencial por el modo fundamental de encontrarse el «estar ahí». Sobre esta base se creó la técnica del intercambio de roles. De ese modo, también el status del cliente quedó transformado; éste dejó de ser objeto de investigación y tratamiento y adquirió el status de un investigador activo y de un terapeuta a través de la acción con una máxima responsabilidad propia.

El psicodrama es *drama* porque se sirve, por una parte, de la representación escénica y porque, por otra parte, concreta y hace revivir en el escenario los conflictos interpersonales e intrapsíquicos. Presenta al hombre como actuante en su mundo vital, especialmente en dependencia de sus relaciones interhumanas.

Partiendo de esta perspectiva, Moreno introdujo (^{2}1932) la → psicoterapia de grupo. Ésta incluye la sociometría (Moreno 1934) para el estudio empírico de la trama (tejido) relacional interhumana y el psicodrama como terapia interaccional. Teniendo en cuenta que el psicodrama expresa, además de contenidos conscientes, contenidos inconscientes, Moreno (1959, p. 76) la denominó también «psicoterapia profunda de grupo».

Los elementos *constituyentes* del psicodrama son: el *grupo* de ocho a diez participantes, el *escenario* o espacio lúdico determinado por el semicírculo del grupo, el *protagonista* —que en el psicodrama es el paciente—, los *actores* o yoes auxiliares *(auxiliary egos)* como participantes elegidos por el protagonista para la representación de sus personajes, el *terapeuta* o *director,* como guía del juego escénico con sus indicaciones verbales y accionales acerca de un problema.

Las *formas* más importantes del psicodrama son: El psicodrama *centrado en el protagonista,* en el que un paciente elabora su problemática personal con la colaboración del grupo; el psicodrama *centrado en el grupo,* donde son varios o todos los miembros del grupo los que protagonizan la representación, que tiene por tema los conflictos conscientes o inconscientes y las fantasías de grupo; el *monodrama* o psicodrama en terapia individual, donde en ausencia de otros actores, el protagonista expresa los conflictos mediante la interacción psicodramática con los representantes de sus antagonistas en el conflicto, que pueden ser objetos; el *juego de roles,* que sirve sobre todo para el aprendizaje y ejercicio de determinados papeles en un escenario ficticio; el *sociodrama,* donde se abordan, en el marco de grupos mayores, problemas sociales en representación centrada en el protagonista o en el grupo.

Las tres *fases del psicodrama:* en la *fase de calentamiento* o *warming-up-process,* el grupo y el futuro protagonista tratan de sintonizar creando un clima de referencia a la elaboración psicodramática espontánea de los problemas. En la *fase de representación,* se escenifican e ilustran en forma dramática problemas enunciados verbalmente. El protagonista agrega otras escenas del pasado y del futuro o concreta fantasías y → sueños. Durante la *fase final* los miembros del grupo comparten en el llamado *sharing* (participación) sus propias vivencias, afines a las del protagonista, como apoyo emocional; los actores dan a conocer en el *feedback* de roles las vivencias que tuvieron en los diversos papeles durante la representación; y, finalmente, en el análisis procesual (llamado también *processing*) se reelaboran las interacciones habidas en la representación y los contenidos inconscientes que a menudo afloran a la conciencia mediante aquélla.

Las *técnicas* del psicodrama son numerosas y variadas. Algunas sirven para promover el proceso de calentamiento y como introducción a una representación, otras para su continuación, otras para su conclusión. Unas tienen una base sociométrica, otras una base imaginativa, etc. Las tres técnicas fundamentales del psicodrama, que son el intercambio de roles, la duplicación y el reflejo, son de especial relevancia terapéutica. Corresponden a las importantes etapas de la «teoría de la espontaneidad en el desarrollo infantil» (Moreno 1944). El *intercambio de roles* entre el protagonista y los otros actores en los papeles más diversos es la única técnica imprescindible del psicodrama. Garantiza, por una parte, la marcha del juego escénico, sin instrucciones previas, improvisando, con un acceso inmediato al inconsciente (Moreno 1924, p. 71), y permite, por otra, vivenciar la interacción desde los roles de todos los participantes. Esta nueva experiencia accional, emocional y racional del contexto social se convierte para el protagonista en la vivencia evidente, que permite comprender la acción. El intercambio de roles es, pues, de extraordinaria importancia y efecto, tanto desde el punto de vista de la psicología profunda como desde el de la psicología social. La *duplicación* presupone por parte del yo auxiliar una elevada capacidad empática. El «doble» adopta delante del protagonista su postura corporal, se pone en su lugar y manifiesta lo que está ocurriendo en el protagonista, pero que éste no es capaz de expresar. El protagonista sólo capta mensajes del «doble» cuando responden efectivamente a sus vivencias. El doblaje puede tener un efecto catártico notable y asimismo puede, entre otras cosas, encauzar la representación hacia otra escena, etc. El *reflejo* especular es la técnica de confrontación psicodramática más importante. Un yo auxiliar imita al protagonista, repitiendo un pasaje escénico; de ese modo puede aquél, desde fuera de su sistema interaccional, percibirse a sí mismo y su propia conducta y, en consecuencia, juzgar de otro modo.

Consideremos ahora algunos *fenómenos* importantes del psicodrama en su forma centrada en el protagonista. Al comienzo de una sesión hay que tener especialmente en cuenta la *resistencia* a la terapia psicodramática. Puede manifestarse como resistencia a la representación o a la interacción, y como resistencia a la transferencia. La resistencia a la representación se halla en una relación inversamente proporcional a la espontaneidad del protagonista (Moreno 1945*b*). La espontaneidad, por su parte, está en una relación de *feedback* positiva con el calentamiento. Si se ha formado un clima de confianza hacia el terapeuta y hacia el grupo, el paciente convertido en protagonista apenas suele ofrecer resistencia a representar en escena lo que acaba de decir. El director del psicodrama le pide acceder con él al escenario y afrontar allí la realidad de su mundo vital. Para ello se precisa la ayuda del *mundo auxiliar* (Moreno 1945*b*). El protagonista alude mediante gestos, palabras y con pocos accesorios al *espacio* donde tiene lugar la acción. La descripción, lo más vívida posible, que puede incluir el *momento del día* (colocando una luz en el espacio), puede transportar a los presentes al mundo vital del protagonista. Lo que fue *tam et olim* (allí y entonces) se convierte en *hic et nunc* (aquí y ahora). Para la repetición del acontecimiento pasado *in actu et in situ* (en la acción y en el lugar donde se encuentra el paciente), el protagonista necesita de sus personas de referencia. Al no estar presentes, elige a miembros del grupo para su representación. A diferencia de los *procesos de transferencia inconscientes* en la realidad cotidiana, el protagonista transfiere así de modo consciente las imágenes que tiene de aquellas personas, como una máscara que aplica a sus representantes. En un lugar destacado del escenario y durante un tiempo limitado de la representación, los coactores se convierten en soportes de transferencia y en antagonistas claramente definidos. Al terminar la representación, dejan sus papeles. Así remiten también las transferencias. Si éstas persisten, se aplican, en el denominado *deroling*, técnicas especiales para liberar a los actores de sus roles y de las transferencias ligadas a los mismos. Si las transferencias a miembros del grupo se inician inconscientemente ya antes de la representación y entremezcladas con relaciones reales con ellos, se expresa a menudo como resistencia transferencial contra la terapéutica psicodramática. En lugar del enfrentamiento activo del protagonista con sus personas de referencia, enfrentamiento representado en una situación que está separada temporal y espacialmente de la de grupo, tiene lugar ahora un actuar dentro del grupo que resulta difícilmente desenmascarable. Una vez que se descubre este modo inauténtico de actuar en un determinado momento y se pone en claro a través del psicodrama, la resistencia transferencial contra la terapia psicodramática se resuelve en la sesión correspondiente.

Por otra parte, la *espontaneidad de la representación psicodramática* viene a reducir en general la resistencia que controla los contenidos inconscientes reprimidos. Los actores que, al representar a las personas de referencia del protagonista, ayudan a expresar un conflicto evocado en forma consciente, no reciben instrucciones, aparte de algunos datos acerca del comienzo de la situación. Asumen el papel asignado y lo interpretan conforme a las indicaciones del protagonista y de su idea personal del rol. Cuando esta idea se desvía de la conducta anterior de la persona de referencia, el curso de la interacción no sintoniza ya con el protagonista. Éste abandona su papel. Pero en ese momento no debe hacerse una enmienda racional de la representación fallida, sino que se invita al protagonista a realizar un cambio de roles con el antagonista.

Esto ayuda al protagonista a interpretar a su persona de referencia y a expresar de palabra y obra las vivencias que tenía a su respecto. Esta representación momentánea resulta mucho más completa que el recuerdo consciente. La reducción de la resistencia que entonces se produce no obedece sólo a la espontaneidad, sino también al hecho de que, al interpretar el papel del antagonista, el yo del protagonista pierde el control de su acción. El protagonista puede encauzar su acción, desde el papel del antagonista, hacia áreas que normalmente le están vedadas por *sus* defensas. Tras otro intercambio para volver a su propio rol, el protagonista continúa la acción en esas áreas, aunque dirigida ya por su propio yo. De ese modo, los contenidos inconscientes antes reprimidos afloran a la conciencia y pueden integrarse de modo consciente.

Durante la representación, el protagonista evoca en una *acción libre,* que es un proceso afín a la asociación libre del → psicoanálisis, otras situaciones de su historia vital. Las escenifica y revive en la representación. Su trastorno aparece al fin *in statu nascendi,* generalmente en forma de conflictos infantiles. En una terapia psicodramática de este tipo, se produce una fuerte *regresión* en el protagonista. Esta regresión psicodramática está al servicio de la integración. Gracias a la representación escénica, la regresión aparece destacada y, por tanto, controlada. El protagonista puede superar la regresión en cualquier momento cambiando el rol regresivo por otro, pero especialmente poniendo término a la representación y relevando así la realidad lúdica por la realidad del grupo terapéutico. Ésta es una ventaja especial del método.

Los actores viven la acción de la realidad lúdica de modo auténtico; pero, en medio de la más profunda regresión o → angustia, son conscientes, en una parte de su ser, de que sólo es auténtica a medias, de que es un juego que acabará y que puede trascenderse e integrarse. La repetición lúdica de vivencias reales del pasado tiene lugar, pues, en la *semirrealidad del psicodrama,* y la concreción psicodramática de imágenes irreales, fantasías, alucinaciones, soñar diurno y nocturno, expectativas de futuro, etc. se producen en el *excedente de realidad* del psicodrama (que podría llamarse superrealidad del psicodrama).

No es raro que en las acciones de la semirrealidad y de la superrealidad tenga lugar una *catarsis* profunda. Según que ésta afecte a los factores o a los espectadores, se habla de catarsis de acción o de catarsis de contemplación, o de catarsis de grupo si afecta a todo el grupo. Moreno (1924, p. 77s) describió las posibilidades catárticas en estos términos: «Sin embargo, esta pasión delirante, esta plasmación de la vida en la apariencia, no es un proceso trágico, sino que confirma el dicho de que toda segunda vez libera de la primera. El término liberación resulta aquí idealizante, ya que la repetición ilimitada convierte a su objeto en algo ridículo. El sujeto recobra para su propia vida sobre todo lo que hizo y hace, el aspecto de un creador, es decir, el sentimiento de la verdadera libertad, de la libertad frente a su naturaleza.» Esta liberación de las fijaciones a situaciones reprimidas y a roles inveterados, junto con la comprensión de las acciones por la vía psicodramática, suscita posibilidades creadoras en el paciente. Éste suele desear espontáneamente probar en otros roles una nueva conducta y nuevas posibilidades de desarrollo.

El *juego de roles* ofrece una posibilidad especial en este sentido. El protagonista ensaya en el marco de una escena ficticia una conducta nueva y puede contrastar además, en el cambio de roles, su efecto sobre el antagonista y, eventualmente, reforzarlo en sentido positivo. El refuerzo positivo queda intensificado con la confirmación por parte del terapeuta y de los miembros del grupo. En la «prueba de futuro» se pueden anticipar situaciones y conjurar el miedo; la «prueba de realidad» somete planes e ideas al banco de prueba que es la acción. Otra variante del juego de roles es el test de espontaneidad y de situación, donde se investiga en una escena ficticia, inesperada para el protagonista, si éste puede reaccionar en forma adecuada a la nueva situación, es decir, si es capaz de dominar la situación de modo espontáneamente creativo con el ejercicio de roles conocidos o nuevos. Si lo consigue, esta nueva conducta positiva no sólo eleva el sentimiento de autovalor y el estado anímico del paciente, sino que inspira a los otros una nueva conducta y contribuye así a una mejor salud mental de todo el grupo.

Moreno considera que el fundamento y el objetivo del psicodrama es la espontaneidad y la creatividad. Define la espontaneidad como «una respuesta adecuada a una situación nueva y una respuesta nueva a una situación antigua» (Moreno 1959, p. 34). En este sentido, el psicodrama reclama del paciente una respuesta nueva a situaciones antiguas y del terapeuta una respuesta adecuada a situaciones siempre nuevas. La importancia, conocida empíricamente, de la fijación en roles, del ejercicio de otros roles y del hallazgo espontáneo de nuevos roles para el desarrollo y la salud del ser humano y de sus grupos de vida indujo a Moreno a formular la teoría de la espontaneidad del desarrollo infantil (1944) y la teoría psicodramática de los roles (1945, 1961).

Las *aplicaciones* del psicodrama son tan amplias como sus posibilidades de variación. Tiene cabida en la → psicohigiene, en la → psicoterapia, en la socioterapia y en la rehabilitación (Petzold 1978). Según sean las opciones y las combinaciones que se hagan, el psicodrama sirve tanto para el tratamiento de neurosis (→ formas de neurosis) y de → psicosis (Moreno 1945b, 1945a, 1959), → trastornos narcisistas de la personalidad y síndromes fronterizos (→ trastornos fronterizos; Rohde-Dachser, en Leutz y Oberborbeck 1980), casos de alcoholismo (→ dependencia del alcohol; Truöl, en Engelke 1981), otros tipos de → drogadicción (Petzold 1979) y de enfermedades psicosomáticas (Eibach, en Leutz y Oberborbeck 1980), así como de trastornos psíquicos en minusvalideces somáticas (Bunz-Schlösser, Walter, en Engelke 1981).

Bibliografía. E. Engelke (dir.), *Psychodrama in der Praxis*, Pfeiffer, Munich 1981; G.A. Leutz, K. Oberborbeck (dirs.), *Psychodrama*, Vandenhoeck & Ruprecht, Gotinga 1980; Jakob Levy Moreno, *Einladung zu einer Begegnung*, Anzengruber, Viena 1915; Jakob Levy Moreno, *Die Gottheit als Komödiant*, en A. Adler, A. Ehrenstein, F. Lampl, J. Levy Moreno, H. Sonnenschein, F. Werfel (dirs.), *Der neue Daimon*, Viena-Praga-Leipzig 1919, p. 48-63; —, *Das Stegreiftheater*, Kiepenheuer, Potsdam 1924 (publicado de forma anónima); —, *Application of the group method to classification*, National Committee on Prisons and Prison Labour, Nueva York ^{2}1932; —, *Who shall survive? A new approach to the problem of human interrelations*, Nervous and Mental Disease Publishing, Washington 1934, Beacon House, Beacon (Nueva York) ^{2}1953 (trad. alem., *Die Grundlagen der Soziometrie*, Westdeutscher Verlag, Opladen 1954, ^{2}1967, ^{3}1974); —, *Spontaneity theory of child development*, «Sociometry» 7 (1944) 29-76; —, *Psychodramatic treatment of psychoses*, Psychodrama Monographs No. 15, Beacon House, Beacon (N.Y.) 1945a; —, *Psychodrama and the psychopathology of interpersonal relations*, Psychodrama Monographs No. 16, Beacon House, Beacon (N.Y.) 1945b; —, *The role concept, a bridge between psychiatry and sociology*, «Am. J. Psychiatry» 118 (1961) 518-523 (trad. alem., *Das Rollenkonzept, eine Brücke zwischen Psychiatrie und Soziologie*, «Integr. Ther.» 5 [1979] 14-23); —, *Psychodrama*, vol. I, Beacon House Inc., Beacon (N.Y.) ^{1}1946, ^{2}1948, ^{3}1964; H. Petzold, *Das Psychodrama als Methode der klinischen Psychotherapie*, en Gottschaldt, Lersch, Sander, Thomae (dirs.), *Handbuch der Psychologie*, vol. 8 (2) (bajo la dir. de Pongratz), Hogrefe, Gotinga 1978, p. 2751-2795. Para mayor profundización: G.A. Leutz, *Psychodrama, Theorie und Praxis*, vol. 1: *Das klassische Psychodrama nach J.L. Moreno*, Springer, Berlín-Heidelberg-Nueva York 1974; H. Petzold, *Psychodrama-Therapie*, Junfermann, Paderborn 1979 (conferencia inaugural en la Universidad de Francfort); A. Ploeger, *Psychodrama-Therapie. Überblick und Erfahrungen*, «Z. Prakt. Psychol.» 8 (1970) 366-373; J. Rojas-Bermúdez, *Aesthetic communication techniques with chronic psychotic patients*, «Cuadernos de Psicoterapia», Ediciones Genitor, Buenos Aires 1966, p. 253-277; H. Straub, *Erfahrungen mit psychodramatischer Behandlung von Zwangsneurosen*, «Z. Psychother. Med. Psychol.» (1969) 192-202; D. Widlöcher, *Le psychodrame d'observation chez l'enfant et l'adolescent*, «Rev. Neuropsychiat. Infant» 9 (1961) 413 (trad. alem., *Das Psychodrama bei Jugendlichen*, Walter, Olten 1974); K. Zeintlinger, *Analyse, Präzisierung und Reformulierung der Aussagen zur psychodramat. Therapie nach J.L. Moreno*, Dissertation Universität Salzburg 1981.

GRETE ANNA LEUTZ

PSICOHIGIENE. Relación madre-niño, proceso de socialización, deprivación cultural, → psicoterapia, discriminación social.

La psicohigiene es el aspecto de la → psiquiatría, relacionado con diversas ciencias psicosociales, que se ocupa de la prevención de trastornos psíquico-mentales. Deriva fundamentalmente del primer → psicoanálisis, cuyas averiguaciones sobre el origen de las neurosis (→ formas de neurosis) permitían esperar un efecto profiláctico esencial mediante la → psicoterapia de los padres y el análisis precoz de los niños y sobre todo allanar el camino para una sociedad más sana mediante la instrucción impartida a un amplio sector de población (Benedetti 1976). El desarrollo ulterior de la psicohigiene desde la última guerra mundial se ha caracterizado por dos momentos: en primer lugar se comprobó que la iniciación psicoanalítica en la familia y en la escuela sólo constituye una parte de la psicohigiene y que los programas psicosociales en favor de los grupos socialmente discriminados —pobres, minorías políticas, drogadictos (→ drogadicción) etc.— exigen una colaboración de los más diversos enfoques teóricos en una antropología básica. El marco psicodinámico familiar originario ha dado pie a un amplio programa sociopsiquiátrico. En segundo lugar se comprobó que la → psicopatología de las generaciones actuales va en aumento debido a los cambios sociales de todo tipo y provoca en ellas, *además de la sana reacción psicohigiénica, graves crisis sociales*. La «drogoepidemia» de los dos últimos decenios es sólo un ejemplo.

El aumento de la psicopatología en la sociedad humana es un reto para la tarea psicohigiénica, pero no la pone en cuestión. Por importantes que sean las comprobaciones catamnésicas de los resultados positivos en la psicohigiene, al igual que en la → psicoterapia, la relevancia de los esfuerzos psicohigiénicos *no se limita* al hecho positivo de estas demostraciones. La psicohigiene *no es sólo una especie de inversión destinada a rendir beneficios, sino una toma de responsabilidad ante una comunidad que sólo se constituye en la participación ineludible de todos en el sufrimiento de los otros*.

Es fundamental el objetivo de la psicohigiene con sus dos etapas clásicas de profilaxis primaria y secundaria:

1. *La profilaxis primaria aborda aquellas medidas que pueden impedir el desarrollo de enfermedades psíquicas en la población*. Busca tanto la promoción de la salud psíquica como la protección contra factores patogenéticos, cuando éstos son conocidos.

2. *La profilaxis secundaria se basa en el → diagnóstico precoz y en el tratamiento a tiempo de las afecciones ya existentes* para abreviar su duración, limitar los → síntomas, paliar las consecuencias e impedir el contagio.

Sobre 1: Naturaleza y misión de la profilaxis primaria. El psicohigienista se encuentra hoy con cuestiones que afectan al individuo sano medio y a la estructura social donde vive: cuestiones sobre su competencia vital, sobre las posibilidades de vida y de éxito que la sociedad le ofrece, y sobre el grado de poder social de que dispone. Lewin había hecho notar ya en 1948 cómo un recorte de las posibilidades vitales por factores sociales, como son las circunstancias de pobreza permanente o la discriminación social, no sólo reduce las relaciones del hombre con el mundo y con su propia persona, sino que anula las posibilidades de aprender, de adquirir conocimientos reales, de desarrollar habilidades manuales y profesionales, y menoscaba *a priori* el nivel de rendimiento del ser humano.

La exigencia de una mayor participación en el poder social es hoy universal. Esto demuestra que la magnitud de tales pretensiones no depende del grado de pobreza, de impotencia o de indigencia. Se puede afirmar, a la inversa, que la existencia de tales pretensiones es ya una señal de la competencia incipiente y progresiva en hombres y pueblos que antes se adaptaban de forma apática a sus condiciones desfavorables.

Algunos datos importantes para la profilaxis psíquica primaria: Se ha comprobado que los padres que se encuentran en situación socioeconómica desfavorable no son capaces de facilitar a sus hijos aquellas experiencias de aprendizaje verbal que pueden darse cuando existe un mayor nivel social (Pasamanick 1956). Estos niños no aprenden a establecer relaciones verbales, discursivas, en frases, y apenas a expresar relaciones humanas en formas verbales bien diferenciadas (así Bernstein, Bronfenbrenner, Chilman; cf. exposición global en Benedetti 1973, 1977). Sus modelos sintácticos son confusos y deficientes. Los padres no tratan temas que puedan ayudar a los niños a distinguir entre diversos sistemas de relación existentes en el entorno y a comunicar estas relaciones. La conversación se limita por lo general a frases poco estructuradas, imperativas. Hess (1965) comprobó que las órdenes autoritarias a los niños, que él investigó sistemáticamente en muchas madres de diversas clases sociales, constituyen más de la mitad de todas las frases maternas en el nivel socioeconómico bajo. Este porcentaje disminuye en las clases medias al 15 %. La educación del niño deprivado culturalmente muestra un sello autoritario. La comunicación entre los padres y el niño se realiza a través de un vocabulario restringido. En lugar de explicaciones racionales, priman las órdenes constantes. En cambio, las respuestas parentales que no revisten un carácter de mandato estimulan al niño a orientarse según los resultados de su conducta, a recordar y prever la importancia y el efecto de su actividad en los demás. Tales respuestas favorecen la disposición del niño a desarrollar sus funciones mentales, a formar conceptos, a proponerse motivaciones autónomas y a adquirir una competencia vital (Baumrind y Black 1967).

Heckhausen y Oswald investigaron diferencias de rendimiento en niños cuyas madres seguían prácticas educativas diferentes. Comprobaron que el rendimiento en la conducta obedecía a tres condiciones educativas: La primera es la aspiración previa de la madre a la autonomía de su hijo. La segunda, el nivel de su expectativa sobre la capacidad de rendimiento de su hijo. La tercera, son los medios educativos empleados, con los que la madre intenta imponer sus expectativas sobre la capacidad de rendimiento de su hijo, es decir, su modo de reaccionar a la conducta deseada o indeseada del niño y a sus consecuencias. Se observó que el rendimiento del niño aumentaba en la medida en que la madre favorecía la autonomía de su hijo, proponía objetivos elevados y reforzaba su conducta, y también en la medida en que reaccionaba en forma positiva al comportamiento deseado y en forma neutral al comportamiento indeseado. Se averiguó también que los medios educativos no influyen sólo en la conducta del niño, sino además en su nivel de desarrollo intelectual.

Una rama de la psicohigiene investiga los primeros procesos de socialización del niño fuera del ámbito familiar. Se estudia, por ejemplo, la formación de prejuicios sociales en grupos de niños: el tipo de prejuicio (de naturaleza social o política), su dirección principal (por ejemplo, frente a los negros o los judíos), la edad de aparición de los primeros prejuicios. Se crean técnicas para detectar los prejuicios infantiles: no se empieza con simples entrevistas o cuestionarios, como en el caso de los adultos, ya que los niños no suelen ser conscientes de sus prejuicios incipientes, sino que se indaga, por ejemplo, la frecuencia con que indican relaciones amistosas con niños de otra raza o de otra confesión religiosa. Se comprobó por esta vía que los prejuicios comienzan a edad temprana, ya antes de los diez años; que su origen es de naturaleza emocional y no racional; que las racionalizaciones sólo justifican posteriormente los sentimientos originarios (Smith 1969). Se indaga también la existencia de correlaciones entre la intensidad del prejuicio y otros factores como, por ejemplo, la inteligencia, el rendimiento escolar y el status socioeconómico. Se comprobó que el prejuicio se correlaciona positivamente con un status socioeconómico bajo y con rendimiento escolar bajo, y negativamente con coeficiente intelectual, nivel de rendimiento y status familiar elevados. Otras investigaciones han puesto de manifiesto que los prejuicios pueden combatirse con éxito en sus orígenes si los niños de diversas razas y confesiones religiosas tienen ocasión de jugar juntos, mientras que el mero adoctrinamiento no puede nada contra ellos. Todos estos hallazgos poseen relevancia psicohigiénica porque señalan la dirección que deben seguir los esfuerzos psicohigiénicos futuros: no se trata tanto de influir racionalmente en los niños y en sus familias como de quebrantar ciertos modelos socioeconómicos y de intensificar los contactos escolares entre los niños.

Las cuestiones fundamentales de la psicohigiene se plantean también hoy en el tercer mundo (Battegay y otros 1977). Los cambios culturales que se están produciendo son especialmente profundos en los pueblos subdesarrollados, porque están pasando directamente de una civilización arcaica y rural a la era tecnológica, sin la transición que se dio en Europa y América con la revolución industrial. El hecho es que gentes que han vivido hasta hace poco en familias patriarcales y llevan aún en su inconsciente los valores de una cosmovisión peculiar se ven abocadas a emprender un estilo de vida completamente distinto. La situación se complica por la circunstancia de que existen aún zonas de la antigua cultura y el mismo niño que aprende en la escuela lo que son las ideas progresivas sigue respetando en casa la autoridad paterna intangible, o por el hecho de que la misma mujer que en casa está sometida a su disciplina familiar estricta vive en la fábrica un clima de emancipación femenina. Las opciones eran antes obvias e indiscutibles, porque la tradición prescribía a cada uno lo que debía hacer; ahora debe decidir el individuo en forma consciente, sin posibilidad de apoyarse en un pensamiento autónomo de siglos, como el europeo y el americano. El rápido avance de la civilización en los países subdesarrollados exige, pues, una reorientación psíquica no menos que la creación de organizaciones económicas y de servicios civiles que entre nosotros fueron surgiendo en el curso de una formación gradual de cuadros universitarios, y cuya necesidad se deja sentir en los países en desarrollo. La psicohigiene es uno de los campos donde la preocupación por el desarrollo psíquico de la humanidad desborda de momento las posibilidades de solución. Pero el hecho de que los hombres tomen conciencia de sus problemas, y no los oculten ni desatiendan, es ya un primer paso.

Sobre 2: La profilaxis secundaria se ocupa de niños ya dañados psíquicamente, porque la edad infantil, en efecto, contiene los gérmenes de muchas enfermedades psíquicas funcionales. Las tareas de la profilaxis secundaria se pueden dividir en dos grandes sectores, conforme a la posibilidad de determinar las causas y consecuencias de las enfermedades con mayor o menor seguridad. Están, en primer lugar, aquellos trastornos mentales que permiten suponer con seguridad que un tratamiento precoz será eficaz. Puede haber, en segundo lugar, trastornos mentales en los que se considera probable una respuesta positiva al tratamiento precoz. Ciertos trastornos psicógenos entran en estos grupos. Son paradigmáticos aquellos trastornos graves del desarrollo, tanto caracterológico como intelectual, que se producen en niños pequeños al ser separados de la madre y por la falta de un sustitutivo adecuado (Spitz 1965). También se sabe que un tratamiento adecuado que restablezca la relación entre la madre y el niño, cuando éste no sobrepasa los dos años, lleva a la desaparición de los → síntomas. Pero si no se practica esta profilaxis, las medidas terapéuticas posteriores resultan a veces insuficientes.

Una segunda categoría abarca aquellos trastornos psiquiátricos cuyos inicios en la edad infantil pueden combatirse con un resultado desigual. Cabe mencionar, por ejemplo, los hallazgos de dos investigadores norteamericanos, O'Neal (1958) y Robins (1958), hace ya años. En una serie de trabajos catamnésicos realizados a lo largo de treinta años comprobaron que los síndromes psiquiátricos de gran número de adultos que tuvieron una infancia psiquiátricamente problemática eran significativamente más frecuentes que en los que tuvieron una infancia normal. Pero más importante aún que este dato, que nos parece casi obvio, fue la averiguación sobre el tipo de trastornos infantiles que más se correlacionan con trastornos de la edad adulta. El resultado fue que los niños neuróticos lo son también de adultos con más frecuencia que los niños normales, pero que la neurosis (→ formas de neurosis) no tiene un pronóstico tan desfavorable como la criminalidad infantil, por un lado, y los comportamientos agresivos, por otro.

Estudios catamnésicos realizados sobre el efecto de la → psicoterapia en niños neuróticos han permitido extraer algunas conclusiones importantes. No faltan trabajos que no detectan diferencias esenciales entre los adultos tratados en su infancia y los no tratados; pero cabe formular diversas objeciones metodológicas sobre la recogida y la elaboración del material. Hay, en cambio, muchos estudios que demuestran los resultados positivos de la terapia infantil (→ psiquiatría infantil y juvenil): *The St. Louis study,* por ejemplo (Eisenberg 1969), encuentra que el porcentaje de curaciones espontáneas en niños no tratados alcanza sólo el 21 %, frente al 60 % de curaciones en niños tratados.

Las perspectivas de que los niños que padecen trastornos psicopatológicos en un grado no psicótico degeneren de adultos en casos psiquiátricos se modifican en una proporción estadísticamente significativa cuando los niños han sido tratados psicoterapéuticamente en edad precoz (Cytryn, Eisenberg 1969, Morris).

La cuestión de la sociopatía juvenil no ha encontrado aún una respuesta satisfactoria (Robins 1958). Numerosos datos hacen suponer que existe un condicionamiento biológico parcial de los síndromes. Muchos autores señalan, por otra parte, la importancia de la problemática social. Se ha comprobado, por ejemplo, que los *kibbuzim* o granjas colectivas israelíes, que tienen un nivel de vida modesto pero sin diferencias clasistas, no presentan ninguna criminalidad, contrariamente a lo que sucede con aquellos poblados que dentro del mismo Israel presentan diferencias socioeconómicas entre ricos y pobres. Un segundo dato interesante indica que la delincuencia en jóvenes que proceden de clases sociales de nivel aceptable suele tener una base psicológica, mientras que la delincuencia entre los jóvenes peor situados socialmente depende menos de la estructura de la personalidad y se relaciona más con la trama de la estructura social donde crecen los niños. Otros estudios, en fin, apuntan a la importancia de la educación familiar: en estamentos sociales bajos, e incluso dentro del mismo grupo de compañeros de juego, son más frecuentes los casos de psicopatía en aquellos niños cuyas familias menosprecian ciertas normas, como el respeto a los bienes ajenos, a los semejantes, etc.

La sociedad tradicional parece desintegrarse y muchos intentan fundar una nueva sociedad mediante las consignas políticas, la revuelta y la negación. El mundo necesita de una nueva comunidad que se apoye parcialmente en las antiguas instituciones, pero exige una nueva credibilidad y un horizonte nuevo y amplio. La psicohigiene puede contribuir al desarrollo mental, porque afronta hechos científicos, balances y críticas sobre la base de valores humanistas generalmente reconocidos y tiene presentes los principios básicos del desarrollo psíquico sano. Respeta el pluralismo de las cosmovisiones y de los sistemas de vida, pero los confronta con la pregunta crítica y trascendental: ¿Hasta qué punto el hombre sometido a estos sistemas puede progresar espiritualmente en ellos y puede hacer algo con su vida, algo acorde con las posibilidades modestas, pero reales, de la existencia?

Bibliografía. R. Battegay, G. Benedetti, U. Rauchfleisch, *Grundlagen und Methoden der Sozialpsychiatrie*, Vandenhoeck & Ruprecht, Gotinga 1977; D. Baumrind, A.E. Black, *Socialization practices associated with dimensions of competence in preschool boys and girls*, «Child Development» 38 (1967) 291-327; G. Benedetti, *Psicologia della povertà*, «Psicoterapia e scienze umane» 1/2 (1973) 11-27; G. Benedetti, *Mental health: its definition*, en S. Krauss (dir.), *Encyclopaedic handbook of medical psychology*, Butterworths, Londres 1976; G. Benedetti, *Milieureaktive und biologische Gesichtspunkte in der Lernentwicklung*, en G. Nissen (dir.), *Intelligenz, Lernen und Lernstörungen*, Springer, Berlín 1977; L. Eisenberg, E.M. Gruenberg, *The current status of secondary prevention in child psychiatry*, en A.J. Bindman, A.D. Spiegel (dirs.), *Perspectives in community mental health*, Aldine Publ. Co., Chicago 1969, p. 250-262; R.D. Hess, V.C. Shipman, *Early experience and the socialization of cognitive modes in children*, «Child Development» 36 (1965) 869-886; P. O'Neal, L.N. Robins, *The relation of childhood behavior problems to adult psychiatric status*, «Am. J. Psychiatr.» 114 (1958) 961; B. Pasamanick y otros, *Socioeconomic status: Some precursors of neuropsychiatric disorder*, «Am. J. Orthopsychiatr.» 26 (1956) 594; L.N. Robins, P. O'Neal, *Mortality, mobility and crime: Problem children thirty years later*, «Am. Sociol. Rev.» 23 (1958) 162; M.B. Smith, *Social psychology and human values*, Aldine Publ. Com., Chicago 1969; A.R. Spitz, *The first year of life*, Intern. Univ. Press, Nueva York 1965.

Información general: B.F. Riess, *New directions in mental health*, 2 vols., Grune & Stratton, Nueva York-Londres 1969; H. Freeman, *Progress in mental health*, Churchill, Londres 1969; H. Meng, *Psychohygiene. Wissenschaft und Praxis*, Schwabe, Basilea.

GAETANO BENEDETTI

PSICOLOGÍA ANALÍTICA. Alquimia, arquetipos, método de asociación de palabras, tipos psicológicos, inconsciente.

1. Generalidades. El *análisis* es la investigación de los fenómenos psíquicos observados en → psiquiatría desde la perspectiva de la psicología y la → psicoterapia. Sus fundadores son S. Freud y C.G. Jung. Trabajaron en común durante un período, para separarse después; Jung mismo (1914) aplicó a la orientación por él seguida el nombre de escuela de «psicología analítica». La expresión *psicología compleja* cayó en desuso porque inducía a confusión con el complejo en sentido freudiano (cf. 4). Visión panorámica: Carl Gustav Jung (1875-1961), *Ges. Werke* (Obras completas) 1958-1981. Aspectos médicos: C.A. Meier 1968-1977; H.K. Fierz 1976. Aspecto psicológico: M.-L. v. Franz 1972; C.T. Frey 1977. Aspecto metodológico: H. Dieckmann 1979. Conceptos de la psicología analítica de C.G. Jung 1921-1981: los *conceptos* no son en la psicología analítica cosas (sustancias), sino que han de servir para ordenar los fenómenos observados (Jung 1948). Como la psicología carece del «punto de apoyo exterior de Arquímedes», pues la psique se observa a sí misma, tampoco existe un saber sobre la sustancia de la psique, y sólo cabe decir *a nivel fenomenológico:* «Así se comporta la psique» (Jung 1928*b*).

2. La conciencia. Jung (1908) puso en claro que el contenido de la → enfermedad mental sólo parece absurdo para quien no lo comprende. Así, por ejemplo, una paciente se llama a sí misma *Loreley* porque, cuando dice algo, nadie entiende lo que significa («No sé qué quiere decir», así comienza el poema de Heine sobre la ondina Loreley). Este fundamental descubrimiento de Jung, no sólo es válido en casos graves, sino en todos los casos, para pacientes y no pacientes. Siempre que encuentro algo que «no marcha» en el otro, debo preguntarme si no será que mi conciencia es incapaz, por origen y por formación, de comprender la conciencia del otro (la paciente de Jung sabía perfectamente el significado de «Loreley»). Aquí se constata que no existe prácticamente una conciencia general, sino una conciencia, bastante constante, del individuo *(yo, conciencia habitual)* ante la que el analista debe tomar postura con cautela. Hay sin duda temas racionales sobre los que «se está de acuerdo», como, por ejemplo, la utilidad de los edificios. Pero eso es sólo expresión de una subcultura local, limitada también temporalmente. Nuestra concepción occidental sobre el valor de utilidad de los edificios difiere fundamentalmente de la concepción vigente en Rusia, en la Roma antigua, en India, en la altiplanicie peruana o en una isla de Oceanía. Para el analista es importante saber, además, que, aparte la no comprensión, existe una seudocomprensión peligrosa: se está de acuerdo sobre las palabras, se hace uso común de ellas, pero a veces la misma palabra tiene un significado diferente para cada interlocutor, y esto puede generar un conflicto repentino, inesperado, entre contenidos de conciencia divergentes.

3. Lo inconsciente. El encuentro con el otro resulta aún más complicado, porque su conciencia habitual no es del todo clara. La conciencia está rodeada de «islas» semiconscientes *(luminositas,* Jung 1954), que escapan a la responsabilidad del sujeto. Así, en parte, un hombre consciente de su responsabilidad puede circular de vez en cuando a excesiva velocidad con su coche deportivo sin darse cuenta de que está delinquiendo. Existen, sin embargo, amplias zonas de la psique que son inconscientes, pero muestran una intencionalidad concreta que las dota de carácter «psíquico». Un ejecutivo que alcanza éxito puede asegurar su puesto «pisando cadáveres»; los que viven a su alrededor lo advierten y le temen, pero él está convencido de estar sirviendo al bien común. Lo inconsciente incluye una parte personal *(inconsciente personal)* que encuentra dificultades en la situación presente y que se expresa, por ejemplo, en forma onírica (→ sueños) con imágenes reificadas. Otro sector es colectivo *(inconsciente colectivo).* En este último residen problemas de relación con la sociedad y con la comunidad humana en general. Dichos problemas se expresan en sueños y en imágenes míticas que son patrimonio común de la humanidad.

4. La prueba de la asociación de palabras y los complejos. Jung, con sus colaboradores (1906-1910), aplicó en sentido analítico un método introducido por Wundt en psicología y empleado por Kraepelin y Aschaffenburg a nivel psiquiátrico (W. Kretschmer 1954). Se le presentan, consecutivamente, 100 palabras al sujeto. Éste debe responder con la primera palabra que le viene a la mente. Se cronometra el tiempo de reacción en 1/5 de segundo. Luego se repite la prueba. Si la respuesta se hace esperar (lo normal es 6/5-12/5 de segundo), o si en la repetición el sujeto pronuncia otra palabra, se trata de una reacción determinada por un complejo inconsciente. Algunas respuestas suelen afectar al mismo tema y sirven para identificar el complejo causante del trastorno psíquico. El complejo puede ser también consciente *(lu-*

minositas, cf. 3; por ejemplo, en un impostor no desenmascarado). El complejo extiende su influencia a lo somático como *fenómeno psicogalvánico* y por eso puede manifestarse en el *plano corporal.*

5. Los → sueños. Al igual que Freud, la psicología analítica considera los sueños como una «vía regia» a lo inconsciente. La psicología analítica considera los sueños como expresión de la personalidad y de la situación del sujeto (Bergson 1912). A veces conviene, en el análisis, considerar al sueño como *drama,* con exposición, nudo o trama, peripecias y desenlace. Si algunos contenidos son de difícil comprensión, cabe compararlos con temas semejantes ya conocidos, elucidándolos así con el método de aproximación *(amplificación).* Se pueden clasificar los sueños en cuatro grupos: el sueño provocado por las impresiones del *día anterior;* el sueño que contradice a la conciencia y viene a *rectificarla;* el sueño que apunta a un *cambio fundamental* de la actitud consciente. Hay que examinar siempre si el sueño se refiere al entorno *(plano objetal)* o a la psique del sujeto *(plano subjetal).* Estos tres grupos son *compensatorios* con respecto a la conciencia. En un cuarto grupo se incluyen sueños de difícil comprensión, que impresionan profundamente al sujeto; reflejan avatares del sujeto que éste comprende a veces decenios después, pero cuyas imágenes se le imponen. Algunos pueblos primitivos llaman a este tipo de sueños *sueño grande.*

6. La fantasía. La fantasía *pasiva* (por ejemplo, fantasías de poder o de sexualidad) debe ser objeto de análisis al igual que los → sueños. También se puede fantasear *activamente,* y esto puede favorecer, con una aplicación cuidadosa, un mejor contacto de la conciencia con lo inconsciente *(imaginación activa).* A veces es beneficioso que la fantasía se exprese en imágenes y dibujos (Jacobi 1969). El grado supremo es aquella fantasía que, por su forma y contenido, se expresa de modo que puede afectar a todos: el arte.

7. La proyección. En la proyección pasiva, el sujeto atribuye a otros aquellas cualidades propias que él mismo desconoce. A veces las ignora por algún motivo (represión) y por eso el otro le desagrada: el otro es su sombra, que él teme. Acerca de la proyección de un *santo* («profeta») sobre una persona real en la transferencia (véase 14), insistiré en el apartado 15.1. La proyección *activa,* en la que yo comparo, por ejemplo, a una niña errante con la Ofelia del *Hamlet* de Shakespeare, refuerza mi comprensión del otro y es un ingrediente del acto de empatía. Una forma especial de proyección es la *sincronicidad* (Jung 1952). Cuando un sujeto se halla emocionalmente alterado, utiliza cualquier azar para la proyección de sus complejos. Cree que el azar se ha producido en referencia directa a él. Si se toma el azar en serio, puede iluminar el pasado, el presente y el futuro, y se convierte en *acontecimiento histórico* dentro de la historia vital del sujeto. Jung observa, como antes lo hiciera Schopenhauer (1851), que la sincronicidad va acompañada a veces de *fenómenos telepáticos* que aún no se han explicado.

8. La energética psíquica. Muchas personas atraviesan períodos de actividad *(progresión)* y de pasividad *(regresión).* En ciertos casos, la progresión activa puede interrumpirse de pronto por una pérdida de energía que es vivenciada como → depresión. Sin embargo, en el dolor de la depresión se revela un contacto con lo inconsciente que pone de manifiesto nuevos aspectos de éste. «Bienvenida seas, melancolía», comienza el poema de Gottfried Keller dedicado al grabado de Durero titulado «Melancolía».

9. Los tipos psicológicos y las funciones psíquicas. Jung (1921) afirma que las personas se dividen al cincuenta por ciento en *extravertidas* (interés primario por el objeto) e *introvertidas* (interés primario por el sujeto). Distingue, además, cuatro funciones psíquicas. Dos son racionales, reflexivas: el *pensamiento,* que distingue conceptualmente, y el *sentimiento,* que valora mediante visión global. Otras dos son perceptivo-irracionales: la *percepción,* que capta los detalles, y la *intuición,* que aprehende el mundo como totalidad y a menudo lee el porvenir. En cada invididuo suele predominar, por constitución o por influencia del medio ambiente, la extraversión o la introversión, y una de las cuatro funciones capitales. En la *segunda mitad de la vida* (después de los 36 años y en las neurosis a veces antes) se le plantea al individuo la tarea de desarrollar otras posibilidades de la psique.

10. La persona. (*Persona:* máscara utilizada por los personajes en el antiguo drama griego;

Jung 1929.) Quien actúa en el mundo debe mostrar un rostro o «persona» que corresponda al puesto que ocupa en él y también a su idiosincrasia. Quien no forma en sí una «persona», no es constante en su comportamiento y desconcierta a los demás. Sin embargo, quien crea que él *es* lo que expresa su persona, olvida lo pequeño que es el hombre en comparación con el destino y la historia, e incurre en megalomanía *(inflación)*. Esto resulta desagradable para los otros y a veces peligroso para él mismo.

11. Animus y anima. *Jung* comprobó que la vertiente emocional de la mujer posee una tonalidad masculina *(animus)* y la del varón una tonalidad femenina *(anima)*. Ambas figuras son sólo semiconscientes (Jung 1954), pero justamente por ello pueden facilitar un contacto con lo inconsciente y con la psique total. Durante los últimos decenios se ha desplazado el correspondiente énfasis en el mundo occidental: las mujeres están asimilando el *animus* y los hombres el *anima:* las chicas se masculinizan y llevan pantalones; los chicos se feminizan, llevan melena y collares y a veces un bolso de señora. Esto significa, como observa Singer (1976), una evolución hacia la doble sexualidad psíquica cuya significación será profunda para nuestra cultura.

12. Los arquetipos (Jung 1919, publ. 1928*a*). Son formas típicas e instintivas de conducta, por un lado, y representaciones irracionales-espirituales (míticas), por otro, que aparecen simultáneamente con el instinto. Jung pone en duda que los instintos y las imágenes míticas y trascendentes sean realidades meramente psíquicas. Por eso los califica a veces, siguiendo a E. Bleuler (1925), de *psicoides*. Los comportamientos y las imágenes son múltiples y constituyen el espectro de una antropología psicológica. Los arquetipos sólo son innatos en cuanto predisposiciones. Por ejemplo, los muchachos se han enamorado de las muchachas en todos los tiempos; pero la forma del amor, y las muchachas mismas, son siempre nuevas y diferentes. Por eso Jung compara los arquetipos con el hipotético retículo cristalográfico que configuraría a un mineral en formas cristalinas siempre nuevas, pero semejantes. Como deja entender el ejemplo del enamoramiento, los arquetipos están cargados de *afectividad*.

13. La constelación. El terapeuta y el paciente se hallan frente a frente en la práctica de la psicología analítica. Una situación experimental donde confluyen la palabra, la mirada y el gesto, ofrece acceso al mundo del otro y en ella se puede tratar a sanos, neuróticos, psicóticos y aun niños desde los dos años de edad (Fordham 1980). La problemática del paciente se constela dentro de ella. Siempre que no se trate de intervenciones sencillas, tales como aconsejar o revisar detalladamente la biografía personal *(análisis anamnésico,* Jung 1946), se hace necesaria una confrontación basada en la confianza mutua.

14. La transferencia. Se constela en la confrontación personal. El paciente desarrolla una fantasía de fondo inconsciente sobre el terapeuta *(transferencia)* y éste responde a ella con otra fantasía *(contratransferencia)*. Hay, pues, cuatro factores: la conciencia del paciente y del terapeuta y el inconsciente de ambos. La parte inconsciente puede llevar a ensoñaciones y desvaríos, pero es un riesgo que se puede evitar. Ayuda a ello entender la *resistencia* del paciente, o la propia resistencia («paciente antipático»: *contrarresistencia)*, como una llamada a la prudencia, pero también a la perseverancia.

15. El desarrollo de la personalidad en el análisis (Jung 1929). 1. *Lo regresivo.* Después de una crisis, el individuo vuelve «al orden cotidiano» y, por lo general, se adapta a un nivel inferior; entonces se produce una *recuperación regresiva de la persona.* O el individuo se adhiere, con otros, a un «Maestro» para poseer así la gran Verdad, sin ofrecer nada propio: entonces se hace *seguidor de un profeta* (es importante hacer notar que la regresión es muchas veces mejor que la catástrofe psíquica).

2. *Lo progresivo.* Quien toma en serio los conflictos que aparecen a través del inconsciente emprende el camino de la *individuación* (un camino que no se puede exigir a todos). Hay que reconocer que existe otro factor, la afectividad, que actúa independientemente en nosotros. Y las predisposiciones del ser humano reclaman un desarrollo. La meta del desarrollo es una totalidad que la psicología analítica llama *sí mismo (das Selbst)*. La imagen de la totalidad es el *mandala* (Zimmer 1926). El mandala, como imagen para la contemplación, viene a representar algo así como

el plano de una ciudad bien ordenada; de esa misma manera debe ordenarse la psique. Jung (1944) pudo demostrar que la *alquimia* del renacimiento representa el *proceso de individuación* como la proyección de contenidos psíquicos sobre la materia, para lo cual se sirve tanto de la palabra como de imágenes. El proceso de individuación no es, pues, en modo alguno algo inventado actualmente por la psicología analítica.

Bibliografía. H. Bergson, *Einführung in die Metaphysik*, Diederichs, Jena 1912, p. 15; E. Bleuler, *Die Psychoide*, Springer, Berlín 1925; H. Dieckmann, *Methoden der analytischen Psychologie*, Walter, Olten 1979; H.K. Fierz, *Die Jungsche analytische Psychologie*, Kindler, Munich 1976; M.-L.V. Franz, *C.G. Jung*, Huber, Frauenfeld 1972; C.T. Frey, *Die analytische Psychologie Jungs*, en *Die Psychologie des 20. Jh.*, vol. III, Kindler, Munich 1977, p. 694-774; M. Fordham, *In methods in treatment*, en J. Baker (dir.), *Analytische Psychologie*, Bonz, Stuttgart 1980; J. Jacobi, *Vom Bilderreich der Seele*, 1969, Walter, Olten ²1977; C.G. Jung, *Ges. Werke*, 18 vols., Walter, Zurich-Olten 1958-1977; — (con colab.), *Diagnostische Assoziationsstudien*, 1-6, Leipzig 1906/1910; —, *Der Inhalt der Psychose*, Deuticke, Leipzig-Viena 1908; —, *Psycholog. Abhandlungen*, vol. I, Deuticke, Leipzig-Viena 1914 (prólogo); —, *Psycholog. Typen*, Rascher, Zurich 1921; —, *Psycholog. Typen. Anhang: Definitionen*, 1921, Wk., vol. 8, ¹⁴1981; —, *Über psychische Energetik;* a) *Kapitel Instinkt und Unbewusstes;* b) p. 51, Rascher, Zurich 1928; —, *Die Beziehungen zwischen dem Ich und dem Unbewussten*, Der Leuchter, Darmstadt 1929; —, *Psychologie und Erziehung*, Rascher, Zurich 1946; —, *Symbolik des Geistes*, Rascher, Zurich 1948, p. 3; — (junto con Pauli), *Naturerklärung und Psyche*, Rascher, Zurich 1951; —, *Von den Wurzeln des Bewusstseins*, capítulo: *Theoretische Überlegungen zum Wesen des Psychischen*, p. 543, Rascher, Zurich 1954; W. Kretschmer, *Der Ass.-Vers. von C.G. Jung*, en *Die Teste in der klin. Psychologie*, vol. I, Rascher, Zurich 1954; C.A. Meier, *Lehrbuch der analytischen Psychologie*, 4 vols., Walter, Zurich-Olten 1968-1977; A. Schopenhauer, *Parerga und Paralipomena*, 1851; *Transzendente Spekulation über die anscheinende Absichtlichkeit im Schicksale des Einzelnen*, cit. según la ed. Reclam, Leipzig 1891, p. 191; I. Singer, *Androgyny*, Anchor Press, Garden City-Nueva York 1976; H. Zimmer, *Kunstform und Yoga*, Frankfurter Verlagsanstalt, Berlín 1926, lám. 27.

Heinrich Karl Fierz

PSICOLOGÍA INDIVIDUAL. Totalidad, sentimiento comunitario, sentimiento de inferioridad, compensación, finalidad.

El médico Alfred Adler (1870-1937) se asoció en 1902 con Freud, movido por la necesidad de comprender mejor la naturaleza de los fenómenos psíquicos, y hasta 1910 fue miembro de la Sociedad psicoanalítica de Viena. De esta época son las primeras publicaciones adlerianas, como el estudio sobre la inferioridad de los órganos (Freud: «complacencia de los órganos»), y su enseñanza oral y escrita sobre la pulsión agresiva, un concepto que Adler convirtió más tarde en el mecanismo de → agresión, al paso que Freud derivaba de él la pulsión de muerte y la pulsión de destrucción. En 1910 era Adler presidente de la Sociedad psicoanalítica de Viena. El año siguiente expuso sus ideas desviacionistas respecto a la doctrina freudiana. Abandonó a continuación la Sociedad psicoanalítica, porque su postura fue considerada incompatible con la doctrina de Freud (febr. 1912). Se formó en torno suyo un círculo que él denominó grupo de «psicoanalistas libres».

El sistema conceptual que fue construyendo lo denominó Adler «psicología individual comparativa». El término actual de «psicología individual» suele dar pie a malentendidos. Adler quiso expresar con este término que su teoría se inspiraba en la «toma en consideración de la totalidad» de Smuts, que iba encontrando eco en aquella época (*individuum* = lo indivisible). No se contrapone, pues, como se podría creer, a la psicología social, y está en realidad muy impregnada de ideas procedentes de esta corriente psicológica (R. Kausen, *Handbuch der Psychologie*, vol. 8/1, p. 889). Los resultados de la investigación contemporánea de la conducta, y no sólo de la etología humana, parecen darle la razón en este punto. Pero no es suficiente el fundamento genético para entender de modo satisfactorio el concepto adleriano de «cohumanidad» *(Mitmenschlichkeit)*. También este concepto central de la psicología individual ofrece no pequeñas dificultades de traducción; por eso los autores de lengua inglesa emplean, además de la expresión *social interest*, el término alemán *Gemeinschaftsgefühl* (sentimiento comunitario; cf. también Maslow 1950). La definición del hombre como un ser social es algo que actualmente nadie discute (sociotropía de Keiter 1966, postulado de una función sociopositiva de Wolfensberger-Hässig 1974, el «nosotros originario» de Künkel 1939, la → confianza originaria de Erikson 1950, etc.). El ser humano, según esto, no puede vivir solo impunemente. Pero la conciencia comunitaria queda configurada por las circunstancias y los valores socioculturales. Este condicionamiento sociocultural da lugar a las infinitas variantes del ser humano, que pueden incluir tanto los rasgos de la salud psíquica como las desviaciones de ésta. La conciencia comunitaria equilibrada, capaz de soportar las influencias perturbadoras provenientes de la esfera sociocultural es, según la concepción de la psicología individual, la nota característica de la salud psíquica, que permite al hombre realizar las tareas vitales: comunidad, amor y trabajo. La capacidad comunitaria equilibrada presupone un *sentimiento de autoestima,* característico de todo ser humano que se propone buscarse a sí mismo como «igual entre iguales», «en sintonía cohumana» (Adler, *What life means to you,* p. 14).

La psicología individual subraya el postulado filosófico de la igualdad axiológica. No debe confundirse con el concepto de igualdad de derechos. Mientras que la igualdad axiológica representa una premisa teórica, que puede ser una especie de hipótesis fundamental, el concepto de igualdad de derechos representa una idea muy relativizada. La sociología actual considera los derechos dentro de la suma de *deberes* que un ser humano está dispuesto a asumir. Según esto, la igualdad de derechos entre los individuos sólo puede invocarse cuando un individuo está dispuesto a asumir los mismos deberes que la persona de referencia, y los seguidores actuales de la psicología individual se han sumado generalmente a esta concepción. Es necesario hacer constar esto, porque Adler empleó indistintamente en sus primeros escritos las dos expresiones, y tan pronto hablaba de igualdad axiológica como de igualdad de derechos, para expresar lo mismo. En tales casos hacía referencia a la igualdad axiológica en su sentido actual. La desigualdad axiológica en el terreno social significaría un modo psicopatológico de estar propio de aquel individuo al que su sentimiento de autoestima no le permite el encuentro de igual a igual. Teniendo en cuenta que la sobrevaloración de uno mismo se considera secundaria en la psicología individual —como una compensación—, la minusvariante, el «sentimiento de inferioridad», se convierte en un concepto central. «El término "sentimiento de inferioridad" se hizo prematuramente popular y quedó así gastado por el uso» (R. Kausen, o.c., p. 893). Tan central resulta este concepto en la psicología individual como lo es el de complejo de Edipo en el → psicoanálisis de Freud. Adler señaló siempre que el niño no podía menos de sentirse inferior ante el adulto todopoderoso: «Establece siempre una medida, una comparación con los otros...» (A. Adler 1928*a*, ed. Taschenbuch 1972, p. 44). El sentimiento de inferioridad depende de la referencia del ser humano a la comunidad y constituye un fenómeno psicosocial. Pero esto no explicaría en medida suficiente por qué el sentimiento de inferioridad no puede observarse, en su forma neurotizante, entre los animales más afines al hombre. Los monos antropoides, considerados como animales sociales y que viven en comunidades grandes, conocen muy bien lo «superior» y lo «inferior» de la jerarquía; sus individuos de rango inferior muestran actitudes de sumisión y los de rango superior hacen alarde de poder y de superioridad; pero no una conducta neurótica regida por leyes privadas. En el reino animal no se ha demostrado la existencia de una conducta que pueda interpretarse como compensación. Si el hombre es el único ser viviente que posee una *civilización* y una *cultura* progresivas, no basadas exclusivamente en la evolución y en la selección, es obvio buscar las raíces del sentimiento de inferioridad en este terreno. La observación del niño confirma, en efecto, su desamparo ante el mundo tecnificado de los adultos, dentro del cual nace. A esto se añade que la educación tiende más a transmitir y subrayar las convenciones, es decir, los consensos acerca de comportamientos que a favorecer el ejercicio de pautas de conducta destinadas al dominio de las tareas vitales. Así suele producirse un primer desánimo en el niño ante el fuerte entrenamiento a que se le somete para que asimile las convenciones de la civilización. Kausen hace notar que suele afirmarse, erróneamente, que Adler atribuyó todo sentimiento de inferioridad a una disminución orgánica. Hay que decir, por el contrario, que Adler menciona varios factores de autovaloración negativa (R. Kausen, o.c., 895) y reitera que no es la presencia de un factor causal lo decisivo para la formación de un sentimiento de inferioridad, sino la opinión que se forma el portador de ese factor acerca del mismo. Wexberg, el primer autor que llevó a cabo una sistematización de la psicología individual, enumeró los siguientes grupos de factores causales: 1) *el sexo*, 2) *la inferioridad y la constitución orgánicas*, 3) *el puesto del niño en la serie de los hermanos y la constelación familiar*, 4) *la situación social y económica de la familia* y, en fin, 5) *la educación* (E. Wexberg, *Individualpsychologie*, Leipzig 1931).

Künkel otorgó un rango especial al factor educación en la formación del carácter: la educación determina precisamente la «opinión» como consecuencia de las experiencias comunitarias que el niño recoge en el entorno vivido consciente o inconscientemente. El carácter no nace de una única causa, sino que es efecto de la combinación de factores causales con actitudes subjetivas (F. Künkel, *Charakterkunde*, Hirzel 1950, p. 14ss). Künkel emplea en este contexto el término «amaestramiento» *(Dressat)* y entiende por tal una experiencia troqueladora que se produce bajo presión externa o interna. Habla también de «los amaestramientos como formadores de opiniones». Así pues, la psicología individual considera la formación del carácter como un proceso funcional, que sólo en escasa medida se basa en lo preformado genéticamente y en lo congénito. Entre los elementos de procedencia genética, Adler considera el *coraje* como un *capital vital*, como base de todos los impulsos dinámicos. Los fracasos gastan las reservas de coraje, y las experiencias de éxito vuelven a engrosarlas. La opinión, por ejemplo, de que el sexo al que uno pertenece vale menos que el otro sexo, puede originar un «desánimo», al igual que el hecho de ocupar un puesto determinado en la serie de los hermanos, la pertenencia a un determinado estamento social o la posesión de una determinada característica corporal, que posiblemente no supone desventajas objetivas, funcionales o estéticas, como por ejemplo un determinado color del pelo o una determinada estatura. Tales opiniones privadas dan origen, sobre la base de un desánimo personal, a *tablas de valores privadas*, que aparecen tanto más rígidas cuanto más profunda fue la influencia del desánimo en la génesis del carácter. Este presunto *minus* del sentimiento vital exige un equilibrio, tendencia que Adler, en analogía con procesos fisiológicos y biológicos, califica de *compensación*.

El verdadero motor que pone en marcha los mecanismos de compensación es la → angustia (Karen Horney acusó erróneamente a Adler de no haber reconocido la importancia de la angustia). La angustia es lo que subyace, por ejemplo, en toda *tendencia a la seguridad*, y las compensaciones apenas son en muchos aspectos más que medidas de seguridad. Los medios con los que se busca seguridad pueden ser de carácter activo o pasivo. La inhibición es algo típico de la búsqueda pasiva de seguridad. Un neurótico puede evitar las tareas vitales mediante la enfermedad o mediante la negación y la renuncia (Künkel, ibíd.). El «dominio mediante la debilidad» es una forma de compensación pasiva (Adler 1928, ed. Taschenbuch 1972, p. 45). Las formas activas de la compensación y de la búsqueda de seguridad pueden descubrirse, por ejemplo, en el *afán de darse a valer* o en el *ansia de poder*. Curiosamente, el ansia de poder se ha convertido en un concepto al que se atribuye erróneamente un puesto capital dentro de la psicología individual. El afán de poder no era para Adler sino una forma de compensación, entre otras. Pero tanto la → angustia como las formas de compensación pasiva, por una parte, y las formas activas, por otra, no son fundamentalmente → síntomas psicopatológicos. Son parte de las posibilidades generales del ser humano y sólo se convierten en un síntoma neurótico cuando se utilizan con fines de compensación. Otras formas que bajo condiciones patológicas se emplean con fines compensatorios son la tendencia a devaluar, la toxicomanía, la → psicosis (B. Shulman, *Essays on schizophrenia*), la → psicosomática, etc.

No es posible comprender plenamente la gran importancia del concepto de compensación si no se tiene presente una de las hipótesis fundamentales de la psicología individual: la *hipótesis de la finalidad,* según la cual toda tendencia humana no sólo tiene una causa sino también un fin. Fue el *positivismo idealista* de Vaihinger el que proporcionó a Adler una base filosófica para su psicología subjetivista (H. y R. Ansbacher 1972, p. 101). A este propósito conviene hacer una referencia al papel que desempeña la ficción. «El concepto de ficción de Vaihinger se ajusta perfectamente a lo que nosotros llamamos actualmente el marco de referencia subjetivo y personal o el campo fenoménico, e incluye lo subjetivo. Las ficciones nunca deben atribuirse a causas objetivas. Estas formaciones son creaciones del individuo. Los procesos del pensamiento, que incluyen la actividad de ficción, transcurren en la oscuridad del inconsciente. Adler hizo, pues, de la orientación anticipadora del futuro y de las relaciones con el futuro el punto central de su psicología dinámica. Al hablar de fines y al considerar el futuro como ficticio, Adler expresó, en efecto, que ese futuro, vivido en el presente, no es objetivo sino subjetivo» (H. y R. Ansbacher 1972, p. 101). Se puede considerar así la suma de las tendencias psíquicas del individuo como una línea resultante de las circunstancias de su despegue vital y su finalidad subjetiva. Cuanto más desfavorable fue este despegue, por desánimo en la primera infancia, tanto más desviada será la finalidad vital subjetiva en comparación con lo que sería necesario para la realización de las tareas vitales: comunidad, amor, trabajo. Este *error de finalidad* apunta al núcleo de una neurosis (→ formas de neurosis) o, más generalmente, a un desequilibrio psíquico. *Cuanto más se aleja la finalidad subjetiva, desviada, del dato objetivo, tanto más inconsciente* es todo lo relacionado con esa finalidad. Adler llama *línea directriz* al proceso que lleva de las primeras experiencias en el despegue vital (inicio del sentimiento de inferioridad) a las finalidades ficticias subjetivas, y *estilo vital* al arsenal de medios que sirven para el mantenimiento de esa línea. Defiende la concepción —parcialmente discutida a veces por autores más jóvenes (Titze)— de la unidad del estilo vital. Lo que el individuo ha contrastado y encuentra positivo, lo aplica una y otra vez (Adler 1936, según H. y R. Ansbacher 1972, p. 272). «Finalidad ficticia» significa también que esa finalidad es inconsciente. La postura de Adler ante lo inconsciente difiere mucho de la de Freud. Adler evita todo aquello que pueda dar pie a la idea de una espacialidad; tal es el caso de la noción de lo «reprimido». Adler habla a menudo de lo «incomprendido» («el hombre sabe más de lo que entiende»). «No cabe hablar aquí de un inconsciente reprimido (bloqueado por defensas), sino de lo incomprendido, de lo que escapa a la comprensión» (Adler, *Sinn des Lebens,* p. 10). El neurótico tiene, pues, su parte de responsabilidad, por su error de finalidad («Quizás él no pueda hacer nada, pero es el único que puede hacer algo», palabras de Adler transmitidas oralmente). Si la terapia de la psicología individual gira en torno a la «concienciación», esto debe entenderse como un residuo de la herencia psicoanalítica.

El diagnóstico consiste en el reconocimiento del estilo vital, en referencia a los problemas del presente, y para ello son muy importantes el análisis de la constelación familiar y la reelaboración de los recuerdos de la primera infancia. La → comprensión es ya algo común entre el terapeuta y el paciente, que aparecen de ese modo implicados en una *relación cohumana* (concepto de la psicología individual para designar lo que Freud llama transferencia). El error de finalidad debe ser enmendado mediante estimulación dentro de esta nueva relación, no con cualquier tipo de conducta. La técnica de estimulación de la psicología individual debe evitar toda fraseología y orientarse hacia el participante personal.

Adler contribuyó también en forma notable al desarrollo de la terapia de grupo (→ psicoterapia de grupo), aunque él no fue un terapeuta de grupo propiamente dicho. Slavson, que es considerado actualmente como el verdadero fundador oficial de la terapia de grupo, se inspira mucho en Adler. Dreikurs practicó ya a mediados de los años veinte una verdadera terapia de grupo (Mosak y Dreikurs 1973, p. 64). La psicología individual tiene también hoy una gran importancia para la educación y la escuela, y hace una aportación fundamental en el área de la prevención de alteraciones psíquicas.

La práctica y la teoría de la psicología individual permanecen inconclusas. Adler calificó la psicología individual de «sistema abierto». Asimila los resultados de la investigación, al margen de que éstos se deban o no a sus propios investigadores. La psicología individual apenas está circunscrita por sus propios términos técnicos, lo cual le facilita las nuevas asimilaciones. Sus supuestos básicos siguen siendo actuales y las obras especializadas, en constante aumento, denotan un renacimiento relativamente tardío, pero muy significativo.

Bibliografía. A. Adler, *Studie über die Minderwertigkeit der Organe*, Berlín 1907; —, *Praxis und Theorie der Individualpsychologie*, Taschenbuch 1973, Francfort 1930a; —, *Der Sinn des Lebens*, Taschenbuch 1973, Francfort 1933; H. y R. Ansbacher, *Alfred Adlers Individualpsychologie*, Munich-Basilea 1972; R. Dreikurs, *Soziale Gleichwertigkeit*, trad. alem. de E. Zahn, Stuttgart 1972 (ed. orig., *Social equality*, Chicago 1971); —, *Grundbegriffe d. Individualpsychologie*, Stuttgart ³1975; I. Eibl-Eibesfeld, *Liebe und Hass*, Munich 1970; R. Kausen, *Kompensation, Überkompensation und Fehlkompensation im psychischen Bereich*, «Med. Klin.» 62 (1967) 1213-15; —, *Zur Theorie der Individualpsychologie*, en *Hdb. d. Psychologie*, vol. 8, p. 889-919, 1977; V. Louis, *Einführung in die Individualpsychologie*, Berna-Stuttgart ²1975; —, R. Battegay, A. Trenkel, *Die therapeutische Beziehung unter dem Aspekt verschiedener psychotherapeutischer Schulen*, Berna-Stuttgart-Viena 1978, p. 44-55; A.H. Maslow, *A theory of human motivation*, «Psychol. Rev.» 50 (1943) 370-396; A. Müller, *Grundlagen der Individualpsychologie*, Zurich-Stuttgart 1973; J. Rattner, *Psychologie der zwischenmenschlichen Beziehungen*, Olten-Friburgo 1969; M. Titze, *Lebensziel und Lebensstil*, Munich 1979; E. Wexberg, *Individualpsychologie*, Leipzig ²1931; Ch. Wolfensberger-Hässig, *Verhaltenforschung im Kinderzimmer*, Munich 1974.

VIKTOR LOUIS

PSICOLOGÍA MÉDICA. Psicología médica, medicina de la conducta, interacción médico-paciente, *consultation-liaison-service*, *compliance*.

1. Introducción. El término psicología médica fue acuñado por Lotze (1852), que estudió el desarrollo sano y el patológico de la vida psíquica. Lotze aborda los síntomas psíquicos de los trastornos corporales crónicos y agudos, concibiendo la psicología médica en un sentido más amplio que sus sucesores directos, que sólo consideran los elementos filosófico-antropológicos de la medicina o entienden por psicología médica la fundamentación psicológica de la psiquiatría (Zilboorg 1941).

La psicología médica es una especialidad nueva y al mismo tiempo antigua de la medicina. Fue ya parte integrante de la formación médica, como disciplina obligatoria, en Prusia hasta 1861. Hasta 1970 se enseñó como especialidad facultativa, sobre todo como propedéutica para la psiquiatría. Desde 1970, ha vuelto a ser una disciplina obligatoria para médicos en Alemania Federal. Se le ha dado cabida en la enseñanza preclínica de la carrera de medicina, como especialidad fundamental.

2. Determinación del concepto. La psicología médica es una psicología para médicos. Los exponentes de esta disciplina tienden actualmente a restringir su área de competencia; no la identifican con la «psicología en la medicina», que incluiría la psiquiatría; tampoco la equiparan con la «medicina psicológica», que integraría la → psicosomática y la → psicoterapia. La psicología médica es, en principio, la psicología de la medicina somática «normal», tanto en la teoría y en la investigación como en la práctica clínica. Ya estas precisiones ponen en claro que la psicología médica no constituye una esfera cerrada, ni en el contenido ni en el método.

Hemos definido de entrada la psicología médica como psicología de la «medicina somática normal», limitándola al área de los hechos psicológicos como causas, efectos o fenómenos concomitantes de la salud y la enfermedad (Beckmann 1982). Debe concebirse como disciplina preventiva, curativa y rehabilitadora. Estudia cuestiones relativas a las causas, efectos y correlatos psicosociales de la enfermedad, con las medidas profilácticas correspondientes (prevención primaria), su conocimiento precoz (prevención secundaria) y su tratamiento y rehabilitación (prevención terciaria o profilaxis de recidivas).

3. Delimitación frente a disciplinas afines. En contraposición a la psicología médica, la psicología clínica se define, según Pongratz (1975, p. 47), como «aquella rama de la psicología que tiene por objeto los trastornos socialmente relevantes de la vida psíquica y su modificación mediante el estudio, la teoría y la práctica. Sus tareas prácticas son el → diagnóstico, la terapéutica y la profilaxis». Esta definición descarta, además de la psicología médica, los trastornos mentales y, por tanto, la → psiquiatría, y los trastornos somáticos y, por tanto, la psicosomática. La definición resulta demasiado restrictiva, teniendo en cuenta las actividades clinicopsicológicas que se ejercen en centros de asesoramiento de todo tipo, en sanatorios, en consultas privadas y en parte también en clínicas.

Una delimitación de la psicología médica frente a la medicina → psicosomática, tal como la concibe Uexküll (1981), es ya más difícil. El autor se expresa así: «La medicina psicosomática tiene por objeto explorar la acción conjunta de factores somáticos, psíquicos y sociales en la salud y la enfermedad, para poder calibrar el papel de estos factores en el diagnóstico y en la terapéutica» (1981, p. 18). Esta descripción viene a equiparar al menos los objetivos de ambas disciplinas y, parcialmente, también sus tareas de práctica clínica. La psicosomática es tradicionalmente una disciplina clínica que aborda los aspectos psicosociales en la etiopatogenia de ciertas enfermedades e intenta curarlas con terapéuticas basadas en el → psicoanálisis. En los últimos 10 a 15 años se han incluido también técnicas de → terapia de la conducta en el repertorio de tratamiento.

La delimitación de la psicología médica frente a la → psiquiatría es más sencilla. La psiquiatría es la teoría médica general de las enfermedades y anormalidades psíquicas. Hay que señalar sólo que la psicología médica no constituye hoy la especialidad propedéutica para la psiquiatría ni ofrece los presupuestos psicobiológicos para la misma.

Quedan por aclarar las nociones de *behavioral medicine* (medicina comportamental) y de *health psychology* (psicología de la salud), que tienen afinidades con la psicología médica. La *behavioral medicine* se define según la Yale Conference de 1977 (Schwartz y Weiss 1978): «El ámbito interdisciplinario relacionado con el desarrollo del conocimiento de las ciencias de la conducta y de las ciencias biomédicas y con técnicas para la salud y la enfermedad, así como con la aplicación de dichos conocimientos y técnicas a la prevención, el diagnóstico, el tratamiento y la rehabilitación» (p. 250). Las fronteras entre la medicina comportamental así definida y la psicología médica no son precisas. Considerando, no obstante, otras definiciones de la *behavioral medicine,* por ejemplo la de Pomerleau y Brady (1979) y, sobre todo, las propuestas en revistas y libros especializados, resulta claro que la *behavioral medicine* consiste fundamentalmente en la aplicación clínica de los conocimientos de psicología del aprendizaje y de psicofisiología obtenidos por vía experimental. El debate sobre los límites exactos se mantiene aún en los Estados Unidos (Masur 1979, Askin 1979, Gentry y Matarazzo 1981). Stone y otros (1979) y Matarazzo (1980) proponen considerar ambas áreas como subespecialidades de una nueva disciplina psicológica que ellos denominan *health psychology* (psicología de la salud). En la asamblea anual (1980) de la APA se pidió una *Division of Health Psychology* con la definición: «La psicología de la salud es la síntesis de las aportaciones específicamente educativas, científicas y profesionales de la psicología como disciplina científica a la promoción y al mantenimiento de la salud, la prevención de las secuelas etiológicas y diagnósticas de la salud, la enfermedad y la disfunción con ellas relacionada» (Matarazzo 1980, p. 815).

La psicología médica ha alcanzado en el área lingüística alemana, con unos objetivos muy similares y con una anticipación de 10 años, una ubicación más clara y una identidad como disciplina en la docencia y la investigación acompañada de la praxis clínica, gracias a la aprobación de un nuevo estatuto para médicos. La disciplina sólo se ha implantado hasta este momento en las facultades de medicina. Coincidiendo con la introducción de la misma, se estableció también la sociología médica en la enseñanza preclínica y ambos son tema obligado en los exámenes preclínicos. Es difícil establecer la diferencia entre estas disciplinas, dada su procedencia de las disciplinas madre académicas. La finalidad formativa de la sociología médica es el estudio de la importancia de los estados y procesos sociales para la prevención y el tratamiento de las enfermedades, y también la relación de los estados patológicos con los fenómenos sociales. El médico del futuro deberá afrontar los problemas estructurales de la sociedad con unos conocimientos médico-sociológicos adecuados. Existe una cierta interferencia de los dos campos —psicología médica y sociología médica— en algunos temas (como las teorías de los roles, la dinámica de grupo y las relaciones médico-paciente).

4. La psicología médica como disciplina didáctica. Como se ha indicado al principio, la psicología médica es una especialidad didáctica que en Alemania Federal se integra dentro del período preclínico. Una disciplina que

a) está relacionada con otras especialidades preclínicas,

b) persigue la formación clínica y

c) prepara a los estudiantes para responder a las exigencias psicológicas de su futura actividad médica.

No son otros los objetivos en los países anglosajones (Matarazzo 1980). Para la enseñanza de la psicología médica se formulan objetivos didácticos tanto cognitivos —conocimientos básicos médico-psicológicos— como afectivos. Estos últimos son: 1) la actitud psicológica, 2) las capacidades práctico-psicológicas y 3) un conocimiento crítico de los métodos (Dahme y otros 1977). Los programas y los exámenes incluyen como materia de aprendizaje cognitivo temas como los métodos de la psicología, la etología, las relaciones psicofísicas, la motivación y el conflicto, el aprendizaje, la inteligencia, etc. El aprendizaje afectivo-práctico, en cambio, incluye temas como la autopercepción y la heteropercepción, la actitud psicológicamente abierta frente a los pacientes, el diálogo médico, aspectos psicológicos del diagnóstico y de la terapéutica, la cooperación profesional en el campo de la medicina. Los cursos de psicología médica están destinados a capacitar al profesional en el desempeño de sus tareas y a especificar los campos de aplicación de su contenido programático.

Son numerosos los manuales que abordan los temas propios de la psicología médica; citemos entre los primeros autores a Enke y otros (1973); v. Kerekjarto (dir., 1974); Rosemeier y otros (1975); Hauss (dir., 1976); Deneke y otros (1977). La revista «Medizinische Psychologie» aborda temas de la especialidad.

5. Campos de acción de la psicología médica. Desde hace un siglo el campo laboral del médico se ha ido desplazando de los espacios domésticos a las clínicas y a los centros institucionales. No sólo se atienden las enfermedades en las instituciones, sino también el nacimiento, las crisis vitales, la agonía y la muerte. Aparte del uso de técnicas en constante cambio y progreso, el médico debe tener presente la situación psicosocial del paciente y de sus familiares, para que sus prescripciones sean cumplidas lo mejor posible *(compliance)*. El médico está obligado a informar al paciente sobre las medidas diagnósticas y terapéuticas necesarias y sobre los riesgos que entrañan, y a lograr la aquiescencia de aquél (declaración de Helsinki y de Tokio, 1974). Esto supone una nueva forma de comunicación entre el médico y el paciente, con las consiguientes inseguridades y pretensiones por ambas partes. La psicología médica tiene una aplicación particular en centros de tratamiento delicado o complejo, como son las unidades de diálisis, de vigilancia intensiva o de oncología. La atención psicológica debe estar a cargo de psicólogos y psicoterapeutas formados para estas tareas. Tal como se prescribe en los centros modélicos (Köhle y otros 1981; Klapp y Scheer 1982), no es posible una atención adecuada del paciente sin contar con personal médico formado expresamente para desempeñar tales funciones. Una forma especial de colaboración entre psicólogos médicos o psicosomáticos y los centros hospitalarios es la *consultation-liaison* (Lipowski 1974), institución que viene a ser un desarrollo del servicio de asesoramiento tradicional.

En este modelo, el psicólogo médico queda integrado como colaborador en el centro, acompaña al médico en sus visitas y no sólo atiende a los pacientes problemáticos, sino que mantiene periódicamente reuniones con el personal. El psicólogo médico debe respetar en su actuación la situación médica y sólo puede intervenir dentro de su esfera de acción en lo relacionado con pacientes, familiares, médicos y personal sanitario.

Los campos de acción potenciales de la psicología médica son, por la definición misma de la disciplina, no sólo los centros hospitalarios, sino también los ambulatorios médicos (Schmidt 1982). Los métodos psicológicos deben aplicarse, además de en los centros especiales, en los hospitales generales y en los consultorios privados. Los países anglosajones practican con éxito modelos de cooperación para una atención sectorial de la población por médicos, psicólogos y asistentes sociales (Simon y Pardes [2]1981); en Europa estos modelos se encuentran en fase inicial.

6. Áreas de investigación de la psicología médica. Como toda ciencia, la psicología médica requiere tanto la investigación de los fundamentos, como la investigación orientada hacia la práctica (Beckmann y otros 1982). Ambos campos cuentan con un largo pasado y fueron en parte precursores de la implantación de la psicología médica como especialidad autónoma. Schmidt (1982) ha recogido la bibliografía internacional sobre los temas de la psicología médica. La investigación fundamental aborda cuestiones tales como la sensación y vivencia del dolor, las emociones (sobre todo mediante la psicofisiología), las alteraciones del esquema corporal, el estrés como origen o desencadenante de enfermedades, y también aspectos preventivos.

En la investigación aplicada, se abordan principalmente los problemas relacionados con los pacientes, con la enfermedad, con la interacción médico-paciente y con la institución.

Frente a la psicología clínica, la psicología médica busca más el aspecto situacional en las cuestiones de diagnóstico diferencial que afectan a los pacientes. Por ejemplo, la aparición de una enfermedad puede ir precedida de acontecimientos vitales graves en una persona psíquicamente sana. ¿Cómo reacciona el individuo a la enfermedad? ¿Qué preparación psicológica exigen las intervenciones médicas, por ejemplo, un cateterismo cardiaco o la extracción de un diente? Se estudian mecanismos de control en enfermedades agudas y crónicas. En una enfermedad manifiesta, los temas de investigación pueden ser la indagación de las condiciones que hacen persistir la enfermedad, las ventajas primarias y secundarias obtenidas con la misma y sus consecuencias en el ámbito de la medicina orgánica, como dolores o prótesis, y en el ámbito psicosocial, como el ambiente familiar o profesional.

La interacción médico-paciente es una de las áreas de investigación capitales de la psicología médica. Se han estudiado sistemáticamente cuestiones relativas a los aspectos verbales y no verbales de dicha interacción, las relaciones durante las visitas, en la primera entrevista o en la realización de la → anamnesis, en el diálogo de asesoramiento, en niños, jóvenes y ancianos. También se evalúa la eficacia de las intervenciones psicológicas realizadas antes y después de las operaciones quirúrgicas en enfermos leves o graves.

Se han abordado cuestiones relacionadas con las instituciones, particularmente sobre estancias de enfermos: salas de cardiocirugía, unidades de diálisis, departamentos oncológicos y, sobre todo, los servicios de cuidados intensivos. Se han considerado en estos sectores los problemas del personal médico y de los familiares de los enfermos. Otro tema importante de investigación son las posibilidades de una función multiplicadora de la psicología médica para el perfeccionamiento de los estudiantes de medicina, de los médicos y de los enfermeros en estos campos.

Una panorámica de la investigación práctica de la psicología médica en los Estados Unidos se encuentra en un fascículo especial de la revista «Professional Psychologie», vol. 10, n.º 4, 1979; y el «Bulletin» n.º 5, 1981, de la Liga internacional de las organizaciones de psicología médica presenta el panorama de las investigaciones en Europa.

Bibliografía. M.J. Asken, *Medical psychology: Toward definition, clarification and organization*, «Prof. Psychol.» 10 (1979) 66-73; D. Beckmann y otros (dirs.), *Medizinische Psychologie*, Springer, Berlín-Heidelberg-Nueva York 1982; B. Dahme y otros, *Lernziele der medizinischen Psychologie. Empfehlungen zu den Zielen und Methoden des Unterrichts*, Urban & Schwarzenberg, Munich 1977; W.D. Gentry, J.D. Matarazzo, *Medical psychology: Three decades of growth and development*, en Ch.K. Prokop (dir.), *Medical psychology*, Academic Press, Nueva York-Londres-Toronto-Sidney-San Francisco 1981; Internationaler Verband Psychologisch-Medizinischer Organisationen (I.V.P.M.O.; F.I.O.P.M.), *Bibliographie der medizinischen Psychologie, 1977-1980*, «Bulletin» 5 (1981); B.F. Klapp, J.W. Scheer, *Psychologische Aspekte der intensivmedizinischen Betreuung*, en D. Beckmann y otros (dirs.), *Medizinische Psychologie*, Springer, Berlín-Heidelberg-Nueva York 1982; K. Köhle y otros, *Die Institutionalisierung der psy-*

chosomatischen Medizin im klinischen Bereich, en Th. v. Uexküll (dir.), *Lehrbuch der psychosomatischen Medizin,* Urban & Schwarzenberg, Munich-Viena-Baltimore ²1981; Z.J. Lipowski, *New prospects for liaison psychiatry,* «Psychosomatics» 22, 9 (1981) 806-809; F.T. Masur, *An update on medical psychology and behavioral medicine,* «Prof. Psychol.» 10 (1979) 259-264; J.D. Matarazzo, *Behavioral health and behavioral medicine,* «Am. Psychol.» 35, 9 (1980) 807-817; O.F. Pomerleau, J.P. Brady (dirs.), *Behavioral medicine: Theory and practice,* Williams & Wilkins, Baltimore 1979; L. Pongratz, *Lehrbuch der klinischen Psychologie,* Hogrefe, Gotinga 1975; «Prof. Psychol.» 10, 4 (1979): número especial; L.R. Schmidt, *Praxis der medizinischen Psychologie,* en D. Beckmann y otros (dirs.), *Medizinische Psychologie,* Springer, Berlín-Heidelberg-Nueva York 1982; G.E. Schwartz, S.M. Weiss, *Yale Conference on Behavioral Medicine: A proposed definition and statement of goals,* «J. Behav. Med.» 1 (1978) 3-12; R.C. Simon, H. Pardes, *Understanding human behavior in health and illness,* Williams & Wilkins, Baltimore-Londres ²1981; G. C. Stone y otros, *Health psychology,* Jossey-Bass, San Francisco 1979; Th. v. Uexküll (dir.), *Lehrbuch der psychosomatischen Medizin,* Urban & Schwarzenberg, Munich-Viena-Baltimore ²1981; G. Zilboorg, *A history of medical psychology,* Norton, Nueva York 1941.

MARGIT V. KEREKJARTO

PSICOPATÍA. Marginados, teoría de la degeneración, sociópatas, inferioridad psíquica.

La teoría tradicional sobre las psicopatías o sobre las personalidades psicopáticas se remonta en sus rasgos esenciales a Koch, Kraepelin, Kahn y K. Schneider. Koch publicó su libro el año en que apareció la tercera edición de *Lehrbuch der gerichtlichen Psychopathologie* (Tratado de psicopatología forense) de v. Krafft-Ebing, donde el autor defendió la idea de que la misión del experto médico no consiste ni en comprobar la responsabilidad, ni la libre voluntad, sino tan sólo en el dictamen sobre la salud mental o la → enfermedad mental. Mientras una teoría secularizada de la degeneración constituyó un apoyo importante a los esquemas etiopatogenéticos en psiquiatría, y tanto el «delincuente nato» de Lombroso como la «degeneración del sistema moral» de Gudden encontraron una aceptación general como aportaciones serias a una investigación etiológica psiquiátrica, el concepto de psicopatía se pudo integrar sin dificultad en el esquema de una psiquiatría médica. La desafortunada distinción introducida por Jaspers entre → anormalidad cuantitativa y cualitativa, la separación por él exigida entre desarrollo de una personalidad y proceso y la tesis categórica de Schneider sobre el concepto biológico de enfermedad hicieron, sin embargo, que el concepto de psicopatía se convirtiera en los años siguientes en un factor perturbador dentro del sistema de los cuadros clínicos psiquiátricos. Esta incómoda situación de la psiquiatría frente a tan enojoso cuerpo extraño en los sistemas nosológicos se pone de manifiesto, por ejemplo, en el concepto de lo «pseudopsicopático», que nada significa y es contradictorio. K. Schneider, en su teoría psicopatológica, que ejerció una influencia determinante, extrajo la consecuencia derivada del hecho de que la → psicopatología orientada en Jaspers y en Dilthey no fuese evidentemente capaz de hacer una aportación independiente al tema de la psicopatía. Al describir lo anormal psicopático como una variante caracterológica, de base constitucional, desviada de lo estadístico (→ tests de personalidad), lo definió desde una perspectiva de prevención, que era totalmente ajena a la psicopatología general, y vino así a levantar acta de la incompetencia de la → psiquiatría tradicional.

El malestar existente frente a la idea tradicional, sistemática e individual, de lo psicopático se expresó con toda claridad en la analítica existencial (→ análisis de la existencia), cuyas ideas básicas sirvieron de orientación a los interesantes estudios sobre psicopatía de Häfner. El hiato entre el paso fáctico existencial de determinados modos de existencia en la constitución de lo psicopático y el incumplimiento de aspiraciones fracasadas queda cubierto, según Häfner, con la aparente unidad de la fachada. La «fachada» designa un modo específico del *Mitsein* («ser con»), que sirve al psicópata (a diferencia, por ejemplo, del esquizofrénico) para mantener una reciprocidad reducida y, sobre todo, empobrecida. La «fachada» en cuanto modo especial de comunicación, en cuanto trastorno en la reciprocidad de las aspiraciones, alude a una característica de lo psicopático, lo cual lo libera de la vinculación a aquel concepto normativo tradicional que intenta comprender la → desviación, o bien desde el punto de vista del «término medio más o menos vago» (K. Schneider), o desde el de una relativa armonización de las diversas instancias de la personalidad, incompatibles entre sí.

Un modo de consideración que describe lo psicopático como modo de comunicación alterado trata este hecho psicopatológico, «tan respetable como controvertido» (Jaspers), desde un punto de vista propio de las ciencias sociales. La «psicopatía» o la «personalidad psicopática» no significan ya, en este sentido, una suma de cualidades o dolencias disfuncionales o de arritmias y desequilibrios intrapsíquicos causantes de sufrimiento (→ formas de neurosis). Se describe así, más bien, una conducta inesperada que no cabe abordar con los conceptos de norma y de trastorno en el sentido corriente de los términos (→ psicología individual). En todo caso, se puede indagar su idoneidad definiendo antes cuáles son las expectativas de los otros y la situación actual. Se puede considerar entonces, por ejemplo, como anormal psicópata a aquel que no es capaz de ser normativo en el sentido de Canguilhem, en una situación dada o posible, y habría que designar también como personalidad psicopática aquella que es incapaz de transgredir la norma que define, por el momento, lo normal. Mientras que el intento de explicar el concepto de psicopatía dentro del contexto de una teoría de la actividad social es de importancia fundamental para la psiquiatría, los aportes a la investigación causal inspirados en las ciencias sociales, parecen meramente adecuados para conectar de nuevo con una tradición olvidada de la psiquiatría médica. Las objeciones que se formularon contra el postulado schneideriano de deficiencia constitucional estaban ya expresadas en las reflexiones de una así llamada medicina antropológica de los primeros años 20. Los estudios de psicología social que intentan presentar la psicopatía como el resultado de condiciones específicas de socialización se deben a Aichhorn, Bennet, McCord, Spitz, Bowly, A. Freud, Fenichel y muchos otros, y se constituyen en teorías independientes con Cohen, Sykes, Matza, Cloward y Ohlin y con el matrimonio Glueck. Estas investigaciones se basan, obviamente, en un pensamiento inspirado en las ciencias sociales y ajeno a la psiquiatría tradicional; pero desde el punto de vista de la psicopatología tradicional significan sólo un cambio de acento, aunque importante. Dichos autores mantuvieron también la convicción de que, hablando de personalidad psicopática, de personalidad anormal, sociopática o acentuada, describían un trastorno de la personalidad. Lo nuevo eran, sobre todo, los supuestos referentes a la naturaleza y al momento de la noxa causal.

El contacto con las ciencias sociales recondujo a la psiquiatría, en la explicación del tema de la psicopatía, a concepciones que ella, en su desarrollo consecuente hacia una disciplina médica especial, había relegado y desconocido durante decenios. Retrocediendo a esta fase anterior de reflexión, la psiquiatría pudo plantear en forma nueva el problema de los psicópatas, considerando expresamente los datos y las teorías de las ciencias sociales en el diseño de las propias hipótesis.

Una consideración del problema de lo psicopático desde la perspectiva del funcionalismo parece, pues, prometedora: en su crítica a la sociología de la época anterior a la primera guerra mundial, autores como Sutherland, Lemert y otros, pertenecientes a la escuela de Chicago, reclamaron adoptar, en el estudio de la estructura, organización y normas de grupos marginales disociales, el punto de vista del individuo que es objeto de investigación (→ desviación). La tarea del científico social consiste, según ellos, en interpretar el mundo tal como se presenta al sujeto afectado. Esto significa, para la investigación de la psicopatía, que toda clasificación o tipificación de personalidades psicopáticas debe ir precedida por un análisis de la situación individual, dada su relevancia práctica. Este cambio de perspectiva que indaga en primer término el significado de la situación actual a los ojos del psicópata, debe llevar de modo natural a una relativización de conceptos tan corrientes como los de trastorno, desorganización y disfuncionalidad. Pero tal relativización no implica, en modo alguno, aquella ceguera romántica de algunos críticos actuales de la psicopatía, ante el sufrimiento subjetivo que afecta a aquel que se sale de la definición consensual de la situación (→ antipsiquiatría).

La psiquiatría, al abordar el fenómeno de la psicopatía, ha aprendido, a partir de las ciencias sociales y de las investigaciones de éstas, a considerar que los fundamentos naturalistas de la antigua sociología ha de conducir a afirmaciones precipitadas que cierran el paso a un avance del conocimiento. El cambio exigido, en cuanto a adoptar el punto de vista del desviado, la adopción de su perspectiva situacional, es incompatible con la labor que caracteriza a la psiquiatría tradicional, que se esfuerza por reducir las actitudes y los comportamientos insólitos, disconformes y al margen de las expectativas a uno o varios «rasgos característicos» (por ejemplo, «abúlico», «inestable», «inseguro»). Una visión de conjunto analítica de comportamientos directamente perceptibles e inductivamente detectables, con miras a confeccionar un catálogo de rasgos de este tipo, atraerá especialmente al investigador que intenta crear estrategias de delimitación, etiquetado o, al menos, de defensa contra aquellas personas que perturban un orden establecido. Pero ha de inhibir el impulso de aquellos estudios que se esfuerzan por indagar el sentido y la importancia de una desviación registrada. El grado de dependencia de la teoría tradicional sobre la psicopatía con respecto a una ciencia inspirada en las ciencias naturales se refleja en el esfuerzo, mantenido hasta hoy, por extraer de la variedad de desviaciones fácticas de la conducta, determinadas tipologías de personalidades anormales, cuya denominación se orienta con arreglo a normas que no se pueden transgredir sin provocar efectos perturbadores. Mucho menos esfuerzo se dedicó, en cambio, a la tarea de describir detenidamente lo que hace un joven psicópata durante la jornada, lo que piensa sobre sí mismo, sobre sus acciones y sobre la sociedad. Por eso no sorprendió que los críticos más jóvenes de este concepto de psicopatía lo combatieran con sus propias armas, afirmando que el marginado no es el sujeto que actúa de un determinado modo y quebranta las reglas de conducta, sino que es más bien su juez el que aparece desviado en su adhesión a un código previamente dado. Los críticos pasaron por alto, desde luego, que no se tropezaban aquí con un determinado principio psicopatológico, sino más bien que la psiquiatría, al no saber qué hacer, había buscado refugio en las ciencias sociales y había tomado préstamo de ellas. Con esta redistribución de papeles —el desviado se convierte en conformista y el conformista se revela como el verdadero desviado— no se adelanta mucho en el tratamiento del tema, a lo sumo, la idea de que la perspectiva de prevención exige como premisa ineludible, una discusión acerca de la distribución del poder en una sociedad, problema que afecta a todos, más allá del ámbito de competencia de la psiquiatría. Pero, al margen de esto, este concepto de cambio de roles, que se hizo extraordinariamente popular en psiquiatría, y no sólo en el debate sobre la psicopatía, pone de manifiesto una problemática general de algunas teorías sociológicas sobre la desviación. Se trata de un punto débil de las ideas corrientes acerca de la desviación, en el que una psiquiatría de las personalidades anormales es específicamente frágil y que ya Durkheim había señalado en su estudio sobre el suicidio. Ese punto débil consiste en creer, en contradicción con la realidad, que se puede trazar una línea divisoria precisa entre la conducta desviada y la conducta conforme a la norma, lo que hace suponer que el grupo de psicópatas, unificado por la característica de la anormalidad, forma una unidad relativa, cuyos integrantes tienen más en común entre sí que con los otros, los conformes, los que se adaptan sin llamar la atención.

Sólo un pensamiento tan ajeno a la realidad, dependiente en el fondo del concepto médico de patología, podía llevar a hablar del «grupo de los psicópatas». Pero los rigurosos estudios de Goffman, Becker, Lemert y otros habían mostrado que lo característico en las relaciones entre desviación y conformidad no es la separación neta y sin continuidad, sino la amplia e imprecisa interferencia. La interferencia significa aquí, por una parte, que toda conducta psicopática es un fenómeno complejo donde los aspectos desviados y conformes interfieren entre sí, y, por otra parte, que la frontera entre dichos aspectos varía con arreglo a la significación especial de la conducta. También esta idea podía haberla encontrado la psiquiatría en las ciencias sociales, en Max Weber por ejemplo, quien afirmó que la investigación empírica de la actividad social sólo es posible por la vía de la comprensión del «sentido». Y, sobre todo, la ampliación crítica ulterior del concepto weberiano de actividad social, el cual tuvo presente la objeción de que no sólo el «sentido subjetivamente aludido» es relevante para la acción sino que también las coherencias de sentido de validez supraindividual y autónomas deben servir para la explicación de la regularidad del obrar humano, debía haber abierto los ojos a la psiquiatría en su búsqueda infructuosa de una clasificación tipológica de las estructuras psicopáticas.

Las ciencias sociales, que propusieron como alternativa válida, frente a la idea de prevención, una perspectiva que busca el sentido de la desviación de la conducta, habían logrado de ese modo sustituir el concepto de patología, tomado inicialmente de la medicina, por la idea de la complejidad o la multiplicidad. Esto significa de hecho que una conducta disconforme con las expectativas no debe atribuirse, en un análisis descriptivo riguroso, a una estructura deformada —sea cual fuere el modo como ésta se ha originado—, sino que es preciso buscar su dotación de sentido o su funcionalidad en un determinado contexto situacional. Hay que evitar con todo el error, cometido a veces por la apasionada crítica moderna a la psiquiatría, de equiparar sin más el sentido y la funcionalidad de una conducta. Aunque Dilthey había postulado en su época que la aparente falta de sentido de las diversas manifestaciones vitales invita a redefinir tales manifestaciones, mediante un «proceso intelectual sumamente laborioso», en otro contexto estructural, con el fin de alcanzar así el sentido de la totalidad, no quiso significar con ello que el sentido detectable sea siempre funcional. La conducta dotada de sentido no raras veces es totalmente disfuncional, bien sea desde la perspectiva del destino individual o desde el punto de vista de la sociedad y del orden que sustenta su cohesión. Pero tampoco hay que confundir la disfuncionalidad de la conducta con la anormalidad, si no se quiere fijar, frente a la infinita variedad de situaciones posibles, una forma «normal» de afrontarlas que incluya todas las implicaciones externas o internas imaginables. La disfuncionalidad tampoco es un índice de personalidad psicopática o trastornada, si no se quiere interpretar erróneamente un fenómeno que de hecho es social, como cualidad individual. Si se entiende la conducta psicopática como una conducta disfuncional, la consideración analítica se enfrenta con la tarea de descubrir el elemento perturbador o causante del sufrimiento en el modo de entender la situación por parte del desviado, modo con respecto al cual cobran sentido el obrar y las vivencias del sujeto. Junto al análisis de la personalidad y de los determinantes de su desarrollo, posee idéntica importancia el análisis de los condicionamientos de la actividad social concreta.

El psicópata y la tipología de los psicópatas sólo pueden comprenderse como abreviaturas conceptuales de una infinita variedad de comportamientos individuales dotados de sentido y orientados en una definición situacional individual, cuyo estudio y comprensión no pueden basarse en una psiquiatría inspirada en las premisas schneiderianas (→ formas de neurosis).

Bibliografía. A. Aichhorn, *Verwahrloste Jugend*, Berna ³1951; H. Becker, *Aussenseiter. Zur Soziologie abweichenden Verhaltens*, Francfort 1973; I. Bennet, *Delinquent und neurotic children*, Londres 1960; E. Durkheim, *Selbstmord*, Neuwied 1967; A. Freud, *Wege und Irrwege der Kinderentwicklung*, Berna-Stuttgart 1968; J. Glatzel, *Psychopathie-Konzept als Gelenk zwischen Psychiatrie und Sozialwissenschaften*, MMG 3 (1978) 138; S. y E. Glueck, *Jugendliche Rechtsbrecher*, Stuttgart 1963; H. Häfner, *Psychopathen. Daseinsanalytische Untersuchungen zur Struktur und Verlaufsgestalt von Psychopathien*, Berlín-Gotinga-Heidelberg 1961; I.L.A. Koch, *Die psychopathischen Minderwertigkeiten*, Ravensburg 1894; N. Petrilowitsch, *Abnorme Persönlichkeiten*, Basilea-Nueva York ³1966; K. Schneider, *Klinische Psychopathologie*, Stuttgart ⁸1967; R. Tölle, *Katamnestische Untersuchungen zur Biographie abnormer Persönlichkeiten*, Springer, 1966.

JOHANN GLATZEL

PSICOPATOLOGÍA. Concepto de lo psíquicamente anormal, → psiquiatría y psicología, → comprensión de la enfermedad, vías de acceso a lo psíquicamente anormal.

La psicopatología no debe confundirse con la patología. Se ocupa de la dinámica y de los modos de manifestación de lo psíquicamente anormal, de su esencia y de sus cambios en el tiempo (→ anormalidad). Investiga los principios que pueden orientar para establecer las formas de → desviación psíquica y describirlas en sus rasgos concretos.

La psicopatología nació como una disciplina al servicio de la investigación nosológica, como se observa claramente en el sistema psiquiátrico de Kraepelin, modificado varias veces por éste (→ concepto de enfermedad). También posteriormente fue decisivo, en los seguidores de Kraepelin, el esfuerzo para orientar una psicopatología de línea nosológica, en un sistema psicológico previo, como idea directriz y ordenadora. Pronto surgieron tensiones, debido a que el aparato conceptual construido de ese modo se desarrolló bajo la guía de una concepción psicológica dominante que perdió rápidamente el consenso general, para ser sustituida por otras «psicologías». Pero la psicopatología sólo pudo realizar su tarea nosológica de presentar las desviaciones psíquicas en su dinámica e interrelación, frente a los supuestos subyacentes en su terminología, mediante una referencia constante a la concepción psicológica que dominaba a finales de siglo; por eso corrió el peligro de quedar anquilosada y solitaria con respecto a las disciplinas afines. La actitud que observó la psiquiatría clásica frente al → psicoanálisis es tan impresionante como consecuente en este sentido. El proyecto freudiano de construir una psicología propia partiendo de las observaciones hechas en los pacientes psíquicos podía beneficiarse poco de los conceptos psicopatológicos tradicionales, basados en una psicología elementarista, para la descripción de las modalidades concretas del trastorno psíquico. En consecuencia, el psicoanálisis, con sus ideas independientes sobre las leyes intrapsíquicas, sustituyó una buena parte del arsenal conceptual de la psicopatología por sus propias formulaciones. Y cuando echa mano de la terminología tradicional en la exposición de sus ideas nosológicas especiales finge una base común que no existe. Por eso no es extraño que Freud no hiciera ninguna aportación a la psicopatología general; su opinión era que tal empresa exigía establecer unos supuestos previos. Y sus trabajos sobre una psicopatología especial deben considerarse, en el fondo, como estudios preparatorios para una psicopatología que nunca llegó a escribir.

Otros esfuerzos para un desarrollo innovador de la psicopatología dejaron de lado el saber elaborado por ésta sobre el trasfondo de la idea de la enfermedad como *pathos*, y buscaron una nueva idea nosológica acorde con el respectivo nivel de conocimiento psicológico. El problema de la relación existente entre las diversas formas o variantes de anomalía psíquica y las leyes internas que rigen su devenir y su dinámica sólo se estudió en áreas parciales. Se investigaron formas concretas de cambio en las vivencias, en la conducta y en el estado general, pero nunca se acometió después de Jaspers el intento de esbozar una psicopatología general que abarcase todos los aspectos de lo psíquicamente anormal en su globalidad. El → análisis existencial no es una excepción y su gran relevancia radica en el aspecto metodológico y en sus aportaciones a la psicopatología especial. El enfoque antropológico amplió y enriqueció la psicopatología general nosológica, que se limitaba a aquellos fenómenos psicopatológicos que se expresan, por ejemplo, en la naturaleza de la melancolía (→ depresión), de las obsesiones, de la adicción y del → delirio. El enfoque psicopatológico estructural aportó algo similar en el área de las variantes de personalidad; el enfoque dinámico-estructural —al igual que el interaccional— abordó especialmente las vivencias de los delirios y los estados afines a ellas; el enfoque guestaltista, en fin, hizo algo análogo en el área del pensamiento y de la percepción.

La psicopatología general asume, pues, en primer término la tarea de conocer la enfermedad entendida, por una parte, en sentido estático como *pathos*, como realidad fáctica que se presenta en una forma observable, y, por otra parte, como *nosos*, como el desarrollo dinámico autónomo de algo que se manifiesta al fin como → anormalidad, anomalía o enfermedad. La primera parte de esta tarea cobró con Kraepelin y Jaspers forma provisional, pero que no se modificó más tarde sustancialmente y que sólo el → psicoanálisis cuestionó de modo radical. Sus propuestas, que al menos en este aspecto no hallaron eco, quedaron relegadas frente a las hipótesis sobre la génesis de formas especiales de trastorno psíquico, abordadas mucho más ampliamente en los escritos psicoanalíticos (→ diagnóstico). La otra parte de la tarea de una psicopatología general encontró mejor acogida y dio lugar a varios intentos de sustituir la concepción nosológica de Kraepelin, basada en la psicología elementarista, por otra que explicase mejor los fenómenos. Se propusieron diversos enfoques que, por ceñirse a determinados modos de vivencia trastornada y de alteración del estado anímico, no pueden ofrecer una psicopatología general comparable en amplitud y ambición a la psicopatología jaspersiana, y mucho menos sustituirla. El objeto legítimo de la psicopatología general no es, en efecto, únicamente el conocimiento de la enfermedad, sino también la naturaleza de la enfermedad psíquica.

La psicopatología de Kraepelin —y también, con ciertas reservas, la de Jaspers— expresa una concepción manticoteúrgica de la naturaleza de la enfermedad psíquica; encontramos en ella una idea que se remonta a la edad media y que hizo hablar a los médicos antiguos de un *ens morbi* como un absoluto ajeno a la esencia del hombre, que se relaciona con éste de un modo variable, pero independiente. Esta visión de las cosas iba a desplazar gradualmente el centro de gravedad desde la psicopatología general hacia la psicopatología clínica como ciencia auxiliar de una investigación causal primordialmente fundamentada en lo somático (→ hallazgos somáticos en las psicosis). El punto de vista de Jaspers y de Gruhle, inspirado en la psicología compresiva, sólo pudo cobrar su enorme relevancia sobre la base de esta idea de la naturaleza de la enfermedad psíquica que subyace en la psicopatología general (→ comprensión).

Fue mérito de la corriente analítico-existencial y antropológica haber mostrado una nueva perspectiva a la psicopatología general. Esta corriente fundamentó el concepto de enfermedad en el concepto de la vida, es decir, en la estructura espiritual concreta del individuo, y señaló que la enfermedad no es una categoría absoluta. La cuestión relativa a la naturaleza de la enfermedad era también la cuestión relativa a la esencia del ser en general. La psicopatología pasó a ser, en el fondo, una parte de la antropología filosófica.

La psicopatología, si este término conserva aún un sentido, quedó de nuevo abierta en todas direcciones; había perdido su cerrazón y se vio expuesta a influencias y a conocimientos que ella supo asimilar, pero que pusieron de nuevo en cuestión la relativa independencia alcanzada con esfuerzo en un pasado reciente.

Aunque los diversos diseños de psicopatología general utilizan en buena parte los mismos conceptos, definen éstos de modo muy diverso y entienden los términos unas veces como definición nominal y otras como definición real. La consecuencia es que las distintas escuelas y corrientes psicopatológicas, en lugar de confrontar en primer término determinadas tesis sobre la psicopatología, rivalizan más bien en torno a postulados psicológicos o antropológicos, postulados que, al margen del diverso modo de formar sus conceptos, sólo se contraponen entre sí en forma alternativa: los presupuestos psicológicos o antropológicos divergentes luchan por ostentar la primacía. Por eso no puede haber una psicopatología general que se perfile y defina en un progreso continuo de conocimiento, sino una serie de psicopatologías generales cuya evidencia depende de la evidencia de las premisas que las sustentan.

Bibliografía. K.W. Bash, *Lehrbuch der allgemeinen Psychopathologie. Grundbegriffe und Klinik.* Thieme, 1955; L. Binswanger, *Ausgewählte Vorträge und Aufsätze*, vols. I y II, Berna 1955; K. Conrad, *Gestaltanalyse und Daseinsanalytik*, «Nervenarzt» 30 (1959) 405; V.E. v. Gebsattel, *Prolegomena zu einer medizinischen Anthropologie*, Berlín-Gotinga-Heidelberg 1954; J. Glatzel, *Allgemeine Psychopathologie*, Stuttgart 1978; J. Glatzel, *Spezielle Psychopathologie*, Stuttgart 1981; H.W. Gruhle, *Verstehende Psychologie*, Stuttgart [2]1956; H. Heimann, *Psychopathologie*, en K.P. Kisker, J.E. Meyer, C. Müller, E. Strömgren, *Psychiatrie der Gegenwart*, vol. I, Berlín-Heidelberg-Nueva York 1979; W. Janzarik, *Forschungsrichtungen und Lehrmeinungen in der Psychiatrie: Geschichte, Gegenwart, forensische Bedeutung*, en H. Göppinger, H. Witter (dirs.), *Handbuch der forensischen Psychiatrie*, vol. I, Berlín-Heidelberg-Nueva York 1972; K. Jaspers, *Allgemeine Psychopathologie*, Berlín-Heidelberg-Nueva York [8]1965; K. Schneider, *Klinische Psychopathologie*, Stuttgart [8]1967; H. Tellenbach, *Die Begründung psychiatrischer Erfahrung und psychiatrischer Methoden in philosophischen Konzep-

tionen vom Wesen des Menschen, en H.G. Gadamer, T. Vogel (dirs.), *Neue Anthropologie*, vol. 6, Stuttgart 1975; D. Wyss, *Beziehung und Gestalt*, Gotinga 1973.

JOHANN GLATZEL

PSICOSIS. Psicosis, psicótico, enfermedad mental, → esquizofrenia, psicosis única.

Eminentes psiquiatras de todos los tiempos se han esforzado por delimitar la noción de psicosis. Jaspers, por ejemplo —aunque aún no en la primera edición de su *Allgemeine Psychopathologie 1913*—, trató de distinguir entre psicosis y neurosis (→ formas de neurosis): «Se llaman neurosis las desviaciones psíquicas que no afectan a la sustancia del ser humano, y psicosis aquellas otras que atacan al hombre en su totalidad.» Al afirmar que «las psicosis son las enfermedades de la mente o de la psique», expuso una opinión que aún podemos encontrar hoy en sentido inverso (Huber: «Se entiende por enfermedades mentales las psicosis endógenas»). Rennert, en su búsqueda de una «génesis universal de las psicosis», no pudo renunciar a un análisis de las «psicosis nucleares», las «psicosis marginales» y las «psicosis mixtas»; hay ejemplos y explicaciones para todos estos conceptos. También se han flexibilizado las antaño rígidas fronteras entre «fenómenos neuróticos y fenómenos psicóticos» (Rennert). Vliegen reconoció en su análisis de los problemas de la «psicosis única» (concepto que no se identifica con «génesis universal de las psicosis») que es preciso considerar el orden dimensional y el orden categorial. «Mientras que los esquemas de división dimensionales, propuestos sobre todo por psicólogos, establecen la coordinación de los diversos trastornos como posiciones sobre un eje, creando un orden cuantitativo y lineal, los esquemas clasificatorios que se apoyan en los métodos sintomatológico-descriptivos tradicionales buscan las alteraciones psíquicas en tanto que "unidades nosológicas", que presentan sin duda formas de transición pero que fundamentalmente afirman la independencia de cada categoría.»

La novena revisión (1978) de la clasificación internacional de las enfermedades (*International Classification of Diseases*, ICD) de la Organización Mundial de la Salud (OMS) contrapone en el capítulo v las psicosis (diagnóstico, p. 290-299) a las «neurosis, a los trastornos de personalidad (→ psicopatías) y a otros trastornos no psicóticos» (300-316; las → oligofrenias se clasifican aparte, 317-319). Según el *Glosario*, las psicosis son «enfermedades psiquiátricas en las que el deterioro de las funciones psíquicas ha alcanzado tales proporciones que el juicio y la facultad de hacer frente a las exigencias ordinarias de la vida o el sentido de la realidad aparecen notablemente perturbados. No se trata de un concepto exacto o perfectamente definido». La subdivisión ulterior distingue entre «psicosis orgánicas» (290-294) y «otras psicosis» (295-299; → psicosis orgánicas y sintomáticas).

Entre las *psicosis orgánicas*, la clasificación menciona las siguientes:
— «Psicosis orgánicas seniles y preseniles» (290),
— «psicosis alcohólicas» (291),
— «psicosis por drogas» (292),
— «psicosis orgánicas pasajeras (tipos de reacción exógena aguda)» (293) y
— «otras psicosis orgánicas (crónicas)» (294).

Otras psicosis son:
— «Psicosis esquizofrénicas» (295),
— «psicosis afectivas» (296),
— «síndromes paranoides» (297; → paranoia),
— «otras psicosis no orgánicas» (298) y
— «psicosis típicas de la edad infantil» (299).

Todos los expertos están de acuerdo en que no se da un «concepto exacto y perfectamente definido» de psicosis. Encontramos inicialmente (v. Feuchtersleben 1845) este término en el «área de aquellos estados... que suelen llamarse en sentido estricto *trastornos psíquicos, psicosis, psicopatías*, etc. La confusión del mundo interior con el exterior supone un trastorno de las relaciones del alma con el cuerpo...; ese trastorno es el único punto de apoyo en la vida psíquica para aquellas anomalías de la misma que pueden ser objeto de tratamiento por el médico» (p. 260). Wernicke definió en 1910 las psicosis como «enfermedades del cerebro de naturaleza y localización especiales»; Kraepelin, en cambio, equiparaba la psicosis con la «locura» y enumeró bajo este vocablo, de modo bastante asistemático, 22 clases distintas (desde la «locura alternante» a la «locura circular»).

El concepto incluía, pues, como actualmente, elementos dimensionales (sintomatología, grado de gravedad), elementos categoriales (enfermedad) y elementos sistemáticos (→ diagnóstico), con lo cual queda muy limitada su aplicabilidad científica sin riesgo de error. Por eso no faltan intentos de eliminarlo o, al menos, de hacerlo superfluo, si no se puede renunciar totalmente a él.

La posición más avanzada en esta línea es por ahora la de la American Psychiatric Association, que en su tercera edición (1980) del *Diagnostic and statistical manual of mental disorders* (DMS III) —de aceptación general en el plano científico— ha renunciado prácticamente a su aplicación. El concepto se encuentra sólo en la forma adjetiva —*psicótico*— en el glosario que explica algunas expresiones técnicas, como designación de *a*) una determinada conducta de un «individuo» (no, pues, de un enfermo) en un determinado punto temporal o *b*) un «trastorno» psíquico-espiritual (no enfermedad), de suerte que todas las personas afectadas por él muestran durante su curso anomalías características. La conducta psicótica y las anomalías psicóticas en este sentido se reducen al rasgo de *gross impairment in reality testing,* es decir, a un deterioro grave de la capacidad para juzgar (correctamente) la realidad dada (o, más brevemente, a «trastornos notables en la referencia a la realidad»). En este punto existe a veces, según el *Diagnostic,* una «evidencia inmediata», cuando hay, por ejemplo, vivencias delirantes o alucinaciones y el sujeto no tiene conciencia de enfermedad. El *Diagnostic* subraya expresamente, por otra parte, el grado de gravedad del trastorno. Pone como ejemplo la conciencia depresiva: La confianza deficiente en la propia capacidad no califica a un depresivo (→ depresión) como psicótico; pero si él cree ser culpable de una catástrofe natural, debe ser considerado como psicótico. Es importante, sobre todo, la observación de que existen, aunque raras veces, «personas que padecen un trastorno no psicótico» que han desarrollado una «conducta psicótica»; por ejemplo, alguien que padece una neurosis obsesiva progresiva puede tener al fin la convicción delirante de que se mancha cuando da la mano a una persona extraña. Como se ve, el DMS III tampoco puede evitar siempre, pese a sus esfuerzos, el empleo categorial y dimensional simultáneo del mismo concepto.

El término y el concepto de *psicosis,* sin embargo, están ahí, y no podemos renunciar a ellos, ahora ni en el futuro, en clínica y en el lenguaje cotidiano. Su conservación se justifica, sobre todo, porque la psicosis, junto con la «somatosis» (una designación poco usual de todas las enfermedades somáticas) y la «neurosis» (como concepto general para designar los «trastornos psíquicos sin base orgánica demostrable en los que el paciente puede poseer una lucidez notable y una percepción de la realidad intacta y en los que, en general, no confunde sus experiencias y fantasías patológicas con la realidad externa. La conducta puede estar muy perturbada, aunque se halla por lo general dentro de los límites de aceptación social, pero la personalidad se mantiene», ICD), reduce a un denominador común, en una simplificación consciente, las enfermedades psiquiátricas más importantes. Este concepto de psicosis, que en el área de la investigación experimental permite hablar de «→ modelo de psicosis», «combina un término nosográficamente impreciso, con el hecho que es la enfermedad, sin pronunciarse sobre la existencia o no de un sustrato patológico orgánico» (Kindt 1980). Por otra parte, sigue sin respuesta la cuestión general de «si es posible transferir "esquemas abstractivos, criterios de normalidad o la definición del individuo enfermo" (Foucault) desde la patología somática a la → psicopatología» (Kindt 1974).

Otras imprecisiones que son producto de prejuicios y también descuidos terminológicos dan lugar a afirmaciones de este tipo: la psicosis no es, en el fondo, sino una ficción (Peters, *Mary Barnes: Psychose als Fiktion,* 1977). Esto implica una situación que Kisker señaló acertadamente en su reseña del volumen que recoge las intervenciones en un coloquio internacional *Problems of psychosis* (Montreal) en los siguientes términos: No sólo se habló «casi exclusivamente de → esquizofrenia» (dejando de lado las psicosis orgánicas); lo peor fue que los psiquiatras americanos tendían a rechazar totalmente el concepto de esquizofrenia «porque no lo definían nunca con precisión. Abusaban del concepto y cargaban la responsabilidad sobre él, cuando los responsables eran ellos. Desde hace varios decenios, en los Estados Unidos todas las salsas psicóticas se preparan con esquizofrenias, y esto no parece que vaya a acabar (Doucet)». Este angostamiento del concepto de psicosis que aquí se describe: psicosis = → enfermedad mental = → esquizofrenia, ha tenido en algunos aspectos consecuencias muy negativas. Llevó repetidamente a una «realidad literaria», que «es más real que la realidad real» (Peters 1977). En el caso de Mary Barnes, hizo que esta enferma, merced a la función de su «psicosis» determinada para ella (y sólo para ella), pudiera representar el papel de una enferma mental que reflejaba lo esencial «del cuadro del enfermo mental en general» (Jaeckel y Wieser 1970). En el caso de Hölderlin, en cambio, el mismo principio llevó al resultado contrario, como demostró Peters de modo convincente en su respuesta a Berteau.

Bibliografía. American Psychiatric Association (APA), *Diagnostic and statistical manual of mental disorders*, Washington ³1980; K. Birnbaum, *Psychose*, en K. Birnbaum (dir.), *Handwörterbuch der medizinischen Psychologie*, p. 447, Thieme, Leipzig 1930; R. Degkwitz, H. Helmchen, G. Kockott, W. Mombour (dirs.), *Diagnosenschlüssel und Glossar psychiatrischer Krankheiten*, Springer, Berlín-Heidelberg-Nueva York ⁵1980; R. Degkwitz, S.O. Hoffmann, H. Kindt, *Psychisch krank. Einführung in die Psychiatrie für das klinische Studium*, Urban und Schwarzenberg, Munich-Viena-Baltimore 1982; E. v. Feuchtersleben, *Lehrbuch der ärztlichen Seelenkunde*, Gerold, Viena 1845; M. Foucault, *Psychologie und Geisteskrankheiten*, Francfort 1968 (ed. orig. franc., *Maladie mentale et Psychologie*, París 1954; cit. según H. Kindt 1974); G. Huber, *Neuere Ansätze zur Überwindung des Mythos von den sog. Geisteskrankheiten*, «Fortschr. Neurol. Psychiatr.» 47 (1979) 449; M. Jaeckel, St. Wieser, *Das Bild des Geisteskranken in der Öffentlichkeit*, Thieme, Stuttgart 1970; K. Jaspers, *Allgemeine Psychopathologie*, Springer, Berlín 1913, ⁴1946; H. Kindt, *Zur Entstehung und Entwicklung des Psychose-Begriffes*, «Fortschr. Neurol. Psychiatr.» 42 (1974) 453; —, *Katatonie. Ein Modell psychischer Krankheit*, Forum der Psychiatrie, Neue Folge 7, Enke, Stuttgart 1980; K.P. Kisker, reseña del libro *Problems of psychosis*, «Nervenarzt» 44 (1973) 443; E. Kraepelin, *Psychiatrie. Ein Lehrbuch für Studierende und Ärzte*, Barth, Leipzig ⁸1909-1915; M. Lorr, *Psychosen*, en W. Arnold, H.J. Eysenck, R. Meili (dirs.), *Lexikon der Psychologie*, vol. 3, p. 90, Herder, Friburgo-Basilea-Viena 1972; U.H. Peters, *Mary Barnes: Psychose als Fiktion*, «Nervenarzt» 48 (1977) 533; —, *Hölderlin. Wider die These vom edlen Simulanten*, Rowohlt, Reinbek 1982; H. Rennert, *Zum Modell Universalgenese der Psychosen. Aspekte einer unkonventionellen Auffassung der psychischen Krankheiten*, «Fortschr. Neurol. Psychiatr.» 50 (1982) 1; J. Vliegen, *Psychose*, en Ch. Müller (dir.), *Lexikon der Psychiatrie*, p. 409, Springer, Berlín-Heidelberg-Nueva York 1973; —, *Die Einheitspsychose. Geschichte und Probleme*, Forum der Psychiatrie, Neue Folge 9, Enke, Stuttgart 1980; C. Wernicke, *Grundriss der Psychiatrie in klinischen Vorlesungen*, Thieme, Leipzig 1900.

OTTO SCHRAPPE

PSICOSIS EMOCIONAL. Psicosis oniroide, psicosis esquizoafectiva, psicosis psicógena.

Nunca se ha definido exactamente el concepto de «emoción», con respecto a otros estados afectivos. Los términos «afecto» y «emoción» se utilizan prácticamente como sinónimos en la terminología de distintas lenguas. Existe, sin embargo, la tendencia a designar como «afecto» un estado anímico de estructura más simple y de un tono sentimental menos pronunciado, y como «emoción» los sentimientos más intensos y diferenciados (G.E. Störring). Así pues, el concepto de psicosis emocional comprende aquellos casos en los que predominan los afectos violentos de intensidad extraordinaria o que se distinguen por formaciones afectivo-emocionales persistentes e intensas; de este modo se establece una frontera entre este tipo de psicosis y las psicosis o → trastornos afectivos de las enfermedades maniacodepresivas.

Kraepelin señala que en el siglo pasado se habló mucho de «psicosis emocional» sin atribuir a la expresión un significado clínico preciso. Él mismo estimaba más adecuado el término *Schreckneurose* (neurosis de terror) para caracterizar los trastornos psíquicos causados por conmociones anímicas repentinas y violentas. Pero reconocía también que no hay que descartar «en ciertos casos de delirios colapsales y de → amencia» la probabilidad de una génesis por afectos. Prevalecieron, sin embargo, las designaciones de «parálisis emocional» o «estupor emocional» (Baetz; véase E. Bleuler). Cuando Staehelin recuperó en 1946 el término «psicosis emocional», intentó separar del ámbito de las → psicosis esquizofrénicas «ciertas reacciones, de matiz esquizofrénico, a tensiones y conmociones afectivas intensas» para hacerlas más accesibles a la labor psicoterapéutica. Eran decisivas para admitir la presencia de una «psicosis emocional» las cargas emocionales específicas previas a la enfermedad y la remisión brusca y espontánea o la respuesta extraordinariamente favorable a la acción terapéutica. Determinadas conexiones con el concepto de «psicosis psicógenas», mantenido por algunos autores escandinavos (Wimmer, Strömgren; → psicosis), hacen pensar en las investigaciones transculturales de Travaglino. Labhardt investigó sistemáticamente en 1963 ciertas psicosis emocionales de matiz esquizofrénico en la línea de Staehelin, utilizando los siguientes criterios:

1) La existencia de una situación emocional relacionada con el inicio de la psicosis; esta situación puede complicarse por la presencia de una → anormalidad constitucional, por desarrollos psíquicos anómalos o por trastornos somáticos.

2) La ausencia de una tara hereditaria relativa a → esquizofrenia.

3) Un contenido de la → psicosis fácilmente inteligible, a veces en los límites de la normalidad.

4) Excelente *rapport* afectivo de los enfermos y ausencia de síntomas no empatizables, y concretamente, ausencia de una «atmósfera esquizofrénica».

5) Curso rápido del estado psicótico, a veces sin necesidad de medidas terapéuticas, en el espacio de dos a cuatro semanas, sin secuelas ni defecto.

Störring, Suchenwirth y Völkel propusieron en 1962 otro concepto de psicosis emocional basado en la configuración emocional del cuadro psicótico. Los autores describen en las vivencias psicóticas escenas excitantes, patéticas, turbadoras de carácter más o menos real, que se suceden precipitadamente y que recuerdan los cambios bruscos y los procesos simultáneos o sincrónicos de los → sueños. Aparece perturbado, sobre todo, el complejo estrato emocional de los afectos y movimientos anímicos, con especial participación de los fenómenos expresivos y del sistema neurovegetativo. G.E. Störring postuló más tarde (1969) que tales perturbaciones afectivas intensas aparecen sobre todo en fases depresivas y en estados maniacodepresivos mixtos, cuando la emocionalidad no sufre una paralización de los impulsos o la afectividad mantiene incluso un excedente de componente maniaco. Las psicosis emocionales adquieren su configuración específica por influencia de presiones especiales caracterógenas en personalidades inmaduras e infantiles, fanático-sentimentales y poco realistas, que en la → psicosis tienden a huir aún más de la realidad y a evadirse hacia lo onitoide (→ formas de neurosis). Contrariamente a las manifestaciones ciclotímicas puras y a las psicosis esquizofrénicas, esta emocionalidad es muy excitable y tiende a cambios bruscos. Así, las psicosis emocionales se aproximan, en el plano sintomatológico, a las psicosis cicloides de la escuela de Leonhard. Janssen y Denker han hecho notar que la etiología de estas psicosis emocionales es tan variada como su fenomenología. Los factores endógenos, exógenos, personales y reactivos pueden influir conjuntamente en sentido patogenético y patoplástico. Las influencias exógenas, somáticas, son a su juicio más fuertes que en las otras formas endógenas. En el estudio sistemático de Boeters fueron examinados 54 enfermos que habían padecido una o varias veces psicosis emocionales. Boeters estableció los siguientes criterios para el diagnóstico: intensa turbulencia afectivo-emocional y una forma de vivenciar de tipo onitoide (Mayer-Gross). Se comprobó que tales psicosis emocionales onitoides no aparecen de modo aislado, sino que pueden repetirse, sin ser atribuibles en cada caso a factores reactivos o exógenos. Pero se comprobó también que las psicosis emocionales no suelen cursar tan pura y bipolarmente, como sería de esperar siguiendo a Leonhard. Estas formaciones psicóticas atípicas, en sentido tradicional, suelen ofrecer una alternancia brusca entre excitación e inhibición. Por lo demás, se constató en este grupo la ausencia de una tara hereditaria en la mitad de los pacientes, y en los otros eran muy frecuentes entre sus parientes las enfermedades ciclotímicas. Casi nunca se encontraron en los familiares fenómenos equiparables a las psicosis emocionales oniroides. Eran bastante frecuentes los factores exógenos, en relación con el inicio de la → psicosis (puerperio, *diabetes mellitus*, → epilepsia, enfermedades cardiocirculatorias, intoxicaciones, infecciones, etc.), pero sin el peso suficiente para diagnosticar una psicosis sintomática. Respecto a la personalidad primaria se detectaron casi siempre excentricidades, sobre todo del tipo del hiperestésico en el sentido de Kretschmer, y eran sumamente frecuentes los rasgos exageradamente detallistas y anancásticos. Es cierto que existían en el período previo a la enfermedad frecuentes situaciones conflictivas, que se prolongaban también temáticamente en la psicosis; pero la hipótesis de una psicosis psicógena sólo parecía posible en casos aislados, y con reservas.

El estudio de cursos prolongados puso de manifiesto que en casi todos los pacientes se producían, además de las psicosis emocionales oniroides, otros tipos de alteraciones, sobre todo en la línea de las manifestaciones ciclotímicas puras y con arreglo a la hipótesis de G.E. Störring, al ir aumentando la edad. Se halló también, a veces, un abocamiento a la esquizofrenia. Tratándose de pacientes que sólo mostraban síndromes de psicosis emocional, el tiempo de observación fue probablemente demasiado breve. Por eso cabe concebir las psicosis emocionales (oniroides) como «tipos de psicosis inmaduras, preconfiguradas», que aparecen bajo la influencia de noxas reactivas agudas o exógenas y que operan en sentido «esquizofrénico» (→ esquizofrenia) debido a su intensidad, pero sin afectar sustancialmente a la estructura de la personalidad. Las observaciones del curso hacen presumir la pertenencia a la enfermedad maniacodepresiva.

La recuperación del concepto prekraepeliniano de psicosis emocional en los últimos años se orienta en dos direcciones. Staehelin y Labhardt se interesan por la delimitación de las esquizofrenias «benignas», en el sentido del concepto de psicosis psicógenas de los autores escandinavos. El otro grupo de autores (Störring, Suchenwirth y Völkel, Janssen y Denker, Boeters) destaca sobre todo las peculiaridades psicopatológicas del cuadro clínico. Resultan así unas relaciones estrechas con las psicosis cicloides de la escuela de Wernicke-Kleist-Leonhardt. Actualmente se tiende a clasificar estas configuraciones atípicas, situadas en el punto de intersección de los sistemas de referencia tradicionales, como «psicosis esquizoafectivas».

Bibliografía. E. Baetz, *Über Emotionslähmung*, «Allg. Z. Psychiatr.» 58 (1901) 717-721; E. Bleuler, *Lehrbuch der Psychiatrie*, Springer, Berlín-Heidelberg-Nueva York [10]1966; U. Boeters, *Die oneiroiden Emotionspsychosen*, Karger, Basilea-Munich-París-Londres-Nueva York-Sydney 1971; —, *Zykloide Psychosen*, en *Die Psychologie des 20. Jahrhunderts*, vol. X, Kindler, Zurich 1980; D. Janssen, U. Denker, *Emotionspsychosen in Schwangerschaft, Wochenbett und Stillzeit*, «Fortschr. Med.» 82 (1964) 729-735; E. Kraepelin, *Psychiatrie*, Barth, Leipzig [5]1896; E. Kretschmer, *Medizinische Psychologie*, Thieme, Stuttgart [12]1963; F. Labhardt, *Die schizophrenieähnlichen Emotionspsychosen*, Springer, Berlín-Gotinga-Heidelberg 1963; K. Leonhard, *Aufteilung der endogenen Psychosen*, Akademie-Verlag, Berlín 1968; W. Mayer-Gross, *Selbstschilderungen der Verwirrtheit. Die oneiroide Erlebnisform*, Springer, Berlín 1924; St. Mentzos, *Mischzustände und mischbildhafte phasische Psychosen*, Enke, Stuttgart 1967; J.E. Staehelin, *Zur Frage der Emotionspsychosen*, «Bull. Schweiz. Akad. Med. Wiss.» 2 (1946-1947) 121-130; G.E. Störring, R. Suchenwirth, H. Völkel, *Emotionalität und zykloide Psychosen*, «Psychiatr. Neurol. Med. Psychol.» 14 (1962) 85-97; G.E. Störring, *Zyklothymie. Emotionspsychosen, Schizophrenie*, en G. Huber (dir.), *Schizophrenie und Zyklothymie*, Thieme, Stuttgart 1969, p. 68-77; E. Strömgren, *Pathogenese der verschiedenen Formen von psychogenen Psychosen*, en *Mehrdimensionale Diagnostik und Therapie*, Thieme, Stuttgart 1958; Travaglino, citado según J.E. Staehelin; A. Wimmer, *Psykogene Sindsygdomsformer, St. Hans Hospital 1816-1916*, p. 85-216, Copenhague 1916 (publicado con motivo del centenario del hospital).

ULRICH BOETERS

PSICOSIS ORGÁNICAS Y SINTOMÁTICAS.
Psicosis de base somática, psicosíndrome orgánico, síndrome transitorio, alteración orgánica de la personalidad, demencia.

1. Terminología. Concepto. Los términos «psicosis orgánicas» y «psicosis sintomáticas» se emplean hoy como equivalentes de las designaciones «psicosis de base orgánica», «psicosis somatógenas» y «psicosíndrome orgánico (orgánico cerebral)», incluyendo todo el grupo de psicosis o psicosíndromes que están condicionados inmediata o mediatamente por enfermedades y lesiones cerebrales. Así pues, la aparición de psicosis orgánicas debe relacionarse causalmente con la afección detectable del cerebro, aunque esta afección no sea en un caso concreto la única condición de la existencia de la → psicosis. En sentido estrictamente científico, todos los psicosíndromes —aun los leves— que surgen sobre la base de trastornos funcionales cerebrales pueden considerarse como psicosis (orgánicas, sintomáticas) de origen somático (K. Schneider).

2. Psicopatología. Las psicosis orgánicas, independientemente de su etiología especial, se caracterizan por síndromes psicopatológicos comunes y unitarios. Son «tipos de reacción inespecífica» (Bonhoeffer) en relación con la etiología o la enfermedad básica. Los matices característicos correspondientes a las diversas noxas, por ejemplo en el delirio alcohólico, suelen depender de síntomas somáticos que acompañan al psicosíndrome. Diversos procesos cerebrales pueden llevar a psicosíndromes iguales, no diferenciables con seguridad a nivel puramente psicopatológico. Por otra parte, pueden aparecer en una misma enfermedad básica todas las modalidades posibles de psicosis orgánicas, y sucederse en el curso de ella. Así, cabe observar después de una contusión cerebral, primero la inconsciencia y la obnubilación de conciencia, luego síndromes delirantes, a continuación síndromes transitorios paranoides-alucinatorios, endógeno-depresivos y afectivo-aspontáneos. En una enfermedad básica progresiva, por ejemplo encefalítica o vascular cerebral, se observa la misma serie de síndromes, pero en orden inverso. La diversidad de los psicosíndromes orgánicos está determinada, más que por el tipo especial de enfermedad básica, por la gravedad, el ritmo evolutivo, la extensión y localización del proceso, la constitución, la edad y los factores situacionales y biográficos. Para la práctica, en todo caso, rige el principio general de la inespecificidad de los psicosíndromes orgánicos.

1. *Síntomas principales.* El → síntoma psicopatológico principal de las formas reversibles y agudas es la obnubilación de la conciencia, y el de las formas irreversibles y crónicas, la alteración de la personalidad y de la inteligencia, es decir, la *alteración orgánica de la personalidad y la demencia.* A esto se añaden los síndromes transitorios y los síndromes seudoneurasténicos irreversibles como modalidades más leves. Los síntomas principales muestran configuraciones variadas y facultativas.

2. *Psicosíndromes orgánicos reversibles e irreversibles.* Existen entre ellos transiciones, al igual que en las enfermedades subyacentes, sin que existan fronteras definidas. Casi todos los síndromes de los psicosíndromes orgánicos irreversibles y crónicos pueden aparecer, en el curso de psicosíndromes orgánicos reversibles, sin posibilidad de distinción a nivel psicopatológico. El cuadro transversal no permite, pues, formular un pronóstico seguro sobre reversibilidad o irreversibilidad. Por ejemplo, el síndrome de Korsakov aparece como síndrome transitorio reversible y como estado de defecto orgánico, sin posibilidad de distinción fenomenológica. También los psicosíndromes leves, por ejemplo los seudoneurasténicos, pueden aparecer en forma reversible e irreversible.

3. *Rasgos vivenciales reactivos.* Como en otras enfermedades, también en los psicosíndromes orgánicos deben tomarse en consideración las reacciones psíquicas del individuo a las vivencias relativas a su enfermedad y a las consecuencias de ésta. Cuanto menor sea el grado de acentuación de las alteraciones psíquicas, tanto más conscientes serán los enfermos de su menor capacidad y de las consecuencias de ello, y sufren en consecuencia. Muchos rasgos de su enfermedad son reactivos y no deben considerarse como síntomas cerebrales inmediatos. La configuración temática de un delirio o de una alucinosis, por ejemplo, permite conocer circunstancias biográficas y situacionales. Las reacciones vivenciales de los pacientes de psicosíndromes orgánicos tan sólo son anormales cuando están marcadas y configuradas por las alteraciones psicoorgánicas patológicas.

3. Diagnóstico. El síndrome psicopatológico sólo permite la catalogación en el grupo general de los psicosíndromes orgánicos. Sólo a la luz de los datos de la exploración somática es posible formular el → diagnóstico de una determinada enfermedad básica. Para confirmar el diagnóstico es preciso realizar en todos los casos un reconocimiento somático a fondo, a veces con empleo de métodos reservados a la clínica especializada. En las formas leves y en etapas iniciales resulta difícil o imposible, a nivel puramente psicopatológico, la diferenciación frente a psicosis endógenas y a trastornos neuróticos y psicopáticos de la personalidad (→ psicopatía). A veces es necesario delimitar los psicosíndromes orgánicos frente a las formaciones sintomáticas psicógenas y a las acentuaciones neuróticas de síntomas. Hay que distinguir, por ejemplo con respecto a la seudodemencia, una seudoseudodemencia basada en una lesión cerebral acompañada de psicosíndrome orgánico, encubierto éste por la superestructura psicógena. Los cuadros seudopsicógenos histeriformes no son raros en enfermedades cerebrales orgánicas. Después de traumas craneoencefálicos pueden predominar, por ejemplo, los refuerzos de síntomas psicógenos de rendimiento disminuido, de origen orgánico cerebral. Es tarea del investigador precisar la parte de condicionamiento cerebral orgánico en el psicosíndrome y tomar en consideración la estructura de la personalidad y el modo de reaccionar del paciente.

Los psicosíndromes orgánicos se distinguen en general claramente de las psicosis endógenas, pero existen coincidencias, síndromes de apariencia esquizofrénica o endógeno-depresiva o maniaca (síndromes «endomorfos») en enfermedades cerebrales detectables: las denominadas → *esquizofrenias y ciclotimias sintomáticas*. Se trata generalmente de síndromes transitorios episódicos, que pueden incluir psicosis paranoide-alucinatorias, catatónicas y endomorfo-depresivas, por ejemplo en casos de abuso de medicamentos y de drogas, de encefalitis, después de contusión cerebral, en procesos cerebrales degenerativos y en algunos casos de → epilepsia. Aparecen también, muy raramente, esquizofrenias sintomáticas crónicas (→ esquizofrenia), por ejemplo después de lesión anoxémica del cerebro, intoxicación con óxido de carbono, traumas cerebrales o abuso crónico de aminas sintéticas (revisión de conjunto: Huber 1972). Es demostrativo el caso de un estado considerado durante años como esquizofrenia después de lesión del cerebro por óxido de carbono, que sólo en la autopsia se comprobó que era exógeno (Röder-Kutsch y Scholz-Wölfing).

4. Formas (agudas) reversibles. Las psicosis orgánicas reversibles pueden estar causadas por enfermedades cerebrales o por enfermedades somáticas y generales primordialmente extracraneales y sólo secundariamente cerebrales. Nosotros distinguimos, además de las formas con obnubilación de la conciencia, otras sin obnubilación: los síndromes transitorios (Wieck). Las causas pueden ser ciertas enfermedades que influyen tan sólo secundariamente en el sistema nervioso central (psicosis sintomáticas en sentido estricto, tradicional), por ejemplo, enfermedades generales graves, trastornos metabólicos y circulatorios e intoxicaciones, así como todas las enfermedades y afecciones propias del cerebro, por ejemplo, enfermedades cerebrales de origen vascular, que llevan a psicosis reversibles como episodios surgidos sobre el trasfondo de una alteración orgánica de la personalidad o una demencia.

1. *Sintomatología.* No siempre se produce el síntoma principal, representado por la obnubilación de la conciencia. Si no existe un trastorno de la conciencia, se habla de un síndrome transitorio (Wieck).

2. *Síndromes transitorios.* Incluyen, como tipos más destacados, psicosíndromes afectivos, aspontáneos, expansivo-maniformes y paranoide-alucinatorios, alucinosis, los llamados estados crepusculares «orientados», el «Korsakov agudo» y estados de debilidad hiperestésico-emotivos (Bonhoeffer), que corresponden a los síndromes seudoneurasténicos reversibles. Los síndromes transitorios leves son afectivos o aspontáneos, y los graves suelen ser amnésicos. El síndrome transitorio aumenta gradualmente en gravedad en el curso de una enfermedad cerebral y pasa a la obnubilación de la conciencia, mientras que la involución, por ejemplo después de intoxicación por somníferos o de contusión cerebral, se produce en orden inverso. Los síndromes transitorios poco marcados, con distimias de tipo depresivo, ansioso, eufórico, apático o histeriforme, son a veces difícilmente reconocibles como psicosíndromes orgánicos y di-

fíciles de distinguir de los trastornos psicorreactivos. Es frecuente que no se advierta el origen orgánico cerebral de los síndromes transitorios leves que aparecen en las etapas inicial e involutiva de las enfermedades cerebrales, y que no se les otorgue la importancia que tienen para el diagnóstico precoz, para el tratamiento y la rehabilitación. En síndromes transitorios que remiten lentamente, como los producidos después de contusión cerebral, ictus cerebral o intoxicación por somníferos, se puede controlar el curso intraindividual con tests psicopatométricos.

3. *Obnubilación.* Es el síntoma principal de los grados más acentuados de psicosis orgánicas reversibles (sintomáticas) y puede expresarse por una reducción cuantitativa de la lucidez (sopor, coma) o por alteraciones de tipo más cualitativo-productivo, con vivencias alucinatorias y delirantes (→ delirio). Cabe destacar como tipos con transiciones fluidas entre sí la confusión, la amencia, el delirio y el estado crepuscular. Los criterios comunes de la obnubilación son los trastornos de orientación, atención y percepción, del curso mental formal y de la capacidad retentiva. La atención disminuye, es difícil de despertar y de fijar en un tema; disminuye la retentiva; la orientación espacial y la temporal están más o menos claramente alteradas; el pensamiento es más lento y/o se torna incoherente. Al término del estado, existe una amnesia parcial o total para el intervalo de tiempo transcurrido. Todas las funciones psíquicas y mentales pueden oscilar mucho en cuestión de horas o incluso de minutos.

4. *Pronóstico.* Las psicosis sintomáticas agudas son, en su mayoría totalmente reversibles. Hay, sin embargo, excepciones. Aparte del curso letal, por ejemplo, de un delirio, una psicosis sintomática aguda puede dejar un psicosíndrome orgánico irreversible; por ejemplo, una así llamada psicosis postcontusional puede provocar una alteración orgánica de la personalidad y/o un síndrome seudoneurasténico (debilidad de rendimiento cerebral).

5. *Diagnóstico.* Cuando la obnubilación es evidente, su reconocimiento no suele ofrecer dificultad. Casi todas las psicosis acompañadas de obnubilación tienen en común las alteraciones de la orientación temporal, de la atención y de la aprehensión, dificultad para concentrarse, la expresión perpleja y el trastorno de la capacidad retentiva. También los enturbiamientos leves de la conciencia y los síndromes transitorios graves dejan una amnesia total o parcial; en este último caso pueden reproducirse vivencias alucinatorias. Es frecuente que los síndromes transitorios no sean reconocidos como tales en la práctica clínica.

5. Formas (crónicas) irreversibles. Las enfermedades y noxas que afectan directa o indirectamente al cerebro pueden generar psicosíndromes orgánicos irreversibles, predominando aquí las enfermedades primordialmente cerebrales.

1. *Sintomatología.* Cabe distinguir por el tipo y el grado de la psicosis los síndromes seudoneurasténicos, las alteraciones orgánicas de la personalidad más o menos aisladas, es decir, no unidas a un deterioro intelectual grave, y las demencias acentuadas. También rige aquí el principio de la inespecificidad: al margen de que la enfermedad o la lesión se produzcan por inflamación, degeneración, procesos vasculares, traumatismos o intoxicación crónica, los síndromes psicopatológicos son iguales o similares entre sí. En enfermedades cerebrales progresivas, por ejemplo vasculares o degenerativas, los psicosíndromes son muchas veces irreversibles, pero no estacionarios, sino progresivos. No representan entonces un síndrome residual. Esto es válido especialmente con respecto a los síndromes de deterioro demencial y también, en parte, para las alteraciones orgánicas de la personalidad. Pero estas alteraciones y los síndromes seudoneurasténicos pueden ser también un estado (defecto) residual estacionario, por ejemplo, subsiguiente a lesión cerebral traumática, encefalítica o distrófica. Síndromes residuales, en el sentido de psicosíndromes orgánicos no involucionables pero tampoco progredientes, pueden darse en los tres tipos; así, por ejemplo, como estados seudoneurasténicos después de contusión cerebral, o como síndromes demenciales con defecto tras una parálisis general progresiva tratada.

2. *Síndrome seudoneurasténico.* Suele aparecer como síndrome estacionario con defecto, a consecuencia de lesiones cerebrales.

Estos síndromes de «debilidad irritable» son similares a la debilidad de rendimiento cerebral (traumática o de otro origen; «encefalopatía», von Baeyer). Coinciden con las alteraciones orgánicas de la personalidad en la ausencia de una demencia propiamente dicha con marcados fallos intelectuales y mnésicos. Son psicosíndromes relativamente inaparentes y no característicos, etiológicamente multivalentes, que se distinguen por labilidad afectiva e irritabilidad intensas y reducción del nivel energético psíquico general, con sensación de debilidad de concentración y de fatiga anormal, que a veces queda en el plano subjetivo y sólo es objetivable mediante tests psicológicos.

3. *Alteración orgánica de la personalidad.* El concepto alude a cambios de la vertiente dinámica de la personalidad: la reactividad afectiva (intensa irritabilidad, labilidad emocional) y del estado de ánimo (por ejemplo, distimia depresiva), de la impulsividad psíquica general (reducción de impulso) y del ritmo psicomotor (lentificación). Cabe destacar como tipos principales, con mutuas transiciones, los síndromes apáticos y pobres de impulso, eufóricos y prolijos, excitables y desinhibidos (K. Schneider). A veces no se da un verdadero cambio del modo de ser, como en los síndromes seudoneurasténicos, porque faltan los rasgos ajenos a la personalidad y el núcleo de ésta se mantiene. Si se producen formas extremas (caricaturas) de determinadas cualidades personales o deterioros de rasgos diferenciados, por ejemplo del tacto social, de los buenos modales, de la deferencia, de los sentimientos y de las valoraciones estéticas y éticas, habrá que hablar de cambio del modo de ser. Los cambios orgánicos de la personalidad se manifiestan, ante todo, en la conducta y no pueden detectarse directamente en los tests de inteligencia. En las anomalías detectables mediante tests psicológicos se trata, más bien que de una reducción general de la inteligencia, de trastornos de facultades concretas y/o de su integración. La lentificación, la falta de flexibilidad mental, la viscosidad (algo característico mas no específico de alteraciones epilépticas) y las modificaciones de la reactividad afectiva pueden estar más o menos acentuadas.

1) *Psicosíndrome cerebral local.* El psicosíndrome cerebral local (M. Bleuler), con alteraciones del estado de ánimo, del impulso y de pulsiones vitales aisladas, puede considerarse como una forma especial de alteración orgánica de la personalidad. Sin embargo, no puede diferenciarse con seguridad de los psicosíndromes cerebrales difusos por el cuadro psicopatológico. Tampoco resulta posible la diferenciación puramente psicopatológica entre psicosíndromes frontales, diencefálicos y temporales. Sólo en casos especialmente claros pueden aparecer rasgos característicos, mas en modo alguno específicos, como la falta de espontaneidad (aspontaneidad), conservándose la capacidad de reacción a estímulos exteriores o la «falta de previsión» como nota distintiva de lesiones cerebrales frontales. Los psicosíndromes cerebrales locales tampoco se pueden distinguir con seguridad, en el plano psicopatológico, de los *psicosíndromes endocrinos* tal como se manifiestan en endocrinopatías de diverso tipo.

4. *Demencia.* Las demencias son trastornos de la inteligencia adquiridos después de la primera infancia, a consecuencia de una enfermedad cerebral, y presentan deterioro intelectual y mnésico acentuado, irreparable y parcialmente progresivo, falta de conciencia de enfermedad e incapacidad para la reflexión y para «hacerse cargo de». Actualmente, las demencias son raras en comparación con las alteraciones orgánicas de la personalidad y con los síndromes seudoneurasténicos. En un estudio clínico se encontraron, entre 1500 casos de psicosíndromes orgánicos irreversibles, tres quintas partes de los pacientes con síndromes seudoneurasténicos y/o alteraciones orgánicas leves de la personalidad, un tercio con alteración acentuada y sólo un 5 % con demencia acentuada (Huber 1972). El hecho de que los psicosíndromes orgánicos no muy masivos, que presentan a menudo grandes dificultades para el diagnóstico diferencial, sean los más frecuentes, reviste importancia práctica para la terapéutica, la rehabilitación y el dictamen pericial. Las demencias son más frecuentes en los procesos atróficos cerebrales primarios (por ejemplo enfermedad de Alzheimer o de Pick); en los procesos vasculares cerebrales, en cambio, son relativamente raras, con un 10 % aproximadamente. La contusión cerebral no suele provocar demencias

acentuadas. Una demencia va siempre unida a una modificación del modo de ser, que suele precederla, por ejemplo, en procesos vasculares cerebrales y en la enfermedad de Pick. El grado y la índole de los trastornos de inteligencia en la demencia se pueden determinar por medio de tests de inteligencia, si el sujeto no ha perdido del todo la conciencia acerca de su trastorno y la capacidad de «hacerse cargo» y de cooperación. Una demencia de tipo prevalentemente amnésico es el síndrome de Korsakov, con la tríada representada por desorientación, incapacidad retentiva y confabulaciones. Un síndrome demencial, que cabe denominar entonces con Scheid y Wieck síndrome transitorio, puede desaparecer totalmente si la afección cerebral subyacente lo permite y es accesible a una terapéutica («demencia aguda», Bronisch 1951; «demencia reversible», Huber 1972, 1981). Resulta especialmente importante para la práctica el reconocimiento de aquellas enfermedades susceptibles de tratamiento, que se hallan en la base de un psicosíndrome orgánico de apariencia irreversible y también del cuadro clínico de una demencia.

5. *Pronóstico*. Son pocos los psicosíndromes orgánicos irreversibles que cursan de modo constantemente progresivo hasta la demencia. La mayoría de ellos manifiestan síndromes de → defecto orgánico no involucionables, pero de intensidad escasa a moderada, con oscilaciones y mejorías, compensaciones, descompensaciones y recompensaciones, en dependencia de las condiciones peristáticas, psíquicas y ambientales. El rendimiento, la conducta y el estado anímico de tales enfermos están muy expuestos a la influencia externa y son muy sensibles a situaciones de conflicto y sobrecarga. No existe en realidad *la* alteración orgánica de la personalidad, sino toda una serie de cuadros donde destacan trastornos del rendimiento y de la conducta, distintos en cada caso.

6. *Diagnóstico*. También dentro del marco de las psicosis orgánicas irreversibles y crónicas pueden aparecer síndromes endomorfos, esquizofrénicos y ciclotímicos. Es importante para la terapéutica distinguir entre psicosíndromes orgánicos en procesos cerebrales vasculares y degenerativos, por una parte, y psicosis endógenas depresivas y paranoides en la involución, por otra. No es raro, sin embargo, observar en edades avanzadas psicosis endógeno-depresivas de matiz psicoorgánico o que desembocan en psicosíndromes orgánicos irreversibles, psicosis que van acompañadas de atrofia cerebral y sólo pueden abordarse mediante un análisis causal pluridimensional. En pacientes con psicosis orgánicas es imprescindible llevar a cabo una investigación neurológico-psiquiátrica completa. Además de los datos psicopatológicos, se precisan a menudo exámenes especiales, con tests psicológicos, de las funciones mnésicas, de la atención y la concentración, y estudios psicopatométricos.

Bibliografía. W. v. Baeyer, *Zur Pathocharakterologie der organischen Persönlichkeitsveränderungen*, «Nervenarzt» 18 (1947) 21-28; E. Bleuler, *Lehrbuch der Psychiatrie*, reelabor. por M. Bleuler, Springer, Berlín-Heidelberg-Nueva York [14]1979; K. Bonhoeffer, *Die exogenen Reaktionstypen*, «Arch. Psychiatr. Nervenkr.» 58 (1917) 58-70; F.W. Bronisch, *Hirnatrophische Prozesse im mittleren Lebensalter und ihre psychischen Erscheinungsbilder*, Thieme, Stuttgart 1951; G. Huber, *Klinik und Psychopathologie der organischen Psychosen*, en K.P. Kisker, J.-E. Meyer, C. Müller, E. Strömgren (dirs.), *Psychiatrie der Gegenwart. Forschung und Praxis*, vol. II/2, Springer, Berlín-Heidelberg-Nueva York [2]1972; —, *Psychiatrie. Systematischer Lehrtext für Studenten und Ärzte*, Schattauer, Stuttgart-Nueva York [3]1981; T. Röder-Kutsch, J. Scholz-Wölfing, *Schizophrenes Siechtum auf der Grundlage ausgedehnter Hirnveränderungen nach Kohlenoxydvergiftung*, «Z. Ges. Neurol. Psychiatr.» 173 (1941) 702-730; W. Scheid, *Lehrbuch der Neurologie*, Thieme, Stuttgart [4]1980; K. Schneider, *Klinische Psychopathologie*, Thieme, Stuttgart [12]1980; H.J. Weitbrecht, *Zur Frage der Demenz*, en H. Kranz (dir.), *Psychopathologie heute*, Thieme, Stuttgart 1962; H.H. Wieck, *Lehrbuch der Psychiatrie*, Schattauer, Stuttgart-Nueva York [2]1977.

GERD HUBER

PSICOSOMÁTICA. Problema cuerpo-alma, psicofisiología, somatización, neurosis de conversión, teoría de la especificidad.

Definición: La psicosomática es una corriente de la investigación y de la práctica médicas que considera en un sentido integrador los factores psíquicos, somáticos y sociales.

Historia: La psicosomática, como área de investigación y de actividad de la medicina, comenzó a establecerse en el siglo XX. Los inicios del pensamiento psicosomático se remontan hasta la antigüedad (Ackerknecht 1982). Coincidiendo con el auge de la medicina inspirada en las ciencias naturales durante el siglo XIX, se buscaron explicaciones psicológicas más complejas de la génesis de las enfermedades: se acuñó el término neurosis (→ formas de neurosis), se aplicó la → hipnosis con fines clínicos y se estudiaron los factores de la personalidad. Un punto álgido de este proceso fue sin duda el → psicoanálisis de Freud. En el mismo período surgieron los conceptos psicológicos comportamentales de Pavlov, que desembocaron en la psicología de la conducta (→ terapia de la conducta), concretamente en el conductismo de Skinner. Otras influencias partieron de la investigación de los fundamentos psicológicos y psiquiátricos, de la psicofisiología, de la epidemiología y de la sociología.

Relación cuerpo-alma: Constituye un problema fundamental de la psicosomática. En este punto influyeron de modo notable ciertas filosofías, ideologías, religiones y teorías sociales: ante todo, un *materialismo rígido* expresado sobre todo en el conductismo de Skinner. También Freud mostró una tendencia materialista, aunque posteriormente se ocupó sólo del aparato psicológico del hombre. Se comprueba aquí que el materialismo en sentido filosófico no puede contraponerse polarmente a *mentalismo*. Las ideas materialistas y las concepciones de orientación dualista se han mantenido hasta hoy, sobre todo en los médicos de orientación somática, a los que Engel califica de «biomédicos analítico-factoriales» (Engel 1977). Filósofos y neurofisiólogos como Popper y Eccles han resucitado en los últimos años al dualismo, silenciado durante tanto tiempo, a la vista de recientes investigaciones neurofisiológicas y psicológicas llevadas a cabo sobre la conciencia humana (Popper y Eccles 1977). El neurofisiólogo Sperry (1980) ha contrapuesto al modelo dualista de Eccles y de Popper un *monismo* integrativo, señalando sobre todo la inseparabilidad de los procesos y estados neurofisiológicos y los procesos y estados psíquicos. Tendencias similares, denominadas a veces holistas, a superar el dualismo y el materialismo aparecen en el modelo biopsicosocial de Engel y en la teoría del círculo funcional de von Uexküll (Engel 1977, von Uexküll 1979)

Psicoanálisis: El → psicoanálisis influyó de modo decisivo en la psicosomática del siglo XX. Muchos de los modelos psicosomáticos nacidos en este campo quedaron, sin embargo, fijados en lo psíquico, en lo psicógeno, relegando la vertiente fisiológico-somática y la vertiente social.

La aportación capital de S. Freud a la psicosomática consiste en la descripción de dos trastornos primariamente psicógenos, cuya sintomatología se encuentra en la esfera somática: la *neurosis de conversión y la neurosis actual*. El modelo freudiano de la neurosis de conversión se sigue aceptanto hoy con escasas modificaciones. Según el mismo, un conflicto reprimido se expresa por síntomas somáticos y de ese modo se mantiene alejado de la conciencia (Freud 1941). Según Engel, el → diagnóstico de un síntoma de conversión sigue estos criterios principales: 1) La ganancia primaria de enfermedad (neutralización del conflicto reprimido mediante el síntoma somático). 2) Un modelo para el síntoma somático (un síntoma somático vivenciado antes por el sujeto o asumido por personas de su entorno). 3) Situaciones o hechos opresivos relacionados con el conflicto (estrés). Freud señaló como criterios secundarios: 1) Rasgos histéricos de personalidad (los síntomas de conversión pueden darse también en otros tipos de personalidad). 2) Indiferencia marcada frente al → síntoma: la *belle indifférence*. 3) Las ventajas secundarias de la enfermedad (una mayor consideración social o personal por causa de la enfermedad), y 4) la incompatibilidad de la sintomatología con los datos anatómicos o fisiológicos. El síntoma de conversión más frecuente es actualmente el dolor, mientras que son más raras las parálisis y convulsiones descritas a menudo en el pasado (Engel 1969). S. Freud no definió con tanta claridad el concepto de *neurosis actual*, en la que incluyó la neurastenia, la neurosis de angustia y la hipocondría, y autores posteriores la neurosis de órganos y la neurosis vegetativa (→ formas de neurosis). Propuso como causa de la neurosis actual ciertos conflictos actuales de la vida sexual que llevan directamente, según él, a trastornos somáticos y a síntomas vegetativos (→ síntoma). El cuadro patológico, que Freud describió con los síntomas de fatiga sin causa física, dispepsia, parestesias y ausencia de actividad sexual, suele designarse hoy como estado de agotamiento nervioso o como *síndrome funcional*. Si predomina afectivamente la → angustia, con las reacciones psicofisiológicas correspondientes, como sudor, palpitaciones, extremidades frías, respiración acelerada, activación intestinal o tenesmo vesical, se habla, según el predominio de las sensaciones subjetivas, de angustia aguda, neurosis cardiaca, síndrome de hiperventilación, vejiga nerviosa, colon irritable, etc. El propio Freud modificó varias veces su concepto de neurosis actual y fueron sus discípulos los que lo desarrollaron, sobre todo Alexander, Schur y, más tarde, la escuela de París, Sifneos y Stephanos, con el concepto de alexitimia. Fue mérito de Groddeck el haber sido el primer médico que integró las ideas psicoanalíticas y la dinámica de las relaciones médico-paciente en la actividad clínica práctica, aunque no se prestó atención a sus ideas especulativas (Groddeck 1923). El psicoanalista Franz Alexander fue el primero en proponer un esquema psicosomático global que suele designarse —con expresión inadecuada— como *teoría de la especificidad* (Alexander 1968). Formuló la hipótesis de un condicionamiento causal en la mayoría de las enfermedades, en el que pueden cruzarse procesos fisiológicos y psicológicos. Tres factores son decisivos en la génesis de la enfermedad: 1) Una *constelación psicodinámica* específica (sin un perfil de la enfermedad, contrariamente a los investigadores precedentes). 2) Una *situación vital desencadenante*, específica de la enfermedad y de la personalidad, y 3) un *factor constitucional* donde un determinado sistema orgánico adolece de una fragilidad especial. Alexander y su grupo examinaron sus hipótesis en siete enfermedades psicosomáticas clásicas (hipertensión esencial, enfermedad de Basedow, úlcera, asma bronquial, colitis ulcerosa, poliartritis crónica y eczema). Dado que sus investigaciones eran muy difíciles de repetir y en parte no se confirmaron, la teoría de la especificidad quedó relegada durante mucho tiempo. Mirsky, y más tarde también Weiner y Reiser, ampliaron las ideas de Alexander estudiando longitudinalmente los mecanismos psicofisiológicos de la génesis de la enfermedad en poblaciones con un rasgo biológico como el nivel pepsinógeno alto, que constituye un riesgo elevado de desarrollar una determinada enfermedad: la úlcera de duodeno (Mirsky 1958). Engel calificó a estos procesos, en su estudio sobre la colitis ulcerosa, de somatopsíquicos-psicosomáticos; es decir, los factores biológicos de predisposición existen ya durante la primera infancia e influyen en el desarrollo psíquico y en las condiciones psíquicas que conducen a la enfermedad manifiesta (Engel 1962). Recientes conceptos multifactoriales, como el de génesis de la enfermedad coronaria en conducta de la personalidad de tipo A/B, son compatibles con las hipótesis de Alexander.

El internista y psicoanalista Max Schur propuso el concepto de *desomatización* y *resomatización* (Schur 1955). En el proceso de maduración psicológica tiene lugar, a medida que se desarrolla el yo y se delimitan las representaciones somáticas frente al aparato psicológico (desomatización), una transformación del pensamiento como proceso primario, en pensamiento como proceso secundario. Si la capacidad de elaboración psíquica queda desbordada, puede producirse —sobre todo con un yo deficiente— una regresión, con predominio de mecanismos de procesos primarios, donde el individuo no puede diferenciar ya los fenómenos somáticos de los fenómenos psíquicos, como le ocurre a un lactante (resomatización).

En Alemania, el psicoanalista Alexander Mitscherlich influyó en la psicosomática con su modelo de *defensa bifásica*. «El sujeto intentó en vano dominar una crisis que se iba cronificando en su irreversibilidad, en una primera fase de represión con sintomatología neurótica; en una segunda fase se produce el desplazamiento a la dinámica de procesos de defensa somática» (Mitscherlich 1953-1954). Destacó en las enfermedades psicosomáticas, al igual que Schur, los mecanismos y trastornos neuróticos del yo. Estos trastornos del yo, observables en muchos pacientes psicosomáticos, provocaron la búsqueda de nuevas formulaciones; primero lo hicieron en Francia los psicoanalistas de la escuela parisiense M. de M'Uzan, P. Marty y C. David, más tarde en Estados Unidos Sifneos y en Alemania Stephanos: las fórmulas de la *pensée opératoire*, del *fenómeno psicosomático*, o la más difundida de la *alexitimia* (Sifneos 1973). Describieron pacientes que experimentaban dificultad para manifestar los sentimientos, para comunicarse emocionalmente, para describir las afecciones, y que a menudo mostraban una notable pobreza imaginativa (*pensée opératoire;* de M'Uzan y otros 1957). La alexitimia se explica por trastornos de la primera infancia en la fase pregenital y por posibles defectos neurofisiológicos (→ defecto); estas explicaciones requieren, en todo caso, un examen más profundo.

Psicofisiología: Si en los conceptos psicoanalíticos reseñados hasta ahora el centro de gravedad estaba en lo psíquico, en la psicofisiología se desplaza hacia parámetros fisiológicos mensurables, en dependencia de factores manipulables → exógenos o → endógenos, o hacia sucesos psicosociales ordinarios. Como fundadores más importantes de esta corriente cabe mencionar a I.P. Pavlov (1954) con su concepto de *reflejo condicionado* y de *condicionamiento,* que analizaremos bajo el tema «psicología de la conducta» (→ terapia de la conducta), y a W.B. Cannon con su idea de la *reacción disposicional* o *modelo lucha-huida (fight-flight).* Cannon demostró que las sensaciones y emociones subjetivas como el → dolor, el hambre, el miedo y la ira no desencadenan procesos caóticos, sino modelos de reacción organizada con determinados programas, cuya fisiología puede investigarse (Cannon 1923). Engel contrapuso a la reacción lucha-huida de Cannon, como reacción pasiva a una situación de estrés o de peligro, el modelo de retirada conservadora táctica *(conservation-withdrawal).* Von Uexküll llegó a conclusiones parecidas con su concepto de reacción ergotrópica (correspondiente a la reacción lucha-huida) y de reacción histiotrópica (correspondiente a la conservación). Las investigaciones psicofisiológicas se concentraron por lo general en el terreno de las *emociones,* con atención preferente al plano fisiológico, conductal (conductista) o cognitivo (subjetivo-vivencial). Por lo que se refiere a los *parámetros fisiológicos* se estudiaron: 1) a nivel neuromuscular: electroencefalograma y electromiograma, potenciales evocados, neurotransmisores y neurohormonas; 2) a nivel cardiovascular: frecuencia cardiaca, electrocardiograma, tensión arterial, resistencia vascular; 3) a nivel periférico: resistencia cutánea, tensión cutánea y circulación cutánea; 4) a nivel respiratorio: frecuencia respiratoria, resistencia bronquial, gases en sangre; 5) a nivel gastrointestinal: motilidad, secreción y circulación gastrointestinal; 6) a nivel endocrinológico: nivel hormonal en sangre, sobre todo corticosteroides, catecolaminas, hormonas del crecimiento, hormonas sexuales y hormonas tiroideas; 7) a nivel general: el curso de ritmos biológicos y reacciones inmunológicas. En psicosomática han sido importantes en el aspecto diagnóstico y terapéutico los conocimientos alcanzados en el campo de la endocrinología (reacciones de estrés, → depresiones), de la cardiología, y la angiología (enfermedad coronaria, hipertensión esencial) y de la neumología (asma bronquial, hiperventilación).

En el plano cognitivo (emociones sentidas subjetivamente) la teoría de James-Lange (1884) sigue ejerciendo influencia. Su tesis es que la vivencia emocional se basa en la percepción de estados somáticos, y en especial, de procesos periféricos. Han resultado problemáticas algunas teorías, como 1) la *especificidad de las emociones,* que dependen del grado de activación fisiológica periférica bajo la valoración de las circunstancias del entorno (Schachter y Singer 1962); 2) la *valencia* de las emociones percibidas positiva o negativamente, que revisten importancia en los mecanismos decisorios, y 3) la *elaboración de las emociones,* que depende de la expectativa valorante (Brady 1975), de la posibilidad de realizar una conducta adaptativa, de las *coping strategies,* de la novedad de la emoción y de la información que se posee sobre las emociones. Muchos experimentos psicofisiológicos realizados con animales han servido de modelo para establecer la patogénesis de los trastornos psicosomáticos.

Brady encontró que los llamados *executive monkeys,* que podían evitar mediante una acción un electrochoque (→ terapéutica electroconvulsivante), padecían úlceras gástricas con mucha mayor frecuencia que los animales que sufrían pasivamente el electrochoque. Pero estas lesiones sólo aparecieron en condiciones experimentales muy concretas (Brady 1958). El modelo de *desamparo aprendido (learned helplessness)* de Seligmann dio otros resultados. En él eran importantes los elementos de imprevisibilidad y de falta de control de hechos aversivos, pero también la imprevisibilidad y la falta de control de «reforzadores» positivos (Seligmann 1975). Weiss pudo demostrar que los animales sin posibilidad de evitar el electrochoque contraían más lesiones gastrointestinales que los animales que podían evitarlo activamente, sobre todo cuando habían recibido antes señales de alarma (Weiss 1972). El modelo animal de desamparo aprendido ofrece paralelismos llamativos con la teoría del *desamparo* y la *desesperanza* y del *giving/given up* del grupo de Rochester, dirigido por Engel y Schmale.

Estos autores encontraron en sus pacientes constelaciones similares a las de los mencionados animales de experimentación: eran frecuentes las situaciones sin posibilidad de solución y sin *feedback* del éxito de sus acciones antes de manifestarse una enfermedad (Schmale 1972). Eysenck y Gray propusieron una teoría psicofisiológica de la personalidad y consideraron la disposición a la activación como una dimensión de aquélla. Eysenck elaboró el sistema extraversión-introversión-neuroticismo y desarrolló con su cuestionario de personalidad (*Eysenck-Personality-Inventory;* → tests de personalidad) la base psicométrica correspondiente (→ fundamentos psicométricos del diagnóstico; Eysenck 1967). Gray halló en sus investigaciones dos factores: la → angustia y la impulsividad (Gray 1972). Comprobó que estos modelos permitían obtener resultados interesantes en el rendimiento de la memoria (→ trastorno de la memoria), la sensibilidad al → dolor y las reacciones vegetativas de los pacientes; pero rara vez eran aplicables en la actividad clínica.

Estrés: El modelo psicofisiológico que ha ejercido mayor influencia ha sido la noción de estrés. Ya el modelo de lucha-huida de Cannon (1923) incluía la primera fase de reacción de estrés de un organismo a un estímulo o agente de estrés. El verdadero padre del concepto de estrés, H. Selye (1956), hizo seguir a esta primera fase de reacción de alarma una segunda fase: la de adaptación o resistencia. Si el efecto de las situaciones estresantes se mantiene sin disminuir, o la adaptación del organismo es débil, se puede producir una fase de agotamiento en la que pueden aparecer enfermedades como hipertensión arterial, úlcera gástrica, brotes agudos de asma bronquial o de colitis ulcerosa, reacciones alérgicas y muchas otras. Selye las llamó *enfermedades de adaptación.* Se supone que el estrés está dirigido neurofisiológicamente desde el hipotálamo, el cual estimula mediante la hormona correspondiente una secreción de ACTH (= corticotropina) en la hipófisis, que provoca aumento de corticosteroides en la corteza de las suprarrenales. El sistema nervioso simpático es estimulado por la secreción de catecolaminas (noradrenalina y adrenalina) en la médula suprarrenal. Mason llegó a demostrar, en estudios amplios, que hay otros sistemas hormonales que participan en la reacción de estrés. No se ha logrado, sin embargo, asignar a determinadas emociones, determinados modelos de secreción hormonal u otros parámetros fisiológicos. Se trata por lo general de reacciones endocrinas inespecíficas que oscilan mucho individualmente y cursan a menudo bifásicamente (Mason 1968). Varias investigaciones han mostrado que también las reacciones inmunológicas disminuyen bajo condiciones de estrés y que puede producirse así una mayor vulnerabilidad a la infección (Stein 1976).

Acontecimientos vitales: Cabe destacar, entre los estudios socioepidemiológicos sobre estresantes, la investigación sobre los *life-events,* propuesta por Holmes y Rahe. Estos autores confeccionaron un cuestionario que contenía 43 acontecimientos biográficos, que eran ponderados numéricamente por un gran contingente de probandos de diversa edad, raza, nivel de formación y estamento social. Se consideraron los cambios de vida positivos y negativos que exigen una adaptación social (Holmes 1974). Tanto las investigaciones retrospectivas como también, más tarde, las prospectivas, han mostrado que las puntuaciones altas en el cuestionario de acontecimientos vitales se correlacionan con aparición más frecuente de enfermedades o accidentes. Los probandos con puntuación alta han mostrado también una mayor excreción de catecolaminas en la orina. Estos resultados han sido puestos en duda por diferentes autores debido a sus fallos estadístico-psicométricos y también por razones de principio (Rabkin 1976). Investigaciones ulteriores han abordado la relevancia individual y cualitativa de los cambios vitales, la influencia del apoyo social, la percepción individual de la situación, los mecanismos de superación *(coping)* y los mecanismos de defensa pasiva, como el de la renegación (Lazarus 1966). Hay que mencionar también las diversas investigaciones realizadas sobre pérdidas de personas allegadas, sobre el duelo consiguiente y su reelaboración (Engel 1962).

Psicología de la conducta (→ terapia de la conducta). Constituye, junto con el → psicoanálisis y la psico(socio)fisiología, el tercer campo que ha caracterizado a la psicosomática moderna. Sus exponentes principales son I.P. Pavlov y Skinner, cuyas escuelas se basan en la teoría del aprendizaje, y que con el «conductismo» clásico defienden una concepción reduccionista, materialista, del problema cuerpo-alma. Pavlov descubrió el *reflejo condicionado* y el *condicionamiento clásico* (Pavlov 1954). El aumento de secreción salival y gástrica en el perro hambriento a la vista del alimento es un ejemplo típico de reflejo condicionado. El modelo del condicionamiento clásico presupone el fenómeno del reflejo condicionado, en cuanto conexión del estímulo no condicionado (UCS) con la reacción no condicionada (UCR), como algo congénito; por ejemplo, la secreción salival (UCR) en reacción a la presencia de alimento (UCS). Ahora bien, si se aplica temporalmente, junto con el UCS, un estímulo neutro como estímulo condicionado (CS), por ejemplo una señal luminosa o acústica, se produce la reacción condicionada (CR), que cursa después de varias exposiciones del CS; es decir, también a la presentación del CS sigue una CR que es idéntica cualitativamente a la UCR. El CS puede ser sustituido luego por otros estímulos, con idéntica reacción condicionada; esto es designado como condicionamiento de orden superior. Después de algún tiempo y de varias exposiciones, la reacción al CS se va apagando gradualmente; es lo que se llama *extinción*. Se denomina *aprendizaje instrumental* o *condicionamiento operante* al proceso en el que el sujeto es consciente de la reacción fisiológica, por ejemplo aceleración del pulso. El control de las reacciones fisiológicas, sobre todo vegetativas, puede ser objeto de aprendizaje hasta un cierto grado. Se llama contingencia a la conducta y a su consecuencia. Se admite que la conducta condicionada desempeña un papel, sobre todo en el desarrollo de la primera infancia, por ejemplo en la elaboración de afectos y, en general, en la percepción y elaboración de estímulos periféricos → endógenos y → exógenos. Una percepción alterada de las emociones se expresa, por ejemplo, en el concepto de alexitimia. Los principios relativos a la teoría del aprendizaje y a la teoría de la conducta han resultado importantes en su aplicación terapéutica: la *modificación de la conducta*. Esta modificación presupone un análisis de la conducta que debe abarcar la topografía (conducta motora, fisiológica, verbal subjetiva), la intensidad o amplitud y el tipo de los síntomas. Se han aplicado las siguientes técnicas de modificación de la conducta: La *desensibilización sistemática*, que se utiliza sobre todo en reacciones de angustia; se trata de un contracondicionamiento que Wolpe amplió en el principio de la «inhibición recíproca»: un estado de relajación, incompatible con la reacción de angustia fisiológica, favorece la reducción de la → angustia (Wolpe 1973). Los *métodos operantes* de modificación de la conducta se han aplicado sobre todo en la hipertensión arterial y en el asma bronquial, con parámetros de medida fácil, como el → *biofeedback*. El método del *condicionamiento aversivo*, que dio muy buenos resultados en experimentación animal, no se ha confirmado en la práctica humana. Las terapias generales de modificación de la conducta, aplicadas durante breve tiempo, han dado resultados positivos en el tratamiento de la obesidad y menos en la → anorexia nerviosa. No es extraño que los éxitos de la → terapia de la conducta sean muy limitados, ya que esta terapia, en su aplicación reduccionista, sólo considera un segmento del complicado sistema cuerpo-alma. Por eso la mayoría de los investigadores de la conducta y terapeutas actuales consideran también la conciencia humana, la subjetividad de las emociones y la creatividad psíquico-espiritual.

Superación de la enfermedad: Las ideas psicoanalíticas han contribuido a esclarecer la elaboración *(coping)* de la enfermedad; sobre todo, la descripción de los *mecanismos psíquicos de defensa* por S. Freud y más ampliamente por A. Freud (1946). Como mecanismos de defensa más importantes en psicosomática clínica cabe señalar la *renegación,* la regresión, la proyección e introyección, la racionalización o intelectualización y la sublimación. Es bastante frecuente el *aislamiento del afecto* en enfermos con problemas psicosomáticos. Los mecanismos de defensa constituyen acciones del yo, de curso inconsciente, que reprimen ideas y afectos desagradables, sobre todo la → angustia, la → depresión, la vergüenza y la ira. Por eso desempeñan una función primariamente positiva y sólo se convierten en problema cuando su exceso imposibilita una elaboración realista de la enfermedad. En los últimos años se ha empleado en un sentido demasiado generalizado el concepto de *somatización,* el cual significa que el yo reprime inconscientemente los sentimientos y emociones desagradables y los percibe subjetivamente como síntomas somáticos, en forma análoga a lo que ocurre en el mecanismo de conversión. Se comprueba esto, sobre todo, en pacientes agobiados por sentimientos depresivos, pero también en estados de angustia crónica. Los mecanismos de defensa revisten importancia en todas las enfermedades que suponen un riesgo para la vida, como el infarto de miocardio o tumores malignos, también en enfermedades crónicas que reducen la calidad vital, como la insuficiencia renal crónica o la *diabetes mellitus.* Kübler-Ross (1969) describió en su libro *Interviews mit Sterbenden* (Entrevistas con moribundos; 1969), además de los sentimientos que acompañan a las diversas fases de duelo, los mecanismos de defensa de los pacientes moribundos.

Factores psicosociales de riesgo: Dentro de la idea actual de la génesis multifactorial de las enfermedades se presta cada vez más atención a la vertiente psicosocial. Un ejemplo modélico el tipo A/B de conducta en la enfermedad coronaria. Los cardiólogos Rosenman y Friedman definieron una determinada conducta de personalidad dinámica que eleva el riesgo de una coronopatía, independientemente y junto con el abuso de nicotina, la hipertensión arterial, la disminución de lipoproteínas de alta densidad en sangre (HDL) y la diabetes (Jenkins 1976). Otros análisis de esta conducta, de su génesis y de su influencia, podrían contribuir a paliar la causa de muerte más frecuente en el hemisferio occidental.

Las investigaciones sobre la dependencia de los mecanismos psicosomáticos de la enfermedad con respecto a la clase social, el grado de formación y la procedencia cultural apenas han proporcionado unos resultados claros.

Enfermedades psicosomáticas: Actualmente se admite en casi todas las enfermedades (y también en accidentes) la presencia de mecanismos psicosomáticos, como factores que intervienen, aunque no necesariamente, en la génesis de las enfermedades. En la primera mitad del siglo xx, el asma bronquial, la hipertensión esencial, la úlcera péptica, la colitis ulcerosa, la enfermedad de Basedow, la poliartritis crónica y el eczema se consideraban las *siete enfermedades psicosomáticas clásicas.* Más tarde se agregaron la enfermedad coronaria y trastornos del ritmo cardiaco, enfermedades infecciosas e inmunológicas, malignomas y endocrinopatías. En todas estas enfermedades se ha descrito el aspecto patofisiológico somático con relativa exactitud, mientras que los factores psicosociales son obviamente más difíciles de medir y de definir. Sólo en los *trastornos puramente psicógenos* se consideran los factores psicosociales como agentes causales primarios, aunque los factores somáticos suelen intervenir en la etiología, la patogénesis y el curso. Entre ellos se cuentan la neurosis de conversión, síntomas corporales en → trastornos afectivos como la → depresión o la → angustia crónica —ambas con componentes psicofisiológicos—, cuadros dolorosos psicógenos en los llamados pacientes *pain prone* (predispuestos al dolor; Engel 1959) y síntomas corporales en psicosis endógenas (→ endógeno) como la → esquizofrenia o la → paranoia. Pero muchas veces es muy difícil distinguir entre síntomas (→ síntoma) psicógenos y somatógenos. Probablemente hay transiciones fluidas entre psicogenia y somatogenia, y parecen relativamente escasas las enfermedades de carácter puramente psicógeno o puramente somatógeno. Los problemas que surgen en la investigación y el tratamiento de enfermedades psicosomáticas, tales como la obesidad, la → anorexia nerviosa, el colon irritable y espástico, el estreñimiento crónico, el síndrome de hiperventilación y de esfuerzo, sugieren igualmente unos mecanismos psicosociobiológicos complejos cuya investigación es extremadamente difícil.

Métodos y terapéutica: La psicosomática utiliza los más diversos métodos. En la actividad práctica, pero también en la investigación directa centrada en el paciente, la comunicación entre éste y el investigador, por medio de la conversación o entrevista (→ psicoterapia centrada en el cliente), tiene una importancia decisiva. La condición previa para ello es el aprendizaje de un determinado método de conversación, como el descrito por Morgan y por Engel (1969). Está centrado en el paciente e intenta describir los síntomas y registrar los factores psicosociales, a ser posible en el mismo proceso de trabajo. Esto se efectúa con preguntas abiertas, pero estructuradas, que otorgan al paciente un margen de libertad. Se evitan las preguntas sugestivas y aquellas que exigen demasiado del paciente o le confunden, como las preguntas reiterativas y las que utilizan una terminología técnica. La técnica de la conversación es intelectualmente muy exigente y requiere una buena formación y disciplina. Es poco fecunda sin poseer conocimientos en materias médicas y en teoría del desarrollo y de la neurosis. Es el fundamento de una buena relación entre el médico y el paciente; puede reducir los sentimientos negativos del paciente, como la → angustia, y exige del médico el control de sus propias emociones. Dada la complejidad de la conversación, que transcurre en varios planos (emocional, cognitivo, nosológico, empático, etc.), no es extraño que este importante instrumento apenas haya sido objeto de una investigación rigurosa.

Los *tests psicológicos* (→ test), sean de tipo proyectivo (→ tests proyectivos) u objetivo, sólo han podido acreditarse en la investigación psicosomática.

Los *métodos terapéuticos* recurren, por una parte, a diversas formas de → psicoterapia centrada en el cliente, bien de orientación psicoanalítica (→ psicoanálisis) bien centradas en la → terapia de la conducta, individualmente o en grupo (por ejemplo, en familia); por otra parte, se utilizan también los *psicofármacos,* sobre todo → antidepresivos, → neurolépticos y benzodiacepinas. Otras formas usuales de terapéutica son: terapias de relajación como el → entrenamiento autógeno, ejercicios de meditación como el yoga, la acupuntura y diversos métodos bioenergéticos. Hay que señalar que en psicosomática se ha intentado aplicar formas terapéuticas corporales y psíquicas simultáneamente, en complementación y apoyo mutuo. Esto sólo puede hacerse en clínicas o ambulatorios de orientación psicosomática, centrados en el paciente. Se atiende sobre todo, por su mayor necesidad, a enfermos que se enfrentan con problemas psíquicos, como pacientes de cáncer, de insuficiencia renal crónica en departamento de diálisis, quemados y pacientes en cuidados intensivos, especialmente en aspectos psicosociales.

Algunas *instituciones psicosomáticas* han podido establecerse en Estados Unidos como *Consultation liaison service* (Lipowski 1977) y en Europa como servicio de consulta psicosomática o departamentos psicosomáticos en hospitales generales. Apenas se ha realizado aún una integración plena, es decir, una clínica que acoja a pacientes no seleccionados, por ejemplo con afecciones internistas, que considere en todos ellos los factores corporales, psíquicos y sociales desde el diálogo de ingreso e intente comprender su importancia y estructura. El modelo de von Uexküll (Uexküll 1979), de Ulm, constituye hoy una excepción. Estos grupos se componen de médicos internistas y de otras especialidades, psiquiatras, psicólogos, asistentes sociales, enfermeras, a veces también teólogos. En la práctica médica, la conducta psicosomática se ha desarrollado sobre todo en los → grupos Balint, con análisis casuístico, seminarios dirigidos por un médico de formación psicoanalítica y destinados a sensibilizar a otros médicos sobre la interacción médico-paciente y sus componentes inconscientes.

En las facultades y escuelas de muchas universidades de Estados Unidos y de Europa se imparten cada vez más la psicosomática y los temas psicosociales, pero todavía en escasa medida y de un modo poco integrado, a nuestro juicio.

La *investigación psicosomática* se realiza actualmente en casi todas las grandes universidades y abarca varias disciplinas médicas, psicológicas y sociológicas. Plantean especiales problemas los diferentes métodos de medida de parámetros psíquicos y fisiológicos y la reducción forzosa, por razones prácticas, a determinados segmentos, de los cursos biopsicosociales. Los resultados de la investigación se publican en revistas especializadas, como «Psychosomatic Medicine» (Estados Unidos), «Journal of Psychosomatic Research (Gran Bretaña), «Psychotherapy and Psychosomatics», y en los órganos de muchas sociedades psicosomáticas nacionales. Aparecen también numerosos artículos en revistas de medicina general, psiquiatría, psicología y psicofisiología.

Bibliografía. E.H. Ackerknecht, *The history of psychosomatic medicine*, «Psychol. Med.» 12 (1982) 17-24; F. Alexander, T.M. French, G.H. Pollock, *Psychosomatic specificity*, University of Chicago Press, Chicago-Londres 1968; J.V. Brady, R.W. Porter, D.G. Conrad, J.W. Mason, *Avoidance behavior and the development of gastrointestinal ulcers*, «J. Exp. Anal. Behav.» 1 (1958) 69-73; J.V. Brady, *Towards a behavioral biology of emotion*, en L. Levi (dir.), *Emotions: Their parameters and measurement*, Raven Press, Nueva York 1975; W.B. Cannon, *Bodily changes in pain fear and rage*, Appleton, Nueva York 1923; G.L. Engel, *Psychogenic pain and the pain prone patient*, «Am. J. Med.» 26 (1959) 899-918; —, *Psychological development in health and disease*, Saunders, Filadelfia 1962; —, *Conversion symptoms*, en C.M. McBryde (dir.), *Symptoms and signs. Applied physiology and clinical interpretation*, Lippincott, Filadelfia ⁵1969; —, *The need for a new medical model: A challenge for biomedicine*, «Science» 196 (1977) 129-136; H.H. Eysenck, *The biological basis of personality*, Thomas, Springfield 1967; A. Freud, *The ego and de mechanisms of defense*, Int. Univ. Press, Nueva York 1946; S. Freud, *Gesammelte Werke*, Imago, Londres 1941ss (trad. cast., *Obras completas*, 9 vols., Biblioteca Nueva, Madrid 1972ss); J.A. Gray, *The structure of de emotions and the limbic system*, en *Physiology, emotion and psychosomatic illness*, Ciba Foundation Symposium 8, Elsevier, Londres 1972; G. Groddeck, *Das Buch vom Es*, Internat. Psychanalyt. Verlag, Leipzig 1923; T.H. Holmes, M. Masuda, *Life change an illness susceptibility*, en B.S. Dohrenwend, B.P. Dorenwend, *Stressful life events: Their nature and effects*, Wiley & Sons, Nueva York-Londres-Sydney 1974, p. 45-72; C.P. Jenkins, *Recent evidence supporting psychologic and social risk factors for coronary disease*, «New Engl. J. Med.» 294 (1976) 487, 1033; E. Kübler-Ross, *Interviews mit Sterbenden*, Kreuz Verlag, Stuttgart-Berlín 1969; R.S. Lazarus, *Psychological stress and the coping process*, McGraw Hill, Nueva York-Toronto-Londres 1966; Z.J. Lipowski, *Psychosomatic medicine in the seventies: An overview*, «Am. J. Psychiatry» 134 (1977) 233; J.W. Mason, *Organization of multiple endocrine responses to avoidance in the monkey*, «Psychosom. Med.» 30 (1968) 774; I.A. Mirsky, *Physiologic, psychologic and social determinants in the etiology of duodenal ulcer*, «Am. J. Dig. Dis.» 3 (1958) 285-314; A. Mitscherlich, *Zur psychoanalytischen Auffassung psychosomatischer Krankheitsentstehung*, «Psyche» 7 (1953-1954) 561; W.L. Morgan, G.L. Engel, *The clinical approach to the patient*, Saunders, Filadelfia-Londres-Toronto 1969; M. de M'Uzan, P. Marty, D. David, *L'investigation psychosomatique*, Presse Universitaire Française, París 1957; J.P. Pavlov, *Sämtliche Werke*, Akademie Verlag, Berlín 1954; K. Popper, J.C. Eccles, *The self and its brain. An argument for interactionism*, Springer International, Berlín 1977; J.G. Rabkin, E.L. Struening, *Life events, stress and illness*, «Science» 194 (1976) 1013-20; S. Schachter, J.E. Singer, *Cognitive, social and psychological determinants of emotional state*, «Psychol. Rev.» 69 (1962) 379-399; A.H. Schmale, *Giving up as a final common pathway to changes in health*, «Adv. Psychosom. Med.» 8 (1972) 20-40; M. Schur, *Comments on the metapsychology of somatization*, en *The psychoanalytic study of the child*, vol. 10, p. 110-164, Int. Univ. Press., Nueva York 1955; M.E.P. Seligman, *Helplessness: On depression, development and death*, Freeman, San Francisco 1975; H. Selye, *The stress of life*, McGraw Hill, Nueva York 1956; P.E. Sifneos, *The prevalence of Alexithymic characteristics in psychosomatic patients*, «Psychother. Psychosom.» 22 (1973) 255; R.W. Sperry, *Mind-brain interaction: Mentalism, yes; Dualism, no*, «Neuroscience» 5 (1980) 195-206; M. Stein, R.C. Schiavi, M. Camerino, *Influence of brain and behavior on the immune system*, «Science» 191 (1976) 435-440; Th. von Uexküll (dir.), *Lehrbuch der psychosomatischen Medizin*, Urban und Schwarzenberg, Munich-Viena-Baltimore 1979; J.M. Weiss, *Influence of psychological variables on stress-induced pathology*, en Ciba Foundation Symposium 8, *Physiology, Emotion and Psychosomatic Illness*, Elsevier, Londres 1972; J. Wolpe, *The practice of behavior therapy*, Pergamon Press Inc., Nueva York-Toronto-Oxford-Sydney ²1973.

Andreas Radvila
Rolf Adler

PSICOTERAPIA. Definición de psicoterapia, intentos de clasificación, resultados, formación, influencias en el sistema referencial.

La psicoterapia es un método científicamente fundamentado de tratamiento de un paciente, una pareja, una familia o un grupo, y destinado a detectar conflictos inconscientes o conscientes o experiencias fallidas y problemas, con el fin de ayudar al o a los pacientes a alcanzar un conocimiento profundo de su estado y a mejorar su relación con la realidad. Según la orientación de cada escuela, se otorga más valor al descubrimiento y elaboración de la dinámica inconsciente o al conocimiento y modificación de la conducta patológica. Algunos métodos buscan una profundización, maduración y desarrollo de la personalidad y de sus vivencias, otros intentan liberar al afectado de → síntomas reductores y de comportamientos erróneos aprendidos, para que la personalidad pueda desplegarse sin trabas. Como queda dicho, la psicoterapia puede aplicarse al paciente individual o considerar la circunstancia de que éste, aun siendo un sistema de estructuras somático-psíquicos que se influyen mutuamente o de dinamismos de conocimiento progresivo, acompañado de afectividad, está inserto en un sistema de referencias sociales reducido y en otro más amplio. Entre los sistemas reducidos hay que mencionar la pareja, la familia o un círculo sustitutivo, grupos profesionales y grupos de tiempo libre. Entre los sistemas amplios están la sociedad, el círculo cultural, la humanidad, por una parte, y las condiciones ecológicas, económicas y culturales por otra. Para personas de orientación religiosa hay que añadir las referencias trascendentales.

Aunque hemos dado una definición de la psicoterapia, debemos tener en cuenta que se trata de una simplificación que en modo alguno pretende ser completa. Muchos autores se ha ocupado de este problema; pero hasta ahora no se ha dado una definición universalmente aceptada. Recordemos, sin embargo, algunas de ellas: J.H. Schultz (1963) entiende por psicoterapia el tratamiento de personas enfermas con medios psicológicos. Una definición igualmente amplia de Lohmann (1980) cuando describe la psicoterapia como un «proceso programado de interacción entre el terapeuta y el sujeto, en el curso del cual el terapeuta aplica técnicas y procedimientos específicos de base científica con el fin de modificar el estado indeseado del sujeto en dirección a un determinado estado deseable».

Cabe distinguir, en principio, una psicoterapia en sentido lato, que, conforme a las definiciones de J.H. Schultz y Lohmann, comprende todos los métodos de tratamiento que utilizan la influencia psicológica del o de los pacientes. Conocemos además psicoterapias en sentido más estricto, que incluyen métodos específicos que o bien parten del método analítico clásico o que, inspirándose en él, se basan en otra teoría de psicología profunda, o bien persiguen la influencia expresa y estructurada sobre la conducta.

Los diversos intentos de clasificación que figuran en las obras especializadas toman como punto de referencia:

1. El *medio* que utilizan para la psicoterapia: conversación, empatía, métodos de ejercicio, juegos estandarizados o de libre aplicación, etc.

2. El *modo de impulsar el proceso psicoterapéutico:* silencio o invitación expresa, animación, sugestión, distensión, información, provocar relajación, dar lugar a procesos de aprendizaje, etc.

3. Los *métodos* de la psicoterapia: psicoterapia de apoyo *(supportive),* psicoterapia reestructurante *(reconstructive),* psicoterapia reeducativa *(reeducative).*

Para dar una idea general de los diversos tipos de psicoterapia hemos recogido en el esquema siguiente los métodos actualmente más usuales.

Esquema de los métodos psicoterapéuticos más utilizados actualmente.

1. *Métodos psicoterapéuticos que pueden aplicarse en la situación dual clásica y en grupo:*

1.1. Psicoterapia encubridora: métodos psicagógicos, directivos, sugestivos, reforzadores del yo, → hipnosis.

1.2. Psicoterapia descubridora: → anamnesis profundizada, conversación terapéutica, → terapias analíticas breves o terapias focales, → psicoanálisis y métodos surgidos de una transformación de éste creados en la discusión con él (→ análisis existencial, → psicoterapia humanista, → logoterapia, → terapia primaria, → análisis del destino).

1.3. → Terapia psicodélica (con aplicación de una sustancia alucinógena).
1.4. → Fantasía catatímica.
1.5. → Psicoterapia centrada en el cliente.
1.6. Terapia lúdica y terapia de actividades (en niños, generalmente desde perspectivas analíticas, → musicoterapia, → ergoterapia, → métodos lúdicos).
1.7. Juego de roles, → psicodrama, pantomimas.
1.8. → Terapia guestáltica.
1.9. → Análisis transaccional.
1.10. → Terapia cognitiva.
1.11. Métodos plásticos (dibujo, pintura, modelado, → métodos gráficos).
1.12. → Terapia de la conducta.
1.13. Métodos de relajación (por ejemplo, → entrenamiento autógeno, → *biofeedback).*
2. *Métodos que consideran al ser humano dentro del contexto social:*
2.1. → Terapia de parejas (→ psicoterapia de la pareja).
2.2. Terapia familiar (→ psiquiatría de la familia).
2.3. → Psicoterapia de grupo.
2.4. Socioterapia (→ psiquiatría social).
2.4.1. *Therapeutic community.*
2.4.2. *Social-(patient-)clubs,* etc.

Todos estos métodos exigen una formación rigurosa, no sólo desde el punto de vista teórico sino también en la experiencia individual y de grupo y en el marco de supervisiones individuales y de grupo; por eso, las supervisiones en grupo suelen realizarse al estilo de los seminarios casuísticos de Balint, que atienden principalmente a la relación terapeuta-paciente o terapeuta-sujeto (→ grupos Balint).

Los resultados de la psicoterapia (→ evaluación de los métodos psicoterapéuticos), que a veces parecen ser cualitativamente evidentes, son cuantitativamente difíciles de calcular y dependen en buena medida de la elección controlada o no de los pacientes. Cuanto más expertos sean los investigadores y terapeutas, tanto más tenderán a acoger para la psicoterapia a pacientes que prometen éxito. De esto puede desprenderse que, en el fondo, sólo se acepta para el tratamiento a aquellos pacientes en los que el éxito esté asegurado. Eysenck (1956) afirmó en cierta ocasión que los éxitos del tratamiento psicoanalítico no son superiores a los porcentajes de mejoría espontánea. Otto F. Kernberg y otros (1972), con su grupo de trabajo de la *Menninger Clinic* (Estados Unidos), intentaron indagar los resultados de los diversos tipos de psicoterapia, por ejemplo, la psicoterapia de apoyo y analítico-expresiva o el → psicoanálisis. Comprobaron, mediante un método multidimensional estandarizado, que existe una notable relación entre el resultado global y la fortaleza del yo, especialmente en los aspectos en que esta fortaleza se refiere a la relación interpersonal. El resultado dependía también de otros factores. Así, Kernberg y otros (1972) señalaron que cuanto menor es la fortaleza del yo del paciente tanto más decisiva es la elaboración de la transferencia para el resultado de la psicoterapia. No podemos abordar aquí los numerosos trabajos que se han publicado sobre sintomatología neurótica y sobre características de los pacientes y su influencia en la psicoterapia y en el dictamen de indicación (Beckmann y otros 1974, etc.). Señalemos, no obstante, que se ha destacado muchas veces la importancia de la motivación del paciente o, en tiempo reciente, la posibilidad de realizar la labor con personas no motivadas (G. y R. Blanck 1964, Beckmann y otros 1974, etc.). Otros autores estudian el tipo de actividad profesional, las cualidades caracterológicas, la vocación profesional y la metodología del terapeuta en relación con el éxito terapéutico, aplicando en parte criterios estandarizados (Stephens y otros 1975). Todas estas investigaciones demuestran que lo fundamental para el buen resultado de la psicoterapia son los criterios de selección de los pacientes y el carácter y los procedimientos del terapeuta, con independencia de la escuela psicoterapéutica a la que éste pertenezca. Liebermann y otros (1973) hallaron en investigaciones realizadas sobre psicoterapias de grupo que, al margen de la orientación teórica del terapeuta, la dedicación y la «atribución de importancia» al paciente por parte del director se correlacionaban con resultados positivos. Los mejores resultados los obtenía el «provisor» *(provider),* el «ingeniero social» *(social engineer)* y el «incitador» *(energizer).* La «estimulación emocional» excesiva y una sobreestima de las «funciones rectoras» iban ligadas a resultados negativos. Asimismo, el estilo *laisser faire* y una actitud impersonal del terapeuta obtenían escaso éxito.

Cremerius (1962) intentó cuantificar los resultados positivos de diversos métodos psicoterapéuticos, como las → terapias analíticas breves, la → hipnosis y la narcohipnosis y el → entrenamiento autógeno en psiconeurosis, neurosis orgánicas y enfermedades psicosomáticas que fueron objeto de tratamiento en la consulta psicosomática de la Policlínica de la Universidad de Munich. Los resultados fueron: de 573 pacientes, 270 (el 47 %) concluyeron la psicoterapia, porque estaban contentos con el resultado (eliminación de los síntomas); 180 (31 %) interrumpieron la psicoterapia por haber alcanzado una mejoría de los síntomas; 27 enfermos (5 %) interrumpieron el tratamiento por decepción, y 22 (4 %) lo concluyeron por motivos externos. 74 pacientes (13 %) interrumpieron la terapia por iniciativa del terapeuta, porque el tratamiento no ofrecía perspectivas de éxito o (en 8 pacientes) ante la necesidad de un análisis de larga duración. De 56 pacientes que fueron sometidos a una psicoterapia analítica breve (→ terapias analíticas breves), en 10 (49 %) se dio una eliminación de los síntomas, en 7 (29 %) una mejoría, en 4 (17 %) interrupción por decepción del paciente y en 3 (13 %) interrupción por iniciativa del terapeuta.

Künzler y de Boor (1963) estudiaron en una investigación muy amplia los 10 primeros años de labor en la Clínica psicosomática de la Universidad de Heidelberg, incluyendo la proporción de éxitos en el tratamiento. Se basaron en 640 pacientes tratados psicoanalíticamente o mediante una terapia de orientación psicoanalítica. Distinguieron entre mejoría clínica, social y analítica. Los resultados fueron los siguientes: en el aspecto clínico, hubo curación en el 19 %, mejoría en el 51 % y ninguna mejoría en el 30 %. Socialmente hubo curación en el 19 %, mejoría en el 49 % y ninguna mejoría en el 32 %. Analíticamente se produjo un cambio estructural en el 45 %. Annemarie Dührssen (1966) intentó encontrar criterios rigurosos para la elección de los pacientes. Con pacientes elegidos conforme a sus criterios, la catamnesis efectuada durante cinco años arrojó un resultado significativamente mejor que en pacientes de una lista de espera.

Según una investigación de Battegay y von Marschall (1982) 21 esquizofrénicos (→ esquizofrenia) sometidos a → psicoterapia de grupo durante 6,61 años como promedio y tratados antes y durante la psicoterapia con → neurolépticos, no sólo acusaron una reducción en el tiempo global de hospitalización, sino también en el número de hospitalizaciones por año y una mejoría significativa en la capacidad de contacto, de placer de vivir y de trabajo.

Los autores debaten también la cuestión de la importancia que pueda tener el pago o no de una cuota por parte del paciente para el éxito de la psicoterapia, o si los centros que trabajan gratuitamente o son subvencionados por prestaciones de la seguridad social obtienen otros resultados. Está comprobado que lo decisivo no es la prestación material del paciente, sino su posibilidad de mantener una alianza terapéutica, y que incluso los centros que atienden gratuitamente acogen sobre todo a pacientes de la clase media, por su capacidad intelectual y verbal, que les permite sintonizar con el terapeuta mejor que los enfermos de otras clases sociales (Künzler y de Boor 1963).

Tanto la psicoterapia individual, como la de parejas (→ terapia de la pareja), familias (→ psiquiatría familiar) y grupos (→ psicoterapia de grupo), ejerce su influencia cualitativa y cuantitativa, de modo claro o encubierto, sobre las personas o los grupos del entorno social. Los pacientes tratados no permanecerán en sus antiguas actitudes y no estarán ya dispuestos a seguir las antiguas expectativas de rol. Podrán afrontar críticamente las vinculaciones inconscientes y los mitos familiares, y desarrollar una autonomía interna, una vez integrados en el sistema social.

Bibliografía. R. Battegay, R. von Marschall, *Trends in long-term group psychotherapy with schizophrenics*, «Group Analysis» 17 (abril 1982) 17; D. Beckmann, H.E. Richter, J. Scheer, H. Müller-Braunschweig, F.G. Plaum, *Forschung in der Psychoanalyse*, en W.J. Schraml, U. Baumann (dirs.), *Klinische Psychologie* II, p. 168, Huber, Berna-Stuttgart-Viena 1974; G. Blanck, R. Blanck, *Angewandte Ich-Psychologie*, Klett, Stuttgart 1970 (ed. orig. ingl., *Ego psychology. Theory and practice*, Columbia Univ. Press, Nueva York-Londres 1974); J. Cremerius, *Die Beurteilung des Behandlungserfolgs in der Psychotherapie*, Monographien aus dem Gesamtgebiet der Neurologie und Psychiatrie, 99, Springer, Berlín-Gotinga-Heidelberg 1962; A. Dührssen, *Katamnesitische Ergebnisse bei 1004 Patienten nach analytischer Psychotherapie*, «Z. Psychosom. Med.» 8 (1962) 94; H.J. Eysenck, *Wege und Abwege der Psychologie*, Rowohlt, Hamburgo 1956; O.F. Kernberg, E.D. Burstein, L. Coyne, A. Appelbau, L. Horwitz, H. Voth, *Psychotherapy and psychoanalysis. Final report of the Menninger Foundation's psychotherapy research project*, «Bulletin of the Menninger Clinic», Topeca (Kansas), vol. 35, n.ᵒˢ 1/2, enero-marzo 1972, Allen Press, Kansas 1972; E. Künzeler, C. de Boor, *Die psychosomatische Klinik und ihre Patienten*, Huber-Klett, Berna-Stuttgart 1963; J. Lohmann, *Ziele und Strategien psychotherapeutischer Verfahren*, en W. Wittling, *Handbuch der klinischen Psychologie*, vol. 2: *Psychotherapeutische Interventionsmethoden*, p. 15-46, Hoffmann und Campe, Hamburgo 1980; J.H. Schultz, *Die seelische Krankenbehandlung. Ein Grundriss für Fach- und Allgemeinpraxis*, G. Fischer, Stuttgart ⁸1963.

RAYMOND BATTEGAY
UDO RAUCHFLEISCH

PSICOTERAPIA CENTRADA EN EL CLIENTE. → Diagnóstico, psicoterapia diferencial centrada en el cliente, indicación, psicoterapia «clásica» centrada en el cliente.

La psicoterapia centrada en el cliente, o psicoterapia centrada en la persona, o psicoterapia por medio del diálogo, es un método psicoterapéutico teóricamente fundamentado por el psicólogo norteamericano C.R. Rogers. Este concepto va asociado a una investigación clínico-psicológica de orientación teórica y a una reflexión teórica de orientación metodológica.

Rogers es uno de los representantes más destacados de la psicología humanista (→ psicoterapia humanista). Influido por las ideas de la filosofía existencial, postula dos tesis antropológicas fundamentales (Pongratz 1973): 1) El hombre es bueno por naturaleza. 2) El organismo humano posee la capacidad de la autoactualización. Estas tesis ontológicas presiden su teoría terapéutica: el sujeto puede dar lugar a modificaciones constructivas en su personalidad mediante una relación psicoterapéutica exenta de → angustia y de manipulación, integrando sucesivamente en la concepción que tiene de sí mismo, durante el tratamiento, experiencias dolorosas rechazadas hasta entonces por él mismo. A fin de crear las condiciones para este proceso, el psicoterapeuta debe asimilar las cualidades de «empatía», «aceptación o aprecio incondicional» y «congruencia-autenticidad» (Rogers 1957).

Sin embargo, el concepto de terapia centrada en el sujeto ha experimentado importantes avances desde las primeras publicaciones de Rogers, debido a sus propios trabajos de investigación. Por ello existen actualmente dos concepciones paralelas que, cada una a su modo, se inspiran en reflexiones teóricas formuladas por Rogers (Howe y Minsel 1981): una posición «clásica» acorde con los postulados básicos de Rogers, y una orientación psicoterapéutica centrada en la persona pero ampliada en un sentido diferencial.

1. La posición «clásica». Biermann-Ratjen y otros (1979), partiendo de las tesis teóricas de Rogers, intentan revisar y esclarecer los principios lógicos de la psicoterapia centrada en el cliente.

El punto de partida de sus reflexiones es la interpretación de dicha psicoterapia como un proceso interaccional y como una oferta relacional del terapeuta al paciente: El terapeuta ofrece al cliente una relación emocional-social. El sujeto no puede aceptar esta oferta en el estado de incongruencia consigo mismo. Sobre este fondo, los autores consideran los rasgos psicoterapéuticos principales de «empatía», «aceptación y estima incondicional» y «congruencia-autenticidad» como aspectos de la relación terapéutica.

En la definición de la «empatía», los autores van más allá de la concepción originaria de Rogers y subrayan, apoyados en el concepto de *experiencing* de Gendlin (Dahlhoff y Bommert 1978), la sintonización con los sentimientos y las valoraciones del sujeto. La empatía del terapeuta es el verdadero agente terapéutico, ya que su influencia funcional promueve la autoempatía del cliente. La autoempatía favorece el proceso de simbolización de ciertas experiencias que el cliente había rechazado hasta entonces y que puede integrar así en la imagen que tiene de sí mismo. En este proceso, la empatía del terapeuta actúa orientándose hacia las manifestaciones autoexploratorias concretas del cliente y no necesariamente hacia toda su persona. De este modo la relevancia de la empatía no deriva de su cualidad humana, ni de una actitud permanente del terapeuta, sino de su carácter instrumental para el proceso de cambio del sujeto.

Los autores interpretan la «aceptación y estima incondicional» del sujeto por el terapeuta como un control del grado de empatía: el terapeuta puede conocer por su grado de aceptación y estima si comprende bien al sujeto, ya que la aceptación no es posible a la larga sin la comprensión. En este sentido, el terapeuta puede utilizar positivamente las oscilaciones en el grado de estima. Esas oscilaciones le revelan sus propios sentimientos hacia el cliente, sentimientos que le impiden experimentar una estima incondicional y deben ser objeto de reflexión y análisis.

La condición de la «congruencia-autenticidad» obliga al terapeuta a ser consciente de los sentimientos que el cliente suscita en él, sin impedir por ello la autoempatía de éste. El terapeuta adopta así, en su propio estado de incongruencia, una actitud defensiva contra sus sentimientos indeseables, y puede calibrar el grado de su congruencia por el grado de su aprecio del cliente. La incongruencia origina una falta de aprecio. Existe también una relación funcional entre el terapeuta y la empatía: un terapeuta que se ocupa de tener a raya sus propios sentimientos negativos, sólo puede dedicar una atención limitada a la comprensión empática del sujeto.

La «empatía», la «aceptación y estima incondicional» y la «congruencia-autenticidad» son partes integrantes de la oferta relacional del terapeuta al cliente, según la perspectiva interaccional de los autores. Si el cliente puede asumir el tipo de relación que le ofrece el terapeuta y si en consecuencia realiza la autoempatía, la autoestima y la autocongruencia, se habrá logrado el objetivo del tratamiento y podrá cesar la relación terapéutica. El esfuerzo constante y activo del terapeuta por el desarrollo de esta relación constituye su auténtica labor. Las condiciones que al cliente le impiden asumir la oferta relacional deben analizarse hasta ser superadas. En este sentido, el buen logro de la relación terapéutica no es un factor más de la terapia sino su objetivo.

2. El enfoque diferencial. La tradición rogersiana incluye también los intentos de ampliar el concepto de acción terapéutica a través del diálogo hacia una psicoterapia diferencial. Tales intentos se vieron estimulados por un escepticismo sobre la validez general de las cualidades psicoterapéuticas fundamentales (Minsel y Bente 1982), que los defensores del enfoque diferencial consideran necesarias mas no suficientes para el éxito de la terapia. Así pues, éstos reformularon dichos rasgos fundamentales, transformándolos en variables básicas, y los complementaron con variables adicionales obtenidas empíricamente, aunque a veces sean incompatibles con los supuestos antropológicos de Rogers. El aval de esta posición lo constituyen los resultados de la investigación acerca de la psicoterapia mediante el diálogo: se ha demostrado empíricamente la eficacia, aparte de las cualidades terapéuticas fundamentales, de otros comportamientos del terapeuta, tales como la confrontación, el esfuerzo activo, la concreción del lenguaje, la referencia a personas etiológicamente relevantes, etc. Por otra parte, la observación de que los terapeutas no obtenían el mismo éxito aunque estuvieran bien dotados en las cualidades fundamentales, llevó a formular la hipótesis de otros factores que pueden intervenir en la eficacia de la psicoterapia centrada en el cliente. Una ecuación procesual de dicha psicoterapia propuesta por Tausch (1968), partiendo de modelos de Truax y Carkhuff, incluye el paradigma de investigación correspondiente: las modificaciones del cliente inducidas por la psicoterapia están en función de las variables del terapeuta, del cliente, del proceso terapéutico y de la situación psicoterapéutica. De ese modo se han superado los «mitos de uniformidad» sobre el terapeuta y el cliente, y el concepto de psicoterapia centrada en el cliente se ha abierto a enfoques diferenciales (→ evaluación de los métodos psicoterapéuticos).

El modelo de tratamiento diferencial mantiene la peculiaridad de las distintas técnicas terapéuticas, garantiza su acción específica en determinadas situaciones problemáticas del cliente y aspira a confeccionar una gramática supraordenada general que proponga los métodos que deben elegirse y combinarse, y los criterios pertinentes (Tscheulin 1980). Partiendo de modelos diferenciales, Garfield

(1980) ha propuesto una concepción de psicoterapia ecléctica. Según esta concepción, cabe especificar para cada terapia factores de acción comunes, como la relación entre el terapeuta y el cliente, el refuerzo, las expectativas del sujeto, la transmisión de un sistema explicativo, etc. Pero cada técnica posee su modo óptimo de acción para determinados problemas del sujeto. De ahí infiere Garfield la hipótesis de que la psicoterapia eficaz se distingue por la presencia de factores activos comunes y por el empleo de técnicas específicas adaptadas al cliente. En este sentido la psicoterapia diferencial centrada en el cliente forma parte de los enfoques «eclécticos efectivos», ya que postula tanto el uso de las variables terapéuticas básicas consideradas como eficaces en toda terapia y en toda interacción social, como una psicoterapia diferencial que complemente dichas variables (Tscheulin 1980).

3. El diagnóstico en la psicoterapia centrada en el cliente. La psicoterapia centrada en el cliente excluyó inicialmente y durante mucho tiempo el → diagnóstico (→ test). Rogers sostenía aún que el diagnóstico psicológico es superfluo para el proceso terapéutico e incluso nocivo al provocar una actitud valorativa en el terapeuta. Actualmente, en cambio, se subraya expresamente la necesidad del diagnóstico para la investigación, para el proceso terapéutico y para la propuesta de indicación.

El diagnóstico psicológico en la investigación sirve para el estudio del proceso y de los resultados de la psicoterapia centrada en el cliente. La investigación del proceso psicoterapéutico investiga los rasgos de los comportamientos y actitudes del terapeuta y del cliente dentro de la psicoterapia. Los instrumentos de investigación, como las escalas para indagar los rasgos fundamentales de la conducta terapéutica, representan derivaciones directas de la teoría de la psicoterapia centrada en el paciente. El estudio de los resultados tiene por objeto las dimensiones de cambio del sujeto, externas a la psicoterapia, desde el comienzo hasta el término de ésta (mediciones previa y ulterior). Un trabajo de revisión de Waskow y Parloff (1975) recoge los instrumentos disponibles para la medición del cambio (→ diagnóstico de curso).

Partiendo de la distinción tradicional entre el estudio del proceso y el estudio de los resultados, cabe sistematizar los instrumentos para el examen de la eficacia de la psicoterapia centrada en el cliente en la investigación y en la práctica según que detecten metas exteriores del cambio (objetivos de efecto) o bien metas interiores del cambio (objetivos de proceso; Zielke 1979).

La evaluación de los efectos específicos de la psicoterapia centrada en el cliente requiere la confección de instrumentos de medida acordes con la teoría del cambio. Esto no es fácil en el caso de la psicoterapia centrada en el cliente ya que muchos de sus conceptos-meta, como la autoactualización, son muy abstractos y su contenido normativo los hace difícilmente operacionalizables en el plano de los instrumentos de medida. Entre los instrumentos de medida para objetivos de efecto que cumplen el requisito de consonancia con la psicoterapia centrada en el cliente cabe mencionar los siguientes (Zielke 1979): *Q-Sort* para la congruencia entre la autoimagen y la imagen ideal, *personal orientation inventory* para la detección del concepto de autoactualización, cuestionario sobre cambio de vivencias y de conducta y lista de síntomas de cambio de Kiel.

Los instrumentos para medir los objetivos de cambio internos se pueden derivar directamente de conceptos-meta disposicionales —es decir, menos abstractos— de la psicoterapia. En el área lingüística germana existen con este fin las escalas de autoexploración, las escalas de *experiencing* y los cuestionarios de experiencia del cliente.

El diagnóstico psicológico es imprescindible también en la psicoterapia centrada en el cliente para facilitar la indicación del método en la investigación y en la práctica terapéutica (Zielke 1979). La eficacia o la ineficacia de la psicoterapia centrada en el cliente depende sustancialmente del establecimiento correcto o incorrecto de la indicación y la contraindicación.

Los criterios de indicación inspirados en categorías psicodiagnósticas se basan en datos empíricos no del todo precisos. Esto se debe, entre otras razones, a la falta de taxonomías adaptadas a la terapia. Cabe señalar, como tendencia, que la psicoterapia centrada en el cliente es idónea para sujetos extravertidos con valores altos de neuroticismo.

Las reflexiones sobre indicación basadas en categorías vivenciales parten de la cuestión relativa a qué rasgos procesuales permiten diagnosticar a tiempo, durante el proceso psicoterapéutico, a los sujetos destinados al éxito o al fracaso. Se han destacado empíricamente como indicadores relevantes para el éxito terapéutico el tipo y la intensidad de las experiencias procesuales y el grado inicial de autoexploración. La dificultad de este modelo radica en la fijación de los valores críticos en las escalas procesuales. El modelo ofrece, sin embargo, la ventaja de una orientación clara en los objetivos del tratamiento y, en consecuencia, de una respuesta inmanente al tema de la indicación. De ahí que Biermann-Ratjen y otros (1979), representantes de la posición «clásica», consideren este modelo de indicación como el único válido. De acuerdo con sus reflexiones sobre la eficacia de la psicoterapia centrada en el cliente, existe la indicación para esta forma de tratamiento cuando la relación del sujeto consigo mismo aparece perturbada, es decir, cuando éste se encuentra en estado de incongruencia entre él mismo y la experiencia. Esta incongruencia se manifiesta por diversos cuadros patológicos; por ejemplo, ansiedad (→ angustia), inseguridad, sentimientos de inferioridad, → depresión, sintomatología fronteriza (→ trastornos fronterizos) o asma bronquial. Otra condición para la aplicación racional de la psicoterapia centrada en el cliente es que éste capte básicamente la oferta relacional del terapeuta y sea capaz de darse cuenta al menos en principio, de sus propias incongruencias. Esto se manifiesta en su receptividad a la oferta de tratamiento psicoterápico que, con arreglo al modelo de indicación existente, sólo puede contrastarse en el proceso terapéutico. Así se plantea con toda claridad el tema de la contraindicación de la psicoterapia centrada en el cliente: aquellos problemas que no se relacionan con la incongruencia del sujeto, como son las deficiencias intelectuales o las carencias sociales o de salud, no son tratables por este método. Éste es asimismo contraindicado para sujetos que no aceptan la oferta relacional del terapeuta.

Las *reflexiones sobre la indicación basadas en el registro situacional de la conducta* se inspiran en una concepción de la psicoterapia como oferta de tratamiento diferencial. La indicación dentro de esta idea de modelo adaptativo permite las mejores opciones para el empleo de elementos de tratamiento específicos que estén orientados hacia las características del cliente y de la situación terapéutica. Según esto, no habría motivo para plantear el tema de la contraindicación. Hay que presuponer, en todo caso, que se conocen los factores relevantes para la indicación, como son la situación, el cliente, elementos del tratamiento y sus relaciones mutuas. Pero faltan aún los datos empíricos seguros al respecto (Minsel y Bente 1982). Zielke (1979) ha abordado teóricamente esta cuestión, presentando la conducta diagnóstico-terapéutica como un proceso de solución de problemas mediante modelos reguladores. Esto permite establecer criterios para las decisiones diagnósticas en el proceso terapéutico y relacionarlos con esquemas de tratamiento.

Resumiendo el tema de la indicación en la psicoterapia centrada en el cliente, se puede afirmar que el planteamiento «clásico» y el diferencial utilizan dos modelos distintos para acercarse al sujeto: en el primer caso, excluyendo al cliente cuya problemática no encaja en el método terapéutico que nos ocupa; en el segundo, optimizando el proceso basado en el diálogo terapéutico.

Bibliografía. E.-M. Biermann-Ratjen, J. Eckert, H.-J. Schwartz, *Gesprächspsychotherapie: Verändern durch Verstehen*, Kohlhammer, Stuttgart 1979; H.D. Dahlhoff, H. Bommert, *Das Selbsterleben (Experiencing) in der Psychotherapie*, Urban & Schwarzenberg, Munich 1978; S. Garfield, *Psychotherapy: an eclectic approach*, Wiley, Nueva York 1980; J. Howe, W.-R. Minsel, *Gesprächspsychotherapie*, en M. Hockel, F.J. Feldhege (dirs.), *Handbuch der angewandten Psychologie*, vol. II, Verlag moderne Industrie, Munich 1981, p. 171-194; W.-R. Minsel, G. Bente, *Entwicklung der Gesprächspsychotherapie und ihr neuester Stand*, en J. Howe (dir.), *Therapieformen im Dialog*, Kösel, Munich 1982; L. Pongratz, *Lehrbuch der klinischen Psychologie*, Hogrefe, Gotinga 1973; C.R. Rogers, *The necessary and sufficient conditions of therapeutic personality change*, «J. Cons. Psychol.» 21 (1957) 95-103; R. Tausch, *Gesprächspsychotherapie*, Hogrefe, Gotinga 1968; D. Tscheulin, *Für und Wider die Methodenintegration in der Psychotherapie*, en W. Schulz, M. Hautzinger (dirs.), *Klinische Psychologie und Psychotherapie*, vol. I, DGVT und

GwG, Tubinga-Colonia 1980, p. 57-65; J. Waskow, M. Parloff, *Psychotherapy change measures*, Md 20856, 5600 Fishers Lane, National Institute of Mental Health, Rockville 1975; M. Zielke, *Indikation zur Gesprächspsychotherapie*, Kohlhammer, Stuttgart 1979.

Claudia König
Wolf-Rüdiger Minsel

PSICOTERAPIA DE GRUPO. Psicoterapia de grupo, análisis de grupo, comunidad terapéutica, dinámica de grupo, dinámica de rango.

La psicoterapia de grupo es una expresión general que abarca todos aquellos métodos psicoterapéuticos que utilizan el grupo como un medio específico para su técnica. En un sentido más riguroso, puede designar una corriente de → psicoterapia que no toma ya como punto de partida la organización psíquica del enfermo individual, sino la relación humana. El grupo debe considerarse como la estructura psíquica donde se establece la relación.

Podemos distinguir cinco grados de maduración de esta estructura, que se remodelan en el proceso de desarrollo:

1. La relación *simbiótica,* que puede definirse psicoanalíticamente como la primera relación entre la madre y el hijo. Pero la hallamos también como fase no estructurada de la relación en grupos grandes. Son notas características de ella la ausencia de todo límite y el tránsito hacia dimensiones más poderosas.

2. La relación *dual* o *didáctica,* que tiene su primera expresión clara en la relación padre-hijo (en culturas patriarcales). Se caracteriza por la desigualdad del poder, que mantiene su equilibrio merced al secreto común que define a sus miembros frente al exterior. Constituye la base de la psicoterapia individual con su alianza secreta elitista, pero también la base de la relación didáctica de enseñanza y aprendizaje que se establece con la promesa de comunicación de nuevos conocimientos. Tal relación aparece también en las técnicas de la psicoterapia de grupo, especialmente en el análisis grupal (Locke 1961, Wolf y Schwartz 1962). Bion la describe como una asunción básica *(basic assumption)* de la fase de *pairing* (emparejamiento) en la evolución hacia el grupo.

3. La relación *personal* o de grupo pequeño, que tiene su modelo original en la relación fraterna. Se perfila asimismo frente al exterior por una norma de discreción, que constituye un componente importante de la alianza terapéutica y da origen a la «conciencia del nosotros» (A. Adler); pero presta a los procesos internos un carácter manifiesto que confiere poder, consideración y reconocimiento. Las tensiones a que da lugar van asociadas al desarrollo de una estructura jerárquica (R. Schindler 1957), pero son también el motor de la potencia dinámica hacia fuera y regulan la relación con otros grupos y cosas. El grupo pequeño personal es hoy soporte de la mayoría de las técnicas terapéuticas de grupo. Comprende normalmente de 4 a 7 participantes, a veces más. Pero la calidad personal (la posibilidad de una experiencia personal actual para todos los participantes) disminuye gradualmente a medida que el grupo supera el número de 7 miembros, y entonces debe compensarse con el aumento del interés interno. Si el grupo no se escinde en subgrupos, y en caso de exceder del número de 21, se produce el salto cualitativo al nivel que señalaré a continuación.

4. Relación *prototípica* o relación de grupo grande. Se da esta relación siempre que existe un «tipo» que puede representar a la mayoría de participantes de igual condición (parientes, cuando se trata de un clan). Los grupos grandes en su fase no estructurada manifiestan unas relaciones simbióticas que constituyen la mejor perspectiva para su estudio. Se precisan entre 3 y 5 días, sin intervención externa, para la organización interna, y entonces se forma una trama de subgrupos que es análoga a la estructura jerárquica de los grupos pequeños. Los grupos grandes, generalmente en el orden de magnitud de 30 a 60 participantes, se encuentran aún en fase experimental a efectos terapéuticos, y las técnicas no están perfiladas y adolecen de improvisación. No obstante, suscitan un creciente interés y pueden definir la línea evolutiva de los años 80.

5. La relación formada ontogenéticamente es *abierta* y tiene un carácter público. En ella aparece el hombre como un sistema biológico abierto, incluso en su estructura psíquica. La terminología terapéutica la denomina también «relación aceptante». No siempre al-

canza su desarrollo, y el sistema queda cerrado por una figura dotada de autoridad. La autoridad se concibe, a nivel de dinámica de grupo, como encabezamiento de un grupo suficientemente grande (potente), cuyo poder basta para regular y garantizar la recepción de lo ajeno con toda la amenaza de su secreto. Muchos esfuerzos de la «dinámica de grupo» (como movimiento) van encaminados a la liberación frente a esa dependencia (y a los problemas anexos de contradependencia), pero no deben considerarse como terapia.

Desde luego, la noción de terapia está ligada a una teoría de la enfermedad que sólo ha tenido en cuenta hasta ahora al organismo humano, y falta aún una patología de las relaciones. Esto da lugar a algunos inconvenientes, sobre todo, el escaso valor del diagnóstico corriente para fines de indicación y pronóstico en la psicoterapia de grupo. Por ello, muchos directores de grupo dejan de lado el → diagnóstico, dando lugar a una imprecisión en los límites entre la terapia y la formación, entre el desarrollo de la personalidad y la satisfacción de ciertas necesidades ideológicas. Esto tiene también sus ventajas, porque de ese modo se ofrece una serie de posibilidades de ayuda terapéutica, sin el sometimiento paralizante al rol de la enfermedad (T. Parsons) y porque las técnicas empleadas en el trato experimental con personas sanas pueden integrarse en la terapia. Los inconvenientes consisten, más que en riesgos directos, en la amenaza de las modas y del mercado, que prefiere la fácil eficiencia publicitaria. Es obvio que la seguridad social tampoco puede facilitar sus recursos cuando se prevé un tratamiento indefinido. Estos problemas son comunes a toda → psicoterapia, pero se agudizan en la psicoterapia de grupo, porque en ésta es posible una cobertura asistencial del tratamiento. Por otra parte, grupos integrados por sanos y enfermos pueden participar en una misma organización de terapia de grupo y apoyarse mutuamente; por ello sería poco razonable separarlos por razones definitorias o administrativas. No obstante, la ayuda al enfermo exige unos recursos ajenos para su apoyo, por no resistir la libre competencia de los sanos en su desarrollo ulterior. La mayoría de los terapeutas de grupo son contrarios a establecer divisiones entre sus pacientes y prefieren borrar los límites. Por eso, cuando se precisa el empleo de recursos ajenos, la indicación debería correr a cargo de otro médico, un principio que se practica en Alemania pese a las trabas administrativas.

A continuación presentamos una panorámica de los métodos de terapia de grupo más importantes y de sus tendencias evolutivas. Ruitenbeek (1974) ofrece una breve síntesis, con indicación de direcciones para las personas interesadas; para una información más completa puede consultarse el *Handbuch der Ehe-, Familien- und Gruppentherapie* (Manual de la psicoterapia conyugal, familiar y de grupo) publicado por Sager-Kaplan (1973). Una sinopsis de las terapias analíticas de grupo ofrece Heigl-Evers (1978).

Los inicios de la psicoterapia de grupo demuestran claramente su dependencia con respecto al modo de relación dual. Así, el norteamericano J. Pratt había expuesto ya en 1905 su «método de clase» cuando abrió el debate en un departamento de tuberculosis, organizando una especie de docencia higiénica para sus pacientes y reconociendo que este debate era la parte principal del ciclo, una parte que se salía del tema y sirvió de cauce para la expresión de expectativas y proyectos. J. Pratt invitaba a sentarse en primera fila a los participantes más comprometidos, ofreciendo de ese modo una recompensa operante y favoreciendo un protagonismo que le atrajo adhesiones masivas. J. Pratt inauguró así la primera técnica de grupo.

También las grandes escuelas de psicoterapia intentaron en un principio impartir didácticamente sus conocimientos organizando grupos. El psicólogo individual (→ psicología individual) R. Dreikurs lo hizo en su labor de asesoramiento educativo con madres; algunos psicoanalistas (→ psicoanálisis), como P. Schilder, presentaban casos modélicos de discusión para animar los grupos, un procedimiento que sigue practicando actualmente Rattner en Berlín. F. Perls solía llevar a cabo su análisis guestáltico (→ terapia guestáltica) en grupos y aprovechaba su «acción reforzante» (Battegay) y el *compartir* los sentimientos.

J.L. Moreno, que ya había realizado experimentos con «grupos de encuentro» a principios de los años 20 en su consultorio de médico municipal de Vöslau, cerca de Viena, confirió a la psicoterapia de grupo un carácter autónomo, después de su establecimiento en América: señaló la importancia primordial de los procesos que se desarrollan directamente en el grupo y la relevancia del *hic et nunc* (aquí y ahora) frente a la exposición del material mnémico, y preconizó la expresión en el acto verbal y práctico, en el *acting out*. Sentó así los supuestos autónomos, específicos, de la psicoterapia de grupo, y por ello Moreno es considerado, con razón, como el padre de esta corriente terapéutica. Completó su técnica con el método para la medición de la distancia social (sociometría) y con el juego dramático (→ psicodrama).

Moreno mantuvo una oposición latente al → psicoanálisis, pero reconoció la importancia del inconsciente, al que intentó facilitar una expresión directa. Discrepó siempre de R. Slavson, fundador de la Sociedad americana de terapia de grupo (AGPA), que defendía los postulados analíticos, especialmente la abstención del terapeuta en la dirección de grupos.

Mientras ambos pioneros se combatían entre sí, K. Lewin, el célebre psicólogo guestaltista y creador de la teoría del campo, dejó sentir su influencia a mediados de los años 40. Por iniciativa suya se fundó el National Training Laboratory (NTL), que debía dedicarse a la observación experimental de grupos, sin el supuesto de un inconsciente. Se introdujeron en el laboratorio espejos unidireccionales y modelos de observación. Surgió así, bajo la dirección de Bradford, el programa de los *Sensitivity Training Groups,* conocidos pronto como «grupos T» (de *Training* = entrenamiento) iniciando así la «dinámica de grupo», que se convertiría poco después en un movimiento. Los participantes de los grupos T eran probandos que procuraban expresar sus sentimientos y cuya conducta era objetivada por observadores y por cuestionarios y se les proponía como estímulo de nuevas reflexiones. Esto dio origen a la técnica del *feedback,* la puesta a disposición de la cualidad vivencial subjetiva del observador, para el observado. Esta técnica sigue siendo aún el recurso cognitivo más importante para el cambio en cuanto a la relación.

El estilo técnico-matemático de la dinámica de grupo y su pretensión de racionalizar la vida de los sujetos sanos y liberarla de contradicciones e inhibiciones internas, abrieron el acceso al asesoramiento de directivos de grandes industrias e instituciones, pero también a movimientos sociales de orientación psicohigiénica (→ psicohigiene). El movimiento *Human relation,* originario de Gran Bretaña y especialmente el movimiento norteamericano *Encounter* alcanzaron a finales de los años 60 dimensiones de resonancia política, y en cierta medida preludiaban los movimientos «verdes» de los años 80. Su objetivo era la superación del aislamiento social de la población de las grandes ciudades y la democratización de las relaciones humanas. Se entiende aquí por «democratización» la supresión de usos sociales normativos e institucionalizados y, especialmente, de la dependencia de la autoridad (Mills). La experiencia de los grupos de entrenamiento demostró que solía producirse una fase de dependencia con respecto al director del grupo y luego otra de contradependencia, hasta que los miembros lograban iniciar su libre desarrollo con independencia del director. Tanto el estilo autoritario como el *laissez faire* quedaron excluidos por su condición irracional, y C. Rogers estableció el estilo de diálogo «no directivo» para el grupo «centrado en el cliente». Ruth Cohn fundó una escuela de «aprendizaje para la vida» (WILL) y propuso el método de «interacción centrada en los temas», intentando crear un equilibrio entre el participante individual (yo), la cohesión grupal (nosotros) y el tema (ello). Formuló normas cognitivas que explicitan el principio del *participant leadership* (liderazgo participante), como por ejemplo: cada cual se siente su propio director de grupo; los trastornos del propio mundo sensitivo (aburrimiento, disgusto, sensaciones somáticas) deben comunicarse con prioridad, ya que de lo contrario se apoderan del individuo y lo alejan del grupo; en la comunicación de la autopercepción y de la heteropercepción se persigue al menos una «autenticidad selectiva»; etc.

Los juegos terapéuticos, inspirados en los juegos de roles, sirvieron para crear técnicas de ejercicio en áreas problemáticas típicas. La sujeción a reglas ayuda a traspasar el umbral crítico de la → angustia, y la técnica del intercambio de roles, inspirada en el → psicodrama, ofrece saberes complementarios. Muchos de estos juegos se deben a G. Bach, que introdujo también la «disputa civilizada» como modo de encuentro en el sentido literal de la → agresión (= aproximación), y la integró en diversas formas lúdicas. K. Antons ha creado en Alemania algunas colecciones de tales juegos; pero el comercio se ha apoderado del tema y ofrece guías de juegos sociales. La utilidad de estos últimos es sin duda escasa, porque tales guías sólo pueden ser eficaces si ayudan a profundizar en una determinada situación de grupo. Esto limita también la relevancia de tales juegos cuando los utiliza un terapeuta inseguro que trata de encubrir su falta de experiencia con un éxito rápido en las formas de juego terapéutico.

Actualmente, el movimiento californiano *Encounter* sufre una clara recesión. Tras una fase de actuación hedonista bajo el signo de la abolición de la autoridad y de las normas, se ha orientado hacia sectas hindúes que sirven a los intereses de comercialización y bloquean el sistema de relaciones con nuevos autoritarismos. El movimiento ha dejado en herencia una serie de ideas técnicas para su uso en la psicoterapia de grupo, que no se agotará en mucho tiempo; entre ellas, algunas iniciativas no exentas de riesgos, como la de las «sesiones maratonianas» de larga duración, para ejercer una influencia profunda. El riesgo de somnolencia y el carácter violento de estos métodos de influencia aconsejan una actitud crítica frente al uso terapéutico de tales prácticas.

En contraste con esta evolución espectacular, la psicoterapia de grupo ha modificado muy lentamente sus técnicas en los centros psiquiátricos; pero su introducción ha dado una nueva fisonomía a la → psiquiatría. Los objetivos de la «comunidad terapéutica» propuesta por M. Jones los imponen los propios grupos de centros o los «parlamentos domésticos». La clase médica ha acogido con reservas estas técnicas especializadas, pero tampoco está dispuesta a dejarlas en manos de otros grupos profesionales, como los psicólogos o los asistentes sociales. Algunas asociaciones formativas que no se cierran unilateralmente, sino que admiten a todos los grupos profesionales, como el Österreichische Arbeitskreis für Gruppentherapie und Gruppendynamik (Círculo austríaco de trabajo para psicoterapia de grupo y dinámica de grupo), reflejan y tratan de superar esta tensión en su vida asociativa y en un proceso de grandes grupos. De ahí que los programas generales de entrenamiento del Círculo austríaco, por ejemplo los que se realizan durante la época preestival en Alpbach, promuevan la cooperación en experimentos con grandes grupos.

El → *psicoanálisis* clásico se mostró durante mucho tiempo reticente ante la psicoterapia de grupo, por entender que la «libre actuación» favorecía más la satisfacción de pulsiones que la reflexión y la interpretación del trasfondo psíquico, es decir, reforzaba la resistencia. El grupo puede dar ocasión, de hecho, no sólo a que el individuo destaque en él, sino también a que se sumerja en el consenso grupal, lo cual difiere de la «escucha identificatoria» (R. Schindler) de participantes silenciosos, que puede tener efectos terapéuticos positivos sin una actividad aparente. Fue el autoanálisis de un equipo de la Tavistock-Clinic de Londres, bajo la dirección de Bion, lo que despejó el camino, y actualmente existen varias técnicas psicoanalíticas de grupo, todas ellas ideadas en Londres:

El análisis de la transferencia de Foulkes-Anthony, aborda en grupo la interpretación clásica de la transferencia y la resistencia dentro de un esquema simplificado. La ambivalencia puede expresarse en el grupo, por ejemplo, en una relación de transferencia positiva y negativa a dos personas diferentes; y en ciertas condiciones regresivas, otras personas pueden ser objeto de la transferencia de una misma figura vivenciada; por ejemplo, el padre vivenciado a nivel edípico y a nivel preedípico. El terapeuta formado en el análisis individual puede adaptar su técnica al nuevo objeto que es el grupo, que expresa la complejidad de las relaciones y es el resultado de la igualdad de todos los votos emitidos en el espacio grupal.

Era de esperar que esta técnica se enriqueciera con las aportaciones de la dinámica de grupo. R. Schindler señaló, en efecto, el año 1960 la necesidad de tener en cuenta la posición jerárquica desde la que se ha emitido un voto y, sobre todo, se ha propuesto una interpretación. Esto da pie a una consideración crítica sobre la posición de privilegio ocupada por el terapeuta. Modificando voluntariamente esta posición, el terapeuta puede ayudar al desbloqueo de los pacientes, haciendo, por ejemplo, que ocupen la «posición omega» *(omegarochade)* los impulsos agresivos y los impulsos de incapacitación (castrantes) del grupo y que los dirijan contra él, sin reprimirlos ni sustraerlos al análisis. Heigl-Evers ha acuñado la noción de «representación recíproca latente» y ha señalado la idoneidad de la «conducta omega» para la comprensión y la interpretación de la resistencia en el grupo. Se objeta a veces que dicha técnica, orientada en el sentido del dinamismo jerárquico introduce tendencias manipuladoras en el análisis de grupo (Bachmann 1980). Pero se adelanta poco dejando que esa «manipulación» se lleve inconscientemente a cabo. En realidad, toda terapia es ya intencionalmente manipulativa, ya que pretende modificar algo.

Más grave es la observación de que el grupo no se limita a aliviar al individuo aceptando los secretos que éste le confía; el grupo puede también rechazar, expulsar y oprimir la personalidad del individuo en aspectos parciales. Esta presión modificadora del grupo puede producirse de acuerdo o en contra de las normas de expectativa de la sociedad; cuanto más heterogénea sea la composición del grupo, tanto más tenderá éste a la adaptación. ¿Hay que decir entonces que la dinámica de grupo (K. Horn), la terapia de grupo y la → psiquiatría en general (→ antipsiquiatría) son un instrumento de adaptación ideológica? Esta crítica parece estar justificada en los procesos de contradependencia (como en el caso del «colectivo de pacientes de Heidelberg», que de una intención terapéutica inicial pasó, por la presión del grupo, a una situación próxima a la del terrorismo por entonces existente en Alemania). Por lo demás, la modificación que la presión grupal, al imponer un rol, puede producir en la personalidad, es poco estable y no debe exagerarse. Algo similar cabe decir sobre su utilización en la → terapia de la conducta. La psicoterapia exige más bien un ámbito secreto que es preciso mantener. La adaptación a los roles no modifica ese ámbito, y los objetivos externos sólo pueden bloquearlo; pero aparece en todo su carácter amenazante, que hace mantener el secreto, cuando se desatiende el objetivo externo. En esto consiste el verdadero arte del terapeuta, que disuelve con su conducta la tensión angustiosa inicial, ayuda con su técnica individual a reducir la distancia que el secreto establece entre los miembros del grupo y refuerza de ese modo en todos los participantes la confianza en la propia identidad.

También el análisis de grupo que W. Schindler propone, sobre el modelo familiar, sigue en buena medida las experiencias del análisis individual, pero postula que el terapeuta representa la transferencia del padre y el grupo en su conjunto la transferencia de la madre. Aunque este postulado sólo sea admisible cuando el terapeuta muestra una conducta exigente y en el horizonte de una cultura masculina, ofrece sin embargo en Europa una perspectiva fecunda que tiene, además, la ventaja de relacionar el aquí y ahora de la sesión de grupo, con la experiencia primaria de grupo y de facilitar la coincidencia intuitiva de la imagen vivencial inmediata con la imagen del recuerdo.

Hay una técnica que cabe denominar «análisis de grupo» en sentido estricto; es una técnica que asigna al terapeuta el papel de interpretar al grupo en su conjunto. Esta técnica parte del principio de que la conducta del individuo en el grupo refleja sólo aspectos de una «cultura de grupo» común a todos (Withaker-Lieberman 1965), en la que se realiza la labor esclarecedora. El grupo busca su identidad propia, sopesando su proximidad y distancia respecto a las distintas opiniones, al igual que el individuo, cuya psique incluye todas las actitudes; pero establece entre ellas un orden valorativo que da lugar a diversas polarizaciones y dificultades y deja algunas de ellas en situación de inaccesibilidad. La psicoterapia significa entonces la recuperación de estos procesos de ordenamiento de la propia persona o la ampliación de la participación del yo en ellos (Argelander). El proceso analítico adquiere en esta técnica una dinámica propia, de larga perspectiva temporal; la concentración en las necesidades del individuo es desintegrativa y debe atribuirse a la resistencia; en este sentido, ningún sentimiento grupal auténtico la favorece. Por eso surgen dificultades para los pacientes deseosos de una pronta curación, y también para el presupuesto de Sanidad.

En los años 70 se inició una ampliación de este análisis a grupos grandes. Kreeger 1977 presenta un resumen de las experiencias realizadas hasta entonces. La aplicación terapéutica es aún un tema debatido y se encuentra en fase de experimentación, pero apenas cabe duda de que se hará realidad en la presente década. Lo más llamativo de las experiencias en curso es su coincidencia con las recientes teorías sobre el narcisismo. Los grupos grandes de hasta 80 participantes son estímulos poderosos de personalización y reflejan sus primeros procesos de estructuración: desaparición simbiótica del perfil personal, sentimientos de impotencia o de dominio, establecimiento de relaciones mágicas y paranoides, absolutización de objetos parciales y transitorios... Surge así una especie de imagen ampliada de los procesos intrapsíquicos en fases de extrema regresión. La traducción de este fascinante hallazgo científico a perspectivas terapéuticas se halla aún en sus inicios. Cabe presumir, sin embargo, la posibilidad de utilizar, en pasos alternativos, la acción recíproca de situaciones de grupos grandes y pequeños para estimular el desarrollo del yo y la elaboración de la angustia.

Los grupos grandes son sistemas de subgrupos que siguen la misma línea estructural que los grupos pequeños con su estructura jerárquica y que la persona con su estructura intrapsíquica: las fuerzas centrípetas, creadoras de tradición y marcadoras de distancias respecto al exterior, se oponen a las tendencias centrífugas, de sistema abierto, que satisfacen su libido en los objetos, y se ordenan organísmicamente a lo largo de un eje que conduce desde el polo de ambivalencia (omega) al polo de identidad (alfa), un eje regido por el principio de realidad (beta) y sustentado por el elemento gamma. Cabe una dilución en el sistema, en casos de fijación patógena, por desplazamiento de la dirección y del punto de gravedad. Son bien conocidos los enfoques teóricos de la → terapia sistémica, especialmente en el marco de la terapia familiar (→ psiquiatría familiar).

La «técnica reticular» de Speck-Attneave (en Sager-Kaplan, *Handbuch*) es un intento pragmático de subsanar el desamparo del individuo introduciéndolo en el sistema del grupo grande: al individuo fracasado se le anima a no aislarse, a formar un grupo grande con sus parientes y conocidos y a buscar apoyo en ellos para su problema. Los terapeutas ayudan en una labor estructuradora y con una actitud estimulante, a articular la necesidad de ayuda en la capacidad de ayuda por los más diversos medios. Los pequeños grupos que se van formando y las ofertas de relación dual permiten elaborar la temática, elaboración que el grupo grande puede confirmar. En forma similar pueden ser positivos los grupos de autoayuda. Sólo la integración de esos grupos pequeños en un sistema de grupos grandes, bien sea mediante una ideología (grupos femeninos, grupos de comunidades de vivienda) o mediante una personalidad emprendedora (por ejemplo, Fr. Bremer-Schulte en Holanda con sus programas de autoayuda para enfermos de cáncer, etc.), confiere a tales tendencias unas virtualidades permanentes, ya que de lo contrario falta la confirmación y desaparecen pronto las iniciativas.

El diseño quizá más antiguo de psicoterapia de grupo se debe a M. Balint. Los → grupos Balint realizan una modificación del sistema en la trama médico-paciente, mediante el reflejo del proceso de encuentro y transferencia entre el primero y el segundo, en un grupo de médicos independiente bajo la dirección de un analista; ese cambio permite comprender los mensajes psíquicos contenidos en la dolencia somática y responder a ellos adecuadamente.

La psicoterapia de grupo ha creado, pues, toda una serie de métodos en los últimos 20 años, como fruto del encuentro de la tradición cognitiva y la tradición de la psicología profunda, por un lado, y de la labor con los enfermos y de los movimientos de desarrollo para sanos, por otro. Se hacen cada vez más evidentes las condiciones estructurales que permiten la formación de totalidades dinámicas dentro del equilibrio fluido de la vida y que perfilan una historia. No es extraño que el sistema de la persona, eso que se llama alma humana, el sistema personal del grupo pequeño y los sistemas del grupo grande aparezcan estructurados en forma análoga. Cabe suponer que, con los progresos de los próximos años, la técnica terapéutica pueda utilizar este saber acerca de los sistemas y esta psicología del grupo grande.

Bibliografía. H. Argelander, *Gruppenprozesse. Wege zur Anwendung der Psychoanalyse in Behandlung, Lehre und Forschung*, Rowohlt, Hamburgo 1972; G.R. Bach, *Intensive group psychotherapy*, Nueva York 1954; R. Battegay, *Der Mensch in der Gruppe*, vols. I-III, Huber, Berna-Stuttgart 1967, 1969; W.R. Bion, *Erfahrungen in Gruppen*, Klett, Stuttgart 1971; L.P. Bradford, J.R. Gibb, K.D. Benne, *Gruppentraining. T-Gruppentheorie und Laboratoriumsmethode*, Klett, Stuttgart 1972; R.C. Cohn, *Von der Psychoanalyse zur themenzentrierten Interaktion*, Klett, Stuttgart 1975; S.H. Foulkes, E.J. Anthony, *Therapeutic group analysis*, Allen a. Unwin, Londres 1964; L. Grinberg, M. Langer, E. Rodrigué, *Psicoanalytische Gruppentherapie*, Klett, Stuttgart 1960; A. Heigl-Evers, *Konzepte der analytischen Gruppentherapie*, Vandenhoeck u. Ruprecht, Gotinga 1978; L. Kreeger (dir.), *Die Grossgruppe*, Klett, Stuttgart 1977; J.L. Moreno, *Gruppenpsychotherapie und Psychodrama*, Thieme, Stuttgart 1959; C.R. Rogers, *Entwicklung der Persönlichkeit*, Klett, Stuttgart 1973; H.M. Ruitenbeek, *Die neuen Gruppentherapien*, 1974; C.L. Sager, H.S. Kaplan (dirs.), *Handbuch der Ehe-, Familien- und Gruppentherapie*, Kindler, Munich 1973; R. Schindler, *Über den wechselseitigen Einfluss von Gesprächsinhalt, Gruppenposition und Ichgestalt in der analytischen Gruppenpsychotherapie*, «Psyche» 14 (1960-1961) 382-392; —, *Der Gruppentherapeut und seine Position in der Gruppe*, «Praxis Psychother.» 6 (1961) 1-8; W. Schindler, *Die analytische Gruppentherapie nach dem Familienmodell*, Reinhardt 1980; S.R. Slavson, *Einführung in die Gruppentherapie*, Gotinga 1956; D. Withaker, M.A. Liebermann, *Psychotherapy through the group process*, Tavistock, Londres 1965; A. Wolf, E.K. Schwartz, *Psychoanalysis in groups*, Grune and Stratton, Nueva York 1962.

RAOUL SCHINDLER

PSICOTERAPIA DE LA PAREJA. Psicoterapia de la pareja, perspectiva analítica, perspectiva conductista, perspectiva basada en la teoría de sistemas y de la comunicación, diagnóstico de la pareja, diagnóstico de la familia, diagnóstico interaccional.

La psicoterapia de la pareja es una corriente terapéutica que apenas ha encontrado aún su propia identidad. Se distingue del «consejo conyugal», su precursora, por el carácter no profesional y, a veces, vinculado a confesiones y valores religiosos. No está aún bien definida su relación con la psicoterapia individual y la psicoterapia familiar. Nosotros intentamos establecer aquí una comparación entre tres corrientes principales: la perspectiva psicoanalítica (→ psicoanálisis), la perspectiva conductista (→ terapia de la conducta), y la perspectiva basada en la → teoría de los sistemas y de la comunicación, para limitarnos a aquellos métodos psicoterápicos en los que la pareja participa en las sesiones terapéuticas.

1. La perspectiva psicoanalítica. Presta especial atención a los aspectos inconscientes de la historia de las relaciones conyugales y a la dinámica de transferencia y contratransferencia que se produce en la psicoterapia. *Historia de las relaciones:* se abordan psicoanalíticamente la elección del consorte y los conflictos de la pareja, en relación con el mundo objetal internalizado. La motivación para la elección de un consorte específico es el deseo de ser compensado por frustraciones anteriores (posición regresiva), pero también la necesidad de superar los propios defectos y humillaciones narcisistas anteriores asumiendo una tarea importante en las relaciones con el consorte, y compensar las propias debilidades (posición progresiva). Los consortes se sienten a menudo atraídos recíprocamente si han alcanzado un grado similar de madurez y diferenciación del sí mismo (Bowen 1961), pero también cuando muestran cualitativamente una fijación neurótica de evolución semejante, con fantasías parecidas en cuanto al amor, la protección y la comunicación (Willi 1975) y con la esperanza de lograr en sus posiciones complementarias una autocuración común (colusión de la elección de consorte, Dicks 1967, Willi 1975, Bowen 1966, Meissner 1978). Unas relaciones que se basan en necesidades y angustias neuróticas compartidas demuestran poca capacidad de adaptación a los cambios constantes que la vida y el desarrollo imponen. La persistencia en la postura regresiva genera pérdidas de autoestima y angustias de dependencia, y la fijación en la postura progresiva lleva a la sobreexigencia y la frustración. El miedo a cambiar el acomodo común da lugar a una comunicación ambivalente, contradictoria, de exigencia y evitación simultáneas de cualquier cambio de conducta y, en consecuencia, a una lucha insoluble y estéril, sin salida posible (colusión del conflicto conyugal, Dicks 1967, Willi 1975, Meissner 1978).

Transferencia y contratransferencia. Los fenómenos de transferencia desempeñan un papel importante en la elección de pareja. Las proyecciones persistentes pueden inducir a uno de los miembros a aceptar la imagen que el otro espera de él, pero el primero puede también decepcionar si no se muestra tal como su pareja había supuesto inicialmente. En todo caso, las relaciones dentro de la pareja están fuertemente influidas por los fenómenos de transferencia. Dado que los procesos de transferencia marcan también las relaciones con el psicoterapeuta, se forma a menudo en el triángulo terapéutico una constelación en la que cada miembro de la pareja sufre conflictos con el psicoterapeuta, similares a los que padece con el otro miembro. Las reacciones de contratransferencia por parte del psicoterapeuta suelen ser mucho más intensas en la psicoterapia de parejas que en la terapia individual, y no es raro que se forme una colusión terapéutica (Willi 1978), en la que el psicoterapeuta tiene la posibilidad de elaborar un conflicto real entre él y uno de los miembros de la pareja y de brindar a éste una experiencia correctora de sus relaciones con el otro miembro.

Una ventaja, o eventualmente también un inconveniente, de la perspectiva psicoanalítica consiste en que no es necesario un cambio radical de paradigma entre la psicoterapia individual y la psicoterapia de parejas. La perspectiva analítica trata de interpretar la esencia de una crisis, promover la mutua expresión de sentimientos y sensaciones entre los miembros de la pareja y desarrollar unos objetivos que correspondan a las limitadas posibilidades de relación entre aquéllos. La perspectiva psicoanalítica muestra, a nuestro juicio, una tendencia equivocada, al suponer que las relaciones de pareja sólo pueden ser positivas cuando existe un sí mismo independiente, diferenciado y relativamente autónomo que se pone en relación con otro sí mismo igualmente independiente, diferenciado y autónomo (Meissner 1978). No existe una correlación obligada entre los trastornos neuróticos de la personalidad y los fracasos de unas relaciones conyugales. La perspectiva psicoanalítica olvida el importante punto de vista de la → teoría de los sistemas y de la comunicación: la dinámica que se desarrolla en sistemas interpersonales. Bowen (1966) y Willi (1975) han elaborado una síntesis de la perspectiva psicoanalítica y de la perspectiva sistémica. La perspectiva psicoanalítica ofrece al terapeuta una base de percepción diferenciada, mas no propone conceptos para su acción terapéutica.

2. La perspectiva conductista. Se basa en la aplicación de la teoría del aprendizaje a las relaciones de pareja. El fundamento es el análisis de la historia del aprendizaje y el análisis común de la conducta y de la interacción. Las desavenencias insolubles obedecen a una percepción incorrecta de los comportamientos del otro miembro y a una estrategia y técnica deficientes en el tratamiento de los conflictos. El objetivo de la terapéutica sería encontrar nuevos comportamientos en las relaciones, comportamientos que refuercen mediante *feedback* positivo la conducta deseada y amortigüen o extingan mediante *feedback* negativo la conducta indeseada. Los compromisos deben realizarse de modo sincero *(Marital quid por quo,* Jackson 1965). La nueva conducta suele ejercitarse en circunstancias cotidianas concretas y a la pareja se le señalan tareas, a practicar en su hogar, destinadas a afianzar las experiencias de aprendizaje positivas. El conductismo no busca las causas de la conducta, tampoco se interroga acerca de sentimientos y sensaciones, sino que se limita a indagar el cómo de la transmisión y la recepción de una comunicación. La realización de los programas tiene un carácter marcadamente pedagógico.

Terapia sexual. La forma más lograda, difundida y reconocida del conductismo en la terapia de parejas es la terapia sexual (Masters y Johnson 1973, Singer-Kaplan 1974), que tras un análisis detallado, individual y diádico de la conducta propone un programa de ejercicios que se basa fundamentalmente en una desensibilización de la → angustia de expectativa. La terapia sexual muestra con especial claridad las ventajas y los límites de la perspectiva conductista: esta terapia da un resultado positivo cuando existe una sintomatología bien definida, de la que ambos miembros de la pareja quieren liberarse porque perturba o impide sus relaciones íntimas. Además de la motivación bilateral para la terapia, debe haber una relación sólida entre ambos miembros, no lastrada o cuestionada por otros conflictos. Es difícil la aplicación de medidas correspondientes a terapia de la conducta si existen ambivalencias profundas en la relación emocional, si existen desavenencias fundamentales sobre la continuación de las relaciones y sobre las pautas de la convivencia, o cuando el → síntoma posee un carácter funcional para la regulación de conflictos dentro de la pareja y suprimirlo pondría de manifiesto una crisis profunda. Pero los ejercicios de terapia sexual pueden ofrecer también un modelo para las relaciones de pareja, dentro de la perspectiva sistémica y analítica: los ejercicios pueden ayudar a alcanzar la intimidad dentro de la diferenciación individual de ambos miembros, inducirlos a un mutuo intercambio flexible de la actividad (dar) y de la pasividad (recibir); pero crean también una clara delimitación de la pareja amorosa frente al exterior, especialmente frente a los hijos.

3. Perspectiva basada en la teoría de los sistemas y de la comunicación. G. Bateson, J. Haley, D. Jackson, M. Bowen, S. Minuchin, P. Watzlawick y otros terapeutas familiares norteamericanos han tomado de la *general systems theory*, de la ciencia de la comunicación y de la cibernética, aquellos aspectos que son relevantes para la praxis de la terapia familiar. La terapia sistémica considera y trata el matrimonio como un subsistema de la familia. Pero la pareja conyugal, considerada críticamente, sólo es un subsistema familiar en cuanto pareja parental. Como pareja amorosa forma un sistema propio, y la aportación que se ha hecho hasta ahora a su terapia desde la perspectiva sistémica es escasa (Sluzki 1978, Steinglass 1978).

Tienen importancia práctica, entre otros, los siguientes aspectos: *Totalidad:* El todo es más que la suma de las partes (suprasumación). El análisis de la personalidad de ambos miembros no basta para captar a la pareja como sistema. La conducta de un miembro A en una situación referida al otro miembro puede desviarse mucho de la imagen de su personalidad que A muestra en otras situaciones, ni tampoco es sencillamente deducible de su historia de aprendizaje o de sus experiencias en cuanto a relaciones en la primera infancia, sino que depende fundamentalmente de la acción recíproca con la conducta del miembro B de la pareja (personalidad de interacción, Willi 1973, 1975). La relación de pareja o la conducta de B implica la conducta de A y está implicada a su vez por esa conducta. La conducta patológica y la formación de síntomas, que son formas especiales de comunicación de la pareja, se consideran más como cualidades del sistema de pareja que del portador de los síntomas. Los tests (→ test) de relaciones de pareja llevan a resultados no representativos si se investiga a ambos miembros por separado, porque la conducta decisiva para las relaciones se manifiesta quizás únicamente en situación de pareja. La mayor parte de las relaciones de pareja se insertan en modelos de relaciones complementarias que ofrecen estabilidad y dependencia. El miembro de la pareja regresivo necesita solicitud, orientación y seguridad, y la posibilidad de admirar al otro y de identificarse con él; el consorte progresivo se esfuerza en acreditarse como auxiliador, salvador, protector y representante del *status* social. Es característico de una relación funcional que estas polarizaciones puedan efectuarse en forma flexible en modelos complementarios y que puedan estructurarse de modo distinto según sea la situación (enfermedad de uno de los miembros, embarazo, parto, cambios profesionales y crisis). Las parejas neuróticas, en cambio, presentan una gran rigidez en el mantenimiento del modelo de relación originario. Son, por tanto, objetivos importantes de la terapia el desmontaje de la polarización, el logro de un equilibrio del sentimiento de autoestima por ambas partes y la distribución de funciones progresivas y regresivas de acuerdo con la situación. Las relaciones simétricas son más inestables y están más cargadas de tensión, bien sea como rivalidad progresiva, como lucha abierta por el poder o como extorsión regresiva de cariño y protección.

Los comportamientos de los participantes en un sistema deben integrarse en un todo. Las posibilidades de conducta del individuo dentro de un sistema están así limitadas y favorecidas al mismo tiempo por la totalidad superior.

Estructura: Como la familia (Minuchin 1977), también las relaciones de la pareja requieren, para su capacidad funcional, una estructura clara, es decir, una definición inequívoca frente al exterior, especialmente una delimitación frente a las familias de procedencia, frente a los hijos y frente a los amigos, y también una clara delimitación de los miembros de la pareja en cuanto a su relación mutua. Los límites en las relaciones de pareja se establecen a partir de reglas que determinan quién, cuándo y cómo puede participar en las interacciones. Los límites protegen la diferenciación del sistema y crean espacios libres para el propio desarrollo de los miembros de la pareja. Impiden que el hombre y la mujer caigan en dos subsistemas rivales o se mezclen en otros subsistemas (Minuchin 1977). Los límites intradiádicos, cuando existe una demanda desorbitada de simbiosis y seguridad, producen humillación e inseguridad. La tendencia moderna a la autorrealización individual implica un deseo de no definirse ya como pareja hacia fuera, lo cual lleva con frecuencia a unas relaciones caóticas donde imperan los celos y la conducta destructiva. Si la díada sucumbe al estrés, se produce la tendencia a la triangulación (Bowen 1966) o creación de campos de tensión, según el principio de «dos contra uno». Especialmente la inclusión de los hijos en los conflictos conyugales de los padres, produce con frecuencia un efecto destructivo en éstos.

Homeóstasis: D. Jackson (1965) aplicó esta noción, tomada de la biología, a la familia. La estabilidad o el equilibrio de un sistema se garantiza por absorción y modificación del *input* (influencias ambientales) mediante *feedback* negativo, mientras que un *input* con *feedback* positivo lleva a una desviación reforzante de las reglas del sistema y, finalmente, a la ruptura de éste o a la recalibración, es decir, reinstalación en otro nivel (Watzlawick y otros 1969). Los sistemas vivientes y las relaciones de pareja requieren, para su continuidad, una cierta estabilidad mediante *feedback* negativo; pero también, para su crecimiento, la modificación mediante *feedback* positivo. Una pareja puede instalarse, mediante un síntoma de enfermedad, en una homeóstasis patológica, cuyo cambio terapéutico encuentra una fuerte resistencia en ambos miembros de la pareja. Los terapeutas de la comunicación otorgan mucha importancia a la información clara e inequívoca, acompañada por una congruencia entre el aspecto de contenido y el aspecto relacional. Los psicoanalistas, más interesados por la conducta encubierta, opinan lo mismo acerca de las demandas ambivalentes, que exigen contradictoriamente del compañero de pareja una conducta irrealizable. El grupo de trabajo del Mental Research Institute de Palo Alto (Jackson, Haley, Watzlawick, Weakland y Fisch) ha elaborado técnicas de intervención al servicio de los terapeutas de pareja, destinadas a superar y modificar las resistencias. La comunicación paradójica del terapeuta puede reducir al absurdo la comunicación paradójica de la pareja. Los terapeutas manipulan el entorno, desfiguran los síntomas, interpretan positivamente la conducta patológica, etc.

4. Síntesis. Las diversas perspectivas —psicoanalítica, conductista y sistémico-comunicativa— no se excluyen entre sí, sino que se refieren a lo mismo desde diferentes ángulos. Todas ellas coinciden en que el objetivo terapéutico consiste en una relación de pareja donde ambos miembros estén lo bastante delimitados entre sí como para garantizar la diferenciación individual, pero donde la pareja se halle también lo suficientemente delimitada con respecto al exterior como para posibilitar su diferenciación frente al entorno y hacer que sean gratificantes los esfuerzos personales en la relación de pareja. Una estabilidad fiable en cuanto a las relaciones de pareja facilita el crecimiento, el cambio y la readaptación a las diversas fases de la vida y a las condiciones socioculturales y económicas. El análisis franco y dialéctico, pero no hiriente, de los conflictos ayuda a ver las crisis como ocasiones para la reorientación y el progreso de la pareja. El terapeuta puede alcanzar muchas veces este objetivo sin necesidad de reelaborar y modificar directamente la estructura neurótica de los miembros de la pareja. Las estructuras claras y la comunicación abierta crean un clima de confianza y atenúan la disposición individual a la reacción neurótica. Algunas parejas aprenden, mediante la terapia, a abordar sus debilidades, su vulnerabilidad y sus ambivalencias neuróticas, hasta ser capaces de establecer unas relaciones satisfactorias, caracterizadas por la comprensión y la tolerancia mutuas. El respeto a la capacidad limitada de relación individual impide la regresión a una escalada colusiva y destructora.

5. Diagnóstico de la pareja y diagnóstico familiar. El diagnóstico de la pareja y el diagnóstico familiar difieren ya por el hecho de que no se sienta una persona, sino al menos dos, ante el investigador. Estas personas no son independientes entre sí, sino que están vinculadas de múltiples modos. Es decir, forman un sistema sociocultural que se va desarrollando y debe adaptarse continuamente a las cambiantes exigencias del entorno. Esta dinámica plantea al diagnosticador arduos problemas, ya que éste no sólo debe llegar a un conocimiento de las personalidades individuales, sino también de las percepciones y representaciones que cada persona tiene de la otra, de las mutuas relaciones que las diversas personas mantienen y del modo como se enfrentan entre sí y abordan las exigencias del medio ambiente. La complejidad de las relaciones de pareja y del sistema familiar ha hecho que los *terapeutas de pareja y de familia* se distancien del diagnóstico estático clásico y propongan un nuevo diagnóstico flexible e interaccional, adaptado a la dinámica sistémica de la familia, que cambia constantemente, «al tiempo que la familia acoge al terapeuta, se adapta a él y se reestructura u opone resistencia a sus intervenciones reestructuradoras» (Minuchin 1977, p. 166). El diagnóstico interaccional se efectúa mediante el proceso de recopilación de diferentes clases de información. El tipo de información que haya de obtenerse depende de la orientación terapéutica y del objetivo del diagnosticador. Así, Minuchin (1977) otorga especial importancia al esclarecimiento de la estructura familiar, al reparto de funciones dentro de la familia y a las fronteras que existen entre los miembros de la familia y entre los subsistemas (hombre y mujer = subsistema conyugal; todos los hijos = subsistema fraternal; padre y madre = subsistema parental). Esas fronteras pueden ser claras, rígidas o difusas. Una importancia similar tiene el descubrimiento de las coaliciones (dos se alían contra un tercero) y las triangulaciones (el conflicto conyugal se transfiere a un hijo). Selvini y otros (1981) destacan más la formación de hipótesis y la exploración circular. La función de la hipótesis es la de «un indicador hacia nuevas informaciones que llevan a su confirmación, rechazo o reformulación». «La hipótesis debe abarcar a todos los componentes de la familia y suministrar un supuesto que se refiera a la función de las relaciones, dentro de su totalidad» (Selvini y otros 1981, p. 127s). Selvini y otros entienden por exploración circular «la capacidad del terapeuta para dejarse guiar en su indagación por el *feedback* que la conducta de la familia le ofrece cuando pide información sobre sus relaciones mutuas, es decir, sobre diferencias y cambios (en las relaciones)» (Selvini y otros 1981, p. 131). (Ejemplo: el terapeuta a la hija: ¿Qué hace el padre cuando la madre discute con Heinz [el hijo]? ¿Cómo reacciona Peter [hijo] a lo que hace la madre? etc.)

También Bandler y Grinder (1980, 1981) y Satir (1975) ofrecen buenas exposiciones de este proceso terapéutico-diagnóstico.

Lo dicho anteriormente puede proporcionar una idea de las dificultades que encuentra el que diagnostica mediante tests y aún más el investigador que aspira a obtener unos resultados «objetivos, fiables y válidos» (→ fundamentos psicométricos del diagnóstico). Tanto el diagnosticador mediante tests como el investigador disponen de una serie de tests confeccionados en el área angloamericana (cf. Scholz 1978), que pueden ofrecer gran cantidad de informaciones de diverso tipo sobre la pareja y la familia, pero que no bastan para satisfacer las exigencias de un diagnóstico interaccional flexible del que precisa el terapeuta práctico. El diagnosticador y el investigador se hallan así ante el problema de que sólo pueden lograr el objetivo representado por un diagnóstico interaccional flexible con un alto coste de tiempo y dinero, y ello sólo de modo aproximado. (Ejemplo: análisis del lenguaje y del comportamiento de secuencias interaccionales de una familia, llevado a cabo por varias personas expertas, mediante vídeo o mediante espejo unidireccional.)

A pesar de estas objeciones generales, conviene mencionar aquí brevemente algunos métodos psicodiagnósticos, divididos en tres categorías (Scholz 1978 ofrece también métodos, sin indicación bibliográfica):

1. Métodos que detectan las *actitudes y posiciones* frente al compañero de pareja y a diferentes aspectos de la relación mutua. Sirven como instrumentos de medida los cuestionarios (→ tests de personalidad), que ambos miembros de la pareja contestan por separado. Ejemplos: *A marital communication inventory, Marital adjustment test.*

2. *Imagen propia y de la pareja* (¿Cómo me veo a mí mismo en cuanto a mi relación con mi pareja? ¿Cómo veo a mi pareja en sus relaciones conmigo?). En los instrumentos de medida se trata de cuestionarios que las dos partes contestan por separado. Ejemplo: test de Giessen (Beckmann y Richter 1975).

3. Detección de *variables interaccionales*, tales como cooperación, dominio, decisiones, etc., mediante propuesta de tareas que la pareja o la familia debe resolver en común. Ejemplos: *Simfam; Gemeinsamer Rorschach-Versuch* (→ tests proyectivos; Willi 1973).

Bibliografía. R. Bandler, J. Grinder, *Metasprache und Psychotherapie. Struktur der Magie*, I y II, Junfermann, Paderborn 1980-1981; D. Beckmann, H. Richter, *Der Giessen-Test*, Huber, Berna 1972; M. Bowen, *The use of family theory in clinical practice*, «Comprehensive Psychiatry» 7 (1966) 345-374; H. V. Dicks, *Marital tensions*, Basic Books, Nueva York 1967; D.D. Jackson, *Family rules: The marital quid pro quo*, «Arch. Gen. Psychiatr.» 12 (1965) 589; W.H. Masters, V.E. Johnson, *Impotenz und Anorgasmie*, Goverts Krüger Stahlberg, Francfort del M. 1973; W.W. Meissner, *The conceptualization of marriage and family dynamics from a psychoanalytic perspective*, en J. Paolino, B.S. McCrady (dirs.), *Marriage and marital therapy*, Brunner-Mazel, Nueva York 1978, p. 25-88; S. Minuchin, *Familie und Familientherapie*, Lambertus, Friburgo 1977; V. Satir, *Selbstwert und Kommunikation*, Pfeiffer, Munich 1975; O. Scholz, *Diagnostik in Ehe- und Partnerschaftskrisen*, Urban & Schwarzenberg, Munich 1978; M. Selvini y otros, *Hypothetisieren — Zirkularität — Neutralität: Drei Richtlinien für den Leiter der Sitzung*, «Familiendynamik» 2 (1981) 123-139; H. Singer-Kaplan, *The new sex therapy*, Brunner-Mazel, Nueva York 1974; C.E. Sluzki, *Marital therapy from a systems theory perspective*, en J. Paolino, B.S. McCrady (dirs.), *Marriage and marital therapy*, Brunner-Mazel, Nueva York 1978, p. 366-394; D. Steinglass, *The conceptualization of marriage from a systems theory perspective*, en J. Paolino, B.S. McCrady (dirs.), *Marriage and marital therapy*, Brunner-Mazel, Nueva York 1978, p. 198-365; P. Watzlawick, J. Beavin, D.D. Jackson, *Menschliche Kommunikation*, Huber, Berna 1969 (trad. cast., *Teoría de la comunicación humana*, Herder, Barcelona ^{5}1986); J. Willi, *Der Gemeinsame Rorschach-Versuch*, Huber, Berna 1973; —, *Die Zweierbeziehung*, Rowohlt, Reinbek 1975; —, *Therapie der Zweierbeziehung*, Rowohlt, Reinbek 1978.

JÜRG WILLI
JÜRG MERZ

PSICOTERAPIA HUMANISTA. Encuentro, totalidad, contacto, creatividad, autorrealización.

El fundamento teórico de la psicoterapia humanista es la psicología humanista, que supone un enfoque global del hombre considerado como tema central. Esta psicología representa una tercera fuerza, junto al → psicoanálisis y al conductismo. Su objetivo es una modificación del pensamiento psicológico, dentro del espíritu del humanismo. En el plano científico defiende una concepción dialógica de la ciencia. En el aspecto antropológico parte de una imagen del hombre que está determinada por la referencia al sentido y por el encuentro. La psicología humanista se presenta, además, como un sistema de valores que ofrece criterios para la estimación de los contenidos científicos. Las ideas de la psicología humanista han originado un movimiento innovador, que persigue el desarrollo personal y la mejora de las relaciones humanas.

La psicología humanista se basa en tres fuentes filosóficas. Además de la tradición humanista (Herder, Marx) y del existencialismo (Bergson, Buber, Marcel), influye en ella la fenomenología (Husserl, Merleau-Ponty). Entre los precursores, dentro de la psicología, cabe mencionar a Goldstein, Rank, Horney, Reich y Frankl. La psicología humanista es impensable sin estos nombres y sin los métodos de grupo de Lewin y de Moreno, incluida la psicología de la totalidad, de la escuela de Wurzburgo. Figuran como fundadores algunos investigadores y terapeutas de diversas corrientes que se unieron en torno a A. Maslow y crearon bajo su inspiración la American association of humanistic psychology (C. Bühler, C. Rogers, R. May, A. Koestler, J. Bugental y otros). Su objetivo fue inicialmente científico y teórico. La insatisfacción ante la imagen determinista del hombre en el → psicoanálisis y ante su imagen mecanicista en el conductismo les movió a postular el conocimiento y la investigación del hombre en su mundo. Por ello, los fundadores insistieron en la concepción del hombre como personalidad creadora y evolutiva. El motor de la rápida difusión de la psicología humanista en los Estados Unidos fue el nuevo método terapéutico de Rogers, cuyas notas características son la relación de persona a persona y el registro de la psicoterapia en cintas magnetofónicas. La → psicoterapia perdió su hermetismo y se extendió, más allá de la aplicación psiquiátrica, como método de desarrollo personal de personas sanas *(human-potential-movement)*. Desde 1970 tienen lugar en Europa las conferencias de la Sociedad europea de psicología humanista.

La psicología humanista defiende una concepción dialógica de la ciencia. Critica abiertamente la mera acumulación de resultados científicos. Al hombre debe conocérsele en su existencia cotidiana, en sus problemas vitales. El conocimiento se obtiene partiendo de los fenómenos y pasando a las estructuras de la experiencia. La psicología humanista deja de lado el intento de conocer al individuo aislado y propone como objeto de investigación las interdependencias y los procesos (→ proceso). Las dificultades surgen, a nivel metodológico, de la gran complejidad de los fenómenos. No está claro cómo y cuándo debe reducirse esa complejidad. Ésta es una de las razones de que no exista aún una delimitación clara y una articulación de un sistema de métodos de pensamiento. Hay que destacar tres puntos: 1) Toda investigación y toda terapia crean una situación social. Entre el investigador y el investigado debe considerarse la relación de interdependencia. El estudio de la acción supone que el investigado se convierte en investigador y hace su propia aportación al esclarecimiento de los problemas y los objetivos. Algo similar ocurre con la psicoterapia. La comprensión del estado de cosas por parte del investigador-terapeuta invoca estructuras de la autoayuda. 2) La investigación aborda los problemas vitales del hombre partiendo de su realidad social concreta. Sólo son relevantes aquellos conocimientos que sirven para ahondar en la comprensión de su situación y pueden dar solución a sus problemas. 3) La investigación tiene una dimensión política. El científico carga con una responsabilidad social y debe legitimar la transmisión y el uso de los conocimientos. El saber de la psicología no es, en modo alguno, un sistema de enunciados ciertos sobre el vivenciar y la conducta humanos. A. Maslow habla de la psicología como sistema axiológico.

La imagen del hombre deriva de la relación entre la persona y el medio ambiente. El hombre goza de sentido y está orientado hacia el sentido. Su acción tiene un sentido cuando se refiere a la conducta real y posible. La → comprensión interhumana supone el *encuentro* basado en la seguridad de la aceptación recíproca. El encuentro tiene la cualidad de una relación existencial. El paradigma del hombre como totalidad, le determina como un ente que adopta actitudes, es activo y capaz de desarrollo. Importantes perspectivas son la corporeidad, la historia, los valores y las normas, las relaciones sociales, el entorno ecológico. El conjunto de las perspectivas queda siempre rebasado por la idea del hombre como un todo que es más que la suma de las perspectivas y cualitativamente distinto a dicha suma. El desarrollo humano acontece como autorrealización. La creatividad capacita al hombre, no sólo para compensar las deficiencias, sino también para integrar las tensiones. En el concepto de *autorresponsabilidad* hay una referencia a la mutua delimitación entre autonomía e interdependencia. El hombre aspira, en consecuencia, a independizarse del control externo y a asumir las consecuencias de sus decisiones. Esto significa, en el fondo, que cada uno es responsable de sus sentimientos, fantasías y deseos.

La tarea de la → psicoterapia es, además de la curación, la consecutiva socialización. Las experiencias negativas, como el → dolor, el sufrimiento y los conflictos, forman parte de la vida y hay que contar con ellas. Un clima de apreciación de valores y de igualdad axiológica entre los seres humanos hace que los clientes/pacientes se acepten a sí mismos en su ser subjetivo y se hagan conscientes de los trastornos de su identidad. La acentuación del estar aquí y ahora en el encuentro, trae consigo cambio e integración. → La psicoterapia centrada en el cliente, la → terapia guestáltica, el → psicodrama, la psicosíntesis, la terapia familiar (→ psiquiatría familiar) y la → logoterapia se complementan, como métodos terapéuticos, con las perspectivas educacionales de la pedagogía integrativa y de la interacción centrada en los temas, que conciben el aprendizaje como una comunicación viva, y con el movimiento del *encounter*. Actualmente se alinean en torno a la psicología humanista ciertas agrupaciones ideológicas y algunos métodos científicos que son incompatibles con la esencia de la concepción humanista.

La acusación de vaguedad e irrealismo no afectará a la psicología humanista si pone cuidado en corresponder al postulado de C. Bühler: conocer al hombre científicamente, de modo fiable, como totalidad. Esto implica una actitud interdisciplinar. Sus repercusiones en pedagogía y en sociología son claras.

Bibliografía. C. Bühler, M. Allen, *Einführung in die humanistische Psychologie*, Klett, 1974; J.F.T. Bugental, *The search for authenticity: an existential-analytical approach to psychotherapy*, Holt, Rinehart & Winston, Nueva York 1965; R.C. Cohn, *Von der Psychoanalyse zur themenzentrierten Interaktion*, Klett, 1975; E. Fromm, *Psychoanalyse und Ethik*, Diana, Zurich 1954; A. Giorgi, *Psychology as a human science*, Harper & Row, Nueva York 1970; K. Horney, *Neurose und menschliches Wachstum*, Kindler, Munich 1975; S.M. Jourard, *The transparent Self*, Van Norstrand, Princeton (N.J.) 1964; G.A. Kelley, *The psychology of personal constructs*, vol. I: *A theory of personality;* vol. II: *Clinical diagnosis and psychotherapy*, Norton, Nueva York 1955; A.M. Maslow, *Motivation und Persönlichkeit*, Walter, Olten 1977; R. May, *Man's search for himself*, Allen & Unwin, Nueva York 1953; H. Moser, *Aktionsforschung als kritische Theorie der Sozialwissenschaften*, Kösel, Munich 1975; F.S. Perls, *Gestalt, Wachstum, Integration, Aufsätze, Vorträge, Therapiesitzungen*, Junfermann, Paderborn 1980; H.G. Petzold, G.I. Brown (dirs.), *Gestaltpädagogik, Konzepte der Integrativen Erziehung*, Pfeiffer, Munich 1977; C.R. Rogers, *Entwicklung der Persönlichkeit*, Klett, Stuttgart 1973; —, R.L. Rosenberg, *La persona como centro*, Herder, Barcelona 1981; M. Völker (dir.), *Humanistische Psychologie*, Beltz, Weinheim-Basilea 1980.

KRISTINE SCHNEIDER

PSIQUIATRÍA. → Concepto de enfermedad, metodología, norma, → psicopatología, → diagnóstico.

La psiquiatría es la doctrina médica acerca de los trastornos y enfermedades psíquicas. En cuanto a su estructura no difiere de las disciplinas somáticas ya que se articula como ellas en las áreas de trabajo e investigación que son el → diagnóstico, la etiología, la nosología, la terapéutica, la rehabilitación y la prevención. Pero existe una diferencia fundamental en cuanto al contenido, porque el objeto especial de la disciplina, que es lo psíquico y sus variantes patológicas, requiere un acceso metodológico especial, que no es comparable con los métodos de la medicina somática. Así, pues, la exposición debe partir de problemas metodológicos y tan sólo después se puede abordar la sistemática clínica y las áreas marginales de la especialidad.

Por lo que se refiere a la inclusión de la psiquiatría en la medicina es decisivo el planteamiento de metas terapéuticas, que por su parte implica un → concepto de enfermedad y representaciones acerca de una norma. Pero la psiquiatría, en comparación con las otras disciplinas médicas, está orientada, en primer término, hacia lo psíquico, y sólo considera lo somático en un segundo plano (→ endógeno, → exógeno). Las disciplinas somáticas, en cambio, se orientan a base de los datos somáticos y consideran los factores psíquicos como un complemento (a veces como complicación) del diagnóstico y de la terapéutica.

Al igual que en la medicina, el carácter científico representa sólo un aspecto de la psiquiatría. La ciencia consiste en un esfuerzo por lograr conocimientos seguros (reproducibles) y hechos generales que se puedan ordenar y ampliar sistemáticamente y constituyan el fundamento de una investigación ulterior (→ explicación). Pero la medicina va más allá de lo científico y su verdadera relevancia estriba en la aplicación médica del saber en el trato con el enfermo (Kindt 1979). La psiquiatría debe considerar especialmente esta relación interhumana, porque obtiene de ella los conocimientos esenciales (→ comprensión). La psiquiatría aparece, dentro de esta perspectiva, como la doctrina sistemática del trato con seres humanos que llaman la atención en su trato con los otros (por sí mismos, por su relación o por ambas cosas; → psicopatología).

Esto significa que los juicios sobre los trastornos psíquicos poseen siempre un componente individual. El intento de establecer leyes generales tampoco puede evitar esta desviación, ya que sólo se puede hacer psiquiatría en sintonía con la propia experiencia. La experiencia determina nuestro obrar, y el obrar influye a su vez en la experiencia. Hay que aspirar, no obstante, a una coincidencia en cuanto a los conceptos y los métodos fundamentales, mediante una definición inequívoca. Nada tiene de extraño que cada psiquiatra destaque más uno u otro aspecto, ya que es precisamente el componente personal el que sustenta la interacción por ambas partes. El psiquiatra no se forma tan sólo por el saber que se aprende en los libros (o que se deposita en ellos), sino también a través de su modo de tratar con el enfermo, y de comunicar empáticamente con él.

La definición de la psiquiatría y sus tareas sigue siendo objeto de debate. Parece un error, en todo caso, cuestionar la disciplina misma (→ antipsiquiatría). Es evidente que falta aún un consenso general sobre las premisas metodológicas del diagnóstico y de la terapéutica psiquiátrica (→ concepto de enfermedad). Tampoco ha resultado fácil para los psiquiatras practicar un relativismo metodológico, tal como es corriente en las ciencias naturales y en la medicina somática, ya que la introducción de la teoría de la relatividad no vino a descalificar en modo alguno las leyes de la mecánica y nadie considera una contradicción definir la excitación nerviosa tanto a nivel electrofisiológico, como en el plano químico. La pluralidad de opiniones y de escuelas en psiquiatría irrita sobre todo a la persona que carece de experiencia clínica, que ignora que detrás hay una práctica clínica similar en todos los casos.

La situación actual de la psiquiatría es el resultado de una evolución histórica. Los distintos métodos, términos y constructos que forman hoy la base científica de la psiquiatría fueron elaborados en su mayor parte hace 150 años, partiendo de experiencias anteriores. El desarrollo no se produjo en un solo sentido, sino que fue el resultado de la interferencia de tendencias diversas y hasta encontradas. El año 1952 supuso una ruptura, a causa de la introducción de los psicofármacos. Éstos imprimieron nuevos impulsos a la investigación de orientación biológica en psiquiatría, pero modificaron también el cuadro clínico y el curso de los trastornos y así, las teorías psicodinámicas y sociogenéticas suscitaron un interés creciente. En los tres últimos decenios se observa un cambio cada vez más rápido de los enfoques y acentos teóricos, de modo tal que se otorga poco margen a la fundamentación de la teoría, si los enunciados han de ser algo más que la mera expresión de modas y tendencias políticas.

Como cualquier ciencia del hombre, la psiquiatría está relacionada con dos series de fenómenos. Su método, o bien se orienta hacia lo somático, hacia lo que se puede registrar, medir y reducir a lo somático (→ explicación), o abre el acceso a lo psíquico, que sólo se puede descubrir en lo ajeno y percibir por vía empática (→ comprensión). Todos los métodos y líneas de trabajo de la psiquiatría pueden encasillarse en uno de estos dos procedimientos. Este dualismo metodológico ha dificultado sin duda una sistematización científica en psiquiatría.

La psiquiatría ocupa un lugar intermedio entre las ciencias naturales y las ciencias del espíritu. Las representaciones y los conceptos resultantes de la vinculación con la medicina (enfermedad, entidad nosológica, → síntoma, síndrome, hallazgo patológico, norma) están tomados de las ciencias naturales; pero el contenido de los conceptos depende sustancialmente de las ciencias del espíritu, ya que hace referencia a fenómenos psíquicos (→ angustia, distimia, compulsión, ilusión sensorial, → delirio, trastorno de la vivencia del yo). No puede sostenerse, sin embargo, la reducción a lo psíquico o a lo psicopatológico, porque todos los fenómenos que se describen de este modo poseen una base somática, aunque el enlace de ambos aspectos no pueda detectarse desde una ni desde otra vertiente.

Esta posición intermedia ha suscitado críticas, y no han faltado intentos de subordinar una serie de fenómenos a la otra. Esto es viable para el filósofo, que puede elaborar una teoría monista, mas no para el psiquiatra, cuya labor médica está siempre referida al hombre entero y a sus contradicciones

(Gaupp 1903). Por eso el psiquiatra intentará influir con medidas somáticas en la esfera psíquica, pero también tratará (eventualmente al mismo tiempo) de provocar modificaciones mediante influencia psíquica, unas modificaciones en las que deberá adivinar, si es consecuente, la esfera somática.

El doble enfoque está sin duda justificado. Lo psíquico es inimaginable sin el sustrato somático. El cuerpo y la psique son fenómenos complementarios del ser humano. Su distinción es el producto de una reducción científica (Kindt 1979). La acción médica elimina (o debería eliminarla) la reducción. Siempre abordamos al otro como una unidad de cuerpo y alma, al igual que lo somos nosotros mismos. Suponemos también esta unidad cuando aparecen alteraciones psicopatológicas a consecuencia de trastornos o de enfermedades cerebrales (parálisis progresiva, encefalitis, atrofia cerebral, tumor, traumas, hemorragias, etc.). Vemos en tales casos la alteración somática como causa del trastorno psíquico. Pero también cabe pensar lo contrario, pues lo psíquico nunca funciona sin lo físico. Lo que se vive como «sentimiento» o «pensamiento» o «mal hábito» se refleja en determinados modelos de excitación compleja de actividades neuronales. Conceptos como «entrenamiento», «aprendizaje» o «ejercicio», o la expectativa de un «efecto psicoterapéutico», derivan del supuesto de tales relaciones psicofísicas, aunque en el último caso, metodológicamente, las representaciones queden en la esfera de lo psíquico.

La peculiaridad de lo psíquico determina el método de la psiquiatría. Lo psíquico aparece siempre como estructura. Es una trama de relaciones y acciones recíprocas entre un todo y sus partes, y de las partes entre sí (Dilthey 1894). No es posible la articulación de esta estructura con arreglo a criterios generales, porque no se conoce el principio que pudiera presidir tal ordenación. Por ello, nuestro conocimiento está ligado al método, y el orden de los conocimientos sólo puede establecerse conforme a criterios metodológicos (sentido metodológico, Jaspers 1946).

La estructura de lo psíquico puede describirse sincrónica o diacrónicamente; no es válida la amalgama de ambos métodos. Se aplican sucesivamente; primero la sincronía, después la diacronía. Hay que preguntar ante todo qué fenómenos psíquicos aparecen simultáneamente (sincrónicamente) y sólo después se puede intentar seguir el desarrollo de los diversos fenómenos en el curso del tiempo (diacrónicamente). Los enunciados diacrónicos pierden valor si no hacen referencia a la descripción sincrónica. Tampoco en la estructura lingüística se puede juzgar sobre el cambio semántico de una palabra si antes no se ha descrito su significado actual.

El fundamento del → diagnóstico psiquiátrico es la psicopatología descriptiva (→ método fenomenológico). Se basa sustancialmente en el método sincrónico. Deben considerarse, no obstante, las condiciones especiales del conocimiento de lo heteropsíquico, a las que están sujetos a priori todos los enfoques metodológicos. Lo psíquico ajeno sólo es accesible indirectamente. La imprecisión de nuestro conocimiento a que ello da lugar tiene diversas causas (que no cabe analizar aquí ampliamente):

1. La dependencia de la definición de los fenómenos psicopatológicos con respecto a las relaciones previas correspondientes al lenguaje.
2. La radical limitación de nuestra experiencia acerca del psiquismo ajeno.
3. Las influencias recíprocas entre el médico y el paciente de interacción.
4. La asimetría de la relación médico-paciente.
5. La falta de distanciamiento del paciente respecto a los fenómenos psicopatológicos de su experiencia.

Los fenómenos descritos sincrónicamente se pueden ordenar a veces en síndromes psicopatológicos típicos, aunque rara vez puedan equipararse a un → diagnóstico. En la consideración del curso del trastorno, el procedimiento es también sincrónico, mientras no cambien las relaciones de las características entre sí. Es frecuente que el diagnóstico termine aquí, porque no cabe establecer una distinción ulterior frente a otros métodos (→ esquizofrenia, → depresión endógena).

No obstante, los métodos psicopatológicos permiten a veces opciones alternativas, que determinan un procedimiento diagnóstico ulterior. Las alternativas se refieren a las posibilidades

— agudo-crónico,
— orgánico-no orgánico,
— general-específico,
— individual-interaccional.

Los cuatro enunciados resultantes de la exclusión pueden combinarse de distintos modos.

La distinción agudo-crónico es uno de los principios de clasificación de la psiquiatría francesa y tiene un uso general en clínica. Rara vez se basa en el curso temporal de la aparición del trastorno, y depende sobre todo de alteraciones típicas (intensidad de los síntomas, alteraciones de la personalidad, trastorno de la interacción emocional).

La distinción orgánico-no orgánico es posible con la demostración de características que aparecen exclusivamente en una lesión cerebral (enturbiamiento de la conciencia, confusión, trastornos de orientación). Pero las características no permiten deducir ninguna conclusión sobre la naturaleza de las lesiones; son inespecíficas. El cerebro dispone, al parecer, de un número limitado de modelos reactivos que pueden desencadenarse por los diversos estímulos y lesiones (tipo de reacción exógena aguda, Bonhoeffer 1910). Los signos psicopatológicos permiten inferir, en todo caso, ciertas conclusiones sobre la intensidad de la lesión (Walther-Büel 1968). La ausencia de signos «orgánicos» no excluye una causa orgánica.

También la distinción general-específico resulta ya posible con la psicopatología sincrónica. Si se olvidan las diferencias fenomenológicas entre ambos trastornos se producen inseguridades a la hora de juzgar a los pacientes, inseguridades que pueden perjudicar la terapéutica. La experiencia clínica dice que ambos trastornos siguen leyes diferentes.

1. Los trastornos generales consisten en el cambio de acentuación o de intensidad de las distintas funciones psíquicas o en el predominio de ciertos modelos de reacción que se han ido formando en el curso de la vida para la adaptación a las condiciones del medio ambiente. Sólo difieren cuantitativamente de los fenómenos psíquicos normales. Son ubicuos y pertenecen al repertorio de reacciones de todo individuo, aunque aparezcan trastornos específicos. Se puede indagar su origen con métodos de psicología profunda, partiendo de la biografía del individuo (diacrónicamente), al menos en principio. De ellos pueden derivar, en una transición fluida, determinadas formas patológicas (neurosis).

2. Ciertos trastornos específicos, tales como la alucinación, el delirio o la falta de vivencia de yo, no aparecen en individuos psíquicamente sanos o quedan eliminados en sentido corrector dentro del contexto de lo psíquico. Se distinguen cualitativamente de los fenómenos psíquicos normales y de los trastornos generales (→ psicosis, → proceso). No eliminan los modelos de reacción de los trastornos generales y se produce más bien una interferencia entre ambos. El tipo de actitud ante lo cualitativamente nuevo está determinado en buena medida por los modelos básicos generales, que de ese modo aparecen a veces especialmente reforzados (por ejemplo, fenómenos regresivos en psicosis de base orgánica, reacciones histéricas o depresivas en esquizofrenia).

Los tres pares conceptuales de la descripción sincrónica permiten obtener ya indicaciones para el procedimiento diagnóstico ulterior. Cabe establecer, ante todo, una distinción entre trastornos psicóticos y no psicóticos. Se designan como psicosis los síndromes que van acompañados de alteraciones psicopatológicas que eliminan o perjudican la referencia a la realidad (alucinaciones, delirio, trastornos de la vivencia del yo, oscilaciones extremas del humor y del impulso). Otra distinción deriva de la presencia o ausencia de fenómenos que son típicos de una causa orgánica del trastorno (enturbiamiento de la conciencia, confusión, trastorno de orientación). La combinación de las dos posibilidades de distinción lleva a diagnósticos provisionales, que determinan (pero no fijan) el procedimiento ulterior:

— Síndrome psicótico con fenómenos orgánicos.
— Síndrome psicótico sin fenómenos orgánicos.
— Trastorno general (no psicótico).

Para la clasificación definitiva de un trastorno es decisivo el curso, y esto otorga importancia a la diacronía.

La distinción individual-interaccional se basa en enunciados diacrónicos relativos a las circunstancias en que aparecen los trastornos psíquicos. Es cierto que los fenómenos psíquicos van ligados siempre a una determinada estructura somática, pero se desarrollan en un determinado medio ambiente. Lo psíquico se constituye en la tensión entre la estructura y el medio ambiente. Los dos factores van unidos, pero la relación entre ellos cambia constantemente. Los estímulos y las reacciones forman un estereotipo dinámico en devenir (Pavlov 1932). En esta perspectiva cabe reducir todos los trastornos psíquicos a dos procesos fundamentales:

1. Alteraciones que surgen en el enfermo mismo y son independientes del medio ambiente («datos patológicos» individuales).
2. Alteraciones que se producen entre el paciente y su entorno (trastornos interaccionales).

En la dimensión viviente del hombre, ambos procesos suelen limitarse recíprocamente. El medio ambiente, mientras es percibido, influye en lo psíquico. Las influencias ambientales perturbadoras o nocivas provocarán en lo psíquico alteraciones que a su vez dependen de modelos de reacción (hallazgos) individual preestablecida o modificada. Constituye una excepción el caso extremo de la pérdida de conciencia en lesión cerebral, porque entonces la disposición individual imposibilita la interacción. Se puede demostrar, en cambio, la existencia de un predominio de los daños interaccionales en condiciones ambientales extremadamente desfavorables (campo de concentración, catástrofes), en las que las posibilidades individuales de reacción se reducen o desaparecen.

Los trastornos específicos son datos patológicos individuales, lo mismo que los trastornos orgánicos. En psicosis de base orgánica aparecen conjuntamente y son independientes de la interacción (alucinación y estupefacción por drogas, alucinación y actividad delirante). Se impone la conclusión de que los trastornos específicos de las psicosis endógenas son igualmente datos patológicos individuales. Es cierto que sus contenidos pueden derivar de la experiencia del enfermo, pero esto es válido también para los trastornos de base orgánica. La identidad de los contenidos sugiere sólo la unidad de lo psíquico, no la causa. Lo que existía en la vida normal será demostrable también en la vivencia patológica. Pero esto no significa que el estado psicofísico, del que nacen los datos individuales, se desarrolle con independencia de cualquier interacción. Nuestros métodos no permiten demostrar ninguna de las dos hipótesis.

Las distinciones general-específico e individual-interaccional no son equivalentes metodológicamente, ya que la una se basa sólo en la sincronía y la otra considera además la diacronía. El método diacrónico reduce lo psíquico, en su aparición sincrónica, a fenómenos temporalmente anteriores. La diacronía puede sugerir la génesis de determinados trastornos, pero no siempre. La diacronía detecta siempre un curso limitado (es decir, previsible) en los preámbulos del trastorno. La diacronía no «explica» lo psíquico, sino que lo relaciona con fenómenos temporalmente anteriores. Permanece, pues, metodológicamente en la fenomenología y nunca encuentra la causa del trastorno, que debe tener también una referencia estructural.

La diacronía disminuye la seguridad de los enunciados, porque incrementa la parte correspondiente a las interpretaciones subjetivas (del médico y del paciente). Lo que alguien experimentó en el pasado sólo puede reactivarse en el presente de un modo aproximado. Nadie puede revivir lo mismo dos veces. La vivencia que mira al pasado implica un punto de vista que no tenía la vivencia original. Por eso nunca se convierte en la «vivencia pretérita» que evoca. Averiguar hasta qué punto los recuerdos o las experiencias relegadas al inconsciente determinan un fenómeno psicopatológico es mucho más difícil que comprobar la mera presencia del fenómeno. La diacronía acrecienta el peligro de la estimación errónea. Sólo se puede evitar una falsificación sistemática del juicio por interpretaciones erróneas considerando la interpretación como una aproximación, y no identificándola con la cosa interpretada. Una posible estimación errónea no se corrige mediante la verificación, como en las hipótesis, sino con la disposición permanente a la falsación (Popper 1970).

Los juicios sobre la interferencia de fenómenos psicopatológicos sólo son posibles mediante una combinación de los diversos métodos. Lo que nosotros llamamos síndrome psicopatológico es siempre un conjunto de trastornos agudos o crónicos y de reacciones normales. Tan sólo a partir de la interferencia se puede deducir el valor de los distintos fenómenos para el diagnóstico y la terapéutica.

El lugar intermedio que ocupa la psiquiatría, por definición, sirve también para formular los diagnósticos. Éstos no se pueden ordenar con arreglo a un principio etiológico, como en la medicina somática. Los esquemas etiológicos son de un nivel diferente. Por eso, los diagnósticos corresponden o bien a psicosis somáticas, accesibles a las ciencias naturales (psicosis y alteraciones caracterológicas de base somática), o a psicosis sincrónico-psicopatológicas (psicosis endógenas, por ejemplo la esquizofrenia), o a psicosis diacrónico-psicopatológicas (neurosis, reacciones anormales).

Un criterio diagnóstico importante es el de enfermedad (Kahlbaum 1863). En las psicosis endógenas, el curso queda incluido en el juicio diagnóstico (desde el comienzo de las anomalías); en las neurosis, por el contrario, el curso se estima retrospectivamente (de las anomalías, a la infancia).

La etiología se desarrolló en las dos direcciones contrarias de la → explicación y la → comprensión. La investigación se concentró bien en las causas somáticas bien en las condiciones diacrónicas. Dado que los representantes de ambas corrientes suelen reclamar la exclusividad para sus tesis (ignorando el enfoque contrario), no existe aún ningún intento de integración de los resultados, lo cual sería muy posible en una área limitada.

La corriente somática, en vista de los éxitos obtenidos en la investigación de la afasia, intentó demostrar la existencia de alteraciones anatómico-histológicas en el cerebro de los psicóticos. Siguió la tesis de que las enfermedades mentales deben considerarse como enfermedades cerebrales. Estas ideas, que aparecen también en la teoría de S. Freud sobre el «aparato psíquico», están ya abandonadas, sustituidas por una imagen de la función cerebral muy compleja. El interés se ha desplazado en los últimos años hacia la estructura fina del cerebro (sinapsis, transmisores, receptores específicos).

La corriente diacrónica ha estado dominada hasta ahora por el → psicoanálisis (S. Freud 1892, 1900) y por las escuelas derivadas de él. Como el método psicoanalítico se desarrolló exclusivamente a base de pacientes neuróticos, sus resultados sólo se pueden transferir a los trastornos psicóticos con ciertas hipótesis adicionales. La psicopatología descriptiva elaborada a la vista de estos trastornos sólo se ha constituido en disciplina propia durante estos últimos años, al centrarse temporalmente, debido a las especiales condiciones de la investigación de los psicofármacos, en los «síntomas diana» y en su cálculo estadístico. Las teorías sociogenéticas parten de una concepción precientífica del trastorno psíquico, tomando como criterio la conducta trastornada y no la vivencia trastornada.

Los métodos estadísticos pueden aportar conocimientos seguros a la psiquiatría, pero no pueden influir en el proceso de conocimiento, ya que sólo se calcula estadísticamente el enunciado sobre lo heteropsíquico y no lo heteropsíquico en sí.

El sistema psiquiátrico de clasificación se basa en la nosología de E. Kraepelin (1887, 1899), que intentó clasificar los trastornos psíquicos apoyándose en los trabajos previos de Kahlbaum (1863) y Morel (1857), asignando al fenómeno nosológicamente aislable (síndrome típico, más curso típico) una etiología específica y, en su opinión, orgánica. Su mérito fue haber introducido, junto a los trastornos de base orgánica y los trastornos psicógenos, las psicosis «endógenas» como tercer grupo. La división de los trastornos psíquicos según la causa orgánica, endógena y psicógena se impuso en todas partes. Inspiró también la clasificación internacional (ICD) de la Organización mundial de la salud (OMS) y la clave de los diagnósticos (DSM) de la American psychiatric association. El punto discutido es si se debe concebir el grupo de las psicosis endógenas como trastornos psicógenos orgánicos aún no demostrables, o como trastornos psicógenos extremos. Kraepelin, siguiendo la tendencia de su época, presumió la existencia de una causa somática. Después de la segunda guerra mundial se impuso temporalmente, bajo la influencia del pensamiento psicoanalítico, la tesis contraria, lo cual tuvo repercusiones en la psiquiatría europea. La psiquiatría francesa, con todo, nunca había aceptado sin reservas la clasificación kraepeliniana, debido a su orientación preferentemente sintomática.

La terapéutica psiquiátrica tiene componentes somáticos, psíquicos y sociales, cuya importancia respectiva cambia en función del diagnóstico y de la etiología asumida (y de las influencias terapéuticas). Es importante la valoración de las distintas medidas terapéuticas en vista de la situación actual del paciente: En una esquizofrenia aguda son prioritarios los psicofármacos, pero el terapeuta debe presentarse al mismo tiempo como una persona comprensiva, y esto representa un aspecto psicoterapéutico. Conforme avanza la mejoría, aumenta la importancia de todas las medidas psicosociales, bajo la protección de una dosificación diferenciada lo más baja posible (Haring 1982). También en los trastornos de base orgánica las ayudas psicoterapéuticas y socioterapéuticas son imprescindibles; la terapéutica no es nunca unilateral. Por eso habría que oponerse a la tendencia hacia la especialización, pues dificulta la función integrativa de la terapéutica, que es condición previa para la cooperación del paciente.

Algunas formas de tratamiento somático, más o menos antiguas, como la malarioterapia (Wagner von Jauregg 1917), las curas de sueño (Klaesi 1922), la crisis convulsiva mediante cardiazol (Meduna 1934), el coma insulínico (Sakel 1935) y el electrochoque (Cerletti y Bini 1938), han quedado desfasadas con la introducción de los psicofármacos. Sólo la → terapéutica electroconvulsivante conserva aún cierta importancia, sobre todo en Inglaterra, Escandinavia y algunos países del bloque oriental. En Alemania Federal se aplica sólo en algunos centros psiquiátricos, en indicaciones vitales extremas y muy raras veces (catatonía perniciosa, suicidalidad en depresión endógena).

La labor práctica en psiquiatría depende de las instituciones, que en cada país son el resultado de una evolución histórica. La asistencia a los enfermos psíquicos en Alemania Federal es llevada a cabo por médicos de ejercicio libre, servicios sociopsiquiátricos y policlínicas (en algunas grandes ciudades), clínicas psiquiátricas o departamentos psiquiátricos y clínicas universitarias. La inclusión de psicólogos, discutida en los últimos años, no puede afectar al diagnóstico especial, sino tan sólo a la aplicación de un número limitado de métodos psicoterapéuticos. La labor del sociólogo en psiquiatría presupone asimismo unos conocimientos sólidos en → psicopatología y en la teoría de los métodos psiquiátricos. Especial importancia revisten los equipos auxiliares para enfermos crónicos e impedidos. La coordinación de los distintos servicios no siempre es satisfactoria, lo cual ha de atribuirse, al menos en parte, a una diversa selección de los pacientes. En el debate en torno a la reforma psiquiátrica se ha impuesto la exigencia de una psiquiatría local y sectorizada. Es de esperar, dadas las nuevas condiciones de trabajo, que las instituciones psiquiátricas sigan reestructurándose en los próximos años.

La creciente juridificación de la medicina en los últimos años ha tenido repercusiones en psiquiatría. No hay que olvidar que el enfermo psíquico raras veces puede juzgar, al igual que un «ciudadano normal», acerca de su trastorno o necesidad de tratamiento, porque en él está dañado, precisamente, el instrumental que permite tales juicios.

No es necesario especificar las áreas de investigación y las posibilidades de aplicación de la psiquiatría. La psiquiatría biológica presenta un futuro muy prometedor. Pero también a este respecto es preciso tener en cuenta, si es que se logran los resultados esperados, la unilateralidad metodológica, que puede exigir una complementación con observaciones en la esfera psico(pato)lógica.

La psiquiatría se halla estrechamente entrelazada con las disciplinas somáticas. Las enfermedades somáticas (aunque no afecten directamente al cerebro) pueden provocar trastornos psíquicos; éstos pueden expresarse por alteraciones corporales o favorecer la aparición de enfermedades somáticas. Así, pues, son imprescindibles para el psiquiatra ciertos conocimientos de medicina somática. Éste necesita, además del dominio de la medicina interna, una experiencia clínica en neurología (diagnóstico diferencial, conocimiento de los trastornos de origen orgánico). A la inversa, también es conveniente para los neurólogos una formación psiquiátrica. Los médicos de las diversas especialidades deberían poseer conocimientos del diagnóstico psiquiátrico y de la técnica del diálogo. Los juristas, los psicólogos y los pedagogos deben estar al menos iniciados en las cuestiones psiquiátricas. Esto es válido para todas las profesiones que obligan a emitir un juicio sobre la conducta humana.

La psiquiatría, como ciencia, precisa también una fundamentación teórica de sus métodos. Las teorías ordenan y estructuran los conocimientos y establecen así nuevos enfoques para la investigación. No deben, sin embargo, anquilosarse en una dogmática ontológica (Jaspers 1946), sino que deben ser instrumentos de conocimiento, instrumentos siempre intercambiables. El debate teórico-científico en psiquiatría se entabla actualmente entre los positivistas (que pretenden aplicar el principio de la explicación a las ciencias sociales y del espíritu) y los partidarios de las teorías psicoanalítico-dinámicas (que consideran la comprensión como una forma de explicación). La mayoría de los psiquiatras sigue las reflexiones teóricas únicamente en la medida en que sean compatibles con las exigencias del quehacer clínico cotidiano.

La psiquiatría es un todo. No es aconsejable una desmembración de los distintos métodos, porque los diversos fenómenos, normales y patológicos, sólo pueden delimitarse recíprocamente. Para investigar (o someter a tratamiento) un determinado fenómeno, es preciso conocer al menos los otros. El objeto de la psiquiatría no es el trastorno psíquico, sino el hombre que lo padece.

Bibliografía. P. Berner, *Psychiatrische Systematik*, Huber, Berna-Stuttgart-Viena 1977; E. Bleuler, *Dementia praecox oder Gruppe der Schizophrenien*, en G. Aschaffenburg (dir.), *Handbuch der Psychiatrie, Spezieller Teil*, 4, Abt., 1, Hälfte, Deuticke, Leipzig 1911; K. Bonhoeffer, *Die symptomatischen Psychosen im Gefolge von akuten Infektionen und inneren Erkrankungen*, Leipzig-Viena 1910; R. Degkwitz, S.O. Hoffmann, H. Kindt, *Psychisch krank*, Urban & Schwarzenberg, Munich-Viena-Baltimore 1982; W. Dilthey, *Ideen über eine beschreibende und zergliedernde Psychologie*, Teubner, Leipzig-Berlín 1894; H. Ey, *La conscience*, Presses Universitaires, París 1963; S. Freud, *Neue Folgen der Vorlesungen zur Einführung in die Psychoanalyse* (1932), *Ges. Werke*, vol. XV, Fischer, Francfort del M. 1973 (trad. cast., *Nuevas lecciones introductorias al psicoanálisis*, en *Obras completas*, vol. 8, Biblioteca Nueva, Madrid 1974); R. Gaupp, *Über die Grenzen psychiatrischer Erkenntnis*, «Centralbl. Nervenheilk. Psychiatr.» 26 (1903) 1-14; —, *Die Klassifikation in der Psychopathologie*, «Z. Neurologie» 28 (1915) 292-297; J. Glatzel, *Das psychisch Abnorme. Kritische Ansätze zu einer Psychopathologie*, Urban & Schwarzenberg, Munich-Viena-Baltimore 1977; —, *Allgemeine Psychopathologie*, Enke, Stuttgart 1978; H.W. Gruhle, *Verstehende Psychologie*, Thieme, Stuttgart ²1956; C. Haring, *Die Bedeutung der deskriptiven Psychopathologie für den Psychoanalytiker*, «Spektrum Psychiatr. Nervenheilk.» 3 (1981) 92-98; —, *Theorien in der Psychiatrie*, «Spektrum Psychiatr. Nervenheilk.» 11, 3 (1982) 75-77; G. Huber, G. Gross, *Wahn. Eine deskriptiv-phänomenologische Untersuchung schizophrenen Wahns*, Enke, Stuttgart 1977; W. Janzarik, *Themen und Tendenzen der deutschsprachigen Psychiatrie*, Springer, Berlín-Heidelberg-Nueva York 1974; K. Jaspers, *Allgemeine Psychopathologie*, Springer, Berlín-Heidelberg ⁴1946; K.L. Kahlbaum, *Die Gruppierung der psychischen Krankheiten und die Einteilung der Seelenstörungen*, Danzig 1863; —, *Die Katatonie oder das Spannungsirresein*, Hirschwald, Berlín 1874; R.E. Kendell, *Die Diagnose in der Psychiatrie*, Enke, Stuttgart 1978; H. Kindt, *Psyche. Psychopathologie*, en E. Seidler, *Wörterbuch medizinischer Grundbegriffe*, Herder, Friburgo 1979; —, *Katatonie. Ein Modell psychischer Krankheit*, Enke, Stuttgart 1980; E. Kraepelin, *Compendium der Psychiatrie*, Ambr. Abel, Leipzig ³1889; P.J. Möbius, *Über die Eintheilung der Krankheiten*, «Centralblatt Nervenheilk. Psychiatr.» 15, NF 3 (1892) 289-301; I.P. Pavlov, *Vorlesungen über die Arbeit der Grosshirnhemisphären*, *Sämtl. Werke*, vol. IV, Akademie-Verlag, Berlín 1953; K.R. Popper, *Logik der Forschung*, Mohr, Tubinga ⁶1976; F.C. Redlich, D.X. Freedman, *Theorie und Praxis der Psychiatrie*, Suhrkamp, Francfort 1970; K. Schneider, *Klinische Psychopathologie*, Thieme, Stuttgart ¹¹1976; H. Walther-Büel, *Die Psychiatrie der Hirngeschwülste*, Springer, Viena 1953; H.J. Weitbrecht, *Zur Frage der Spezifität psychopathologischer Symptome*, «Forschr. Neurol. Psychiatr.» 25 (1957) 41-73.

CLAUS HARING

PSIQUIATRÍA DE LOS PERSEGUIDOS.
1. La persecución antes del internamiento en el campo de concentración. El tema psiquiatría de los perseguidos es demasiado extenso como para abarcarlo en una exposición panorámica. Por eso debemos reducirlo, sobre todo en lo concerniente al tiempo anterior al internamiento. En este terreno los problemas psiquiátricos son tan variados que la exposición no puede descender al detalle ni a dife-

renciaciones. Durante la persecución nazi, hubo personas que reaccionaron a los primeros signos de discriminación y aislamiento con ira y agresión, pero sobre todo con miedo y retraimiento, mientras que otras apenas se sintieron afectadas interiormente, ni siquiera después de la «noche de los cristales», aun siendo conscientes de la discriminación; al menos no en una forma apreciable a nivel psiquiátrico. Puede servir de ejemplo el caso de un ex cautivo de campo de concentración con el que me encontré en Israel durante mis trabajos de investigación. No había hecho ninguna solicitud de reparación de daños. Lo conocí de camarero en el hotel donde nos alojábamos. Su dialecto le delataba como berlinés. Al preguntarle dónde había estado durante la guerra, respondió que en Auschwitz. Le manifesté mi sorpresa por no haber hecho ninguna solicitud de reparación de daños a la salud, y respondió: «Yo no sufrí molestias.» Sin entrar en más detalles, digamos que este camarero se sintió relativamente bien en Berlín hasta que fue deportado a Auschwitz el año 1943; muchas circunstancias contribuyeron a ello, pero la decisiva fue que vivía en un barrio obrero. Entre los numerosos inquilinos de su bloque sólo había dos familias nazis. Los inquilinos ayudaron a la familia del camarero, que tenía otros dos hermanos. Gracias a esta valla protectora que formaban sus vecinos, no le afectaron mucho las discriminaciones (estrella de David, dinero escaso para la manutención), y los inquilinos solían reservarle algo de su ración alimenticia. Un fenómeno semejante refiere el conocido presentador de televisión Hans Rosenthal en su libro *Zwei Leben in Deutschland* (Dos vidas en Alemania).

Sería un error considerar estos casos como algo típico. Sirven simplemente para indicar que una consideración psiquiátrica estereotipada no se ajusta al fenómeno. Las variaciones de la presión externa y las reacciones del afectado son muy diversas.

Más uniforme o, al menos, más fácil de detectar es la presión del internamiento en el campo de concentración, con todas sus consecuencias. Estas consecuencias serán el objeto de nuestro breve análisis.

2. Diferencias entre el sufrimiento sentido y el sufrimiento vivido como enfermedad. Para abordar las consecuencias del cautiverio en el campo de concentración es imprescindible distinguir dos aspectos: el sufrimiento subjetivo y la enfermedad verificable como consecuencia del internamiento. Se pueden interpretar los dos puntos de vista como sufrimiento sentido y sufrimiento vivido. La confusión de ambos aspectos, no siempre fácil de evitar, dio lugar a largas y, a veces, apasionadas polémicas. Éstas influyeron en los afectados, sobre todo porque se mezclaban a menudo las justificaciones y los ataques políticos. El que ejercía en un proceso de reparación de daños como juez, abogado o experto conforme a las normas legales, se exponía a ser acusado de motivaciones nazis. Es indudable que la práctica de reparación de daños iniciada más tarde —demasiado tarde— tuvo sus aspectos negativos y a veces indignantes, como en los casos en que algún conocido torturador y asesino lograba aplazar la condena con trucos jurídicos durante meses, mientras la víctima tenía que pasar por el suplicio de las declaraciones de testigos en un proceso que a veces duraba años.

Estas posiciones políticas son bien conocidas por los afectados, asesores y también por una amplia opinión pública a través de la historia de los procesos de campos de concentración. Resulta difícil distanciarse de ellas, pero es imprescindible, como es imprescindible que nosotros, como científicos, dejemos de lado el sufrimiento subjetivo de los afectados en la cuestión de las indemnizaciones. El científico debe declararse incompetente en este punto. Debe recibir los informes de los torturados y dañados, pero no puede hacerse una idea —sobre todo una idea científica— del grado de afección. Este dilema aparece con toda claridad en el hecho de que se intenta mostrar la magnitud del sufrimiento con parámetros que no expresan adecuadamente las experiencias vividas; por ejemplo, el número de los muertos, la pérdida de familiares, las torturas y afrentas o la alimentación deficiente en los trabajos forzados. Estas y otras penalidades similares se pueden objetivar; pero justamente esta objetivación impide la visión del sufrimiento subjetivo. Así, alguien que sólo ha perdido a un familiar puede experimentar más dolor que otro al que los nazis liquidaron diez parientes. El que estuvo preso en uno de los campos menos siniestros, por ejemplo, Theresienstadt, puede haber sufrido más que otro que vivió en un campo de exterminio.

Estas breves observaciones permiten sugerir que la vivencia del sufrimiento se expresa mucho mejor en el arte, por ejemplo en pintura y en poesía, que mediante la ciencia. Si no se tiene presente esta opacidad del sufrimiento a la ciencia, el estudio de las consecuencias patológicas de la vida en un campo de concentración puede parecer cínico. En efecto, lo que importa a nivel científico es hacer que la relación causal entre el internamiento y las consecuencias patológicas, resulte tan verosímil que el afectado obtenga la indemnización correspondiente por los daños sufridos. Esta demostración faltó en los primeros años de postguerra. Todos los argumentos que se adujeron podían rebatirse con argumentos contrarios. Un recurso preferido era la comparación con los prisioneros de guerra, especialmente los de campos de concentración rusos; las circunstancias externas no fueron allí diferentes de las que reinaban en algunos campos alemanes. Así, el que alegaba alimentación deficiente, alojamiento indigno, humillaciones, trabajos forzados, vejaciones y torturas ponía pronto en evidencia la ausencia de pruebas suficientes para justificar la percepción legal de una pensión. En este sentido servía de poco demostrar la naturaleza especial de los sufrimientos padecidos en el campo de concentración en cada uno de los casos. En efecto, la primera pregunta que se impone es la de por qué este individuo contrajo una afección con secuelas a largo plazo, por ejemplo, una úlcera o una tuberculosis, y otro no contrajo ningún mal.

Para sortear la Escila del sufrimiento subjetivo y el Caribdis de las sobrecargas demostrables, sería preciso poner en marcha una investigación que tuviera en cuenta las dificultades señaladas. Es decir, habría que renunciar al sufrimiento subjetivo como argumento, para establecer la relación causal entre las penalidades y los daños sufridos en la salud y emprender estudios que hicieran verosímiles las enfermedades observadas varios años después de la liberación como consecuencia del internamiento en los campos de concentración.

3. Resultados de la labor pericial de diversos autores. Pero tal exigencia es más fácil de formular que de realizar. Habría sido necesario, inmediatamente después de finalizada la guerra, cuando millones de prisioneros abandonaron los campos de concentración gravemente enfermos, sentar las bases para una indemnización lo más rápida posible. El paso del tiempo dio lugar a una sobrevaloración de los daños somáticos. Esto es comprensible teniendo en cuenta que, tras varios años de privaciones, trato inhumano, miedo y hambre, las diversas enfermedades somáticas pasaban al primer plano. Así, las numerosas publicaciones de postguerra atestiguan que los pacientes atribuían casi todas sus enfermedades al cautiverio en los campos de concentración y obtenían la pensión correspondiente.

Esta experiencia de las pensiones tuvo el inconveniente de que apenas se prestó atención a las consecuencias psíquicas, sobre todo porque la psiquiatría tradicional, con la experiencia de los prisioneros en las dos guerras mundiales, sólo reconocía como daño duradero las enfermedades somáticas. Algunos asesores escandinavos —que fueron de los primeros autores que se ocuparon de las secuelas de los campos de concentración— señalaron el hambre —deficiencia de albúmina, distrofia— (Helweg-Larsen y otros 1952) y en segundo término las torturas, como principales factores en las alteraciones de personalidad causadas por vía somática —síndrome orgánico cerebral, envejecimiento prematuro— (Eitinger 1964, Kolle 1958, Levinger 1962, etc.). Tuvieron que pasar varios años para que los asesores señalasen los daños psíquicos, una vez paliadas las secuelas somáticas inmediatas; pero no hallaron el mismo eco en las autoridades administrativas. El siguiente esquema destaca las afecciones psíquicas que algunos autores de diversos países han descrito como consecuencias del cautiverio en los campos de concentración.

Cuadro depresivo (→ depresión): depresión crónico-reactiva, tristeza, resignación, melancolía, actitud de renuncia, ideas de → suicidio, sentimientos de culpa (Hermann y Thygesen, Targowla, Strauss, Kolle, Venzlaff, Bensheim, Eitinger, Trautmann, Klimkova-Deutschova, Chodoff, V. Baeyer, Häfner y Kisker, Lesniak y otros, Krystal y Niederland).

Cuadro asténico (→ impulso y sus trastornos): apatía, adinamia, falta de iniciativa, fatiga, agotamiento, debilidad vital, descenso de la tensión vital (Minkowski, Targowla, Bastiaans, Fichez, Strauss, Venzlaff, Bensheim, Eitinger, Klimkova-Deutschova, V. Baeyer, Häfner y Kisker).

Trastornos en la esfera afectivo-emocional (→ trastornos afectivos): hipersensibilidad, irritabilidad, explosividad, excitabilidad, habilidad afectiva, embotamiento afectivo, paralización afectiva (Hermann y Thygesen, Fichez, Bensheim, Eitinger, Minkowski, Trautmann, Klimkova-Deutschova, Lesniak y otros).

Sintomatología de → *angustia:* estados de angustia, reacciones fóbicas, medrosidad, pesadillas (→ trastornos del sueño; Hermann y Thygesen, Venzlaff, Bensheim, Trautmann, V. Baeyer, Häfner y Kisker, Klimkova-Deutschova, Krystal y Niederland).

Trastornos en el contacto social: aislamiento, disocialidad, trastornos de comunicación (Fichez, Venzlaff, V. Baeyer, Häfner y Kisker, Krystal y Niederland).

Trastornos en la esfera intelectual: alteraciones de la memoria y la capacidad de concentración, déficit de la atención, amnesia e hipermnesia (Hermann y Thygesen, Targowla, Eitinger, Klimkova-Deutschova, Krystal y Niederland).

Trastorno del sentimiento de sí mismo: sentimientos de inferioridad y de insuficiencia, inseguridad, autoestima disminuida, desplazamiento de identidad (Fichez, Venzlaff, Eitinger, Krystal y Niederland).

Sintomatología paranoide (→ paranoia): desconfianza, hostilidad (Strauss, Venzlaff, V. Baeyer, Häfner y Kisker).

Este resumen puede servir como mera descripción de los más diversos cuadros sintomáticos. Su heterogeneidad tal vez obedezca simplemente a que los usos diagnósticos psiquiátricos eran diferentes en los distintos países, pero sobre todo a que los cuadros se establecieron en una situación de asesoramiento pericial. De esto derivó una serie de insuficiencias metodológicas. La más grave fue que cada médico tenía su propio método de exploración y, sobre todo, su propio concepto teórico sobre las consecuencias de las penalidades sufridas. Esto hizo que los afectados insistiesen en aquello que el asesor quería escuchar (nosotros hemos designado este fenómeno «compulsión de adaptación sintomática»).

4. Resultados de la investigación al margen de la situación pericial. Para evitar estas dificultades derivadas de la situación de peritaje, hemos realizado una muestra de 245 personas, una investigación al margen del proceso de concesión de pensiones, en Baviera (N = 177), Israel (N = 42) y Nueva York (N = 26). Esta investigación comparativa estaba destinada a detectar la influencia de las circunstancias vitales concretas. El primer resultado sustancial fue la confirmación del hecho que acabamos de mencionar: el sujeto mencionó en la situación de examen pericial síntomas diferentes a los que nos señaló a nosotros. Para más detalles, véase el trabajo original. Resumimos aquí los resultados de nuestro estudio:

1. La opinión, defendida durante mucho tiempo, de que los ex cautivos de campos de concentración padecen el llamado «síndrome de campo de concentración» no es, en general, cierta. Ni todos los ex cautivos padecen el mismo síndrome, ni se ha descrito éste en términos equivalentes. Cabe afirmar simplemente que cristalizó en un porcentaje relativamente elevado un síndrome de secuelas en torno a los síntomas de agotamiento, depresión y angustia.

2. Mientras que no fue posible relacionar causalmente las diversas enfermedades somáticas con la permanencia en campos de concentración, nosotros hallamos sin embargo, en un cálculo analítico-factorial, correlaciones significativas entre la dimensión patológica y la estancia en los citados campos. Dicho de otro modo: aunque no se pueda demostrar, en un caso concreto, la causalidad del campo de concentración en la enfermedad, las correlaciones de enfermedades internas (corazón y circulación, hígado y vesícula biliar) o —como factor propio— las molestias ginecológicas, sugieren una conexión probable con el cautiverio.

3. El resultado más sorprendente del estudio analítico-factorial de todas las afecciones somáticas y psíquicas fue el hecho de ponerse de manifiesto una dimensión patológica que constaba de síntomas puramente psíquicos. Sorprendente en cuanto que, mucho después de finalizada la guerra, aún se consideraban tan sólo las enfermedades somáticas como consecuencia directa del cautiverio en el campo de concentración. Las afecciones psí-

quicas posteriores no se atribuían causalmente a la permanencia en el campo. Se consideraron como rasgos de personalidad basados en una predisposición que se manifestó ya antes de la permanencia en el campo de concentración. Cuando nosotros pudimos demostrar en nuestra investigación la existencia de una dimensión puramente psíquica que giraba en torno al → síntoma central de la desconfianza y el aislamiento, los organismos oficiales encargados de las indemnizaciones se mostraron más dispuestos que antes a reconocer las secuelas psíquicas.

Aparte de esta consecuencia práctica, la ventaja teórica consistió en el reconocimiento de que las penalidades extremas pueden generar afecciones psíquicas duraderas. Pero estas afecciones no consistían, como nosotros presumimos al principio, en la provocación de comportamientos psicóticos, sino en el desarrollo de cuadros patológicos que se manifestaban en las tres dimensiones siguientes:

a) Resignación y desesperanza. Este factor aparece con las siguientes características: una evidente falta de esperanza durante la permanencia en el campo de concentración; el individuo revive hoy la época de cautiverio como algo absurdo y destructor; la actual situación del estado de ánimo es más bien de abatimiento; no se advierten en señales de una «maduración» a base de la experiencia sufrida; apenas existe una capacidad de respuesta afectiva.

Este factor es similar a los cuadros depresivos crónicos que Hermann y Thygesen (1954), Targowla (1954), Kolle (1958), Eitinger (1961) Levinger (1962) y Krystal y Niederland (1965) han señalado como secuelas tardías.

b) Apatía e inhibición. Este factor abarca las siguientes características: falta de impulso, quejumbrosidad, fatigabilidad, molestias hipocondríacas, desánimo.

Este síndrome se asemeja al de la astenia de los deportados (Targowla 1955, Bastiaans 1957).

c) Distimia agresivo-irritada. Este factor se caracteriza por irritabilidad, descontento, autocompasión, labilidad anímica, molestias hipocondríacas.

Este factor es, extrañamente, el menos atendido por los autores, aunque ejerció una influencia notable. Según nuestras experiencias, el síndrome no ataca sólo a los afectados, sino también a sus familiares, especialmente a la segunda generación, muy estudiada en los últimos años.

4. En lo que respecta a la cuestión de los factores causales del estrés de campo de concentración, todos los ex cautivos explorados por nosotros indicaron de modo más o menos claro como estresantes principales el hambre, el miedo a la muerte y el deterioro de las relaciones humanas. Pero tales factores estresantes ofrecían modalidades tan diferentes y, sobre todo, dependían tanto de la vivencia subjetiva del individuo, que no nos pareció posible su objetivación. Por eso nos atuvimos a los factores que podían objetivarse con cierta seguridad; concretamente: la situación laboral, el agobio del campo de concentración, la duración de la persecución y del cautiverio, la pérdida de familiares, las enfermedades sufridas en el campo de concentración, las razones de la persecución, la personalidad del prisionero.

Debemos renunciar aquí a los pormenores y limitarnos a hacer un breve comentario del último dato. En efecto, la mayoría de los autores que abordaron en los años cincuenta y sesenta las consecuencias del campo de concentración no prestaron ninguna atención al período anterior al internamiento. Los dictámenes sobre dichos años dicen casi siempre: «Nada llamativo antes del cautiverio en el campo de concentración.» Estas formulaciones y otras semejantes indican ya que, frente a las atrocidades de la época de cautiverio, se dejaba de lado la cuestión relativa a los rasgos de la personalidad antes del internamiento. Nosotros, que no debíamos realizar un informe pericial acerca de antiguos prisioneros —rechazamos de antemano tal propuesta—, encontramos notables diferencias, que en buena parte estaban determinadas por la situación familiar. Para reducir estos datos a un común denominador, cabe decir lo siguiente:

Las personas que antes del cautiverio se caracterizaban por la medrosidad, la angustia y el temor al riesgo —al margen de que su detención estuviera motivada por razones racistas, políticas o religiosas— quedaban especialmente afectadas en el cautiverio. Los vigilantes se burlaban de tales personas; sus compañeros les hacían el vacío y a veces abusaban de ellas. Pero sería un error concluir de tales datos que los síntomas posteriores al internamiento no tenían nada que ver con la permanencia en el campo. En efecto, sin el terror a los guardianes del campo de concentración, estas personas reservadas no hubieran estado tan expuestas a las vejaciones que les supuso el cautiverio. Esto no significa que las personas medrosas sucumbieran siempre a la resignación y a la autocompasión en los campos. Nuestro material contiene algunos casos concretos de individuos que, a pesar de su retraimiento social, desarrollaron una enorme fuerza de autodominio. Esta fuerza parece haber influido poderosamente en la supervivencia, como se desprende de la tabla que figura a continuación.

Razones de supervivencia recordadas por ex prisioneros de campos de concentración (N = 219)

Razones	Número	Porcentaje
Disciplina y autodominio	50	22,8
Azar y suerte	44	20,1
Compañerismo con los otros prisioneros	43	19,6
Pensar en la familia	31	14,1
Buen trabajo, buen puesto	31	14,1
Fe religiosa	25	11,4
Adaptación activa a las circunstancias del campo	22	10,0
Buen estado somático	18	8,2
Humanidad de algunos guardianes	12	5,5
Repliegue en la propia vida interior	9	4,1
Ideas de odio y venganza contra los nazis	8	3,6
Convicciones políticas	3	1,4

Esta tabla muestra que la buena suerte y el autodominio fueron los factores decisivos de supervivencia, a juicio de los ex cautivos. Las otras razones tienen su peso, pero no son tan importantes como las mencionadas.

Resumiendo: la comparación de nuestro estudio con la bibliografía publicada sobre el tema permite formular la siguiente conclusión: la supervivencia en el campo de concentración dependió de numerosos factores. Las secuelas que se manifestaron en enfermedades objetivables, son prevalentemente de carácter psíquico. Fueron pocos los cautivos que resultaron indemnes, según nuestra investigación.

Bibliografía. W. von Baeyer, *Erlebnisbedingte Verfolgungsschäden*, «Nervenarzt» 32 (1961) 193; J. Bastiaans, *Psychosomatische gevolgen von onderdrukking en verzet*, Amsterdam 1957; L. Eitinger, *Concentration camp survivors in Norway and Israel*, Londres 1964; L. Fichez, A. Klotz, *Die vorzeitige Vergreisung und ihre Behandlung*, Viena 1961; P. Helweg-Larsen, H. Hoffmeyer, J. Kieler, E. Hesse Thaysen, J. Hesse Thaysen, P. Thygesen, M. Hertel Wulf, *Famine disease in German concentrationcamps*, Copenhague 1952; E. Klimkova-Deutschova, *Neurologische Beiträge zur Diagnostik und Therapie der Folgezustände des Krieges*, congreso de Lüttich 1961; K. Kolle, *Die Opfer der nationalsozialistischen Verfolgung in psychiatrischer Sicht*, «Nervenarzt» 29 (1958) 148; H. Krystal, W.G. Niederland, *Psychic sequelai in concentration camp survivors*, congreso de Nueva York 1965; R. Lesniak, M. Orwid, A. Szymusik, A. Teutsch, *Psychiatric studies of former prisoners of the Auschwitz concentrationcamp. International Congress of social Psychiatric*, Londres 1964; L. Levinger, *Psychiatrische Untersuchungen in Israel an 800 Fällen mit Gesundheitsschaden-Forderungen wegen Nazi-Verfolgung*, «Nervenarzt» 33 (1962) 75; P. Matussek, *Die Konzentrationslagerhaft als Belastungssituation*, «Nervenarzt» 32 (1961) 538; —, *Die Rückgliederung von Verfolgten. Die Bewältigung ihres Schicksals*, «Therapiewoche» 13 (1963) 1109; —, R. Grigat, H. Haiböck, G. Halbach, R. Kemmler, D. Mantell, A. Triebel, M. Vardy, G. Wedel, *Die Konzentrationslagerhaft und ihre Folgen*, Berlín-Heidelberg-Nueva York 1971; —, *Psychische Schäden bei Konzentrationslagerhäftlingen*, en K.P. Kisker, J.E. Meyer, C. Müller, E. Strömgren (dirs.), *Psychiatrie der Gegenwart*, vol. III, Berlín-Heidelberg-Nueva York ²1975; —, *Individuelle Stressbereitschaft*, «Therapiewoche» 28 (1978) 38; E. Minkovski, *Lánaistésie affective*, «Ann. Med. psychol.» 104 (1946) 80; H. Strauss, *Besonderheiten der nichtpsychotischen Störungen bei Opfern der nationalsozialistischen Verfolgung und ihre Bedeutung bei der Begutachtung*, «Nervenarzt» 28 (1957) 344; R. Targowla, *Syndrom der Asthenie der Deportierten*, en M. Michel (dir.), *Gesundheitsschäden durch Verfolgung und Gefangenschaft und ihre Spätschäden*, Francfort 1955; U. Venzlaff, *Die psychoreaktiven Störungen nach entschädigungspflichtigen Ereignissen*, Berlín-Gotinga-Heidelberg 1958.

PAUL MATUSSEK

PSIQUIATRÍA DE URGENCIA. Intervención de crisis, profilaxis del → suicidio, estados de agitación, estados confusionales, *delirium tremens*.

La psiquiatría de urgencia se puede entender en sentido estricto o amplio, según que se elija un marco estricto o amplio. Si se intenta adoptar un punto de vista moderado, se dan en psiquiatría de urgencia, las siguientes situaciones:

1. Intervención de crisis, que comienza con la crisis llamada cotidiana, no patológica, pero que incluye las reacciones y desarrollos anómalos. Es practicada por médicos, personal auxiliar, o incluso por legos.

2. La profilaxis del suicidio se refiere especialmente a los sujetos con riesgo de suicidio, en los que con frecuencia se precisa una intervención rápida. En esta profilaxis son importantes, aparte de médicos y psiquiatras, el «teléfono de la esperanza», el personal auxiliar, así como el personal de la asistencia social. Especial importancia tienen asimismo la policía y el servicio de bomberos. La profilaxis del suicidio se extiende obviamente a diversos grupos de legos y a organizaciones de autoayuda.

3. La urgencia psiquiátrica en sentido estricto suele exigir la intervención médica, y el personal no médico difícilmente puede actuar, en general, por sí solo. Se hace muy necesaria, casi siempre, la intervención médica.

Intervención de crisis. Deben considerarse como crisis aquellos hechos y vivencias que el sujeto no puede abordar racionalmente ni puede dominar y por eso implican el riesgo de una evolución patológica.

En relación con las causas o acontecimientos que provocan la crisis, Cullberg propone una distinción en dos grupos: Por una parte, están las crisis originadas en cambios de vida, tales como el abandono de la casa paterna, matrimonio, nacimiento de un hijo, cambio de domicilio, paro, climaterio y jubilación. Por otra parte, están las crisis que pueden calificarse de dramáticas, ya que siguen a un acontecimiento imprevisible. Cabe mecionar entre ellas la muerte repentina de una persona allegada, la enfermedad, la invalidez, la infidelidad, la separación, el despido, el fracaso social y las catástrofes exteriores.

Los cambios de vida forman parte del «curso vital normal» y por eso el individuo puede prepararse para ellos mejor que para las crisis dramáticas, que se presentan de modo repentino.

En lo que respecta al curso de las crisis, hay una serie de modelos de fases y quizá no carezca de importancia para la intervención el hecho de que un paciente se encuentre en la fase crítica de choque, de reacción crítica, de elaboración de la crisis o de reorientación, o de que existan ya signos de una fijación, cronificación o neurotización.

En cuanto a las causas de las crisis y a su curso, es importante la idiosincrasia de la correspondiente personalidad, ya que hay individuos que son más propensos a crisis y más vulnerables que otros. La propensión individual a la crisis depende mucho de los antecedentes del sujeto. Las crisis y enfermedades anteriores no superadas causan una elevada propensión a contraer las mismas afecciones. Los alcohólicos, los drogadictos y los adictos a medicamentos están especialmente expuestos a crisis crónicas y éstas pueden ser causa de una evasión hacia la embriaguez o la obnubilación tóxica.

También están expuestas a crisis crónicas las personas ancianas y solitarias, ya que, al igual que los grupos antes mencionados, no son capaces de afrontar una carga suplementaria. Tales personas se hallan en riesgo permanente de crisis.

Es importante para la aparición y el inicio de la crisis la reacción inmediata por parte de los que rodean al paciente. Gran parte de las crisis se resuelven de modo satisfactorio dentro del entorno social y no requieren ayuda profesional. Mas, por otra parte, las reacciones del entorno del paciente a un acontecimiento perturbador pueden actualizar o cronificar la crisis. Ya Durkheim consideró las reacciones anómalas del medio ambiente como causas fundamentales del paso de un proceso crítico a un proceso suicidal.

La mayoría de las crisis se resuelven gracias al entorno inmediato, a la familia, vecinos, compañeros de trabajo y amigos. Otra parte de ellas se supera con el apoyo de asistentes sociales y voluntarios de diversas organizaciones de ayuda. Sólo en un pequeño número de casos se pide la ayuda del médico.

Como ha señalado Irniger, el médico debe

poseer tres cualidades para la intervención en las crisis: saber, poder y una actitud humana. Es importante también recordar que los conocimientos en psicología profunda desempeñan un importante papel en las intervenciones y que, a veces, las correlaciones más decisivas no derivan de lo que dicen el sujeto y su entorno. En una sobrecarga psíquica fuerte como es una crisis, el inconsciente puede imponerse fácilmente y el sujeto puede quedar anegado por sus afectos y pulsiones. Entonces es importante que la persona que desee prestar ayuda no se deje anegar por sus propias emociones, pues de lo contrario corre peligro de dejarse influir por el paciente.

La intervención en las crisis dependerá de la situación y de las personas participantes. No existe un método estandarizado.

Es preciso, como primer paso, suavizar la situación, guardar la calma y, eventualmente, intervenir con decisión. El paso siguiente consistirá en esclarecer la situación, escuchar y preguntar. Sólo como tercer paso es importante tomar medidas, por ejemplo, organizar la ayuda exterior y procurar que el sujeto no se quede solo durante las próximas horas o que se le administra un medicamento.

En crisis agudas suelen intervenir o quedar implicadas por regla general varias personas. Aquí resulta especialmente importante descartar a aquellas personas del entorno inmediato que puedan perjudicar, más bien que auxiliar, y confiar la ayuda a personas ajenas al conflicto. Dado que el médico no suele permanecer mucho tiempo junto al paciente, antes de despedirse, y en caso de que no proceda una hospitalización, debe cuidar que no surjan disputas sobre competencias y disponer quién ha de ser el responsable del paciente durante las próximas horas. Esto es necesario, porque la intervención en las crisis debe tener lugar en un plano multi o interdisciplinar.

Häfner ha señalado que, por lo que se refiere a los síntomas, una crisis psíquica puede manifestarse de diferentes modos. Comienza con estados de → angustia inespecífica y con síndromes neurovegetativos y puede pasar finalmente a una reacción de duelo, a crisis depresivas o a estados de agitación. No es raro que surjan ataques neurovegetativos o tetanias por hiperventilación. En este último caso no debe administrarse ningún medicamento y hay que procurar que aumente el CO_2 hemático mediante respiración en una bolsa de plástico.

Häfner ha confeccionado también una escala de crisis y de intervenciones de crisis que reproduce la figura 1.

Profilaxis del suicidio. La estimación del riesgo de suicidio es sin duda una de las tareas de mayor responsabilidad e incumbe a todo médico y persona que se ocupe de individuos propensos al suicidio.

La práctica enseña que la estimación de la suicidalidad puede apoyarse sobre todo en la pertenencia del sujeto a los grupos de riesgo, en el juicio sobre la evolución de la tendencia al suicidio y en los anuncios concretos de suicidio.

Forman parte de los grupos de riesgo, como han mostrado las amplias investigaciones de Kiev y Wilkins, las siguientes personas:

Escala de crisis y de intervenciones de crisis			
Designación de los estados agudos (crisis)	Crisis vitales normales	Crisis psíquicas graves y reacciones anormales	Casos de urgencia
Designación de las ayudas (intervención de crisis)	Capacidad de dominio por parte del individuo y potencial de ayuda natural de la sociedad	Intervención médica de crisis	Medicina de urgencia: tratamiento intensivo
	Organizaciones de autoayuda y servicios de orientación		

Figura 1. Escala de crisis y de intervenciones de crisis

1. Depresivos de toda clase.
2. Alcohólicos, dependientes de medicamentos y drogadictos.
3. Ancianos y solitarios.
4. Personas que han hecho un anuncio o amenaza de suicidio.
5. Personas que han realizado ya anteriormente un intento de suicidio.

La figura 2 reproduce el curso de un desarrollo suicidal. En una primera fase el sujeto considera la posibilidad de resolver mediante el suicidio ciertos problemas graves. Sigue la fase de enfrentamiento entre las fuerzas autodestructivas y las autoconservadoras. Los anuncios y amenazas de suicidio tienen lugar en esta fase. *Por eso, las amenazas de suicidio deben tomarse siempre en serio.* Hay un prejuicio muy extendido que ha costado la vida a muchas personas: la suposición de que los sujetos que hablan de suicidio no lo realizarán y de que aquellos que lo van a realizar no hablan de él.

Esta fase de confrontación entre fuerzas conservadoras y destructoras de la vida, que suele ir acompañada de ambivalencia y puede caracterizarse por ésta, concluye con una decisión que no siempre será la de permanecer con vida. La decisión puede ser la despedida definitiva. Al final de esta confrontación se produce en ambos casos un estado de calma; pero si la decisión es la de cometer el suicidio, puede significar «la calma que precede a la tempestad» y así debe interpretarse. Por eso es importante preguntar a las personas que han hablado largo tiempo de suicidio y ya no lo hacen, por qué desean seguir viviendo. Si han decidido quitarse la vida, no saben qué contestar a la pregunta.

Estas tres fases transcurren a diferente ritmo. Un cierto fundamento para la rapidez de las fases lo ofrecen las categorías nosológicas que se consideran como causa de actos de suicidio. Se da una duración breve de estas fases, sobre todo, en actos en cortocircuito, en reacciones psicógenas, en personalidades anormales y, a veces, en estados de defecto esquizofrénico. Se da un proceso de duración media en cursos esquizofrénicos incipientes,

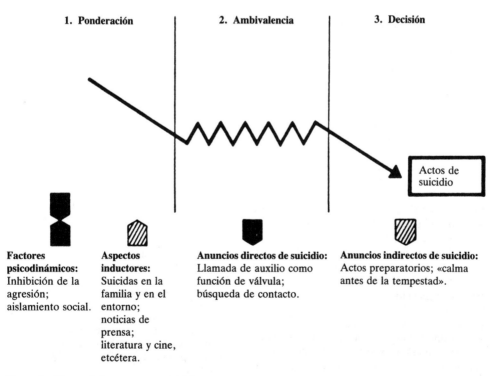

Figura 2. Etapas de los procesos suicidales

algo más largo en depresiones endógenas, y el más largo en los procesos neuróticos. Según las investigaciones de Linden, hay que admitir que el tiempo transcurrido entre la aparición de ideas de suicidio y del anuncio de éste, hasta su realización, es más breve de lo que se creía antes. Esto es válido sobre todo para los intentos de suicidio.

En lo que respecta a la profilaxis del suicidio en sentido estricto, podemos distinguir entre profilaxis primaria, secundaria y terciaria. La profilaxis primaria trata de impedir la aparición de ideas de suicidio. La profilaxis secundaria trata de conocer a tiempo las ideas e impulsos de suicidio para impedir su realización o su intento. Finalmente, la prevención terciaria adopta, tras un intento de suicidio, todas aquellas medidas que pueden evitar que se produzca una recaída.

Al exponer el proceso presuicidal hemos aludido a los grupos de riesgo. Para formular una verdadera estimación del riesgo de suicidio, remitimos ante todo al artículo → suicidio, de Ringel. Allí se expone detalladamente el síndrome presuicidal, que, según Ringel, consta de las etapas de angostamiento, inhibición de la agresión y fantasía de muerte. Si el síndrome presuicidal de Ringel puede emplearlo cualquiera, el síndrome suicidal axial de Mitterauer es un método para médicos, sobre todo para psiquiatras. Este procedimiento se reproduce en la tabla 1. Kielholz, en fin, ha confeccionado una lista para la estimación del riesgo de suicidio que es de especial importancia en casos de pacientes depresivos (véase en la tabla 2). Partiendo de diversas investigaciones, entre ellas las del que esto escribe, la tabla 3 reúne un catálogo de preguntas que puede emplearse para la estimación del riesgo de suicidio. Pero hay que tener presente que este riesgo puede cambiar rápidamente, a veces en un instante. Por eso el catálogo de preguntas no debe tomarse en modo alguno como un método matemático cuya respuesta permita concluir sin más un proceso presuicidal.

En cuanto a la prevención terciaria, es importante que toda persona que haya sobrevivido a un intento de suicidio sea examinada por un evaluador experto en el trato con pacientes con tendencia al suicidio, que luego decidirá si fue una reacción súbita que quizá no exija ningún tratamiento ulterior, o si es necesario un tratamiento ambulatorio o, eventualmente, un tratamiento en clínica.

Pero este método significa que un paciente, por ejemplo, que despierta de una intoxica-

---

Tabla 1. El síndrome suicidal axial, según Mitterauer

---

1. Suicidalidad abierta u oculta.
2. Diagnóstico de un síndrome axial endomorfo-ciclotímico, endomorfo-esquizofrénico u orgánico.
3. Anamnesis familiar positiva de suicidios.

Tabla 2. Estimación de los factores de riesgo de suicidio, según Kielholz (reunidos según Im Obersteg, Ringel y Stengel)

A. Temática e indicios de suicidio
1. Intentos anteriores de suicidio.
2. Existencia de suicidios en la familia o en el entorno (efecto sugestivo).
3. Amenazas directas o indirectas de suicidio.
4. Manifestación de ideas concretas sobre preparativos y ejecución.
5. «Calma extraña» después de las amenazas de suicidio y de la inquietud.
6. Sueños de autoaniquilación, caídas y catástrofes.

B. Síntomas especiales y cuadros sindrómicos
1. Conducta ansiosa y agitada.
2. Trastornos persistentes del sueño.
3. Acumulaciones afectivas y agresivas.
4. Inicio y remisión de fases depresivas, estados mixtos.
5. Períodos de crisis biológicas (pubertad, embarazo, puerperio, climaterio).
6. Sentimientos intensos de culpa y de insuficiencia.
7. Enfermedades incurables.
8. Delirio de enfermedad.
9. Alcoholismo y toxicomanía.

C. Circunstancias ambientales
1. Ruptura familiar en la infancia *(broken home)*.
2. Dificultades profesionales y económicas.
3. Ausencia de tareas, falta de objetivo vital.
4. Falta o pérdida de contactos personales.
5. Falta o pérdida de vinculaciones religiosas positivas.

ción, debe ser examinado primero por alguien que juzgue el riesgo de suicidio y luego, quizá, enviado al tratamiento ambulatorio u hospitalario. Allí es examinado a veces por un médico de recepción y sólo mucho más tarde será confiado a un terapeuta.

Tabla 3. 16 preguntas para la estimación de la suicidalidad, según Pöldinger

A mayor número de respuestas afirmativas a las preguntas 1 a 11 y a mayor número de respuestas negativas a las preguntas 12 a 16 corresponde un mayor grado de suicidalidad

1. ¿Ha pensado usted recientemente en quitarse la vida?	Sí
2. ¿Con frecuencia?	Sí
3. ¿Lo ha pensado sin quererlo? ¿Le han dominado las ideas de suicidio?	Sí
4. ¿Tiene usted una idea concreta de cómo quitarse la vida?	Sí
5. ¿Ha hecho usted los preparativos para ello?	Sí
6. ¿Ha hablado usted con alguien sobre sus intenciones de suicidio?	Sí
7. ¿Ha realizado usted un intento de suicidio?	Sí
8. ¿Algún familiar, amigo o conocido suyo se ha quitado la vida?	Sí
9. ¿Considera usted que su situación es desesperada?	Sí
10. ¿Le resulta a usted difícil pensar en otra cosa que en el suicidio?	Sí
11. ¿Mantiene usted últimamente menos contactos con sus parientes, amigos y conocidos?	Sí
12. ¿Se interesa usted aún por lo que ocurre en su profesión y en su entorno? ¿Mantiene el interés por sus aficiones?	No
13. ¿Tiene usted a alguien con quien pueda hablar francamente y en confianza sobre sus problemas?	No
14. ¿Vive usted con su familia o con conocidos?	No
15. ¿Mantiene usted fuertes lazos familiares o compromisos profesionales?	No
16. ¿Pertenece usted a una comunidad religiosa o ideológica?	No
Número de respuestas sí-no	
Resultado global	
Máximo	16

Es muy importante, como se sabe, la constancia en las relaciones interhumanas, y la primera persona que el sujeto ve tras un intento de suicidio desempeña un papel especial en su vida; por eso se han propuesto modelos de asistencia para personas que han intentado suicidarse, y uno de los más acreditados es el de Heidelberg. Esta asistencia la realiza aquella persona que está presente cuando el paciente despierta después de un intento de suicidio por intoxicación, por ejemplo. Esta persona juzga el riesgo ulterior de suicidio, asume la asistencia u organiza un tratamiento, e indagará también espontáneamente, después de meses o de años, el estado del paciente. Éste es un procedimiento que ha dado resultados positivos y parece muy prometedor, ya que en la profilaxis del suicidio son especialmente importantes las relaciones humanas a nivel personal (Böhme y otros).

Un problema arduo es, por último, la prevención primaria, que consiste sobre todo en sustituir el clima suicidal actual, en el que se glorifica al suicida, se habla sobre la eutanasia y se debate el derecho al suicidio, por otro ambiente que mitifique menos el suicidio y le reste sensacionalismo, y donde se debatan especialmente las posibilidades con que cuenta la profilaxis del suicidio. Una de ellas es dar a conocer los números de teléfono de aquellas instituciones que ofrecen ayudantes voluntarios durante las 24 horas del día para atender a los que llaman pidiendo consejo. Estas llamadas telefónicas y la asistencia por teléfono han dado resultados muy positivos. Pero es preciso que la asistencia funcione realmente las 24 horas del día y esté organizada de forma que, cuando un ayudante está ocupado en una conversación, otro se haga cargo de la llamada. También son eficientes para la prevención primaria diversas asociaciones nacionales e internacionales que editan revistas, organizan cursillos y congresos y son imprescindibles en la profilaxis del suicidio. Constituyen, además, una base para obtener nuevos conocimientos y mejorar los métodos de prevención.

Al margen de las posibilidades psicológicas y sociológicas, el tratamiento de urgencia con psicofármacos tiene una importancia especial en los pacientes suicidales, ya por el hecho de que gran parte de éstos son sujetos depresivos y las depresiones pueden ser tratadas hoy con éxito por vía medicamentosa (cf. los artículos correspondientes). Conviene señalar a este respecto que el efecto antidepresivo de diversos psicofármacos sólo aparece al cabo de algunos días o semanas y no sirve para el tratamiento inmediato de la suicidalidad. Por eso, en casos de depresivos suicidales, ansiosos y agitados hay que iniciar un tratamiento simultáneo, administrando → neurolépticos para moderar la suicidalidad y, adicionalmente, → antidepresivos. Si mejora el estado de ánimo y, en consecuencia, hay una disminución de la tendencia al suicidio se pueden reducir de nuevo, lentamente, los neurolépticos, hasta renunciar totalmente a ellos y administrar sólo antidepresivos.

En casos de suicidalidad muy aguda es necesario, a veces, proceder como en un estado de agitación. Se trata, en definitiva, de un estado de agresión que se dirige contra la propia persona y exige medicamentos sedantes de acción rápida. Véase a este respecto el apartado sobre estados de agitación.

La urgencia psiquiátrica en sentido estricto. La urgencia psiquiátrica incluye, junto al peligro agudo de suicidio, los estados de agitación y confusionales y también cuadros de estupor. Hemos aludido ya a situaciones suicidales agudas.

Estados de agitación. Los estados de agitación, cualquiera que sea su origen, forman parte de aquellas situaciones de urgencia psiquiátrica en que suele ser más frecuente la llamada al médico. Es muy difícil que éste pueda formular entonces un diagnóstico nosológico, que exige quizá, incluso del psiquiatra experimentado, un cierto conocimiento a lo largo del tiempo, ya que tales estados de agitación pueden expresar una lesión cerebral orgánica, una → psicosis, una reacción psíquica anormal, por ejemplo en el sentido de una reacción explosiva e impulsiva. Pueden ser también la consecuencia de un abuso del alcohol o de medicamentos. En sujetos intolerantes al alcohol, la ingestión de pequeñas cantidades puede producir ya estados de agitación grave.

Desde el punto de vista psicoterapéutico hay que intentar, siempre, entablar diálogo con el sujeto agitado. Esto, además de permitir unas primeras conclusiones en cuanto al → diagnóstico diferencial, puede significar para el paciente una distensión psíquica, a modo de catarsis. Pero a veces no es posible entrar en contacto con tales pacientes y es preciso calmarlos por la vía medicamentosa. Como nunca se sabe si un paciente agitado ha sufrido o no en el último minuto u hora un trauma craneal, habría que evitar en la medida de lo posible la morfina o la escopolamina como medios para calmarlo. Y esto, sobre todo, porque los pacientes permanecen luego inconscientes durante bastante tiempo y, además, las pupilas se alteran de tal forma que resulta difícil estimar diferencias laterales en cuanto a tamaño y reacción. Otro tanto cabe decir sobre hipnóticos de efecto prolongado, ya que la sospecha de un trauma cerebral aconseja despertar, a ser posible, a los pacientes de vez en cuando para controlar su estado de conciencia.

Esto es posible cuando se administran modernos neurolépticos —es decir, tranquilizantes de acción intensa— para calmar a los pacientes. También estos fármacos producen un efecto fuertemente sedante y, por lo general, hacen dormir a los pacientes; pero en cualquier momento es posible despertarlos de los efectos farmacológicos y explorarlos neurológicamente. La tabla 4 incluye los medicamentos más importantes que sirven para calmar, como neurolépticos de amplio espectro, en estados de agitación de diverso origen. Hay que mencionar especialmente la promacina, que difiere de la clorpromacina por la ausencia de un átomo de cloro. Se puede administrar por vía intravenosa, intramuscular y oral. En casos de pacientes masculinos fuertes y muy agitados pueden administrarse como dosis única, 200 mg. En casos de mujeres y personas más débiles se reduce esta dosis inicial. Se puede proceder también administrando la mitad de la dosis por vía intravenosa y la otra mitad por vía intramuscular. La administración intravenosa presenta la ventaja de que el paciente se duerme durante la inyección, mientras que en la inyección intramuscular tarda 5-10 minutos en conciliar el sueño. La terapia a base de promacina tiene la ventaja de que se pueden administrar en inyección intramuscular las dosis a intervalos relativamente cortos, incluso de tan sólo 15 minutos. Otra ventaja consiste en que este psicofármaco se puede emplear también en estados de agitación paradójica provocados por

Tabla 4. Psicofármacos para el tratamiento de estados de agitación agudos

Designación química abreviada (nomenclatura internacional)	Nombre comercial	Dosis individual y dosis máxima por día	Tipo de aplicación
Promacina	PRAZINE-PROTACTYL	50-100 mg 800 mg	i.v. - i.m.
Levomepromacina	MOZINAN-NEUROCIL	50-100 mg 250 mg	i.m.
Clorprotixeno	TARACTAN-TRUXAL	30-100 mg 300 mg	i.m. - i.v.
Flufenacina	DAPOTUM ACUTUM	5-10 mg 40 mg	i.m. - i.v.
Haloperidol	HALDOL	10-20 mg 60 mg	i.v. - i.m.
Diacepam	VALIUM	10-20 mg 60 mg	i.v. - i.m.

la administración de otro neuroléptico. La promacina, en todo caso, sólo es idónea para este tratamiento de urgencia; lo es menos para su empleo en curas neurolépticas, ya que su efecto se agota con relativa celeridad.

Cuadros delirantes. a) *Delirium tremens*. Es una complicación del alcoholismo crónico, y aparece generalmente tras la privación de alcohol como un delirio de abstinencia, pero a veces también durante la ingestión ulterior de alcohol, como delirio de continuidad. Como síntomas premonitorios del delirio se pueden valorar los siguientes: inquietud, temblor y sudoración. Los mismos medicamentos que sirven para tratar un delirio pueden eliminar tales cuadros predelirantes o impedir la aparición del *delirium tremens*. Hay que añadir, como complemento, que actualmente se ha prescindido del uso profiláctico y terapéutico del alcohol, ya que este uso dificultaría la deshabituación del alcohólico, que debe lograrse a toda costa. Pero es importante, aparte de los psicofármacos específicos, cuidar el corazón y la circulación, y, eventualmente, controlar el balance de líquido y minerales y también introducir una terapia de protección hepática.

b) *Estados delirantes confusionales en personas ancianas*. En los estados confusionales de personas ancianas cabe distinguir entre confusión amnésica y confusión delirante. La confusión amnésica tiene lugar por el trastorno de la memoria en un psicosíndrome orgánico. Tales pacientes deben adaptarse a una nueva vivienda, a una residencia o a un departamento de hospital, pues de lo contrario corren el riesgo de olvidar, al levantarse de noche, la cama donde se acostaron, ocupar otra cama o entrar en una estancia diferente, y de que los asignen por su confusión a un departamento psiquiátrico.

Los estados confusionales delirantes, que suelen ir acompañados de obnubilación de conciencia y aparecen también de noche, son un síndrome muy frecuente que da lugar a la hospitalización psiquiátrica de enfermos orgánicos en edad avanzada. Aparecen en el marco de trastornos cardiocirculatorios. Obviamente son muy frecuentes los estados mixtos de estos dos tipos de confusión. Para la profilaxis es necesario adaptar a los ancianos al nuevo ambiente y, quizá también, tenerlos ocupados durante el día, de forma que se sientan fatigados y soñolientos de noche; además, hay que tener en cuenta, en los horarios de residencias y hospitales, que los ancianos necesitan menos sueño y no se puede esperar que, haciéndoles acostarse a las 7 ó a las 8 de la noche, duerman de un tirón hasta la mañana siguiente. Pero es también importante, mientras sea posible, intentar un tratamiento global de la afección básica. Los cardiotónicos en dosis suficiente han dado resultados positivos para la profilaxis de estados de confusión delirante, aun cuando no se compruebe ningún signo de insuficiencia cardíaca durante el día. Debe vigilarse el balance hidrosalino, y

Tabla 5. Psicofarmacoterapia del *delirium tremens*

Designación química abreviada (nomenclatura internacional)	Nombre comercial	Dosis individual	Tipo de aplicación	Otras medidas terapéuticas
Clometiazol	DISTRANEURIN HEMINEURINE	1-2 g cada 4-6 horas, según grado de gravedad	peroral infusión	Tónicos circulatorios, cardiotónicos, levulosas, preparados polivitamínicos, cura de protección hepática
Clordiacepóxido	LIBRIUM	100-300 mg	i.v. - i.m.	
Diacepam	VALIUM	10-30 mg	i.v. - i.m.	
Oxacepam	SERESTA ADUMBRAN ANXIOLIT PRAXITEN	150-250 mg hasta 600 mg día	peroral	
Flufenacina	DAPOTUM ACUTUM	5-10 mg hasta 40 mg día	i.m. - i.v.	
Fenobarbital	LUMINAL AGRYPNAL	100 mg hasta 150 mg día	peroral	
(Haloperidol	HALDOL	5-10 mg	i.v. - i.m.)	

en exsicosis incipiente deben administrarse infusiones. Los psicofármacos deben administrarse con reservas, en el límite inferior de dosificación y evitando combinaciones. Las investigaciones del que esto escribe, en coincidencia con otros autores, han demostrado, en efecto, que los pacientes de lesión cerebral tienden a sufrir delirios farmacógenos, sobre todo si se administran combinaciones de varios psicofármacos o una combinación con medicamentos antiparkinsonianos. Hay que recordar a este respecto que Quadbeck pudo constatar —aunque sólo en experimentos con animales— que los antidepresivos pueden influir negativamente en la oxigenación del cerebro y provocar así los cuadros delirantes que aparecen bajo medicación antidepresiva en pacientes con lesión cerebral orgánica. Esto coincide con las experiencias de pacientes que nosotros hemos recogido en residencias y hospitales. El estado confusional aumentaba, en muchos casos, porque se les administraba a los pacientes psicofármacos y luego hipnóticos en dosis progresivas, lo cual empeoraba el equilibrio del oxígeno en el cerebro. Se puede calmar rápidamente a estos pacientes retirándoles todos los medicamentos, sobre todo los hipnóticos, y tratándolos de modo suficiente con cardiotónicos y líquidos, incluidos los electrólitos necesarios. Pero la importancia de los cardiotónicos en geriatría para el tratamiento y la prevención de estados confusionales y de agitación y en trastornos del sueño no es ninguna novedad. Ya Fränkel había señalado este extremo el año 1914, en un artículo *Sobre el tratamiento del insomnio en la insuficiencia cerebral,* escrito a instancias de la redacción de la revista «Therapie der Gegenwart». Se recomiendan, en fin, para la evitación de los estados confusionales de personas ancianas los denominados reguladores del metabolismo cerebral, como por ejemplo el piritinol, o preparados con mezcla de aminoácidos.

Situaciones de urgencia psiquiátrica en drogadictos. Aparte de las intoxicaciones con pérdida de conciencia que aparecen como efecto de sobredosis tomadas de modo indeliberado o con fines suicidas, se dan situaciones de urgencia psiquiátrica en drogadictos. Principalmente, estados de agitación, ilusiones sensoriales y alucinaciones, que aparecen después de tomar dosis elevadas de estimulantes centrales, derivados de cannabis o de LSD. Se trata de psicosis tóxicas, que se incluyen entre las complicaciones psicopatológicas más graves de los drogadictos. Según Bonhoeffer, se trata de psicosis graves del tipo de reacción exógena, que van acompañadas por obnubilación y estrechamiento del campo de la conciencia, generalmente también por agitación psicomotora grave y, en ocasiones, por estupor, y que recuerdan con frecuencia a las psicosis esquizofrénicas debido a las ilusiones sensoriales y las ideas paranoides que no raramente se observan. Un diagnóstico diferencial tan sólo es posible, aun para el experto, mediante una observación prolongada, si no se conocen los datos anamnésicos sobre el consumo de droga. La observación prolongada facilita el diagnóstico, ya que las psicosis tóxicas remiten en horas o, a más tardar, en 1 ó 2 días, lo cual no ocurre en las psicosis esquizofrénicas.

Hay casos, sin embargo, en que se tiene la impresión de que el abuso de alucinógenos o de aminas sintéticas ha activado el brote de una psicosis esquizofrénica. Además, como toda la problemática, especialmente en las complicaciones con derivados del cannabis, está lastrada con diversos prejuicios —que influyen en las interpretaciones—, Cooper y Hippius han propuesto hablar, por ejemplo, de «complicaciones psiquiátricas relacionadas con el uso de hachís», y habría que proceder de modo análogo con respecto a las complicaciones psicopatológicas en el abuso de otras drogas.

También son muy temibles los *horror trips* o *bad trips*, sobre todo para aquellos sujetos que ya los han experimentado una vez, pues van acompañados de intensa angustia y son muy desagradables, especialmente porque suele aparecer un miedo a no poder salir ya del *trip*. Para evitar tales *horror trips*, no suelen tomarse los alucinógenos en solitario, sino en grupos o, al menos, en presencia de un «acompañante del *trip*», que cumple la tarea de preservar o reponer al afectado del *horror trip* con la narración de bellas historias o la lectura de cuentos. La terapéutica psiquiátrica de urgencia consistirá, en todos estos casos, en la suspensión inmediata del consumo de droga y en un tratamiento neuroléptico intensivo, aunque es necesario vigilar la situación cardiocirculatoria. Para cortar estas psicosis tóxicas son idóneos principalmente los ya mencionados neurolépticos de efecto intensamente sedante.

Cuadros de estupor. Pueden aparecer en el curso de psicosis agudas, por ejemplo como estupor esquizofrénico o como estupor melancólico; pero puede producirse el estupor sobre una base psicógena; por ejemplo, después de un estado de choque o durante un examen. Entre los estupores psicóticos destacan el catatónico y el melancólico. El estupor catatónico puede ser mortal en la catatonía perniciosa aguda y entonces sólo puede curarse, a veces, mediante tratamiento con electrochoques. Los estupores menos graves pueden tratarse generalmente con dosis altas de neurolépticos, por ejemplo con haloperidol. En estupores psicógenos, sobre todo en el de examen, es necesario liberar a los afectados de sus tensiones y estados de angustia mediante el diálogo, para que puedan seguir hablando. Para ello es preciso cambiar de tema y dar al sujeto una impresión de confianza, a fin de que pueda eliminar los sentimientos de angustia. Lo mejor es, sin embargo, afrontar tales estupores profilácticamente, sobre todo si se trata del estupor de examen. Pero en este caso, el método adecuado no es un medicamento, sino el entrenamiento autógeno o bien los ejercicios de relajación de Jacobson, basados en la tensión y la relajación consecutiva del mayor número posible de músculos. En estado de relajación muscular, en efecto, la angustia es mucho menos intensa que sin este tratamiento. Sin embargo, si alguien quiere o debe tomar un medicamento, se recomienda no hacerlo por primera vez durante el examen, ya que su acción no es previsible y a veces puede ser demasiado fuerte. El tratamiento debe comenzar, pues, varios días antes. Dado que los tranquilizantes pueden provocar fatiga y una especie de ausencia mental, conviene emplear en su lugar bloqueadores de receptores beta, especialmente si la angustia ante el examen va acompañada por síntomas somáticos.

Bibliografía. K. Böhme, Ch. Kulessa, A. Reiner, *Suizidenten-Nachbetreuung. Psychosoziale Krisenintervention auf der Intensivstation der Medizini-*

schen Universitätsklinik Heidelberg, «Deutsches Ärzteblatt» 75 (1978) 3045-3047; J. Cullberg, *Krisen und Krisentherapie*, «Psychiatr. Praxis» 5 (1978) 25-34; E. Durkheim, *Le suicide*, París 1897 (reed., Alcan, París 1930); A. Fränkel, *Zur Behandlung der Schlaflosigkeit bei Herzinsuffizienz*, «Therapie der Gegenwart» (1914) 200-204; H.-J. Haase (dir.), *Krisenintervention in der Psychiatrie*, Schattauer Verlag, Stuttgart-Nueva York 1978; H. Häfner, *Krisenintervention in der ärztlichen Praxis*, «Monatsk. ärztl. Fortb.» 28 (1978) 420-426; H. Helmchen, *Die Behandlung von psychiatrischen Notfällen mit Psychopharmaka*, «Therapiewoche» 21 (1971) 413-417; W. Irniger, *Krisenintervention aus der Sicht des Allgemeinarztes*, en W. Pöldinger, M. Stoll-Hürlimann (dirs.), *Krisenintervention auf interdisziplinärer Basis*, Huber, Berna-Stuttgart-Viena 1980; P. Kielholz, *Diagnose und Therapie der Depressionen für den Praktiker*, Lehmanns Verlag, Munich ^{3}1971; G. Kienle, *Notfalltherapie neurol. und psychiatr. Erkrankungen*, Thieme, Stuttgart ^{2}1968 (ed. revisada y ampliada); A. Kiev, *New directions for suicide prevention centers*, «Am. J. Psychiatry» 127 (1970) 87-88; K.J. Linden, *Der Suizidversuch. Eine Situationsanalyse*, Enke, Stuttgart 1969; B. Mitterauer, *Das suizidale Achsensyndrom*, «Wien. Med. Wschr. Suppl.» 68 (1981); W. Pöldinger, *Psychiatrische Notfallsituationen bei Drogenabhängigen*, «Monatsk. ärztl. Fortb.» 21 (1971) 189; —, *Psychiatr. Notfallsituationen*, «Monatsk. ärztl. Fortb.» 22 (1972) 397-403; —, M. Stoll-Hürlimann (dirs.), *Krisenintervention auf interdisziplinärer Basis*, Hans Huber, Berna-Stuttgart-Viena 1980; G. Quadbeck, *Energy metabolismus*, «Neuro-Psychopharmacology» 4 (1965) 11-15; H.H. Wieck, *Psychiatr. Notfälle: Suizidgefahr — Zustände der Erregung — Zustände der Regellosigkeit — Zustände der Verworrenheit*, «Monatsk. ärztl. Fortb.» 27 (1977) 23-28; J. Wilkins, *Suicide and anonymity*, «Psychiatry» 32 (1969) 275.

Walter Pöldinger

PSIQUIATRÍA FAMILIAR. Desarrollo de la psiquiatría familiar, perspectivas sistemáticas, familias problemáticas, terapia familiar, la psiquiatría familiar en su contexto.

1. La evolución actual. La importancia de la familia para la salud y la enfermedad psíquicas está reconocida desde hace mucho tiempo. Pero sólo en nuestro siglo se ha desarrollado una verdadera psiquiatría familiar. A este desarrollo contribuyó sustancialmente el → *psicoanálisis*, al interpretar las afecciones psíquicas, que hasta entonces se atribuían a trastornos orgánicos, especialmente del sistema nervioso central, como expresión y resultado de procesos intrapsíquicos e interhumanos. Así se reconoció una relevancia particular a las relaciones familiares, sobre todo a las de la madre y el hijo.

En todo caso, el psicoanálisis destacó las influencias familiares pasadas e interiorizadas y se orientó con preferencia hacia el paciente individual. Este enfoque cambió con la perspectiva de la auténtica psiquiatría familiar, que se impuso después de la segunda guerra mundial en buena parte del mundo occidental: se descubrió que, además de las primeras fases evolutivas, también las fases tardías de la vida marcaban la conducta e influían en ella. Se demostró, además, que, aparte de las relaciones del niño con la madre, eran importantes sus relaciones con el padre, con los hermanos y con otros miembros de la familia. Y se atribuyó, en fin, una relevancia capital, más que a los procesos intrapsíquicos (ocultos), a los procesos (→ proceso) interpersonales observables, existentes aquí y ahora, entre los distintos miembros de la familia. Este cambio de perspectiva refleja la influencia de las ciencias sistémicas que se han desarrollado en la segunda mitad del siglo, especialmente la cibernética, la teoría de la información y la → teoría de los sistemas. También la familia se podía interpretar como un sistema donde actúan fuerzas y normas específicas.

En relación con las exigencias clínicas y terapéuticas, cabe señalar cinco perspectivas, que se analizan más detenidamente en otros trabajos (Stierlin 1978, 1980, Stierlin y otros 1980), para detectar las fuerzas sistémicas y las normas familiares más importantes.

2. Perspectivas sistémicas. 1. *Individuación relacional*. Esta expresión designa la capacidad y la disposición de los miembros de la familia para mantenerse diferentes y unidos al mismo tiempo, aun en situaciones estresantes. Como trastornos de la individuación relacional cabe mencionar la fusión y el aislamiento. La fusión supone un sistema no diferenciado o subdiferenciado: desaparecen las fronteras individuales en una identidad de pensamientos, sentimientos y percepciones. El aislamiento, en cambio, mantiene las fronteras rígidas e infranqueables; de ahí que la empatía con el mundo interior de los otros sea mínima, el intercambio entre los distintos miembros está bloqueado en mayor o menor medida. El nivel de individuación relacional se manifiesta siempre en la calidad del diálogo posible dentro de la familia.

2. *La vinculación y el rechazo como modos de interacción.* La vinculación y el rechazo sirven de indicadores de la dirección e intensidad de las tendencias relacionales básicas del sistema. Cabe distinguir entre interacciones centrípetas (vinculación) y centrífugas (rechazo) en diversos planos psicológicos. Cuando existe una vinculación en el plano del yo, los miembros de la familia comparten el mismo mundo afectivo y mental, muchas veces en forma mixtificada. En situaciones de rechazo o de indiferencia, en cambio, predomina el desinterés por el otro miembro de la interacción. En el plano del ello, la vinculación se manifiesta sobre todo como manipulación de las necesidades de dependencia: como adhesión oral o como sobreestimulación sexual, por ejemplo; y el rechazo o la indiferencia, como la actitud contraria. En el plano del super yo (conciencia moral) se producen vinculaciones de lealtad absoluta y exigencias morales extremas; la anomía, en cambio, indica ausencia de ligazones de lealtad y olvido de normas y leyes morales.

3. *Delegación y sus conflictos.* Dentro de esta segunda perspectiva aparecen deberes y conflictos que a veces pasan de una generación a otra. Pueden ser «deberes del yo» relativos a información, acumulación de experiencia o realización de determinadas tareas intelectuales; o «deberes del ello» destinados a suplir las necesidades libidinales o agresivas del padre o de la madre; o «deberes del super yo» referentes a determinadas funciones del super yo, como la autoobservación, el descargo de la conciencia moral o la realización de determinados ideales (los niños prodigio son un caso típico de seres delegados al servicio del «ideal del yo» de sus padres). Pueden producirse en este terreno sobreexigencias y conflictos de todo tipo. En los conflictos cabe distinguir entre conflictos de deber y conflictos de lealtad.

4. *La perspectiva plurigeneracional de la culpa y del mérito.* Esta perspectiva, analizada ampliamente por Ivan Boszormenyi-Nagy (1973), está relacionada con el concepto de delegación. Su tema es el balance de culpas y méritos en la familia: ¿Qué pretensiones y compromisos hay en ella? ¿Dónde están las cuentas por liquidar? ¿A quién debe atribuirse el saldo positivo y a quién el negativo? ¿Están reconocidas y compensadas las aportaciones hechas durante determinadas fases en favor de los distintos miembros o de toda la familia? Las injusticias y los tipos de conflicto ¿se han transmitido de una generación a otra? ¿Se realizó o no en todos los casos el necesario «trabajo del duelo»?

5. *El estatuto de reciprocidad.* En esta perspectiva cabe detectar una reciprocidad positiva o negativa (Stierlin 1971), que se presenta a su vez como resultado y expresión de modelos relacionales complementarios o simétricos. Se produce de ese modo un punto de apoyo que define la naturaleza y la intensidad del «*clinch* maligno» donde quedó enganchada la familia. Especialmente las familias que cuentan con miembros psicóticos, anoréxicos, toxicómanos o suicidas se ven atrapadas en ese «*clinch* maligno».

3. Familias problemáticas. Los conceptos que acabamos de esbozar permiten establecer diferentes grupos de familias problemáticas. Entre ellas hay que contar a las familias con miembros psicóticos, especialmente si son esquizofrénicos (→ esquizofrenia) o están diagnosticados como tales. Esas familias suelen presentar trastornos graves y típicos en la «individuación relacional»: sus miembros apenas se hablan; descalifican, a veces de modo sutil, lo que acaban de decir; desvían imperceptiblemente el tema de conversación; no comparten ningún interés común. Suelen estar condicionados entre sí en todos los planos descritos. Es frecuente la formación de parejas o de coaliciones en los sistemas familiares; las fronteras generacionales desaparecen. Persisten los conflictos de deber o de lealtad a través de generaciones. La entrevista familiar revela que la familia se halla atrapada en un «*clinch* maligno» (a veces encubierto). Recientes investigaciones (Vaughn y Leff 1976) subrayan en estas familias la importancia de las *expressed emotions*, es decir, de sentimientos y actitudes predominantemente hostiles, despectivos, que los parientes más próximos, especialmente los padres, alimentaron ya hacia sus hijos esquizofrénicos. Tales actitudes se pueden interpretar como expresión y consecuencia de una simbiosis hostil.

En las familias que cuentan con delincuentes juveniles (otro grupo problemático importante) es frecuente la yuxtaposición de una dinámica de vinculación y de rechazo. Esos jóvenes se sienten a veces llamados a satisfacer una demanda parental acumulada de experiencias estimulantes desperdiciadas. O aparecen como delegados para distraer a los padres de sus conflictos, aparentemente insolubles, y mantenerlos unidos al mismo tiempo, creándoles problemas. Es frecuente, no obstante, que prevalezca la actitud de rechazo o distanciamiento.

Un grupo especial de problemas lo constituyen aquellas familias donde los padres maltratan a sus hijos. En estos casos se advierte a menudo un trastorno característico de la individuación relacional: los padres son incapaces de considerar al niño pequeño como un ser dotado de necesidades, sentimientos y derechos radicalmente distintos de los suyos. Este trastorno de individuación puede ir acompañado de una fuerte vinculación entre el padre o la madre y el niño. Es frecuente que los padres atribuyan a sus hijos la maldad y sordidez que desean arrojar de sus propias vidas y los castiguen y maltraten como portadores de esas mismas cualidades proyectadas. Hay, finalmente, en este grupo padres poseídos del sentimiento de rechazo, que se desentienden del cuidado de los hijos.

En familiares con miembros adictos a las drogas (→ drogadicción) —otro grupo problemático destacado— es frecuente la existencia de una estrecha vinculación entre el padre o la madre y el joven drogadicto. La ausencia de un «trabajo del duelo» o su elaboración defectuosa parece desempeñar en estos casos un papel importante.

Otro grupo problemático lo forman las familias con miembros propensos al → suicidio. Aquí convergen, según nuestra experiencia, casi siempre tres factores: una postración progresiva del miembro en peligro y su creciente convicción íntima de ser explotado y abandonado; en segundo lugar, fuertes sentimientos de soledad, abandono, falta de horizonte y desesperanza, que el afectado no suele comunicar a los otros miembros de la familia; y tercero, una dinámica de desquite y venganza que va dirigida tanto contra los otros miembros como contra la propia persona.

En familias que cuentan con miembros que padecen afecciones psicosomáticas (último grupo problemático de este apartado), existe a menudo una fuerte vinculación, sobre todo en los planos del ello y del super yo, dentro de una comunicación relativamente clara, adaptada a la realidad, pero con ausencia total de diálogo. El pronóstico y la indicación para la psicoterapia son divergentes, según se trate de un trastorno agudo o crónico (lo cual también es válido, aunque en menor medida, para las familias problemáticas ya mencionadas). Los trastornos agudos delatan a veces una crisis del sistema, que puede tener una salida favorable o desfavorable. Si la enfermedad es crónica, cabe suponer que sus → síntomas y afecciones han asumido importantes funciones para los miembros del sistema relacional. La colitis que impide a una mujer joven la práctica de la vida sexual no sólo puede ayudarla a conjurar sus angustias sexuales, sino también a «proteger» la impotencia de su marido, es decir, a ahorrarle la → angustia y la pesadumbre. Su estado patológico es, además, una oportunidad para que su madre realice con ella la misión delegada de madre sobresolícita. Quizá la mujer pueda de este modo dar un sentido a la vida de su madre —el cuidado y la preocupación por su hija, enferma crónica— y librarse de ese modo de su propia conciencia de culpa.

4. Terapia familiar. El término «terapia familiar» es, por una parte, un concepto terapéutico fundamental: la unidad de tratamiento no es ya el individuo, aunque se entable un diálogo individual, sino el sistema relacional en que se mueve este individuo. El término significa, por otra parte, un determinado tratamiento, donde el factor principal es la conversación con la familia —con toda la familia o con un subsistema, por ejemplo los cónyuges—. Estas diversas perspectivas sistémicas pueden determinar los objetivos concretos de la terapia familiar.

Así, en caso de trastorno de la individuación relacional, el terapeuta intenta establecer o facilitar el diálogo dentro de la familia. Si existe una vinculación excesiva, intenta una desvinculación psicológica; si existen rechazo e indiferencia, busca el establecimiento de lazos estables y vinculantes. Si existen conflictos de deber y de lealtad, el objetivo de la terapia será conocer, reconocer y posiblemente redistribuir los deberes y analizar y resolver los conflictos. Si se trata de injusticias y de culpas y méritos sin saldar (posiblemente transmitidos de una generación a otra), lo que procede es facilitar un diálogo y, en caso necesario, un «trabajo del duelo» en común. Cuando existe un «*clinch* maligno», el objetivo primordial de la terapia será deshacer el *clinch* y abrir a todos los miembros de la familia una vida más libre, más individualizada.

1. *Modelos fundamentales en terapia familiar.* Cabe mencionar actualmente alrededor de 25 escuelas entre las más conocidas en el campo de la terapia familiar. Coinciden en algunas características, pero difieren en otras. Existen fundamentalmente tres modelos básicos de terapia familiar, que pueden denominarse «curación por encuentro», «curación por cambio de sistema» y «curación por reestructuración activa» (Stierlin y otros 1980).

2. *Modelo basado en el encuentro.* El terapeuta intenta establecer, con la mayor rapidez posible, un diálogo liberador que promueva la individuación dentro de la familia. Ayuda a los miembros a hablar sobre temas tabuizados, generadores de angustia y vergüenza, por ejemplo, secretos familiares, expectativas frustradas, injusticias, duelo reprimido. Su ayuda consiste a veces más en la actitud que en las palabras, permitiendo hablar de todo y afrontar todas las angustias. La labor de encuentro está indicada para familias suficientemente individualizadas y no demasiado rígidas. De entre los terapeutas familiares occidentales más importantes que siguen este modelo hemos de citar a Whitaker y Napier (1979).

3. *Modelo sistémico.* Se trata aquí de detectar con rapidez las fuerzas relacionales o sistémicas que actúan en la familia y de favorecer su cambio, utilizando al máximo los recursos de un buen equipo de terapeutas y de observadores. Para lograr este objetivo, los terapeutas emplean sobre todo una técnica de entrevista circular, desarrollada por el equipo milanés de Mara Selvini Palazzoli, e intervienen a menudo en forma de prescripción paradójica (Selvini Palazzoli y otros, 1977). Contrariamente al modelo basado en el encuentro, donde las sesiones suelen ser semanales, el modelo «curación por cambio de sistema» prevé sesiones bastante distanciadas (entre cuatro y seis semanas). Después de la intervención, se concede un lapso de tiempo al cambio del sistema.

4. *Modelo estructural.* Este modelo incluye elementos de los dos anteriores, pero difiere de ellos. Aparece felizmente plasmado en la «terapia familiar estructural» de Salvador Minuchin. Para modificar pautas y alianzas relacionales vigentes en la familia, el terapeuta se asocia con uno de sus miembros en contra de otro; de ese modo fuerza una crisis que pueda dar lugar a nuevas experiencias; organiza una «comida familiar», plantea temas que desconciertan a los miembros de la familia y los obligan a cambiar de mentalidad; etc. Precisamente por su papel activo y cambiante, este modelo exige del terapeuta un alto grado de «parcialidad multidireccional» (Ivan Boszormenyi-Nagy 1973).

5. **Psiquiatría familiar en su contexto.** La terapia familiar experimenta actualmente un gran auge en todo el mundo occidental. En los últimos siete años han aparecido más de una docena de nuevas revistas especializadas sobre la teoría de la familia y sobre terapia familiar, entre ellas «Familiendynamik» editada por Josef Duss-von Werdt y por Helm Stierlin. En Estados Unidos, los terapeutas familiares, con treinta o cuarenta mil socios profesionales, constituyen hoy, entre las corrientes psicoterapéuticas, la agrupación más numerosa de las profesiones asistenciales. Muchas universidades e institutos independientes del mundo occidental, especialmente en Estados Unidos, ofrecen una formación complementaria en terapéutica familiar. Son cada vez más numerosos los estudios dedicados al control de los resultados, que confirman el valor de esta terapia. A pesar de ello, y debido en parte a su desarrollo espectacular y creciente difusión, la psiquiatría familiar plantea aún numerosos problemas, entre otras razones, porque pone en cuestión muchos conceptos tradicionales sobre → diagnóstico, terapéutica y formación profesional.

Bibliografía. G. Bateson, *Steps to an ecology of mind*, Chandler Publishing Co., Londres 1972 (trad. alem., *Ökologie des Geistes*, Suhrkamp, Francfort 1981); L. Bertalanffy, *General systems theory*, Braziller, Nueva York 1968; I. Boszormenyi-Nagy, G.M. Spark, *Invisible loyalties*, Harper & Row, Nueva York 1973 (trad. alem., *Unsichtbare Bindungen*, Klett-Cotta, Stuttgart 1981); M. Bowen, *Family therapy in clinical practice*, J. Aronson, Nueva York 1978; A.S. Gurman, D. Kniskern, *Handbook of family therapy*, Brunner/Mazel, Nueva York 1981; J. Haley, *Leaving home: The therapy of disturbed young people*, McGraw-Hill, Nueva York 1980 (trad. alem., *Ablösungsprobleme Jugendlicher*, Pfeiffer, Munich 1981); L. Hoffmann, *Foundations of family therapy*, Basic Books, Nueva York 1981 (trad. alem., *Grundlagen der Familientherapie*, Isko-Press, Hamburgo 1982); S. Minuchin, *Families and family therapy*, Harvard Univ. Press, Cambridge (Mass.) 1974 (trad. alem., *Familien und Familientherapie*, Lambertus, Friburgo 1978); A.Y. Napier, C.A. Whitaker, *The family crucible*, Harper & Row, Nueva York 1978 (trad. alem., *Tatort Familie*, Diederichs, Düsseldorf 1979); N.L. y B.B. Paul, *A marital puzzle*, W.W. Norton, Nueva York 1975 (trad. alem., *Puzzle einer Ehe*, Klett-Cotta, Stuttgart 1977); M. Selvini Palazzoli y otros, *Paradoxon und Gegenparadoxon*, Klett-Cotta 1977; —, *Hypothesizing - circularity - neutrality: Three guidelines for the conductor of the session*, «Family Process» 19 (1980) 3-12 (versión alem. en «Familiendynamik» 2 [1981] 123-139); H. Stierlin, *Eltern und Kinder: Das Drama von Trennung und Versöhnung*, Suhrkamp, Francfort 1976, ^{4}1980 (ed. revisada); —, *Das Tun des einen ist das Tun des anderen*, Suhrkamp, Francfort 1976; —, *Delegation und Familie*, Suhrkamp, Francfort 1978; —, *Von der Psychoanalyse zur Familientherapie*, Klett, Stuttgart ^{2}1980; — y otros, *Das erste Familiengespräch*, Klett-Cotta, Stuttgart ^{2}1980 (ed. revisada); C.E. Vaughn, J.P. Leff, *The influence of family and social factors on the course of psychiatric illness: A comparison of schizophrenic and depressed neurotic patients*, «Br. J. Psychiatry» 129 (1976) 125-137; P. Watzlawick, J.H. Weakland, R. Fish, *Change*, W.W. Norton, Nueva York 1974 (trad. alem., *Lösungen*, Huber, Berna 1974; trad. cast., *Cambio*, Herder, Barcelona ^{5}1985); M. Wirsching, H. Stierlin, *Krankheit und Familie*, Klett-Cotta, Stuttgart 1982.

HELM STIERLIN

PSIQUIATRÍA HOSPITALARIA. Centros, obligación de recepción, psiquiatría local, historia de la psiquiatría.

La asistencia hospitalaria a los enfermos psíquicos incumbe como tarea principal a los hospitales psiquiátricos, que están obligados en general a acoger a los pacientes de su distrito respectivo. Entre los pacientes de estos centros, los enfermos de → psicosis endógenas y de toxicomanías son proporcionalmente mucho más numerosos que en los departamentos especiales de los hospitales generales y en las clínicas psiquiátricas universitarias; los toxicómanos suman en tales centros un tercio de todos los hospitalizados. Los enfermos psíquicos crónicos y los pacientes que son ingresados contra su voluntad, judicialmente, en virtud de las leyes de internamiento, al igual que los delincuentes psíquicamente enfermos, son tratados de hecho exclusivamente en hospitales psiquiátricos. Las clínicas psiquiátricas universitarias, las clínicas psicosomáticas, las clínicas para neuróticos y los departamentos psiquiátricos de los hospitales generales no suelen estar sujetos al deber de recepción como instituciones alternativas, y estos centros practican en general una selección rigurosa de los pacientes con criterios muy estrictos. Un problema específico de la psiquiatría es que el doble sistema de tratamiento hospitalario y tratamiento ambulatorio se complica con la dicotomía entre hospital y clínica universitaria.

Alemania Federal cuenta con 125 000 camas para enfermos psíquicos (sólo la medicina interna y la cirugía disponen de mayor número), sólo 3000 de las cuales corresponden a clínicas universitarias psiquiátricas (*Statistisches Jahrbuch für die Bundesrepublik Deutschland 1981*, p. 384). El número total de camas en los hospitales psiquiátricos estatales de Estados Unidos apenas alcanza hoy las 200 000, tras las reformas estructurales realizadas. Alemania Federal atiende actualmente alrededor de 200 000 personas cada año en los hospitales psiquiátricos; un distrito asistencial medio cuenta con 2 camas psiquiátricas por cada 100 habitantes, aproximadamente. El ideal sería un área asistencial de 150 a 250 000 habitantes que disponga de una clínica psiquiátrica con 300 a 500 camas. El número medio de camas en Alemania Federal suma hoy alrededor de 700 (límite máximo recomendado: 600). El grupo de estudios de los directores de hospitales psiquiátricos públicos en Alemania Federal y en Berlín Occidental propone los siguientes requerimientos mínimos en un hospital psiquiátrico: tamaño normal: 200 a 400 camas, distribución de servicios clínicos en áreas independientes (psiquiatría general, gerontopsiquiatría, psiquiatría rehabilitativa, toxicoterapia, psiquiatría infantil y juvenil, psiquiatría forense, psicoterapia y psicosomática, neurología). En una línea de humanización, los servicios deben abarcar como máximo 25 plazas y habitaciones de 2 ó 3 camas. Deben concebirse como abiertos y para ambos sexos, en la medida de lo posible. Cada departamento debe contar con posibilidades y conceptos de tratamiento diferentes: además de los métodos de somatoterapia (psicofármacos, privación de sueño, medios físicos, electrochoques), debe otorgarse gran valor a las medidas de rehabilitación socioterapéutica, en evitación de hospitalismo y de tendencias regresivas (programas de activación, terapia ocupacional y ergoterapia, con planes que abarquen actividades fijas de 5 horas diarias como mínimo). Además de una estructuración precisa de la jornada, son útiles las medidas de terapia complementaria, tales como la → musicoterapia y terapia mediante la pintura, el deporte, el baile y el movimiento en general. La biblioteca para los pacientes, la visita a centros culturales, programas de actividades domésticas, etc., son asimismo de utilidad. El puesto de publicaciones, la cafetería, la peluquería, instalaciones para el tiempo libre y cabinas telefónicas al alcance de todos forman parte del equipamiento básico de los hospitales psiquiátricos modernos, como también los espacios comunitarios, con salas de atmósfera acogedora y la posibilidad de configurar un rincón personal y privado.

El equipo de tratamiento comprende hoy, además de médicos y enfermeros, psicólogos, asistentes sociales, terapeutas ocupacionales y laborales, fisioterapeutas, capellán, musicoterapeutas y pedagogos sociales; eventualmente también sociólogos y estadísticos-epidemiólogos para la documentación y el registro casuístico (cf. el problema de la protección de datos). La situación geográfica de los hospitales psiquiátricos no resulta tan desventajosa desde que se ha optado por una mayor comunicación con el exterior y se ha abierto el recinto al público. Instalaciones amplias, estilo pabellón, por ejemplo, posibilitan determinadas ofertas terapéuticas. En la línea de la → psiquiatría local (en Alemania Federal existe un buen número de servicios del área psicosocial a distancias razonables) han surgido, junto a los hospitales psiquiátricos para asistencia hospitalaria completa, centros semihospitalarios como las clínicas de día y clínicas de noche, comunidades terapéuticas, hogares de protección, residencias de tránsito a modo de servicios extramurales o centros provisionales de rehabilitación, para evitar la hospitalización completa. Actualmente existe igual número de plazas asistenciales en las residencias como en los hospitales psiquiátricos. Alrededor del 7 % de los pacientes de los hospitales psiquiátricos se traslada anualmente a residencias, aunque suele ocurrir demasiadas veces que la situación de los enfermos psíquicos crónicos y pacientes de edad empeora con este cambio («al margen de la reforma psiquiátrica»).

No se ha alcanzado aún la equiparación de los enfermos psíquicos con los enfermos somáticos: las cifras de mantenimiento de los hospitales psiquiátricos alcanzan sólo entre el 35 y el 50 % de los presupuestos de los hospitales generales. Pero los costes de tratamiento no pueden ser inferiores a los del resto de la medicina, dadas las exigencias de personal de una psiquiatría de orientación socio y psicoterapéutica.

El creciente número de departamentos existentes en los hospitales generales sirve para descongestionar los hospitales psiquiátricos; en 1979 existían en Alemania Federal 52 departamentos con 3500 camas aproximadamente (alrededor del 4 % de la capacidad total); en Estados Unidos, Dinamarca, Gran Bretaña y Noruega, el porcentaje de los centros de salud comunitarios es considerablemente mayor. Por muy deseable que sea una densa red de asistencia psicosocial, hay que procurar que la organización y la competencia profesional estén claramente estructuradas. La falta de cooperación da lugar a un sistema asistencial antieconómico, con el riesgo constante de una psiquiatría de dos clases. Esta situación lleva inevitablemente a un aumento de enfermos psíquicos graves y de enfermos crónicos en los hospitales psiquiátricos; también en Gran Bretaña el porcentaje de personas con más de 5 años de hospitalización representa más de la mitad de todos los pacientes hospitalarios. Justamente por eso se impone la necesidad de una elevada dotación de personal, abandonando la inveterada costumbre de fijar las necesidades de personal únicamente por el número de camas. Es de desear, por el bien de los enfermos, que en el futuro se promocione la investigación científica en los hospitales psiquiátricos, en cooperación con la clínica universitaria más próxima.

Sobre la historia de la psiquiatría. Las primeras clínicas para enfermos mentales se establecieron en Oriente (Bagdad, El Cairo, Damasco, Alepo) entre los años 765 y 1000 d.C. Estos centros árabes tenían una finalidad claramente terapéutica (por ejemplo, empleaban la → musicoterapia). Mucho antes (alrededor del año 2600 a.C.) se habían utilizado en Egipto determinados templos como una especie de hospitales para el «sueño terapéutico» en el recinto sagrado. También la terapéutica griega tardía y la romana aplicaban, además del sueño en el templo, la musicoterapia y la → ergoterapia, así como diversas terapéuticas de choque (inmersión, ataduras, oscuridad). En la edad media, los monjes atendían al cuidado de los enfermos en monasterios e intentaban curarlos con oraciones y peregrinaciones. Gheel, cerca de Amberes, se convirtió en un famoso centro de peregrinación y de acogida de enfermos mentales. En los siglos XII y XIII se fundaron una serie de hospitales para «locos», entre otros el famoso Bedlam, de Londres, en 1377. A veces se podía visitar a los pacientes en sus hospitales, similares a las cárceles, pagando una tasa que servía a los guardianes para mejorar sus escasos ingresos. Los hospitales antiguos tenían como fin principal ofrecer «albergue y sustento», y los médicos desempeñaban un papel modesto. Sólo a finales del siglo XVIII algunos médicos y autoridades sanitarias comenzaron a interesarse en el Occidente cristiano por la situación de los «locos». Se sacó de los manicomios y asilos a los enfermos, para instalarlos en los *collegia clinica*, precursores de la clínica universitaria. Durante la revolución francesa se liberó de las cadenas a los enfermos mentales (Pinel 1792); hay que recordar que en los siglos XVII y XVIII se habían construido «celdas para locos» en los hospitales, y los príncipes reinantes erigieron los «correccionales». En 1784 se agregó la célebre *Narrenturm* al Hospital General de Viena; en 1751 se fundó en Filadelfia el *Pennsilvania-Hospital* y el año 1764, en Moscú, el hospital para enfermos mentales. Hasta bien entrado el período de la ilustración se trató a los enfermos mentales con increíble inhumanidad; a ello contribuían la ignorancia sobre la naturaleza de las enfermedades mentales, el temor ante ellas y la creencia en su incurabilidad. A finales del siglo XVIII se inició gradualmente la separación de los correccionales y los manicomios y la distinción entre centros para enfermos agudos curables y centros para enfermos crónicos incurables. Entre los años 1810 y 1900 se construyeron una serie de hospitales psiquiátricos de dimensiones más reducidas; la mayoría de ellos albergaba no más de 100 a 200 pacientes. La neuropatología («las enfermedades mentales son enfermedades cerebrales») tuvo efectos más bien negativos: se obligaba a los enfermos a guardar cama innecesariamente y no se tuvieron en cuenta los factores sociales. El baño prolongado y el reposo en cama constituían el régimen normal de los centros y era obligatorio para todos los pacientes llevar el mismo tipo de ropa. En 1878 se abrió en Heidelberg la primera clínica psiquiátrica universitaria de Alemania; la clínica neurológica de la universidad pasó a ser un centro de investigación y enseñanza; el tratamiento y la asistencia a los enfermos incumbía a los hospitales psiquiátricos. Alrededor de 1900 se introdujo en Francia y en Alemania el uso de la asistencia domiciliaria —en Holanda se practicaba desde siglos atrás—; pero, después de la primera guerra mundial, se produjo un notable retroceso en esta modalidad. Paralelamente a este fenómeno se incrementó rápidamente en la mayoría de los países europeos el número de enfermos internados en centros psiquiátricos estatales, hasta alcanzar a veces varios millares de plazas (el *Pilgrim State Hospital* de Nueva York contaba en 1955 alrededor de 15 000 camas). En 1929, la introducción de la terapia ocupacional en Alemania por Simon supuso el inicio masivo de la acción terapéutica y rehabilitadora. En 1930 apareció el primer estudio clásico sobre la formación de un «ambiente terapéutico» en un centro de psicóticos, obra de Sullivan. Los progresos científicos de la somatoterapia (cura de sueño, cura de insulina, tratamiento de electrochoque) y de la psicoterapia (psicoanálisis, entrenamiento autógeno) reforzaron el movimiento terapéutico. Después de la segunda guerra mundial los hospitales psiquiátricos cayeron en el descrédito, especialmente en Estados Unidos: Goffman describió la «institución totalitaria» con su «realidad brutal», y Barton señaló como causas de las «neurosis hospitalarias» la falta de contacto con el mundo exterior, la inactividad forzada, la conducta autoritaria de los terapeutas, la pérdida de la vida privada y la atmósfera del centro (hospitalismo). Main y Jones introdujeron en 1946, como nuevo estilo de tratamiento, la «comunidad terapéutica»; Bell y otros llevaron a la práctica el principio de puertas abiertas en los hospitales psiquiátricos. En Gran Bretaña y en Estados Unidos se trasladó la terapia desde los grandes hospitales psiquiátricos a centros extramuros; la intensificación de las medidas terapéuticas y rehabilitadoras llevó a una reducción del número de camas y se impuso una tendencia general hacia sistemas asistenciales locales y diferenciados (→ psiquiatría social). Con la introducción de los psicofármacos (1953) se reforzó la orientación médica y la integración de la → psiquiatría en la medicina general. Así pudo reducirse notablemente el tiempo de permanencia de los pacientes en el hospital psiquiátrico; el inconveniente fue el nacimiento de la denominada «psiquiatría de la puerta giratoria». Los psicofármacos posibilitaron una reducción de las medidas restrictivas y se pudo dar mayor relevancia a los planteamientos psico y socioterapéuticos, con una mejor dotación en cuanto a personal y a locales, y a finales de los años 60 y durante los 70 hallaron acogida en las clínicas psiquiátricas. La situación actual del hospital psiquiátrico parece caracterizarse por el hecho de que al haber aumentado el número de psiquiatras establecidos y la creación de instalaciones psicosociales, ingresan cada vez más pacientes problemáticos, con mal pronóstico, por decisión judicial. Esto podría conducir a un renacimiento de la llamada psiquiatría «custodial».

Bibliografía. P.I. Ahmed, St.C. Plog, *State mental Hospitals*, Plenum, Nueva York 1976; F.G. Alexander, S.R. Selesnick, *Geschichte der Psychiatrie*, Diana, Zurich 1969; J. Cumming, E. Cumming, *Ego and milieu. Theory and practice of environmental therapy*, Atherton, Chicago 1962; R. Degkwitz y otros, *Psychisch krank*, Urban & Schwarzenberg, Munich 1982; Deutscher Bundestag, *7. Wahlperiode, Drucksache 7/4200. Bericht über die Lage der Psychiatrie in der Bundesrepublik Deutschland. Zur psychiatrischen und psychotherapeutisch-psychosomatischen Versorgung der Bevölkerung*, Heger, Bonn-Bad Godesberg 1975; H.E. Ehrhardt (dir.), *Perspektiven der heutigen Psychiatrie*, Gerhards, Francfort 1972; P. Gilland, *Vieillissement démographique et planification hospitalière*, Dept. de l'Intérieur du Canton de Vaud, Lausana 1969; K. Jones, *A history of the mental health services*, Routledge & Kegan, Londres 1972; H. Kranz, K. Heinrich, *Bilanz und Ausblick der Anstaltspsychiatrie*, Schattauer, Stuttgart 1977; C. Kulenkampff, W. Picard (dirs.), *Gemeindenahe Psychiatrie*, Rheinland-Verlag, Colonia 1975; G. Laux, F. Reimer, *Klinische Psychiatrie*, Hippokrates, Stuttgart 1982; C. Müller, *Psychiatrische Institutionen*, Springer, Heidelberg 1981; F. Panse, *Das psychiatrische Krankenhauswesen*, Thieme, Stuttgart 1964; J. Pelicier, *Histoire de la psychiatrie*, Presses Universitaires de France, París 1971; F. Reimer, *Krankenhauspsychiatrie*, Fischer, Stuttgart 1977; W. Schulte, *Klinik der Anstalts-Psychiatrie*, Thieme, Stuttgart 1962; L. J. Stein, M.A. Test (dirs.), *Alternatives to mental hospital treatment*, Plenum, Nueva York 1978; J.K. Wing, *Institutional influences on mental disorders*, en *Psychiatrie der Gegenwart*, vol. III, *Soziale und angewandte Psychiatrie*, Springer, Heidelberg [2]1975; J.K. Wing, R. Olsen (dirs.), *Community care for the mentally disabled*, Oxford University Press, Londres 1979; W.Th. Winkler, *Das psychiatrische Krankenhaus; organisatorische und bauliche Planung*, en *Psychiatrie der Gegenwart*, vol. III, 2, *Soziale und angewandte Psychiatrie*, Springer, Heidelberg [2]1975.

Fritz Reimer
Gerd Laux

PSIQUIATRÍA INFANTIL Y JUVENIL. Desarrollo infantil, psicología y psicopatología de la adolescencia, métodos diagnósticos y terapéuticos en las edades infantil y juvenil.

La especialidad de psiquiatría infantil y juvenil se constituyó como disciplina médica autónoma en la primera mitad de este siglo, con el fin de atender a la edad evolutiva en sus dificultades de desarrollo, en sus peculiaridades comportamentales, en sus trastornos psicosociales y en sus crisis de madurez (→ diagnóstico de los trastornos del comportamiento infantil).

Los elementos básicos de esta especialidad tienen su origen en la → *psiquiatría* de la edad adulta y en la *pedagogía* (Dursch, Fröbel, Itard, Pestalozzi, Séguin, Strümpell y otros). A finales del siglo pasado aparecieron las primeras monografías sobre trastornos psíquicos de la edad infantil y juvenil, debidas principalmente a representantes de la psiquiatría de adultos (Emminghaus, Moreau de Tours, Ireland); el término «psiquiatría infantil» se remonta al psiquiatra francés Manheimer-Gommès (1899), que lo empleó como subtítulo en su manual *Les troubles mentaux de l'enfance. Précis de psychiatrie infantile avec les applications pédagogiques et médico-légales*. Por el mismo tiempo (1896) se fundó la primera revista psiquiátrica infantil en lengua alemana, bajo el título «Die Kinderfehler» (Los defectos infantiles); abarcaba las perspectivas médica, pedagógica y psicológica y posteriormente fue continuada bajo la denominación menos ambigua de «Zeitschrift für Kinderforschung» (Revista de investigación infantil). Las estrechas relaciones de la psiquiatría infantil y juvenil con las disciplinas afines, como la psiquiatría general, la → psicosomática, el → psicoanálisis, la pediatría, sobre todo la neuropediatría, la pedagogía especial, la pedagogía terapéutica, la terapéutica basada en la motórica, la psicología (especialmente la psicología evolutiva, la neuropsicología y la psicología profunda), disciplinas forenses, la logopedia, la neuropatología, la neuroquímica, la neurofisiología y la neurofarmacología, no sólo subsisten actualmente, sino que se ha profundizado en ellas paralelamente a los progresos realizados en la investigación y en la teoría.

La psiquiatría infantil y juvenil tiene por objeto el conocimiento, tratamiento, prevención y rehabilitación de las enfermedades psíquicas, psicosomáticas y neuropsiquiátricas de la edad infantil y juvenil. Estas tareas se refieren sobre todo a los siguientes grupos: niños con trastornos cerebrales funcionales, niños con retrasos del desarrollo general y especial (déficit de la inteligencia, retrasos lingüísticos, motores y sensoriales), niños con impedimentos mentales o somáticos crónicos, niños cuyos padres están psíquicamente enfermos, niños procedentes de familias marginadas, niños de vida familiar deteriorada o niños asilados.

Precisamente para los niños de los tres grupos mencionados en primer lugar, los conocimientos de *pedagogía terapéutica* y de *neuropsicología* tienen una importancia diagnóstica y terapéutica decisiva (→ diagnóstico neuropsicológico). Los fundamentos del conocimiento y tratamiento de los fallos de aprendizaje, de trastornos parciales de rendimiento cerebral y de disfunciones sensomotoras de la edad infantil y juvenil se apoyan básicamente en las investigaciones de Piaget, Luria y Wygotski. Así, cuando existe un trastorno de aprendizaje o un déficit intelectual, se precisa un sutil diagnóstico para detectar las variables primarias o secundarias, por ejemplo en el área de la integración y elaboración de estímulos sensoriales, ya que los trastornos se pueden localizar en diversos planos, como son la recepción, selección, decodificación y almacenamiento de estímulos sensoriales y su comparación con experiencias previas. Las operaciones neurales mencionadas representan tan sólo unos pocos eslabones en el ámbito de la recepción de impresiones sensoriales, que sólo representan a su vez una parte del sistema jerárquico de los procesos nerviosos periféricos y centrales.

A pesar de la extrema complejidad y de la estructuración jerárquica de los procesos de elaboración de los estímulos sensoriales, y de su coordinación con los procesos de control y actividad motrices, se pueden diagnosticar y tratar hoy día las funciones parciales de los rendimientos neurales, como son las deficiencias en la aprehensión y diferenciación ópticas, acústicas, táctiles y cinestésicas, que dan lugar clínicamente a cuadros muy diferentes, por ejemplo, a trastornos de aprendizaje no característicos, o por el contrario, a defectos específicos de la lectura, la escritura o el cálculo en el niño. La investigación psiquiátrica y neuropsicológica infantil contemporánea ha demostrado que detrás de un trastorno nervioso central, por ejemplo, una → oligofrenia o una debilidad de aprendizaje, puede ocultarse una perturbación de funciones parciales que actúa secundariamente sobre el sistema general. El hallazgo de una deficiencia parcial en el rendimiento, como puede ser un trastorno en la captación óptica de estímulos sensoriales, no debe inducir, sin embargo, apresuradamente a un modo de consideración unilateralmente localizacionista, olvidando la unidad integrada y dinámica de las actividades neurales. En efecto, una función neural específica nunca depende exclusivamente de la actividad de un área cerebral circunscrita, sino que es producto de la «actividad integrativa de un conjunto jerárquicamente estructurado y muy diferenciado, de distintos sectores» (Wygotski 1967). En el curso del desarrollo filo y ontogenético, la diferenciación y la integración de los sistemas funcionales neurales cursan siempre de modo paralelo; así, el cerebro del niño está capacitado para ir pasando por etapas evolutivas predeterminadas e interdependientes. Este proceso de maduración dinámico-integrativa es la premisa para la capacidad de aprendizaje del niño. Incluye en una operación recíproca la *asimilación* de los elementos ambientales en los esquemas del sujeto y la *acomodación* de los esquemas representativos al mundo de las cosas externas (Piaget). Basándose en estas ideas evolutivas y neuropsicológicas, Ayres (1979) propuso un método de tratamiento sensorial-integrativo de trastornos de aprendizaje en la edad infantil. Esta idea terapéutica representa un instrumental moderno y global para la modificación de disfunciones neurales relativamente específicas que pueden causar trastornos generales de aprendizaje.

La investigación analítica infantil de los últimos años ha puesto de manifiesto que los trastornos de rendimiento parcial, las disfunciones cognitivas y los retrasos intelectuales de diferente grado no deben atribuirse sólo a defectos neurobiológicos, sino que pueden estar determinados por frustraciones en la primera infancia y por los correspondientes mecanismos de defensa del niño (Diatkine, M. Klein, Lebovici, Winnicott; → desarrollo: el aspecto psicoanalítico). Así, la → angustia patológica o los procesos de escisión esquizoide inhiben la actividad de acomodación y asimilación del yo infantil, lo cual puede manifestarse por trastornos de referencia a la realidad y en impedimentos cognitivos. Hay que considerar, por otra parte, que los trastornos de las primeras relaciones objetales pueden estar relacionados con dificultades de desarrollo y con retrasos de maduración de origen orgánico. Los nuevos conocimientos en biología evolutiva, neuroanatomía, neuropatología, psicoanálisis, investigación familiar y especialmente de los casos de «alto riesgo», han puesto de relieve la participación sustancial de los procesos de maduración del sistema nervioso central y de las experiencias ambientales de la primera infancia en la génesis y en el cuadro sintomático de las enfermedades psíquicas de la edad infantil y juvenil, de suerte que actualmente no se justifican ya las perspectivas psicogenéticas unilaterales ni las de la pura determinación biológica.

Se puede partir del hecho de que alrededor del 20-25 % de todos los niños y adolescentes muestran anomalías o deficiencias en sus posibilidades de aprendizaje y de rendimiento. Las cifras de frecuencia son aproximadamente iguales en las diversas edades: Richman y otros (1975) encontraron en el 7 % de los niños londinenses de tres años anomalías evidentes de conducta, y en el 14 % de ellos anomalías leves; según Thalmann (1971), hay que contar en la escuela primaria con un 20 % de niños que padecen trastornos de conducta graves y un 30 % con trastornos leves, mientras que en la pubertad y en la adolescencia se encuentran síntomas psiquiátricos relevantes en el 21 % de los niños, aproximadamente (Leslie 1974, Rutter y otros 1976). En la valoración de una anomalía de conducta y, sobre todo, en el juicio sobre la necesidad de tratamiento de un trastorno psíquico deben considerarse obviamente el desarrollo global de un niño y sus interacciones en el entorno social. Se supone actualmente que alrededor del 5 % de toda la población está necesitada de tratamiento, pero se precisan estudios evaluativos más exactos para establecer tesis seguras sobre los criterios óptimos de tratamiento (Remschmidt 1981).

Para realizar con eficacia las tres tareas capitales de la psiquiatría infantil y juvenil: la prevención, el tratamiento y la rehabilitación, es necesario formular un diagnóstico general de la situación. Debe tenerse en cuenta, no sólo el desarrollo individual de la personalidad, sino también el entorno familiar y sociodinámico del niño. Es de importancia decisiva para ello el diálogo (entrevistas, exploraciones; → psiquiatría familiar). Los métodos de investigación somática, neurológica, de la motórica, psicodiagnóstica, neurofisiológica y evolutivo-fisiológica son otros tantos procedimientos que se utilizan para el → diagnóstico. Sirven para la objetivación, concreción y complementación de los datos subjetivos obtenidos en la entrevista diagnóstica. El diálogo, sin embargo, que sustancialmente consiste en escuchar desde una actitud psicoterapéutica y no tanto en aconsejar, constituye la base de la actividad psiquiátrica infantil y juvenil. El psiquiatra infantil tan sólo puede ayudar si establece una relación emocional con el niño y ejerce una función maternal: la función de apoyo. El psiquiatra infantil experimentado confiará más en sus percepciones intuitivas durante el trato con sus pacientes, que en los tests y en las *rating-scales*; «debe conocer al paciente, en lugar de informarse sobre él» (Winnicott 1978). Se trata de asumir los problemas detectados en la situación de reconocimiento, o en la primera entrevista, o bien los problemas personales, familiares o sociales descritos por el paciente o por sus padres, y de afrontar las angustias, preocupaciones, conflictos y sobrecargas a los que el paciente está expuesto. Sólo así se dan las condiciones para la ayuda individual, que es algo más que el consejo o la prescripción de recetas. El psiquiatra infantil se preocupa más bien del desarrollo individual de su paciente; la acción de la psiquiatría infantil se orienta en el sentido de posibilitar la maduración, mientras que las clasificaciones diagnósticas y los datos de los tests psicológicos sólo pueden ser medios auxiliares, nunca valores orientadores absolutos.

Es necesario, además, por varias razones, realizar la recogida estandarizada de datos anamnésicos, psicopatológicos, de tests psicológicos, sociológicos, dinámico-familiares o somáticos de una subpoblación de niños y jóvenes psíquicamente anómalos (→ fundamentos psicométricos del diagnóstico) para obtener o elaborar datos epidemiológicos sobre la génesis y probabilidades de aparición de trastornos de conducta en la edad infantil y juvenil, o para elaborar criterios de estimación que permitan especificar en determinadas circunstancias la indicación para medidas terapéuticas y pedagógicas concretas. Tales investigaciones las llevan a cabo, en Alemania, los grupos de trabajo de Remschmidt y Schmidt; en Inglaterra, Rutter y otros. Son importantes, entre otros fines, para el registro de «grupos de riesgo», pero especialmente para la propuesta de medidas preventivas.

Una condición para abordar temas epidemiológicos, evaluativos y muchas otras cuestiones científicas en psiquiatría infantil y juvenil es la clasificación diagnóstica, lo más unitaria posible, de trastornos psíquicos y de síntomas psicopatológicamente relevantes. En psiquiatría infantil y juvenil suele emplearse el esquema de clasificación multiaxial propuesto por Rutter y otros (1975) y elaborado por Remschmidt, Schmidt y Klipcera (1977). Corresponde en sus 4 primeros ejes (1. Síndromes clínico-psiquiátricos. 2. Retrasos específicos de desarrollo. 3. Nivel de inteligencia. 4. Sintomatología somática) a la novena revisión de la Clasificación Internacional de Enfermedades (CIE 9); el eje quinto (circunstancias psicosociales anormales actuales) aún no está incluido en la CIE 9, pero es muy impreciso y poco expresivo.

Los cuadros patológicos específicos que la psiquiatría infantil debe abordar especialmente son las «psicosis típicas de la edad infantil» codificadas bajo la cifra 299, que incluye el autismo de Kanner de la primera infancia (→ autismo), la → psicosis simbiótica de Mahler y las psicosis desintegrativas del tipo de demencia infantil de Heller; como también los trastornos emocionales (313) y los síndromes hipercinéticos de la edad infantil (314). Estos últimos se subdividen, según vayan acompañados de trastornos del impulso y de la atención, de retrasos de desarrollo o de trastornos en la conducta social. Los trastornos emocionales de la edad infantil incluidos en la CIE n.º 313 comprenden síntomas típicos del niño, como fobia escolar, mutismo electivo, estados de postración emocional y abatimiento, sin que se puede hablar de la presencia de una neurosis depresiva (300.4). También se incluyen apariciones pasajeras de susceptibilidad exacerbada, miedo y tendencia al retraimiento, con bloqueo interno. Estos trastornos, generalmente transitorios, no deben incluirse por su sintomatología ni por la dinámica de su curso entre las neurosis

(CIE n.º 300), pero pueden derivar hacia una neurosis típica si no se adoptan a tiempo medidas terapéuticas adecuadas.

Un grupo especial en psiquiatría infantil y juvenil es el constituido por los niños y adolescentes que padecen enfermedades psicosomáticas o somáticas crónicas (diabetes, leucemia, tumores, insuficiencia renal crónica, lesiones cardíacas congénitas o adquiridas). En estos casos hay que averiguar si la enfermedad es de origen somático o psíquico, si un cuadro patológico comenzó *primeramente a nivel somático* y luego se desarrolló en dirección psicopatológica o si es de origen *primariamente psicógeno* y surgieron en el curso ulterior síntomas somáticos. Hay que saber, por ejemplo, si un niño padece una enfermedad orgánica crónica y está impedido, por tanto, en cuanto a su desarrollo individual y social y disminuido secundariamente en el aspecto psíquico, o si presentaba ya previamente anomalías psíquicas o un desarrollo patológico del yo, que sufrieron una descompensación por la enfermedad orgánica y se manifiestan a nivel clínico. Esta diferenciación sólo puede establecerse por un médico pediatra o por un psiquiatra infantil.

Los trastornos psicosomáticos de la edad infantil y juvenil son, casi siempre, expresión de trastornos de interacción familiar y, en consecuencia, deben ser tratados terapéuticamente con toda la *familia* o con varios miembros de ella; esto exige un alto grado de experiencia y mucho tiempo y energías. El niño suele estar fuertemente ligado, con sus síntomas, a la trama de relaciones dentro de la familia. Desempeña a menudo el papel de un «punto de apoyo» importante que permite a otros miembros enmascarar sus propios problemas. El niño se convierte en un instrumento de evitación de conflictos familiares. Conocer esta dinámica y elaborarla terapéuticamente es de decisiva importancia para el pronóstico de la enfermedad.

Ejemplo: Una madre depresiva lleva su hijo a la consulta porque ha observado que últimamente ha perdido peso. La depresión crónica de la madre se debe a un conflicto latente de ambivalencia con su esposo. La anorexia del niño desplaza el conflicto entre los padres hacia la reacción psicógena del hijo, que se hace objeto de los conflictos de ambivalencia de sus padres.

El peligro de tal condicionamiento psicosomático reside en que los padres favorecen la sintomatología del niño para que no aparezca la verdadera causa y ellos no se vean obligados a solventar sus propios problemas, lo cual sería una tarea desagradable. El niño suele encontrarse entonces en una relación triangular, donde no puede moverse libremente, pues de lo contrario correría el riesgo de entrar en conflicto con el padre o la madre. Pero también puede aliarse con uno de los progenitores, en contra del otro. Por lo general, desempeña el papel de «derivador de conflictos» para los padres, que lo sobreprotegen o lo consideran abiertamente, culpabilizándolo, como el único problema de la familia.

El diagnóstico y la terapia de los trastornos psíquicos se basa fundamentalmente en el conocimiento de la *historia del desarrollo del niño,* es decir, la historia de su crecimiento psíquico. Este crecimiento no debe desligarse del crecimiento somático, especialmente de los procesos de maduración neuronal y endocrina del organismo, de los que debe ocuparse la psiquiatría infantil y juvenil. La psicología evolutiva del niño debe considerarse como una ciencia «que estudia un sector especial de una embriogénesis general que se extiende mucho más allá del nacimiento y abarca todo el crecimiento orgánico y mental hasta aquel estado de equilibrio relativo que caracteriza al adulto» (Piaget e Inhelder 1979). P. Blos, A. Freud, M. Klein, M. Mahler, J. Piaget, R. Spitz, H. Wallon y D.W. Winnicott han realizado trabajos de investigación de gran importancia para la psiquiatría infantil y juvenil. El niño recién nacido y el lactante se encuentran en una dependencia elemental de su madre o de la persona que hace las veces de ésta. La madre ha desarrollado una actitud trófica especial, concentrada casi exclusivamente en su hijo, que es necesaria para que éste pueda sobrevivir a la «primavera extrauterina» (Portmann). La percepción del lactante es de naturaleza cenestésica; el sí mismo infantil, el objeto materno y el vivenciar sensorial del lactante forman aún una unidad en este primer tramo de la vida. Ciertas enfermedades surgidas en esta temprana fase del desarrollo son graves: las psicosis de la primera infancia tienen aquí su origen.

Además de los factores genéticos y neurobiológicos (trastornos cerebrales funcionales adquiridos: pre, peri y postnatales) dañan las primeras relaciones entre el niño y el entorno, dando origen a procesos de desintegración psicótica y a estructuras fronterizas decisivas. La investigación estudia hoy intensamente este terreno.

M. Klein, M. Mahler y D.W. Winnicott han puesto de relieve la importancia del período infantil más temprano para la manifestación futura de una melancolía o de una ciclotimia. Sin comprender la psicodinámica de esta época evolutiva no es posible efectuar una terapia de estas enfermedades que vaya más allá de la mera prescripción de fármacos. Esto es válido también para numerosas neurosis y psicosomatosis que tienen aquí su origen (por ejemplo, neurosis obsesiva, depresión neurótica, asma bronquial, colitis ulcerosa).

Al finalizar el segundo año de vida se hace más flexible la estrecha relación dual entre la madre y el niño, y la figura del padre cobra mayor importancia como tercera persona emocionalmente significativa, que da pie a la formación de las funciones de la conciencia moral. Esta conciencia moral, que ha sido hasta ahora simple reflejo de las prohibiciones y los mandatos de los padres, va siendo regida por el tipo de relaciones afectivas que los padres mantienen entre sí. Si estas relaciones son buenas, poseen un carácter afirmativo y el niño puede renunciar con más facilidad a una actitud de rivalidad y aceptar la realidad de la triangulación, es decir, el hecho de ser «sólo hijo» y no el punto de referencia exclusivo del padre o de la madre. El desarrollo discurre, paralelamente a esto, desde la fase de la inteligencia sensomotora a la fase del simbolismo prelógico y, posteriormente, a la de las operaciones concretas (Piaget). Es el sector del desarrollo en el que se efectúa el tránsito desde un estado «donde las cosas giran alrededor de un yo que cree gobernarse a sí mismo —aunque en realidad no se percibe como sujeto— a un estado donde el yo se inserta, al menos de hecho, en un mundo estable, percibido como independiente de la propia actividad» (Piaget 1975).

El fracaso de este proceso puede ser el punto de partida de síndromes delirantes (sobre todo, ideas de omnipotencia mágica, de grandeza o de persecución), de → trastornos fronterizos o de histerias de conversión. También es frecuente que las actitudes disociales y de delincuencia tengan aquí su origen. Por ello, el psiquiatra juvenil que deba actuar en el ámbito forense ha de prestar especial atención a esta fase evolutiva.

Para enjuiciar a delincuentes adolescentes y juveniles es imprescindible poseer conocimientos de psicología evolutiva y de biología de la maduración. En el derecho penal juvenil, que es fundamentalmente un derecho pedagógico, el juicio sobre la madurez anímica y mental del delincuente es de especial importancia, al igual que las medidas educativas y penales consiguientes. En cambio, el juicio sobre la responsabilidad penal debe basarse en criterios de → psicopatología y de psiquiatría clínica. La investigación de las relaciones entre el proceso psicopatológico durante la infancia y la conducta disocial en la edad adulta, y del pronóstico de disocialidad infantil con métodos sociológicos, psicodinámicos, psicopatológicos y psicométricos ha ampliado sustancialmente nuestro saber sobre factores de riesgo y sobre el pronóstico de criminalidad (S. Glueck y E. Glueck 1963, Hartmann 1970, Robins 1981, Stewart 1980).

La psiquiatría infantil se basa en los conocimientos adquiridos sobre el curso de desarrollo del niño. El psiquiatra infantil y juvenil debe desarrollar una sensibilidad con respecto a aquellas enfermedades, potencialmente mentales, del niño y que pueden manifestarse más tarde, con frecuencia en la edad adulta, en diversas circunstancias conflictivas. De ahí que la psiquiatría infantil y juvenil deba desempeñar una especial función preventiva.

En psiquiatría infantil y juvenil, «enfermedad e inmadurez son conceptos casi equivalentes» (Winnicott 1978). El objetivo de toda *intervención terapéutica* en psiquiatría infantil y juvenil es, por tanto, la *promoción de procesos de maduración* en la personalidad del niño. Las enfermedades mentales de la infancia son, en último término, diversas formas expresivas de un perjuicio más o menos grave de la capacidad de la psique infantil para el enfrentamiento adecuado con la realidad. Las energías sintetizadoras y creadoras-configuradoras del yo maduro, que garantizan un juicio seguro y realista sobre las condiciones situacionales internas y externas del individuo y un dominio lo más perfecto posible de las mismas, pueden verse obstaculizadas por trastornos orgánicos, como en el caso de la → oligofrenia, en síndromes de deterioro demencial y en → psicosis exógenas, y a veces también en las endógenas, o bien a consecuencia de impedimentos psico-sociodinámicos. Esto último puede darse en procesos neuróticos, psicosomáticos y psicóticos. Tales trastornos ocasionan en la edad infantil y juvenil retrasos psico-mentales o provocan al menos una disarmonía en la maduración individual, que exige un tratamiento psiquiátrico.

La psiquiatría infantil y juvenil ha desarrollado muchos conceptos terapéuticos en los últimos años. Cabe mencionar los métodos de terapia psicoanalítica, terapia dialógica, terapia familiar, diversas ludoterapias, técnicas de terapia de la conducta, de pedagogía terapéutica y pedagogía especial, y las numerosas medidas de promoción en deficiencias de tipo sensorio-perceptivo-cognitivo y de tipo motor. A estas formas psicagógicas y pedagógicas de terapia se contrapone, como método de tratamiento somático, la psicofarmacoterapia, que en psiquiatría infantil y juvenil tiene áreas de indicación relativamente limitadas (psicosis endógenas y exógenas, síndrome hipercinético, síndrome de Gilles de la Tourette).

Hay que tener presente, para el tratamiento terapéutico del niño, su nivel de desarrollo ontogenético. La capacidad sensorio-perceptivo-cognitiva del niño está sujeta a un proceso constante de crecimiento y diferenciación. Paralelamente a este desarrollo entelequico-evolutivo, dependiente en buena medida del medio ambiente, cambian también los modos de vivencia y de experiencia y las correspondientes formas activas y expresivas del estilo infantil en la conducta y en la comunicación. Por ello, las técnicas terapéuticas a aplicar deben ser variadas y han de contemplar la pluralidad evolutiva de los síntomas infantiles. Así, un niño pequeño que se encuentra en la fase de actitud mágica, ilusoria, fisonómica y animista ante el mundo y se rige por fuerzas dinámicas y emocionales primitivas, debe ser tratado de modo diferente que el que ha de afrontar conflictos y roles típicos de su edad.

El niño, a diferencia del adulto, se halla integrado aún por completo en el sistema referencial familiar y sus síntomas suelen estar definidos por la trama de interacción de la familia. Por eso, en general, es preciso incluir a los padres y a otras personas allegadas en el tratamiento del niño. Son de especial importancia en la terapia individual de niños y jóvenes las conversaciones con los padres, en forma intermitente o continua.

La confianza es un factor decisivo para la terapia en psiquiatría infantil y juvenil. Es frecuente, en efecto, que los niños estén faltos de una relación emocional basada en la confianza y la seguridad hacia una persona allegada. Es frecuente que tanto los padres como los hijos estén mutuamente decepcionados, y el terapeuta debe ejercer la función de mediador, introduciendo a los padres en el mundo de los sentimientos de su hijo, quizás ajeno a ellos, y haciendo comprender al niño las preocupaciones, angustias y conflictos de sus padres. Es preciso, para ello, «hacer ver a los padres que no hay respuestas de validez universal, sino respuestas idóneas para cada niño, para su personalidad peculiar y para su nivel de desarrollo» (A. Freud 1971).

Bibliografía. A.J. Ayres, *Lernstörungen. Sensorisch-integrative Dysfunktionen*, Springer, Berlín-Heidelberg-Nueva York 1979; P. Blos, *Adoleszenz. Eine psychoanalytische Interpretation*, Klett-Cotta, Stuttgart ²1978; R. Diatkine, *L'enfant prépsychotique*, «Psychiat. Enf.» 12 (1970) 413; A. Freud, *Wege und Irrwege in der Kinderentwicklung*, Klett, Stuttgart ²1971; S. Glueck, E. Glueck, *Jugendliche Rechtsbrecher*, Enke, Stuttgart 1963; K. Hartmann, *Theoretische und empirische Beiträge zur Verwahrlosungsforschung*, Springer, Berlín-Heidelberg-Nueva York 1970; M. Klein, *Das Seelenleben des Kleinkindes und andere Beiträge zur Psychoanalyse*, Klett, Stuttgart 1962; S. Lebovici, J. McDougall, *Un cas de psychose infantile. Étude psychoanalytique*, Presses Universitaires de France, París 1960; S.A. Leslie, *Psychiatric disorders in the young adolescents of an industrial town*, «Br. J. Psychiatr.» 125 (1974) 113; A.R. Luria, *Die höheren corticalen Funktionen des Menschen und ihre Störungen bei örtlichen Hirnschädigungen*, VEB Verlag der Wissenschaften, Berlín 1970; M. Manheimer-Gommès, *Les troubles mentaux de l'enfance. Précis de psychiatrie infantile avec les applications pédagogiques et médicolégales*, Societé des Éditions Scientifiques, París 1899; P. Moreau de Tours, *La folie chez les* *enfants*, Baillière et fils, París 1888; J. Piaget, *La naissance de l'intelligence chez l'enfant*, Neuchâtel 1936; —, *Der Aufbau der Wirklichkeit beim Kinde*, Klett, Stuttgart 1975; —, B. Inhelder, *Die Psychologie des Kindes*, Fischer TB, Francfort 1979; H. Remschmidt, *Historische Entwicklung der Kinder- und Jugendpsychiatrie*, Vortrag Marl-Sinsen 1981; N. Richman, J. Stevenson, P. Graham, *Prevalence of behaviour problems in 3 year old children: an epidemiological study in a London borough*, «J. Child Psychol. Psychiatr.» 16 (1975) 272; L.N. Robins, *Epidemiological approaches to natural history research. Antisocial disorders in children*, «J. Am. Acad. Child Psychiatr.» 20 (1981) 556; M. Rutter, D. Shafer, M. Shepherd, *A multiaxial classification of child psychiatric disorders*, WHO, Ginebra 1975; M. Rutter, P. Graham, O. Chadwick, W. Yule, *Adolescent turmoil: fact or fiction?*, «J. Child Psychol. Psychiatr.» 17 (1976) 35; M.A. Stewart, C.S. de Blois, C. Cummings, *Psychiatric disorders in the parents of hyperactive boys and those with conduct disorders*, «J. Child Psychol. Psychiatr.» 21 (1980) 283; H.-Ch. Thalmann, *Verhaltensstörungen bei Kindern im Jugendalter*, Klett, Stuttgart 1971; H. Wallon, *L'évolution psychologique de l'enfant*, A. Colin, París ⁵1957; W.D. Winnicott, *Von der Kinderheilkunde zur Psychoanalyse*, Kindler, Munich 1976; —, *Familie und individuelle Entwicklung*, Kindler, Munich 1978; L.S. Wygotski, *Psychology and localization of functions*, «Neuropsychologia» 3 (1965) 381; —, *Denken und Sprechen*, Fischer, Stuttgart 1971.

CHRISTIAN EGGERS

PSIQUIATRÍA SOCIAL. Psiquiatría comunitaria, intervención de crisis, rehabilitación, psiquiatría sectorial.

1. Intentos de definición. Un grupo de expertos de la Organización Mundial de la Salud definió en 1958 la psiquiatría social como el conjunto de las medidas preventivas y terapéuticas que deben permitir a un individuo llevar una vida satisfactoria y útil dentro de su marco social. Para lograr estos fines, la psiquiatría social debe ofrecer, según dichos expertos, a aquellos individuos que están amenazados o sufren una enfermedad psíquica, las posibilidades de mantener o recuperar la adaptación social (OMS 1959). Esta reducción de la psiquiatría social a un *principio de la práctica psiquiátrica* reaparece en buena medida en el esquema que presenta el movimiento de reforma de la psiquiatría social en Alemania Federal; por ejemplo, cuando Dörner (1975) ve lo peculiar de la psiquiatría social en una práctica terapéutica diferente a la de la psiquiatría clásica. Este autor menciona, como notas importantes, de tal práctica específica: la prioridad del tratamiento ambulatorio y semiambulatorio, de la rehabilitación activa, de la activación precoz y de la organización de una red de servicios psiquiátricos; continuidad en el tratamiento, labor de equipo y autoadministración en instituciones locales (Dörner 1972). Es claro el alejamiento de una psiquiatría tradicional, predominantemente hospitalaria, custodial, escasamente abierta a la comunicación y articulada jerárquicamente por competencias.

Bleandonu (1976) da un paso más: la psiquiatría social es una técnica de acción psicosocial en estrecha dependencia de una sociedad que determina sus fines y contradicciones. Es una psiquiatría comprometida que excluye una ciencia «neutral», pero intenta rescatar la salud psíquica de la dudosa gerencia por especialistas y hacer de ella un asunto de todos. El acercamiento a la comunidad se realiza eliminando la distancia entre la psiquiatría como algo extraño y la población que debe apoyarla y soportarla: un modelo que intenta realizar, por ejemplo, la psiquiatría democrática en Italia.

Tales definiciones centradas en la práctica suponen el intento de concebir la psiquiatría social como resultado de una crítica desde las ciencias sociales a la → psicopatología y a la patología (→ concepto de enfermedad) tradicionales. Así, Strotzka (1965, 1972) define la psiquiatría social como una *actitud* frente a la salud y la enfermedad psíquicas que se apoya en los conocimientos de las ciencias sociales, especialmente en lo concerniente a la importancia de los factores sociales para la teoría de la salud y de la enfermedad. Uno de los aspectos más relevantes y aleccionadores es la importancia del medio social (análisis orientadores en Cumming 1962, Etzioni 1960, Goffman 1961, Scheff 1966, etc.). Las teorías orientadas en las ciencias sociales fueron el punto de partida de una labor progresiva de investigación empírica.

Wing y su escuela interpretaron la psicología social como un *área del saber* que dispone de un creciente bagaje de resultados de investigación con una base crítica y empírica. El arco de los problemas científicos comprende prácticamente todos los aspectos, desde la epidemiología en el sentido de una investigación de los riesgos hasta el estudio del curso y de la evaluación, incluyendo la valoración de los sistemas asistenciales (Wing 1978, 1982). De ese modo se calibran y juzgan imparcialmente el compromiso, la ideología y las teorías por sus realizaciones prácticas, y las pretensiones se contrastan con los resultados. La pauta y el criterio son las modificaciones de conducta y del estado anímico producidas en los pacientes.

2. Trasfondo común. ¿Dónde está el elemento unificador en enfoques tan diversos? ¿La psiquiatría social es, como suponen algunos críticos, una etiqueta de moda que se atribuyen los autodenominados psiquiatras sociales y que expresa lo que ellos pretenden hacer y saber? Esta sospecha sólo puede satisfacer al observador superficial; pero se puede interpretar como una reacción a los ideales reforzadores e innovadores, es decir, pretenciosos, de algunos autores y actores de la psiquiatría social.

Lo que actualmente se llama psiquiatría social obedece en buena parte a impulsos foráneos y constituye una *respuesta a los nuevos desafíos*. La idea de *comunidad terapéutica* tiene su origen en la situación extrema en que se encontraban los grandes centros de enfermos psíquicos durante la segunda guerra mundial (Jones 1952, Wilmer 1958), y es hoy un punto esencial de la reforma clínica dentro de la psiquiatría social. Los esfuerzos que se dedican actualmente a la *rehabilitación activa* se iniciaron en una época de prosperidad económica, con gran demanda de mano de obra; entonces pudieron aprovecharse las experiencias de la guerra y del paro, cuando los pacientes eran dados de alta sin planificación alguna y abandonados a su suerte. Al mejorar las posibilidades de rehabilitación, se comprendió el resultado negativo de la inactividad en los enfermos psíquicos, los inconvenientes y trastornos que produce y que se resumen en el término *hospitalismo* (Wing y Brown 1970). El mal del hospitalismo ha pasado a ser un tema fundamental en la práctica y en la teoría de la psiquiatría social.

Hay que tener en cuenta, a otro nivel, el impacto que tuvieron sobre muchas personas los cambios y reorientaciones sociales producidos en la postguerra y que la psiquiatría y los psiquiatras no estaban en condiciones de asimilar. Se hizo más patente la *importancia de los factores ambientales para el equilibrio psíquico,* y ello dio origen a diversas teorías sobre la profunda dependencia ambiental del sufrimiento psíquico y de la enfermedad psíquica. Especialmente la teoría y la práctica de la intervención de crisis encontraron un estímulo en la investigación del medio ambiente, de las reacciones subjetivas y de las situaciones de emergencia (por ejemplo, Lindemann 1944, Caplan 1964). Tales investigaciones impulsaron la comprensión de las crisis agudas que se producen en la vida de personas sanas, pero también de los enfermos psíquicos, y pasaron a ser elementos esenciales en el sistema de la psiquiatría social (Häfner 1974).

Lo que tenían en común estas iniciativas era la reacción a unas circunstancias problemáticas con el intento de ensayar *nuevos modelos de acción y de comprensión.* Jones (1962), uno de los padres de la psiquiatría social, sostuvo que los problemas sólo tienen arreglo sobre una base científica. Consideró esencial el experimento, a condición de que los psiquiatras expresen con claridad sus intenciones y opiniones y sean accesibles a la crítica. Esta actitud no excluye en modo alguno una revisión y consolidación científica posterior. Es decisivo el orden de prioridades: ante un problema social urgente es preciso, ante todo, buscar soluciones y luego examinar la base científica con métodos experimentales.

3. La psiquiatría reformada como psiquiatría social. Con estos antecedentes de la psiquiatría social no resulta sorprendente que todas las reformas de la psiquiatría que se han acometido en los distintos países asuman, al menos parcialmente, los objetivos de la misma, aunque con diversos matices. En el Reino Unido, la nueva ordenación de la asistencia psiquiátrica *(Mental health act 1960)* se distingue por las líneas directrices de una asistencia próxima al municipio. La reforma psiquiátrica preconizada por Freudenberg, Wing, Benett, Brown, Early y otros autores no difiere conceptualmente de la psiquiatría social. En Francia, la reforma psiquiátrica ha establecido el principio sectorial como instrumento para una asistencia próxima al municipio, siguiendo los modelos de los distritos XIII y VII de París. La legislación italiana *(Legge 180,* 1978) va aún más lejos e intenta remunicipalizar la psiquiatría y desinstitucionalizarla en lo posible. La encuesta de psiquiatría de Alemania Federal se inspiró ampliamente en la psiquiatría social. Otro tanto cabe decir de la mayoría de los países con tradición psiquiátrica, a la hora de emprender un movimiento de reforma.

Pero, con legislación o sin ella, muchas de estas aspiraciones reformistas han cristalizado en una obra imperfecta que ha traído modificaciones fragmentarias y limitadas, más que un verdadero cambio de las estructuras asistenciales y de la práctica. La psiquiatría social permanece en la esfera de un ideal realizado en ciertas regiones modélicas y en casos modélicos aislados; para muchos es una idea sin una práctica suficiente y para otros es sólo una utopía. Lo característico de la situación actual es que, contrariamente a la situación inicial, cuando la acción precedía al saber establecido, un caudal notable de saber se enfrenta, a una práctica deficitaria. Un grupo de expertos de la OMS (WHO/OMS 1978) enumera las razones de esta situación: falta de datos suficiente sobre las relaciones entre las necesidades de tratamiento y los recursos terapéuticos, carencia de coordinación en la política sanitaria, deficiencias en el equipamiento de las instituciones psiquiátricas, escasez de personal y de medios económicos, legislación desfasada, prejuicios de psiquiatras y de profanos, resistencia a la renovación y, sobre todo, a las redistribuciones. Los representantes del campo sociopolítico aducen, en cambio, como razón principal el orden de la sociedad capitalista: sólo sobre la base de la imagen marxista del hombre y de una medicina estatalizada se puede realizar la psiquiatría social (Schwarz y otros 1971).

4. Orientación pragmática frente a dogmatismo. Es frecuente malentender la psiquiatría social como una teoría del condicionamiento ambiental de toda afección psíquica. Se supone, además, que ésta no debe considerarse como una enfermedad, sino como una crisis vital que puede comprenderse y ser objeto de tratamiento dentro de la perspectiva psicológica normal. En una óptica reduccionista, se atribuye el trastorno manifiesto de la conducta, al trastorno de las relaciones, ante todo en la familia, pero también en la organización laboral, etc.; y estas relaciones se retrotraen a su vez a las relaciones sociales en general. Paralelamente, según tal concepción, el paciente psiquiátrico no necesita de un tratamiento especializado, sino sobre todo de una situación humana y vital que no le haga enfermar. Esta simplificación se da tanto en defensores de la psiquiatría social como en sus críticos. Se completa a veces con la sospecha de que la psiquiatría como ciencia es en realidad un instrumento de dominación que se utiliza para eliminar las ideas y las conductas desviadas (→ antipsiquiatría). Se aducen para ello diversos esquemas argumentativos, por ejemplo, el estructuralista (Foucault), el marxista (Wulff), el filosófico-moral (Szasz). Lo relevante de estos planteamientos está en su clarividencia para percibir determinados aspectos, y sus limitaciones consisten en la absolutización de los mismos, desdeñando todos los datos que los contradicen.

Frente a esa posición, una psiquiatría social pragmática argumenta a un nivel multifactorial y no unifactorial y, dentro del plano científico, se orienta en la experiencia verificable, se interesa por una modificación de la práctica cotidiana y busca la satisfacción de las necesidades más urgentes. Es verdad que no está claro cuáles son las necesidades urgentes y quién las establece. Existe especialmente una tensión entre la definición de las necesidades urgentes por parte de la opinión pública democrática dentro de la población afectada (en la línea de la psiquiatría democrática de Italia), y por parte de los especialistas, que intentan combatir las eventuales tendencias a la desmembración y al abandono de los enfermos psíquicos. Pero incluso una jerarquización de las necesidades humanas, como la que propone por ejemplo Maslow (1954), no es algo inequívoco. La primacía de las necesidades materiales sobre las necesidades emancipatorias encuentra también sus limitaciones en el enfermo psíquico. El objetivo general es una vida lo más autónoma, lo más satisfactoria subjetivamente y lo más compatible posible con las aspiraciones de la comunidad; pero no cabe decidir, al margen de las ideologías, cuál de estos determinantes ostenta la primacía en caso de conflicto.

5. Previsión y reinserción. Los factores ambientales destacan por su importancia, especialmente en el ámbito de la prevención y de la rehabilitación, para la génesis y el curso de las afecciones psíquicas. Son factores de riesgo, por ejemplo, el exceso y la falta de exigencia en la esfera emocional o en la esfera laboral; son factores estabilizadores, por ejemplo, unas relaciones satisfactorias. Se ha demostrado la influencia de tales factores sobre la gravedad y el curso de las más diversas dolencias, incluidas las de naturaleza somática.

La psiquiatría social se ha comprometido especialmente en el área de la prevención secundaria (detección precoz, intervención de crisis) y terciaria (evitación de daños secundarios, profilaxis de recaídas), mientras que la prevención primaria es más bien una aspiración de la → psicohigiene. Encontramos una unificación de ambas en el movimiento *Mental Health* iniciado en Estados Unidos. Este movimiento ha puesto en claro que las aspiraciones preventivas no pueden realizarse sin un apoyo amplio de la población y sin la formación adecuada de la conciencia en ésta.

Mientras que la previsión ha dado lugar a pocos esquemas de psiquiatría social (el más conocido es el modelo bostoniano de Caplan y Lindemann), la rehabilitación es casi un tema central y punto angular de muchas actividades de psiquiatría social. La inserción en la comunidad y el remedio al aislamiento se abordan a veces como las cuestiones decisivas de la psiquiatría social (Haase 1977). A su servicio están un diagnóstico y una terapéutica orientados en la afección actual, individual, del paciente.

El → diagnóstico sociopsiquiátrico no viene a relevar en modo alguno al diagnóstico tradicional basado en la psicopatología y en la etiología, sino que intenta complementarlo registrando aquellos comportamientos y fenómenos de deterioro que dificultan el tratamiento y la reinserción social. La psiquiatría social suele efectuarlo sin recurrir a un verdadero sistema, aunque algunos centros sociopsiquiátricos han propuesto una clasificación sistematizada de tales impedimentos por áreas vitales y áreas de conflicto. No existe por ahora un diagnóstico de este tipo utilizado internacionalmente. El más empleado como base es la distinción de Wing entre afecciones primarias (causadas directamente por la enfermedad) y afecciones secundarias (condicionadas por efectos sociales de la enfermedad y del tratamiento).

Los rasgos fundamentales del *tratamiento* orientado en los impedimentos han alcanzado, en cambio, una amplia difusión. Los verdaderos programas de rehabilitación comprenden el entrenamiento social y laboral, a ser posible en sintonía con las necesidades individuales del paciente, y la eventual asistencia a largo plazo exige una serie de medidas socioterapéuticas, farmacoterapéuticas y psicoterapéuticas que se combinan con arreglo a la indicación individual. Este tipo de tratamiento no sustituye a la terapéutica causal, sino que busca la eliminación del impedimento funcional (cosa que no se hace a menudo), aunque siga persistiendo la enfermedad. Se busca una mejoría funcional del enfermo mismo o de las relaciones y la convivencia entre el paciente y su entorno. Son específicas dentro de este marco las medidas socioterapéuticas, como la ayuda objetiva, la promoción de la autoayuda y la ayuda de vecindad, la asistencia en equipo y ofertas de un ambiente protegido, en caso de necesidad. Los ambientes protegidos se emplazan sobre todo en la esfera intermedia entre la clínica psiquiátrica y la vida independiente fuera de la clínica. Las posibilidades de trabajo protegido tienen la finalidad de ajustar las exigencias y la capacidad de rendimiento individual. La posibilidad de vivienda protegida tiene como objetivo principal prevenir el aislamiento y sus efectos sobre el curso de la enfermedad y también mantener una especie de «red sustitutiva» para sortear los problemas y las molestias cotidianas y evitar así las auténticas crisis. En el área de la vivienda y del trabajo son típicas las ofertas variadas de ambiente protegido, para elegir una u otra en función de las condiciones locales y culturales. En el área de la vivienda lo más frecuente son los hogares transitorios o fijos, comunidades de vivienda, residencias de pacientes, alojamiento en familias ajenas, clínicas nocturnas con carácter de intervención o de entrenamiento. En el ámbito laboral hay talleres y puestos de trabajo protegidos en empresas públicas y privadas; también las clínicas de día han tenido una aceptación universal. A pesar de todo, existen pocos estudios de conjunto sobre estos temas (Di Bella y otros 1982). Otros puntos de referencia para un tratamiento psiquiátrico social «a medida» son: asistencia de seguimiento, con la posibilidad de visitar a pacientes en su vivienda y lugar de trabajo; ofertas de tiempo libre, como clubs de pacientes y encuentros de pacientes; ofertas de consejo para familiares y otras personas clave (cf. textos en Trojan y Waller 1980).

6. La proximidad al propio municipio como principio de asistencia psiquiátrica. Los esquemas de asistencia en psiquiatría social están presididos por la idea de la región asistencial limitada. Es la condición principal para que las instituciones psiquiátricas, otros centros médicos y sociales y la población atendida en ellos puedan conocerse y ayudarse entre sí. El sector psiquiátrico con responsabilidad global para las estructuras hospitalarias, ambulatorias e intermedias *(Unité des soins)* es la especialidad mejor realizada en el espacio de lengua francesa. En el área de habla germana e inglesa se busca más bien una regionalización con otras formas organizativas. El *leitmotiv* general es la proximidad al propio municipio (Pörksen 1974, Kulenkampff 1975, Bellak 1974). Destacan dos aspectos: la población hace un uso adecuado de los servicios psiquiátricos disponibles o puede hacer valer sus necesidades asistenciales; y el personal psiquiátrico puede conocer y aprovechar adecuadamente las circunstancias vitales y las posibilidades de sus pacientes. A ello se une la idea de comprometer a los familiares, empresarios, vecinos y otras personas en la labor asistencial, tanto de pacientes agudos como crónicos (red terapéutica). Paralelamente a esto se promociona la figura del asesor psiquiátrico, propiciando, en la medida de lo exigible, el contacto directo con el paciente (concepto de mediador, psiquiatría de *liaison*). Tales conceptos asistenciales aspiran a atender al máximo las necesidades de los pacientes, pero no constituyen una plena garantía. También en este punto es importante una conexión con las tareas de investigación: no es casualidad que sea sobre todo en los centros de psiquiatría social donde se trabaje con registros cumulativos que permiten seguir las trayectorias personales de los pacientes y examinar la utilización y eficacia real de las instituciones psiquiátricas. Pero también otras investigaciones de campo sirven para este fin. Se ha comprobado, por ejemplo, que el régimen abierto y la reducción del tamaño de las clínicas psiquiátricas, para paliar los riesgos de hospitalismo, han contribuido, en parte, a que muchos antiguos pacientes clínicos vaguen por las carreteras o se aglomeren en asilos o en albergues mal acondicionados (Wing y otros 1972, Kunze 1981).

Parece indudable, sin embargo, que las áreas asistenciales reducidas son las que ofrecen en general mejores posibilidades de atención psiquiátrica y de reinserción social para los enfermos psíquicos.

7. Institucionalización y formas organizativas. La psiquiatría social no es radicalmente antiinstitucional (difiere de la → antipsiquiatría en esto y en la aceptación de la psiquiatría), pero mantiene una actitud crítica ante la institución en un doble sentido. Postula, primero, la primacía de las necesidades terapéuticas (promoción de la autonomía y del aprendizaje social) sobre las necesidades de la institución (exigencia de orden, controlabilidad, racionalización en sentido empresarial). De ahí nace la preferencia que muestra por las unidades pequeñas y móviles de tratamiento. En segundo lugar, las instituciones tienden al perfeccionismo, también en el ámbito de la psiquiatría social, donde los pacientes causan notables molestias, y por eso se hacen selectivas en un sentido elitista. Esto sólo se subsana mediante un régimen de tratamiento claro y un compromiso asistencial sectorial y regionalizado.

La institucionalización de la labor en psiquiatría social debe afrontar estas circunstancias. Los medios que aplica para ello son, aparte de los principios mencionados, la preferencia por la labor de equipo y los métodos de grupo, la descentralización de procesos de decisión, la formación y perfeccionamiento del personal para la labor conjunta en el campo social, los recursos de supervisión para un mejor conocimiento de las propias deficiencias incontroladas, etc. La «reticulación» de los centros psiquiátricos de una región puede obviar el egoísmo institucional (por ejemplo, mediante la formación voluntaria de comunidades de trabajo psicosocial o mediante la cooperación obligatoria regulada legalmente).

La organización del trabajo en psiquiatría social puede estar centrada en la clínica o en la policlínica; puede estructurarse como departamento o como sector.

En el *modelo centrado en la clínica,* los servicios de psiquiatría social que trabajan en forma ambulatoria y semiambulatoria se integran en una clínica psiquiátrica ya establecida, a veces sin la reorganización correspondiente de la asistencia general y sin la adaptación de las estructuras clínicas a la nueva división de tareas.

El *modelo centrado en el ambulatorio* sitúa como eje una policlínica con departamento para la intervención de crisis y una clínica de día, y limita la hospitalización a aquellos casos en que tal oferta no es idónea. Siguen este modelo, por ejemplo, el Centre Psychosocial de Ginebra, el centro de tratamiento clínico diurno de Maudsley Hospital de Londres, el Zentralinstitut für Psychische Gesundheit de Mannheim, los dispensarios de Leningrado y de Moscú. En el modelo de psiquiatría sectorial toda la asistencia psiquiátrica, incluidas las atenciones hospitalarias y extraclínicas, se concentra en el mismo equipo, mientras que el modelo departamental yuxtapone las estructuras clínicas, policlínicas e intermedias en plano de igualdad, cada una con su propia dirección y sus propios equipos.

El objetivo de la psiquiatría social se cumple mejor con el esquema de un sector centrado en el ambulatorio (el ejemplo más conocido es el distrito XIII de París). Lo más lejano a este objetivo es la gran clínica psiquiátrica que, sin modificar en nada los otros aspectos, se relaciona con instituciones complementarias de psiquiatría social y les delega, por ejemplo, la tarea de «rehabilitación», sin orientar el propio tratamiento clínico en este sentido ni procurar la continuidad necesaria. También son disfuncionales las clínicas de día que están concebidas como centros de intervención de crisis, pero debido a las estructuras competenciales y económicas difícilmente pueden acoger directamente a los pacientes. En otros términos: la forma organizativa debe buscar, a ser posible, una depuración estructural global y no limitarse a la prestación de servicios suplementarios.

8. Formación e idea de la profesión. La formación tradicional en la labor profesional psiquiátrica (médicos, personal sanitario, asistentes sociales, psicólogos) no siempre es útil para la psiquiatría social. Desatiende especialmente el aspecto interdisciplinar y el trabajo autorresponsable, y se desarrolla con excesiva preponderancia en las instituciones hospitalarias. Una consecuencia de esto es la supresión y el repudio, igualmente insatisfactorios, de las profesiones tradicionales en la psiquiatría social, con la consiguiente inseguridad y fenómenos de sobreexigencia tanto en el equipo como en los pacientes y en sus familiares. La idea de que «todos lo pueden hacer todo» responde más a una ideología que a una concepción orientada en el fin terapéutico. Este dilema suele hacer que se imparta a nivel regional o en los distintos centros una especie de perfeccionamiento en la línea de la psiquiatría social y rara vez una verdadera formación complementaria. Esta formación complementaria debe ser interdisciplinar; debe preparar mejor al personal para percibir las necesidades de los demás, examinar los efectos de la propia conducta y ajustar los diversos aspectos a una situación concreta. Los efectos esperados son un mejor funcionamiento en equipo, un mejor trato con instituciones de otro tipo y una mejor evitación de la identificación apresurada con el paciente o con sus allegados. Los medios preferidos son la propia experiencia en la unión de grupos y la supervisión inspirada en la práctica, pero también la asimilación y elaboración de los conocimientos básicos. La idea de la profesión cambia en el sentido de una labor auxiliar prestada con la máxima modestia, con una función mediadora entre intereses divergentes (por ejemplo, entre el paciente y sus familiares, entre el empresario y el médico de familia, etc.). El que desea trabajar en el campo social, por ejemplo en una red terapéutica, o con familias, debe comprender el *go-between.*

Esta idea de la profesión crea nuevos problemas: cuestiones tales como la discreción, la protección de la personalidad y los límites de la responsabilidad terapéutica se plantean en forma aguda. En algunos lugares se han establecido además nuevas regulaciones legislativas, que son importantes como líneas de orientación, pero que en modo alguno dispensan del ejercicio práctico.

De ese modo están lejos de caducar los objetivos de la formación y del perfeccionamiento tradicionales. Sin conocimientos farmacoterapéuticos sólidos se puede frustrar una posibilidad preventiva o rehabilitativa. Sin una experiencia psicoterapéutica profunda, la psiquiatría social puede degenerar en una empresa esquematizante y trivial. Pero su valor real en cada caso concreto se mide siempre partiendo de un esclarecimiento de la situación, que considere todas las opiniones y todas las necesidades relevantes.

Es frecuente que la ayuda informativa deje bastante que desear. Cuestiones sobre seguro de enfermedad, cuestiones jurídicas en general, problemas presupuestarios, temas educativos, la información sobre las instancias competentes, etc., deben abordarse en la asistencia a los pacientes psiquiátricos lo mismo que las cuestiones terapéuticas propiamente dichas; la atención prestada a ellas puede hacer superfluos algunos extremos del tratamiento. No se puede exigir a todo el que trabaja en psiquiatría social que domine todas las materias; pero el profesional debe conocer su jerarquía, debe saber situarlas y hacerlas asequibles al paciente.

9. Teoría e investigación. Son muy pocas las cátedras y los centros de investigación de psiquiatría social existentes en el mundo. Más frecuente, y también más importante para una labor integradora, es la inserción de la teoría y la investigación específica de psiquiatría social en los programas de enseñanza de la psiquiatría general o de disciplinas generales y en los programas científicos. Lo específico de la psiquiatría social se determina por las líneas directrices y los objetivos expuestos con anterioridad.

El *saber fundamental* comprende al menos tres áreas relacionadas entre sí: los factores sociales para la salud y la enfermedad psíquicas, las condiciones de la socialización y del aprendizaje social, y las leyes de la convivencia de grupos y de los sistemas sociales. Pueden encontrarse exposiciones sintéticas sobre estos puntos en Strotzka (1965), Battegay y otros (1977), Cumming (1962) y Wing (1978).

La importancia de los factores sociales para la salud y la enfermedad psíquicas se ha investigado en diferentes áreas: la pertenencia a una capa social o a un estamento de formación, especialmente a grupos subprivilegiados y marginales, a las distintas clases de edad, a profesiones de riesgo; los efectos de las circunstancias de vivienda, movilidad social, emigración y desarraigo, persecución política; la importancia del medio ambiente educativo, etc. Trabajos de psiquiatría transcultural han dilucidado el rango que ocupan las diferentes condiciones de vida y han ayudado a conocer la dependencia o independencia, con respecto al medio ambiente, de la enfermedad psíquica (Murphy y otros 1965). Constituyen un caso especial las aportaciones de la antropología cultural, que aclaran las relaciones existentes entre identidad cultural, orientación axiológica, conciencia de la norma, educación infantil y vulnerabilidad psiquiátrica. Falta aún una revisión con el empleo de métodos epidemiológicos modernos.

Otras aportaciones importantes al conocimiento de la socialización en el individuo y en los grupos se deben al → psicoanálisis, a la psicología de la percepción y del desarrollo y a la teoría del aprendizaje. El examen crítico ha cuestionado algunas hipótesis y resultados; todavía hoy, las adquisiciones seguras se combinan a veces con meras suposiciones y, sobre todo, apenas existe la intercomunicación de las diversas áreas del saber. Debemos a Cumming (1962) el intento de exponer los conceptos de la psicología del yo y de la teoría del medio ambiente en su mutua referencia. Ciompi (1982) ha intentado incluir en la teoría de la → esquizofrenia los enfoques psicoanalíticos y de la → teoría de los sistemas, junto con la teoría de Piaget sobre el desarrollo. En cambio, la patogenicidad de los distintos factores y la valencia pronóstica de determinados comportamientos infantiles sólo podrán esclarecerse mediante trabajos rigurosos de catamnesis (Shepherd y otros 1971, Robins 1966).

La teoría del campo y la dinámica de grupo (Lewin), la → teoría de los sistemas (von Bertalanffy) y la investigación familiar (Wynne, Stierlin), así como la investigación de la comunicación (Bateson, Watzlawick), han dado pasos decisivos para una mejor comprensión de la psicopatología en tanto que patología relacional. Señalan los procesos de atribución y de equilibrio como fuente o como base de comprensión de la conducta desviada (→ desviación). Forman la base de las diversas formas de → terapia sistémica y de las teorías sobre la intervención de crisis. Se ha comprobado, en cambio, que, a pesar de que favorecen la comprensión de los síntomas (por ejemplo, de la esquizofrenia), no ofrecen ninguna explicación de la génesis de la enfermedad.

El examen y la elaboración del saber fundamental se relacionan estrechamente con el desarrollo de la *metodología de la investigación* en psiquiatría social. Baste hacer también en este punto algunas indicaciones: La investigación de opiniones, actitudes y valoraciones es tan importante para la definición de la conducta desviada como para las estrategias de prevención y de rehabilitación. La investigación epidemiológica permite identificar los grupos de riesgo, las necesidades de tratamiento y también los resultados de ese tratamiento. A esto último se orienta especialmente la investigación evaluativa, que aborda las modificaciones producidas en el estado anímico y en la conducta como consecuencia de la labor preventiva y terapéutica. Constituye un caso especial la investigación de la acción, que trata de explorar las consecuencias inmediatas de un cambio institucional, de una estrategia asistencial modificada, etc., en el campo social.

10. Límites y contradicciones. El método y los objetivos de la psiquiatría social que hemos expuesto implican también sus límites. La psiquiatría social busca la integración óptima del individuo a pesar de la enfermedad y del impedimento, pero sólo puede alcanzar este objetivo aproximadamente, debido a la falta de una terapéutica causal, y a veces ni siquiera se aproxima a él. Una de las pruebas más claras de esto son los nuevos pacientes que, a pesar de todos los esfuerzos de la psiquiatría social, permanecen largo tiempo en las instituciones. Otros límites se hacen patentes en una creciente tendencia a sufrir afecciones psiquiátricas que pueden catalogarse como síntomas de conflictos sociales irresueltos (tasas de suicidio, extensión de las enfermedades de adicción y de trastornos psicosomáticos, descompensación psíquica en la vejez, etc.). Pero también dentro de la propia labor asoman las contradicciones: a pesar de la promoción de la autoayuda, una creciente necesidad de posibilidades de vida protegida; a pesar de la profilaxis contra el hospitalismo, aparición de nuevos «institucionalismos»; a pesar de la exigencia de la apertura autocrítica, nuevas ideologías y nueva adhesión ciega a la autoridad.

Bibliografía. R. Battegay, G. Benedetti, U. Rauchfleisch, *Grundlagen und Methoden der Sozialpsychiatrie*, Gotinga 1977; M. Bauer, *Sektorisierte Psychiatrie im Rahmen einer Universitätsklinik. Anspruch, Wirklinchkeit und praktische Erfahrungen*, Stuttgart 1972; L. Bellak (dir.), *A concise handbook of community psychiatry and community mental health*, Nueva York 1974; G. Bleandonu, *Dictionnaire de psychiatrie sociale*, París 1976; G. Caplan, *Principles of preventive psychiatry*, Nueva York 1964; L. Ciompi, *Affektlogik. Über die Struktur der Psyche und ihre Entwicklung. Ein Beitrag zur Schizophrenieforschung*, Stuttgart 1982; J. Cumming, E. Cumming, *Ego and milieu*, Chicago 1962 (trad. alem., *Ich und Milieu. Theorie und Praxis der Milieutherapie*, Gotinga 1979); G.A.W. Di Bella, G.W. Weitz, D. Poynter-Berg, J.L. Yurmark, *Handbook of partial hospitalization*, Nueva York 1982; K. Dörner, *Diagnosen der Psychiatrie*, Francfort 1975; K. Dörner, U. Ploog, *Sozialpsychiatrie. Psychisches Leiden zwischen Integration und Emanzipation*, Neuwied 1972; A. Etzioni, *Interpersonal and structural factors in the study of mental hospitals*, «Psychiatry» 23 (1960) 13; D.H. Friessem (dir.), *Kritische Stichwörter zur Sozialpsychiatrie*, Munich 1979; E. Goffman, *Asylums. Essays on the social situation of mental patients and other inmates*, Washington 1961; H.J. Haase (dir.), *Sozialpsychiatrie*, Stuttgart 1977; H. Häfner, *Krisenintervention*, «Psychiatr. Praxis» 1 (1974) 139; M. Jones, *Beyond the therapeutic community. Social learning and social psychiatry*, New Haven 1968 (trad. alem., *Prinzipien der therapeutischen Gemeinschaft*, Berna 1976); —, *Social psychiatry in the community, in hospitals and in prisons*, Springfield 1962; C. Kulenkampff (dir.), *Gemeindenahe Psychiatrie*, Colonia 1975; H. Kunze, *Psychiatrische Übergangseinrichtungen und Heime. Psychisch Kranke und Behinderte im Abseits der Psychiatriereform*, Stuttgart 1981; E. Lindemann, *Symptomatology and management of acute grief*, «Am. J. Psychiatr.» 101 (1944) 104; J.L. Martí-Tusquets, *Psiquiatría social*, Herder, Barcelona 1976; A.H. Maslow, *Motivation and Personality*, Nueva York 1954 (trad. alem., *Motivation und Persönlichkeit*, Olten 1977); J.M. Murphy, A. Leighton (dirs.), *Approaches to crosscultural psychiatry*, Ithaca 1965; OMS/WHO, *Psychiatrie sociale et attitudes de la collectivité*, Rapports techniques, n.º 17, Ginebra 1959; N.

Pörksen, *Kommunale Psychiatrie. Das Mannheimer Modell*, Reinbek 1974; L.N. Robins, *Deviant children grown up*, Baltimore 1966; Th.J. Scheff, *Being mentally ill. A sociological theory*, Chicago 1966 (trad. alem., *Das Etikett Geisteskrankheit. Soziale Interaktion und psychische Störung*, Francfort 1973); B. Schwarz, K. Weise, A. Thom, *Sozialpsychiatrie in der sozialistischen Gesellschaft*, Leipzig 1971; M. Shepherd, B. Oppenheim, S. Mitchell, *Childhood behaviour and mental health*, Londres 1971 (trad. alem., *Auffälliges Verhalten bei Kindern. Verbreitung und Verlauf*, Gotinga 1973); H. Strotzka, *Einführung in die Sozialpsychiatrie*, Rowohlts Deutsche Enzyklopädie, Reinbek 1965, reed. 1972; A. Trojan, H. Waller (dirs.), *Sozialpsychiatrische Praxis. Eine Einführung für medizinische und psychosoziale Berufe*, Wiesbaden 1980; WHO/OMS, *Constraints in mental health services development*, Copenhague 1978; H. Wilmer, *Social psychiatry in action*, Springfield 1958; J.K. Wing, A.M. Hailey, *Evaluating a community psychiatric service. The Camberwell register 1964-1971*, Oxford 1972; J.K. Wing, G.W. Brown, *Institutionalism and schizophrenia*, Londres 1970; J.K. Wing, *Reasoning about madness*, Oxford 1978 (trad. alem., *Sozialpsychiatrie*, Berlín 1982).

AMBROS UCHTENHAGEN

R

RESPONSABILIDAD CIVIL E IMPUTABILIDAD. Dentro de la responsabilidad civil se distingue habitualmente entre la contractual y la extracontractual. La presencia de una u otra depende del carácter que revista el hecho ilícito cometido. Si se trata de la infracción de las normas que regulan los contratos o del incumplimiento de las obligaciones contraídas en virtud de alguno de aquéllos, la responsabilidad resultante se inscribirá en el campo contractual. Si, por el contrario, se trata de la trangresión de la norma general que constriñe a respetar la esfera jurídica de los demás, nos encontraremos en el ámbito de la responsabilidad extracontractual, también llamada aquiliana.

Responsabilidad contractual. El art. 213 del *Código civil* dispone que «no se puede nombrar tutor a los locos, dementes... mayores de edad, sin que proceda la declaración de que son incapaces para administrar sus bienes». Por tanto, una vez declarada la incapacidad civil —y no sin que ella proceda—, los enfermos y deficientes mentales quedarán sometidos a tutela, y sus actos estarán, desde entonces, viciados y serán impugnables en cualquier momento (→ incapacidad civil y tutela).

Sin embargo, antes de que se produzca la declaración judicial de incapacitación, las personas enfermas y deficientes mentales no se ven afectadas por esta circunstancia en su consideración de mayores de edad; es decir, se presume su aptitud para contratar (→ capacidad jurídica y capacidad de obrar) y, por tanto, quedan obligadas al cumplimiento de los contratos por ellas celebrados y de las consiguientes obligaciones asumidas.

No obstante, el hecho especial que supone una enfermedad o deficiencia mental ha llevado a buena parte de la doctrina a preguntarse si, en caso de incumplimiento de lo pactado por parte de una persona afectada por tal circunstancia, deben actuar automáticamente los mecanismos de responsabilidad establecidos por el capítulo II *(De la naturaleza y efecto de las obligaciones)* del título I del libro IV del *Código civil* o sí, por el contrario, es posible exceptuarlos o modificarlos en atención al impedimento incontestable que representa ese hecho especial.

En la resolución de este problema deben tenerse presentes las diversas causas que pueden determinar el incumplimiento de los contratos y, a este respecto, el art. 1101 del *Código civil* dispone que «quedan sujetos a la indemnización de los daños y perjuicios causados los que en el cumplimiento de sus obligaciones incurrieren en dolo, negligencia o morosidad».

Responsabilidad por dolo. Se regula conjuntamente en los arts. 1102 («La responsabilidad procedente del dolo es exigible en todas las obligaciones. La renuncia de la acción para hacerla efectiva es nula») y 1107, párrafo segundo («En caso de dolo, responderá el deudor de todos los daños y perjuicios que conocidamente se deriven de la falta de cumplimiento de la obligación»).

Al faltar una definición legal del dolo, la doctrina ha concluido que éste equivale a mala fe y, por lo tanto, el deudor doloso es el que actúa con la malicia del que intencionadamente no quiere cumplir aquello a lo que estaba obligado, es decir, incumple su prestación consciente y volitivamente. Tratándose de un enfermo o deficiente mental, es decir, de una persona que tenga disminuido su aparato intelectivo *(vis cognoscitiva* y *vis appetitiva)*, ambas facultades sufren una restricción y, por ende, tanto la malicia como la intencionalidad se ven desvirtuadas. Si ello es así, ¿pueden los tribunales moderar la suma indemnizatoria teniendo en cuenta la concurrencia de esas cincunstancias? Buena parte de la doctrina estima que el arbitrio judicial es siempre soberano para apreciar en conciencia el montante de la indemnización y que, por tanto, acreditada la condición de enfermo o deficiente mental del deudor, tendrá el tribunal un motivo sólido en que apoyar su resolución moderatoria.

Responsabilidad por culpa. Se halla regulada, tanto en su sanción (art. 1101) y en su cuantía (art. 1103: «La responsabilidad que proceda de negligencia es igualmente exigible en el cumplimiento de toda clase de obligaciones, pero podrá moderarse por los tribunales según los casos»), como en su concepto (art. 1104: «La culpa o negligencia del deudor consiste en la omisión de aquella diligencia que exija la naturaleza de la obligación y corresponda a las circunstancias de las personas, del tiempo y del lugar»).

Es obvio que la postura del deudor enfermo o deficiente mental que cree cumplir su prestación, cuando en realidad no lo hace exactamente, es muy diferente a la de una persona normal y, por tanto, probada la enfermedad, el órgano judicial debe valorar su incidencia en la forma de cumplimiento y, en todo caso, tomarla en consideración al hacer uso de la facultad moderatoria que le atribuye el art. 1103.

Responsabilidad por mora. Su sanción se encuentra regulada en el art. 1101; su concepto amplio, en el art. 1100 («Incurren en mora los obligados a entregar o a hacer alguna cosa desde que el acreedor les exija judicial o extrajudicialmente el cumplimiento de su obligación»); y su particularidad en cuanto a las obligaciones pecuniarias, en los arts. 1108 («Si la obligación consistiere en el pago de una cantidad de dinero y el deudor incurriere en mora, la indemnización de daños y perjuicios ...consistirá en el pago de los intereses convenidos y, a falta de convenio, en el interés legal») y 1109 («Los intereses vencidos devengan el interés legal desde que son judicialmente reclamados, aunque la obligación haya guardado silencio sobre este punto»).

La mora, en definitiva, implica el retraso culpable en el cumplimiento de la obligación o, lo que es lo mismo, su cumplimiento tardío, determinante de responsabilidad. Tratándose de un enfermo o deficiente mental, sin embargo, debe tenerse en cuenta esta circunstancia especial, bien porque no le sea exigible toda la diligencia debida, o bien porque sea más vulnerable a dificultades materiales que le impidan u obstaculicen el cumplimiento en el momento estipulado. Habrá, por tanto, que acreditar la incidencia de la afección en la demora y, sobre esta base, haciendo uso de la facultad de moderación del art. 1103 —que, aunque no reproducida en lo que se refiere a la mora, también debe funcionar en este supuesto—, sopesarán los tribunales el posible valor de las contingencias señaladas.

Responsabilidad extracontractual. El artículo 1902 del *Código civil* establece que «el que por acción u omisión causa daño a otro, interviniendo culpa o negligencia, está obligado a reparar el daño causado». Ni en este artículo ni en ninguno de los que le siguen, dentro del capítulo II *(De las obligaciones que nacen de culpa o negligencia)* del título XVI del libro IV, se dice nada sobre la aptitud que exige el derecho civil para que una persona resulte responsable extracontractualmente. Y es que la vulneración de cualquiera de las normas elementales que rigen con carácter general la convivencia organizada se sanciona automáticamente y con independencia de la condición de la persona que las infrinja. Se estima que la posesión del discernimiento básico que permite distinguir el bien del mal o, lo que es lo mismo, la conciencia de que, si no se respeta la esfera jurídica de otra persona y se le causa un daño, habrá que repararlo es tan primitiva y elemental que, según la generalidad de la doctrina, resulta plenamente predicable en cualquier individuo, incluido el enfermo o deficiente mental.

Responsabilidad penal. En el Derecho Romano se clasificaba a los enajenados en tres grandes grupos: los *mente capti* (aquéllos totalmente enajenados y, por tanto, libres de responsabilidad); los *furiosi* (que no alcanzaban los niveles del estado anterior, aunque su comportamiento era particularmente exaltado); y los *dementes* (que se diferenciaban de los furiosos en el carácter deprimido de su personalidad). Tanto los *furiosi* como los *dementes* respondían de sus actos cuando obraban en un intervalo lúcido.

En *Las Partidas,* por su lado, se consideraba irresponsable a la persona que «non sabe lo que face» y, más concretamente, en la séptima, título I, ley IX se disponía que al «loco», al «furioso» y al «desmemoriado» no podría acusárselos de «cosa que fiziesse mientras que le durare la locura».

En fin, el vigente *Código penal* de 1944, en su art. 8 establece que «están exentos de responsabilidad criminal: 1) el enajenado y el que se halla en situación de trastorno mental transitorio, a no ser que éste haya sido buscado de propósito para delinquir. Cuando el enajenado hubiere cometido un hecho que la ley sancionare como delito, el tribunal decretará su internamiento en uno de los establecimientos destinados a los enfermos de aquella clase, del cual no podrá salir sin previa autorización del mismo tribunal».

En este artículo se emplea un solo término («enajenados») para referirse a todas las posibles situaciones de enfermedad o deficiencia mental, incluida, según reiterada jurisprudencia del Tribunal Supremo, la subnormalidad. Particularmente interesante desde el punto de vista jurídico es este último estado, que, de acuerdo con las publicaciones de medicina forense y con la propia jurisprudencia, abarca a los tres grupos tradicionales de idiotas, imbéciles y débiles mentales.

Comparando los términos utilizados en la jurisprudencia y en los textos penales españoles con los empleados por la Organización mundial de la salud, gran parte de la doctrina considera que, en el campo del derecho penal, los débiles mentales quedan equiparados a los subnormales ligeros (con 0,50-0,70 de coeficiente intelectual); los imbéciles equivalen a los subnormales medios y graves (con un coeficiente de 0,25-0,50); y los idiotas se corresponden con los subnormales profundos (cuyo coeficiente es inferior a 0,25).

Sobre estas bases, se observa que:

a) El idiota queda plenamente incluido en la exención del art. 8, número 1.º, ya que carece por completo de la capacidad indispensable para discernir y conocer el alcance de lo que se hace.

b) El imbécil, por su parte, tiene una capacidad de discernimiento superior y, según su nivel de coeficiente mental, dispone, en mayor o menor medida, de la capacidad volitiva necesaria para poder querer o no determinados actos y sus resultados. Por tanto, en la responsabilidad del imbécil suele establecerse una escala o gradación, que varía en función del tipo de acto cometido y del valor de su coeficiente intelectual.

c) El débil mental, en fin, suele ser considerado responsable de la comisión de actos ilícitos que estén a su alcance y para los que tenga suficiente capacidad de inhibición, en tanto que, cuando se trata de actos más complejos, se acepta generalmente una disminución en su grado de responsabilidad.

Esta doctrina ha sido reiteradamente mantenida por la sala 2.ª del Tribunal Supremo. Representativas, en este sentido, son las sentencias de 8-VI-1960, la de 29-I-1962 y, en particular, la de 25-II-1970, según la cual hay «situaciones mentales que tienen una muy distinta trascendencia en la responsabilidad penal, pues, así como la idiocia radicalmente la excluye por hacer inimputable al agente afectado, la imbecilidad puede eximir o simplemente atenuar según su grado de intensidad, mientras que la debilidad mental sólo siendo muy acusada atenúa».

En los llamados «estados limítrofes», es decir, los situados entre dos de tres categorías antes mencionadas, la responsabilidad del subnormal quedará matizada por la aplicación de la eximente incompleta de enajenación mental o por la de la atenuante analógica, previstas respectivamente en el art. 9 del *Código penal* («Son circunstancias atenuantes:»), número 1.º («Las expresadas en el capítulo anterior —art. 8—, cuando no concurrieren los requisitos necesarios para eximir de responsabilidad») y número 10.º («Y cualquiera otra circunstancia de análoga significación que las anteriores»).

En estos supuestos de estados limítrofes el

subnormal deberá cumplir su pena (disminuida) en régimen de internamiento común, en tanto que el declarado exento de responsabilidad criminal permanecerá, a tenor del número 1.º del art. 8, en un establecimiento psiquiátrico hasta que su estado le permita abandonarlo y así se lo autorice el tribunal competente. A este respecto, es preciso apuntar que, puesto que la curación, dada la naturaleza de la enfermedad, resulta prácticamente imposible en la generalidad de los casos, la citada autorización deberá concederse cuando la salida del subnormal del establecimiento en el que haya pemanecido internado no represente peligro ni riesgo alguno para la normal convivencia social.

S

SÍNTOMA. Cuantificación, clasificación, interpretación.

Los síntomas son unidades descriptivas de la vivencia y de la conducta que destacan frente a la esfera habitual y cotidiana (normal en el sentido estadístico del término) del vivenciar y de la conducta conscientes del hombre medio. No deben ser considerados aisladamente como simples indicadores (específicos, patognómicos) de una determinada afección hipostasiada.

Los síntomas sólo pueden juzgarse, en el contexto global, como señales de «enfermedad» en sentido psiquiátrico (en el sentido de afección, deterioro funcional y vital, alienación). Como «indicadores» dentro del estricto → concepto de enfermedad (unidad del cuadro de manifestaciones, curso, causa, desencadenante, salida, respuesta terapéutica, homotipia genético-familiar), poseen en → psiquiatría un valor patognómico limitado para el → diagnóstico diferencial.

La naturaleza, la intensidad y la duración de un síntoma determinan el influjo de éste sobre la vida, la obstaculización de la cual constituye un índice esencial de enfermedad. El análisis de las condiciones que rodean la aparición del síntoma debe tener en cuenta la personalidad del portador del síntoma, su experiencia vital, su situación actual en la esfera sensorial (empobrecimiento, aislamiento, sobrecargas sensoriales), emocional (estado fundamental de ánimo, afectividad), en la esfera del impulso y de la vigilancia (vigilancia media, supervigilancia, subvigilancia, exceso de fatiga). También se han de considerar las influencias somáticas (por ejemplo, hambre, agotamiento, fiebre, cualquier tipo de enfermedad somática) y efectos tóxicos eventuales, incluyendo los estimulantes cotidianos (té, café). La influencia étnico-cultural en los síntomas y su valoración son objeto de la psiquiatría transcultural (cf. Pfeiffer y Schöne 1980). Registro y → documentación.

Los síntomas pueden comprobarse mediante autoobservación o bien por observación hecha por otras personas; en la esfera clínica es mucho más importante esta última. Pero teniendo en cuenta que no se trata tan sólo de observar la conducta (por ejemplo, estupor, paracinesis, neologismos), sino de detectar vivencias (estados de ánimo, vivencia del yo, alucinación, delirio, determinados trastornos del pensamiento), la observación clínica debe recurrir a la comunicación de la autoexperiencia por el «portador de síntoma» mediante el diálogo diagnóstico (entrevistas). La observación y el diálogo clínico libre, la auto y la heteroanamnesis, son otros tantos medios para obtener información, y la redacción libre de los hallazgos es la base más utilizada para la documentación. Las entrevistas estandarizadas prescriben el orden, el contenido y forma de la → exploración y de la → documentación (por ejemplo, IMPS de Lorr y otros 1963), y en parte pueden utilizarse como base para establecer un diálogo más libre (por ejemplo, PSE de Wing 1974). El registro de los síntomas (por ejemplo, hoja de psicopatología del AMP o del AMDP) y las escalas de ítems (por ejemplo, escala de → depresión de Hamilton 1960) pueden emplearse como instrumentos de registro y de documentación.

Los instrumentos de recogida de datos y de documentación ponen de manifiesto que en esta exploración se procede siempre de un modo reflexivo, o bien y negativamente, irreflexivo según un modelo de búsqueda y que, por tanto, se eligen y se comprueban determinados signos de relevancia diagnóstica o terapéutica, en virtud de una opción previa, entre la serie de posibles modelos de vivencia y de conducta (cf. Glatzel 1978, 1981: psicopatología interaccional).

Efecto del observador: La → psicopatología se desarrolla siempre en el espacio interhumano, se define a nivel interaccional (también el aislamiento es una situación social). En el contexto comunicativo de los familiares, la psicopatología puede diferir de la que se da en la situación personal y espacial de una clínica. Benedetti (1981) concibe el síntoma en la «psicopatología comunicativa» como expresión del esfuerzo por la comunicación entre el paciente y el terapeuta. «La prueba más impresionante de la acción terapéutica está en la elaboración de símbolos progresivos por parte del paciente. Éste, por ejemplo, experimenta alucinaciones terapéuticas» (243).

La posibilidad del examen, de la valoración y la seguridad en la afirmación de la presencia de un síntoma dependen fundamentalmente de la capacidad y disposición del paciente para cooperar en el diálogo diagnóstico (→ fundamentos psicométricos del diagnóstico).

Subjetividad frente a objetividad del síntoma: Algunos síntomas se pueden registrar objetivamente con gran seguridad. Son especialmente claras las peculiaridades motoras (paracinesia, estereotipias) o las anomalías verbales (neologismos, verbigeración). Otros síntomas (por ejemplo, afectos, delirio, alucinación) deben averiguarse, sobre todo, mediante interrogatorio. En tal caso, los datos subjetivos observables en la conversación determinan el registro de un síntoma.

Diferente nivel de abstracción del síntoma e influencia de la interpretación: La «estereotipia del movimiento» es un ejemplo de síntoma registrable mediante la percepción y dentro del consenso intersubjetivo de los examinadores. El «trastorno de asociación» de Eugen Bleuler (1911) es una interpretación de comportamientos verbales en el sentido de una determinada psicología (teoría de la asociación). El → autismo (Eugen Bleuler 1911) es un conjunto teórico más que una unidad descriptiva. Dado que el autismo se concibió en relación con la → esquizofrenia, este síntoma conduce, en alto grado, a una decisión diagnóstica previa. Algo similar cabe decir sobre el concepto pretencioso de «trastorno afectivo» en los esquizofrénicos. *Grado de complejidad del síntoma:* Algunos síntomas son unidades descriptivas pequeñas: neologismo, paracinesia, estado de ánimo irritado; tales términos reúnen también elementos heterogéneos. Otros son complejos «grandes»: trastornos de la conciencia, estupor, trastornos en la vivencia del yo, trastornos del pensamiento, trastornos de lenguaje, suicidalidad. Pueden dividirse en muchos factores; son, pues, más bien síndromes (conjuntos de síntomas).

Las indicaciones cualitativas en el síntoma dependen en buena parte del examinador (por ejemplo, teatral, telefrénico, amanerado, auténtico o inauténtico, componentes agresivo-disfóricos en depresivos, estado de ánimo ligeramente exaltado).

Cuantificación (graduado escalar): La frecuencia de aparición y la intensidad confluyen. No son operacionalizables con exactitud.

División de los síntomas: 1) Primario-secundario: E. Bleuler (1911, p. 284) llamó síntomas primarios a manifestaciones parciales que se dan forzosamente en una enfermedad (en sentido físico). Están causados directamente, según él, por el proceso (desconocido) (372). Los síntomas secundarios no son, en cambio, de aparición forzosa y se deducen de los primarios mediante interpretación (comprensiva).

2) Síntomas básicos frente a síntomas accesorios: E. Bleuler consideró los síntomas básicos como algo característico de las esquizofrenias (9). Los llamó también «síntomas específicos duraderos» (9) y los contrapuso a los síntomas accesorios (78). La división en síntomas básicos y síntomas accesorios se corresponde, pues, en buena medida con la división en síntomas primarios y síntomas secundarios.

3) *Síntoma principal, o síntoma de primer orden, frente a síntoma de segundo orden:* K. Schneider (1967) propuso la conocida división, empleada en los esquemas actuales de diagnóstico (DSM III 1978), en síntomas principales, o de primer orden, la presencia de los males permite diagnosticar la esquizofrenia, y síntomas de segundo orden, menos importantes para el diagnóstico.

Una distinción similar se encuentra en la teoría del síndrome: síndrome nuclear y síndrome axial (por ejemplo, Berner 1975).

Coordinación y valoración de los síntomas.
1) Lugar en un síndrome: El síndrome es una constelación de síntomas cuyos contenidos se relacionan entre sí (por ejemplo, estado delirante, delirio, sistema delirante: síndrome paranoide; delirio y alucinación: síndrome paranoide-alucinatorio) o en la experiencia clínica (Hoche 1912), o suelen encontrarse empíricamente unidos (por ejemplo, fobia y obsesión como síndrome fóbico-anancástico). Algunos síndromes aparecen fundamentados etiológicamente: Determinados trastornos cerebrales están vinculados a determinados patrones de síntomas: trastornos cerebrales difusos, con el síndrome amnésico o psicoorgánico (Bleuler), trastornos endocrinológicos y trastonos cerebrales locales (no indiscutidos) con el psicosíndrome endocrinológico y cerebral local, de idéntico cuadro de manifestaciones clínicas (Bleuler). 2) Importancia patognóstica: Los síntomas poseen una importancia muy variada en cuanto a relevancia para establecer el diagnóstico. Fundamentalmente, los síntomas no son específicos de las enfermedades, sino más o menos típicos. Por ejemplo, la audición de voces y el delirio de persecución no son síntomas específicos de las llamadas psicosis esquizofrénicas; pero una determinada clase de audición de voces y de delirio de persecución es típica para la inclusión dentro del diagnóstico convencional de esquizofrenia. Los trastornos de la vivencia del yo tampoco son específicos de esta enfermedad hipotética. La distimia depresiva, en cuanto síntoma, aparece en psiquiatría en contextos muy diversos, y en tanto que dato aislado no significa mucho para el diagnóstico. En cuanto a los → trastornos de la memoria, es preciso examinar si aparecen dentro del marco de un síndrome psicoorgánico o son parte de una debilidad depresiva en el rendimiento. Según lo que se decida en este sentido, poseen importancia muy diferente.

Interpretación de síntoma. 1) → Explicación causal: Se supone aquí la existencia de una relación directa entre un trastorno y un síntoma. Por ejemplo, la afasia corresponde a una determinada lesión cerebral local. Son pocos los síntomas de la psicopatología que permiten establecer una relación directa entre causa y síntoma como secuencia.

Otra explicación concibe el síntoma (y el síndrome) según el modelo de los estratos psíquicos (Jackson 1932, Ey 1952) de la estructura y la función del sistema nervioso central: Una noxa da lugar a síntomas negativos, deficitarios o de carencia: por ejemplo, el deterioro cerebral difuso lleva al psicosíndrome amnésico. La lesión de estratos funcionales filogenéticos y ontogenéticos superiores, a los que se atribuye una función de control, da lugar a desinhibición de funciones inferiores. El fallo de control prepara el terreno para vivencias y trastornos paranoides y alucinatorios y para → trastornos afectivos.

En una ulterior etapa se incluye la «totalidad», el sistema, concebido en sentido organísmico o en sentido personal: una causa cerebral o psicológica impulsa al sistema a tentativas de equilibrio. Tan sólo cuando estos intentos no resultan suficientes, se produce la descompensación de todo el conjunto integrativo, que es puesto de manifiesto por el síntoma (Llavero 1953). Otro modelo explicativo es el conductista: la → depresión, por ejemplo, se interpreta como desamparo aprendido (Seligmann 1975).

2) → Comprensión - interpretación funcional: Ideler (1847) y Neumann (1859) interpretan el síntoma como expresión del esfuerzo de la persona afectada por conjurar la amenaza. E. Bleuler (1911), siguiendo a Freud, lo interpretó en sentido funcional (p. 371): «La sintomatología que salta a la vista es sin duda, en su mayor parte (posiblemente en su totalidad), la simple expresión de un intento más o menos malogrado para superar una situación insoportable.»

Freud (1896, 1916-1917) ve en el síntoma signos larvados y hermenéuticamente aleccionadores de defensa pulsional, de evitación de conflictos o de cumplimiento de deseos (por ejemplo, la agorafobia como defensa contra deseos de prostitución, el delirio amoroso como expresión de un anhelo amoroso satisfecho en forma autista).

Bibliografía. AMP, *Manual zur Dokumentation psychiatrischer Befunde*, AMDP ³1978, Springer, Berlín-Heidelberg-Nueva York 1971; G. Benedetti, *Entwicklungen in der Psychotherapie der Schizophrenie*, «Schweiz. Arch. Neurol. Neurochir., Psychiatr.» 28 (1981) 239-249; P. Berner, *Psychiatrische Systematik*, Huber, Berna-Stuttgart-Viena 1975; E. Bleuler, *Dementia praecox oder Gruppe der Schizophrenien*, Deuticke, Leipzig-Viena 1911; E. y M. Bleuler, *Lehrbuch der Psychiatrie*, Springer, Berlín-Heidelberg-Nueva York ¹⁴1979; DSM III, *Diagnostic and statistical manual of mental disorders*, Am. Psychiat. Ass., Washington 1978; H. Ey, *Études psychiatriques*, D. de Brouwer, París 1952; S. Freud, *Weitere Bemerkungen über die Abwehr-Neuropsychosen* (1896), Ges. W., 1, Fischer, Francfort 1968 (trad. cast., *Nuevas observaciones sobre las neuropsicosis de defensa*, en *Obras completas*, vol. 1, Biblioteca Nueva, Madrid ²1983); —, *Vorlesungen zur Einführung in die Psychoanalyse* (1916/17), Ges. Werke, 11, Fischer, Francfort 1968 (trad. cast., *Lecciones introductorias al psicoanálisis*, en *Obras completas*, vol. 6, Madrid 1972); J. Glatzel, *Allgemeine Psychopathologie*, Enke, Stuttgart 1978; —, *Spezielle Psychopathologie*, Enke, Stuttgart 1981; A. Hoche, *Die Bedeutung der Symptomkomplexe in der Psychiatrie*, «Z. Ges. Neurol. Psychiatr.» 12 (1912) 540-551; H. Jackson, *Croonian lectures 1884-1887*, en *Selected writings*, Hooddler Stroughton, Londres 1932; K.W. Ideler, *Der religiöse Wahnsinn*, Schwetschke, Halle 1847; F. Llavero, *Symptom und Kausalität*, Thieme, Stuttgart 1953; M. Lorr, C.J. Klett, D.M. McNair, J.H. Lasuy, *Impatient multidimensional psychiatric scale manual*, Consult. Psychol. Press, Palo Alto 1963; H. Neumann, *Lehrbuch der Psychiatrie*, Enke, Erlangen 1859; M. Pfeiffer, W. Schöne, *Psychopathologie im Kulturvergleich*, Enke, Stuttgart 1980; K. Schneider, *Klinische Psychopathologie*, Thieme, Stuttgart 1967; M.E.P. Seligman, *Helplessness*, Freeman, San Francisco 1975; J.K. Wing, J.E. Cooper, N. Sartorius, *Measurement and classification of psychiatric symptoms. An introduction manual for the PSE and CATEGO program*, Cambridge, Londres 1974.

Christian Scharfetter

SUEÑOS. Causalidad de los sueños, finalidad de los sueños, subjetividad de los sueños, fisiología cerebral en los sueños, existencia onírica.

Apenas existe un fenómeno de la vida humana que haya corrido en el curso de la historia una suerte tan desigual como los sueños. Los juicios sobre los mismos oscilan entre «su valoración como un estado superior que a veces se eleva hasta el virtuosismo y como una reducción y debilitamiento de la vida psíquica que a veces se sitúa por debajo del nivel de lo humano» (F.W. Hildebrand 1875, p. 35). Una época de especial subestimación de los sueños es la segunda mitad del siglo XIX, de signo materialista-positivista. Los investigadores consideraron entonces los sueños como un «fenómeno de estímulos corporales». Querían significar con ello que las imágenes oníricas deben concebirse como reflejos psíquicos de las sensaciones internas o externas recibidas durante el sueño.

Sólo Sigmund Freud se opuso a esta asombrosa actitud de suficiencia científica. Sospechó que las sensaciones internas o externas objetivas que intervienen en el sueño desempeñan un papel extremadamente modesto como fuentes de los sueños y que son otros factores los que determinan la evocación de las imágenes mnémicas, dado que los mismos estímulos corporales suelen provocar imágenes oníricas tan extraordinariamente diversas. Freud fue el primer pensador de la época moderna que llamó la atención sobre la «sobrevaloración desmesurada de los estímulos no procedentes de la vida psíquica en la formación de los sueños» (S. Freud 1942, p. 29). Agregó a su crítica una «hipótesis atrevida» que tuvo gran resonancia. Afirmó ya en la primera página de su obra *Die Traumdeutung (La interpretación de los sueños)*, aparecida exactamente con nuestro siglo, que los sueños son una formación psíquica llena de sentido, que debe ocupar un puesto importante en la actividad anímica de la vigilia (Freud 1942, p. 1).

Para demostrar su «hipótesis atrevida», Freud se vio obligado a dar un «paso más allá de la experiencia». Formuló la hipótesis de que los sueños son, en el fondo, la realización alucinatoria de un deseo pulsional infantil (Freud 1942, p. 555). Los numerosos sueños que no presentan claramente este carácter serían, en el fondo, realizaciones disimuladas de determinados deseos. Freud explicó tal disfraz como obra de la censura moral. Ésta hace su trabajo en ese umbral intrapsíquico que separa a uno de los receptáculos parciales del aparato psíquico, lo inconsciente, del otro, que es la conciencia. Aquí funciona el censor de los sueños, como un vigilante que retiene en lo «inconsciente» todos los movimientos que chocan con la moral o son incompatibles con el sentimiento de sí mismo y les cierra el paso a la conciencia o sólo permite que penetren en ella «de incógnito». De este «material psíquico» censurado forman parte los deseos infantiles prohibidos, que deben considerarse como los verdaderos fabricantes o motores de los sueños.

Para realizar su tarea encubridora, la censura utiliza diversas técnicas. Tiene la capacidad de desplazar afectos, de condensar diversos rasgos caracterológicos en una sola persona, de convertir un fenómeno en su contrario, de trasformar los pensamientos en imágenes visuales, de ocultar detrás de los «símbolos» y elaborar secundariamente elementos oníricos en un todo ordenado.

Partiendo de tales especulaciones teóricas, Freud llegó a distinguir entre las imágenes oníricas manifiestas y las ideas oníricas latentes. Para poder descubrir estas ideas oníricas latentes, hasta llegar al auténtico motor y causante de los sueños, que son los deseos infantiles inconscientes, es preciso realizar una labor de desenmascaramiento e interpretación.

Freud sostuvo durante toda su vida, y de modo inquebrantable, su teoría sobre el origen causal de los sueños en deseos pulsionales latentes. Propuso para ello hipótesis que permitieran someter incluso los sueños de contenido angustioso y molesto y los sueños de castigo a su teoría sobre realización de deseos. Freud consideraba que todos sus críticos eran víctimas de un ingenuo malentendido (Freud 1922, p. 222). Este reproche iba dirigido también contra ciertos ex discípulos, como H. Silberer, A. Maeder, A. Adler, W. Stekel y C.G. Jung. Éstos no se conformaron con el reduccionismo de Freud y se interesaron cada vez más por las «imágenes oníricas» manifiestas. No se limitaron a buscar como base de las mismas ciertos factores causales, sino también aspectos finalistas.

De cualquier modo, también la teoría freudiana de los sueños incluye la perspectiva finalista. Freud atribuye a los sueños una finalidad y un objetivo cuando considera que el «sentido de todo sueño» es la realización alucinatoria de un deseo, o cuando hace desempeñar a los sueños el papel de un «guardián del dormir» o de un vigilante nocturno (S. Freud 1942, p. 94 y 162). En opinión de Maeder, Adler, Stekel y Jung, sin embargo, la significación finalista del soñar humano va mucho más allá de estos planteamientos. A. Adler vio en el sueño un «ensayo» para el ulterior curso de la vida. Los sueños sugieren, según él, «la preparación frente a una dificultad actual, dentro de la línea vital del soñador» (A. Adler 1912-1913, p. 174). El sueño busca siempre, según Stekel, «una solución para el conflicto de la vida o para el conflicto del día». El sueño es el «indicador del conflicto vital del paciente» (W. Stekel 1935, p. 3). Ya antes de Adler, A. Maeder había concebido los sueños como «una antigua representación simbólica de la situación libidinal actual, que se transmite a la conciencia», o «como autorrepresentación de la situación inconsciente actual... en forma simbólica». En otra fórmula algo diferente, consideró los sueños como un recurso expresivo y una comunicación del inconsciente, que se sirve de la conciencia como «órgano perceptivo» con el fin de «influir de modo sugestivo y callado» en el yo (A. Maeder 1914, p. 2). Maeder atribuyó ya en 1912 a una serie de sueños la función de «ejercicio y preparación para la vigilia posterior». Los sueños «buscan y dan propuestas de solución a los conflictos actuales» (Maeder 1912, p. 700). Si se consideran estos sueños como intentos de solución de los conflictos psíquicos pendientes, hay que decir que desempeñan una «función prospectiva». «Los sueños ofrecen al yo consciente, inseguro, desorientado, ansioso, una ayuda que exhorta, avisa, corrige, pero también consuela y apoya» (A. Maeder 1913, p. 700).

Hay que considerar también como finalidad el carácter de complementariedad y de compensación que C.G. Jung atribuye a los sueños. Éstos están destinados a establecer un equilibrio en favor de las posibilidades de la vida psíquica que resultan desatendidas en la vida de vigilia.

Adicionalmente a estas perspectivas finalistas, todos estos autores señalaron la posibilidad de hacer una interpretación de los sueños en el llamado «plano del sujeto». Con esta expresión se refirió C.G. Jung, tardíamente, a la otra posibilidad interpretativa. Mucho antes que él lo había señalado H. Silberer, denominando los sueños a los que se podía aplicar dicha interpretación «fenómenos funcionales». La interpretación en el «plano del sujeto» fue emergiendo gradualmente, como contrapunto de la interpretación en el «plano del objeto». Se interpreta una cosa o un personaje onírico en este plano del objeto cuando se supone que los sueños se refieren a este objeto concreto y determinado del mundo exterior. La interpretación en el «plano del sujeto», en cambio, no ve en el fenómeno onírico al objeto mismo, sino que lo considera como un «símbolo», como una personificación proyectada hacia fuera o la objetivación de un elemento estructural del sujeto mismo.

Entre los antiguos seguidores de Freud aparece en solitario C.G. Jung, que introdujo el concepto de «inconsciente colectivo». Jung consideró esta realidad como la zona intrapsíquica más profunda, situada por debajo del «inconsciente» individual de Freud. Es, sobre todo, el lugar de los «arquetipos». C.G. Jung elevó estas realidades hipotéticas, en relación con el fenómeno de los sueños, al mismo rango que Freud otorgara a los «deseos pulsionales infantiles». Si los «motores» de los sueños eran para Freud las pulsiones, para C. G. Jung lo son los «arquetipos». Si en la teoría freudiana la imagen onírica manifiesta es el producto de un movimiento pulsional latente, en la teoría junguiana de los sueños hay siempre un arquetipo que se manifiesta en forma de símbolo onírico y que suscita imágenes oníricas. Para poder derivar de las imágenes oníricas manifiestas el arquetipo que las genera, C.G. Jung introdujo la nueva metodología de la «amplificación». Ésta consiste en una búsqueda de la figuras de la mística, de la mitología y de las leyendas que poseen una similitud con la imagen onírica en cuestión.

Los autores y las teorías sobre los sueños que hemos mencionado siguen inspirando los esquemas tanto científicos como terapéutico-prácticos que se utilizan actualmente en el tema de los sueños. Cabe mencionar la teoría neoanalítica de los sueños de H. Schultz-Hencke, la teoría neofreudiana de interpretación de los sueños de E. Fromm y la teoría de los sueños de L. Klages; pero estas teorías no aportan nada nuevo. Otro tanto hay que decir de las recientes obras aparecidas sobre la psicología de los sueños, tema sobre el que suele llegar al mercado casi una publicación por año, después de la aparición de las obras de los pioneros ya mencionados en la interpretación de los sueños.

Tuvieron mucha resonancia, en cambio, a principios de los años cincuenta, las investigaciones sobre el sueño y los sueños realizadas desde la perspectiva de la fisiología cerebral por autores como E. Aserinsky, N. Kleitman y W. Dement. Estos autores elaboraron sus datos a partir de los trazados electroencefalográficos obtenidos durante todo el tiempo que los probandos permanecían dormidos. Esta nueva forma de investigación de los sueños fue acogida y desarrollada por gran número de científicos de todo el mundo. C.A. Meier ha publicado una exposición global de los resultados científicos obtenidos por los laboratorios de los sueños del área lingüística germana. R.M. Jones presenta un panorama no menos valioso sobre trabajos americanos análogos. También en los países de idioma francés han aparecido numerosas revisiones de conjunto sobre el tema. Cinco de las mejores han sido publicadas conjuntamente en un fascículo de «Annales de Psychothérapie» bajo el título de *Psychophysiologie du rêve*.

En todos estos trabajos, sin embargo, hay que distinguir con rigor entre lo descubierto acerca de los procesos fisiológicos cerebrales y de los fenómenos oníricos perceptibles, por una parte, y la interpretación adicional de los autores partiendo de sus teorías respectivas sobre los sueños, por otra. Algunos siguen las ideas de Freud sobre los sueños, otros se atienen a los esquemas de Jung. Por eso divergen notablemente en sus teorías secundarias.

Hay unanimidad plena, en cambio, en lo concerniente a los resultados en el terreno empírico verificable. Actualmente se puede considerar como seguro que el sueño fisiológico de un adulto a lo largo de una noche recorre de cuatro a seis fases que pueden reducirse a dos estados fundamentales: el uno se caracteriza por movimientos oculares concomitantes rápidos, y el otro por la ausencia de dichos movimientos. En relación con los sueños, parece que el primero de ambos estados cerebrales reviste mucha mayor importancia, porque los sujetos que eran despertados durante o inmediatamente después de esa fase referían sueños mucho más frecuentemente que los que eran despertados en el segundo estadio. Sin embargo, los resultados obtenidos hasta ahora no permiten concluir en modo alguno que la fase sin movimientos oculares rápidos transcurra de hecho sin sueños. Sólo cabe afirmar que el probando recuerda en general menos sueños si se le despierta en la fase carente de movimientos oculares rápidos.

Se han dado diversos nombres a la fase de sueño que va acompañada por movimientos oculares rápidos y presenta numerosos recuerdos oníricos. Los americanos hablan de *D (Dreaming)-state* o de *REM (Rapid-eye-movement)-sleep*. Los franceses dicen simplemente *état R* o *P.M.O. (phase de mouvement oculaire)*. Todos califican esta fase de paradójica, porque en ella existe una extraña mezcla de procesos fisiológico-vegetativos. Algunos de ellos son más afines a los datos que pueden registrarse en estado de vigilia, otros suelen coincidir con aquellos que aparecen durante el sueño profundo, supuestamente exento de sueños.

No hay que olvidar, pues, que este método de supervisión del sueño mediante electroencefalograma no detecta sólo correlaciones de simultaneidad entre los diversos estados cerebrales durante el sueño y los sueños, sino que puede registrar también gran número de procesos somáticos vegetativos. Especialmente interesante para nosotros es un descubrimiento que fue posible gracias a este método de investigación. Se sabe actualmente que los seres humanos sueñan mucho más de lo que cabe suponer por los recuerdos que se tienen al despertar espontáneamente por la mañana.

Los resultados obtenidos con el método electroencefalográfico son sin duda muy interesantes y necesarios. Pero tales métodos apenas dicen nada sobre el tema que pretenden investigar. En efecto, no aportan ninguna luz sobre el fenómeno del soñar como un modo determinado de la existencia humana. Se limitan a establecer la relación «si... entonces». *Si* el cerebro del hombre se encuentra en un estado del que cabe deducir mediante electroencefalogramas la existencia de tales y tales ondas, *entonces* se sueña con más frecuencia, o al menos el sujeto recuerda más a menudo lo soñado. Lo que va más allá del enunciado sobre una correlación de simultaneidad entre datos de fisiología cerebral y el soñar (percepción de ciertos fenómenos del mundo experimentados oníricamente y comportamientos oníricos frente a ellos), todo ello supone una transgresión del método de investigación electroencefalográfica.

Pero, cuarenta años antes, alguien había hecho una sugerencia sobre los sueños radicalmente diferente y nueva. Esa sugerencia quedó largo tiempo en el subsuelo de las ciencias psicológicas del hombre. La sugerencia viene de la ontología fundamental del que es probablemente el máximo pensador de nuestro siglo, Martin Heidegger. El primero que sospechó la extraordinaria importancia que tenía la nueva idea del hombre, contenida en ella, para la medicina y la → psicopatología en general y para la → psicoterapia y la teoría de los sueños en particular, fue el psiquiatra L. Binswanger. M. Boss y sus discípulos G. Condrau y S. Spanoudis han colaborado en la profundización y reelaboración de la teoría de los sueños orientada en estas ideas radicalmente nuevas sobre la esencia del existir humano.

A la luz de esta nueva comprensión de la esencia del existir humano, el estado de vigilia y el estado onírico del hombre resultan ser «sólo» dos modos diferentes, pero igualmente autóctonos, de ser en el mundo. Las diferencias de ambos modos existenciales permiten que lo soñado le sirva al neurótico de poste indicador, bajo la guía de un experto, y le señale aquellas barreras y servidumbres cuya superación le es imprescindible para alcanzar la plena madurez.

Bibliografía. A. Adler, *Traum und Traumdeutung*, «Zentralbl. Psychoanal.» (1912-1913) XI; A. Aserinsky, N. Kleitman, *Science*, Nueva York 1953, p. 273-274; L. Binswanger, *Traum und Existenz, Ausgewählte Vorträge und Aufsätze*, vol. I, p. 74, Francke, Berna 1947; M. Boss, *Der Traum und* *seine Auslegung*, Kindler, Munich ²1974; —, *Es träumte mir vergangene Nacht*, Huber, Berna-Stuttgart-Viena 1975; G. Condrau, *Einführung in die Psychotherapie*, Walter, Olten-Friburgo de Brisg. 1970; W. Dement, *Dream recall and eye movements during sleep in schizophrenics and normals*, «J. Nerv. Ment. Diss.» 122, Nueva York 1955; S. Freud, *Die Traumdeutung*, vols. II y III, Imago, Londres 1942 (trad. cast., *La interpretación de los sueños*, en *Obras completas*, vol. 2, Biblioteca Nueva, Madrid 1972); —, *Vorlesungen zur Einführung in die Psychoanalyse, Ges. Werke*, vol. XI, Londres 1940 (trad. cast., *Lecciones introductorias al psicoanálisis*, en *Obras completas*, vol. 6, Madrid 1972); —, *Neue Folge der Vorlesungen zur Einführung in die Psychoanalyse. Revision der Traumlehre*, Imago, Londres 1940 (trad. cast., *Nuevas lecciones introductorias al psicoanálisis. Revisión de la teoría de los sueños*, en *Obras completas*, vol. 8, Madrid 1974); E. Fromm, *The forgotten language. An Introduction to the understanding of dreams, fairy tales and myths*, Basic Books, Nueva York 1951; M. Heidegger, *Sein und Zeit. Erste Hälfte*, Niemeyer, Halle a. d. S. ⁴1935; R.M. Jones, *The new psychology*, Grune and Stratton, Nueva York-Londres 1970; C.G. Jung, *Allgemeine Gesichtspunkte zur Psychologie des Traumes*, en *Über die Energetik der Seele*, Rascher, Zurich 1928; L. Klages, *Vom Traumbewusstsein*, «Z. Patho-Psychol.», vol. III, 1 y 4, Zurich 1914 y 1919; A. Maeder, *Über das Traumproblem*, Deuticke, Viena 1914; C.A. Meier, *Die Bedeutung des Traumes*, Walter, Olten-Friburgo de Brisg. 1972; H. Schultz-Hencke, *Lehrbuch der Traumanalyse*, Enke, Stuttgart 1949; H. Silberer, *Probleme der Mystik und ihrer Symbolik*, Heller, Viena-Leipzig 1914; S. Solon Spanoudis, *Abordagem fenomenologico-existencial dos sonhos*, «Boletim de psiquiatria. Orgão oficial do Entro de estudos do Departemento de psiquiatria e psicologia médica da Escola paulista de medicina» 14, 2 (1981) 45-100; W. Stekel, *Fortschritte und Technik der Traumdeutung*, Urban und Schwarzenberg, Berlín-Viena 1935; J. Thomas y otros, *Psychophysiologie du rêve*, «Annales de Psychothérapie» 4 (1972).

MEDARD BOSS

SUICIDIO. Síndrome presuicidal, angostamiento, distorsión vital, «enfermedad mortal», crecientes fantasías de suicidio.

¿De dónde deriva el derecho de la → psiquiatría a ocuparse especialmente del suicidio? ¿Hay que estar psíquicamente enfermo para intentar el suicidio? Son preguntas que se formulan constantemente, sobre todo desde el campo de la ética, la filosofía y la sociología. Sin embargo, este modo de consideración sólo puede ofrecer enunciados sobre si el *suicidio* debe glorificarse o repudiarse, si tiene sentido o no, si es provocado por una determinada situación social o es impedido por ella; pero estas perspectivas científicas no contactan lo suficiente con el *suicida* mismo, con aquel que comete el suicidio; ésta es una tarea que debe realizar la psiquiatría, pasando de la teoría a la práctica. Numerosas investigaciones realizadas sobre intentos de suicidio y, también, la reconstrucción del desarrollo de la personalidad presuicidal después de cometido el acto (= autopsia psiquiátrica) han ayudado a la psiquiatría a realizar esta tarea. La psiquiatría no se ha limitado al campo de la → enfermedad mental, sino que ha abordado la dimensión de la psicología profunda para poder diagnosticar los trastornos psíquicos no incluidos en las → psicosis y comprender su esencia y génesis. Estas investigaciones permiten afirmar hoy que la mayoría de los suicidios está relacionada con factores psicopatológicos (→ psicopatología), una tesis que no será válida en un 100 % (como no lo es ninguna) y por eso admite obviamente excepciones (cf. más adelante) que no invalidan la regla.

Al ceñirme ahora al síndrome presuicidal descrito por mí, no lo hago por simple autocomplacencia, sino porque este descubrimiento ha aportado nuevos aspectos para las cuestiones que aquí interesan. Cuando en 1949 exploré a 745 personas que habían realizado un intento de suicidio, observé que su disposición anímica antes del acto ofrecía tal cúmulo de notas comunes que creí justificado hablar de un síndrome presuicidal, una disposición psíquica que precede al suicidio.

El síndrome presuicidal consta de tres elementos:

— el angostamiento,
— la → agresión inhibida y dirigida contra la propia persona y
— crecientes fantasías de suicidio.

El angostamiento aparece en cuatro formas: como angostamiento situacional, como angostamiento del mundo de los valores, como angostamiento dinámico y como angostamiento de las relaciones humanas.

El *angostamiento situacional* significa que el sujeto se halla en una situación que siente como irremediable y opresiva, frente a la cual se ve pequeño, impotente, desamparado, expuesto y abandonado (sentimiento de no poder actuar sobre las cosas, acompañado de un no saber nada de nada).

El angostamiento situacional puede aparecer en primer lugar como consecuencia de un revés del destino; entonces la desgracia situacional es la fase previa del angostamiento situacional. Sólo una determinada reacción de la persona a la desgracia situacional: arredrarse, perder la cabeza, dejarse invadir del pánico, no saber esperar (un factor muy importante), lleva al angostamiento situacional. La desgracia situacional no es aún presuicidal; sí lo es, en cambio, el angostamiento situacional.

El angostamiento situacional puede aparecer, en segundo lugar, en traumas psíquicos esporádicos, si el afectado es propenso a ese trauma en virtud de su trayectoria vital. Un trauma debe juzgarse siempre «subjetivamente», mas no desde nuestra perspectiva («si eso me pasara a mí, sería un trauma grave o leve, por eso lo será también para el paciente»), sino desde el punto de vista de aquel que lo sufre (para ello es preciso conocerle a él y a su trayectoria).

La tercera posibilidad es que la propia conducta lleve sistemáticamente al angostamiento situacional, como vemos en la distorsión vital neurótica, en la que el sujeto «escenifica» inconscientemente una desgracia tras otra, hasta que la situación resulta insostenible.

En cuarto lugar, el angostamiento situacional puede producirse cuando alguien «lo ve todo negro» y cree hallarse en una situación desesperada, no siendo así el caso. El ejemplo clásico sería el → delirio de cáncer del depresivo (→ depresión) → endógeno, que está convencido de que no hay remedio para él.

En las posibilidades 2 a 4, especialmente en la 3 y en la 4, todo hace creer que existe un trastorno de la personalidad que puede hacer pasar al sujeto con más facilidad del angostamiento situacional a reacciones suicidales.

La *segunda forma de angostamiento se refiere al mundo de los valores*. Hay que mencionar primero la reducción del sentimiento de autoestima. Se trata de personas que no creen en sí mismas, en la importancia de su vida, que estiman que nadie las echará de menos, que su vida o muerte nada significan en el mundo.

Hay que recordar en segundo lugar la reducción de la referencia axiológica: la persona en riesgo de suicidio pierde su referencia a las esferas del valor y de los intereses y se va volviendo cada vez más «indiferente» hacia las cosas.

Estos dos factores revisten gran importancia en los suicidios de jóvenes, que aumentan de modo inquietante. La afirmación habitual de que todos los padres quieren «por naturaleza» a sus hijos es insostenible. El amor paterno y materno es hoy más raro que en el pasado, al menos tan raro como una buena relación entre hombre y mujer. Todos los padres aseguran, obviamente, que aman a su hijo, y lo creen sinceramente, pero lo aman al estilo expresado en la frase de Kafka: «El verdadero sentimiento paterno y materno es el egoísmo: utilizan al hijo para sus fines y así lo destruyen.» Esta destrucción es muy intensa y anula también al sentimiento de autoestima.

Dentro de esta dinámica, los padres han renunciado hoy a transmitir valores a los hijos, en parte porque sus propios sistemas de valor han caducado, y en parte porque se sienten humillados por la «pérdida de autoridad», una autoridad falsa y pretenciosa (la autoridad verdadera es un fenómeno raro). Lo que antes ocurría con harta frecuencia: la imposición de los valores que los hijos debían aceptar a la fuerza, ocurre ahora muy pocas veces. Una investigación reciente ha revelado que los niños no saben realmente lo que sus padres hacen en su profesión. Hay un factor demasiado olvidado que desempeña un papel importante en la transmisión de valores: sólo las personas que se entusiasman por algo pueden entusiasmar a otros. Esas personalidades carismáticas son actualmente muy escasas.

Los niños se ven abocados así a un enrarecimiento axiológico, a una enorme inseguridad, y no saben encontrar el tan mencionado sentido de la vida: son «huérfanos de padre y madre» (Manès Sperber). El sucedáneo representado por los valores puramente materiales no puede compensar el déficit y sólo produce hastío y aburrimiento, que son fases previas de la tendencia al suicidio.

En lo que respecta al angostamiento del mundo de los valores, hay que añadir otro punto importante en el aspecto sociopolítico (y el suicidio es, entre otras cosas, un problema sociopolítico): toda persona que piensa de otro modo que la mayoría de la sociedad y que profesa, por tanto, valores marginados, toda persona de este tipo, a la que se trata automáticamente como a un leproso, como a un ser inferior y despreciable, corre, ya por este aislamiento axiológico, un grave riesgo de suicidio.

La tercera forma de angostamiento, que es el angostamiento dinámico, constituye en cierto sentido —así lo creo yo— el núcleo del síndrome presuicidal. El angostamiento dinámico no debe confundirse con la restricción dinámica. Las personas en estado adinámico (como ocurre a menudo en enfermos de cáncer durante la fase terminal) no cometen ningún suicidio, ya que este acto supone la explosión de una enorme fuerza concentrada. (Una → depresión → endógena simula a menudo con su inhibición un estado adinámico, pero esconde un gran dinamismo «subterráneo» que está, por decirlo así, como atornillado y puede liberarse en cualquier momento y llevar al suicidio.) El concepto de angostamiento dinámico significa que los sentimientos de la persona se mueven en una sola dirección, por ejemplo hacia la → depresión, especialmente hacia la duda y la desesperación, y que los mecanismos de contrarregulación capaces de restablecer un equilibrio en el mundo afectivo han fracasado. Siempre podemos, obviamente, racionalizar los casos de suicidio; pero en realidad, el mundo sentimental acumula aquellas fuerzas que arrancan al hombre con increíble violencia de la fuerza de atracción que es el instinto de autoconservación, para lanzarlo a la autoaniquilación. Con razón escribe Gottfried Benn: «La decisión del suicidio nace en aquellas zonas de la personalidad humana que son elementales e irracionales y que se hallan evolutivamente por debajo o previamente a la superestratificación del cerebro por la concienciación humana.» Nos hacemos cada vez más «intelectuales» y olvidamos cada vez más las emociones. Ya en el hogar familiar surge un déficit emocional por falta de dedicación, debido al escaso tiempo que tienen los padres para ello.

Los escolares abandonan la escuela (incluso la escuela superior) como «analfabetos del sentimiento» (Bergmann), atiborrados de saber, pero sin tener la menor idea de cómo manejar nuestras emociones (odio, amargura, envidia, desesperación, etc.). Éstas se nos van acumulando —cf. también más adelante— y adoptan formas destructivas; pueden destruir el mundo, pero también a nosotros mismos.

Una vez pregunté a un paciente: «¿Por qué quería quitarse la vida?» Contestó: «Eso no se quiere; a eso se ve uno forzado contra su voluntad. Es una fuerza superior, que le puede a uno.» Peter Meiwald, un periodista muy inteligente, que escribe también aforismos, lo formuló así: «El suicidio (muerte voluntaria) es la neutralización de las obsesiones.»

Finalmente, en cuarto y último lugar está el *angostamiento de las relaciones humanas.* Es un hecho que en la gran mayoría de los casos la persona en riesgo de suicidio es una persona solitaria. Entre las personas solitarias no hay que contar únicamente, como en los casos trágicos de suicidio de ancianos, a las que viven solas, a las que no tienen a nadie que se preocupe de ellas y cuya muerte nadie advierte a veces durante días, sino también a personas que se relacionan externamente, pero que interiormente están solas porque se sienten incomprendidas y viven sin comunicación, cargadas de una vivencia de alienación total, porque —contra lo que se dice de palabra— a la hora de la verdad no cuentan con nadie que les preste ayuda. Este hecho permite concluir, en lo concerniente a la prevención del suicidio, que no siempre es suficiente registrar la existencia de algunas relaciones, sino que es preciso saber si esas relaciones son reales. Y otra conclusión: tenemos el deber de romper ese aislamiento, estableciendo una relación positiva y generosa con la persona en riesgo.

Analicemos el *segundo elemento* del síndrome presuicidal, que con razón se puede llamar el «elemento freudiano», ya que fue Freud el primero que descubrió el papel relevante que desempeña la → agresión en el suicidio. Cabe distinguir tres etapas: primero se acumula una enorme fuerza agresiva en una persona, generalmente por frustraciones sufridas ya en la infancia y también por otras experiencias decepcionantes posteriores. Esta agresión no puede descargarse hacia el exterior por muchas razones, como por ejemplo la conciencia moral, la civilización (que lleva a una represión cada vez mayor de las pulsiones) y la alienación (ya que las relaciones humanas sirven también sin duda, si son buenas, para la abreacción mutua de la agresión). La agresión no abreaccionada da origen al sentimiento de «ira impotente», que finalmente conduce a la inversión de la agresión contra la propia persona, a eso que los americanos llaman «implosión», una explosión que se produce hacia dentro. Pero esta implosión afecta también al medio ambiente; es un reproche, una acusación contra el entorno, quizá también contra el entorno más próximo, quizá incluso contra la sociedad y contra Dios: alcanza primero a la propia persona, pero la tendencia a la venganza contra los otros encuentra así su satisfacción, como observó Adler.

Hace algún tiempo traté a una muchacha después de un intento de suicidio y averigüé que ya una de sus cuatro hermanas se había suicidado. En una de las primeras conversaciones le pregunté cómo habrían reaccionado sus padres si hubiesen visto que se suicidaba otra hija. La respuesta fue rápida: «Mis padres no hubieran podido engendrar en toda su vida tantos hijos como habrían merecido perder.»

No puede expresarse con más claridad y de modo más trágico el papel de la agresión en el suicidio: como no es posible el camino directo, se elige el camino indirecto, que pasa por la propia muerte para expresar la agresión. Esta problemática de la agresión reviste obviamente una importancia decisiva en el fenómeno del angostamiento dinámico; en efecto, la → depresión, desde la perspectiva psicodinámica, no es sino una agresión inhibida.

El *tercer elemento* del síndrome presuicidal consiste en la *huida hacia un mundo fantástico,* especialmente hacia la muerte. Cuanto más insoportable se hace la vida, más se intenta buscar un mundo aparente, quizá eso que Hermann Hesse llama en *El lobo estepario* el «teatro trágico». Pero esta huida tiene tres consecuencias funestas:

1. El que huye, renuncia a configurar este mundo.

2. Cuanto más se huye hacia un mundo aparente, más insoportable se hace la discrepancia con la realidad.

3. Las fantasías acaban por independizarse. Lo que se buscó primero como solución, redención e incluso como liberación, se precipita sobre el hombre contra su voluntad, como la escoba del aprendiz de brujo, que primero era una criada dócil y luego se convierte en ama despótica. Harry Haller se consuela en *El lobo estepario* diciendo: «A los cincuenta años, aún puedo suicidarme.» Lo que al principio parece un ancla de salvación para sobrevivir en tiempos difíciles puede impulsar más tarde al suicidio.

Estas fantasías de suicidio se desarrollan en tres etapas. Primera: Quisiera morir. Segunda: Podría suicidarme. Tercera: ¿Cómo lo haré? (esta etapa es la más peligrosa).

Sin embargo, las fantasías progresivas de suicidio presentan también un aspecto positivo, ya que, según el dicho evangélico, «de la abundancia del corazón habla la boca»; esas personas, en la fase de labilidad que Pöldinger ha descrito tan magistralmente, luchan entre la vida y la muerte y comienzan a hablar sobre sus intenciones de suicidio. Todos estos anuncios de intención de suicidio implican en el sujeto la esperanza de ser comprendido y retenido antes de dar «el último paso difícil», como dice Goethe. Es verdad que los «gritos de auxilio» suelen darse en forma indirecta, otorgando una posibilidad tanto a la vida como a la muerte. Hay que aprender a descifrar los mensajes cifrados. A veces es importante cada frase; hay que estar extremadamente atentos si se quiere impedir el suicidio. Después, cuando es demasiado tarde, se comprende su «sentido profundo». ¿Por qué no antes? Lo difícil de comprender es por qué suelen desatenderse la mayoría de las veces los anuncios de una intención de suicidio: se podrían evitar así el 90 % de los suicidios. Es preciso analizar por qué no se perciben (a menudo, tampoco por los médicos) los avisos: el fenómeno tiene que ver con la ignorancia, pero mucho más con las malas relaciones humanas. Como vivimos sin interesarnos los unos por los otros, la muerte tiene mayores posibilidades que la vida.

La conclusión más importante del síndrome presuicidal es que se trata *evidentemente de un estado psicopatológico,* de una «enfermedad mortal» en la que una persona pierde el control sobre sí misma y se precipita a la muerte. Ahora bien, si es cierto que la gran mayoría de los suicidios se cometen en ese estado presuicidal —y esto lo confirman cada vez más las investigaciones en todo el mundo—, se impone la tesis de que el suicidio se produce casi siempre desde una base psicopatológica (→ psicopatología).

Como hemos señalado, el síndrome presuicidal refleja en sí un estado morboso, pero en modo alguno se identifica con una determinada enfermedad psíquica. Constituye quizá, en cierto modo —y en una forma u otra— el denominador común de diversas enfermedades o trastornos psíquicos que ofrecen la base para el suicidio. Por eso, siempre que se investiga la cuestión realmente importante de si hay peligro de suicidio, hay que considerar dos aspectos:

1. En qué medida existe el síndrome presuicidal.
2. Qué enfermedad le ha servido como base.

Los siguientes trastornos psíquicos desempeñan un papel decisivo en el suicidio:

— Melancolía (→ depresión → endógena), en un 30 %.
— Círculo de las formas esquizofrénicas, en un 6 %.
— Fracaso en la adaptación a la senectud (depresión senil), en un 25 %.
— Neurosis (→ formas de neurosis), en un 25 %.
— → Psicopatía, en un 12 %.

No podemos entrar aquí en el análisis de estas enfermedades, que se exponen en otros lugares del presente diccionario. Sólo haré una observación concerniente a la neurosis (→ formas de neurosis): hay una forma de neurosis que no presenta los → síntomas que suelen marcar el cuadro de la enfermedad (síntomas histéricos, fóbicos, neurasténicos, obsesivos), pero ofrece en cambio, de modo extremo, comportamientos que llevan a una clara *distorsión vital.* Estos comportamientos se caracterizan por la repetición de modelos fijos de conducta y por la transferencia neurótica (= ambivalencia), que siempre lleva al fracaso, sin que el sujeto sea capaz de encontrar la causa de este fenómeno, ni de conocer dónde reside el mal. Esta «neurosis de distorsión vital» ocasiona primero la pérdida de las fuerzas expansivas, luego, un estancamiento cada vez más acentuado y, finalmente, una conducta regresiva, dando cabida, en lugar del principio activo, a la pasividad y la resignación. Este fenómeno se caracteriza externamente por una serie de fracasos y derrotas que desembocan en el callejón sin salida de una situación inviable. Es evidente que este proceso va acompañado de un estado de ánimo que nosotros llamamos → depresión neurótica. Cuando el autor de este artículo describió en su primer libro —*Der Selbstmord. Abschluss einer krankhaften psychischen Entwicklung* (El suicidio, final de un desarrollo psíquico patológico; 1953)— esta dinámica hacia el suicidio, no fue bien comprendido; se entendió que el autor proponía esa trayectoria como el *único* camino hacia el suicidio. Es obvio que se trata de *uno de tantos* caminos, aunque muy importante por ser el que utilizan una cuarta parte de los suicidas y que no había sido descrito, en su especificidad, hasta la mencionada publicación del autor. Señalemos aquí especialmente que el síndrome suicidal de la neurosis se constituye gradualmente y paso a paso, y en ese prolongado período hay sobradas ocasiones para observar el riesgo que se va acumulando.

Para terminar, mencionaré un punto decisivo: Cuando se ha diagnosticado la existencia de un síndrome suicidal y se indica además la enfermedad que le ha servido de base, hay motivos para tener esperanza, ya que todas las enfermedades que llevan al suicidio —es decir, aquellas enfermedades cuyo → síntoma es el suicidio— *se pueden tratar hoy con éxito por vía médica,* se pueden curar o al menos mejorar sustancialmente. El suicidio es, pues, en todos los casos, un fenómeno evitable, a condición de que se inicie a tiempo el tratamiento y se realice en forma adecuada. Es indudable que la profilaxis del suicidio se ha beneficiado mucho en nuestro tiempo por la existencia de mayores posibilidades para combatir aquellas enfermedades que originan las tendencias suicidas.

Una prevención del suicidio que se limite a impedir a las personas suicidarse, se queda muy corta en cuanto a sus objetivos. Nuestra legitimación para insistir en la profilaxis del suicidio reside hoy en la posibilidad de eliminar en muchos casos las afecciones patológicas y devolver a las personas la conciencia de que su vida merece vivirse. Hay que mencionar a este respecto los → antidepresivos, los psicofármacos y también la psicoterapia y socioterapia intensivas. Tenemos muchos motivos para estar orgullosos de los progresos realizados por las diversas terapias médicas, pero debemos reconocer que los médicos necesitan el *apoyo de la sociedad* para eliminar la tendencia al suicidio (este punto me parece paradigmático para las relaciones *globales* de la medicina y de la → psiquiatría con la población). En efecto, una determinada estructura social contiene demasiado a menudo factores que hacen enfermar psíquicamente y provocan el suicidio; las investigaciones psicopatológicas, por tanto, deben ir más allá de los casos particulares y abarcar la sociedad. Es preciso neutralizar paso a paso tales factores a nivel sociopolítico, mejorar la socialización, ayudar a las personas a sentirse responsables mutuamente, a tejer una red de «relaciones vinculantes» (en el pleno sentido del término) para que puedan actuar conforme a la sentencia: «Ven con nosotros, que encontraremos en todas partes algo mejor que la muerte.»

Bibliografía. A. Adler, *Über den Selbstmord, insbesondere über den Schülerselbstmord. Diskussion des Wiener Psychoanalytischen Vereins*, Psychoanalytischer Verlag, Viena 1910; —, *Praxis und Theorie der Individualpsychologie*, Bergmann, Munich 1920; —, *Der Sinn des Lebens*, Passer, Leipzig-Viena 1932; A. Álvarez, *Der grausame Gott*, Fischer, Francfort del M. 1980; J. Améry, *Hand an sich legen*, Klett, Stuttgart 1976; M. Andics, *Über Sinn und Sinnlosigkeit des Lebens*, Gerold, 1938; G. Benn, *Über Selbstmord im Heer*, «Neue Rundschau» (1976); P. Berner, E. Gabriel, *Krisenintervention in der Psychiatrie*, «Psychiatria Clinica», 1977 (en el mismo número se publican otros artículos sobre intervenciones de crisis); K. Böhme, *Suicidalität als Gegenstand psychiatrischer Forschung*, «Suicidprophylaxe» 3 (1976); F. Dubitscher, *Suicid*, Thieme, Stuttgart 1957; —, *Lebensschwierigkeiten und Selbsttötung; Beratung und Vorbeugung*, Thieme, Stuttgart 1971; E. Durkheim, *Der Selbstmord*, Luchterhand, Berlín ³1973 (ed. orig. franc., *Le suicide*, París 1897); N. Faberow, E. Shneidman, *Clues to suicide*, McGraw-Hill, Nueva York 1957; —, *The cry for help*, McGraw-Hill, Nueva York 1961; —, M. Simon, *Selbstmord in zwei Grossstädten*, «Institut für höhere Studien und wissenschaftliche Forschung» (Viena) 22 (1968); S. Freud, *Gesammelte Werke*, Fischer, Francfort del M. (trad. cast., *Obras completas*, Biblioteca Nueva, Madrid 1972ss); E. Fromm, *To have or to be*, Harper & Row, Nueva York-Londres (trad. alem., *Haben oder Sein*, Deutsche Verlagsanstalt, Stuttgart 1976); R. Gaupp, *Über den Selbstmord*, Amsterdam 1929; H. Gruhle, *Selbstmord*, Thieme, Stuttgart 1940; K. Heinrich, U. Müller, *Some considerations about psychiatric suicidology*, «Psychiatrica fennica supplementary», 1978; H. Henseler, *Narzisstische Krisen. Zur Psychodynamik des Selbstmordes*, Rowohlt, Reinbek 1974; A. Hoff, *Selbstmordprophylaxe bei Häftlingen*, «Z. Präventivmed.», 1965; A. Holl, *Jesus in schlechter Gesellschaft*, Deutsche Verlagsanstalt, Stuttgart 1971; K. Jaspers, *Gesammelte Schriften zur Psychopathologie*, Springer, Berlín 1963; P. Kielholz, *Diagnose und Therapie der Depressionen für den Praktikter*, Lehmanns, Munich 1980; H. Kulawik, *Zur Psychopathologie der Suicidalität*, «Z. Psychiatrie, Neurol. Med Psychol.» 29 (1977); N. Leser, *Der Selbstmord als Gegenstand philosophischer Reflexion*, Jugend und Volk, Viena; K. Menninger, *Man against himself*, Harcourt & Brace, Nueva York 1938; A. Ohm, *Persönlichkeitswandlung unter Freiheitsentzug*, Walter de Gruyter, Berlín 1964; W. Pöldinger, *Abschätzung der Suicidalität*, Huber, Stuttgart 1968; H. Pohlmeier, *Selbstmordverhütung. Anmassung oder Verpflichtung*, Keil, Bonn 1978; H.E. Richter, *Eltern, Kind und Neurose*, Klett, Stuttgart 1963; —, *Lernziel Solidarität*, Rowohlt, Reinbek 1974; E. Ringel, *Der Selbstmord. Abschluss einer krankhaften psychischen Entwicklung*, Maudrich, Viena-Düsseldorf 1953; —, *Neuere Untersuchungen zum Selbstmordproblem*, Hollinek, 1961; —, *Selbstmordverhütung*, Huber, Stuttgart 1969; —, *Selbstschädigung durch Neurose*, Herder, Friburgo de Brisg. 1973; —, *Das Leben wegwerfen?*, Herder, Friburgo de Brisg. 1978; P.B. Schneider, *Die Prävention des Selbstmordes. Utopie oder Realität?*, «Z. Sozial. Präventivmed.» 1 (1979); R. Sieverts, *Die Wirkungen der Freiheitsstrafe und Untersuchungshaft auf die Psyche der Gefangenen*, 1929; G. Sonneck, *Krisenintervention und Suizidverhütung*, «Psychiatrie Clinica» 15, 1-2 (1982): *Zur Rückfallwahrscheinlichkeit nach Suizidversuch*, p. 60-96; O. Spiel, *Am Schaltbrett der Erziehung*, Jugend und Volk, Viena 1947; Huber, Berna-Stuttgart 1978; E. Stengel, *Selbstmord und Selbstmordversuch*, Fischer, Francfort del M. 1969; H. Strotzka, *Nicht jede Tragik ist Krankheit*, «Medizin und Musik» 7 (1979); Th. Szasz, *Theologie der Medizin*, Europa, Viena-Zurich-Munich 1980; K. Thomas, *Handbuch der Selbstmordverhütung*, Enke, Stuttgart 1964; —, *Menschen vor dem Abgrund*, Wegner, Hamburgo 1970; H. Wedler, *Selbstmord in Zeitz. DGS* (Deutsche Gesellschaft für Selbstmordverhütung), 1979; K. Weis, *Der Eigennutz des Sisyphos. Zur Soziologie der Selbstmordverhütung*, en A. Eser (dir.), *Suicid und Euthanasie*, Enke, Stuttgart 1976; Ch. Zwingmann, *Selbstvernichtung*, Akademische Verlagsgesellschaft, Wiesbaden 1965.

Erwin Ringel

TEORÍA DE LOS SISTEMAS. Interacción recíproca, sistema abierto, campo social, percepción interpersonal, teoría de la información.

La *teoría de los sistemas* data de hace más de 50 años. Uno de sus representantes es Ludwig von Bertalanffy, un destacado biólogo de nuestra época. La idea central de la teoría de los sistemas se desarrolló como reacción contra el enfoque estático-mecanicista predominante hasta entonces, según el cual cada ser vivo es simplemente la suma de sus partes. Ciertas reflexiones epistemológicas sobre la complejidad de organización y la interdependencia de los organismos, abrieron el camino a la propuesta de modelos que subrayaban las relaciones mutuas entre los componentes del organismo. Cada sistema constituye una unidad compleja que se encuentra en coherencia con otros sistemas de su entorno, y cada sistema posee al mismo tiempo una constelación potencialmente estable o constancia.

La teoría de los sistemas es aplicable a campos tales como la técnica, la biología, la sociología, el conductismo, la psicología y la → psiquiatría. La teoría general de los sistemas es la precursora de muchas ciencias sistémicas, tales como la cibernética, el desarrollo sistémico, la tecnología de los ordenadores y otros campos afines.

Este artículo analiza principalmente la significación psicológica y psiquiátrica de la teoría general de los sistemas, implicando una serie de áreas imbricadas entre sí y limítrofes: teoría del campo, operacionalismo, ecología, transaccionismo, interpersonalismo y teoría de la *Gestalt* (→ terapia guestáltica). Deseo citar en primer término a v. Bertalanffy: «Cada organismo es un sistema, en el que las partes y los procesos se hallan en una constante interacción recíproca. De modo semejante, los fenómenos psicológicos sólo aparecen en unidades individuales, que en el ser humano se llaman personalidad. Al margen de la definición de personalidad, ésta posee siempre la cualidad de sistema.»

V. Bertalanffy considera las → enfermedades mentales como trastornos de las funciones sistémicas del organismo psicofísico. En este sentido, las enfermedades no se pueden definir como → síntomas o síndromes aislados. V. Bertalanffy estima que la conducta psíquica anómala debe atribuirse a trastornos subjetivos, cuyos elementos sufren la desintegración con cierta constancia, propia del sistema. Un individuo es psíquicamente sano, según él, cuando su mundo integrado de representaciones coincide con el entorno cultural dado. La hipótesis fundamental de v. Bertalanffy se ajusta a la observación general de que los trastornos psíquicos, a diferencia de la conducta normal, contienen elementos de predecibilidad.

La teoría general de los sistemas se opone al supuesto de que el organismo humano es fundamentalmente un ordenador reactivo o un robot. Rechaza la tesis según la cual el elemento básico de la conducta es la reacción a los estímulos externos. Subraya en cambio la actividad autónoma del sistema nervioso, que está presente como factor primario. El organismo humano se integra activamente en su medio ambiente, y esta idea es fundamental para la → psiquiatría existencial y para la moderna psicología del desarrollo. V. Bertalanffy interpreta el organismo vivo como un sistema abierto, que es capaz de mantener un desequilibrio, y por eso puede transformar en estímulos clave los potenciales energéticos o «tensiones» existentes en las actividades o reacciones espontáneas. Este supuesto se opone directamente al sistema robótico, donde las reacciones a estímulos, la reducción de la tensión, la reparación de trastornos externos (en lugar de los trastornos internos) o la adaptación al medio ambiente se consideran como un esquema de conducta universal.

La idea de que el hombre es un ordenador mecánico o un mecanismo semejante al robot está presente en numerosos constructos psicológicos, por ejemplo en la forma clásica y en formas actuales del conductismo, en las teorías del aprendizaje y también en el → psicoanálisis clásico y neoclásico. La idea del hombre como robot desempeña un papel central en la sociedad industrializada de masas. Ha sido la base para muchas formas de manipulación de la conducta. La sociedad moderna ha realizado experimentos de gran envergadura dentro del marco de la psicología manipulativa.

Es interesante señalar el desarrollo de una serie de reflexiones epistemológicas, con independencia entre sí, que presentan una base común en diversos constructos. Así, por ejemplo, el constructo de la teoría del campo, introducido por Maxwell y Faraday en la física moderna, fue transferido por Kurt Lewin (1951) al área de la psicología. De él derivó el concepto de campo social, que a su vez influyó en la terapéutica del ambiente social y en formas de tratamiento referidas al medio ambiente. Este modelo conceptual, con la noción de campo como idea central, originó a su vez el desarrollo de la → psicoterapia de grupo, de formas de psicoterapia familiar (→ psiquiatría familiar) y progresos técnicos en → psicoterapia. Harry Stack Sullivan (1953) hizo de la teoría del campo la pieza fundamental de su enfoque interpersonal. Escribe en *Conceptions of modern psychiatry* que «el área de la → psiquiatría no consta ya de individuos psíquicamente trastornados ni de procesos positivos y negativos que se pueden observar en grupos. El área de la psiquiatría es más bien el campo de las relaciones interpersonales, al margen de sus condiciones o de su ubicación».

Es muy probable que Sullivan aplicase los principios de v. Bertalanffy sobre la teoría general de los sistemas sin conocer su obra. Muchos de sus conceptos interpersonales se pueden reducir a la idea de la sintonía orgánica y al constructo del operacionalismo de P.W. Bridgman. Su concepto de organismo en relación con el medio ambiente se basa en el principio económico (Chrzanowski 1977). La idea de que el organismo y el medio ambiente están insetos en el proceso ecológico coincide con la hipótesis fundamental de la teoría general de los sistemas. Algo análogo ocurre en el operacionalismo, un concepto introducido por el premio Nobel P.W. Bridgman como un instrumento destinado a coincidir con la teoría einsteiniana de la relatividad. El operacionalismo subraya el hecho de que el instrumento que se utiliza para la observación, la medición o la interacción con el objeto del test es una parte integral de la observación, la medición o la interacción. Sullivan definió en este sentido al psiquiatra como el «observador participante». También este concepto del observador participante coincide con el principio de la teoría general de los sistemas.

En mi propia obra he ampliado algunos de los conceptos interpersonales de Sullivan. En la perspectiva de la teoría general de los sistemas, el individuo no puede ser considerado como una unidad constante. En este sentido, las fronteras entre el individuo y su medio ambiente son de naturaleza fluida. Esta opinión está en abierta contradicción con el supuesto de que el paciente individual es el objetivo principal de la → exploración y la intervención terapéutica. Así la neurosis, la → psicosis y otras formas psicopatológicas quedan liberadas de sus posiciones rígidas.

Cabe considerar, por ejemplo, el concepto de sistema del yo de Hartmann como el intento de trascender la forma intrapsíquica del yo como fuerza entre el ello y el super yo. Hartmann entiende el concepto del yo en un sentido esencialmente más amplio y lo arranca así de su posición pasiva, seudoanatómica. Habla de un yo exento de conflictos, que debe habituarse y adaptarse a la realidad. Esta formulación, situada en la línea de la teoría general de los sistemas, se ha perdido, a mi juicio, en el pensamiento mecanicista de los psicólogos del yo. Erik Erikson comprendió el núcleo de la psicología del yo al señalar que, en lugar de un yo sano, se habla de los aspectos mecanicistas y emocionales de un yo débil e imperfecto. Este punto merece subrayarse, porque la escuela británica de las relaciones objetales rechazó el enfoque mecanicista de la psicología del yo y en su lugar propuso la teoría de las relaciones objetales como sistema abierto, donde se habla de un *whole person ego,* de un yo que abarca a toda la persona. A pesar de ello, el concepto de «objeto» conservaba un matiz mecanicista, que desapareció totalmente en la teoría de las relaciones interpersonales basada en el sistema.

La teoría de la *Gestalt* (→ terapia guestáltica) constituye otro planteamiento sistémico. La teoría tradicional de la asociación partía del principio de que la percepción reflejaba objetos, mientras que las ideas representaban la combinación mecánica de las imágenes percibidas. Los teóricos de la *Gestalt* introdujeron, en la línea de la teoría general de los sistemas, el concepto de organización. Rechazaron el modelo mecanicista del constructo conductista estímulo-respuesta. La *Gestalt,* como tal, sólo puede comprenderse considerando toda la organización.

Hemos señalado ya algunos conceptos existenciales que coinciden con los constructos básicos de la teoría general de los sistemas. La psiquiatría existencial rechaza el enfoque de las ciencias naturales en la investigación de los fenómenos humanos. El existencialista atiende como una «madre solícita» a los males y necesidades del paciente. En su empeño por comprender al sujeto, deja de lado los prejuicios y las expectativas e intenta ver el mundo con los ojos del paciente y no con los del terapeuta. En el marco del enfoque existencial, las distinciones entre el sujeto y el objeto pertenecen exclusivamente a los esquemas del paciente.

En este sentido, el existencialismo es el antípoda de la psicología del robot. Aborda principalmente las estimaciones sistémicas del paciente y las experiencias que extrae de su mundo. De este modo, el enfoque existencial sigue la hipótesis fundamental de la teoría general de los sistemas, según la cual el hombre no es un autómata reactivo, sino un sistema de personalidad activo.

Para concluir, mencionaré a un autor prestigioso que se ajusta a la actitud clínica ya indicada. En un capítulo de sus trabajos seleccionados (1978), Silvano Arieti considera la nueva ciencia de los sistemas generales como base de las similitudes estructurales existentes en diversas formas cognitivas, y analiza las raíces biológicas del conocimiento, partiendo del cosmos donde vive el hombre. Hace constar que utiliza el enfoque de v. Bertalanffy, que desarrolla una teoría general de los sistemas que sólo es aplicable al conocimiento, y no a todo el universo. No obstante, Arieti estima que el conocimiento hace una aportación fundamental a la comprensión del universo y de ese modo se trasciende a sí mismo.

En su obra sobre las formas graves y leves de → depresión *(Severe and mild depressions,* 1978*),* Arieti remite a la teoría general del sistema de v. Bertalanffy e interpreta la psique no como un sistema cerrado, sino como un sistema abierto que está sometido a la influencia constante de factores que existen fuera de él. Partiendo de las fórmulas de v. Bertalanffy, Arieti no aborda los factores externos, sino las ideologías y los mecanismos desencadenados por ellas, que por su parte llevan a modelos cognitivos.

Teoría de la comunicación y teoría de la información. Existe cierta afinidad entre la teoría general de los sistemas y las teorías de la comunicación y de la información. El psiquiatra Jürgen Ruesch y el antropólogo Gregory Bateson han destacado la comunicación como factor central, tanto en procesos culturales y organizativos como en el campo de la → psicoterapia. Ruesch estudió las dimensiones terapéuticas de la comunicación. Formuló una relación sistémica inmanente o una transacción entre todas las personas que viven en un determinado tiempo histórico: cada uno influye en la mentalidad dominante y es influido por ésta. Estima que la teoría de la comunicación es lo bastante flexible como para poder registrar todos los fenómenos psicoterapéuticos reales. El sistema de retroalimentación, que no contempla la acción misma sino la información sobre la acción, presta al sistema mayor flexibilidad, de suerte que puede detectar sucesos psíquicos y sociales complicados. Ruesch construye su teoría de la comunicación sobre principios fundamentales de la información. Merced al intercambio de elementos e informaciones básicas dentro y fuera del sistema, éste se convierte en sistema abierto y se ajusta a los principios de la teoría general de los sistemas.

En mi artículo *Reciprocal aspects of Psychoanalytic listening* (Aspectos recíprocos del modo psicoanalítico de escuchar, 1980) analicé determinados aspectos de la comunicación. Señalé que el pensamiento, el escuchar, el lenguaje y la percepción no son fenómenos independientes y cerrados. Todos estos procesos hacen referencia al contexto y por eso no pueden considerarse aisladamente. El material que el paciente produce en la situación terapéutica nunca llega a un terapeuta totalmente neutral, sino a una persona que contribuye, por su modo de escuchar, al proceso de comunicación: El modo de escuchar terapéutico no es un proceso unilateral. Ambos, el paciente como emisor y el terapeuta como oyente, crean una transacción intersistémica dotada de su propia dinámica. Dentro de este campo de comunicación, la capacidad del paciente para concentrarse en temas esenciales o periféricos queda favorecida, o bien inhibida.

El gran interés que ha suscitado la teoría general de los sistemas se debe a la búsqueda de métodos realistas de trabajo en los ámbitos teóricos y prácticos de la → psiquiatría. Yo he intentado exponer e ilustrar algunos de los principios fundamentales de la teoría general de los sistemas y las consecuencias y formulaciones paralelas. Conviene señalar además que los supuestos básicos de la teoría general de los sistemas aparecen en un gran número de → psicoterapias. La ciencia del sistema no basta por sí sola para la investigación psicológica, pero la teoría general de los sistemas ofrece, en conexión con otras formulaciones afines, una ayuda valiosa en muchas corrientes no mecanicistas de la psiquiatría. Los propios conceptos sistémicos no son de naturaleza psicológica, ni de naturaleza física. Además, determinados conceptos como «potenciales de acción», «transferencia sináptica química», «red neural» y descripciones psicofisiológicas similares no pueden transferirse sin más a los fenómenos psíquicos.

En su artículo *Psychoanalysis between two cultures* (Psicoanálisis entre dos culturas, 1968), Jürgen Ruesch hace notar que el hombre del siglo XIX sintió el ímpetu del universalismo e incluyó tanto las ciencias humanas como las ciencias de la naturaleza en sus modelos de pensamiento. La oscilación entre estas dos áreas de la ciencia aparece en todas las obras de Freud. El resultado es una tendencia a interpretar las relaciones humanas en una forma mecanicista y tecnológica. Se pasó por alto la transacción entre el paciente y el terapeuta y se atendió exclusivamente a fenómenos como la compulsión a repetir, la transferencia, la contratransferencia y la reviviscencia del pasado en el presente de su catalizador humano. El desarrollo futuro de la → psicoterapia y de las ciencias humanas debe ajustarse más a las personas que las necesitan. La importancia otorgada a los sistemas, los grupos, la comunicación, la información y las relaciones humanas reclama una consideración más intensa de todos los aspectos relevantes de aquellas personas que participan en el → proceso psicoterapéutico, por ejemplo, la posición, el rol y el juego mental del observador terapéutico. Si se considera el contexto del proceso terapéutico, hay que prestar más atención a la relación fáctica entre los participantes. El uso cuidadoso de símbolos y la capacidad de abandonarse al intercambio de comunicación descriptiva más que prescriptiva pueden mejorar mucho la aplicación del método sistémico.

Bibliografía. J. Anchin, D. Kiesler (dirs.), *Interpersonal handbook of psychotherapy*, en G. Chrzanowski, *Interpersonal formulations of psychotherapy: A contemporary model*, Pergamon, Nueva York 1981; S. Arieti, *Selected papers*, Brunner-Mazel, Nueva York 1978; —, *Severe and mild Depressions*, Basic Books, Nueva York 1978; L. v. Bertalanffy, *General system theory and psychiatry*, en S. Arieti (dir.), *American handbook of psychiatry*, vol. I, p. 1095, Basic Books, Nueva York ²1974; G. Chrzanowski, *Interpersonal approach to psychoanalysis*, Gardener, 1977; —, *Reciprocal aspects of psychoanalytic listening*, «Contemporary Psychoanalysis» 16, 2 (1980); K. Lewin, *Feldtheorie in den*

Sozialwissenschaften, Huber, Berna 1963 (ed. orig. inglesa, *Field theory in social science,* Harper, Nueva York 1951); J. Ruesch, *Psychoanalysis between two cultures,* en J. Marmor (dir.), *Modern psychoanalysis,* Basic Books, Nueva York 1968; J. Ruesch, G. Bateson, *Communication,* W.W. Norton, Nueva York 1951; H.St. Sullivan, *Conceptions of modern psychiatry,* W.W. Norton, Nueva York 1953.

GERARD CHRZANOWSKI

TERAPÉUTICA ELECTROCONVULSIVANTE. Electrochoques mitigados, electrochoque unilateral, tratamiento combinado, trastornos de la capacidad retentiva, terapéutica de urgencia.

La esencia de las «terapéuticas psiquiátricas de choque» consiste en el desencadenamiento de un ataque convulsivo generalizado mediante corriente eléctrica o con medios químicos. Si la terapia convulsivante mediante pentretazol (von Meduna, 1935) y el tratamiento mediante fluorotil apenas se practican ya, la terapia convulsivante mediante choques eléctricos, introducida por Cerletti y Bini en 1938, encontró una buena acogida general. Sin embargo, ha sido objeto de crítica, sobre todo en los dos últimos decenios, en parte por razones objetivas y en parte también por motivos ideológicos irracionales. Antes de la introducción de los psicofármacos (1952) en depresiones endógenas (→ depresión), los electrochoques eran el único método de tratamiento y ayuda eficaces para los pacientes con depresiones endógenas y en determinadas formas de → esquizofrenia. Actualmente puede ser sustituida por lo general, aunque no siempre, por la farmacoterapia. Para evitar complicaciones quirúrgicas (por ejemplo, luxaciones y fracturas por contractura muscular), el electrochoque suele realizarse hoy con narcosis intravenosa breve y bajo protección con miorrelajantes.

1. Técnica. El tratamiento, que se practica con preferencia por la mañana, con el paciente en ayunas, debe ir precedido por una exploración clínico-internista (electroencefalograma, cuadro hemático, electrólitos, análisis de orina, etc.). Debe evitarse toda premeditación con preparados de efecto anticonvulsivo (por ejemplo, barbitúricos, diacepina). El sujeto se despoja de prótesis dentales, gafas, etc. Antes del inicio de la narcosis debe practicarse una inyección intravenosa de 0,8 mg de atropina para inhibir reacciones vagales cardíacas. Seguidamente un narcótico de acción breve (por ejemplo, tiopental sódico) en dosis de 150 hasta 300 mg por vía intravenosa. Dosificación individual lo más baja posible. Tras una narcosis de suficiente profundidad, inyección intravenosa del miorrelajante (por ejemplo, 3,0 hasta 5,0 ml de cloruro de suxametonio al 1 %). Después de la administración del narcótico se intuba al paciente y se practica respiración artificial con oxígeno, mediante mascarilla.

Al cesar las fibrilaciones musculares, es decir, en el momento de la relajación muscular más profunda, se realiza la electroestimulación.

Los electrodos, humedecidos con agua, deben tener 4 cm de diámetro como mínimo y se colocan bilateralmente en la zona frontoparietal o mejor aún —habiendo realizado previamente prueba de dominancia— unilateralmente en el hemisferio no dominante, en situación parasagital-frontoparietal y temporobasal. La distancia entre los puntos medios de los electrodos debe ser aproximadamente de 12 a 13 cm (d'Elia 1970).

Resulta más adecuada para la estimulación una corriente alterna discontinua, intermitente. Se interrumpirá al iniciarse un ataque convulsivo generalizado, es decir, cuando, a pesar de la excitación, remiten los clonos de las extremidades que siguen sincrónicamente a los distintos estímulos de la corriente discontinua, o aparecen sacudidas cónicas independientes de la corriente de excitación, o se produce una convulsión tónica en la musculatura del pie y la mano homolateral al hemisferio estimulado. Es suficiente, por lo general, una excitación de 4 a 8 segundos de duración y una corriente entre 500 y 800 mA.

Al cesar las convulsiones se practica respiración artificial hasta la normalización de la respiración espontánea. Es necesaria vigilancia hasta que el sujeto despierte totalmente de la narcosis. Se administran generalmente de cuatro a nueve electrochoques a intervalos de 2 ó 3 días.

2. Indicaciones. En casos de catatonía letal, en depresiones endógenas graves con alto grado de tendencia al → suicidio y en pacientes con tendencia a la automutilación pueden ser necesarios los electrochoques como terapia de urgencia para neutralizar un estado de amenaza para la vida. En depresiones crónicas resistentes a otras terapias puede ser el tratamiento último al que se apele. A veces en pacientes ya tratados anteriormente con éxito mediante electrochoques, éstos pueden ser preferibles a los → antidepresivos (Berner y otros 1980). También se recomienda el electrochoque para hacer cesar los estupores depresivos y esquizofrénicos, en estados de agitación esquizofrénica y en síndromes obsesivos y de → angustia malignos y resistentes a otros tratamientos. Algunos autores (por ejemplo, Wolpert y otros 1977) consideran también a los electrochoques —especialmente desde la introducción del método unilateral— como verdadera alternativa al tratamiento con antidepresivos. Esto es válido sobre todo para enfermos que presentan dificultades frente a una terapia medicamentosa (por ejemplo, en casos de embarazo, intolerancia a fármacos, alergias, estados caquécticos, etc.).

3. Efectos secundarios. Tras la crisis convulsiva pueden aparecer —durante algunas horas— trastornos de orientación, dificultad de evocación, perplejidad y amnesia con respecto a lo inmediatamente sucedido antes del tratamiento. En igualdad de eficacia del electrochoque unilateral y bilateral, pueden evitarse o al menos paliarse, mediante el método de estimulación unilateral, los trastornos persistentes de capacidad retentiva (Costello y otros 1970, d'Elia 1970, Meyendorf 1981), etcétera.

Los resultados obtenidos en investigaciones experimentales con animales (Ferraro y otros 1949, Hartelius 1952, Sommer 1971, y otros autores), y relativos a alteraciones neuropatológicas (signos de destrucción celular, especialmente en la tercera y en la quinta capas corticales, neuronofagias, activación del endotelio capilar, hemorragias) deben tomarse en serio, aunque la mayoría de los autores (por ejemplo, Funk 1982, Kalinowski y otros 1969, Berner y otros 1980) consideren los cambios como reversibles, no transferibles al hombre o como artefactos. Objeciones parecidas se formularon contra los cambios neuropatológicos en casos de pacientes tratados anteriormente con electrochoques (Martin 1949, Corsellis y otros 1954, Breggin 1980).

En el electroencefalograma aparecen numerosas alteraciones generales que suelen remitir a las pocas semanas o tras unos meses (Weiner 1980, Sutherland y otros 1969). En la técnica unilateral destacan más las alteraciones homolateralmente (Zamora y otros 1965).

4. Tratamiento combinado. Está comprobada la utilidad de una combinación con antidepresivos, que puede permitir además la reducción del número de tratamientos electroconvulsivantes necesarios; pero se ha constatado también que la administración simultánea de litio refuerza los efectos secundarios (Small y otros 1980).

5. Teorías sobre el modo de acción. Se supone que los electrochoques influyen sobre la actividad hipotalámica mediante estimulación directa y mediante un aumento de actividad de los neurotransmisores en el cerebro, de forma que determinadas sustancias liberadoras, probablemente péptidos, modificarían tanto la actividad del sistema vegetativo como del sistema endocrino y, en consecuencia, el estado de ánimo. Se ha demostrado especialmente un cambio del metabolismo central dopamínico y prolactínico. A ello se añade un aumento de permeabilidad de la barrera hematoencefálica y una influencia sobre el equilibrio del calcio (Fink 1982 y otros).

6. Resumen. La eficacia terapéutica del electrochoque en las indicaciones principales que hemos señalado está confirmada por numerosas investigaciones, incluso mediante estudios controlados con pruebas doblemente a ciegas (West 1981, y otros autores). La terapéutica electroconvulsivante actúa, además, de modo más rápido y quizá más seguro que el tratamiento con antidepresivos (Meyendorf 1981, Wolpert y otros 1977). Sin embargo, la posibilidad de una lesión orgánica del cerebro debe ser muy tenida en cuenta. Cuando está indicada como «último remedio» en casos de extrema urgencia o por falta de alternativas viables, nunca debe negarse este tratamiento al paciente. Pero tampoco se justifica una aplicación de electrochoques cuando se puede obtener el mismo resultado terapéutico de otro modo, es decir, con menores inconvenientes y riesgos.

Bibliografía. P. Berner, I. Demel, H. Hinterhuber, K. Kryspin-Exner, H. Nowak, en K. Kryspin-Exner, H. Hinterhuber, H. Schubert (dirs.), *Therapie akuter psychiatrischer Syndrome*, Schattauer, Stuttgart-Nueva York 1980; P.R. Breggin, *Elektroschock ist keine Therapie*, Urban und Schwarzenberg, Munich-Viena-Baltimore 1980; U. Cerletti, L. Bini, «Arch. Gen. Neurol. Psichiatr. Psicoanal.» 19 (1938) 266-268; J.M. Corsellis, A. Meyer, «J. Ment. Sci.» 100 (1954) 375-383; C.G. Costello, P. Belton, J.C. Arba, B.E. Dunn, «Br. J. Psychiatr.» 116 (1970) 69-78; G. d'Elia, «Acta Psychiatr. Scand. Suppl.» 215 (1970); A. Ferraro, L. Roizen, «Am. J. Psychiatr.» 106 (1949) 278-284; M. Fink, «Nervenheilkunde» 1 (1982) 26-29; H. Hartelius, «Acta Psychiatr. Neurol. Scand. Suppl.» 77 (1952) 1-28; L.B. Kalinowski, H. Hippius, *Pharmacological, convulsive and other somatic treatments in psychiatry*, Grune and Stratton, Nueva York 1969, p. 209-211; P.A. Martin, «J. Nerv. Ment. Dis.» 109 (1949) 142-157; R. Meyendorf, «Münch. Med. Wochenschr.» 123 (1981) 800-802; S.G. Small, J.J. Kellams, V. Milstein, I.F. Small, «Biol. Psychiatry» 15 (1980) 103-111; H. Sommer, *Die aktive psychiatrische Therapie unter Berücksichtigung tierexperimenteller Untersuchungen*, VEB G. Fischer, Jena 1971; E.M. Sutherland, J.E. Oliver, D.R. Knight, «Br. J. Psychiatry» 115 (1969) 1059-1064; R.D. Weiner, «J. Nerv. Ment. Dis.» 168 (1980) 224-228; E. Wolpert, F. Lolas, «Nervenarzt» 48 (1977) 293-297; E.N. Zamora, R. Kaebling, «Am. J. Psychiatr.» 122 (1965) 546-554.

GERHART HARRER

TERAPÉUTICA MEDIANTE LA POESÍA Y BIBLIOTERAPIA. Terapia por la poesía, biblioterapia, biblioteca hospitalaria, terapia creativa, terapia ocupacional, → ergoterapia, → musicoterapia.

La terapia mediante la poesía y la biblioterapia utilizan textos literarios, incluso escritos por el propio paciente, como medio de curación. Su finalidad es provocar reacciones catárticas, presentar personajes para una identificación positiva con ellos y dar posibilidades para resolver los problemas mediante la expresión creativa, en la propia formación del texto o en la conversación individual o de grupo sobre textos.

1. Datos históricos. Ya Aristóteles —cuyo padre era médico— recomendó el uso de la poesía y la lectura como medio para la «catarsis de las emociones; la misma recomendación encontramos en los médicos romanos y árabes. Los tratados y cartas de consolación de la antigüedad y de la edad media y las lecturas espirituales pueden considerarse como precursores de la moderna biblioterapia. Con el inicio de la psiquiatría moderna en los siglos XVIII y XIX (Pinel, Tuke, Reil, etc.) se prestó especial atención a las lecturas que pudieran hacer los pacientes: «La selección de libros para el uso de los enfermos mentales requiere un cuidado especial. Hay que evitar, en general, por razones evidentes, los relatos fantásticos...; por el contrario, los conocimientos que el paciente posee ya ofrecen mejores puntos de apoyo» (Tuke 1813, 183). Desde principios del siglo XIX se han fundado bibliotecas especiales en los hospitales. «Debería haber una pequeña biblioteca o, en todo caso, una parte de sus instalaciones debería estar destinada a entretenimiento y formación de los pacientes» (Rush 1811, 192). En los años 20 y 30 se sentaron las bases de la biblioterapia actual, gracias a la labor de bibliotecarios y de psiquiatras, por ejemplo Menninger, Peterson-Delaney, y otros. Se trata de seleccionar para el enfermo, y de acuerdo con él, unos textos que pueden consolarlo, calmarlo, estabilizarlo o proporcionarle información, a modo de ayuda vital. La terapia por medio de la poesía y la biblioterapia se orientaron desde sus inicios, no sólo a la curación y alivio de la enfermedad, en un enfoque reparativo, sino al crecimiento personal o al desarrollo de la personalidad (Petzold 1983). Combinan los objetivos terapéuticos y los objetivos educativos.

2. Formas. La terapéutica mediante textos escritos, llámese terapia mediante la poesía, biblioterapia, terapéutica literaria, psicopoética, etc., puede recurrir a los siguientes procedimientos:

Procedimiento receptivo. Se leen al paciente textos selectos, o se leen conjuntamente con él, o los lee el paciente solo; la selección de los textos la hace el terapeuta teniendo en cuenta el problema o la enfermedad de aquél. Las ofertas de identificación, la solución de problemas y las sugerencias del texto son los factores terapéuticamente eficaces que deben complementarse y profundizarse mediante el diálogo no directivo, o basado en la psicología profunda, sobre el texto (Leedy 1969, Rubin 1978).

Procedimiento productivo. Se anima a los pacientes a escribir textos en forma libre o ajustados a determinadas normas. El «dominio de la buena forma» literaria, la promoción de la expresión creativa y el estímulo para la autorreflexión se consideran como agentes terapéuticos. El análisis de la «producción» se realiza individualmente o en grupo, sobre la base de las concepciones teóricas del terapeuta (Lerner 1978).

Procedimiento dinámico. Aquí pueden combinarse el proceso receptivo y el productivo en una indicación específica. Los factores terapéuticos mencionados se orientan hacia el acontecimiento de la relación terapéutica. Los textos se eligen o se crean partiendo de la dinámica de la relación y del hecho de la transferencia y la contratransferencia, y se reelaboran en sentido interpretativo o en la línea de la → terapia guestáltica. La comprensión del proceso desde la perspectiva de la psicología profunda es decisiva para la intervención (Petzold, Orth 1982). El libro o el texto literario o creado sirven, por ejemplo, como objeto de transición (Winnicott) o como «objeto intermediario» (Rojas-Bermúdez 1982) que reduce y franquea las resistencias y las defensas y permite la comunicación aun de pacientes difícilmente accesibles o retraídos.

3. Proceso. Mientras que la biblioterapia representa un enfoque más bien receptivo y la terapia mediante la poesía posibilita un proceso receptivo y productivo a la vez, la elección del enfoque, del medio y de la técnica del desarrollo dinámico se orienta con arreglo al cuadro patológico y a la situación del → proceso terapéutico. Éste se apoya, durante la *fase inicial,* en la formación de una alianza fecunda y en la recogida de informaciones diagnósticas. El libro se convierte así en instrumento de contacto, en un «tercer elemento» mediante el cual se comunican el paciente y el terapeuta y que posibilita por tanto la comunicación. El texto creado, el poema o los fragmentos de prosa aportan un rico material proyectivo que puede analizarse en el diálogo terapéutico. La creación literaria misma, al producirse dentro del contexto psicodinámico, es a menudo una elaboración, una autointerpretación que el paciente sólo reconoce después de la *fase productiva,* cuando lee su texto al terapeuta o al grupo. En esta *fase de integración,* el acontecimiento catártico de la creación, que se realiza a menudo con gran participación afectiva, aparece clarificado, sintetizado y referido al proceso vital pasado, presente y futuro. La experiencia emocional y el conocimiento se combinan, a veces con ayuda de la discreta interpretación del terapeuta, en una plataforma que posibilita la *reorientación* en la vida cotidiana. Este proceso en cuatro fases —«tetrádico», según la terminología de Petzold (1982)—, que es característico de la mayoría de las formas de terapia dramática o creativa, se asemeja al proceso de configuración creativa o de solución de problemas conocido por la investigación de la creatividad. El texto mismo es ya, muchas veces, la solución, porque en él se condensa el acontecer terapéutico de la díada o del grupo.

4. Métodos, técnicas, medios. El libro, como medio, transporta información desde el espacio social, desde el caudal de experiencias de la humanidad, de la ciencia, etc., al paciente. Transmite también una intención específica del terapeuta (Teirich 1962). El texto escrito del paciente (como el del terapeuta) transporta mensajes recíprocos, conscientes e inconscientes, y esta comunicación interpersonal pasa a ser, en su manifestación literaria, objeto de la dialéctica y del análisis. Pero el texto es también un mensaje dirigido por el escritor a sí mismo, una «autocomunicación» donde el inconsciente se muestra y cobra figura (Petzold 1977, 1983). El medio que es el texto puede producirse y descubrirse mediante diversos accesos metodológicos. Los periódicos murales, la *nonsense-poetry* (poesía absurda) y los poemas colectivos estimulan los procesos de creación individual y grupal. La dramatización de textos mediante juegos de roles y la pantomina posibilita una forma de elaboración especialmente apropiada para el grupo, que puede recurrir a los métodos del → psicodrama de Moreno, del teatro terapéutico de Iljine o de la *expression scénique* (Petzold 1982). Se puede invitar al paciente al diálogo con textos o fragmentos de textos, ofrecerle imágenes o personajes para la identificación («Yo soy el viejo de la barca», «Yo soy el ancho mar solitario»), animarle a emplear técnicas de la → terapia guestáltica que sean apropiadas para el trabajo con medios de comunicación (Stevens 1975). Otras posibilidades de acceso son la asociación libre del individuo o del grupo sobre el texto y la ilustración gráfica de éste. Una forma especial de biblioterapia y de terapia por la poesía es el análisis o la redacción de diarios y cartas (Pogroff 1975), que pueden emplearse también, de modo complementario, en el marco de la terapia individual analítica o guestáltica.

5. Indicaciones y áreas de aplicación. La terapéutica mediante la poesía y los libros es un método que aplican ciertos bibliotecarios con formación terapéutica específica, ciertos psicoterapeutas muy especializados y otros profesionales terapéuticos y sociales. Los correspondientes métodos se prestan especialmente para la labor con pacientes psiquiátricos agudos y crónicos, como lo demuestra una abundante bibliografía (Rubin 1978, Leedy 1972, Petzold, Orth 1983). La elección del texto debe adaptarse a la capacidad comprensiva y analítica del paciente y ha de perseguir, dentro del proceso terapéutico, una ampliación de perspectiva vital. La lectura y la realización de textos se pueden integrar, como medio complementario, en la terapéutica ambulatoria de las neurosis dentro de las más diversas formas de la psicoterapia profunda y de la → psicoterapia humanista (Teirich 1962, Lerner 1978), teniendo siempre en cuenta la transferencia, las posibilidades de simulación y otros fenómenos de resistencia. Áreas de aplicación especial de estos métodos son la gerontoterapia, la geriatría en residencias y hogares de ancianos y la ayuda a morir (Petzold y otros 1983). La recitación de textos o la recomendación de una lectura apropiada y el diálogo posterior ofrecen un marco comunicativo cuando se trata de pacientes que apenas parecen accesibles; pero también la creación de textos, la escritura de cartas, de testamentos o legados para familiares y de poemas a modo de misivas encuentra mucho eco en los ancianos e influye favorablemente en la solución de los problemas *(coping),* en la actitud ante el sufrimiento y en la confrontación con la muerte. La terapia por la poesía y la biblioterapia poseen gran importancia para la asistencia terapéutica, pero también psicohigiénica (→ psicohigiene) y preventiva, especialmente a largo plazo. Los planteamientos de la terapéutica mediante la lectura y la creación literaria se han acreditado como una posibilidad de ayuda social a presos y grupos marginados, y como instrumento de pedagogía creativa en la labor con niños, adultos, ancianos y familias (Leedy 1969). Habrá que otorgar en el futuro una mayor relevancia a la creación de bibliotecas hospitalarias y al desarrollo de ofertas terapéuticas específicas que vayan más allá del mero entretenimiento o de la terapia ocupacional.

Bibliografía. J. Leedy, *Poetry therapy,* Lippincott, Filadelfia-Toronto 1969; H. Leedy, *Poetry the healer,* Lippincott, Filadelfia-Toronto 1972; A. Lerner, *Poetry therapy,* Basic Books, San Francisco 1978; H. Petzold, *Die Rolle der Medien in der integrativen Pädagogik,* en H. Petzold, G. Brown, *Gestaltpädagogik,* Pfeiffer, Munich 1977; —, *Dramatische Therapie,* Hippokrates, Stuttgart 1982; —, *Poesie- und Bibliotherapie mit alten Menschen und Sterbenden,* en H. Petzold, I. Orth, *Poesietherapie,* Junfermann, Paderborn 1983; — y otros, *Poesie- und Musiktherapie,* Junfermann, Paderborn 1983; —, *Psychotherapie, Meditation, Gestalt,* Junfermann, Paderborn 1983; I. Pogroff, *A journal workshop. Basic text and guide to use the intensive journal process,* Dialogue House, Nueva York 1975; J. Rojas-Bermúdez, *Puppen und Materialien als Intermediärobjekte,* «Integrative Therapie» 1/2 (1982); ampliado en H. Petzold, *Puppen- und Puppenspiel in der Psychotherapie,* Pfeiffer, Munich 1983; L.J. Rubin, *Bibliotherapy,* 2 vols., Oryx-Press, Phoenix (Arizona) 1978; B. Rush, *Sixteen introductory lectures, to courses of lectures upon the institutes und practice of medicine,* Bradford & Innskeep, Filadelfia 1813; J.O. Stefens, *Die Kunst der Wahrnehmung,* Chr. Kaiser, Munich 1975; H.R. Teirich, *Gezieltes und ungezieltes Verleihen von Büchern als psychotherapeutische bzw. psychohygienische Massnahme,* «Z. Psychother. Med. Psychol.» 12 (1962) 21-30; S. Tuke, *Description of the retreat,* W. Alexander, York 1813.

HILARION PETZOLD

TERAPIA COGNITIVA. Métodos de entrenamiento compensatorio, terapia ecléctica, teoría del constructo personal, terapia racional-emotiva, terapia cognitiva según Beck.

1. Diversas situaciones problemáticas. Todas las formas de tratamiento que se refieren preferentemente a funciones cognitivas (→ diagnóstico cognitivo) pueden denominarse «terapias cognitivas». Se cuentan entre ellas los programas de entrenamiento desarrollados en el área de la neuropsiquiatría que prestan especial atención a los defectos cognitivos (de base orgánica) graves y no del todo regenerables. Se trata de mejorar la capacidad vital del paciente, a pesar de sus deterioros o debilidades, mediante la activación de facultades o funciones residuales indemnes. Hay métodos de entrenamiento muy variados con niños que padecen una lesión cerebral (→ diagnóstico de las lesiones cerebrales) y también ejercicios para adultos afásicos. Tales programas de ejercicios se encuentran, en parte, en forma elaborada (como el «entrenamiento de la percepción» de M. Frostig), pero la mayoría de ellos están en fase de desarrollo, y existen diversos centros (por ejemplo, clínicas especializadas) que utilizan métodos adecuados a sus fines especiales.

Estos métodos, que habría que designar más bien como «compensatorios», sirven para combatir un defecto y son importantes sobre todo en rehabilitación, pero no suelen calificarse de «terapia cognitiva». A ellos se contraponen algunas técnicas de tratamiento que encuentran especial aplicación en otro tipo de problemas. Se trata de métodos que se basan en el supuesto de la existencia de funciones cognitivas intactas, cuyo potencial basta «actualizar» para combatir afecciones psíquicas curables (no de base orgánica, sino sólo funcionales). Por ello, tales modalidades terapéuticas no suelen tener aplicación en deficiencias (graves) cognitivas o de rendimiento, sino en casos de trastorno emocional-motivacional de la personalidad («neurosis»; → formas de neurosis).

2. Algunas técnicas psicoterapéuticas. Se han confeccionado numerosas técnicas de psicoterapia cognitiva para el tratamiento de anomalías «neuróticas», técnicas que no cabe detallar aquí. Mahoney propone un método que él llama *personal science;* en él se invita al sujeto a combatir las dificultades personales conforme a un esquema similar al empleado para la solución de problemas científicos: especificación del problema, obtención de información, ánalisis del problema (mediante observación sistemática), formulación o debate de diversas posibilidades de solución, su examen mediante experimentación personal y, finalmente, cambio o modificación de los primeros intentos de superación. Dentro de este marco se pueden aplicar técnicas cognitivas heterogéneas (por ejemplo, autoobservación sistemática, reestructuración cognitiva), lo cual supone una orientación ecléctica (es decir, se elige entre diversas concepciones terapéuticas la más adecuada en cada caso). El mismo método emplean los representantes de otras escuelas terapéuticas calificadas expresamente de «cognitivas» y que pueden denominarse por eso «terapias cognitivas en sentido estricto». En cualquier caso, sus fundadores no se consideran eclécticos, porque han construido un edificio teórico propio y a partir de ahí explican el modo de acción de los diversos métodos de tratamiento en forma unitaria y coherente. De ese modo cabe interpretar los efectos de procesos simples de aprendizaje —por ejemplo, los condicionamientos (→ terapia de la conducta)— o las abreacciones de afectos, incluyendo como elemento decisivo las modificaciones cognitivas. La significación de lo «cognitivo» se desplaza así desde la calificación de determinadas funciones psíquicas y métodos correspondientes a unos objetivos teóricos (que pueden alcanzarse también con técnicas «no cognitivas»). No sólo un eclecticismo de orientación práctica, sino sobre todo ciertas teorías marco cognitivas de este tipo borran las fronteras entre las diversas escuelas terapéuticas, de forma que hoy se habla ya de una terapia «cognitiva» de la conducta o de modificación «cognitiva» de ella (por ejemplo, Meichenbaum), y casi todos los métodos corrientes de → psicoterapia experimentan una reinterpretación en sentido cognitivo (entonces apenas queda nada, quizás a excepción de una → musicoterapia vivida pasivamente, que no pueda incluirse en un esquema de interpretación «cognitiva»).

3. Terapias cognitivas en sentido estricto. 1. *Fundamentación teórica general.* Las corrientes de terapia cognitiva en sentido estricto poseen una base teórica que les es común en buena medida. Son importantes los presupuestos históricos fundamentales hondamente arraigados en el pensamiento occidental, que esquemáticamente cabe expresar con Izard como sigue: El hombre debe ser considerado, en primer término, un ser racional; la racionalidad es fundamentalmente buena; la emocionalidad, en cambio, es mala y sería preciso emplear la razón (procesos cognitivos) para controlar las emociones y sustituirlas, si es posible. La posición filosófica de los representantes más conocidos de estas terapias es similar a la del estoicismo antiguo y a veces se puede retrotraer hasta Heraclito. Cabe indicar como convicciones fundamentales comunes las siguientes: es preciso eliminar los procesos irracionales, difusamente emocionales y automáticamente reflejos, en la medida de lo posible, en favor del conocimiento «científico» y de la revisión empírica, aun en lo cotidiano; la aproximación racional a los objetos dados y a los sistemas de referencia subjetivos genera trastornos psíquicos de escasa importancia; éstos no aparecen condicionados por los acontecimientos como tales, sino por su interpretación personal (elaboración subjetiva); los sentimientos y afectos no son algo primario, no son independientes de los datos cognitivos, ni los determinan (aquí se invoca a veces la teoría del sentimiento de Magda B. Arnold); pero el pensamiento tampoco es equivalente a la realidad, la cual ha de ser «supervisada» —es decir, comprobada— mediante la conducta concreta (conforme al método del «científico», que parte de las hipótesis).

Estas terapias cognitivas se han desarrollado a partir de los años 50 basándose en experiencias prácticas, como reacción a los métodos psicoanalíticos (y, ulteriormente, frente a los métodos de → terapia de la conducta), que habían prestado escasa atención a la racionalidad y a la conciencia en general. La concepción marco más antigua, que invocan también otros representantes de la orientación cognitiva, es la teoría del «constructo personal» de Kelly. Coincidiendo con su planteamiento teórico, el citado autor desarrolló métodos diagnósticos (→ diagnóstico cognitivo) y terapéuticos especiales. Entre estos últimos está la llamada terapia del *fixed-role*.

2. *Terapia racional-emotiva de Ellis y psicoterapia cognitiva según Beck.* El marco teórico de la terapia racional-emotiva de Ellis se ciñe más sustancialmente a las funciones cognitivas. El fundador del método sostiene que los trastornos emocionales están provocados por convicciones irracionales que tienen una base biológica, pero que no favorecen la salud psíquica. El esfuerzo terapéutico está destinado a desenmascarar este «pensamiento irracional» mediante el discurso racional y a mostrar su inadecuación para el control de la vida. Ellis utiliza para ello principalmente la confrontación; apenas admite la actitud cordial y de aceptación preconizada por Rogers (→ psicoterapia centrada en el cliente), contrariamente a otras escuelas de terapia cognitiva; según Ellis, la actitud de aceptación podría fomentar convicciones irracionales. Esta posición resulta quizá más comprensible si se considera que Ellis ha desarrollado en parte su modalidad psicoterapéutica basándose en experiencias prácticas con personalidades disociales (→ desviación, → psicopatía).

Beck, en cambio, basó su terapia cognitiva en investigaciones científicas, concretamente en pacientes depresivos. Su conclusión fue que en todos los grupos clínicos (neurosis y psicosis) hay trastornos cognitivos muy similares en el aspecto formal (por ejemplo, percepciones deformadas o extremadas, estereotipias de pensamiento con curso «automático», abstracción selectiva, generalizaciones excesivas o inferencias arbitrarias), pero los contenidos son específicos del correspondiente síndrome (por ejemplo, en la neurosis de → angustia, una interpretación desmesurada de señales de peligro). Si en la terapia de Ellis la corrección de convicciones erróneas desempeña un papel decisivo, Beck no se ciñe tanto a esto y es menos dogmático al respecto. A pesar de numerosas similitudes en los objetivos y en el método práctico, su enfoque difiere sustancialmente de la terapia racional-emotiva: para Beck, la cooperación amistosa, la sensibilidad, empatía y la paciencia del terapeuta, en combinación con la cordialidad y la aceptación (en el sentido de Rogers), son importantes y él aboga más bien por un «diálogo socrático».

3. *Apreciación crítica.* En lo que respecta a la eficacia, el propio Beck se muestra relativamente reservado sobre su forma de psicoterapia, subrayando la necesidad de ulteriores investigaciones. Ellis manifiesta un mayor optimismo respecto a la acreditación práctica de la terapia racional-emotiva, aunque los críti-

cos discutan su justificación. No obstante, los métodos cognitivos más orientados en el sentido de la terapia de la conducta tampoco han resultado, en general, superiores a otras formas de psicoterapia. Existen muy pocos estudios sobre la eficacia de las técnicas que se han desarrollado partiendo de la concepción marco de Kelly (por ejemplo, la terapia del *fixed role*), lo cual es lamentable, porque se trata de los enfoques teóricos más amplios, sistemáticos y elaborados de la psicología clínica. Para emitir un juicio sobre las terapias cognitivas en sentido estricto hay que decir que responden a una moda «cognitiva» que se puede observar en toda la psicología. Aunque la acentuación de la conciencia y de la racionalidad, después de una fase de «irracionalismo psicológico», deba considerarse algo positivo, conviene evitar los extremismos y reconocer a los componentes emocionales y motivacionales de la conducta y de las vivencias la relevancia que les corresponde.

Bibliografía. D. Bannister (dir.), *Issues and approaches in the psychological therapies*, Wiley, Londres 1975; A.T. Beck, *Depression. Clinical, experimental, and theoretical aspects*, Harper & Row, Nueva York 1967; —, *Wahrnehmung und Wirklichkeit der Neurose*, Pfeiffer, Munich 1979; H. Benesch, *Wörterbuch zur klinischen Psychologie*, dtv, Munich 1981; H.D. Brenner, W.G. Stramke, J. Mewes, F. Liese, G. Seeger, *Erfahrungen mit einem spezifischen therapieprogramm zum Training kognitiver und kommunikativer Fähigkeiten in der Rehabilitation chronisch schizophrener Patienten*, «Nervenarzt» 51 (1980) 106-112; A. Ellis, *The treatment of a psychopath with rational psychotherapy*, «J. Psychol.» 51 (1961) 141-150; —, *Die rational-emotive Therapie*, Pfeiffer, Munich 1977; M. Frostig, H. Müller, *Teilleistungsstörungen*, Urban & Schwarzenberg, Munich 1981; C.E. Izard, *Human emotions*, Plenum Press, Nueva York 1977; R.-R.M. Jurjevich (dir.), *Direct psychotherapy*, vol. I, Univ. of Miami Press, Coral Gables (Fla.) 1973; G.A. Kelly, *The psychology of personal constructs*, vols. I y II, Norton, Nueva York 1955; A. Leischner, *Aphasien und Sprachentwicklungsstörungen*, Thieme, Stuttgart 1979; E.H. Liebhart, *Therapie als kognitiver Prozess*, en L.J. Pongratz (dir.), *Klinische Psychologie*, 2.º vol. parcial, de la obra *Handbuch der Psychologie*, 8 vols., Hogrefe, Gotinga 1978, p. 1785-1819; M.J. Mahoney, D.B. Arnkoff, *Cognitive and selfcontrol therapies*, en S.L. Garfield, A.E. Bergin (dirs.), *Handbook of psychotherapy and behavior change: an empirical analysis*, Wiley, Nueva York ^{2}1978, p. 689-722; D. Meichenbaum, *Kognitive Verhaltensmodifikation*, Urban & Schwarzenberg, Munich 1979; E.J. Murray, L.I. Jacobson, *Cognition and learning in traditional and behavioral therapy*, en S.L. Garfield, A.E. Bergin (dirs.), *Handbook of psychotherapy and behavior change: an empirical analysis*, Wiley, Nueva York ^{2}1978, p. 661-687; E. Perret, A. Wehrli, *Neuropsychologische Therapie bei erwachsenen Hirngeschädigten*, «Nervenarzt» 48 (1977) 369-372; R. van Quekelberghe, *Systematik der Psychotherapie. Vergleich und kognitiv-psychologische Grundlegung psychologischer Therapien*, Urban & Schwarzenberg, Munich 1979; E.R. Rey, H.-P. Rosemeier, B. Lang, *Das Training der Begriffsbildung bei Schizophrenen*, en J.C. Brengelmann, W. Tunner (dirs.), *Behaviour Therapy-Verhaltenstherapie*, Urban & Schwarzenberg, Munich 1973, p. 233-244; K.R. Scherer, *Wider die Vernachlässigung der Emotion in der Psychologie*, en W. Michaelis (dir.), *Bericht über den 32. Kongress der Deutschen Gesellschaft für Psychologie 1980 in Zürich*, vol. 1, Hogrefe, Gotinga 1981, p. 304-317.

ERNST PLAUM

TERAPIA DE LA CONDUCTA. 1. Los procesos orgánicos y psicológicos poseen leyes propias y comunes. Se puede partir del principio de que todo estímulo externo es recibido en el sistema nervioso y conducido a los órganos efectores. Éstos reaccionan, según la intensidad, duración o cualidad del estímulo, de un modo «normal», tenso o sobrecargado. La reacción está codeterminada por la herencia y la constitución, y también la maduración y el aprendizaje provocan modificaciones en el hábito de reacción. Al margen de las implicaciones orgánicas que pueda tener la reacción humana, las causas y las consecuencias psicológicas están ligadas siempre interactivamente a los cursos orgánicos. Las variables psicológicas y las variables orgánicas interactúan conforme a las leyes de probabilidad. Por una parte, se influyen mutuamente según sus propias leyes y, por otra, producen variables interactivas que sólo se realizan mediante la acción conjunta de variables orgánicas y variables psicológicas. Siguen en este caso las mismas leyes; por ejemplo, las leyes del aprendizaje.

2. Las terapias psicológicas son posibles, en principio, bajo todas las condiciones orgánicas.

Estos dos aspectos, reciprocidad de la influencia y cumplimiento de reglas estadísticas de probabilidad en la influencia, en lugar de una determinación causal absoluta, permiten la aplicación de terapias psicológicas bajo todas las condiciones, también bajo todas las condiciones somáticas. La opción por una terapia u otra, de tipo psicológico o somático, se determina por la probabilidad de obtener un efecto terapéutico positivo. Así, en el caso de una fobia grave, puede ser efectivo controlar simultáneamente la → angustia por la vía farmacoterapéutica y reducir la conducta fóbica mediante entrenamiento de confrontación. En el caso de una → drogadicción o de una → depresión grave puede ser necesario iniciar una terapéutica somática antes de que tenga sentido la terapia psicológica. El control inmediato del efecto terapéutico es tan importante para las medidas psicológicas como para las somáticas; por ello es necesario un análisis de resultados en curso durante la terapia, para adaptar la clase y forma de ésta a las condiciones modificadas.

3. La conducta trastornada causa o favorece la enfermedad. Normalmente, el sujeto asimila las consecuencias en la conducta de estímulos potencialmente nocivos y no se produce ningún trastorno. Pero, según sean las condiciones de aprendizaje y las diferencias individuales anteriormente existentes, o según sea la personalidad típica, pueden surgir consecuencias negativas para la salud que se manifiestan en la motricidad, en otros sistemas fisiológicos, en las sensaciones, sentimientos o representaciones. Estas consecuencias pueden localizarse o generalizarse en la conducta global. Es tarea del análisis de la conducta encontrarlas. Pero es importante observar que la conducta alterada puede persistir después de cesar la causación orgánica, o puede causar ella misma nuevos trastornos orgánicos y también reforzar los existentes. El alcoholismo (→ dependencia del alcohol), por ejemplo, persiste como trastorno de la conducta después de que se han eliminado las condiciones somáticas previas. La terapia de la conducta de orientación causal promete una mejoría en todos los casos.

4. El estrés, el refuerzo positivo y el condicionamiento clásico son las causas más importantes de los trastornos de la conducta. Las tres causas más importantes que provocan regularmente un trastorno de la conducta son el estrés, el refuerzo operante y el condicionamiento clásico. El *estrés* provoca, análogamente a la lesión en la esfera somática, un estado de sobrecarga. Las consecuencias son de tipo negativo y de tipo positivo. Consecuencias negativas son, por ejemplo, la impaciencia, la tensión, el enfado, el furor, el miedo a la crítica y la falta de rendimiento, así como perjuicios profesionales y sociales de diverso género. Reacciones positivas a la sobrecarga son la autodeterminación más decidida (control interno), la relajación deliberada, un control más hábil de los sentimientos y la manipulación positiva eficaz del entorno social. En los trastornos predominan las consecuencias negativas. Por eso la terapia tendrá un éxito seguro si se reducen los desencadenantes y las reacciones negativas al estrés y se refuerzan los desencadenantes y las reacciones positivas. Esto puede lograrse con métodos de relajación, tratamiento cognitivo del estrés y entrenamiento en eficiencia social.

El *aprendizaje operante* (refuerzo positivo, aprendizaje en el éxito) suele realizarse en el contexto psicosocial; es decir, la conducta patológica y la no patológica se refuerzan socialmente. Esto puede ocurrir de modo directo si el médico atiende al paciente y le prescribe reposo, si la enfermera le ofrece la pastilla al aparecer los dolores, o si los amigos y la familia compadecen al enfermo y le hacen la vida lo más agradable posible. Cuanto más polifacético y sistemático sea este refuerzo, tanto más puede afianzarse la conducta sana; pero tanto mayor será también el peligro de que la conducta de enfermedad aprendida por vía operante cause más daños que la noxa somática original. Comportarse «como enfermo» se refuerza también indirectamente si con ello pueden evitarse algunas situaciones desagradables. Una vez formulado el → diagnóstico médico, tiene lugar una reducción en la capacidad laboral, se evitan los compromisos desagradables o se rehúyen los contactos sociales para no mostrar debilidades. Si el entorno social del paciente —el médico, los cuidadores, la familia, los amigos y conocidos— entiende erróneamente las leyes de la conducta, el paciente recibirá más atenciones por su conducta morbosa que por la sana; se censura al paciente por esforzarse prematuramente o se le jubila por sus molestias crónicas. En el caso extremo, el paciente apenas posee otra alternativa a la enfermedad. La falta de práctica le hace perder la capacidad social y la capacidad de rendimiento, aquellas destrezas que significan la alternativa a la enfermedad y cuyo ejercicio puede restablecer la salud.

En el *condicionamiento clásico,* un estímulo originariamente neutro se convierte en el desencadenante específico. Según Pavlov, si se hace sonar repetidamente una campanilla (estímulo originariamente neutro) antes de la aparición del alimento, ello desencadena después de cierto tiempo un reflejo salival y se convierte en el estímulo condicionado que provoca reacciones naturales. De este modo se pueden provocar ataques de asma con flores artificiales. La hipertensión arterial puede condicionarse a situaciones neutras que sean afines a las situaciones originales desencadenantes de estrés. También pueden asociarse dolores (→ dolor) a condiciones sociales originariamente neutras, que no poseen ninguna relevancia inmediata como causas patógenas.

5. El análisis funcional sobre la base de las leyes del aprendizaje constituye el fundamento de la planificación terapéutica. El estrés, el condicionamiento operante y el condicionamiento clásico son, pues, los caminos por los que se desarrolla la conducta patológica. El terapeuta, en consecuencia, debe indagar en su análisis de la conducta cuáles son los desencadenantes directos del estrés, cuáles son las formas reales del refuerzo social directo e indirecto para la conducta patológica y qué estímulos específicos son los responsables del condicionamiento clásico de los síntomas (→ síntoma). La aclaración de la etiología suele ser ardua, porque los mecanismos originarios de enfermedad son difíciles de conocer. La causación que tiene lugar originariamente por el estrés o por condicionamiento clásico aparece más tarde condicionada psicosocialmente, o los desencadenantes patógenos cambian al modificarse las condiciones de vida.

Todo esto tiene importantes implicaciones terapéuticas. Las causas mediatas iniciales han perdido generalmente su efecto y el terapeuta debe buscar las causas actuales de eficiencia inmediata que siguen apoyando la conducta patológica. Cuanta más claridad posean el terapeuta y el paciente sobre la base «funcional» inmediata de la enfermedad, con más precisión podrá prescribir el terapeuta el cambio de conducta y con más precisión podrá el paciente autoaplicarse el cambio prescrito, ya que es de suma importancia que el paciente dirija su propio tratamiento. La comprensión de la dinámica de la trayectoria vital es, pues, irrelevante; pero el conocimiento de la dinámica funcional de la enfermedad es de la máxima importancia. A las tres etiologías principales de los trastornos de la conducta antes mencionados corresponden métodos terapéuticos específicos. En el caso de la causación por estrés, las reacciones negativas se mitigan con técnicas de relajación, y los contenidos de significación penosa mediante técnicas cognitivas. Es prioritario el cambio de los factores estresantes objetivos, pero esto suele ser difícil de realizar. En la causación operante se neutraliza el refuerzo social de los → síntomas y el paciente se entrena en comportamientos alternativos al síntoma. Los métodos preferidos para el condicionamiento clásico son, hasta ahora, la extinción del estímulo desencadenante mediante una oferta repetida que no tenga ninguna consecuencia negativa y la confrontación con el estímulo desencadenante (desensibilización sistemática, invasión de estímulos), sin recurrir a la evitación; es decir, el paciente debe superar el estímulo nocivo por sí mismo. Ahora bien, el hecho de que los procesos de aprendizaje o de condicionamiento causal no puedan reconocerse a veces con suficiente claridad obliga a aplicar métodos mixtos o de amplio espectro, donde intervienen simultáneamente diversas modalidades terapéuticas.

6. El análisis de la conducta detecta los modos de comportamiento relevantes e irrelevantes para un fin. La conducta alterada se considera desde la perspectiva de una cadena funcional actual, conforme al modelo «desencadenamiento-conducta-consecuencias de la conducta». El paciente debe descubrir, entre los muchos sucesos cotidianos, aquellos que le provocan sentimientos negativos de automenosprecio y conducta defectuosa. *Desencadenantes* del consumo de alcohol (→ dependencia del alcohol) pueden ser, por ejemplo: la sed, la invitación, la timidez social, el desconcierto, el enfado, la alegría o la desesperación; el lugar, el tiempo y las personas son también variables importantes que llevan a beber y que determinan qué y cuánto se bebe. La *conducta de bebedor,* beber en tragos grandes o pequeños, bebidas fuertes o mixtas, veloz o lentamente, mucho o poco en total, revela a menudo el grado de dependencia. Las consecuencias de la bebida revelan con especial claridad por qué se vuelve a beber; por ejemplo, para olvidar problemas, para experimentar euforia y sentimientos positivos, para acercarse más a la gente o también para matar el aburrimiento.

Las condiciones desencadenantes, las condiciones de conducta y las condiciones de las consecuencias son en parte irrelevantes y en parte causantes de la → dependencia del alcohol. La terapia debe reducir las condiciones causales; al quedar limitada la eficacia de los desencadenantes por la planificación previa, el hábito de beber se altera sistemáticamente si se siguen las reglas establecidas, y las consecuencias quedan neutralizadas, por ejemplo mediante entrenamiento de relajación, aprendizaje de la sociabilidad, dominio de la angustia y activación de la vida y de la autorrealización.

7. Se estructura la terapia formalmente y se somete a control el mantenimiento de los principios terapéuticos. La planificación formal favorece la eficacia de una terapéutica. Esta planificación implica:

— Definir con precisión y operacionalizar el problema.

— Registrar cuantitativamente las condiciones para lograr el objetivo terapéutico (desencadenantes, conducta, consecuencias).

— Fijar con claridad las correspondientes frecuencias y su cambio.

— Especificar las normas terapéuticas de conducta (por ejemplo, reducción gradual de la bebida), con un objetivo principal y objetivos parciales.

— Especificar todos los refuerzos necesarios para el cumplimiento de las normas de conducta y el logro de los objetivos terapéuticos y su control.

La aplicación eficaz de una terapia requiere la observancia de los principios que se desprenden de la psicología del aprendizaje. Los más importantes de ellos pueden formularse en los siguientes términos:

1. Es preciso informar al paciente sobre las razones, la problemática y las consecuencias de su enfermedad.

2. El paciente debe conocer y observar en sí mismo el modo de acción de la terapia, o debe poder seguirlo durante cierto tiempo.

3. La terapia debe formularse en etapas breves, para garantizar el logro de fines parciales y un refuerzo lo más frecuente posible para este logro.

4. El refuerzo debe ser relevante, inmediato (contingente) a la aparición de la conducta deseada y de una frecuencia óptima.

5. Es preciso adaptar los pasos terapéuticos y su refuerzo a las circunstancias individuales del paciente, para evitar la recaída y la pérdida.

6. Es preciso evitar las influencias negativas (con raras excepciones, que deben ser planificadas terapéuticamente).

7. Debe controlarse siempre la influencia terapéutica y sus efectos.

8. Ante el fracaso, debe replantearse la terapéutica, y en caso de recaída, es preciso comenzar de nuevo.

9. Se adaptan las influencias terapéuticas al paciente, y éste va asumiendo gradualmente la ejecución y el curso a modo de autoaplicación, a fin de alcanzar la independencia frente al terapeuta y una autonomía propia.

8. La terapia de la conducta y su aplicación se han perfeccionado en los últimos años. La terapia de la conducta desarrolla tecnologías generales y específicas, concretando los métodos con arreglo a los resultados obtenidos en la medición de la efectividad. La formación básica que debe adquirir un terapeuta incluye, además de las normas teóricas fundamentales, la dirección terapéutica de la conducta, el entrenamiento de la sensibilidad orientado hacia la conducta (con autoconfrontaciones en vídeo), el diálogo eficaz, la planificación y valoración de tratamientos y, por último, tecnologías instrumentales (por ejemplo, repetición en vídeo, → *biofeedback* y otras técnicas fisiológicas).

Antes de la realización del primer tratamiento, se han de adquirir las *destrezas terapéuticas básicas*. Éstas incluyen el trato con grupos para la orientación, motivación y análisis; el conocimiento de los sentimientos negativos y positivos que influyen en el aprendizaje; la utilización de técnicas cognitivas para promover la interacción motora-emocional-cognitiva; la relajación muscular para el control de reacciones generalizadas de estrés; y diversas estrategias de refuerzo positivo para la motivación terapéutica.

Las *modalidades de tratamiento más utilizadas* son: la desensibilización, el → *biofeedback* y otros métodos psicofisiológicos, el entrenamiento para el control de la angustia, la terapia racional-emotiva, el entrenamiento de la competencia social, métodos sugestivos e hipnóticos. Suelen combinarse la relajación, el entrenamiento en la conducta y métodos cognitivos (→ terapia cognitiva). También se utilizan, en tratamientos individuales, el método de autocontrol, el método de establecimiento de contratos y un procedimiento para la observancia de las normas terapéuticas *(compliance).*

Los *métodos de amplio espectro,* que combinan diversas formas de tratamiento, suelen aplicarse sobre todo en → psicosis (→ esquizofrenia), neurosis (→ formas de neurosis; compulsiones, → depresión reactiva), enfermedades psicosomáticas (riesgo coronario, hipertensión), dependencias de todo tipo, trastornos neuromusculares, problemas de pareja y de familia, → trastornos sexuales funcionales y → trastornos del sueño.

El *campo de aplicación* del análisis y de la terapia de la conducta se amplía con más rapidez que el de otras formas de psicoterapia y es ilimitado en principio. También son aplicaciones especialmente importantes las enfermedades agudas (cirugía incluida), el seguimiento de cancerosos, problemas infantiles, problemas de senectud, educación sanitaria e influencia sobre grupos grandes, por ejemplo, mediante terapéutica epistolar o televisiva. La modificación de la conducta se ocupa también, en los últimos años, del entrenamiento de personal y directivos, de medición y entrenamiento en estilos de influencia, de análisis de organizaciones y empresas y de entrenamiento de grupos profesionales. También se atiende a grupos de autoayuda y se trabaja en consultorios psicosociales y en clínicas médicas.

Esta aplicación expansiva plantea nuevas exigencias de formación. La institución más experimentada para la formación y el perfeccionamiento en *análisis y terapia de la conducta* en la Alemania Federal es el *Institut für Therapieforschung* (Instituto de investigación terapéutica) de Munich. Sus conferencias anuales ofrecen a todos los grupos profesionales interesados más de 80 cursos de entrenamiento; este instituto atiende a numerosas organizaciones terapéuticas alemanas.

9. La terapia de la conducta profesa el rigor científico, la apertura terapéutica y la comunicación internacional. La terapia de la conducta, o modificación de la conducta, preconiza el desarrollo científico, es decir, controlado experimentalmente, de todas las técnicas terapéuticas y preventivas de base psicológica en favor de individuos, grupos y organizaciones de todo tipo, con fines de salud, atención a problemas sanitarios y promoción de una conducta sana. La terapia de la conducta está abierta a todas las teorías y métodos defendibles científicamente que impliquen eficacia y economicidad en su aplicación. Representa, así, el perfeccionamiento científico de todas las formas precientíficas de → psicoterapia. Este carácter científico tiene dos consecuencias de importancia decisiva: garantiza el desarrollo de métodos eficaces y económicos y también la unidad de lenguaje de los investigadores terapéuticos en todo el mundo.

Bibliografía. H.D. Basler, H. Otte, T. Schneller, D. Schwoon, *Verhaltenstherapie bei psychosomatischen Erkrankungen,* Kohlhammer, Stuttgart 1979; J.C. Brengelmann, *Stress und Stresstherapie: Erster Bericht über ein internationales Projekt (STRESA),* en J.C. Brengelmann (dir.), *Entwicklungen der Verhaltenstherapie in der Praxis. Vorträge der 4. Verhaltenstherapiewoche Riva 1980,* Röttger, Munich 1980; J.C. Brengelmann, M. Makkonen, *Korrelation von Familienfaktoren mit Stressreaktionen und -situationen,* en J.C. Brengelmann (dir.), *Entwicklungen der Verhaltenstherapie in der Praxis. Vorträge der 6. Verhaltenstherapiewoche Riva 1981,* Röttger, Munich 1981; — (dirs.), *Entwicklungen der Verhaltenstherapie in der Praxis. Themen der 9. Verhaltenstherapiewoche Riva 1982,* Röttger, Munich 1982; R. De Jong, G. Bühringer, *Ein verhaltenstherapeutisches Stufenprogramm zur stationären Behandlung von Drogenabhängigen. In Zusammenarbeit mit der Prop Alternative e.V. München,* IFT Texte 1, Röttger, Munich 1978; —, N. Hoffmann, M. Linden, *Verhaltensmodifikation bei Depressionen,* Urban & Schwarzenberg, Munich-Berlín-Viena 1980; D.M. Doleys, R.L. Meredith, A.R. Ciminero, *Behavioral medicine,* Plenum Press, Nueva York 1982; J.P. Foreyt, D. Rathjen, *Cognitive behavior therapy,* Plenum Press, Nueva York-Londres 1978; E. Gambrill, *Behavior modification. Handbook of assessment, intervention, and evaluation,* Jossey-Bass Publ., San Francisco-Washington-Londres 1978; M. Goldfried, C. Davsion, *Klinische Verhaltenstherapie,* trad. alem. de J.C. Brengelmann, Springer, Heidelberg 1979; F.H. Kanfer, A.P. Goldstein, *Möglichkeiten der Verhaltensänderung,* Urban & Schwarzenberg, Munich 1977; W. Larbig, *Schmerz,* Kohlhammer, Stuttgart 1982; J.E. Lindemann, *Psychological and behavioral aspects of physical disability,* Plenum Press, Nueva York-Londres 1981; B.G. Melamed, L.J. Siegel, *Behavioral medicine,* Springer, Nueva York 1980; S.J. Rachman, G.T. Wilson, *The effects of psychological therapy,* Pergamon Press, Oxford 1980; D. Revenstorf, *Psychotherapeutische Verfahren,* vol. 2: *Verhaltenstherapie,* Kohlhammer, Stuttgart 1982; L. Schindler, K. Hahlweg, D. Revenstorf, *Partnerschaftsprobleme: Möglichkeiten zur Bewältigung,* Springer, Heidelberg 1980; R. Schneider, *Stationäre Behandlung von Alkoholabhängigen,* Röttger, Munich 1982.

Cursos de perfeccionamiento y actualización en terapia de la conducta en Alemania Federal: Bildungswerk des Berufsverbands deutscher Psychologen (BDP), Halsbachstrasse 22, 5300, Bonn 1; Institut für Therapieforschung (IFT), Parzivalstrasse 25, 8000 München 40.

JOHANNES CLEMENS BRENGELMANN

TERAPIA DEL MOVIMIENTO Y DEL CUERPO. Terapia por medio de la danza, comunicación no verbal, → terapia guestáltica, bioenergética, terapia del movimiento, métodos terapéuticos no verbales.

La noción de terapia del movimiento y del cuerpo incluye una serie de métodos que parten del axioma fundamental según el cual el hombre *es* su cuerpo. El movimiento es vida, y dado que el fundamento de todos los procesos y manifestaciones vitales, incluidos los cognitivos y emocionales, es el cuerpo, los métodos de terapia del movimiento han tomado el cuerpo como punto de partida de la acción terapéutica.

1. Nota histórica. Los ejercicios de danza, movimiento y respiración, no sólo como remedio de dolencias corporales, sino como intervención psicoterapéutica, se practicaban en los templos de Esculapio y se encuentran también en los usos medicinales de los pueblos primitivos. Asimismo, el movimiento se aplicó desde los inicios de la → psiquiatría moderna en el marco de la terapia física (Maurer 1979). Desde mediados de los años 30, la terapia del movimiento fue objeto de una atención especial por parte de algunos psicoanalistas (→ psicoanálisis) que centraron su estudio en la realidad corporal (W. Reich, S. Ferenczi, F. Deutsch), de algunos pioneros del campo de la gimnasia, terapia respiratoria, ritmo y educación por el movimiento (E. Gindler, E. Dalcroze, H. Medau, R. Laban, I. Middendorf) y, en fin, del campo de la «terapia accional» (J.L. Moreno —que en 1937 forjó la noción de *body-therapy*—, F.S. Perls, V. Iljine).

2. Posición antropológica fundamental. Suele distinguirse, en las múltiples formas de la terapia del cuerpo y del movimiento, entre la realidad objetiva del cuerpo *(corps objectif)* y el cuerpo fenoménico como *sujet incarné* (Merleau-Ponty). El cuerpo es el principio y el fin de la existencia personal. En él convergen el ser y el conocimiento (Iljine). Es el lugar en el espacio y en el tiempo. A través de sus sentidos se constituye todo sentido. Las terapias del movimiento consideran al ser humano como cuerpo que se mueve en el espacio (Buytendijk 1956). Cuerpo, espacio y tiempo, contexto y continuo, determinan así el marco de la acción terapéutica del movimiento. La expresión del cuerpo, su lenguaje, exige una consideración de la comunicación no verbal, de la expresión tal como se manifiesta en el movimiento y en la danza.

3. Formas de terapia del cuerpo. Cabe distinguir tres grupos de métodos terapéuticos centrados en el cuerpo:

1. *Métodos funcionales.* Incluyen las formas de gimnasia terapéutica, la → fisioterapia, la terapia respiratoria, los métodos de relajación, los métodos de masaje (cf. Stokvis, Wiesenhütter 1979, Derbolowsky 1978, Maurer 1979) y los métodos terapéuticos del movimiento, por ejemplo la *sensory awareness,* la eutonía, el método de Feldenkrais, el método de Alexander y los enfoques funcionales de la terapia por medio de la danza, de la psicomotricidad, la terapia del movimiento concentrativo y la terapia del movimiento integrativo, que sólo constituyen una parte de

estos procedimientos, muy complejos (cf. Kirchmann 1979, Glaser 1980, Petzold 1974, Briner 1977, Frohne 1981, Fuchs 1974).

Los métodos funcionales se orientan hacia la promoción y la mejora de las funciones psicofísicas. Favorecen las vivencias corporales, la relación con la propia corporeidad, la pregnancia del esquema corporal, la sensibilidad, la expresividad y la capacidad de relajación. Por eso están especialmente indicados para pacientes psiquiátricos y geriátricos hospitalizados a largo plazo y en enfermedades psicosomáticas y de adicción. También los pacientes con limitaciones verbales pueden beneficiarse de la comunicación no verbal. Especial eficacia alcanza el método funcional si se incluyen aspectos psicodinámicos en el tratamiento individual y colectivo de grupo, más allá del aspecto de entrenamiento, o cuando se realiza una combinación con terapia individual o con → psicoterapia de grupo en el marco de un programa de terapéutica clínica compleja.

2. *Métodos de terapia del cuerpo orientados sobre el conflicto.* Este segundo grupo incluye métodos inspirados generalmente en los trabajos de Wilhelm Reich (1971), que señaló las relaciones entre la «estructura caracterológica» y la corporeidad. Reich no busca un entrenamiento funcional, sino el descubrimiento de material traumático que fue «reprimido en el cuerpo». Los conflictos neuróticos quedan sedimentados en determinados modelos de rigidez muscular, en la «coraza caracterológica», que sólo puede ser atacada y disuelta incluyendo al cuerpo en el tratamiento, por ejemplo con intervención directa en él. E. Gindler fue en este punto el inspirador de Reich. Siempre que la expresión emocional en casos de decepción, desamor, resentimiento o amenaza queda reprimida, y la fluencia del movimiento vital se angosta, aparece la rigidez. Reich hacía notar ya en 1935 que la resistencia contra el → proceso analítico se manifestaba en la contención inconsciente de la respiración y que una movilización de ésta liberaba el material reprimido y los sentimientos correspondientes, a veces con gran violencia. La expresión adecuada de la energía vital retenida y acumulada o reprimida era para Reich (1969) la experiencia sexual del orgasmo, la cual pasaba a ser así el fundamento de la salud psicofísica. Reich acentuó en sus últimas obras el enfoque económico de la libido de Freud, ocupándose preferentemente de la manipulación de la energía vital, que él denominó «orgón». El *análisis vegetoterapéutico del carácter* se convirtió en la «orgonterapia». Pocos de sus discípulos le siguieron por este camino inseguro y controvertido. La mayoría de ellos desarrolló su genial idea de la acción recíproca entre la estructura física y la estructura psíquica, entre ellos A. Lowen, J. Pierrakos, O. Raknes, G. Boeysen, y otros. Ellos crearon el «análisis bioenergético», que se orienta hacia la percepción de las rigideces musculares, el descubrimiento de su origen biográfico, la expresión correcta de la emoción bloqueada y la obtención de placer en cuanto alegría de vivir, más allá de la mera potencia orgástica. Lowen (1981) desarrolla el método de análisis caracterológico de Reich sirviéndose de las estructuras básicas «oral, masoquista, histérica, fálica, pasivo-femenina y esquizoide», en el sentido de un diagnóstico y una terapia del cuerpo, y lo amplió en una teoría de la intervención diferenciada, con técnicas y ejercicios específicos para el tratamiento de las distintas estructuras. Esto, sin embargo, implica el peligro de una tipología rígida y de una reificación de la psicodinámica por obra del análisis bioenergético y demás métodos reichianos y neoreichianos (cf. Petzold 1977). El análisis bioenergético es, por sus bases y por autodefinición, un método analítico donde se otorga una gran importancia a la elaboración de la transferencia y de la resistencia. Las áreas de indicación son el tratamiento de las neurosis, las enfermedades psicosomáticas y —con una modificación específica de la técnica— los «trastornos precoces».

3. *Métodos integrativos o multimodales de la terapia del cuerpo.* Si el análisis bioenergético de Lowen (1976) implica ya enfoques centrados en los conflictos y enfoques funcionales, una integración de este tipo se encuentra con mayor claridad aún en la *terapia Lomi* (Leeds 1977), una combinación de → terapia guestáltica y de ejercicios funcionales de yoga y de otros métodos de terapia extremo-oriental respiratoria y del movimiento; en la *timopráctica,* una forma exploratoria del trabajo corporal; y en la *terapia concentrativa* e

integrativa del movimiento (Stolze 1977, Becker 1981, Petzold, Berger 1977).

La *timopráctica* es una forma exploratoria de trabajo corporal, que incluye también, si procede, métodos centrados en el ejercicio y trata de activar y hacer revivir, mediante intervención directa en el cuerpo e influyendo sobre la musculatura y la respiración, las escenas fijadas en la «memoria corporal». Deben evocarse y reelaborarse las situaciones biográficas ligadas a rigideces musculares. Recurriendo a una teoría de la estimulación, se evita el enfoque de los reichianos y neoreichianos, centrado únicamente en la noción de «bioenergía» (Petzold 1977).

La *terapia concentrativa del movimiento* se inspira en el planteamiento de Elsa Gindler, originariamente funcional. La terapia fue desarrollada por su discípula Charlotte Selver en la línea de una → psicoterapia humanista (Brooks, Selver 1979), y, especialmente con los trabajos de Helmut Stolze (1977), en la línea de una terapia del cuerpo y del movimiento basada en la psicología profunda, que combina procedimientos funcionales, fomentadores de la maduración de la personalidad o descubridores (Kirchmann 1979). El lenguaje de la corporeidad queda incluido, en el sentido de un «lenguaje colectivo», en el procedimiento psicoterapéutico. Así pueden someterse a tratamiento ciertos trastornos precoces de desarrollo, descritos por Freud, Erikson, Mahler, y otros. Se utilizan además telas, aros y bastones como «objetos de transición» (Winnicott) para el tratamiento específico de trastornos precoces. También hay una indicación específica para la labor con enfermos psicosomáticos (Becker 1981).

La *terapia integrativa del movimiento,* que fue ideada partiendo del *teatro terapéutico* de Iljine (entrenamiento en improvisación) y de su aceptación del método de Stanislavski para la formación psicofísica de actores, persigue una integración de la teoría fenomenológica del cuerpo (Marcel, Merleau-Ponty) y del → psicoanálisis mediante la aproximación de los conceptos de *cuerpo* y de *inconsciente* (Frostholm 1978) y de nociones sobre socialización corporal o sobre el *social body* (Kamper, Wulf 1982). Son axiomas fundamentales los siguientes: El cuerpo fenoménico y la persona son idénticos. La vida es movimiento. Mi cuerpo es mi historia, mi referencia al mundo, mi identidad, mi lugar en el tiempo. La socialización exige la apropiación corporal del mundo mediante los sentidos (Frohne 1981). El cuerpo percipiente internaliza las escenas en las que actúa. La memoria escénica del cuerpo guarda un depósito de escenas internalizadas y de roles corporalizables, que pasan a ser el fundamento de la formación de identidad. La expectativa de roles y la corporalización de roles, la atribución y la actualización de la identidad, llevan a un modelo integrativo de personalidad donde se unen lo individual y lo social, *my body* y el *social body*. La identidad *(I)* aparece como la acción recíproca del cuerpo *(C)* y del contexto *(Cn)* en el continuo temporal *(Ct)* : $I = Ct\,(C, Cn)$, donde el cuerpo representa la dinámica del inconsciente y el contexto traduce la realidad social (Petzold, Mathias 1983). De ahí derivan dos extremos para el procedimiento terapéutico: se revelan a los pacientes los «modelos de cuerpo» de su espacio cultural, especialmente si son negativos, por ejemplo en referencia a la cosificación del cuerpo en procesos laborales, a la represión de formas expresivas corpóreo-emocionales, a la desvalorización del cuerpo envejecido; y se plantea la cuestión de la corporeidad y la violencia, ya que la forma última de ejercicio del poder acontece en el cuerpo, que puede ser torturado, recluido o liquidado. Se aborda además, con método exploratorio centrado en el conflicto, la problemática inconsciente, que se concreta en mímica, gestos o sintomatología psicosomática a través de la «represión en el cuerpo». Se ofrecen posibilidades de experiencia sensible alternativa mediante procedimiento centrado en la vivencia o por ejercicio funcional, posibilidades que deben conducir a una reapropiación del cuerpo y a la comunicación intercorporal.

Los métodos integrativos de la terapia del cuerpo se han aplicado hasta ahora en enfermedades neuróticas y en trastornos precoces con cuadros psiquiátricos y psicosomáticos. Con la integración de métodos verbales y no verbales se intenta establecer para la → psicosomática una metodología y una técnica del tratamiento que rebasan el enfoque verbal propio de la → psicoterapia tradicional (Baker 1981). Especialmente en el tratamiento de pacientes psiquiátricos agudos y crónicos y en la labor gerontoterapéutica, se ha podido demostrar empíricamente el efecto positivo de los métodos de terapia del cuerpo, por ejemplo sobre el incremento de la capacidad comunicativa, sobre la experiencia del cuerpo, sobre las modificaciones en la vivencia del esquema corporal, etc. (Maurer 1971). Las diversas formas de terapia del cuerpo o del movimiento irán ganando importancia en el futuro, especialmente con un mejor conocimiento de los factores que actúan en ellas y con la promoción de nuevas posibilidades de formación y de reeducación (Petzold 1983).

Bibliografía. H. Becker, *Konzentrative Bewegungstherapie*, Thieme, Stuttgart 1981; F. Briner, *Tanztherapie*, «Integrative Therapie» 2 (1977) 72-90; Ch. Brooks, Ch. Selver, *Erleben durch die Sinne*, Junfermann, Paderborn 1979; F.J.J. Buytendijk, *Allgemeine Theorie der menschlichen Haltung und Bewegung*, Springer, Heidelberg-Berlín 1956; U. Derbolowsky, *Richtig Atmen hält gesund*, Econ, Düsseldorf 1978; B. Frostholm, *Leib und Unbewusstes. Freuds Begriff des Unbewussten interpretiert durch den Leib-Begriff Merleau-Pontys*, Bouvier Grundmann, Bonn 1978; I. Frohne, *Das rhythmische Prinzip. Grundlagen, Formen und Realisationsbeispiele in Therapie und Pädagogik*, Eres, Lilienthal 1981; M. Fuchs, *Funktionelle Entspannung*, Hippokrates, Stuttgart 1974; V. Glaser, *Eutonie. Das Verhaltensmuster des menschlichen Wohlbefindens. Lehr- und Übungsbuch für Psychotonik*, Haug, Heidelberg 1981; V. Iljine, *El teatro terapéutico*, Sobor, París 1942 (en ruso); D. Kamper, Chr. Wulf, *Die Wiederkehr des Körpers*, Suhrkamp, Francfort 1982; E. Kirchmann, *Moderne Verfahren der Bewegungstherapie. Konzentrative, integrative und rhythmische Bewegungstherapie*, Junfermann, Paderborn 1979; A. Lowen, *Bioenergetik. Der Körper als Retter der Seele*, Scherz, Berna 1976; —, *Körperausdruck und Persönlichkeit*, Kösel, Munich 1981 (cf. en cast., *El lenguaje del cuerpo*, Herder, Barcelona 1985); A. Leeds, *Lomi, ein ganzheitlicher Zugang zu Bewusstsein und persönlichem Wachstum*, en H. Petzold, *Die neuen Körpertherapien*, Junfermann, Paderborn 1977; G. Marcel, *Leibliche Begegnung*, en A. Kraus, *Leib, Geist, Geschichte*, Hüthig, Heidelberg 1978; Y. Maurer, *Physikalische Therapie in der Psychiatrie*, Huber, Berna 1979; M. Merleau-Ponty, *Phänomenologie der Wahrnehmung*, De Gruyter, Berlín 1976; H. Petzold, *Psychotherapie und Körperdynamik*, Junfermann, Paderborn 1974, [3]1979; —, *Die neuen Körpertherapien*, Junfermann, Paderborn 1977, [3]1981; —, A. Berger, *Integrative Bewegungstherapie und Bewegungspädagogik als Behandlungsverfahren für Psychiatrische Patienten*, en H. Petzold, *Die neuen Körpertherapien*, Junfermann, Paderborn 1977, p. 452-474; —, U. Mathias, *Rollenentwicklung und Identität*, Junfermann, Paderborn 1983; —, *Zur Ausbildung von dynamisch orientierten Leib- und Bewegungstherapeuten*, «Tijtschrift Psychomotorische Therapie» 2 (Amsterdam 1982); trad. alem. en «Gruppendynamik» 1 (1983); W. Reich, *Die Entdeckung des Orgons. Die Funktion des Orgasmus*, Kiepenheuer & Witsch, Colonia 1969; —, *Charakteranalyse*, Kiepenheuer & Witsch, Colonia 1971; B. Stokvis, E. Wiesenhütter, *Lehrbuch der Entspannung. Autosuggestive und übende Verfahren der Psychotherapie und Psychosomatik*, Hippokrates, Stuttgart 1979 (trad. cast., *Técnicas relajadoras y de sugestión*, Herder, Barcelona 1983); H. Stolze, *Konzentrative Bewegungstherapie*, en *Psychologie des 20. Jahrhunderts*, vol. III, Kindler, Munich 1977.

HILARION PETZOLD

TERAPIA GUESTÁLTICA. → Psicoterapia humanista, → terapia del movimiento y del cuerpo, autorrealización, psicología de la Gestalt.

La terapia guestáltica es un método de → psicoterapia global inspirado en el → psicoanálisis y en la fenomenología (→ método fenomenológico) que intenta promover las vivencias emocionales y la conciencia racional en tratamientos individuales y de grupo y en comunidades terapéuticas, mediante el encuentro interhumano, empleando experiencias corporales, métodos de activación vivencial, no verbales y dinámicos, con el fin de lograr el desarrollo personal, el cambio de actitudes y de conducta y la mejora de las situaciones vitales.

La terapia guestáltica fue fundada en los años 40 por el psiquiatra y psicoanalista berlinés Friedrich Solomon Perls (1892- 1970), su esposa Lore Perls, psicóloga guestaltista y psicoanalista, y Paul Goodman, escritor, terapeuta, pedagogo alternativo y filósofo social. Perls practicó el psicoanálisis con K. Horney, O. Fenichel y W. Reich, trabajó como médico ayudante con Kurt Goldstein y, a través de éstos y de su esposa Lore Perls, tomó contacto con los trabajos de los psicólogos guestaltistas de Berlín y de Francfort (Köhler, Gelb, Wertheimer, Koffka, Lewin). Otras influencias fueron las de la filosofía existencial y fenomenológica de E. Husserl, M. Buber, S. Friedlaender y G. Marcel. Perls emigró en 1934 a Sudáfrica, donde entró en contacto con el holismo de Jan Smuts y fundó el Instituto sudafricano de psicoanálisis. En 1946 se estableció en Estados Unidos. Conoció allí a Moreno y se inició en la técnica del → psicodrama. Aunque ya en 1942 y en 1951 habían aparecido las obras capitales de la terapia guestáltica, el método se difundió a mediados de los años 60. Actualmente es una de las formas de terapia más populares en Estados Unidos y encuentra cada vez mayor aceptación en Europa. Se perfilan tres corrientes principales:

1. La terapia guestáltica de tipo existencial y orientada hacia el *encuentro;* predomina en la costa occidental de Estados Unidos y centra la labor terapéutica en la persona (Simkin 1978).

2. La escuela de la costa oriental, que se inspira en la teoría guestaltista y en la psicología profunda y se orienta más hacia el grupo (Smith 1978, Feder, Ronall 1982).

3. La escuela europea de la «terapia guestáltica integrativa», basada en la psicología profunda y de orientación fenomenológica, que también centra su trabajo en el grupo (Petzold, Schneider 1983, Petzold, Schneewind 1983).

1. Conceptos antropológicos. La terapia guestáltica considera al hombre como un ser que coexiste con el mundo (Perls 1980), como un *être-au-monde* (Merleau-Ponty 1945). El ser humano adquiere su identidad en contacto con el entorno y en el encuentro con sus semejantes (Petzold 1974, 1980). El hombre posee la capacidad de darse cuenta de sus necesidades *(needs)* y de las exigencias del mundo exterior *(demands)* y de reaccionar a ellas adecuadamente, de forma que la totalidad del organismo permanece en una fluencia sosegada, en un sosiego equilibrado. Perls revela en esta concepción las influencias, por una parte, del concepto de simetría y de homeostasis de la psicología guestaltista y, por otra, del budismo zen y del taoísmo. El hombre puede adaptarse a su propio contexto *(creative adjustment),* pero puede también modificarlo *(creative change,* Petzold 1980). El organismo humano funciona siempre globalmente con su entorno. El cuerpo, el alma y el espíritu son aspectos del organismo total (Perls 1973, p. 13s). El principio de totalidad sicas de la conducta humana no son totalidades independientes que puedan separarse o existir desligadas de los otros seres humanos (Perls 1948). Las vertientes espirituales y fí- *(holistic principle)* lleva a Perls a rechazar el modelo freudiano de las instancias (entendido en sentido desintegrador) y le permite el acceso a un concepto de personalidad basado en la teoría del sistema o del campo (Walter 1978).

2. Teoría de la personalidad. Por influencia de Reich, la terapia guestáltica, al igual que muchas «nuevas terapias del cuerpo», equipara el cuerpo y la persona (→ terapia del movimiento y del cuerpo). El organismo está regido por dos tendencias fundamentales: la tendencia a la autoconservación y la tendencia a la autorrealización. «Cada individuo, cada planta, cada animal, aspira a actualizarse tal como es» (Perls 1969, p. 31). La dialéctica del equilibrio homeostático del sistema personal y del franqueo expansivo de los límites del sistema determina la dinámica de la personalidad. Perls otorga una importancia primordial a la satisfacción de necesidades y a la orientación ad-gresiva hacia el mundo; por eso considera como motor de la dinámica, no ya la pulsión sexual, sino la del hambre: hambre de alimento material, emocional y espiritual. Más tarde, sin embargo, Perls amplió su concepto de «hambre» en un sentido afín a la noción freudiana tardía de libido. El hambre es la «necesidad» sin más. El organismo, para nutrirse, se pone en contacto con el mundo exterior, lo asume, lo asimila y lo convierte en parte de sí mismo. Los procesos de asimilación e integración pasan a ser así el fundamento del crecimiento, de la apropiación de la realidad, de la socialización. El organismo percibe su propia necesidad y las exigencias del mundo exterior. Este acto de percepción constituye la realidad como tal. La comunicación mediante la percepción lleva a una realidad común: la realidad social. Esta realidad no es, pues, algo que está ahí, sino que ha de constituirse e integrarse constantemente como realidad fenoménica por parte de los individuos y de los grupos. La percepción la realiza el «cuerpo como órgano sensorial total». El contacto es aproximación y delimitación al mismo tiempo. El conjunto de las funciones de contacto forman el yo, que posee así una función integrativa y regula la satisfacción de las necesidades en «ciclos de contacto»: Necesidades-desequilibrio-contacto agresivo con el medio ambiente-satisfacción de necesidades mediante asimilación-equilibrio. Este proceso no debe interpretarse en sentido biologista, ya que abarca también fenómenos emocionales, cognitivos y sociales.

3. Teoría de la → psicoterapia. La terapia guestáltica considera el extrañamiento con respecto al cuerpo, los trastornos de su funcionamiento y las limitaciones del ciclo de contacto —es decir, del intercambio con el entorno social y físico— como causas de los fenómenos patológicos. Entonces aparecen perturbados los procesos necesarios de crecimiento y de autoactualización mediante el contacto, y no se pueden realizar. Surgen modos reactivos patológicos: bloqueo de percepciones, de forma que no puede realizarse el contacto *(deflexión);* bloqueo de procesos de integración y asimilación o de nutrición: por ejemplo, el niño recibe la expresión emocional y los cuidados de la madre, pero no los integra en el sistema de su personalidad *(introyección patológica).* Las partes de la personalidad que no pueden integrarse, son rechazadas, escindidas y proyectadas sobre el medio ambiente *(proyección patológica).* Las energías del organismo que deben encauzarse hacia fuera (expresión emocional, actividad motriz, trabajo de la fantasía) quedan bloqueadas en su expresión y se orientan hacia el propio organismo *(retroflexión).* Las energías del organismo o del mundo exterior no pueden reconvertirse mediante las funciones de contacto del yo, y se producen inundaciones desde dentro (por ejemplo, por fantasías o sentimientos) o desde fuera (por ejemplo, por impulsos, contactos) en las que desaparecen las fronteras precisas del yo *(confluencia patológica* frente a confluencia positiva, que caracteriza la primera relación entre la madre y el niño). Estos mecanismos y otros interrumpen el contacto y originan un estancamiento del crecimiento o la formación de → síntomas y sentimientos neuróticos. Mientras que en la neurosis (→ formas de neurosis) las funciones del yo no pueden conciliar las influencias inmediatas e internalizadas del mundo exterior con las necesidades del organismo, en la → psicosis están perturbadas las «funciones del ello». Entonces la personalidad queda anegada por los impulsos del organismo (Perls y otros 1951, 432), y no es posible distinguir entre la fantasía y la realidad, sino que predomina un estado de confluencia.

4. Objetivos terapéuticos. La psicoterapia no se limita a la reparación de las funciones deterioradas, sino que persigue la promoción y el desarrollo del potencial global de la personalidad. La base de partida consiste en desarrollar una *awareness compleja,* ya que este fundamento es importante para que exista una vivencia estable del yo y se produzcan contactos sociales satisfactorios. *Awareness* (darse cuenta) = contacto = realidad. El darse cuenta se perfecciona en el contacto con el mundo, con las cosas; de ahí la importancia de la experiencia sensorial mediante ejercicios de percepción. Pero más importante aún es el contacto con las otras personas, el encuentro con el tú, que constituye al yo en el aquí y ahora. El «aquí y ahora» no debe interpretarse ahistóricamente, sino que abarca el pasado y el futuro y se sitúa en su punto de intersección (Petzold 1981). Para crear contactos, es preciso eliminar sus formas neuróticas (introyección, deflexión, confluencia, etc.). Si se reproducen estos mecanismos en el aquí y ahora del grupo (Petzold, Schneewind 1983) o entre el terapeuta y el paciente, se renuevan en la vivencia emocional los recuerdos de escenas traumáticas pasadas, que se actualizan en la fantasía o en el juego de roles. En la psicoterapia no sólo se habla de tales escenas, sino que éstas se hacen presentes mediante la expresión corporal global, y así pueden entenderse y concebirse. La experiencia emocional, el vivenciar somático y las consideraciones racionales conducen a experiencias de *evidencia vital,* que hacen factibles los cambios.

5. Relación terapéutica. La relación terapéutica, como matriz donde se efectúa el contacto o —en casos de trastornos de este último, debidos a causas biográficas— se recupera la capacidad del contacto, reviste una importancia excepcional. El terapeuta debe ser una persona capacitada para el contacto y que sepa afrontar la transferencia, la contratransferencia y las resistencias como mecanismos y → procesos que impiden los posibles contactos y el encuentro real. Debe ayudar al paciente a percibir e integrar sus partes escindidas y proyectadas, o introyectadas y no asimiladas. Su persona es un catalizador. Él es, además, un facilitador, alguien que promueve mediante los métodos guestálticos de la agudización perceptiva y de la «puesta en claro», eventualmente también mediante interpretación, el conocimiento acerca de los determinantes biográficos y las interconexiones e interdependencias actuales de la propia vida, de forma que el paciente pueda regular, sobre la base de una más intensa capacidad de cognición y de modo responsable, sus propias necesidades y las exigencias externas.

6. Áreas de aplicación. Debido a un rico repertorio de métodos activantes de las vivencias y favorecedores de la toma de conciencia, especialmente métodos no verbales y creativos (Petzold, Schneider 1983), la terapia guestáltica puede operar, sobre todo, con sujetos de débil verbalización y pertenecientes a las capas sociales menos favorecidas (Petzold, Heini 1983). En pacientes neuróticos, la labor focalizada e intensivamente emocional permite emplear este método como psicoterapia de duración breve o media. En la labor con sujetos que sufren trastornos precoces o con pacientes psiquiátricos, los medios no verbales permiten realizar una prudente exploración del mundo afectivo, que puede beneficiar especialmente a pacientes con hospitalizaciones prolongadas o a pacientes psiquiátricos (Petzold, Bubolz 1979). El método está especialmente indicado en la labor con enfermos somáticos, con moribundos (Lückel 1981; Spiegel-Rösing, Petzold 1983) y con drogadictos (→ drogadicción; Petzold, Vormann 1981). En su intento de abordar al ser humano en el contexto social y de promover sus potencialidades más allá del aspecto reparativo, la terapia guestáltica ha desarrollado también modelos de trabajo en grupo y de asesoramiento para terapia familiar y social (Rahm 1979, Kempler 1976, Oaklander 1981) y ha elaborado conceptos y métodos de pedagogía guestáltica (Petzold, Brown 1977, Bubholz 1983).

Bibliografía. E. Bubolz, *Bildung im Alter*, Lambertus, Friburgo 1983; B. Feder, R. Ronall, *Gestalttherapie in Gruppen*, Klett, Stuttgart 1982; W. Kempler, *Gestalt-Familientherapie*, Klett, Stuttgart 1976; K. Lückel, *Begegnung mit Sterbenden*, Kaiser, Munich 1981; M. Merleau-Ponty, *Phénoménologie de la perception*, Gallimard, París 1945; V. Oaklander, *Gestalttherapie mit Kindern und Jugendlichen*, Klett, Stuttgart 1981; F.S. Perls, *Theory and technique of personality integration*, «Am. J. Psychother.» 4 (1948) 565-586 (versión alem. en F.S. Perls, *Gestalt, Wachstum, Integration. Aufsätze, Vorträge, Therapiesitzungen*, ed. por H. Petzold, Junfermann, Paderborn 1980; F.S. Perls, *Gestalt therapy verbatim*, Real People Press, Lafayette 1969 (trad. alem., *Gestalttherapie in Aktion*, Klett, Stuttgart 1975); —, *The Gestalt approach and eyewitness to therapy*, Science and Behaviour, Palo Alto 1973 (trad. alem., *Grundlagen der Gestalttherapie*, Pfeiffer, Munich ^{2}1978); F.S. Perls, R.F. Hefferline, P. Goodman, *Gestalt-Therapy*, Julian Press, Nueva York 1951 (trad. alem., *Gestalttherapie*, 2 vols., Klett, Stuttgart 1979); H. Petzold, *Psychotherapie und Körperdynamik*, Junfermann, Paderborn 1974; —, *Die Rolle des Therapeuten und die therapeutische Beziehung*, Junfermann, Paderborn 1980; —, *Das Hier-und-Jetzt-Prinzip und die Dimension der Zeit in der psychologischen Gruppenarbeit*, en C.H. Bachmann, *Kritik der Gruppendynamik*, Fischer, Francfort 1981, p. 214-299; H. Petzold, G. Brown, *Gestaltpädagogik*, Pfeiffer, Munich 1977; H. Petzold, E. Bubolz, *Psychotherapie mit alten Menschen*, Junfermann, Paderborn 1979; H. Petzold, G. Vormann, *Therapeutische Wohngemeinschaften*, Pfeiffer, Munich 1981; H. Petzold, K. Schneider, *Gestalttherapie und Integration*, Fischer, Francfort 1983; H. Petzold, H. Heinl, *Psychotherapie und Arbeitswelt*, Junfermann, Paderborn 1983; H. Petzold, U. Schneewind, *Gestaltgruppentherapie*, en P. Kutter, H. Petzold, *Die Gruppe in den psychotherapeutischen Schulen*, Junfermann, Paderborn 1983; D. Rahm, *Gestaltberatung*, Junfermann, Paderborn 1979; J.S. Simkin, *Gestalttherapie, Lektion für Einzel und Gruppen*, Jugenddienstverlag, Wuppertal 1978; E.W. Smith, *The growing edge of Gestalt therapy*, Brunner and Mazel, Nueva York 1978; I. Spiegel-Rösing, H. Petzold, *Psychotherapie mit Sterbenden*, Junfermann, Paderborn 1983; H.J. Walter, *Gestalttheorie und Psychotherapie*, Steinkopff, Darmstadt 1978.

HILARION PETZOLD

TERAPIA PRIMARIA. Los sentimientos en su configuración original, la terapéutica como acto de seducción, experiencias místicas, trastornos precedentes.

La terapia primaria fue en sus orígenes un

método destinado a hacer aflorar vivencias infantiles que habían permanecido sin resolver, a hacer revivir plenamente el acontecimiento oculto —relegado al inconsciente— y a poner fin en el presente (del adulto) a una situación emocional que estaba inconclusa. Así se cierra un círculo que permaneció abierto durante decenios. Es lo que hizo siempre el → psicoanálisis. La diferencia metodológica consiste en que el móvil terapéutico de la terapia primaria es de signo netamente catártico: se recuperan energías escindidas —que se enquistan en el → síntoma— y se reviven en toda su fuerza *inalterada* en la sesión terapéutica. A diferencia del método analítico, este tipo de labor apenas otorga relevancia al lenguaje o a la reflexión sobre aquello que pueda yacer en el olvido, en parte porque explora hechos —como el nacimiento— a los que no tiene acceso el lenguaje. Nadie está capacitado para hablar de su nacimiento antes de haberlo revivido en la sesión, pero sí *después*.

El objetivo de la sesión es poner de manifiesto, en su *figura original,* los sentimientos escindidos. Si se entra sin preparación en la sala donde tiene lugar una sesión de terapia primaria en grupo o en un maratón psicoterápico (con 10 a 12 participantes), se tiene la impresión de visitar un manicomio. Dos personas gritan desesperadas —como si en ello les fuese la vida (y de hecho así puede ser)—, otras cuatro lloran sin consuelo, como si hubiesen perdido algo que no van a recuperar. Uno golpea con los puños una almohada y grita: «Te voy a matar», refiriéndose a su madre. Otro balbucea estupefacto (mientras le corren las lágrimas y el flujo nasal por la cara): «No puedo creerlo, no puedo creerlo...», sin explicar qué es lo que no puede creer (nosotros no lo comprenderíamos). Otro yace feliz y arropado en un rincón, chupándose el dedo; de momento ha salido del apuro. Otro acaba de nacer y tiembla de frío y soledad. Los dos últimos yacen simplemente, sin revivir nada: están «a la defensiva», como suele decirse.

El experto sabe que tal escena no es apta para temperamentos blandos. El terapeuta sólo puede afrontarla si él mismo ha dejado que su inconsciente grite, agreda, solloce, chupetee y tiemble de frío en este infierno. De otro modo no lo aguanta; lo evita. La razón de que sean tan pocos los médicos que ejercen la terapia primaria puede estribar en que no quieren revivir tales escenas en la propia vida, en que están aún «a la defensiva» frente a la propia infancia. Entonces de nada sirve el análisis didáctico, ya que la situación no se puede comprender desde el plano teórico; su reviviscencia supone entrar en contacto con la propia sustancia, y sólo el que ha entrado en este manicomio, el que se abandona a su «locura» interna y externa y ha podido decir al fin: «Sí, eso soy yo», es capaz de franquear este espacio, poner la mano sobre la frente sudorosa del paciente y decir con lágrimas en los ojos: «Contémplate bien, eso eres tú.» El terapeuta no puede ayudar al paciente, pero tampoco es necesario. La ayuda es una quimera. Basta con hacer que alguien vea quién es. Basta ser como Virgilio: un acompañante. Hacer que el paciente sienta su dolor y lo asuma como su tema, en eso consiste la curación. Este principio es válido para el terapeuta primario y para cualquier otro terapeuta. Yo, como terapeuta, no aporto la curación; puedo crear una atmósfera donde tenga lugar la curación y puedo impedir ésta si intento vender mis opiniones al sujeto.

La terapia primaria demuestra como ningún otro método que el sujeto, en un momento dado, ve lo *suyo* con certeza, sin que yo haya hecho nada de particular.

¿Qué tarea debe realizar el terapeuta primario? Trabaja, como el analista, con la resistencia. Con la resistencia que se halla *delante* del sentimiento. Ofrece un escenario —sala insonorizada, penumbra, suelo alfombrado y paredes tapizadas— y su confianza para que empiece a hacer crisis la desconfianza que el sujeto ha ido adquiriendo a lo largo de su vida. Y, como terapéutica capital, le ofrece esta impresión inequívoca: «Aquí tienes permiso para enloquecer», contrariamente a la → angustia habitual del terapeuta: «Esperemos que no te vuelvas loco.» Emplea artimañas para sonsacar sus sentimientos al sujeto. *Tiene que* emplear las artimañas porque nadie revela su → síntoma espontáneamente. Nadie se asoma voluntariamente a su inconsciente, bajo ningún precio. El síntoma significa seguridad y poder. La enfermedad es primariamente un fenómeno de poder y no ha habido un solo paciente en terapia primaria

—como en cualquier terapéutica lograda— que al final de su labor no se haya sentido más vulnerable y que no haya temblado antes de cada sesión. Es el precio que hay que pagar para crecer. Sin el → síntoma me quedo, de repente, desnudo. La terapéutica es un *acto de seducción* que consiste en renunciar a la seguridad del síntoma (aunque éste haga sufrir) y cambiarla por el escalofrío de la maduración, por la impresión de depender ahora exclusivamente de uno mismo, de estar sano y completamente solo. La terapéutica primaria es *un* camino hacia esa meta. Es un camino rápido. Pero no es el único, aunque su descubridor lo creyera así en la enorme hipervaloración de sí mismo. Arthur Janov realizó un gran hallazgo (que también Freud había visto, y luego abandonó); pero, como les ocurre a los descubridores geniales, sepultó inmediatamente este hallazgo bajo un cúmulo de reglamentaciones y restricciones. Janov —que en esto es típicamente americano— intentó guardar en un embalaje lo que había visto, lo que sus pacientes le habían enseñado, intentó inscribirlo en el registro comercial y fundar con todo ello un consorcio. Pero la naturaleza humana no se deja manipular de ese modo. La feliz idea original se convirtió, en manos de sus contables, en una especie de ideología, y la mayor parte de la bibliografía que el consorcio ha publicado sobre el *primal scream* (grito primario) es restrictiva.

Actualmente, la terapia primaria ha comenzado a desplegar su energía (más allá de las estrategias de *marketing*) en otras áreas. Y ya no ha permanecido donde estaba. Aún no ha pasado la etapa experimental y ya se empieza a entrever que este fecundo método permite conocer zonas del hombre interior que hasta ahora han sido feudo de la psicología analítica de C.G. Jung. Pero la terapéutica primaria va más allá. Aplicada de modo consecuente, descubre ámbitos que en el pasado se denominaban «experiencias místicas». Sus conocimientos coinciden con los de otras disciplinas. Las investigaciones de Grof (1978, 3) sobre los efectos de la LSD aparecen confirmadas por los pacientes primarios avanzados sin necesidad de tomar LSD (y, obviamente, ignorando estas investigaciones). La dirección se invierte lentamente. Ya no se interpretan los trastornos de la vida adulta como un eco de los traumas infantiles, sino que se reconocen estos traumas como repercusiones de *trastornos precedentes*. No existe ya una causalidad; la culpa no la tiene Edipo ni el nacimiento, sino que todo esto es un conjunto de fenómenos consecutivos, una cadena que se hunde tanto en el tiempo y en la vida psíquica individual que no cabe identificar ya a un culpable. La pregunta no es ya qué cosa o qué acontecimientos son los causantes de mi sufrimiento, sino qué es lo que no he comprendido aún (aunque la conciencia humana intente comprenderlo desde hace muchos milenios), qué realidad resulta aún demasiado grande para mi conciencia. Si se toma en serio el lema de la concienciación («donde había ello, deber surgir el yo») o la ampliación de la conciencia, hay que adoptar estas perspectivas: los *síntomas* son *referencias* a un problema que mi conciencia no ha resuelto porque todavía es demasiado pequeña. Y: la enfermedad es *necesaria* para que yo ponga en marcha un proceso de toma y ampliación de conciencia (nunca lo haría voluntariamente, como queda dicho). Si resuelvo el problema, es decir, si me ocupo del problema hasta que mi conciencia se amplíe —a través de este enfrentamiento— lo suficiente para poder aceptarlo, la enfermedad está de sobra. Pero la terapéutica no es sino el → proceso que sirve para darle vueltas a un problema hasta que al fin —gracias al acto doloroso de la ampliación de la conciencia— queda integrado en el sujeto. Hasta que lo acepto y puedo decir: «Sí, eso soy yo.»

Bibliografía. S. Freud, *Studien über Hysterie*, en *Ges. Werke*, vol. 1, S. Fischer, Francfort ³1969 (trad. cast., *Estudios sobre la histeria*, en *Obras completas*, Biblioteca Nueva, vol. 1, Madrid ²1983); S. Grof, *Topographie des Unbewussten*, Klett, Stuttgart 1978; A. Janov, *Der Urschrei*, S. Fischer, Francfort 1973; —, *Das neue Bewusstsein*, S. Fischer, Francfort 1977; C.G. Jung, *Über die Archetypen des kollektiven Unbewussten*, S. Fischer, Francfort 1979; P. Orban, *Psyche und Soma*, Akad. Verlagsges., Wiesbaden 1981.

PETER ORBAN

TERAPIA PSICODÉLICA. Experiencia religiosa y experiencia cósmico-mística, LSD-25, *peak experience,* terapéutica de alcohólicos, técnica de tratamiento.

1. El concepto «psicodélico» procede de Osmond (1967). «Un compuesto psicodélico es aquel que, al igual que la LSD o la mescalina, enriquece la mente y amplía la visión. Esta clase de experiencia es la que ofrece mayores posibilidades a la hora de examinar las áreas que más interesan a la psiquiatría.» La terapia psicodélica es la forma más frecuente de → psicoterapia apoyada por alucinógenos que se emplea en Estados Unidos (no debe confundirse con → terapia psicolítica, un tratamiento basado en la psicología profunda y apoyada por alucinógenos desarrollado y aplicado sistemáticamente en Europa). El concepto de «psicodélico» se amplió más tarde a las sustancias alucinógenas y se emplea como sinónimo de las mismas. Por ello las experiencias alucinógenas, así como su simulación mediante acumulación de estímulos, se incluyen actualmente en el concepto de lo «psicodélico». Por ejemplo, se habla de pintura psicodélica para designar obras esencialmente influidas por impresiones alucinógenas del artista.

2. La *terapia psicodélica* no se ajusta a ninguno de los conceptos psicoterapéuticos conocidos actualmente. Tiene dos raíces que no pertenecen a la psicología:

1) La Native American Church de Estados Unidos, conocida por la etnología. Es una Iglesia cristiana compuesta por diversas tribus indias norteamericanas y canadienses. Utilizan las yemas del cactus *peyotl,* con contenido de mescalina, en el culto divino, para poner a los fieles en estado de trance. El culto *peyote* (La Barre 1938) suscitó un gran interés en Estados Unidos a nivel de psicología religiosa. Es una demostración de que pueden darse experiencias religiosas muy intensas, a veces extáticas, bajo la influencia de sustancias alucinógenas. La condición para ello es la sintonización interna y la preparación del medio ambiente o entorno.

2) Entre las investigaciones de psicología religiosa llevadas a cabo en la Universidad de Harvard (Boston) y en el MIT (Massachusetts Institute of Technology, Cambridge, Mass.) a finales de los años 50 y a principios de los 60 destaca el estudio ya clásico de Phanke sobre el Viernes Santo. El estudio demostró por primera vez, en una prueba doblemente a ciegas, la producción de las experiencias religiosas denominadas cósmico-místicas, experiencias especialmente intensas realizadas en una sintonización colectiva durante oficios religiosos por estudiantes de teología bajo la influencia del alucinógeno psilocibina (la sustancia activa del «hongo mágico» mexicano *Psylocybe Mexicana Heim,* aislada y sintetizada por A. Hofmann y otros). En los tests psicológicos, los probandos mostraron en un elevado porcentaje ciertas categorías vivenciales que fueron descritas con los términos de «éxtasis tóxico» y, más precisamente, «énstasis», en el sentido de una modalidad de vivencia intuitiva y serena, cósmico-mística, y «transcendencia», o en categorías como «amor desbordante», etc. El que esto escribe ha descrito en otro lugar (Leuner 1981) la fenomenología de la experiencia psicodélica, la denominada *peak experience.* Psicólogos de la religión y teólogos norteamericanos se han interesado por estos fenómenos y han criticado a veces el *instant mysticism* (cf. también Clark 1971, Josuttis y Leuner 1972).

3. El análisis de las vivencias psicodélicas desde la perspectiva de la psicología profunda demuestra la existencia de un alto grado de regresión oral, y primariamente narcisista, que parece permitir al paciente en su trance (tóxico) existencial una *subvention* o ayuda dinámica bajo la situación de transferencia correspondiente (Leuner 1981).

4. La *peak experience:* Algunos investigadores norteamericanos, que se han ocupado de la terapia psicodélica en series de investigaciones promocionadas por el National Institute of Mental Health), suelen partir de la hipótesis propuesta por Hoffer (1967), según la cual la *peak experience* o experiencia cumbre constituye la condición para la eficacia terapéutica. Esta opinión viene apoyada por las investigaciones del antiguo psicoanalista y filósofo Maslow (1968) sobre la *peak experience*. El término *Grenzzustand* (estado límite), elegido en la traducción alemana (Maslow 1973) no se aproxima a la peculiaridad existencial de la categoría cósmico-mística.

La terapia psicodélica se ha empleado hasta ahora principalmente en el tratamiento de pacientes alcohólicos y adictos a medicamentos. Encuentra un apoyo en James (1902), que observó la influencia de la conversión religiosa en los alcohólicos.

5. Tan sólo podemos hacer aquí una breve exposición de la *técnica de la terapia psicodélica*. La hemos expuesto ampliamente en otro lugar (Leuner 1981). Puede dividirse en las fases siguientes:

1) *Preparación del paciente* durante días y semanas, indagando su historia vital, influyendo en él por vía sugestiva con ayuda de escritos mitológicos orientales, en un clima de gran cordialidad por parte del terapeuta, evitando aspectos conflictivos.

2) *Sesión psicodélica*, con una sola administración, muy elevada, de alucinógeno (preferentemente LSD-25, 200-1000 microgramos) y una intensa estimulación, tanto por un ambiente adecuado, como por un equipo de terapeutas. Se produce a continuación el encauzamiento emocional mediante una música idónea, orientada hacia la culminación extática (→ musicoterapia).

3) *Fase terminal,* una vez concluida la sesión psicodélica, que habrá durado 8 horas como máximo, en forma de conversación distendida.

6. *Los resultados* se basan en estudios amplios, controlados con catamnesis de hasta tres años de duración, bajo evaluación clínica y psicológica mediante tests (cf. Leuner 1981, con amplia bibliografía). Los resultados son notables, máxime teniendo en cuenta que los pacientes, no seleccionados, proceden generalmente de un colectivo del estamento social inferior, que la terapia del alcoholismo ha encontrado hasta ahora obstáculos insuperables y que el coste terapéutico es relativamente bajo. Deberían ser comprobados lo antes posible. Más recientemente han sido tratados también algunos grupos de pacientes neuróticos, con resultados relativamente favorables. Los intentos de ayuda a bien morir a enfermos desahuciados de cáncer, con el complemento de una psicoterapia familiar, han sido estimulantes (Leuner 1981).

7. *Situación actual* (cf. también Grinspoon 1979). Todas las sustancias alucinógenas están sometidas a la legislación sobre estupefacientes, a consecuencia de los abusos cometidos (aunque los alucinógenos no se cuentan entre las «drogas duras»). La investigación psicodélica, muy activa durante los años 60, ha quedado paralizada. Esta terapia no existe ya prácticamente (cf. Leuner 1981).

Bibliografía. W.H. Clark, *Chemische Ekstase*, Müller, Salzburgo 1971; L. Grinspoon, J.B. Bakalaer, *Psychedelic drugs reconsidered*, Basic Books, Nueva York 1979; A. Hoffer, H. Osmond, *The hallucinogens*, Academic Press, Nueva York-Londres 1967; W. James, *The varieties of religious experience*, Longmans Green, Nueva York 1902; M. Josuttis, H. Leuner (dirs.), *Religion und die Droge*, Kohlhammer, Stuttgart 1972; W. La Barre, *The peyotecult*, «Yale Univ. Publ. Anthropol.» 19 (1938) 32; H. Leuner, *Halluzinogene - Psychische Grenzzustände in Forschung und Psychotherapie*, Huber, Berna-Stuttgart-Viena 1981; A.H. Maslow, *Psychologie des Seins*, Kindler, Munich 1973 (ed. orig. norteamericana por Litton Educational Publishing, Inc., Nueva York 1968); W.N. Pahnke, *Drugs and Mysticism. An analysis of the relationship between psychedelic drugs and the mystical consciousness*, Harvard Univ., Cambridge (Mass.) 1963 (tesis doctoral en filosofía).

HANSCARL LEUNER

TERAPIA PSICOLÍTICA. → Psicoterapia basada en la psicología profunda, apoyo mediante alucinógenos, ampliación del espectro terapéutico, técnica de tratamiento, indicaciones clínicas.

1. Concepto. El término de «terapia psicolítica», que no debe confundirse con la → terapia psicodélica, fue propuesto por Sandison en el primer Simposio europeo sobre alucinógenos en → psicoterapia, Gotinga 1960, y posteriormente pasó a la literatura especializada. Su significado es que la psicoterapia basada en la psicología profunda puede provocar con ayuda de sustancias alucinógenas un proceso de disolución, es decir, de flexibilización psicodinámica y de concienciación de estructuras petrificadas. Éstas se presentan sobre todo como actitudes neuróticas, deformaciones caracterológicas y tendencias comportamentales. La terapia psicolítica es la forma europea de utilización en psicoterapia de alucinógenos como la dietilamida del ácido lisérgico (LSD-25), la psilocibina y sus derivados CZ 74 y CEY 19, diversos preparados de triptamina y la mescalina. Todas estas sustancias están sujetas a la legislación de los distintos países sobre estupefacientes.

2. **Desarrollo.** La terapia psicolítica fue descubierta desde dos vertientes independientes entre sí, pero convergentes: *a*) El psiquiatra inglés Sandison y sus colaboradores observaron en pruebas no dirigidas con alucinógenos que algunos pacientes neuróticos mostraban cambios positivos de conducta tras la administración de LSD-25 (Sandison y otros 1954, 1957). *b*) El que esto escribe tomó como base las experiencias que realizó con la técnica psicoterapéutica de la → fantasía catatímica, creada por él. Propuso la hipótesis de que las sustancias alucinógenas pueden producir una intensificación y prolongación de la terapia del soñar despierto (Leuner 1959, resumido en 1981; Grinspoon, Bakalar 1983). Un grupo de trabajo europeo creado en los años 60 por el que esto escribe y dirigido por él, que incluía 18 centros de tratamiento, se ha dedicado al desarrollo y perfeccionamiento de esta forma terapéutica en simposios y congresos internacionales (Leuner 1981).

3. **Concepto.** No se ha confirmado la hipótesis de un efecto farmacológico específico producido por sustancias alucinógenas. La terapia psicolítica presupone la *concepción psicoanalítica:* psicodinámica inconsciente; simbolismo en psicología profunda; regresión terapéutica (Balint; con inclusión del concepto de narcisismo, → trastornos narcisistas de la personalidad = neurosis narcisistas); psicología del yo, con la teoría de los mecanismos de defensa y los introyectos y la cuidadosa observación de la relación de transferencia y contratransferencia. La terapia psicodélica permaneció largo tiempo en fase experimental. Actualmente puede considerarse que ha concluido su evolución. Aún no se ha establecido, sin embargo, el espectro, evidentemente amplio, de sus posibles indicaciones.

4. **Técnica.** Teniendo en cuenta que la terapia psicolítica se basa en la psicología profunda, cabe señalar las siguientes fases de tratamiento:

1) *Anamnesis* cuidadosa en el plano de la *psicología profunda*.

2) *Fase preparatoria,* en la que el paciente es introducido, a través de la autoexperiencia, en la perspectiva de la psicología profunda y se le muestran los aspectos genéticos: conversaciones orientadas o, preferentemente, terapia de grupo basada en la psicología profunda, o introducción del paciente en un círculo psicoterapéutico hospitalario donde se siga explícitamente y se practique con él la orientación de la psicología profunda. Nuestra experiencia nos hace preferir una *terapia introductoria* con la → *fantasía catatímica* (técnica del soñar despierto), ya que este método terapéutico con alucinógenos facilita experiencias similares: estado de conciencia alterado, actitud regresiva, contenidos ópticos simbólicamente relevantes, elaboración de su significado en el contexto individual.

3) *Sesión psicolítica:* Está descrita detalladamente en otro lugar (Leuner 1981) y da buenos resultados en la siguiente forma: conversación matinal (especialmente favorable si se hace en un grupo de pacientes tratado paralelamente el mismo día, en presencia del asistente terapéutico) sobre el estado anímico actual, sobre la situación transferencial y sobre la dosis establecida.

La terapia se realiza individualmente en presencia de un asistente preparado, dentro de un clima agradable y amistoso, que evite todo ambiente clínico. El director terapéutico (que ya ha actuado de moderador en la conversación de grupo y es el responsable de la terapia) visita a intervalos al paciente con su asistente y elabora eventualmente las resistencias más fuertes, ofrece ayudas interpretativas, etc. Duración: 5-6 horas. Las conversaciones de las 1-2 últimas horas de la fase exploratoria revisten especial importancia.

4) *Elaboración consecutiva:* Plasmación (generalmente pictórica) de contenidos característicos de la sesión psicolítica; debate entre los pacientes tratados paralelamente sobre sus experiencias, debate que ofrece la ventaja de la comunicación mutua de informaciones; al anochecer, conversaciones informales de los pacientes en el departamento, para evitar la excesiva introversión.

5) *Conversaciones individuales* con el terapeuta al anochecer del mismo día o a la mañana del día siguiente, como complemento.

6) Como *recapitulación de la sesión,* el paciente repasa en su casa los casetes de cinta magnetofónica sobre la sesión psicolítica y prepara un protocolo.

7) Para *reelaborar este material* se realizan 1-3 sesiones individuales, incluyendo la situación conflictiva *real*.

8) Los principales *problemas terapéuticos* de la terapia psicolítica consisten:

a) En administrar la dosis correcta de alucinógeno. La dosis se elige individualmente. Para hallar la proporción justa, se ofrece escalonadamente durante las primeras sesiones, a modo de prueba. El nivel de dosis en LSD-25 oscila entre 50 y 250 gammas (cf. ampliación en Leuner 1981).

b) En el cronometraje cuidadoso de la terapia. La dificultad reside en determinar los intervalos entre las distintas sesiones. En el lapso de una semana aparece el problema de la *resistencia,* que se forma después de una toma única de alucinógeno. Dado que cada sesión psicolítica puede provocar una debilitación pasajera del yo, los intervalos breves (de una semana) perjudican la estabilidad de los mecanismos de defensa. La norma son intervalos de 2 ó, mejor, 3 semanas; en pacientes avanzados, los intervalos pueden ser mayores.

5. Riesgos. Las sustancias alucinógenas, tomadas en condiciones controladas, según dosificación médica, son «drogas seguras» (S. Cohen 1960). Todas las reacciones patológicas conocidas en relación con el abuso de alucinógenos y las referencias a la dependencia psíquica se evitan en las condiciones terapéuticas establecidas cuidadosamente por el terapeuta experimentado o pueden resolverse psicodinámicamente, por ejemplo, la neurosis de transferencia o la transferencia negativa al terapeuta (presuponiendo el control de la dosis y del cronometraje). El peligro, que se invoca a veces, de provocación de psicosis latentes es escaso. Complicaciones psicóticas de más de 48 horas de duración se detectaron en un 0,9 % en una estadística confeccionada sobre una muestra de 5000 personas con 25 000 sesiones. Dos tercios de los casos fueron resueltos favorablemente (Mallison 1971, Leuner 1981, p. 245). El peligro de adicción, que también suele aducirse, no se ha confirmado hasta ahora en ningún paciente de un grupo de 120. Las tendencias orales latentes a la *adicción* se resuelven en el curso de la terapia. Los sujetos con riesgo de adicción primaria quedan excluidos. El peligro, muy debatido en los años 60, de una *lesión cromosómica* resultó irrelevante (Leuner 1981, p. 246). Los pacientes suelen estar expuestos a riesgos mucho mayores en aplicaciones de rayos x que en la administración de alucinógenos (Bastiaans 1971).

La terapia psicolítica puede cosiderarse hoy, a juicio del que esto escribe, como la → psicoterapia clínicamente más eficaz e intensiva, que puede ayudar a un terapeuta experto a obtener resultados positivos incluso en el *grupo de los pacientes no tratables psicoterapéuticamente* (en el sentido de una ampliación del espectro terapéutico de tratamiento psicológico profundo).

6. Indicaciones. Las indicaciones deben establecerse cuidadosamente y también la continuación de la terapia deber ser objeto de nuevo examen. Por esta razón, el procedimiento sólo suele aplicarse en pacientes que no han mejorado con otros métodos y que presentaron desde el principio un pronóstico psicoterapéutico desfavorable. Hay que mencionar cinco grupos: *a*) Pacientes que ofrecen escasos progresos en el → psicoanálisis o con otras formas de tratamiento, o que muestran resistencias insuperables. *b*) Pacientes que, debido a una fuerte «alexitimia», no son susceptibles de un tratamiento basado en la psicología profunda o de tratamiento psicoanalítico. *c*) Pacientes con trastornos caracterológicos graves de tipo esquizoide o narcisista (→ esquizofrenia); → trastornos narcisistas de la personalidad —es decir, neurosis narcisistas— con defectos precoces del yo y con estructuras fronterizas o formas de «coraza caracterológica» grave, acompañadas a menudo de fobias crónicas, síntomas obsesivos, neurosis (→ formas de neurosis) depresivas o impotencia primaria. *d*) Casos psiquiátricos límite, como formas no esquizofrénicas de → delirio o alucinosis autoolfatoria, por mencionar algunos. *e*) Pacientes con fuerte inhibición social y verbal y trastornos generales de contacto o con problemas insolubles de separación familiar. Ofrecen pronósticos especialmente favorables los pacientes de edad media (hasta los 45 años), con sintomatología variada, basada en una marcada deformación caracterológica, que cuentan, sin embargo, con un yo fuerte.

7. Resultados clínicos. Los mejores resultados (contenidos en 42 trabajos de 28 autores, incluyendo en total a cerca de 1600 pacientes, la mayoría de ellos con prolongadas catamnesis) se han obtenido con los siguientes grupos, en serie descendente: 1) Neurosis de → angustia. 2) Fenómenos depresivos (→ depresión). 3) Neurosis caracterológicas, formas psicopáticas (→ psicopatía). 4) Casos psicóticos límite. 5) Diversas formas de → perversión sexual. 6) Neurosis obsesivas (→ formas de neurosis). En cambio, los resultados en trastornos histéricos y de conversión (no en tortícolis espástico), en alcohólicos (→ dependencia del alcohol) y en adictos a medicamentos, no son convincentes (Leuner 1981, Mascher 1967).

De *pronóstico* especialmente *favorable:* pacientes con un yo fuerte, acreditados en la vida profesional, que se hallan en una verdadera situación de sufrimiento y, en consecuencia, están espontáneamente motivados para la terapia.

8. Contraindicaciones. En general, los pacientes que tienen un yo débil, es decir, neuróticos depresivos y ciertos fronterizos (→ trastornos fronterizos); jóvenes con deficiente consolidación de su personalidad; pacientes con alguna pequeña lesión cerebral; pacientes de estructura histérica y esquizoide (y todas las estructuras extremas); embarazo incipiente o problemático; lesión del parénquima hepático ocurrida hace menos de dos años; → depresión → endógena y manía (→ enfermedad maniacodepresiva); → esquizofrenia aguda o crónica; → oligofrenia concomitante (CI inferior a 85); intento de suicidio en la anamnesis.

9. Contraindicaciones relativas. Deficiente motivación para la psicoterapia; sufrimiento escaso, sobre todo en personas propensas a la simulación; tendencias a la asocialidad; personalidades infantiles; estructura defensiva débil del paciente, al margen de cualquier cuadro patológico.

Bibliografía. M. Balint, *Therapeutische Aspekte der Regression,* Klett, Stuttgart 1970; J. Bastiaans, 1971 (comunicación personal); L. Grinspoon, J.B. Bakalar, *Psychedelic reflections,* Human Sciences Press, Nueva York 1983; H. Leuner, *Psychotherapie in Modellpsychosen,* en E. Speer (dir.), *Kritische Psychotherapie,* Lehmann, Munich 1959; —, *Halluzinogene. Psychische Grenzzustände in Forschung und Psychotherapie,* Huber, Berna-Stuttgart-Viena 1981; R.A. Sandison, A.M. Spencer, J.D.A. Whitelaw, *The therapeutic value of lysergic acid diethylamide in mental illness,* «J. Ment. Sci.» 100 (1954*a*) 491; —, *Psychological aspect of the LSD treatment of neurosis,* «J. Ment. Sci.» 100 (1954*b*) 508; —, J.D.A. Whitelaw, *Further studies in the therapeutic value of LSD in mental illness,* «J. Nerv. Ment. Sci.» 103 (1957) 332.

HANSCARL LEUNER

TERAPIA SISTÉMICA. Formación profesional, terapia familiar, *general system theory,* homeóstasis, papel del terapeuta.

1. Definición. La terapia sistémica implica, por una parte, un modo de considerar al hombre y sus problemas y, por otra, un modo de acción para resolver éstos. El objeto de la terapia sistémica es el individuo, considerado en los planos representados por el organismo, el grupo social y organizaciones más amplias, de las que es miembro (Miller 1975). Teniendo en cuenta que el individuo influye en su contexto biosocial y físico y es influido por éste, el contexto debe quedar incluido en la definición y solución de los problemas. De este modo, la terapia sistémica amplía su visión más allá del organismo individual, hacia cursos relacionales entre dos o más personas, que constituyen un «sistema». Los problemas presentados para su solución se consideran como → síntomas de transacciones disfuncionales que imposibilitan o amenazan el desarrollo adecuado del individuo y del sistema (Guntern 1981, p. 20). Los fines de la terapia sistémica son:

1) Crear una relación entre la sintomatología del individuo (el problema presentado con más frecuencia) y el sistema relevante del cual él es miembro.

2) Conocer y modificar los factores estresantes existentes en este sistema o aplicar recursos para facilitar la solución del problema (y el desarrollo ulterior del individuo y del sistema).

3) Si no es posible la necesaria modificación en partes o en todo el sistema, facilitar su disolución constructiva (por ejemplo mediante separación o divorcio).

2. Teoría de los sistemas. La visión que ofrece la terapia sistémica sobre la conducta humana y su trastorno se inspira en la → teoría de los sistemas. Esta teoría fue transferida a partir de los años 40, por representantes de las ciencias naturales, como Bertalanffy, y psiquiatras como Menninger y Miller, a sistemas humanos; pero durante un largo período sólo fue adoptada por un pequeño grupo de científicos sociales y psicoterapeutas. Se llama sistema a un todo que consta de partes relacionadas entre sí. El estado de cada parte está limitado por el estado de todas las otras partes (Miller 1975). Los sistemas presentan una organización parcialmente autorreguladora (autoorganización). En los sistemas humanos se establecen jerarquías, debido a los cursos de comunicación que se repiten y que llevan, como modelos o procesos, a determinadas estructuras de referencia o posiciones relativas de los miembros del sistema. Se supone que las jerarquías disfuncionales de sistemas pequeños (pareja, familia) y grandes (organizaciones) son un elemento esencial de todo problema humano. Otro concepto importante tomado de la teoría general de los sistemas es la cualidad de las relaciones entre los subsistemas que están demasiado implicados o demasiado distanciados en sistemas disfuncionales (Minuchin 1981).

3. Terapia sistémica como aplicación de la teoría de los sistemas. La aplicación expresa de la teoría de los sistemas en → psiquiatría encuentra su primera realización, a partir de 1955, en publicaciones norteamericanas. Pero la denominación de terapia sistémica sólo data de 1960 y aparece en Haley y Minuchin. La terapia sistémica puede encontrar aplicación en sistemas muy diversos con relaciones deterioradas, por ejemplo, unidades clínicas, aulas escolares, grupos domésticos, departamentos de establecimientos penitenciarios, etc. La aplicación práctica más frecuente y la más mencionada en las publicaciones es como terapia familiar (→ psiquiatría familiar), hasta el punto de que ésta ha pasado a ser casi sinónimo de terapia sistémica. Menninger (1963) propone una teoría de la personalidad que está marcada por la teoría general de los sistemas, pero utiliza sobre todo la terminología psicoanalítica. Exponemos a continuación dos corrientes fundamentales en la aplicación de la terapia sistémica.

1) Dentro de la tradición de Menninger se utiliza la → teoría de los sistemas para marcar el territorio donde se localiza un problema. Para la descripción del → diagnóstico y de la terapéutica, en cambio, se emplea una terminología derivada de las teorías centradas en el individuo (ejemplos: psicología de las relaciones objetales o psicología humanista).

2) La convicción de que el pensamiento y la acción sistémicos (circulares) representan una discontinuidad (¿una ruptura?) frente al modelo médico (lineal) de la → psiquiatría y la → psicoterapia asumido desde el siglo XIX propició el desarrollo de nuevos modelos de terapia sistémica, que en buena parte renuncian a la terminología tradicional y utilizan los conceptos de la teoría general del sistema o describen en lenguaje cotidiano el pensamiento y la acción circulares.

Cada método de tratamiento crea *a*) su propio objeto y posee *b*) una idea correspondiente de los problemas, *c*) su propio → concepto de enfermedad y *d*) sus propios fines e intervenciones. La terapia sistémica considera los → síntomas como intentos de solución de un dilema que no puede superarse de otro modo y que ocasiona dispendios psíquicos y físicos excesivos. Para poder desarrollar estrategias de análisis más razonables, hay que preguntar por el «cómo» y el «para qué» de los cursos de interacción y no por el «porqué». Lo que es observable aquí y ahora se intenta explicar desde el pasado tan sólo en la medida en que también el pasado se contempla en sentido circular (y está contenido, por tanto, en el ahora). La *definición sistémica de los problemas* incluye al → síntoma dentro de una red de conexiones y supone que éste no sólo ha aparecido en la familia, sino que se forma y es mantenido por ésta —por la razón que sea—. Un → síntoma es, pues, el resultado y la expresión de transacciones ocurridas en el sistema y que deben concebirse como circuitos causales: la causa y el efecto no pueden yuxtaponerse linealmente en una serie, sino que todo obra en todo; todo y todos son causa y efecto al mismo tiempo. El señor y el siervo no sólo dependen recíprocamente uno de otro, sino que ellos mismos se constituyen como tales (Hegel). El portador del síntoma en una familia no es simplemente una víctima de agentes que le hacen enfermar, sino que es parte activa. La definición del problema tiene en cuenta los circuitos reguladores del sistema y los incluye en la teoría con ayuda de principios cibernéticos (Wiener) y de la teoría de la comunicación (Watzlawick y otros). En este punto se objeta a veces que no se toma en serio al individuo como portador del síntoma en cuanto a su historia, sentimientos y calidad de ser único. La verdad es lo contrario, a nuestro entender. Cuando la terapéutica sistémica detecta y trata al individuo enmarcándolo en la red del sistema, no le patologiza unilateralmente (como en la típica situación de laboratorio de la clínica tradicional), ni lo declara víctima de los otros (como ocurre con facilidad en la psicoterapia individual), sino que lo refuerza en su autonomía y singularidad. Los métodos centrados en el individuo crean un objeto diferente y dejan en la penumbra, por razones metodológicas, la red social, a la que no se le otorga realidad. La diferencia entre las corrientes terapéuticas es de carácter epistemológico. Bateson (1981) previene contra el peligro de equiparar la epistemología con la ontología, de confundir la realidad sectorialmente percibida con la realidad sin más.

Las *intervenciones sistémicas* van destinadas a favorecer cambios de todo el sistema y por eso deben referirse a la totalidad. Rompen los circuitos disfuncionales establecidos y persiguen la formación de nuevos circuitos funcionales. La definición clara de las relaciones, que equivale a la creación de un orden claro (jerarquía) donde cada miembro posea la autonomía y competencia adecuadas (por ejemplo, como padre, madre, pareja, hijo, hermano o hermana), debe aportar un orden nuevo al sistema.

4. Deficiencias teóricas de la terapia sistémica. La concepción sistémica ha resultado fecunda en el plano terapéutico. Pero la parte teórica de la terapia sistémica se halla aún en los inicios, en cuanto a aplicación general de los principios de la teoría de los sistemas. Cabe mencionar al menos tres carencias que no pueden subsanarse mediante una ampliación de la teoría general de los sistemas por los terapeutas (que no son competentes para ello), sino sólo con una formación teórica inductiva basada en experiencias terapéuticas.

1) La teoría general de los sistemas ofrece modelos que han sido útiles en las ciencias naturales. Si se transfieren a los sistemas humanos, adoptan un carácter analógico y metafórico. No se tiene conciencia suficiente de esta «traducción» cuando, por ejemplo, se intenta demostrar en sistemas humanos algo que es válido para la realidad física. La fundamentación de la terapia sistémica sobre la base de la ciencias humanas está aún en marcha. Hay un campo abierto para formar un lenguaje adecuado a la terapia sistémica. El camino mejor es la simple descripción de lo que observa y hace el terapeuta. Las descripciones casuísticas de Minuchin, Selvini y otros ofrecen buenos ejemplos.

2) La transferencia de la → teoría de los sistemas a la esfera de la familia ha dado lugar a la confección de «cartografías» que pueden significar para el terapeuta lo mismo que el mapa para el viajero. Son vistas estáticas. Aún se sabe poco, en teoría, acerca de cómo cambian los sistemas bajo condiciones naturales o terapéuticas. Una nota distintiva de los sistemas disfuncionales es que son rígidos en las interacciones y refractarios al intercambio de información y de energía con el mundo exterior. Los → síntomas sirven a este respecto para mantener el *statu quo*, la «homeóstasis». Pero esta visión corriente patologiza una situación que puede ser vital para un sistema en determinadas fases evolutivas. Las fases están condicionadas por una alternancia de reposo y movimiento, de paralización, aceleración y retardo. Dentro de este ritmo se producen siempre «equilibrios fluidos» u homeóstasis que son normales. Lo problemático es la persistencia forzada en la homeóstasis, resistiendo a cualquier cambio y contribuyendo así a disfuncionalidades internas y externas. Para registrar conceptualmente las modificaciones sistémicas, parece más idóneo distinguir entre fases morfoestáticas y fases morfogenéticas (Wertheim 1980). Dado que la terapia sistémica deber normalizar los cursos sistémicos, es preciso determinar su funcionalidad, para poder señalar las disfunciones. Pero, ¿cuál es el criterio del buen funcionamiento? Entran en juego las normas y sistemas normativos culturales y sociales, además y por encima de las normas familiares; pero es la propia familia afectada la que decide primordialmente.

3) Una teoría del cambio de sistemas forma parte de la teoría de la acción sistémica. Existen ya planteamientos, por ejemplo en las enfermedades psicosomáticas (Minuchin, Selvini), o en las transacciones esquizofrénicas

(Selvini, Wynne, Singer, Stierlin); pero es preciso acumular más observaciones, recoger hechos y examinar sus constantes para poder diferenciar los diversos sistemas patológicos, y hay que desarrollar y fundamentar teóricamente las técnicas de intervención para su cambio (Haley 1980, p. 67ss). Un ejemplo es la técnica paradójica que aplica la escuela de Milán en las transacciones esquizofrénicas (Selvini 1978).

5. El sistema terapéutico. Del mismo forman parte los individuos implicados en el problema presentado, un terapeuta sistémico con su hipótesis —en el curso del proceso terapéutico, ésta se convierte en la definición sistémica del problema—, el objetivo pertinente, las fases del tratamiento planificado, y el contrato de tratamiento (quién, dónde, cuándo, a qué precio). La postura del terapeuta se caracteriza por el cambio constante entre una posición interna y una posición externa. Como observador participante, interviene en la definición del problema, influyendo por diversos canales (cognitivo, emocional, sensorial) en los modelos de transacción del sistema, y se compromete personalmente, sin replegarse en la abstención y en la objetividad terapéuticas. Para no ser prisionero sino modificador del sistema debe sin embargo poder distanciarse en cualquier momento, de forma que no se limite a ser comparsa, sino que asuma la dirección para influir, mediante prescripciones directas o paradójicas y reinterpretaciones positivas, en los cambios necesarios para la solución del problema. Estar *in* —es decir, mantener una relación constructiva con todos los participantes— y estar *up* (Guntern 1981, p. 36) —es decir, mantener la dirección—, son elementos del mencionado equilibrio para el terapeuta sistémico, que inicialmente tendrá más éxito con el apoyo de un supervisor o de un grupo de colegas observadores.

6. Formación en psicoterapia sistémica. No hay pautas estandarizadas para la formación, que sean comparables a las de los tipos de psicoterapia más antiguos. Esto obedece a que la terapia sistémica nació en áreas geográficas muy dispersas, a que estuvo promovida por personalidades muy heterogéneas profesionalmente y a que se ha desarrollado en diversos contextos socioculturales.

Los objetivos de la formación en terapia sistémica son: *a)* Aprendizaje de un modo circular de visión. *b)* Reorientación hacia ideas de cambio, que a veces son más afines al pensamiento oriental que a las concepciones racionales de Occidente, centradas en el conocimiento. *c)* Registro de procesos circulares y de normas que los regulan, mediante la observación de parejas y de familias por el espejo unidireccional o en el vídeo, y también con representaciones ficticias y microanálisis de situaciones reales en el juego de roles. *d)* Observación de psicoterapeutas expertos en situación de terapia. *e)* Ejercicio de intervenciones en el juego de roles y, a ser posible, con *life-supervision,* con parejas y familias. Como no todas las instituciones —por ejemplo, las clínicas psiquiátricas— pueden contar con un marco de formación adecuado, y la terapia sistémica suele ejercitarse aún, provisionalmente, en forma ambulatoria, el candidato debe aprender a actuar en el campo de tensión de diversos sistemas; no obstante, a veces es necesario o conveniente, durante una terapia sistémica, colocar temporalmente al individuo portador del síntoma en una situación protegida (clínica).

7. Desarrollo y perspectivas. El aumento de los presupuestos destinados a sanidad y el cambio de mentalidad que se está produciendo en medicina, de cara a una atención global del hombre física y psíquicamente enfermo, parece que abren un horizonte despejado para el pensamiento y la práctica sistémicas en un futuro próximo. Cabe esperar que la terapia sistémica no se limite a la → psicoterapia de la pareja y a la psicoterapia familiar (→ psiquiatría familiar), sino que se amplíe a problemas humanos, dentro del contexto de la escuela, el mundo del trabajo, las comunidades terapéuticas, las clases dirigentes, etc. Será útil, en este sentido, no sólo una formación orientada hacia la terapia sistémica, sino también una formación que sensibilice para el pensamiento sistémico. Además de la teoría, también la investigación debe desarrollarse tanto en dirección a los controles del éxito como en la observación y descripción rigurosa de modelos de interacción en sistemas humanos.

Aún está planteada la cuestión relativa a si cabe distinguir determinados tipos de sistemas perturbados —como, por ejemplo, sistemas psicosomáticos o depresivos—, o si ciertos modelos disfuncionales típicos son comunes a todos los sistemas humanos alterados.

Bibliografía. G. Bateson, *Ökologie des Geistes. Anthropologische, psychologische, biologische und epistemologische Perspektiven,* Suhrkamp, Francfort 1981; L. v. Bertalanffy, *General system theory. Foundations development, applications,* Braziller, Nueva York 1968; J. Duss-von Werdt, R. Welter-Enderlin, *Der Familienmensch. Systemisches Denken und Handeln in der Therapie,* Klett-Cotta, Stuttgart 1980; G. Guntern, *Systemtherapie,* en G. Guntern, *Die Transformation von Humansystemen,* ISO, Brig 1981; J. Haley, *Gemeinsamer Nenner Interaktion,* Pfeiffer, Munich 1978; —, *Direktive Familientherapie,* Pfeiffer, Munich 1976; —, *Ansätze zu einer Theorie pathologischer Systeme,* en P. Watzlawick, J.H. Weakland (dirs.), *Interaktion,* Huber, Berna 1980; A. Menninger, *Das Leben als Balance,* Kindler, Munich 1974; J.G. Miller, *General System Theory,* en A.M. Freedman, H. Kaplan, B.S. Sadock (dirs.), *Comprehensive textbook of psychiatry,* The Williams and Wilkins, Baltimore ^{2}1975; S. Minuchin, *Familie und Familientherapie. Theorie und Praxis struktureller Familientherapie,* Lambertus, Friburgo de Brisg. 1977; — y otros, *Psychosomatische Krankheiten in der Familie,* Klett-Cotta, Stuttgart 1981; M. Rohrbaugh, J. Eron, *The strategic systems therapies,* en L.E. Abt, I.R. Stuart (dirs.), *The newer therapies. A Workbook,* Van Rostrand Reinhold, 1982; Palazzoli Selvini y otros, *Paradoxon und Gegenparadoxon. Ein neues Therapiemodell für die Familie mit schizophrener Störung,* Klett-Cotta, Stuttgart 1978; H. Stierlin, *Von der Psychoanalyse zur Familientherapie,* Klett-Cotta, Stuttgart 1975; P. Watzlawick, J. Beavin, D.D. Jackson, *Menschliche Kommunikation,* Huber, Berna 1979 (trad. cast., *Teoría de la comunicación humana,* Herder, Barcelona ^{5}1986); R. Welter-Enderlin, J. Duss-von Werdt, *Menschliche Systeme. Ein Rahmen für das Denken, die Forschung und das Handeln,* Institut für Ehe und Familie, Zurich 1982; E.S. Wertheim, *Implikationen der Systemtheorie für die therapeutische Induktion von Morphogenese in Familiensystemen und die Ausbildung von Therapeuten,* en J. Duss-von Werdt, R.M. Welter-Enderlin, p. 116-138; L.C. Wynne, M. Thaler Singer, M.L. Toohey, *Kommunikation von Adoptiveltern Schizophrener,* «Familiendynamik» 2 (1977) 125-158.

Josef Duss-von Werdt
Rosmarie Welter-Enderlin

TERAPIAS ANALÍTICAS BREVES. Criterios para la terapia desencadenante de → angustia, transferencia, resultados, formación profesional.

Tanto en Europa como en Norteamérica, el interés por las formas de → psicoterapia basadas en principios psicoanalíticos pero de duración relativamente breve ha ido en constante aumento.

Esta tendencia se debe sustancialmente a que algunos investigadores han podido confirmar, mediante un proceder sistemático y catamnesis a largo plazo los resultados obtenidos con pacientes seleccionados. Además, las grabaciones de vídeo han permitido, en el curso de los diez últimos años, que observadores neutrales examinen todo el curso de la terapia y los resultados obtenidos, y enjuicien el valor de las técnicas de tratamiento empleadas en pacientes neuróticos relativamente seleccionados. A continuación expondremos brevemente la labor de estos investigadores a la luz de los principios psicoanalíticos. Conviene destacar los puntos donde se producen coincidencias o contrastes de opinión, a fin de que el lector pueda hacerse una idea lo más objetiva posible del estado actual de la terapia analítica breve.

Por paradójico que parezca, no deja de impresionar el hecho de que a principios del siglo XX las terapias psicoanalíticas fuesen generalmente muy breves y de resultados satisfactorios. Ya en 1920 Ferenczi y Rank intentaron limitar la duración de los tratamientos psicoanalíticos (→ psicoanálisis), que solían prolongarse mucho y a veces resultaban interminables (Ferenczi, Rank 1926). Sus esfuerzos, sin embargo, no dieron fruto, como tampoco los de Alexander (Alexander, French 1946), que insistió en el principio de la «experiencia emocional correctora», y las terapias de orientación psicoanalítica fueron ampliando su duración. Resultados de este proceso fueron la imposibilidad para muchos pacientes de encontrar un terapeuta, los enormes problemas creados por las largas listas de espera en la mayoría de las clínicas psiquiátricas y la gran pérdida de tiempo.

A mediados de los años 50, Malan, a base de la experiencia adquirida en su colaboración con Balint en la clínica Tavistock de Londres (Malan 1976), y Sifneos (Sifneos 1961), que trabajó en el Massachusetts General Hospital, de la Universidad de Harvard, en Boston, llegaron, independientemente entre sí, a conclusiones similares sobre la eficacia de las terapias analíticas breves con pacientes neuróticos que sufrían problemas psicológicos circunscritos.

El año 1967 se inició una serie de publicaciones que describían las características de una muestra aleatoria de pacientes en la que se acreditó la terapia breve de orientación psicoanalítica como el método de tratamiento de elección. Se establecieron criterios para la selección de los pacientes, se formularon las premisas y las técnicas del procedimiento y se avanzaron los resultados que se esperaban obtener mediante estudios clínicos pormenorizados.

Estas publicaciones pusieron de manifiesto que los pacientes graves necesitan un método de terapia breve muy diferente al de los pacientes leves. Las situaciones estresantes pueden desencadenar en pacientes con trastornos leves ciertas crisis emocionales acompañadas de dificultades neuróticas limitadas, que pueden incapacitarlos en cuanto a su conducta, pero sin perturbar seriamente su equilibrio emocional general (Sifneos 1976).

Los pacientes que sufren trastornos graves deben someterse, en cambio, a técnicas «inhibidoras de la angustia» o a técnicas de apoyo. La aplicación de estas formas de terapia presupone que el terapeuta está familiarizado con la psicodinámica del paciente, pues sólo entonces puede preservar a éste, con ayuda de confrontaciones, esclarecimientos e interpretaciones adecuadas, del fracaso de sus mecanismos de defensa y hacerle recuperar al mismo tiempo su estructura homeostática, sin que sea necesario que el paciente adquiera una visión de su propia psicodinámica.

En el caso de los pacientes menos alterados, se partió del supuesto de que ambos, el terapeuta y el paciente, debían comprender el conflicto psicológico subyacente a los problemas emocionales del segundo para lograr una solución de sus dificultades. La forma terapéutica en que se intentó ayudar a estos pacientes menos afectados se denominó terapia «desencadenante de → angustia» o terapia dinámica, ya que, tras las evaluaciones iniciales, cabía partir del supuesto de que tales personas poseían suficiente capacidad de resistencia como para superar la angustia y resolver sus problemas. Estas terapias analíticas breves, desencadenantes de angustia, sirven de pauta para estudiar los resultados y para investigar el proceso psicoterapéutico global. A continuación se expondrán los criterios específicos destinados a seleccionar a los pacientes que han de ser objeto de esta modalidad terapéutica.

1. Criterios de selección. Los representantes más cualificados de las terapias analíticas breves convienen en que los pacientes deben estar muy motivados para cambiar, ser receptivos a las interpretaciones, capaces de relacionarse de modo flexible con sus evaluadores y estar orientados psicológicamente. La motivación para el cambio es aquí el factor más importante. Sifneos (1968) propuso siete criterios para la evaluación de la motivación para el cambio y Malan (1976) pudo demostrar en sus estudios sobre las relaciones entre criterios de selección y éxito que la fuerte motivación se correlaciona siempre con los buenos resultados.

Se procuró, además, que en el curso de la entrevista de evaluación se estableciese un foco psicodinámico que sirviese como punto de concentración durante la terapia breve.

Malan propuso adicionalmente los siguientes criterios para la exclusión de una terapia breve: propensión grave al suicidio, alcoholismo crónico (→ dependencia del alcohol), conducta destructiva dirigida hacia el exterior y síntomas compulsivos y fóbicos crónicos que incapacitan para la acción. Davanloo (1980) ha desarrollado recientemente en el General Hospital de Montreal una técnica eficaz para el tratamiento de pacientes que sufrían diversas formas de síntomas obsesivos crónicos o múltiples fobias que les incapacitaban para la acción.

2. Premisas y técnicas. Hay diferentes opiniones acerca de la técnica y, especialmente, sobre la duración del tratamiento. Se admite, en general, que la terapia no debe durar más de un año; pero Mann (1973), de la Boston University, estima que las terapias breves no exigen más de doce sesiones. Es cierto que no ha especificado hasta ahora para qué pacientes está previsto este método; pero, al parecer, los pacientes con reacciones de duelo o con sentimientos de pérdida y soledad son los más adecuados para terapias breves de tiempo limitado.

Malan fija también un plazo para la psicoterapia, pero admite que, dentro del mismo, la terapia puede durar más o menos tiempo. Sifneos, en cambio, es mucho más flexible y deja al criterio de cada paciente determinar la duración de la psicoterapia breve. Parte del supuesto de que la capacidad de los pacientes para solucionar sus problemas emocionales es diversa, por lo cual algunos precisan tan sólo pocas entrevistas, mientras que otros requieren un período más largo.

En lo concerniente a las técnicas propiamente dichas hay coincidencia en los puntos más importantes. Es preciso interpretar cuidadosamente, por ejemplo, los problemas relativos a la transferencia positiva y negativa, sin que el terapeuta aguarde a su aparición en forma de resistencia. La terapia se mueve en torno a un foco bien definido o a un tema central, que puede reconocerse ya en la entrevista inicial de evaluación como problema básico. Se trata por lo general, como se ha indicado, de complejos de Edipo no resueltos, de reacciones de duelo y de problemas de pérdida y de soledad. Muchas veces se crean nexos con la transferencia parental mediante sintonización temporal e interpretaciones bien documentadas, desencadenantes de → angustia. Contrariamente a la creencia errónea de que el psicoterapeuta de orientación analítica ejerce meramente una función pasiva de caja de resonancia, la conducta activa del terapeuta desempeña un papel importante. Se evitan las tendencias regresivas, se fomenta desde el principio la «alianza terapéutica» y ésta pasa a ser la condición *sine qua non* de esta forma de tratamiento. Sifneos señala además en su psicoterapia breve desencadenante de angustia *(STAPP, short-term anxiety provoking psychotherapy)* la gran relevancia del proceso de aprendizaje y de resolución de problemas. A veces, contrariamente a la práctica psicoanalítica habitual, el psicoterapeuta se halla en situación de interpretar material cargado de angustia, antes de explicar y elaborar los mecanismos de defensa. Examina además cuidadosamente si existen modificaciones apreciables, en forma de nuevas actitudes y pautas de conducta, para comprobar si se han realizado progresos.

Acerca de la terminación de la terapia hay diversos pareceres. Malan y Davanloo (1978) estiman que es preciso elaborar cuidadosamente los aspectos relativos al duelo y al resentimiento antes de poner fin al tratamiento. Sifneos (1972), en cambio, que trabaja con grupos de pacientes menos afectados y que suelen arrastrar complejos de Edipo no resueltos, dedica mucho menos tiempo a las cuestiones y los aspectos concernientes a la terminación de la terapia.

3. Resultados. Se han estudiado en profundidad los resultados de la terapia analítica breve. El dato más interesante es, quizás, el descubrimiento de que ciertas intervenciones técnicas específicas son decisivas para el éxito. Esto se halla en contradicción con la opinión, habitual hasta este momento entre los especialistas, según la cual los factores técnicos no específicos difícilmente podrían favorecer el curso de la terapia.

Malan (1976) resume así los resultados: cuanto más radicales e intensivas sean las técnicas que se aplican en la interpretación de la transferencia de experiencias infantiles con padres o educadores, tanto más eficaz será el efecto terapéutico. En tales casos, aun los pacientes graves muestran una capacidad de curación mayor de la que se suponía anteriormente. Ya durante la entrevista de evaluación es posible reconocer a los pacientes que responden a esta forma terapéutica, pues se distinguen por una fuerte motivación y por la tolerancia a la angustia, y cabe determinar un foco en el que deberá concentrarse el tratamiento.

Se ha comprobado también que los pacientes tratados con psicoterapia breve desencadenante de angustia son capaces de resolver nuevos problemas psicológicos, como resultado de su aprendizaje durante el tratamiento. Esta capacidad se puede observar incluso mucho tiempo después de haber finalizado la terapia. Sifneos interpreta este hecho como efecto de un «diálogo internalizado» que el paciente puede sostener consigo mismo gracias a sus identificaciones con el papel del terapeuta. En tales diálogos el paciente plantea cuestiones, utiliza confrontaciones y trata de reaccionar de modo congruente con la situación. El paciente reitera mentalmente el proceso que se efectuó durante la terapia, y esta actitud le ayuda a superar los problemas vivenciados.

La mayoría de los investigadores han establecido criterios para la valoración del resultado terapéutico. Se echa mano, a veces, de evaluadores independientes, éstos examinan la evolución de los pacientes y pueden emitir así un juicio imparcial y objetivo sobre los efectos de la terapia.

Actualmente, todo el que desee averiguar el valor de las terapias analíticas breves y formarse un juicio propio sobre esta forma terapéutica puede hacerlo mediante las cintas de vídeo, cuya grabación durante y después de la terapia es ya de uso corriente.

No es fácil calcular exactamente cuántos pacientes han sido tratados hasta ahora con terapias analíticas breves, pero cabe suponer que son ya varios miles. Sin embargo, la mayoría de los informes mencionan tan sólo trabajos específicos de investigación que, aunque realizados cuidadosamente, se refieren a un número limitado de pacientes seleccionados. Remitimos en este punto a Straker, que reconoció durante dos años a 107 pacientes de un grupo de 202, en una investigación de seguimiento (48 %). El índice de remisión de estos pacientes tratados con terapias breves fue del 84 %.

En las dos investigaciones de que da cuenta en su libro *A study of brief psychotherapy* (Estudio sobre psicoterapia breve), Malan trató primero a 20 pacientes y en una segunda serie a otros 19. Los resultados confirmaron claramente que los resultados son tanto mejores cuanto más radicales son las técnicas utilizadas.

Davanloo informa sobre unos 150 pacientes cuyo tratamiento fue registrado audiovisualmente para su ulterior análisis. No aporta datos estadísticos sobre los resultados.

En su investigación de 1961, Sifneos trató con la psicoterapia breve desencadenante de angustia a 50 pacientes. Evaluó a 21 de ellos en investigaciones de seguimiento por el período de un año a año y medio. En dos investigaciones ulteriores trató a 577 pacientes con un índice de curación del 80 % aproximadamente. En su investigación actual sobre 46 pacientes que sufrían complejos de Edipo no resueltos, y que fueron tratados mediante psicoterapia breve desencadenante de angustia, cuenta con un resultado similar.

4. Entrenamiento profesional. Es obvio que estas terapias analíticas breves implican una comprensión a fondo de las teorías psicodinámicas. Por eso la formación de los terapeutas exige una supervisión individual intensiva, al menos en el tratamiento de un paciente de cada sexo, supuesta una selección con arreglo a los criterios indicados.

Para obtener buenos resultados en el entrenamiento se han de tener en cuenta los criterios de cualificación que un buen terapeuta debe cumplir. Entre ellos se incluyen la capacidad de entusiasmo ante aspectos del método nuevos y prometedores, una intensa motivación para el aprendizaje, flexibilidad y, desde luego, un conocimiento profundo de las exigencias y las técnicas de las terapias analíticas breves.

Conviene señalar aquí que los conocimientos adquiridos durante la terapia analítica de larga duración con pacientes afectados de trastornos graves no se pueden aplicar sin más en la terapia breve con pacientes seleccionados. La puesta en práctica del método, la clasificación correcta de transferencias previas y la renuncia a tratar temas caracterológicos pregenitales suponen las mayores dificultades para el terapeuta. Los temas pregenitales suelen constituir maniobras de defensa del paciente para eludir la → angustia que el terapeuta le produce con la constante focalización de sus problemas.

Las grabaciones de vídeo son especialmente útiles para el terapeuta, ya que le ayudan a clarificar los aspectos mencionados. Aunque los profesionales en formación se resisten con frecuencia a las mismas, es aconsejable que registren en vídeo tanto sus sesiones de psicoterapia como de supervisión.

5. Conclusión. Las terapias analíticas breves han revolucionado la forma tradicional de la práctica psicoterapéutica. No sólo se ha demostrado que algunos pacientes de los que se creía que tan sólo eran tratables mediante terapia psicoanalítica a largo plazo pueden beneficiarse con una terapia breve, sino también que puede ayudarse, mediante psicoterapias breves, incluso a pacientes gravemente alterados.

Lo sorprendente es que, a pesar del creciente interés y de las nuevas posibilidades que ofrecen las terapias breves, especialmente con el recurso de las grabaciones en vídeo, los terapeutas de cierta edad se muestren escépticos ante esta nueva forma de tratamiento e incluso se opongan a ella. Es difícil superar el antiguo prejuicio de que los cambios de conducta duraderos sólo pueden lograrse mediante tratamientos prolongados. No vamos a indagar aquí las posibles causas de esta actitud.

Lo cierto es que, tanto en Europa como en Norteamérica, es muy nutrida la afluencia, especialmente de terapeutas jóvenes de diversas corrientes, a seminarios y jornadas de trabajo donde se discute acerca de terapias analíticas breves y se explican los correspondientes métodos con ayuda de cintas de vídeo. Su entusiasmo se manifiesta en la creciente aplicación que hacen de estas técnicas tanto en sus consultas privadas como en clínicas psiquiátricas, policlínicas y centros de asesoramiento y guía.

Cabe prever que las terapias analíticas breves se impongan durante los próximos decenios en el campo de la → psicoterapia.

Bibliografía. F. Alexander, T. French, *Psychoanalytic psychotherapy*, Ronald Press, Nueva York 1946; H. Davanloo, *Principles and techniques of short-term dynamic psychotherapy*, Spectrum Press, Nueva York 1978; —, 1980 (comunicación personal); S. Ferenczi, O. Rank, *Further contributions to the theory and practice of psychoanalysis*, Hogarth Press, Londres 1926; D.H. Malan, *A study of brief psychotherapy*, Plenum Medical Books, 1976; —, *The frontier of brief psychotherapy*, Plenum Medical Books, Nueva York 1976; —, *On the validation of dynamik psychotherapy*, Plenum Rosseta Medical Publ., Nueva York 1976; J. Mann, *Time limited psychotherapy*, Harvard University Press, 1973; P.E. Sifneos, *Dynamic psychotherapy in a psychiatric clinic*, en I. Masserman (dir.), *Current psychiatric therapies*, Grune and Stratton, Nueva York 1961, p. 168-175; —, *The motivational process*, «Psychiatr. Q.» 42 (1968) 271-279; —, *Short-term psychotherapy and emotional Crisis*, Harvard University Press, 1972; —, *Two different kinds of psychotherapy of short duration*, «Am. J. Psychiatr.» 123 (1976) 1069-1074; —, *Short-term psychotherapy evaluation and technique*, Plenum Medical Books, Plenum Press, Nueva York 1979.

Peter E. Sifneos

TEST. Aplicación de tests, tests de capacidad, tests de personalidad, fases de la exploración mediante tests.

El concepto de test se aplica en psicología:
1) a un determinado método de examen, de tipo matemático-estadístico, y
2) a un instrumento destinado a objetivar características de personalidad.

1. El test como método matemático-estadístico de examen. Se llaman así los métodos de análisis estadístico que sirven para decidir sobre la hipótesis 0, es decir, para saber si ciertas desviaciones entre dos o más series de valores escalares son de naturaleza aleatoria o son relevantes estadísticamente (significativas). Los tests estadísticos se basan en determinados modelos de la teoría de la probabilidad. Los métodos paramétricos (por ejemplo, la prueba t para detectar diferencias entre cifras medias, la prueba F para el examen de la diversidad de dispersiones) presuponen que los datos escalares están distribuidos normalmente. Los métodos no paramétricos o «tests sin distribución» (por ejemplo, la prueba χ^2) se pueden utilizar cuando no cabe suponer una distribución normal de los datos.

2. El test como instrumento para la objetivación de determinadas características de la personalidad. Llamamos test, en este sentido, a «un método científico destinado a investigar una o varias características de la personalidad, identificables empíricamente, con el fin de formular un enunciado, a ser posible cuantitativo, sobre el grado relativo de una característica individual» (Lienert 1969, p. 7). El test psicodiagnóstico representa una forma de experimento psicológico y debe satisfacer los tres criterios clásicos establecidos por Wilhelm Wundt en 1886 y en 1908: la discrecionalidad, la repetibilidad y la variabilidad.

1. *Desarrollo histórico.* El término *test* aparece por primera vez en el campo científico, el año 1890, en la obra *Mental tests and measurements* de James McKeen Cattell. Otros precursores de la psicología moderna del test son sir Francis Galton (1882: fundación de un instituto en Londres), C. Rieger (1885), E.H. Münsterberg (1891), A. Kraepelin (1895) y Alfred Binet (publicación en 1905, en colaboración con Jules Simon, de una *échelle métrique de l'intelligence* para la detección de la inteligencia en niños en edad escolar).

William Stern definió en 1912 el cociente intelectual (CI) como la relación entre la edad mental y la edad cronológica. Además de la detección de la inteligencia y de capacidades especiales (→ tests de rendimiento), se idearon numerosos → tests de personalidad destinados a expresar la personalidad en su totalidad: factores intelectuales y afectivos, conducta social, conflictos específicos, etc. («*Entfaltungstests*», Heiss 1950; → tests proyectivos).

2. *Aplicación de tests*. La larga experiencia adquirida con los tests psicológicos ha enseñado que no es posible construir tests para todas las tareas que el investigador juzgue relevantes o que permitan derivar sin más una conclusión diagnóstica. Hoy esperamos de un test psicológico de base científica que satisfaga una serie de exigencias o «criterios de bondad» (Lienert 1969). En el marco de la teoría clásica del test, Lienert (1969) propuso tres criterios capitales (objetividad, fiabilidad y validez) y cinco criterios de bondad (normalización, adecuación, comparabilidad, economía y utilidad; → fundamentos psicométricos del diagnóstico). La calidad de un test debe juzgarse a la luz de estos criterios. Fischer (1968) informa sobre objeciones críticas contra la teoría clásica del test y sobre los fundamentos teóricos de la teoría no clásica.

El → diagnóstico mediante tests psicológicos ha experimentado una gran expansión en los últimos decenios. Además del examen de pacientes en las clínicas y ambulatorios psiquiátricos, los tests se han aplicado para el asesoramiento educativo, profesional y relativo, en general, al comportamiento en la vida, en evaluaciones sobre invalidez, en serenidad militar, en exámenes de conducir, en el campo jurídico penal y civil, y en otras muchas materias. Por importante y útil que sea el diagnóstico mediante este procedimiento, hay que poner en guardia contra la aplicación no crítica de los tests psicológicos y evitar expectativas irreales sobre sus resultados. La ejecución, valoración e interpretación de los tests deben reservarse a un especialista que posea conocimientos sólidos de psicología general y una formación especial sobre diagnóstico psicológico. Antes de confiar los resultados a terceras personas, el investigador debe obtener (por escrito) del probando la *dispensa del secreto profesional*. La investigación mediante tests implica siempre un *diálogo* destinado a informar al probando acerca de los resultados. Por lo demás, es preciso observar las normas éticas profesionales; algunas asociaciones profesionales han redactado códigos específicos, como es el caso de la Asociación profesional de psicólogos alemanes, y de la Asociación helvética de psicólogos (1975; cf. también Rauchfleisch 1982).

3. *Fases del examen mediante tests*. Se pueden distinguir las siguientes fases en un examen mediante tests: 1) Provocación de la conducta. 2) Registro de la conducta durante el test. 3) Valoración. 4) Interpretación de los resultados.

El objetivo de la *fase de provocación* es suscitar en el probando, mediante una determinada configuración de estímulos (una tarea, una lámina, la elección de colores, etc.), una conducta que posea importancia diagnóstica. Por lo que respecta a las condiciones de la prueba se busca una estandarización lo más estricta posible, que se refiere tanto al material y las instrucciones, como a la valoración y la interpretación. En el *registro de la conducta* durante el test, el probando mismo, el realizador u otros, con ayuda de instrumentos adecuados, protocolizan la conducta relevante para una problemática determinada y para un determinado test.

En la *fase de valoración* se examinan los datos de conducta registrados, para facilitar una interpretación de los resultados. La comparación del resultado individual, con las normas, indicará la posición relativa del probando en relación con un determinado grupo de referencia. La *fase de interpretación* reclama el mayor esfuerzo por parte del diagnosticador. Éste debe inferir del material de datos las conclusiones diagnósticas, y adoptar una actitud ante las preguntas que se le formulan. Es imprescindible para el manejo de la mayoría de los tests que el profesional que trabaja con un determinado método consulte regularmente la valoración de los tests y la interpretación de los resultados con un diagnosticador experimentado.

4. *Clasificación de los tests*. Los tests psicológicos pueden clasificarse con arreglo a diversos criterios: por ejemplo, según el medio o instrumento del test, según el tipo de res-

puesta, o distinguiendo entre tests individuales y de grupo, entre métodos unidimensionales y pluridimensionales, entre tests singulares y baterías de test. Heiss (1971) distingue entre «tests de capacidad» (tests de inteligencia para niños y adultos, tests de desarrollo, tests escolares o tests generales y tests especiales de rendimiento) y «tests de personalidad» (cuestionarios de personalidad, tests de intereses, métodos de complementación verbal, métodos de interpretación de formas, métodos de figuración lúdica, métodos de figuración gráfica, tests de colores y métodos de elección de imágenes). Brickenkamp (1975) propone una tripartición en tests de rendimiento, tests psicométricos de personalidad y métodos de despliegue de la personalidad. En Groffmann - Michel (1982), Brikkenkamp (1975), Schmidtchen (1975), Hiltmann (1977) y Rauchfleisch (1980), entre otros, encontrará el lector información actualizada sobre este tema en los países de lengua alemana. Sobre perfeccionamiento de métodos ya conocidos y sobre experiencias con nuevos tests —también en Alemania— informa sobre todo la revista «Diagnostica».

Bibliografía. Asociación profesional de psicólogos alemanes, *Berufsethische Verpflichtungen für Psychologen*, Bonn s.a.; R. Brickenkamp (dir.), *Handbuch psychologischer und pädagogischer Tests*, Hogrefe, Gotinga 1975; G.H. Fischer, *Psychologische Testtheorie*, Huber, Berna-Sttugart-Viena 1968; K.J. Groffmann, L. Michel (dir.), *Enzyklopädie der Psychologie*, B, serie II: *Psychologische Diagnostik*, vols. 1-4, Hogrefe, Gotinga 1982; R. Heiss, *Die diagnostischen Verfahren in der Psychologie*, 1.ª parte, «Psychol. Rdsch.» (1950) 266-275; — (dir.), *Handbuch der Psychologie*, vol. 6: *Psychologische Diagnostik*, Hogrefe, Gotinga ³1971; H. Hiltmann, *Kompendium der psychodiagnostischen Tests*, Huber, Berna-Stuttgart-Viena ³1977; G.A. Lienert, *Testaufbau und Testanalyse*, Beltz, Weinheim ³1969; U. Rauchfleisch, *Testpsychologie. Eine Einführung in die Psychodiagnostik*, Vandenhoeck & Ruprecht, Gotinga 1980; —, *Nach bestem Wissen und Gewissen. Die ethische Verantwortung in Psychologie und Psychotherapie*, Vandenhoeck & Ruprecht, Gotinga 1982; S. Schmidtchen, *Psychologische Tests für Kinder und Jugendliche*, Hogrefe, Gotinga 1975; Asociación helvética de psicólogos, *Code déontologique - Ethische Richtlinien*, «Schweiz. Z. Psychol.» 34 (1975) 359-366.

Udo Rauchfleisch

TESTS CON APARATOS. Psicomotricidad, medición del umbral, situación de test, psicofarmacología, comportamiento del conductor.

1. Introducción. Los tests con aparatos difieren de los restantes procedimientos de test por la inclusión de instrumentos especiales para la medición estandarizada de dimensiones psicológica y psicomotóricamente relevantes. El auge de los métodos con aparatos obedece a diversas razones: la aproximación del test al experimento clásico, el deseo de una medición exacta y la necesidad de configurar la situación de test de un modo más objetivo. El desarrollo reciente de la electrónica y de la técnica de los ordenadores, sin olvidar el abaratamiento de los precios, facilita la realización de tales necesidades. El presente artículo no va a hacer referencia a todos los aparatos que pueden utilizarse en situaciones de test. No puede abarcar los instrumentos que se utilizan en laboratorios psicofisiológicos o los aparatos de → *biofeedback* (Karlins y Andrews 1973, Kenkmann 1979). Aun dentro de los tests con aparatos no es fácil establecer una delimitación. Nosotros no incluimos, por ejemplo, el audiómetro para la determinación del umbral auditivo entre los tests con aparatos, a menos que se utilice en el marco de un esclarecimiento diagnóstico sobre los efectos de una sustancia que actúe en el sistema nervioso central y precisamente sobre este umbral. Otro tanto cabe decir de la presentación y valoración automática, computadorizada, de ítems de cuestionarios para la medición de características de la personalidad (→ tests de personalidad).

Vamos a examinar a continuación aquellos aparatos para tests psicodiagnósticos que se utilizan como unidades clásicas en el contexto clínico. Prescindiremos de la descripción externa y de la indicación de los datos técnicos. Y ello por dos motivos:

a) Estos aparatos para tests son objeto de mejoras y reajustes relativamente frecuentes.

b) Las empresas productoras tienden a ofrecer, en lugar de aparatos completos, unidades básicas que pueden ampliarse a voluntad con las piezas correspondientes, a modo del sistema de cajas de construcción.

He aquí una breve referencia a autores que se ocupan más detenidamente de estas cuestiones: Seifert 1966, Hawel 1975, Lehmann 1975, Heckl 1980, Amelang y Nährer 1981, Gösslbauer y Wahler 1981.

2. La medición de las diversas funciones. 1. *Determinación de la función y del umbral.* La mayoría de los tests con aparatos presupone unas funciones sensoriales intactas (sentido de la vista y del oído, entre otros). Es preciso aclarar previamente las unidades funcionales cualitativas y cuantitativas. Para la determinación de la agudeza visual es idóneo, por ejemplo, el aparato para el test visual de Rodenstock (R-5). Técnicamente simple, rápido y utilizable sin conocimientos oftalmológicos previos, sirve para determinar cuantitativamente la agudeza visual para la lejanía y la cercanía, y también el campo visual. Incluye un sistema de documentación global utilizable para la futura elaboración de los datos.

Antes de utilizar un test de color, como el *Stroop-Word-Colour-Test* (Prueba de interferencia palabra-color), por ejemplo, en investigaciones de grupo, es preciso examinar la especificidad del sentido cromático (trastorno del sentido cromático). Para determinarla se puede emplear un aparato espectral, por ejemplo, el anomaloscopio de Nagel. En la mayoría de los casos es suficiente la determinación mediante tablas seudoisocronomáticas (de Stilling/Hertel o Ishihara).

En la presentación de estímulos auditivos es necesario examinar previamente el buen funcionamiento del oído. En la mayoría de los casos es suficiente un audiómetro *screening* portátil. Para la exploración diferenciada (por ejemplo, audición dicótica, teoría de detección de señales, etc.) consideramos imprescindible un audiómetro clínico de doble canal (por ejemplo, el de Peters AP6), destinado a la determinación del umbral auditivo monoral (superior e inferior). En las exploraciones audiométricas de la capacidad verbal de la pedadogía terapéutica son de gran utilidad ciertos aparatos para tests como los que ofrece la empresa Phonak (unidad audiométrica modelo 217 CA; → diagnóstico de las lesiones cerebrales, → trastornos de la memoria, → trastornos del pensamiento, → diagnóstico neuropsicológico). En psicopatología y psicofarmacología es conveniente la determinación del umbral para el sentido rotatorio. Los cambios de los umbrales sensoriales del sistema vestibular tienen importancia diagnóstica. Irreprochable desde el punto de vista metodológico es la silla giratoria de Tönnies (Friburgo de Brisgovia).

Hay otros modos más fundamentales de determinación del umbral, bien conocidos en psicodiagnóstico.

La frecuencia de fusión de destellos, utilizada para la medición de la vigilancia, la fatiga y el estado de activación, es una de ellas, aunque falten aún pautas claras de validez (→ fundamentos psicométricos del diagnóstico; Richter 1973). Hay métodos monoculares y binoculares (Zak, Bettendorff). La función fotosensorial del sistema corticorretiniano se determina con el aparato de Zak según el método de la elección obligada *(forced-choice)*, donde el sujeto debe decidir cuál de las lamparitas situadas en el campo visual central es la que parpadea. De este modo pasan inadvertidos menos juicios erróneos. Una comparación entre los aparatos de estos dos métodos arrojó una correlación alta (Richter 1973).

Una dimensión psicológica similar en cuanto a contenidos es la que detecta la espiral de Exner (imagen persistente) o el dado de Necker, presentado en el taquistoscopio. Tanto la imagen persistente de la espiral de Exner como la frecuencia de vuelcos en el dado de Necker se correlacionan con el estado de activación nerviosa central. Lo primero depende de la personalidad, según Eysenck. Éste afirma que los extravertidos no mantienen una atención tan continua como los introvertidos (menor rendimiento en concentración y en atención). El proceso fisiológico subyacente está influido (corticalmente) por la inhibición reactiva, lo cual origina una motivación negativa para la actividad. Esta inhibición reactiva se establece (según Eysenck) con mayor rapidez en los extravertidos, y también se desarrolla con mayor fuerza y desaparece más lentamente que en los introvertidos (→ tests de personalidad). Su uso está indicado en exámenes para la medida de la activación y en problemas psicofarmacológicos. Además de la especificidad de cada aparato (magnitud y espesor del trazo lineal de la espiral, fuerza impulsora del motor accionador y precisión de freno), es importante la estandarización de la situación de test (adaptación a la oscuridad, distancia del sujeto en relación con la espiral, solución técnica del registro de respuestas por parte del sujeto). En la presentación taquistoscópica para la medición del fenómeno de vuelco deben estar estandarizados también, para fines comparativos, la regulabilidad de los tiempos de presentación y los brazos de la curva de intensidad (ascendente y descendente) de la luz.

2. *Medición de reacciones psicomotoras simples.* La medición del tiempo de reacción a estímulos ópticos y/o acústicos se efectuó ya, antes de la época de auge de las pruebas con aparatos, en institutos y clínicas psicológicas. Predominaba más la inventiva que la exactitud técnica (fijación lo más rápida posible de un mango de escoba inclinado). Hoy se sabe que los tiempos de reacción oscilan inter e intraindividualmente, que dependen de los estímulos (los tiempos de reacción a estímulos acústicos son más breves que a estímulos ópticos) y que apenas existe una relación con las variables de rendimiento. Por eso, los tiempos de reacción simple están indicados tan sólo, a nivel clínico, en cursos de enfermedades (depresión, catatonía, etc.) y en el contexto de investigaciones psicofarmacológicas (modificación intraindividual). Son conocidas ciertas dependencias tipológicas o constitucionales. Los aparatos, relativamente baratos (por ejemplo, los de Zak y Schuhfried), cumplen las exigencias técnicas. En laboratorios técnicamente bien dotados existe la posibilidad de resolver el problema mediante una calculadora y un teclado de comunicación acoplado a ella. En la estandarización hay que tener presente, a efectos de una posible comparación de las diversas investigaciones realizadas, la intensidad relativa del estímulo y la disposición del teclado de reacción (tamaño y distancia). Hay que invitar a los sujetos, por precaución, a que utilicen la mano o el pie preferidos.

3. *Medición de reacciones psicomotoras complejas.* Los aparatos de reacción existentes en el mercado (el de Schuhfried y otros) permiten ya establecer variaciones y combinaciones de estímulos acústicos y visuales. Investigaciones de este tipo se han realizado con éxito (→ trastornos del pensamiento) especialmente en el campo del estudio experimental de la → esquizofrenia (trastornos del pensamiento, de la percepción y de la atención). Así, parte de los pacientes esquizofrénicos parecen dar tiempos de reacción retardados, sobre todo con el cambio de canal informativo. La ulterior diferenciación de las medidas de reacción se desplaza cada vez más al campo de las mediciones de unidades funcionales psicomotoras y de aptitudes psicomotoras y cognitivas especiales, y tiene relativamente menos que ver con el tiempo de reacción.

Hay una serie de aparatos para la detección de funciones y destrezas psicométricas complejas (Merz 1964, Seifert 1966, Weber 1972).

No resulta posible reseñar aquí todas las dimensiones a medir, tales como reacciones de elección múltiple, habilidad manual y digital, estabilidad manual, etc. Por eso nos vamos a referir brevemente a la serie de pruebas de rendimiento motor de Schoppe (Schuhfried).

Se trata de un aparato cerrado, transportable y de fácil aplicación, con el que pueden detectarse en unos treinta minutos un total de 24 cifras de medición por cada sujeto. Consta de cinco tipos de tests motores: *steadiness-test,* seguimiento de líneas, *aiming-test, tapping-test* y test de cambio. A la citada prueba de rendimiento motor se puede conectar también un *pursuit rotor.* Las 5 ó 6 unidades del test pueden ejecutarse en posición horizontal o vertical, separadamente o en común para la mano derecha y la izquierda. Según las investigaciones realizadas, parecen detectarse 8 factores de motricidad: estabilidad brazo-mano (temblor; factor 1), velocidad muñeca-dedos (factor 2), precisión de los movimientos brazo-mano (dirección del movimiento y exactitud en el blanco; factor 3), velocidad en movimientos precisos brazo-mano (factor 4), habilidad manual en el manejo de objetos de cierto tamaño (factor 5), habilidad digital en el manejo de objetos pequeños (factor 6), coordinación psicomotora en movimientos uniformes *(pursuit rotor;* factor 7) y dominancia manual (factor 8). La aplicación precisa, la concepción teórica y los valores normales existentes permiten considerar estas pruebas como auténticos tests. Aparte de en pedagogía terapéutica y psiquiatría, este tipo de tests puede aplicarse sobre todo en neurología. Su inconveniente es que ciertas mediciones, como la del temblor, no arrojan resultados muy diferenciados. La medición del temblor bidimensional o tridimensional mediante un acelerómetro y consecutiva elaboración cuantitativa de la señal, como una valoración cuantitativa del electroencefalograma, son procedimientos mucho más costosos, pero más prometedores de éxito (cf. Richter y Miest 1976, Zilm y otros 1978).

4. *Medida de la atención, de la concentración y de la psicomotricidad*. Cuanto más complejas sean, por una parte, las funciones psicomotoras o, por otra, los procesos cognitivos (→ diagnóstico cognitivo) que se intentan medir con aparatos, tanto más incluirán dimensiones psicológicas adicionales, como la atención (simple y dividida), la capacidad de concentración, la atención persistente y la capacidad retentiva.

En este campo cabe mencionar tres aparatos representativos:

El aparato para test de rendimiento laboral y de concentración (Schäfer 1976), incluye conocidos tests de papel y lápiz, como el de Pauli, y el de rendimiento de la concentración, combinados mediante el aparato (Zak). Estos tests no detectan, desde el punto de vista psicológico, más elementos que los mencionados tests de papel y lápiz. Sus ventajas son la exactitud, la aplicación estandarizada y la obtención de datos. Existen estudios detallados sobre su validez.

El aparato de determinación electrónica (Zak; similar al aparato de determinación de Viena, al de Beck y al aparato de determinación de Kiel): Este modo de detección de reacciones de elección múltiple tiene una larga tradición (Lahy, Riffert y Mierke). La complejidad de las posibilidades de reacción y otras en el aparato en cuestión (diversas constelaciones de estímulos acústicos y ópticos para reacciones de la mano y del pie) permite una aplicación muy variada, por ejemplo, en psicología del tráfico, en psicología laboral e industrial, en psicología clínica y en psicofarmacología. Incluye o puede adjuntarse una entrada (para dirección externa) y una salida para registro adicional de datos (impresora o calculadora). Además del programa básico fijo, son posibles diversas modificaciones, como la variación del programa principal, la libre elegibilidad de la sucesión temporal de los estímulos, la libre dirección manual de la serie de estímulos y el control del tiempo de presentación por el sujeto. La detección de tres variables de rendimiento: «reacciones correctas», «reacciones correctas retardadas» y «número de errores», es útil sobre todo en la práctica clínica. Las claras lentificaciones de reacción en individuos depresivos puede registrarse aparte, desde el punto de vista de la conservación, intacta, del rendimiento. El aparato para la prueba de la atención de A. Müller (Zak) se emplea para medir esta última; pero detecta además algunas dimensiones adicionales: funciones generales psicomotoras y cognitivas. Mencionemos algunas indicaciones y ventajas:

— Las funciones motoras ofrecen menos dificultad que las funciones sensoriales. Esto posibilita una amplia aplicación en el campo clínico.

— El gran ángulo visual de la distribución de la superficie de presentación de los estímulos (alrededor de 130°) y el registro aparte «centro y lado» permiten indagar deficiencias en el campo visual.

— Un programa adicional para la reacción a cuadrados luminosos de las tablas de señales, mediante una combinación sucesiva de colores sobre el pupitre de reacción permite medir la atención repartida.

— Ya este programa obligado posibilita, mediante la aplicación gradual, tanto la medida de la atención y la orientación en actividades complejas y cambiantes, como el examen de la vigilancia necesaria en actividades que requieren una supervigilancia persistente.

Existen estudios bastante sólidos sobre validez y cifras normales con diferentes muestras parciales.

5. *Tests complejos con aparatos y con ayuda del ordenador*. Las posibilidades técnicas, la automatización con fines de economía laboral y la moda de los denominados «datos duros» en psicología han hecho que una simple sala de test pueda convertirse, con un gasto económico relativamente modesto, en un laboratorio psicotécnico que permite la exploración diagnóstica total del sujeto (Kleinmutz 1975). Desde la detección estandarizada de reacciones y actos psicomotores simples, pasando por el diagnóstico de aptitudes especiales, como la de conducción de vehículos (simulador parcial), hasta el registro

de actitudes morales y emotivas con variables psicológicas, fisiológicas y bioquímicas, casi todo es posible de realizar simultáneamente. Lo es gracias al control mediante ordenador del curso de la exploración, al registro de la «conducta», a la evaluación inmediata por el mismo ordenador y a la exposición de los resultados mediante la impresora o el *plotter* (dispositivo trazador de gráficos) en números, curvas, representaciones esquemáticas o informes con texto claro. En los países de lengua alemana estos avances se hallan aún en sus comienzos. Para los problemas básicos remitimos a la bibliografía especializada (Bürle 1973, Hawel 1975, Lehmann 1975). El Kuratorium für Verkehrssicherheit (Patronato de seguridad en el tráfico), Verkehrspsychologisches Institut (Instituto de psicología del tráfico) de Viena, ofrece (en colaboración con la empresa Schuhfried) una información completa sobre aptitudes complejas (aptitud para conducir vehículos), destacando en diversos planos factores relevantes a nivel psicodiagnóstico (Heckl 1980). Nada hay que objetar contra la automatización y la racionalización del curso del test mientras se respeten dos principios de orden superior: el aspecto teórico, métrico y psicológico (normatividad, validación) de los tests, y el contacto centrado en el probando en el sentido del control «humano» de la psicodinámica de la situación investigadora.

3. Indicaciones generales. Una mayor acumulación de técnica, electrónica, aparatos, números y curvas no significa necesariamente, para el psicodiagnosticador, un mayor caudal de informaciones psicológicas relevantes. Es preciso recordar tres hechos básicos de la psicología general: la consideración de toda la gama de rasgos personales y situacionales, la singularidad del individuo (factor hereditario y antecedentes de aprendizaje personal) y la problemática de la previsibilidad de las acciones (cf. Lang 1977).

El dilema general de la psicodinámica no se resuelve por medio de la aplicación de tests con aparatos (Pawlik 1976).

A los tests con aparatos debe exigírseles los mismos requisitos teóricos (fiabilidad, validez, valores normales; → fundamentos psicométricos del diagnóstico, → test) que a los restantes métodos. El riesgo de una expansión de variables puede obviarse mediante la estricta operacionalización y la validación de la dimensión psicológica que se trata de medir.

Antes de decidir el uso de aparatos para tests es preciso esclarecer la restante infraestructura de posibilidades técnicas de un instituto o de un laboratorio. Un microordenador, una pantalla, un magnetófono, un taquistoscopio y un teclado de interacción manejados por un psicólogo técnicamente preparado pueden suplir a algunos aparatos de tests relativamente caros. Pero si se utilizan estos últimos por razones especiales hay que procurar, a efectos de economizar anexos caros (por ejemplo, la impresora de datos) y con vistas al almacenamiento de los datos básicos, que existe compatibilidad, así como, debido a un uso complejo, la posibilidad de acceso al programa, generalmente cerrado, de presentación de estímulos y de registro. Las empresas productoras pueden satisfacer tales necesidades y ofrecen proyectos fácilmente desmontables con arreglo al modelo de cajas de construcción.

Es necesario examinar siempre las características técnicas más importantes (por ejemplo, intensidad de la luz y del sonido, exactitud métrica, los brazos de la curva de intensidad de la luz en el taquistoscopio). Deben preferirse las construcciones electrónicas a las mecánicas, a causa de la reducción del ruido y una menor incidencia de averías.

Quien no disponga aún de aparatos electrónicos propios, debe considerar ya al adquirirlos las posibilidades de suministro de piezas de recambio a corto plazo y la rapidez del servicio por parte de la casa productora o su representante más próximo.

Las instrucciones deben observarse rigurosamente (comparabilidad de datos o falsificación de la variable de medida, por ejemplo, la adaptación a la claridad y a la oscuridad en el aparato que mide la frecuencia de fusión de destellos. Las desviaciones deben concebirse como variaciones de origen psicológico. Los aparatos de medida exacta sólo tienen sentido en el marco de situaciones estandarizadas de test.

He aquí algunas direcciones de fabricantes y representantes de aparatos de test para el diagnóstico:

Alemania Federal
Heinz Albrecht Instrumente GmbH & Co. (Albrecht)
Augustenstrasse 79
D-8000 Munich 2

Bruno Zak GmbH (Zak)
Industriestrasse 1, Postfach 1306
D-8346 Simbach/Inn

Testzentrale - Apparatezentrum des BDP
(Titular: Dr. C.J. Hogrefe)
Postfach 414, Rohnsweg 25
D-3400 Göttingen

Suiza:
PHONAK AG für Elektro-Akustik
General-Wille-Strasse 201
CH-8706 Feldmeilen

Austria:
Dr. G. Schuhfried (Schuhfried)
Hyrtlstrasse 45
A-2340 Mödling

Bélgica:
Bettendorff S.A. (Bettendorff)
Rue de la Senne 44
B-1000 Bruselas

Estados Unidos:
Lafayette Instrument Company (Lafayette)
P.O. Box 1279, Sagamore PKY.N.
Lafayette, Indiana 47902 USA

Bibliografía. M. Amelang, W. Nährer, *Apparative Tests*, en U. Baumann, H. Berbalk, G. Seidenstücker (dirs.), *Klinische Psychologie. Trends in Forschung und Praxis*, vol. 4, p. 134-157, Huber, Berna 1981; A. Bürle, *Computer-unterstützte Testdiagnostik*, «Schweiz. Z. Psychol.» 32, 1 (1973) 26-45; J.R. Gösslbauer, R. Wahler, *Geräteentwicklung zur Automatisierung der Untersuchungsphase in der Leistungsdiagnostik. Übersicht und technische Anforderungskriterien*, «Z. Diff. Diagn. Psychol.» 2, 1 (1981) 73-84; W. Hawel (dir.), *Datenverarbeitung in der Psychologie*, Kohlhammer, Stuttgart 1975; U. Heckl, *Neueste Entwicklungen in der Fahreignungsdiagnostik am Verkehrspsychologischen Institut des Kuratoriums für Verkehrssicherheit Wien*, «Z. Verkehrssicherheit» 25, 2 (1980) 53-63; M. Karlins, L.M. Andrews, *Biofeedback: die Technik der Selbstkontrolle*, DVA, Stuttgart 1973; H.J. Kenkmann, *Bioelektronik*, en U. Baumann, H. Berbalk, G. Seidenstücker (dirs.), *Klinische Psychologie. Trends in Forschung und Praxis*, vol. 2, p. 52-71, Huber, Berna 1979; B. Kleinmutz, *The computer as clinician*, «Am. Psychologist» 30 (1975) 377-387; A. Lang, *Psychodiagnostik als ethisches Dilemma*, en J.K. Triebe, E. Ulich (dirs.), *Beiträge zur Eignungsdiagnostik. Schriften zur Arbeitspsychologie Nr. 19*, p. 190-202, Huber, Berna 1977; H.E. Lehmann, *Types and characteristics of objective measures in psychopathology*, en M.C. Kietzmann, S. Sutton, S. Zubin (dirs.), *Experimental approaches to psychopathology*, p. 381-391, Academic Press, Nueva York 1975; F. Merz, *Tests zur Prüfung spezieller Fähigkeiten*, en R. Heiss (dir.), *Handbuch der Psychologie. Psychologische Diagnostik*, vol. 6, p. 411-458, Hogrefe, Gotinga 1964; K. Pawlik (dir.), *Diagnose der Diagnostik*, Klett, Stuttgart 1976 (trad. cast., *Diagnosis del diagnóstico*, Herder, Barcelona 1979); R. Richter, *Flimmerverschmelzungsfrequenz: Vergleich von 3 Geräten*, «Schweiz. Z. Psychol.» 32, 4 (1973) 360-362; R. Richter, P.-Chr. Miest, *Leistungs- und Kreuzspektren der 2-dimensionalen Beschleunigung des Handtremors im Verlauf von 10 Stunden*, «Biomediz. Technik, Fachtagung Medex» 21 (1976) 99-100; H. Schäfer, *Experimentelle Untersuchungen mit dem Arbeits- und Konzentrationstestgerät (AKTG) von Zak*, Psychologisches Institut der Universität Würzburg, 1976 (trabajo para la obtención del diploma); R. Seifert, *Neue Geräte zur Untersuchung der Psychomotorik*, «Diagnostica» 12 (1966) 4-16; H. Weber, *Fahrsimulatoren in der verkehrspsychologischen Forschung*, «Z. Verkehrssicherheit» 18 (1972) 90-98; D.H. Zilm, D. Durand, H.L. Kaplan, *A microprocessor- controlled clinical tremometer*, «Behav. Res. Methods Instrumentation» 10 (1978) 177-181.

Viktor Hobi

TESTS DE ANGUSTIA. Tendencia a la angustia, tests de angustia, estado de angustia, cuestionarios, medición (diagnóstico) de la angustia, tests objetivos.

1. Introducción. La opción por alguno de los numerosos → tests de → angustia no depende sólo de los criterios de bondad (→ fundamentos psicométricos del diagnóstico), sino también de la perspectiva diagnóstica: ¿Debe detectar el test una *tendencia a la angustia* (global o específica) relativamente constante o un *estado de angustia* momentáneo? (Cattell y Scheier 1961). Esta nota diferencial sirve también como importante punto de vista ordenador para la clasificación de los tests de angustia. La medición de la intensidad individual de un estado de angustia se efectúa en principio por tres vías: 1) Autoinformes acerca de respuestas cognitivas, fisiológicas y motoras (→ cuestionarios de autoevaluación). 2) Registros de parámetros fisiológicos (→ tests con aparatos). 3) Observaciones y evaluaciones de la conducta manifiesta, realizadas desde el exterior. Entre estos tres tipos de medidas existen unas relaciones complejas y más bien débiles, de suerte que un método en modo alguno puede sustituir a otro (Zuckerman 1976, Borkovec y otros 1977). Las tendencias a la angustia se detectan casi exclusivamente mediante cuestionarios (autoinformes; → tests de personalidad). Los autoinformes ofrecen actualmente las mayores ventajas, ya que contemplan también los componentes vivenciales de la → angustia y posibilitan un acceso económico a la especificidad sectorial de la tendencia a la angustia. La mayor parte de los cuestionarios, por otra parte, son de fácil comprensión para el probando, en cuanto a su intencionalidad y se prestan a respuestas falsificadas; de ahí que no ofrezcan resultados válidos en todas las circunstancias y con todas las personas. La selección de tests de angustia que presentamos a continuación es forzosamente limitada; se trata de algunos tests que fueron preparados o adaptados en el área lingüística germana y se han acreditado ya en la práctica clínica o representan innovaciones muy prometedoras.

2. Tests de tendencia a la angustia global. Spreen (1961) confeccionó un cuestionario para la medición de la angustia manifiesta. Utilizó como material inicial escalas creadas en Estados Unidos por Taylor, Cattell y Welsh, y las escalas *K* y *L* del MMPI, que detectan actitudes de defensa manifiestas y encubiertas. La escala de angustia propiamente dicha comprende 60 ítems y posee una buena fiabilidad (alrededor del 0.90). Correlaciona significativamente con estimaciones clínicas de angustiabilidad y con escalas *FPI* afines a la angustia, y distingue entre sujetos neuróticos e individuos normales de grupo de control (Spreen 1961, Thomas y Mehl 1974). Para la determinación del grado de angustiabilidad de niños desde los 9 años se puede utilizar el *Kinder-Angst-Test* (test de ansiedad infantil) de Thurner y Tewes (1969). Comprende 19 ítems; posee una fiabilidad de 0.80 aproximadamente y se correlaciona de modo significativo con angustia escolar, neuroticismo y diversas subescalas de la escala de angustia *IPAT* (cf. también Beyme y Fahrenberg 1968). El *State-Trait-Angstinventar,* adaptado por Laux y otros (1981), contiene una escala de rasgos de angustia con 20 ítems, cuyas fiabilidades oscilan entre el 0.80 y el 0.90. Mide la tendencia relativamente estable a reacciones de angustia en una serie de situaciones que implican una amenaza a la autoestima, mas no en situaciones de peligro físico. Un ensayo muy prometedor de *medición* «objetiva» *de la angustia* fue propuesto por Cattell y asumido por Häcker y otros (1975). «Objetivo» significa aquí escasa transparencia de la finalidad del test y escasa falseabilidad por el probando. La batería de tests preparada por Häcker y otros para la medición del factor de angustia U.I. 24 contiene 6 subtests, cuya aplicación dura alrededor de 30 minutos y mide los siguientes factores: tendencia al acuerdo, irritabilidad leve, tendencia a juicios severos, disposición a confesar las propias debilidades y errores. Aún no han concluido los trabajos para el examen de los criterios de bondad y el establecimiento de normas de la «batería de tests objetivos» (cf. también Häkker y otros 1979).

3. Tests de tendencias a la angustia en situaciones y sectores específicos. Los tests sectoriales de angustia fueron creados a fin de comprobar el hecho de que los seres humanos se diferencian entre sí por las clases de situaciones en las que tienden más intensamente o con mayor frecuencia a reacciones de ansiedad. Tales tests pueden presentar ventajas cuando se trata de pronosticar el nivel individual de angustia en situaciones específicas (Zuckerman 1976, Mellstrom y otros 1978, Becker 1982).

1. *Tests unisectoriales.* Lück (1971) publicó un cuestionario sobre la inseguridad o *angustia en situaciones sociales.* Consta de 26 ítems, posee una fiabilidad de 0.74 y correlaciona de modo significativo con introversión, neuroticismo, con un test de angustia global y con juicios ajenos al sujeto sobre inhibición e inseguridad. El *Mannheimer Prüfungsangstfragebogen* (Cuestionario de Mannheim para la ansiedad ante exámenes) de Groffmann y otros (1978) consta de una escala de 98 ítems, construida con rigor, tiene una fiabilidad muy alta (0.97) y correlaciona de modo significa-

tivo (0.44) con la tendencia a la angustia medida con el test 16 PF. No está claro hasta qué punto detecta el Cuestionario de Mannheim tendencias habituales o pasajeras a la ansiedad ante los exámenes. El Cuestionario de ansiedad para escolares *(Angstfragebogen für Schüler)* contiene, además de otras tres escalas, una escala de 15 ítems para la medición de ansiedad ante los exámenes. Posee una fiabilidad entre 0.75 y 0.85 y correlaciona con la angustia estimada por profesores en un 0.31 y con el citado *Kinder-Angst-Test* de Thurner y Tewes en un 0.53.

2. *Tests plurisectoriales.* El Cuestionario de angustia interaccional *(Interaktions-Angstfragebogen)* de Becker (1980, 1982), que comprende 55 ítems, se basa en una teoría interaccionista de la angustia y fue confeccionado mediante análisis factorial y con arreglo a los principios de la teoría clásica de los tests. Contiene 8 escalas para la medición de la angustia ante lesión física, aparición en público, transgresión de normas, enfermedades y tratamientos médicos, menosprecio e inferioridad, agresiones físicas y psíquicas y situaciones de prueba. Posee fiabilidades entre el 0.75 y el 0.88; es idóneo para interpretaciones de perfiles y ha demostrado su validez en una serie de estudios (Becker 1982). El Cuestionario de inseguridad *(Unsicherheitsfragebogen)* de Ullrich y Ullrich de Muynck (1978) contiene 84 ítems que exploran, en seis subescalas, diversos aspectos de la angustia en situaciones sociales, por ejemplo, angustia ante el fracaso y las críticas o angustia de contacto. Las fiabilidades son similares a las del Cuestionario de angustia interaccional de Becker. El Cuestionario de inseguridad es muy apropiado para la aplicación en pacientes con angustia social. Taj Al Deen y otros (1974), Mack y Schröder (1977) y Seidenstücker y Weinberger (1978) han confeccionado *listas de angustia* que interrogan sobre situaciones u objetos generadores de angustia. Al igual que en el Cuestionario de angustia interaccional, estas situaciones se pueden resumir en clases mediante análisis factorial. Mack y Schröder (1977) publicaron también una lista de síntomas de angustia para niños, que pueden contestar los propios niños o sus padres. Una particularidad constructiva del citado cuestionario y de las listas de angustia consiste en renunciar por razones económicas a una detección separada de los diversos componentes de la reacción de angustia, en favor de un análisis diferenciado de la situación.

4. **Tests de angustia como estado.** El test más conocido y aplicado internacionalmente en muchas investigaciones, es la *State-Skala des STAI* (Spielberger y otros 1970, Laux y otros 1981), que comprende 20 ítems y posee una consistencia interna elevada (por encima del 0.90). Mide la angustia que uno siente en un momento determinado. La *Eigenschaftswörterliste* (Lista de calificativos) de Janke y Debus (1978) abarca varias dimensiones del estado emocional momentáneo y contiene, entre otras cosas, una escala de angustiabilidad. Sedlmayr (1980) construyó escalas separadas para la detección de los componentes motores, cognitivo-emocionales y fisiológicos de los estados de angustia, sobre todo en pacientes fóbicos. Se establece suplementariamente una distinción entre situaciones de angustia en la realidad, en la expectativa y en la representación. Las consistencias internas de las escalas oscilan entre 0.81 y 0.92.

Schöfer y otros (1979) y Schöfer (1980) desarrollaron un método para la medición de la forma e intensidad de la angustia momentánea, basado en el *Gottschalk-Gleser-Sprachinhaltsanalyse* (Análisis del contenido del lenguaje de Gottschalk-Gleser). Se valoran transcripciones de pruebas verbales durante 5 minutos con arreglo a determinadas categorías (por ejemplo, la frecuencia de ciertos contenidos y el grado de participación personal). Se trata de un enfoque interesante, pero los resultados de fiabilidad y validez obtenidos por Schöfer y otros (1979) en Alemania no son muy satisfactorios.

Bibliografía. P. Becker, *Studien zur Psychologie der Angst*, Beltz, Weinheim 1980; —, *Interaktions-Angstfragebogen (IAF) zur Messung bereichsspezifischer Angstneigungen. Manual*, Beltz, Weinheim 1982; F. Beyme, J. Fahrenberg, *Zur deutschen Bearbeitung der Anxiety-Tests von R.B. Cattell*, «Diagnostica» 14 (1968) 39-44; T.D. Borkovec, T.C. Weerts, D.A. Bernstein, *Assessment of anxiety*, en G. Ciminero, K. Calhoun, H. Adams (dirs.), *Handbook of behavioral assessment*, Wiley, Nueva York 1977, 367-428; R.B. Cattell, I.H. Scheier, *The meaning and measurement of neuroticism and anxiety*, Ronald Press, Nueva York 1961;

K.J. Groffmann, A. Zschintzsch, U. Kornfeld, *Der Mannheimer Prüfungsangstfragebogen (MPF). Item-konstruktion und Normierung*, «Diagnostica» 24 (1978) 113-123; H. Häcker, L.R. Schmidt, P. Schwenkmezger, H.E. Utz, *Objektive Testbatterie OA-TB 75. Manual*, Beltz, Weinheim 1975; —, P. Schwenkmezger, H.E. Utz, *Über die Verfälschbarkeit von Persönlichkeitsfragebogen und objektiven Persönlichkeitstests unter SD-Instruktionen und in einer Auslesesituation*, «Diagnostica» 25 (1979) 7-23; W. Janke, G. Debus, *Die Eigenschaftswörterliste (EWL). Eine mehrdimensionale Methode zur Beschreibung von Aspekten des Befindens*, Hogrefe, Gotinga 1978; L. Laux, P. Glanzmann, P. Schaffner, C.D. Spielberger, *Das State-Trait-Angstinventar. Theoretische Grundlagen und Handanweisung*, Beltz, Weinheim 1981; H.E. Lück, *Entwicklung eines Fragebogens zur Messung der Angst in sozialen Situationen (SAP)*, «Diagnostica» 17 (1971) 53-59; B. Mack, G. Schröder, *Entwicklung ökonomischer Angst-Symptom-Listen für die klinische Diagnostik*, «Psychologische Beiträge» 19 (1977) 426-445; M. Mellstrom, M. Zuckerman, G.A. Cicala, *General versus specific traits in the assessment of anxiety*, «J. Consult. Clin. Psychol.» 46 (1978) 423-431; G. Schöfer (dir.), *Gottschalk-Gleser-Sprachinhaltsanalyse. Theorie und Technik. Studien zur Messung ängstlicher und aggressiver Affekte*, Beltz, Weinheim 1980; —, U. Koch, F. Balck, *Test criteria of the Gottschalk-Gleser content analysis of speech: objectivity, reliability, validity in German studies*, en L.A. Gottschalk (dir.), *The content analysis of verbal behavior*, Spectrum Publications, Nueva York 1979, 121-138; E. Sedlmayr, *The development of scales for measuring motor, cognitive, and physiological anxiety reactions in phobic anxiety states*, «Behavioural Analysis and Modification» 4 (1980) 141-151; G. Seidenstücker, L. Weinberger, *Entwicklung einer Angstliste*, «Diagnostica» 24 (1978) 78-88; C.D. Spielberger, R.L. Gorsuch, R.E. Lushene, *Manual for the State-Trait Anxiety Inventory*, Consulting Psychologists Press, Palo Alto (Calif.) 1970; O. Spreen, *Konstruktion einer Skala zur Messung der manifesten Angst*, «Psychol. Forsch.» 26 (1961) 205-223; H. Taj. Al Deen, J. Mehl, H. Wolfram, *Die Validierung eines Furchtfragebogens für Neurotiker*, en J. Helm, E. Kasielke, J. Mehl (dirs.), *Neurosendiagnostik*, VEB Deutscher Verlag der Wissenschaften, Berlín 1974, 131-152; C. Thomas, J. Mehl, *Normierung und Validierung eines Angstlichkeitsfragebogens für die Neurosendiagnostik*, J. Helm, E. Kasielke, J. Mehl (dirs.), *Neurosendiagnostik*, VEB Deutscher Verlag der Wissenschaften, Berlín 1974, 153-178; F. Thurner, U. Tewes, *Der Kinder-Angst-Test (KAT)*, Hogrefe, Gotinga 1969; R. Ullrich, R. Ullrich de Muynck (dirs.), *Soziale Kompetenz. Experimentelle Ergebnisse zum Assertiveness-Training-Programm ATP*, vol. 1, *Messmittel und Grundlagen*, Pfeiffer, Munich 1978; W. Wieczerkowski, H. Nickel, A. Janowski, B. Fittkau, W. Rauer, *Angstfragebogen für Schüler (AFS). Handanweisung*, Westermann, Braunschweig 1975; M. Zuckerman, *General and situation-specific traits and states: New approaches to assessment of anxiety and other constructs*, en M. Zuckerman, C.D. Spielberger (dirs.), *Emotions and anxiety. New concepts, methods, and applications*, Erlbaum, Hillsdale (N.J.) 133-174.

PETER BECKER

TESTS DE PERSONALIDAD. Tests cromáticos, método de interpretación de formas, cuestionarios de personalidad, tests de apercepción temática, métodos de complementación verbal.

1. El concepto de «test de personalidad». Los tests (→ test) psicodiagnósticos pueden dividirse en «tests de capacidad» (→ tests de rendimiento) y «tests de personalidad». Esta clasificación no debe entenderse erróneamente en el sentido de que las capacidades no forman parte de la personalidad. La dotación intelectual, la capacidad general y las aptitudes especiales están siempre en estrecha interdependencia con los componentes afectivos de la personalidad y con el modo peculiar que ésta tiene de elaborar sus contenidos vivenciales y de afrontar su ambiente social. Por esta razón nunca deben aplicarse, en investigaciones psicológicas con tests, únicamente métodos para indagar capacidades. Tales métodos deben incluirse siempre, más bien, en una batería que contenga diversos tests de personalidad.

2. Evolución histórica. En los inicios de la aplicación científica de los tests psicológicos se daba preferencia a los exámenes psicométricos de capacidades específicas y a las investigaciones sobre la inteligencia. Se objetó, sin embargo, contra la detección de una multiplicidad de funciones parciales, que el todo es más que la suma de sus partes; es decir, la descripción exacta de las distintas funciones no permite captar la persona en su globalidad. Bajo la influencia, sobre todo, de los conceptos psicoanalíticos (→ psicoanálisis), se confeccionaron «tests de personalidad» que consideraban ésta como un todo, es decir, incluyendo los factores intelectuales y afectivos, la conducta social, los conflictos, los contenidos conflictivos específicos, etc. Mientras que la detección cuantitativa de una característica de la personalidad era importante para los tests de rendimiento concebidos conforme a los principios psicométricos (→ fundamentos psicométricos del diagnóstico), los tests de personalidad daban la preferencia a los aspectos cualitativos. Se ha de ofrecer a la personalidad —sobre todo en los métodos proyectivos (→ tests proyectivos)— la posibilidad de desenvolverse en diversas direcciones dentro de un marco global que queda jalonado por los estímulos de los tests propuestos (Heiss 1950: «tests de despliegue»; Brickenkamp 1975: «métodos de despliegue de la personalidad»).

3. Panorámica de los tests de personalidad. El término «tests de personalidad» incluye un gran número de métodos psicodinámicos muy heterogéneos, que a veces difieren mucho entre sí por razón de sus fundamentos teóricos y de la noción de personalidad correspondiente (cf. Heiss 1971). A este grupo de tests pertenecen los cuestionarios de personalidad, los métodos de complementación verbal, los tests de interpretación de formas, los métodos de apercepción temática, los tests de figuración lúdica y gráfica, los métodos de elección de colores e imágenes y una serie de otros tests de personalidad. A pesar de toda su diversidad, estos métodos coinciden en la intención de detectar sentimientos, preferencias y aversiones, pero también conflictos y otras formas de reacción específica de la personalidad, que permanecen inconscientes para los sujetos. Los tests de personalidad tratan de indagar la estructura y la dinámica características de la personalidad de un individuo o, al menos, de esclarecer determinados rasgos de ella.

Entre los tests de personalidad, los *cuestionarios de personalidad* han hallado, sin duda, la mayor difusión. El sujeto debe tomar posición ante preguntas o afirmaciones que hacen referencia a sentimientos, preferencias, aversiones, actitudes, conducta, etc. Da su respuesta marcando con una cruz el «sí» o el «no», el «correcto» o «incorrecto» que figura después de la pregunta. Algunos métodos ofrecen posibilidades de establecer una mayor diferenciación, presentando escalas de varios grados (expresados verbal o numéricamente). Los tests en forma de cuestionario reúnen dos ventajas: por una parte, el sujeto puede contestarlos de modo independiente; por otra, la evaluación con ayuda de modelos o por ordenador no ofrece dificultad. La revisión de tales métodos a la luz de la teoría de los tests (→ fundamentos psicométricos del diagnóstico) resulta en general menos ardua que el análisis de los → tests proyectivos. Frente a estas ventajas está el inconveniente de que la contestación a un cuestionario de personalidad exige del probando una capacidad introspectiva. También surgen problemas en la comprensión lingüística, ya que no se puede presuponer sin más que todos los probandos entienden del mismo modo las frases del cuestionario y, por tanto, la intención del autor. No hay que olvidar, además, que el uso de tales cuestionarios a nivel clínico puede ser improcedente, al estar notablemente perturbada la capacidad introspectiva por causas emocionales. Añádase a esto que el sujeto puede falsificar deliberadamente las respuestas. Por eso, los cuestionarios de personalidad se denominan también tests «subjetivos» de personalidad. El intento de diversos autores de prevenir las tendencias conscientes o inconscientes a la deformación, mediante escalas especiales de control y corrección, sólo pueden considerarse como una salida de emergencia del dilema existente. Por eso es importante que los cuestionarios de personalidad se hallen integrados en una batería de otros métodos psicodiagnóticos.

Para el psicodiagnosticador de orientación psicodinámica se presenta aún otra dificultad: estos tests presuponen generalmente modelos estáticos de personalidad. A veces detectan sólo síntomas o síndromes especiales. Aun los cuestionarios pluridimensionales, destinados a posibilitar un diagnóstico global de la personalidad, afectan sólo a áreas parciales de ésta, sin que el resultado de los tests arroje luz sobre la dinámica intrapsíquica. Otras indicaciones sobre estos métodos pueden verse en Brickenkamp (1975), Buttgereit (1980) y Rauchfleisch (1980).

Los *cuestionarios de personalidad pluridimensionales,* muy empleados en el psicodiagnóstico clínico (inventarios de personalidad), están destinados a explorar la personalidad en su estructura específica. Las distintas escalas (dimensiones) de estos tests se han confeccionado o bien *a priori* (partiendo de observaciones clínicas) o mediante análisis factorial de un grupo de ítems.

El cuestionario más difundido en el campo clínico es el *Minnesota Multiphasic Personality Inventory (MMPI)* de Hathaway y McKinley. Construido como test de cuestionario para el diagnóstico de trastornos psíquicos, la interpretación de las escalas se extendió más tarde al campo normal, pero manteniendo la nomenclatura clínico-psiquiátrica de las escalas. El test, compuesto de 566 ítems, es un procedimiento que lleva mucho tiempo (su ejecución dura de hora y media a dos horas). Existe una forma abreviada de 221 ítems, para evaluación por ordenador (Blaser y otros 1977) y, desde hace poco, también para evaluación manual (Gehring y otros 1982). La crítica a este método apunta, por una parte, a las formulaciones prolijas del test, y por otra, al fundamento teórico, en parte insatisfactorio (cf. Brickenkamp 1975; Buttgereit 1973, 1980).

El *Freiburger Persönlichkeitsinventar* (Inventario de la personalidad de Friburgo; Fahrenberg y otros 1978) es también un cuestionario pluridimensional de personalidad que en su forma completa contiene 212 enunciados, 114 cada una de las formas parciales A y B, y 76 en su forma abreviada. Los autores realizaron análisis y selecciones rigurosas de los ítems, sometieron los datos a diversos análisis factoriales y formularon normas específicas para las tres formas, separadamente para ambos sexos y para edades entre los 15 y los 50 años y más. Los ítems se evalúan en 12 escalas estandarizadas bipolares, que contienen dimensiones de la personalidad tales como la agresividad, la depresividad, el contacto social, etc. El manual de instrucciones ofrece, además de las normas, valores comparativos obtenidos en investigaciones realizadas con muestras aleatorias clínicas. Este método puede considerarse como el mejor test de personalidad pluridimensional que existe actualmente en los países de lengua alemana.

El test de Giessen, elaborado por Beckmann y Richter (1975, 1979), ofrece la posibilidad —frente a los cuestionarios de personalidad anteriormente descritos— de detectar no sólo la autoimagen, sino también la heteroimagen (estimación del probando por su pareja o por el médico que lo trata) y la autoimagen ideal (es decir, el probando se describe tal como le gustaría ser). A pesar de algunos reparos que se han hecho a este método (cf. Buttgereit 1980), el cuestionario se ha acreditado en la práctica clínica, ya que puede aplicarse tanto en el diagnóstico como, sobre todo, en el tratamiento (con un paciente y su pareja o con otro grupo de referencia; → psicoterapia de la pareja).

Otro cuestionario de personalidad empleado a veces en el diagnóstico clínico es el de los 16 factores de personalidad de Cattell *(16 PF-Test)*. También el *Mannheimer Biographische Inventar* (Inventario biográfico de Mannheim) de Jäger y otros (1973) puede considerarse como cuestionario pluridimensional de personalidad. Este método, que es válido también para el uso clínico, difiere de los anteriores porque aborda otras dimensiones (por ejemplo, conducta laboral, capacidad de imposición, conducta creativa, las dimensiones de situación familiar y escolar, motivación para el rendimiento, etc.).

Además de los cuestionarios pluridimensionales de personalidad, se utilizan en el psicodiagnóstico (sobre todo en el → diagnóstico de curso) *cuestionarios especiales* (por ejemplo, para la detección del estado de ánimo actual). De ellos se ocupan los artículos respectivos del presente diccionario (→ cuestionarios de autoevaluación, → escalas de juicio clínico).

Otro grupo dentro de los tests de personalidad lo constituyen los métodos de *complementación verbal*. El probando debe proponer asociaciones a determinadas palabras estímulo o a situaciones expresadas figurativamente, o completar frases o relatos iniciados. Ejemplos: prueba de asociación de palabras según C.G. Jung (Jung y Riklin 1904), diversos tests de completar frases, tests de fábulas de Düss (Düss 1976), *Rosenzweig Picture-Frustration Test* (Rauchfleisch 1979). Son tests que presuponen el concepto de proyección, es decir, la hipótesis de que el probando se identifica con la situación expuesta en el test y ofrece una reacción característica de su personalidad (→ tests proyectivos).

También los *métodos de interpretación de*

formas —test de Rorschach (Bohm 1967; Klopfer y otros 1974) y modificaciones del mismo, como el *Behn-Rorschach-Test*, el *Zulliger-Test*, el *Fuchs-Rorschach-Test*, la *Holtzman Inkblot Technique* (Liebel 1973) y el *Gemeinsamer Rorschach-Versuch* de Willi (1973) (→ psicoterapia de la pareja)— forman parte de los métodos proyectivos, al igual que los *tests de apercepción temática* (Revers 1973) TAT, CAT, *Blacky Picture Test, Four-Picture Test, Columbus-Test, Schwarzfuss-Test* (en cast.: test *Pata Negra*) y *Senior Apperception Technique*.

Persiguen fines diagnósticos y terapéuticos los métodos de figuración lúdica, por ejemplo, el *Scenotest* (von Staabs 1964; → métodos lúdicos). Al igual que los métodos de figuración gráfica (por ejemplo, «dibuja a tu familia en figuras de animales», test del árbol, test de dibujo de Wartegg, también el método grafológico en un sentido amplio; → métodos gráficos), están destinados a proporcionar datos sobre rasgos de personalidad, conflictos y angustias inconscientes.

Entre los *tests cromáticos*, el test de la pirámide de colores de Pfister-Heiss (Heiss y otros 1975) tiene gran importancia en psicodiagnóstico clínico. Este método suministra informaciones sobre estabilidad afectiva, madurez emocional, diversos modos de elaboración de vivencias, trastornos afectivos, relaciones sociales y disposición al rendimiento. Resulta fecunda la combinación del test de la pirámide de colores (para la detección de la *estructura* afectiva) y el test de apercepción temática (para el esclarecimiento de la *dinámica* intrapsíquica específica y del área de los conflictos principales; cf. Rauchfleisch 1980). El *método de elección de imágenes* más conocido es el test de Szondi (Szondi 1972), que presupone la teoría de las pulsiones (→ análisis del destino) del mismo autor.

Entre los métodos de personalidad hay que contar, por último, los *tests «objetivos» de personalidad*. Son métodos en los que —contrariamente a los cuestionarios de personalidad— el probando no conoce el principio rector del test, lo cual contrarresta hasta cierto punto las tendencias a la falsificación. Estos métodos utilizan los rendimientos perceptivos, psicomotores y cognitivos (→ diagnóstico cognitivo) y los modos de reacción neurovegetativa (por ejemplo, reacción psicogalvánica y diversos parámetros bioeléctricos y bioquímicos) con el fin de lograr un diagnóstico de la personalidad (→ tests con aparatos). Schmidt ha realizado una revisión de conjunto sobre nuevas perspectivas en el campo de los tests objetivos de personalidad (1975).

Bibliografía. D. Beckmann, H.-E. Richter, *Giessen-Test (GT)*, Huber, Berna [2]1975; — (dir.), *Erfahrungen mit dem Giessen-Test (GT). Praxis, Forschung und Tabellen*, Huber, Berna 1979; A. Blaser, A. Gehring, *MMPI. Ein programmierter Kurs zur deutschsprachigen Ausgabe des Minnesota Multiphasic Personality Inventory von S.R. Hathaway und J.C. McKinley*, Huber, Berna 1972; E. Bohm, *Lehrbuch der Rorschach-Psychodiagnostik*, Huber, Berna [3]1967; R. Brickenkamp (dir.), *Handbuch psychologischer und pädagogischer Tests*, Hogrefe, Gotinga 1975; P. Buttgereit, *Textbuch Persönlichkeitstests*, Vorlesungsscript. Psychol. Institut, Hamburgo 1973; —, *Testdiagnostik*, en W. Wittling (dir.), *Handbuch der klinischen Psychologie*, vol. 1, p. 158-233, Hoffmann und Campe, Hamburgo 1980; L. Düss, *Fabelmethode. H. 4 der Studien zur diagnostischen Psychologie*, Instit. Psycho-Hygiene, Biel [3]1976; J. Fahrenberg, H. Selg, R. Hampel, *Freiburger Persönlichkeitsinventar (FPI)*, Hogrefe, Gotinga [3]1978; A. Gehring, A. Blaser, *MMPI. Deutsche Kurzform für Handauswertung*, Huber, Berna 1982; R. Heiss, *Die diagnostischen Verfahren in der Psychologie*, 1.ª parte, «Psychol. Rdsch.» 1 (1950) 266-275; — (dir.), *Handbuch der Psychologie*, vol. 6: *Psychologische Diagnostik*, Hogrefe, Gotinga [3]1971; —, P. Halder, *Der Farbpyramidentest*, Huber, Berna [2]1975; R. Jäger, E. Berbig, B. Geisel, H. Gosslar, W. Hagen, W. Liebich, R. Schafheutle, *Mannheimer Biographisches Inventar*, Hogrefe, Gotinga 1973; C.G. Jung, F. Riklin, *Experimentelle Untersuchungen über Assoziationen Gesunder*, «Diagn. Assoziationsstudien» 1 (1904) 7; B. Klopfer, H.H. Davidson, *Das Rorschach-Verfahren*, Huber, Berna [3]1974; H. Liebel, *Untersuchungen zur differentiellen Validität der Holtzman Inkblot Technique (HIT)*, Huber, Berna 1973; U. Rauchfleisch, *Handbuch zum Rosenzweig Picture-Frustration Test (PFT)*, vol. 1: *Grundlagen, bisherige Resultate und Anwendungsmöglichkeiten des PFT*; vol. 2: *Manual zur Durchführung, Verrechnung und Interpretation des PFT und Neueichung der Testformen für Kinder und Erwachsene. Profilblatt zum Rosenzweig Picture-Frustration Test (PFT)*, Huber, Berna 1979; —, *Testpsychologie. Eine Einführung in die Psychodiagnostik*, Vandenhoeck & Ruprecht, Gotinga 1980; J. Revers, *Der thematische Apperzeptionstest (TAT)*, Huber, Berna [3]1973; L.R. Schmidt, *Objektive Persönlich-*

keitsmessung in diagnostischer und klinischer Psychologie, Beltz, Weinheim 1975; O. Spreen, *MMPI Saarbrücken. Handbuch,* Huber, Berna 1977; G. von Staabs, *Der Scenotest,* Huber, Berna [4]1964; L. Szondi, *Lehrbuch der experimentellen Triebdiagnostik,* vol. I, *Textband,* Huber, Berna [3]1972; J. Willi, *Der Gemeinsame Rorschach-Versuch. Diagnostik von Paar- und Gruppenbeziehungen,* Huber, Berna 1973.

UDO RAUCHFLEISCH

TESTS DE RENDIMIENTO. Tests generales de rendimiento, tests de desarrollo, tests de examen de funciones, tests de inteligencia, tests de concentración.

1. Aproximación conceptual y sistemas clasificatorios de tests. Los tests de rendimiento son procedimientos basados en la teoría de los tests (→ fundamentos psicométricos del diagnóstico) para averiguar un rendimiento individual mediante comparación con una norma de referencia (estándar). Cabe distinguir, con Cronbach (1970, p. 35), entre tests de rendimiento, destinados a medir *the maximum performance* de una persona, y → tests de personalidad, destinados a determinar su *typical performance.*

En anteriores intentos clasificatorios de → tests psicológicos —por ejemplo, los de Irle (1956), Lienert ([2]1967) y Hiltmann ([3]1977)— sólo se designan como tests de rendimiento algunas partes, y no siempre las mismas, de este conjunto. Lienert ([2]1967) considera aparte los tests de inteligencia, mientras que Hiltmann (1977) los incluye, junto con los métodos para detectar trastornos de rendimiento mental y con los tests de capacidad, destreza y concentración, en el grupo de los tests de rendimiento. Hiltmann forma un grupo propio con los tests de desarrollo y los tests escolares, aunque miden también rendimientos.

Siguiendo el modelo clasificatorio del *Handbuch psychologischer und pädagogischer Tests* (Brickenkamp 1975), con algunas modificaciones impuestas por la perspectiva de la psicología clínica, se adopta en lo que sigue la división de los tests de rendimiento en especiales y generales.

En la imposibilidad de mencionar el copioso arsenal de tests utilizados, hacemos una selección de los mismos. Remitimos para el resto a las obras de consulta de Brickenkamp (1975), Schmidtchen (1975), Weise (1975) y Hiltmann ([3]1977). Schmidtchen se ciñe a los tests para niños y jóvenes; Weise expone exclusivamente tests de rendimiento, y Hiltmann aborda un muestrario de métodos relevantes en el aspecto clínico; Brickenkamp, en cambio, estudia sistemáticamente el amplio espectro de tests psicológicos y pedagógicos, con inclusión de los detalles técnicos que revisten importancia (renunciamos a las indicaciones bibliográficas por razones de espacio, remitiendo una vez más a las obras de consulta ya mencionadas). Es preciso formarse una idea clara del conjunto de tests disponibles y conocer las ventajas y los inconvenientes de los diversos métodos, como premisa para la aplicación de las estrategias diagnósticas, expuestas por autores como Cronbach y Gleser (1965), Pawlik (1976) y Hornke (1982).

2. Tests especiales de rendimiento. 1. *Tests de inteligencia.* Los tests de inteligencia utilizados actualmente derivan de dos enfoques históricos, ambos de tipo práctico.

El primer enfoque es el del francés Binet, que junto con Simon publicó, en 1905, el primer test de inteligencia en el sentido actual del término, destinado a la selección individual de niños deficientes; el test fue objeto de una serie de revisiones —por ejemplo, el *Binetarium* de Norden (1953), el *Stanford-Binet* traducido al alemán por Lückert (1965)— y dio origen al test de Kramer ([4]1972). Este método utiliza tests escalonados que proponen para cada fase de edad (de los 3 a los 15 años) una serie de tareas especiales; esto supone a veces un notable dispendio de tiempo en la ejecución individual de los tests. El *Binetarium* y el test de Kramer utilizan aún el cociente intelectual (CI) propuesto por Stern (CI = edad mental × 100 : edad cronológica). Más tarde, siguiendo una idea del psiquiatra ruso Rossolimo, se intentó establecer perfiles de áreas parciales de inteligencia. Las escalas del test de inteligencia de Wechsler van en esta dirección. Contrariamente al método de Binet, las escalas de Wechsler se articulan en grupos de tareas compuestas de una parte verbal y de otra práctica y deben ser cumplimentadas por todos los probandos en cada prueba individual. Wechsler introdujo el cociente intelectual de desviación (valor medio = 100; dispersión = 15) siguiendo las preferencias de su época. Las adaptaciones alemanas de su escala: el HAWIE (*Hamburger-Wechsler Intelligenztest für Erwachsene,* elaborado por Hardesty y Lauber 1956; adaptación española: WAIS. *Escala de inteligencia de Wechsler para adultos,* TEA Ediciones, Madrid 1977), el HAWIK (la escala para niños de 6-15 años preparada por Hardesty y Priester ³1966), y recientemente el HAWIVA *(Hannover-Wechsler Intelligenztest für das Vorschulalter,* Test de inteligencia Wechsler-Hannover para la edad preescolar), se cuentan entre los tests individuales más utilizados en Alemania, si bien necesitan parcialmente de revisión. Se aplican sobre todo en el área de la psicología clínica, porque facilitan interesantes observaciones de la conducta. (Hay una versión suiza, publicada bajo el título de ZÜWIE por Perret y otros 1970, que carece aún de una base de estandarización suficientemente amplia.) Ya que las escalas de Wechsler son relativamente extensas y lentas y suponen un dispendio de tiempo, algunos autores han presentado formas abreviadas, por ejemplo, Baumert (1973) el WIPKI, y Dahl (1972) el WIP.

Para determinados grupos de deficientes se han construidos métodos especiales adaptados al tipo concreto de deficiencia. Por ejemplo, el SON *(Snijders-Oomen Nicht-Verbale Intelligenztestreihe,* Test de inteligencia no verbal de Snijders-Oomen para sordos) y la TBGB *(Testbatterie für geistig behinderte Kinder,* Batería de tests para niños deficientes mentales), que está más intensamente diferenciada en el nivel inferior de rendimiento intelectual e incluye además las áreas de la motricidad y la madurez social (→ diagnóstico de trastornos de desarrollo mental).

El segundo enfoque, que parte de los *Army-Tests Alfa* y *Beta* empleados para examen psicológico en el ejército norteamericano, propició el desarrollo de los tests de papel y lápiz, que se aplican en pruebas de grupo, de menor coste económico, pero que ofrecen menos posibilidades para la observación de la conducta. Se utilizan sobre todo con fines de diagnóstico de adaptación. Ejemplos de tests unidimensionales y grupales de inteligencia, destinados a medir el factor g de la inteligencia general, dentro de la concepción de Spearman, son los tests de matrices progresivas ideados por Raven (CPM para niños de $3^{1}/_{2}$ - 11 años; SPM desde los 6 años y APM desde los 12 años). Entre los tests grupales unidimensionales cabe mencionar el método de Horn (LPS o *Leistungsprüfsystem,* Sistema de examen de rendimientos), basado en el concepto analiticofactorial de inteligencia de Thurstone. Weiss adaptó a las circunstancias alemanas los *Culture Free Tests* de Cattell (CFT 2, para la fase de los 9-15 años; CFT 3, desde los 14 años). Conrad y otros confeccionaron el *Mannheimer Intelligenztest* (MIT). Entre los métodos más conocidos se cuenta también el *Intelligenz-Struktur-Test* (IST), de los años cincuenta, de Amthauer, o su sucesor el IST-70, que se caracteriza por una mejor estandarización.

2. *Tests de desarrollo.* Están destinados a facilitar una comparación de la fase de desarrollo individual de un niño, con la fase «normal» (media) de niños coetáneos. Los métodos examinan —generalmente en situaciones lúdicas estandarizadas— diversos aspectos de la percepción, la socialización, el lenguaje y la psicomotricidad, que pueden representarse mediante perfiles de desarrollo, no siempre coincidentes con las estructuras analiticofactoriales. Los criterios de bondad del test (→ fundamentos psicométricos del diagnóstico) no se cumplen a veces de modo satisfactorio. Se constatan transiciones fluidas en lo formal, y en el contenido, con respecto a los tests de inteligencia de Binet. Con ellos se calculan la «edad de desarrollo» (ED) y el «cociente de desarrollo» (CD), que no permiten sin embargo establecer pronósticos a largo plazo acerca del ulterior desarrollo de la inteligencia.

Los tests para niños pequeños *(Kleinkindertests,* BHKT) de Bühler y de Hetzer (1972) miden la fase evolutiva ya desde el primer año de edad (hasta los 6 años), permitiendo así el conocimiento precoz de los retrasos y su tratamiento con intervenciones psicopedagógicas o de otra índole. El método examina seis «líneas básicas de la conducta humana»: 1. Recepción sensorial. 2. Movimientos corporales. 3. Socialidad. 4. Aprendizaje. 5. Elaboración de materiales. 6. Producción mental.

Hay que añadir las series de tests de desarrollo para la primera edad escolar (HETR), de Hetzer (1962). Alcanzan desde los 7 a los 13 años de edad y examinan las mismas «líneas básicas», salvo la recepción sensorial.

Los tests de desarrollo para la edad escolar (SDET) de Schenk-Danzinger están construidos para niños desde los 5 a los 11 años de edad. Contienen 10 temas por fase de edad, uno de los cuales aborda la comprensión de situaciones sociales, dos el aprendizaje, tres la elaboración del material, y cuatro la capacidad de captación de relaciones.

Un método de diagnóstico del desarrollo motor, de especial uso en psiquiatría, que puede ser útil en la apreciación de problemas neurológicos y de debilidad mental, es la *Lincoln-Oseretzky Motor Development Scale* de Sloan (1955); capta, en alto grado, un factor general de la capacidad motriz. Eggert (1971) publicó una versión alemana reducida a la mitad de los ítems: *LOS KF 18,* que parcialmente coincide en el contenido con la batería de tests para niños deficientes *(Testbatterie für geistig behinderte Kinder,* TBGB) de Bondy y otros (1971). A diferencia de los tests mencionados, éstos siguen ciertas normas en cuanto a valores *T* y rangos de porcentaje. Hay que recordar también los tests de percepción visual (FEW) de Frostig, en la elaboración alemana de Lockowandt; comprenden las edades entre los 4 y los 9 años y pueden asociarse, para el diagnóstico de las correspondientes deficiencias mentales, a programas de entrenamiento confeccionados por la autora en conexión con el test. La batería de tests para la detección de operaciones cognitivas *(Testbatterie zur Erfassung kognitiver Operationen,* TEKO), de Winkelmann (1975), un test de papel y lápiz, permite la medición de algunos aspectos de la teoría piagetiana del desarrollo en el espacio de edad de los 5-8 años; está pendiente de ampliación. El test de desarrollo psicolingüístico de Angermaier ([2]1977), una versión alemana del ITPA *(Illinois Test of psycholinguistic Abilities),* se basa en la teoría de la comunicación de Osgood (1957) aplicada a fines clínicos. El PET pretende ofrecer especialmente un sistema clasificatorio en trastornos de aprendizaje entre los 3 y los 10 años y un marco de referencia para la ayuda escolar.

3. *Tests especiales para el examen de funciones.* Mencionaremos tan sólo tres tests individuales que incluyen funciones de percepción visual y están destinados a detectar lesiones cerebrales orgánicas (→ diagnóstico de las lesiones cerebrales, → diagnóstico neuropsicológico). Se pueden designar, por su ámbito de aplicación principal, «tests clínicos».

El test de Benton —versión alemana de Spreen ([4]1972)— examina un aspecto especial de la retentiva visual. Exige la reproducción gráfica (dibujo) o el reconocimiento (elección) de figuras geométricas y es aplicable desde los 7 años.

Una versión alemana del *Visual Motor Gestalt Test* de Bender es la que ofrecen Schlange y otros (1972) bajo la denominación de *Göttinger Formreproduktionstest* (Test de reproducción de formas de Gotinga), que ha sido estandarizado para las edades de 6-15 años. En este test deben dibujarse con la mayor exactitud posible nueve figuras geométricas, para valorarlas con arreglo a criterios de la psicología de la *Gestalt*.

El *Diagnosticum für Cerebralschädigung* de Hillers y Weidlich (1972) examina aspectos similares a los del test de Benton, en el marco de un proceso de aprendizaje. Deriva de un subtest específico de desarrollo para la edad escolar, de Hetzer, pero parece ser aplicable dentro del ámbito de edad de los 8-60 años, de no existir una inteligencia deficitaria (CI < 85).

3. **Tests de rendimiento general.** Siguiendo a Bartenwerfer (1964), se llaman «tests de rendimiento general» los métodos destinados a la medición de rendimientos de atención y de concentración, porque a estos procesos se otorga el carácter de generalidad. Exigen una atención continuada a actividades de estructura simple y se pueden aplicar individualmente o en grupo. Miden un factor que se describe con conceptos tales como «concentración sostenida durante un trabajo mental con tiempo fijo» (Bartenwerfer 1964) y como «factor de rendimiento en la concentración», pero no están exentos de influencias específicas de las correspondientes tareas. Se pueden dividir por el tipo de actividad exigida en: 1) Tests de cálculo. 2) Pruebas de clasificación. 3) Tests de tachado. En casi todos los métodos, la cuantía (o el tiempo) del rendimiento, que se determina por el ritmo de tra-

bajo, resulta altamente fiable ($r \geqq 0.9$), mientras que los otros valores (errores, oscilaciones en el rendimiento) poseen una fiabilidad claramente inferior.

1. *Tests aritméticos.* Los métodos de este tipo más conocidos son el test de Pauli y el test de rendimiento en la concentración (Konzentrations-Leistungs-Test) de Düker y de Lienert (^{2}1965). El test de Pauli tiene su origen en pruebas de Kraepelin. Exige la suma rápida de números dígitos durante una hora. Con los resultados parciales obtenidos en secciones de tres minutos se puede trazar una curva que debe orientar sobre el curso del trabajo y de la fatiga. El *Revisionstest* de Marschner (1972) representa una modificación del test de Pauli; examina mediante un test de duración abreviada los resultados de adiciones simples.

El test anteriormente citado de rendimiento en la concentración (Düker y Lienert ^{2}1965), estandarizado con especial rigor, exige la solución de tareas de adición y substracción algo más complejas, que deben realizarse durante media hora.

2. *Pruebas de clasificación.* La más conocida es el test de curso de la concentración *(Konzentrations-Verlaufs-Test)* de Abels, de principios de los años cincuenta. Hay que clasificar 60 láminas en cada una de las cuales hay 36 números de dos cifras en cuatro clases, con arreglo a la presencia de determinados números. La evaluación se hace conforme a un valor combinado tiempo-errores.

3. *Tests de tachado.* Concebidos por Bourdon y plasmados hoy en muchas variantes, estos tests exigen la diferenciación rápida y exacta de estímulos visuales (letras, combinaciones de signos) y, por tanto, la captación de los detalles. Pueden servir de ejemplo el «test de tachado sin modelo» de Meili (1956) y el test «d 2» de Brickenkamp (1981). El test de Meili mide el tiempo de trabajo y los errores, y permite establecer una curva del curso del trabajo, mientras que el test d 2 detecta el rendimiento cuantitativo y las cifras de errores y permite leer de inmediato el curso de curvas del trabajo a partir del impreso del test. Un tiempo breve de realización del test (4 minutos con 40 segundos), una evaluación rápida y el escaso gasto de material aseguran la economía del procedimiento, que ha sido estandarizado para las edades comprendidas entre los 9 y los 60 años. Se han usado en experiencias clínicas (por ejemplo, en Rauchfleisch 1983).

Raatz y Möhling *(Frankfurter Tests für Fünfjährige - Konzentration,* 1971) y Kleber y Kleber *(Differentieller Leistungstest DL-KE,* 1974) presentan variantes del método de Bourdon para niños en edad preescolar.

Bibliografía. H. Bartenwerfer, *Allgemeine Leistungstests,* en R. Heiss (dir.), *Handbuch der Psychologie,* vol. 6, Hogrefe, Gotinga 1964; R. Brikkenkamp, *Handbuch psychologischer und pädagogischer Tests,* Hogrefe, Gotinga 1975; L.J. Cronbach, *Essentials of psychological testing,* Harper & Row, Nueva York ^{3}1970; —, G.C. Gleser, *Psychological tests and personnell decisions,* University of Illinois Press, Urbana ^{2}1965; H. Hiltmann, *Kompendium der psychodiagnostischen Tests,* Huber, Berna-Stuttgart 1977; L. Hornke, *Testdiagnostiche Untersuchungsstrategien,* en *Enzylopädie der Psychologie,* II/1, Hogrefe, Gotinga 1982; M. Irle, *Die Klassifikation von Tests,* «Diagnostica» 4 (1956) 61-66; G.A. Lienert, *Testaufbau und Testanalyse,* Beltz, Weinheim ^{2}1967; K. Pawlik, *Diagnose der Diagnostik,* Klett, Stuttgart 1976 (trad. cast., *Diagnosis del diagnóstico,* Herder, Barcelona 1979); U. Rauchfleisch, *Zur Reliabilität und Validität des Aufmerksamkeits-Belastungs-Tests (Test d 2) bei Patienten mit hirndiffusem Psychosyndrom und neurotischen Störungen,* «Diagnostica» 29 (1983) 247-255; S. Schmidtchen, *Psychologische Tests für Kinder und Jugendliche,* Hogrefe, Gotinga 1975; G. Weise, *Psychologische Leistungstests,* Hogrefe, Gotinga 1975.

ROLF BRICKENKAMP

TESTS PROYECTIVOS. Conceptos de proyección, tests de interpretación de formas, tests de apercepción temática, tests de complementación verbal.

1. El concepto de proyección. Los métodos proyectivos constituyen un grupo de → tests muy heterogéneos. Además de los diversos métodos de complementación verbal y de los tests de apercepción temática, integra este grupo el test proyectivo más conocido: el de interpretación de formas de Rorschach. A pesar de esa heterogeneidad en el objetivo y en los medios, estos métodos coinciden en la teoría que los sustenta, en el concepto de proyección. Pero este concepto, a la hora de analizarlo, resulta extraordinariamente polifacético y cambiante. En el estado actual de la investigación no es posible presentar una teoría general válida de los tests proyectivos. Por eso se trata sólo, en lo que sigue, de exponer los problemas capitales a que dan lugar los diversos conceptos de proyección. Estas reflexiones servirán además para sacar algunas conclusiones sobre los métodos proyectivos (Rauchfleisch 1979 ofrece un análisis detenido de esta temática).

Ya Freud empleó dos conceptos diferentes de proyección, y ambos han influido en los métodos proyectivos. El *concepto clásico de proyección* de Freud supone que el sujeto atribuye una cualidad que amenaza su yo no a la propia persona sino a un objeto del mundo exterior (Freud lo relaciona con la paranoia, 1911). Partiendo de este concepto, las respuestas de un probando al test se pueden interpretar como expresión de su dinámica inconsciente. Pero el propio Freud propone también una segunda versión, más amplia, del concepto de proyección, que subraya el aspecto de defensa (Freud 1911): La extrapolación del *private world* (Frank 1948) al mundo circundante constituye en esta concepción un *proceso normal* que puede darse también sin que exista un conflicto intrapsíquico. El test proyectivo aparece en esta perspectiva como un catalizador que provoca una reacción específica de la personalidad. El probando se expresa en sus respuestas al test con sus zonas conscientes e inconscientes.

El concepto clásico de proyección de Freud resulta un tanto estrecho en su aplicación a los métodos proyectivos y sólo puede detectar un pequeño sector del proceso que tiene lugar en los tests. Sin embargo, el concepto amplio de proyección resulta por su parte demasiado inespecífico. Debido a estas insuficiencias, algunos autores rechazan el concepto de proyección en el psicodiagnóstico, o al menos advierten que es preciso distinguir entre diversos aspectos de los procesos proyectivos. También en este punto hay un amplio espectro que alcanza desde el rechazo total del fenómeno de la proyección —pasando por la sustitución del concepto de «método proyectivo» por otros términos, como «método de interpretación», «tests de despliegue», *misperception Tests* o test para el conocimiento de la *apperceptive distortion*— hasta un esquema diferenciado de diversas vertientes del concepto global de «proyección» (cf. Boesch 1960, Murstein y otros 1959). Se ha intentado utilizar los resultados obtenidos por la psicología experimental para la comprensión de los procesos proyectivos. El enfoque de Seliger (1970) puede esclarecer los problemas que nos plantean los métodos proyectivos: El autor ordena los diversos aspectos de la percepción en un continuo a cuyos extremos encontramos la «percepción objetiva» y respectivamente la «proyección clásica» (descrita por Freud a propósito de la paranoia). El grado de desvío de la percepción subjetiva respecto a la percepción objetiva debe abordarse con los siguientes criterios: mantenimiento o destrucción de la capacidad de contracatexis, recursos de adaptación con que cuenta la estructura del yo, presión más o menos fuerte de las necesidades, grado de estructuración de una situación externa, estados de conciencia disminuida o potenciada, vigor del desarrollo afectivo, grado de la capacidad de rectificar (en el sentido de examen de la realidad), etc.

A pesar de tales intentos esclarecedores, sigue existiendo actualmente una gran inseguridad en lo concerniente a los fundamentos teóricos de los métodos proyectivos. Ante la diversidad del concepto de proyección, cada autor de test debería definir lo que entiende por «proyección» y señalar donde reside el carácter proyectivo de su método.

2. Aplicación de los métodos proyectivos. A diferencia de los tests de inteligencia y de rendimiento (→ tests de rendimiento), que suelen indagar diversas funciones (parciales), los métodos proyectivos pretenden ofrecer a la personalidad global la posibilidad de expresarse como totalidad. Hay métodos para detectar las dotes intelectuales, los contenidos vivenciales inconscientes, la forma característica en que cada personalidad afronta los conflictos, los rasgos esenciales de la estructura del yo, la afectividad y su elaboración, la cualidad de la toma de contacto social. Con miras a estos fines, los métodos proyectivos encuentran aplicación, sobre todo, en el psicodiagnóstico clínico, especialmente como medio de clarificación en la línea de la psicología profunda (→ diagnóstico psicoanalítico). La ventaja de estos tests reside sin duda en que pueden revelar contextos *dinámicos* que se articulan, en cuanto al *contenido* en áreas de conflicto relevantes para la personalidad. La crítica a los métodos proyectivos parte sobre todo de aquellos autores que rechazan en principio los conceptos psicoanalíticos o se muestran escépticos, por razones teóricas (→ fundamentos psicométricos del diagnóstico), frente a tales tests. Spada y otros (1980) han señalado, sin embargo, que las dificultades teóricas de los métodos proyectivos no son insuperables y que la inclusión de modelos matemáticos en la teoría no clásica del test (por ejemplo, el modelo Rasch) abre nuevas posibilidades.

3. Panorámica sobre los tests proyectivos. Los tests proyectivos más difundidos son los diversos *métodos de interpretación de formas.* Además del método original, el test de Rorschach, existen actualmente modificaciones del material y cambios en la ejecución de los tests: por ejemplo, *Behn-Rorschach-Test, Zulliger-Test, Fuchs-Rorschach-Test, Rorschach 30* de Bottenberg, *Gemeinsamer Rorschach-Versuch* de Willi (→ psicoterapia de la pareja, con diagnóstico de la pareja y de la familia) y *Holtzman-Inkblot-Technique.* El probando debe interpretar manchas de tinta y sus respuestas son clasificadas luego e interpretadas con arreglo a diversos puntos de vista. Los manuales de Rorschach (1954), Bohm (1967) y Klopfer y otros (1974) informan sobre la valoración y la interpretación.

Los *métodos de apercepción temática* se emplean también en el psicodiagnóstico con relativa frecuencia. El probando glosa las escenas de algunas láminas con narraciones breves que vienen a expresar necesidades inconscientes, expectativas, temores y actitudes de defensa del sujeto. La valoración puede hacerse o bien con un sistema de criterios y signos estandarizados o como interpretación libre. Además del conocido test original para adultos, el test de apercepción temática (TAT) de Murray (1943; cf. Revers 1973) y su versión para niños, el *Children's Apperception Test* de Bellak y Bellak (1955), disponemos hoy de nuevos métodos para niños (por ejemplo, el *Columbus-Test* y el *Schwarzfuss-Tests* o test *Pata Negra)* y para probandos de edad avanzada *(Senior Apperception Technique).*

Los tests proyectivos incluyen asimismo los diversos *métodos de complementación verbal,* como el test de las fábulas de Düss (Düss 1976), varias versiones de los tests de completar frases y el *Rosenzweig Picture-Frustration Test* (Rosenzweig 1978, Rauchfleisch 1979). La nota común de los métodos de complementación verbal está en que el probando debe proponer asociaciones a determinadas palabras estímulo o a situaciones representadas plásticamente, o terminar frases o narraciones iniciadas. A partir de las reacciones al test se deducen conclusiones acerca de la dinámica de la personalidad.

Los *métodos de configuración lúdica y gráfica,* incluidos también en los tests proyectivos, son tema de un artículo especial en el presente diccionario: → métodos lúdicos, → métodos gráficos. También el test de Szondi, el método de elección de imágenes más conocido, implica el concepto de proyección. La elección o el rechazo de fotografías de personas con pulsiones morbosas sugiere, según Szondi, la estructura pulsional del probando. Este método estaba destinado inicialmente a descubrir el «inconsciente familiar» (→ análisis del destino), pero el interés interpretativo se desplazó pronto al diagnóstico de la temática pulsional individual y de los factores del yo.

Puede verse una panorámica de los diversos métodos proyectivos en Brickenkamp (1975), Heiss (1971), Groffmann y otros (1982) y Rauchfleisch (1980).

Bibliografía. L. Bellak, S.S. Bellak, *Kinder-Apperzeptions-Test (CAT),* Hogrefe, Gotinga 1955; E.E. Boesch, *Projektion und Symbol,* «Psychol. Rdsch.» 11 (1960) 73-91; E. Bohm, *Lehrbuch der Rorschach-Psychodiagnostik,* Huber, Berna-Stuttgart-Viena ³1967 (trad. cast., *El psicodiagnóstico de Rorschach,* Herder, Barcelona 1978); R. Brickenkamp (dir.), *Handbuch psychologischer und pädagogischer Tests,* Hogrefe, Gotinga 1975; L. Düss, *Fabelmethode. H. 4 der Studien zur diagnostischen Psychologie,* Instit. Psycho-Hygiene Biel, ³1976; L. K. Frank, *Projective Methods,* Thomas, Springfield (Ill.) 1948; S. Freud, *Psychoanalytische Bemerkungen üder einer autobiographisch beschriebenen Fall von Paranoia,* en Ges. Werke, vol. VIII, 1911 (trad. cast., *Observaciones psicoanalíticas sobre un caso de paranoia,* en Obras completas, vol. 4, Biblioteca Nueva, Madrid 1972); K.J. Groffmann, L. Michel (dirs.), *Enzyklopädie der Psychologie,* B, serie II: *Psychologische Diagnostik,* vols. 1-4, Hogrefe, Gotinga 1982; R. Heiss (dir.), *Handbuch der Psychologie*, vol. 6: *Psychologische Diagnostik*, Hogrefe, Gotinga ³1971; B. Klopfer, H.H. Davidson, *Das Rorschach-Verfahren*, Huber, Berna-Stuttgart-Viena ³1974; B.I. Murstein, R.S. Pryer, *The concept of projection: A review*, «Psychol. Bull.» 56 (1959) 353-374; U. Rauchfleisch, *Handbuch zum Rosenzweig Picture-Frustration Test (PFT)*, vol. 1: *Grundlagen, bisheriger Resultate und Anwendungsmöglichkeiten des PFT;* vol. 2: *Manual zur Durchführung des PFT und Neueichung der Testformen für Kinder und Erwachsene. Profilblatt zum Rosenzweig Picture-Frustration Test (PFT)*, Huber, Berna-Stuttgart, Viena 1979; —, *Testpsychologie. Eine Einführung in die Psychodiagnostik*, Vandenhoeck & Ruprecht, Gotinga 1980; J. Revers, *Der thematische Apperzeptionstest (TAT)*, Huber, Berna-Stuttgart-Viena ³1973; H. Rorschach, *Psychodiagnostik*, Huber, Berna ⁷1954; S. Rosenzweig, *Aggressive behavior and the Rosenzweig Picture-Frustration Study*, Praeger, Nueva York 1978; H.J. Seliger, *Projektion und social Perception. Darstellung und Vergleich der beiden Begriffe*, Instit. Psychol. Univ., Friburgo de Brisg. 1970; H. Spada, G. Seidenstücker, *Trends bei Deuteverfahren?*, en U. Baumann, H. Berbalk, G. Seidenstücker (dirs.), *Klinische Psychologie. Trends in Forschung und Praxis*, vol. 3, p. 158-217, Huber, Berna-Stuttgart-Viena 1980.

Udo Rauchfleisch

TRANQUILIZANTES. Benzodiacepinas, ansiolíticos, hipnobenzodiacepinas, farmacoterapia de la angustia, habituación y abuso.

Entendemos por tranquilizantes o *minor tranquilizers*, a diferencia de los → neurolépticos o *major tranquilizers*, ciertos fármacos modernos para sosegar al sujeto y que no producen ningún efecto sobre los trastornos esquizofrénicos (→ esquizofrenia), las ideas delirantes (→ delirio) y las ilusiones sensoriales. La palabra *tranquilizer* viene del latín *tranquillitas*, tranquilidad o sosiego. Otra designación, menos empleada actualmente, es la de «ataráticos», derivada del griego, que significa calma del mar o del viento, y que de su sentido literal pasó a significar la «imperturbabilidad» del estado de ánimo. Los estoicos intentaron alcanzar ese estado por la vía dialógica del «ensimismamiento» y la concentración; nosotros en cambio, hombres de vida acelerada, tratamos de alcanzarlo con ayuda de sustancias químicas. Como esos tranquilizantes sirven sobre todo para tratar los estados de angustia, se ha impuesto también la denominación de «ansiolíticos». Hay que señalar, sin embargo, que el efecto ansiolítico puede lograrse no sólo mediante los tranquilizantes sino también con otras muchas sustancias. Por eso habría que emplear con cautela el término, especificando con más exactitud el grupo de sustancias a que se hace referencia. El efecto ansiolítico se puede alcanzar, por ejemplo, con → neurolépticos, con → antidepresivos amortiguadores o con bloqueadores de receptores beta. La tabla 1 recoge diversos grupos de fármacos que amortiguan la → angustia, pero pueden también activarla. Es importante saber esto último para no aplicar tales medicamentos a pacientes ansiosos —por una u otra indicación—.

En el aspecto químico se han acreditado, sobre todo, los derivados de la benzodiacepina como tranquilizantes y también como ansiolíticos. La figura 1 representa gráficamente los puntos de ataque de estas benzodiacepinas, como también del tranquilizante meprobamato, de los neurolépticos y de los barbitúricos. Se comprueba, por ejemplo, que el meprobamato y los derivados de la benzodiacepina difieren de los hipnóticos clásicos o barbitúricos en que sólo actúan en lugares selectivos del tronco encefálico y no provocan ninguna micronarcosis. Difieren de los neurolépticos en que no protegen la formación re-

La formación reticular parece ser la responsable principal del estado de vigilancia

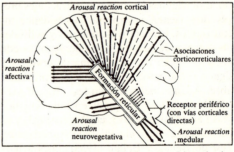

Figura 1. Representación esquemática de los principales puntos de acción cerebral de diversos fármacos de acción sedante e hipnógena, en dosis con efecto demostrable sobre el sistema nervioso central (los principales puntos de acción están señalados por las flechas en negro)

Tabla 1. Farmacoterapia de la angustia

Amortiguamiento de la angustia (efecto ansiolítico)	Activación de la angustia
Tranquilizantes	Estimulantes centrales
Neurolépticos	Frenadores del apetito
Antidepresivos con componentes de efecto amortiguador	Antidepresivos con componentes de efecto activante
Sedantes	Psicolíticos
Hipnóticos	
Bloqueadores de los receptores beta	
Opiáceos	

ticular de la afluencia de estímulos desde las vías sensoriales periféricas, sino que ejercen una acción directa en el sistema límbico. Se produce una inhibición de la afluencia de estímulos al sistema límbico, y como éste se halla vinculado a la formación reticular, tiene lugar una reducción de impulsos estimulantes en ésta.

La figura 2 muestra que una activación de la formación reticular provoca una *arousal reaction*. Ésta consiste en que este sistema central de activación es activado por todas las vías sensoriales específicas, en el sentido de estímulos inespecíficos, y entonces activa a su vez diversas partes del cerebro. Esto es necesario, por ejemplo, para garantizar en una situación de peligro una plena capacidad del cuerpo para la defensa o para la huida.

La arousal reaction consiste, en primer término, en una activación de la corteza cerebral. Aparecen así frecuencias muy rápidas en el electroencefalograma y esto significa que la corteza cerebral puede funcionar plenamente. Si hay, por ejemplo, una señal acústica, la formación reticular activa la región correspondiente de la corteza cerebral, antes de que llegue a ella la verdadera señal acústica. Así se garantiza que ésta pueda interpretarse correctamente. Pero al mismo tiempo se produce una *arousal reaction* neurovegetativa y esto significa que la tensión arterial aumenta y la frecuencia del pulso se acelera. Y se produce asimismo una *arousal reaction* emocional, lo cual significa que puede aparecer la angustia. Una *arousal reaction* medular, es decir, una conducción de estímulos, en sentido descendente, por la médula espinal, puede también hacer aparecer un aumento de la tensión muscular, lo que a su vez significa una elevada disposición a actuar.

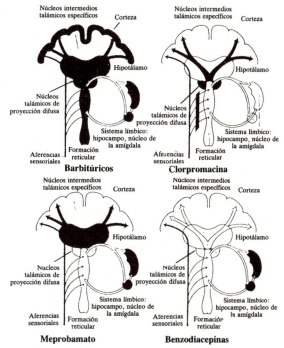

Figura 2. Formación reticular como sistema de proyección central para las diversas formas de la *arousal reaction*, según Wandrey y Leutner (1967)

El representante central de nuestros sentimientos, emociones y estados de ánimo es el sistema límbico. Es el único circuito cerrado de nuestro sistema nervioso central. Está relacionado con el rinencéfalo y también con la engramación y la ecforización de nuestra memoria; es, en fin, el representante de nuestros estados anímicos, emociones, sentimientos y afectos (→ trastornos afectivos).

Esto explica también por qué en una situación ansiosa, por ejemplo durante un examen,

Tabla 2. Efectos farmacológicos más importantes y aplicación terapéutica de las benzodiacepinas, según Haefely (1980)

Efectos farmacológicos	*Indicaciones clínicas*
Ansiólisis, efecto anticonflicto y antifrustración, desinhibición de ciertas formas de conducta.	Angustia, fobias, depresión ansiosa, inhibiciones neuróticas.
Efectos anticonvulsivos.	Las más diversas formas de actividad epileptiforme (epilepsias, intoxicaciones convulsivas).
Amortiguamiento de la disposición a la reacción psíquica ante los estímulos («sedación»), efecto favorecedor del sueño.	Estados hiperemocionales, esquizofrenia (?), trastornos del sueño.
Amortiguamiento de respuestas neurovegetativas de mediación central y de respuestas hormonales a estímulos emocionales y psíquicos.	Trastornos psicosomáticos (cardiovasculares, gastrointestinales, urogenitales, hormonales).
Reducción central del tono de los músculos estriados.	Espasmos musculares de base somática y psicógena, tetania.
Refuerzo del efecto de fármacos amortiguantes por vía central, amnesia anterógrada.	Anestesiología para intervenciones quirúrgicas y diagnósticas.

Faltan efectos directos fuera del sistema nervioso central.
Toxicidad extraordinariamente baja.

algo no puede venirnos a la memoria. El sistema límbico es entonces presa del miedo, el miedo al examen, y sólo puede realizar de forma deficiente su función: ecforizar contenidos mnémicos. Si se considera que, en una situación de sobrecarga, el sistema de activación central y el sistema límbico se hallan en un estado de constante estimulación, no es extraño que, a consecuencia de la *arousal reaction* cortical, el paciente experimente → trastornos del sueño; a consecuencia de la *arousal reaction* afectiva, estados de → angustia; a consecuencia de la *arousal reaction* neurovegetativa, quizá una hipertensión permanente; y a consecuencia de la *arousal reaction* medular, una tensión de la musculatura cervical.

Por eso el tratamiento lógico consistirá en influir sobre la formación reticular o sobre el sistema límbico.

Dado que la mayor parte de las situaciones de sobrecarga van acompañadas de vivencias emocionales desagradables o son desencadenadas por éstas, se comprende que la tarea principal consiste en sosegar el sistema límbico.

Ahora bien, los tranquilizantes, sobre todo los derivados de la benzodiacepina, tienen la propiedad de poder interrumpir el curso funcional del sistema límbico. Si hay una hiperexcitabilidad de este sistema, se produce una activación permanente de la formación reticular y se mantiene así el nivel de activación.

Tabla 3. Hipnóticos derivados de la benzodiacepina

Excelente tolerancia
  «inoperantes para el suicidio»
Constancia de efecto
  sin necesidad de aumento de dosis
  sin interacción con otros fármacos
  sin micronarcosis
  sin inhibición del sueño REM
  (pequeñas hiposomnias de habituación)

Pero si es posible interrumpir el flujo energético en el sistema límbico, seguirá un amortiguamiento de la formación reticular. Así se explica también que aquellos medicamentos que actúan sobre el sistema límbico puedan influir tanto en la *arousal reaction* cortical —es decir, en los trastornos del sueño—, como en la *arousal reaction* emocional o afectiva —es decir, en los estados de angustia—.

Volviendo a los tranquilizantes más importantes, las benzodiacepinas, la tabla 2 presenta sus efectos farmacológicos y sus aplicaciones terapéuticas más relevantes, según Haefely.

Aunque todas las benzodiacepinas sean idóneas para el tratamiento de estados de angustia y de → trastornos del sueño y se establezcan diferencias más por razones de técnica de *marketing* que por razones farmacológicas («Medical Letter» 1981), suelen dividirse en dos grupos: los tranquilizantes de día o ansiolíticos, y las hipnobenzodiacepinas inductoras de sueño. Las ventajas del em-

Tabla 4. Comparación entre diversos hipnóticos, según Johns (1975)

Propiedades	Barbitúricos	Nitracepam	Fluracepam	Hidrato de cloral y sustancias afines	Metacualona	Glutetimida	Metilprilona
Efecto en inducción del sueño y en sueño continuado:							
— en las primeras noches	++	++	++	++	++	++	++
— después de 2 semanas de tratamiento	0	+?	+	0	0	0	0
Eliminación del sueño REM, al menos al comienzo	++	±	0	0	+	++	++
Rebote REM después de interrumpir el tratamiento	++	+	0	0	+	++	++
Eliminación de la fase de sueño profundo (delta)	±	+	++	0	±	+	0
Toxicidad en sobredosis	++	±	±	+	++	++	++
Potencial de dependencia	++	±?	±?	++	++	++	++

El grado de efecto depende de la dosis.
El efecto es: ++ = claro, + = moderado, ± = ligero, 0 = insignificante

Tabla 5. Diferencias farmacológicas entre sustancias ansiolíticas, modificado según Hollister (1978)

Representantes de clases de sustancias	Fenobarbital	Meprobamato	Diacepam	Hidroxicina	Trifluoperacina	Doxepina
Propiedades positivas						
Ansiólisis-sedación	+	+	++	±	±	±
Relajación muscular	+	++	++	0	−	0
Duración del efecto	+++	+	+++	+	++	++
Propiedades negativas						
Inducción enzimática	+++	++	+	?	+	?
Tolerancia	++	+++	+	0	±	?
Dependencia física	+	+++	+	0	±	±
Trastornos del sueño	++	++	±	++	++	++
Peligrosidad como medio de suicidio	++	+++	0	++	+	+++

Efecto: − = contrario, 0 = nulo, ± = mínimo, + = débil, ++ = moderado, +++ = intenso, ? = no comprobable

pleo de estas hipnobenzodiacepinas consiste sobre todo en que son prácticamente inoperantes para fines suicidas, no producen micronarcosis como los verdaderos somníferos y, sobre todo, no causan ninguna inhibición importante del sueño REM. La tabla 3 enumera las ventajas de estas hipnobenzodiacepinas frente a los somníferos clásicos. La tabla 4 reproduce un cuadro más exacto de las ventajas y los inconvenientes de diversos hipnóticos, según Johns. La tabla 5 contrasta las ventajas e inconvenientes de diversos fármacos en relación con el efecto ansiolítico, siguiendo a Hollister. En los dos casos se comprueba que las benzodiacepinas constituyen fármacos muy adecuados para ambas indicaciones.

Hay, sin embargo, pacientes que tienden al abuso y a la habituación, especialmente en relación con los derivados de la benzodiacepina. Pueden producirse como consecuencia de ello fenómenos de dependencia. Éstos pueden hacer que, al hacer la medicación, aparezcan síntomas de abstinencia, por ejemplo, → angustia e inquietud interna o nuevos trastornos del sueño. En casos graves pueden darse cuadros de estados delirantes y ataques epilépticos. Por eso es muy importante que los pacientes que tienden al abuso sean excluidos de la medicación, sobre todo de la de larga duración, con tales medicamentos.

Haase ha señalado las condiciones para un empleo adecuado y correcto de los tranquilizantes derivados de la benzodiapecina, y la empresa Hoffmann-La Roche ha derivado de ellas un decálogo que ha presentado a todos los médicos. Este decálogo para el empleo adecuado y correcto de los tranquilizantes derivados de la benzodiapecina se reproduce en la tabla 6.

En los últimos años se han incluido también los bloqueadores de los receptores beta en el área de indicación de los tranquilizantes de día. Pero no se conoce aún con claridad cómo producen el efecto. Es posible que la acción periférica de los bloqueadores de los receptores beta provoque la reacción del sistema nervioso central. Así lo hace presumir el hecho de que dichos bloqueadores influyan en aquellos estados de angustia que van acompañados de síntomas neurovegetativos periféricos graves. Los estados de angustia intra-

Tabla 6. Decálogo para un empleo adecuado y correcto de tranquilizantes derivados de la benzodiacepina, según Haase y Linde

1. Utilice benzodiacepinas en dosis muy baja, pero suficiente, y adapte siempre la dosis individualmente.
2. No rebase la dosis media recomendada por el fabricante, salvo en casos excepcionales y sólo durante pocos días.
3. No prescriba benzodiacepinas por tiempo ilimitado, sino póngase de acuerdo con el paciente sobre el tiempo en que deberá comenzar a prescindir del medicamento.
4. Limite la terapéutica a largo plazo con benzodiacepina exclusivamente a aquellos casos en que, a pesar de la intervención psicoterapéutica y psicofarmacológica combinadas, no puede lograrse una estabilización por razones internas o externas.
5. Recomiende al paciente que renuncie cuanto antes a la toma *continuada* y que pase a la toma por intervalos, según la necesidad.
6. Utilice razonablemente la posibilidad de reducción de la dosis en la primera semana y recomiende al paciente que reduzca la dosis ya a los dos o tres días, lo que podrá hacer en la mayoría de los casos en la fase de establecimiento del nivel de sustancia activa, desde el primer día, al tercero o al séptimo (según la constante de semidesintegración del preparado).
7. Considere el aumento que ha realizado el paciente, por su cuenta, de la dosis recomendada por el fabricante para el régimen ambulatorio como una indicación forzosa para la intervención intensiva, destinada a poner fin a la medicación.
8. Intervenga con energía cuando advierta en el paciente la tendencia al aumento continuo de la dosis, con el fin de asegurar la disciplina en la toma o, en caso de no poder garantizarla, interrumpir la medicación.
9. Ponga fin a la terapéutica gradualmente. Sobre todo después de una administración prolongada de dosis medias habituales en tratamiento ambulatorio (más de un año) o en general después de la toma de dosis elevadas no usuales en dicho tratamiento, no se puede interrumpir bruscamente la terapéutica, sino que es preciso ir reduciendo la dosis semanal gradualmente, durante un período de 6 a 8 semanas.
10. Prescriba tranquilizantes derivados de la benzodiacepina tan sólo a pacientes que muestren una *compliance* suficiente y excluya del tratamiento a todos los pacientes con anamnesis de dependencia. La administración oral o ambulatoria de un tranquilizante derivado de la benzodiacepina a un paciente adicto a alcohol, somníferos, analgésicos, estimulantes o narcóticos es un error especialmente grave.

Tabla 7. Algunas propiedades farmacológicas de los bloqueadores de receptores beta, complementado según Wheatley (1981)

	Cardio-selectividad	Efecto simpato-mimético (ISA)	Efecto estabilizador de la membrana	Liposolu-bilidad	Paso de la barrera hemato-encefálica	Efecto ansiolítico	Tiempo medio de eliminación, en horas
Acebutolol	±	±	+	+	−	?	5-8
Alprenolol	−	+	++	+	+	?	2-3
Atenolol	+	−	−	−	−	?	6-9
Bunitrolol	−	+	±	−	−	++	~6
Bupranolol	−	−	+	*	*	+	~2,5
Metoprolol	+	−	±	±	±	?	3-4
Nadolol	−	−	−	−	(−)	?	14-24
Oxprenolol	−	++	±	+	+	+	2-3
Pindolol	−	++	±	−	+	?	3-4
Propranolol	−	−	+	+	+	+	3-6
Sotalol	−	−	−	−	±	±	12-15
Timolol	−	−	−	−	−	−	4-5

* Datos no disponibles.

psíquica pura responden menos a los bloqueadores de los receptores beta, aunque existe la posibilidad de que los mismos produzcan una acción central. Hay, en efecto, algunos de estos bloqueadores que traspasan la barrera hematoencefálica. Al administrar bloqueadores de receptores beta, hay que considerar obviamente, en la esfera de los fenómenos psíquicos y neurovegetativos, las contraindicaciones de estos bloqueadores y las contraindicaciones habituales. Estas últimas consisten, sobre todo, en los trastornos de la propagación y regresión de estímulos y bradicardias. La tabla 7 recoge algunas de las propiedades farmacológicas más importantes de los bloqueadores de receptores beta.

Hay que añadir, como complemento, que estados de angustia y síndromes neurovegetativos surgen también, obviamente, en las depresiones, sobre todo en aquellas que nosotros, por razones didácticas, llamamos «depresiones larvadas o enmascaradas». Se trata de depresiones que pueden ocultarse detrás de síntomas somáticos, por lo que resulta difícil reconocer la verdadera → depresión. En depresiones larvadas, la terapéutica de los síndromes psicovegetativos no consiste en el tratamiento con → neurolépticos y tranquilizantes, sino sobre todo con → antidepresivos. Por eso hay que mencionar también este grupo.

La tabla 8 recoge los diversos tranquilizan-

Tabla 8. Tranquilizantes comercializados en Suiza (CH), Alemania Federal (D) y Austria (A)

Nomenclatura internacional	Nombres comerciales

1. *Tranquilizantes ansiolíticos derivados de la benzodiacepina*

Alprazolam	XANAX (CH)
Bromacepam	LEXOTANIL (CH/D/A)
	NORMOC (D)
Camacepam	ALBEGO (CH/D)

Tranquilizantes

Cetazolam	CONTAMEX (D)		
	CONTAMEX MITE (D)		
	SOLATRAN (CH)		
	NORITYL (D)		
	PANTRANQUIL (D)		
	PRO DORM (D)		
Clobazam	FRISIUM (D/A)		
	URBANYL (CH)		
Cloracepato dipotásico	TRANXILIUM (CH/D/A)		
	TRANXILIUM AD INJEKTIONEM (CH)		
	TRANXILIUM INJIZIERBAR (D)		
Clordiacepóxido	HELOGAPHEN (D)		

Derivados del dibenzobicicloctadieno
- Benzoctamina TACITIN (CH/D)
- TACITIN MITE (D)

Derivados del difenilmetano
- Hidroxicina ATARAX (CH/D/A)
- ATARAX FORTE (CH)
- MASMORAN (D)

Derivados del propandiol
- Meprobamato CARB-A-MED (A)
- CYRPON (D/A)
- CYRPON FORTE (D)
- EPIKUR (A)
- MEPRODIL (CH)
- MEPROSA (D)
- MICROBAMAT (A)
- MILTAUN (D/A)
- MILTOWN (CH)
- OASIL (CH)
- PERTRANQUIL (A)
- PERTRANQUIL DEUXTEMPS (CH)
- PROBAMYL (CH)
- QUANAME (CH)
- URBILAT (D)

Clordiacepóxido LIBRIUM (CH/D/A)
LIBRIUM TABS (CH/D)
MULTUM (D)
RISOLID (CH)
Clotiacepam TRECALMO (D)
TRECALMO FORTE (D)
Diacepam DIALAG (CH)
DIAZEMULS (D)
GEWACALM (A)
LAMRA (D)
NEUROLYTRIL (D)
PSYCHOPAX (A)
STESOLID (CH)
TRANQUASE (D)
TRANQUO-PUREN (D)
TRANQUO-TABLINEN (D)
UMBRIUM (A)
VALIUM (CH/D/A)
VALIUM CR (CH)
VALIUM RETARD (A)
Loracepam TAVOR (D)
TEMESTA (CH/A)
Medacepam NOBRIUM (CH/D/A)
Nordacepam VEGESAN (CH)
Oxacepam ADUMBRAN (D/A)
ADUMBRAN FORTE (D)
ANXIOLIT (CH/A)
ANXIOLIT FORTE (A)
ANXIOLIT RETARD (CH/A)
DORMASOFT (D)
DURAZEPAM (D)
DURAZEPAM FORTE (D)
NOCTAZEPAM (D)
PRAXITEN (D/A)
PRAXITEN FORTE (D)
REKUR (D)
SERESTA (CH)
SERESTA FORTE (CH)
SIGACALM (CH/D)
SIGACALM FORTE (D)
USKAN (D)
Oxazolam TRANQUIT (D)
Pracepam DEMETRIN (CH/D/A)
MONO DEMETRIN (D)

2. *Tranquilizantes hipnógenos derivados de la benzodiacepina*

- Brotizolam LENDORMIN (CH/D)
- Flunitracepam ROHYPNOL (CH/D/A)
- Fluracepam DALMADORM (CH/D/A)
  - DALMADORM MITE (CH)
  - STAURODORM (CH)
  - STAURODORM MITE (CH)
  - STAURODORM NEU (D)
- Lormetacepam LORAMET (CH)
  - NOCTAMID (CH/D)
  - NOCTAMID MITE (CH)
- Midazolam DORMICUM (CH)
- Nitracepam DORMO-PUREN (D)
  - DUMOLID (CH)
  - EATAN N (D)
  - IMESON (D)
  - INSOMIN (CH)
  - MOGADAN (C)
  - MOGADON (CH/A)
  - SOMNIBEL N (D)
- Temacepam LEVANXOL (A)
  - NORMISON (CH)
  - PLANUM (CH/D)
  - PLANUM MITE (CH/D)
  - REMESTAN (D)
  - REMESTAN MITE (D)
- Triazolam HALCION (CH/D)

3. *Bloqueadores de los receptores beta*

Acebutolol	NEPTAL (D)
	PRENT (CH/D/A)
	SECTRAL (CH/A)
Alprenolol	APTIN (D/A)
	APTIN-DURILES (D/A)
	APTOL DURILES (CH)
	GUBERNAL (CH)
Atenolol	TENORMIN (CH/D/A)
	TENORMIN MITE (CH)
Bufuralol	ANGIUM (CH)
Bunitrolol	STRESSON (D/A)
Bupranolol	BETADRENOL (CH/D/A)
	PANIMIT (D)
Carazolol	CONDUCTION (D/A)
Carteolol	ENDAK (D)
	ENDAK MITE (D)
Mepindolol	CORINDOLAN (D)
Metipranolol	DISORAT (D)
Metroprolol	BELOC (D/A)
	BELOC-DURILES (D)
	BELOC MITE (D)
	LOPRESOR (CH/D/A)
	LOPRESOR MITE (D)
	LOPRESOR RETARD (CH/A)
	PRELIS (D)
Nadolol	CORGARD (CH)
	SOLGOL (D/A)
	SOLGOL MITE (D)
Oxprenolol	CORDEXOL (CH)
	SLOW-TRASICOR (CH)
	TRASICOR (CH/D/A)
	TRASICOR RETARD (D/A)
Penbutolol	BETAPRESSIN (CH/D)
Pindolol	VISKEN (CH/D/A)
	VISKEN MITE (D)
	VISKEN RETARD (CH/D)
Propranolol	ARCAB LOCK RETARD (A)
	BEDRANOL (CH)
	BETA-TABLINEN (D)
	BETA-TABLINEN RETARD (D)
	COROTREND (CH)
	DOCITON (D)
	DOCITON RETARD (D)
	EFEKTOLOL (D)
	EFEKTOLOL RETARD (D)
	INDERAL (CH/A)
	INDERAL RETARD (CH)
	INDOBLOC (D)
	PROPRANUR (D)
Sotalol	SOTALEX (CH/D)
	SOTALEX MITE (D)
Timolol	BLOCADREN (CH/A)
	TEMSERIN (D)

tes y bloqueadores de los receptores beta con sus denominaciones químicas abreviadas y su nombre comercial.

Bibliografía. O. Benkert, H. Hippius, *Psychiatrische Pharmakotherapie*, Springer, Berlín-Heidelberg-Nueva York ³1980; R. Byck, *Drugs and the treatment of psychiatric disorders*, en L.S. Goodman, A. Gilman (dirs.), *The pharmacological basis of therapeutics*, MacMillan Publ., Nueva York ⁵1975; D.J. Greenblatt, R.I. Shader, *Benzodiazepines in clinical practice*, Raven Press, Nueva York 1974; D.J. Greenblatt, R.I. Shader, *Dependence, tolerance, and addiction to benzodiazepines: clinical and pharmacokinetic considerations*, «Drug. Met. Rev.» 8, 1 (1978) 13-28; H.J. Haase, O.K. Linde, *Therapeutische Aspekte zur Anwendung von Benzodiazepinen als Tranquilizer*, «Psycho» 4 (1981) 245-251; W. Haefely, *Wie wirken Benzodiazepine? Neuestes aus der Psychopharmakaforschung*, 1980 (lección magistral con vistas a la habilitación; inédita); L.E. Hollister, *Clinical pharmacology of psychotherapeutic drugs. Monograph in clinical pharmacology*, vol. 1, Churchill Livingstone, Nueva York 1978; M.W. Johns, *Sleep and hypnotic drugs*, «Drugs» 9 (1975) 448-478; N. Kemper, W. Poser, S. Poser, *Benzodiazepin-Abhängigkeit*, «Dstch. Med. Wochenschr.» 105, 49 (1980) 1707-1712; P. Kielholz (dir.), *Betablocker und Zentralnervensystem*, Huber, Berna-Stuttgart-Viena 1978; W.P. Koella, *Die zentralen Wirkungen der Betablokker. Anatomische, physiologische und pharmakologische Befunde*, en P. Kielholz (dir.), *Betablocker und Zentralnervensystem*, Huber, Berna-Stuttgart-Viena 1978; J. Marks, *The benzodiazepines. Use, overuse, misuse, abuse*, MTP Press, Lancaster 1978; «Medical Letter», *The choice of benzodiazepines*, 23, 9 (1981) 41-43; W. Pöldinger, *Kompendium der Psychopharmakotherapie*, Editiones Roche, Basilea ⁴1982; —, P. Schmidlin, F. Wider, *Index Psychopharmacorum*, Huber, Berna-Stuttgart-Viena ⁶1983 (ed. revisada y ampliada); B. Saletu, *Psychopharmaka Gehirntätigkeit und Schlaf*, Karger, Basilea 1976; H. Selye, *Stress - Bewältigung und Lebensgewinn*, Piper, Munich 1974; D. Wandrey, V. Leutner, *Neuro-Psychopharmaka in der Klinik und Praxis*, Schattauer, Stuttgart ²1967 (ed. corregida y aumentada); D. Wheatley, *Beta-Blocking Drugs in Anxiety*, en D. Wheatley (dir.), *Stress and the Heart*, Raven Press, Nueva York 1981.

WALTER PÖLDINGER

TRASTORNOS AFECTIVOS. Afecto, afectividad, teorías sobre el afecto, crispación afectiva, psicosis afectiva.

El estudio de la afectividad humana, de la esfera de los sentimientos, afectos, emociones y pasiones, se remonta a los presocráticos, cuando no existía aún la especialización de las ciencias en medicina, ciencias naturales, ciencias del espíritu, psicología y filosofía. Los estoicos distinguieron entre oscilaciones súbitas y oscilaciones crónicas del estado de ánimo, e Immanuel Kant establecía aún la diferencia entre el afecto como sentimiento súbito de placer o displacer y las pasiones como apetencias habituales. Encontramos este dualismo en filosofía y en antropología, hasta llegar a la *teoría de los estratos*, relativa a los sentimientos, de Max Scheler —que a su vez ha influido en la reciente psiquiatría a través de Kurt Schneider—, e incluso en J.P. Sartre y en E. Bloch. Ideas acerca de la formación de teorías psicológicas y psicopatológicas sobre los afectos y las emociones se encuentran, sobre todo, en la psicología comprensiva de Gruhle, mientras que los modelos neurofisiológicos se remontan a James (1884: los sentimientos nacen de la percepción de los cambios fisiológicos) y a Lange (1885).

Si las modalidades sensoriales, por ejemplo el dolor, se desdoblan en un componente «epicrítico» (conducción rápida, latencia y sensación breves, localización precisa) y otro componente «protopático» (conducción, resonancia y extinción lentas, localización imprecisa), cabe establecer una estructura bimodal análoga para todas las actividades psíquicas (cerebrales) superiores. Así se contraponen en principio los procesos psíquicos racionales, lógicos o intelectuales, claramente accesibles a la conciencia (neocórtex), a los de la esfera (tímica) afectivo-emocional (subcórtex: tronco encefálico, diencéfalo, corteza límbica, etc.). Ambos participan en todo proceso psíquico, a veces en forma y medida muy diversa. El principal nudo de enlace es aquí el tálamo, que se encuentra en el punto central del llamado «anillo de Papez», un sistema regulador de los afectos. En este anillo enlazan algunas estructuras paleocorticales, como el hipocampo y los cuerpos mamilares, a través de diversos núcleos del tálamo, con el neocórtex, especialmente con la circunvolución del cíngulo, la cual a su vez se conecta con la región del hipocampo. Según la *teoría talámica de los afectos* de Cannon y Bard, los impulsos procedentes de los órganos sensoriales adquieren en el tálamo una cualidad emocional y así excitan, a través del hipotálamo, los órganos internos y la corteza cerebral. En un estado psíquico equilibrado (o de nivel de excitación relativamente bajo) la corteza cerebral ejerce una inhibición sobre los centros talámicos, mientras que esta acción amortiguadora de la corteza mengua en estados de intensas excitación y activación. Según Papez, la circunvolución del cíngulo recibe impulsos de centros cerebrales inferiores y presta a su vez una tonalidad emocional a otros procesos corticales. MacLean, en cambio, otorgó especial importancia a la región de las amígdalas (acción amortiguadora de las emociones) y del hipocampo (activación emocional) y amplió el círculo funcional de Papez al «sistema límbico».

A la *hipótesis de la inhibición* de Cannon y de Bard opuso Lindsley (1951) su *teoría de la activación* de la emoción. Según aquélla, la intensidad emocional y motivacional depende del grado de excitación cortical. Y a la inversa, según Lindsley (1957), la corteza es excitada por las aferencias procedentes del interior del organismo y de los órganos sensoriales, que cursan mediante un segundo sistema de activación inespecífico (junto al sistema específico), localizado en el tronco encefálico inferior, y además en los centros de vigilia diencefálicos: el hipotálamo y el tálamo; a tenor de esa teoría, se puede producir una acumulación de energías afectivas en círculo vicioso (cf. P.J. Lange y P.R. Hofstätter). Esto sugiere la gran importancia del grado de energetización (psíquica) para la «puesta en marcha» del sector afectivo —y a la inversa— y, en consecuencia, la estrecha conexión existente entre el impulso (activación) y el afecto (→ impulso y sus trastornos). Al aumentar la activación, se combinan con creciente fuerza los estratos racionales y afectivos hasta llegar a un angostamiento de la conciencia acompañado de focalización en un área vivencial cada vez más estrecha, pero más cargada emocionalmente (→ agresión). Así se pone de manifiesto la gran fuerza troqueladora del afecto, tanto sobre el condicionamiento y la habituación de los procesos psíquicos como, sobre todo, en cuanto a su fijación en la memoria. Pero el «afecto» no energetiza sólo los procesos psíquicos, sino también impulsos de estructura más profunda, como por ejemplo los movimientos. Éstos resultan bajo su influencia más rápidos, más espontáneos y (especialmente en la motórica más fina), más inmodulados (al igual que ocurre en la esfera psíquica: ensanchamiento de retículo). Hay que distinguir ahora entre los conceptos de afecto y afectividad.

El *afecto* se define, en fórmula simplificada, como un movimiento emocional y anímico de carácter agudo e intensivo, unido a un angostamiento de la conciencia, reducción del control de la voluntad y fuerte repercusión en la esfera corporal. Le acompañan fenómenos neurovegetativos (sudoración, entre otros) y movimientos expresivos inconscientes, cuasi instintivos, de índole muy diversa: alegría, → angustia, miedo, ira, odio, etc. Según James y Lange, los fenómenos somáticos concomitantes se identifican en cierto modo con los afectos. Lo que constituye, pues, el afecto es, aparte el diverso tono cualitativo, el modo de lo cuantitativo: lo dinámico, lo energético.

Entendemos, en cambio, por *afectividad* (E. Bleuler) —en principio de modo más bien fenomenológico descriptivo— la esfera de los estados de ánimo, de los sentimientos, de la emotividad en todos sus matices, incluida su conexión con impulsos y necesidades cuasi instintivos (pulsiones). Junto a este aspecto más bien cualitativo de la afectividad se da también, sin embargo, un aspecto más dinámico-funcional: capacidad de reaccionar, capacidad de vibración, modulación y consonancia, y no sólo este parámetro en sí, sino también en su relación con procesos psíquicos superiores (procesos cognitivos, pensamiento, etc.). El choque o impulso afectivo que brota de esta «esfera emocional» actúa marcando una dirección a todos los contenidos vivenciales o del pensamiento correspondientes —también a los estímulos de dolor—; su propia cualidad afectiva, en cambio, en el sentido de vivenciar estados de ánimo y de sentimientos más finos, queda reprimida por esta actividad del pensamiento, y sólo después de su extinción (latencia) es susceptible de vivenciarse. Así, la actividad intelectual intensa (también la motora) apenas permite aflorar a la conciencia las cualidades más finas del vivenciar afectivo, ya que las priva de su trasfondo anímico-sentimental. Una proyección intensa, por ejemplo paranoide o hipocondriaca, neutraliza el estado anímico. También un miedo concreto desvanece la angustia (la angustia carece de contenido). La actividad intelectual y el vivenciar afectivo más fino se encuentran, pues, en una cierta relación de exclusión mutua en cuanto a su concienciación, y probablemente existen diversos umbrales o grados óptimos de excitación en los sectores de la conciencia coordinados con la esfera racional y la esfera afectiva. No obstante, la bimodalidad de los dos estratos (cf. *supra*) está también condicionada, seguramente, por los diversos modos funcionales o rasgos estructurales en el aspecto energético y de capacitación. Hay que señalar que la «esfera tímica» es más difícil de concienciar y vivenciable con menos precisión y, por consiguiente, de más difícil abreacción; es decir, reacciona con más lasitud que la «esfera intelectual». Desempeña así la función de un reservorio secundario (generador) de energía psíquica, con descarga retardada y a largo plazo.

La supresión, con frecuencia amplia de un control reflexivo de la conciencia, unida al mencionado principio de la acción retardada y lenta, es la responsable principal de que remitan los afectos ligados originariamente a determinados contenidos y vivencias —también pueden reforzarse mediante recondicionamiento— e incluso dejen paso a otros. Palabras clave son aquí: retención afectiva, aislamiento afectivo, irradiación afectiva, desplazamiento afectivo, y también mecanismos como los de «represión», «defensa», escotomización y otros fenómenos como la transferencia de la → angustia a nuevos campos o situaciones conflictivos y vivenciales. De ahí que estos fenómenos, más o menos conscientes, sean de gran importancia precisamente para la patogénesis de muchos síndromes psicodinámicos o neurosis (→ formas de neurosis). Sobre la compulsión, cf. más adelante.

También en todos los otros cuadros psiquiátricos son de la máxima relevancia los trastornos de la afectividad en sus diversas formas.

Así, dada la gran proximidad entre la esfera impulsiva y la esfera afectiva y el ritmo psíquico y motor, constitucionalmente diverso entre los distintos individuos (→ impulso y sus trastornos), existe una correlación con la capacidad de respuesta afectiva (excitabilidad) o vivacidad de temperamento.

Por ello, las personas designadas como hipertímicas, constitucionalmente impulsivas, con intensas oscilaciones afectivas y en relación con la capacidad de sintonización de su estado de ánimo, muestran una tendencia a la formación de hábitos, ideas y contenidos «sobrevalorados», anormales, y de gran carga afectiva (por ejemplo, cuadros hipocondriacos, quejumbrosos, determinados desarrollos delirantes), que no se explican sin una permanente y excesiva carga impulsiva y afectiva. Suele darse en ellas la «hipermnesia» para determinadas situaciones, generalmente de tonalidad afectiva (cf. *supra* afecto y fijación en la memoria).

Un exceso afectivo (momentáneo) puede alcanzar incluso un grado tal que llegue a bloquear la capacidad vivencial, por ejemplo para estímulos sensoriales, como en la analgesia psicógena o histérica. Un determinado campo de acción puede absorber también todas las restantes energías (afectivas). Recuérdese el efecto analgésico de los grandes esfuerzos.

Y por el contrario, existen también personalidades caracterizadas por una «deficiencia tímico-dinámica», dentro, desde luego, de una gran variabilidad fenotípica (por ejemplo, personas insensibles, apáticas, flemáticas, subdepresivas, etc.; → depresión).

En las psicosis endógenas destacan, dentro del círculo de formas maniacodepresivas (→ enfermedad maniacodepresiva) trastornos de la afectividad (estado anímico, emotividad, impulso), como exceso (manía) o bien como defecto energético (depresión), y también trastornos de la regulación (cuadros mixtos o estados heterónimos tales como la «depresión agitada», etc.); por eso se habla, especialmente en las bibliografías inglesa y alemana, de *psicosis afectivas* (Kahlbaum, Ziehen, entre otros). También el propio trasfondo de estado de ánimo, puede adoptar, aparte de su exaltación o abatimiento, todas las tonalidades y mezclas (angustioso, disfórico, irritado, delirante, fluctuando entre el demasiado y el demasiado poco, etc.).

Un aspecto diferente ofrecen los trastornos afectivos en las psicosis esquizofrénicas; en efecto, siendo en ellas más fuertes las alteraciones del pensamiento y las formaciones delirantes, los trastornos afectivos son más duraderos y, en consecuencia, suponen más bien un vacío, una pérdida de dinamismo y una nivelación del área emocional. La disonancia que con frecuencia se advierte entre los contenidos del pensamiento y los afectos concomitantes se designa como *paratimia*. También los estados de agitación extrema (explosión afectiva) son más propios del campo de estas psicosis, así como los estados de estupor, catatónicos o autistas, frecuentes en ellas, reflejan siempre también alteraciones de la afectividad.

Las llamadas «psicosis esquizoafectivas» constituyen en cierto modo formas de transición entre el círculo formal maniacodepresivo (psicosis afectivas) y el esquizofrénico.

La *parafrenia expansiva* tiene una entidad especial en la sistematización de las psicosis endógenas que establece K. Leonhard.

También en las psicosis exógenas (tipos de reacción) encontramos diversos trastornos afectivos con características especiales. Es muy específica la llamada *labilidad afectiva* orgánica (incontinencia afectiva), por lo general en forma de llanto repentino, compulsivo, no acorde con la situación y que cesa con la misma rapidez y sin dejar huellas. El «síndrome hiperestésico-emotivo», propio de todas las psicosis orgánicas (→ psicosis emocional), presenta una intensa reactividad afectiva (facilidad de estímulo, bajo umbral de estímulo por parte de los estratos afectivos mas también por parte de campos sensoriales).

En estos psicosíndromes orgánicos los estratos afectivos suelen prevalecer sobre los intelectuales (desacoplamiento), pero generalmente muestran una nivelación, al igual que los segundos. Además de la «incontinencia afectiva», aquí se da también la «euforia» en el sentido de una exaltación vacía y desprovista de sentido crítico por parte del estado de ánimo (en contraste con el exageradamente alegre y «contagioso» estado de ánimo de una manía endomorfa). El cambio afectivo puede preceder, en diversas formas de procesos demenciales (por ejemplo, en la enfermedad de Pick) o seguir (enfermedad de Alzheimer) al deterioro intelectual. Encontramos una preponderancia absoluta de los estratos afectivos sobre los racionales y de control en los tipos de reacción exógena aguda, con predominio de la alteración cualitativa de la conciencia (angostamiento), como en el estado crepuscular, con un estado de ánimo angustiado, paranoide, etc., y actos compulsivos o en cortocircuito (por ejemplo, en el *amok* o carrera homicida), o en los terrores, estimulados por ilusiones sensoriales, que se dan en el delirio exógeno. También en casos de lesiones cerebrales congénitas o adquiridas a edad temprana y en casos de déficit de inteligencia se dan intensas respuestas afectivas (por ejemplo, explosividad afectiva, imbecilidad afectiva), coincidiendo, con frecuencia, con «embotamiento» (falta de impulso propio). Hay que mencionar asimismo a los niños hipercinéticos (psicosíndrome exógeno de la primera infancia). Al «psicosíndrome cerebral difuso» (E. Bleuler), que afecta a la esfera de la inteligencia, se contrapone el *psicosíndrome cerebral local* (M. Bleuler), que afecta más a las capas afectivo-tímicas. Más relacionado con este último está el *psicosíndrome endocrino* (M. Bleuler), que, dentro de su gran variabilidad, supone en cierto modo una conexión entre síndromes endógenos y exógenos y cuyo núcleo consiste precisamente en una alteración de la personalidad afectiva (distimias, alteraciones del nivel de excitación emocional, predominio de categorías pulsionales próximas a lo instintivo, como el hambre, la sed, la sexualidad, etc.).

También en la → epilepsia son significativos, junto a los trastornos intelectuales, los trastornos afectivos, como indican incluso determinadas nomenclaturas. En la *epilepsia afectiva* (Bratz) actúa como desencadenante un choque afectivo. Son, en este sentido, similares los *espasmos respiratorios* de origen afectivo de los niños pequeños. Los cambios psíquicos agudos y crónicos de los enfermos epilépticos se hallan también intensamente caracterizados por los cambios de la afectividad. Aparecen en forma aguda en la crisis (por ejemplo, ataques psicomotores) o a continuación de la misma (estado crepuscular postconvulsivo) o como su equivalente (estado crepuscular, etc.). En diversas formas de alteración epiléptica del modo de ser se observa como síndrome axial un trastorno que cursa preferentemente en el área afectiva, muchas veces en forma de «enequetia», de característica estructura polar (lentificación, adhesividad, explosividad afectiva, etc.). En cuanto a la epilepsia psicomotora, U.H. Peters ha descrito el *síndrome afectivo seudopsicopático*.

En distinta forma hallamos en la narcolepsia (y otros trastornos funcionales del diencéfalo) la llamada «pérdida de tono de origen afectivo» (cataplejia), que consiste en una ausencia paroxística del tono muscular desencadenada por emociones intensas, como por ejemplo, la risa (risa compulsiva). Quizás el mejor paradigma de la gran potencia desplegada por una tensión afectiva de tonalidad angustiosa, que encuentra alivio y desahogo en una actividad canalizada no obstante unilateralmente, sea el síndrome obsesivo. Aquí es ejemplar la estrecha conexión existente entre el exceso afectivo y el exceso impulsivo. La cadena de actos obsesivos carece en principio de sentido y de resultado, no tiene un desenlace y por tanto siempre es inconclusa. También el alto grado de ambivalencia propia de toda obsesión, al no conducir *per se* a ninguna decisión activa, aumenta cada vez más la energía afectiva. Mientras que el campo vivencial de la obsesión se estrecha cada vez más «transversalmente», su ámbito de acción se extiende «longitudinalmente» e introduce constantemente nuevos mecanismos obsesivos para descargar los precedentes. No en vano intervienen aquí, crecientemente y debido al alto grado de vigilancia y activación, instancias psíquicas elevadas (controladoras), y el trastorno es más consciente que en la mayoría de las otras → formas de neurosis. El excedente energético afectivo, al independizarse, genera la gran resistencia a la terapéutica que ofrece el síndrome compulsivo.

Precisamente la imposición lograda por acciones difícilmente realizables (arriesgadas), por ejemplo de índole criminal (recordemos también todas las modalidades de reacción en cortocircuito), se debe muchas veces al predominio de los estratos afectivos sobre los estratos racionales (controladores); esto ocurre a menudo con el alcohol y las drogas, pero también con la alteración de la conciencia provocada de otros modos y que suprime mecanismos inhibidores.

Por esta razón, la psiquiatría forense distingue entre el conocimiento del carácter punible de una acción y la capacidad (componente afectivo) de actuar de acuerdo con ese conocimiento (→ responsabilidad civil).

Por último, la gran afinidad entre el afecto y el impulso, o entre la energetización afectiva y la motora, se expresa también en todas las formas de trastornos de la motilidad, sean éstos de naturaleza puramente psicógena (histérica) o de naturaleza orgánica, sobre todo extrapiramidal, al reforzarse en la tensión afectiva e incluso salir de su estado de latencia, manifestándose por primera vez.

Bibliografía. P. Bard, cit. en P.J. Lang; M. Bleuler, *Affektivität*, en M. Bleuler, *Lehrbuch der Psychiatrie*, Springer, Berlín-Heidelberg-Nueva York [11]1969, p. 58-69; —, 1. *Einleitung. Die Grundformen psychischen Krankseins bei Körperkrankheiten.* c) *Hirnlokales Psychosyndrom.* d) *Endokrines Psychosyndrom*, en M. Bleuler, *Lehrbuch der Psychiatrie*, Springer, Berlín-Heidelberg-Nueva York [11]1969, p. 194-197; E. Bratz, *Die affektepileptischen Anfälle der Neuropathen und Psychopathen*, «Monatsschr. Psychiatr. Neurol.» 29 (1911) 45-76 y 162-178; W.B. Cannon, *The James-Lange theory of emotions. A critical examination and an alternative theory*, «J. Psychol.» 39 (1927) 106-134; G.L. Clerman, *Affective disorders. Other affective disorders: Comprehensive Textbook of Psychiatry*, III, vol. 2, ed. by H.I. Kaplan, A.M. Freedman, B.J. Sadock, Williams and Wilkins Batimore, Londres [3]1975, p. 1305-1358; M. De Crinis, *Der Affekt und seine körperlichen Grundlagen*, Thieme, Leipzig 1944; H.W. Gruhle, *Verstehende Psychologie*, Thieme, Stuttgart [2]1956; P.R. Hofstätter, *Gefühle*, en P.R. Hofstätter, *Psychologie*, Fischer-Lexikon, Francfort del M. 1957, p. 114-120; P.J. Lang, *Zu Psychologie der Emotion*, en *Fortschritte der klinischen Psychologie: 3. Neuropsychologie der Angst*, dir. por N. Birbaumer, Urban und Schwarzenberg, Munich-Berlín-Viena 1973, p. 46-51; K. Leonhard, *Affektvolle Paraphrenie: Aufteilung der endogenen Psychosen*, Akademie-Verlag, Berlín 1966, p. 130-151; D.B. Lindsley, cit. en P.J. Lang, P.D. MacLean: *Psychosomatic disease and the visceral brain*, «Psychosom. Med.» 11 (1949) 338-353; P.D. MacLean, *The limbic system (visceral brain) and emotional behaviour*, «Arch. Neurol. Psychiatr.» (Chicago) 73 (1955) 130-134; J.W. Papez, *A proposed mechanism of emotion*, «Arch. Neurol. Psychiatr.» (Chicago) 38 (1937) 725-743; U.H. Peters, *Das pseudopsychopathische Affektsyndrom der Temporallapen-Epileptiker*, «Nervenarzt» 40 (1969) 75-82; M. Scheler, *Der Formalismus in der Ethik und die materiale Wertethik*, Francke, Berna [4]1954; H.J. Weitbrecht, *Depressive und manisch-endogene Psychosen*, en *Psychiatrie der Gegenwart. Forschung und Praxis*, vol. II, parte 1, *Klinische Psychiatrie* I, p. 83-140, Berlín-Heidelberg-Nueva York [2]1972; T. Ziehen, *Psychiatrie.* B. *Spezielle Psychopathologie. Die Einteilung der Psychosen*, Friedrich Wreden, Berlín 1894, p. 273-334.

JÜRG HANSEN

TRASTORNOS DE LA MEMORIA. Amnesia, memoria a corto plazo, memoria a largo plazo.

Se producen trastornos de la memoria en enfermedades y alteraciones de tipo muy diverso desde el punto de vista patogenético. La memoria abarca la capacidad de recepción y de retención (almacenamiento), de evocación y de uso de experiencias; de ahí las diversas posibilidades de disfunción que puede presentar. Por ejemplo, la inhibición y el desvío de la atención en síndromes depresivos y la disgregación del pensamiento en psicosis esquizofrénicas pueden perjudicar la capacidad retentiva y de evocación (→ amencia). Cuando se habla de trastornos de la memoria en sentido estricto, se hace referencia generalmente a trastornos cerebrales de origen orgánico (→ trastornos del pensamiento).

Los trastornos de la memoria pueden producirse en diversas lesiones cerebrales localizadas y por diferentes causas. Pueden ser, además, de naturaleza transitoria o persistente. El concepto de amnesia se aplica tanto a la falta de recuerdo para las vivencias como a trastornos de la memoria en general.

Suele distinguirse entre una *memoria a corto plazo* y una *memoria a largo plazo*. En la memoria a corto plazo los contenidos mnémicos se almacenan, al parecer, durante 60 segundos aproximadamente (a veces más); tras ese lapso de tiempo, o bien quedan fijados en la memoria a largo plazo o se olvidan. La fijación se produce por repetición (*rehearsal*), cuyo correlato fisiológico electrocerebral parecen ser las descargas consecutivas de cadenas neuronales. La importancia especial que lo experimentado tiene para el individuo influye decisivamente en el almacenamiento en la memoria a largo plazo y en la retención. El olvido es un fenómeno fisiológico, y la retención de engramas es un proceso activo en el que parece ser decisiva la motivación. La norma clásica de Ribot según la cual la antigüedad de los contenidos mnémicos es fundamental para su duración, se ha vuelto problemática.

Se distingue asimismo entre una *memoria episódica* y una *memoria semántica;* los síndromes amnésicos suelen afectar más a la memoria episódica. Esta memoria hace referencia a procesos que se producen en un contexto espacio-temporal y en el plano autobiográfico, mientras que la memoria semántica incluye todo el conjunto del saber.

Los intentos de explicar las amnesias por un determinado punto de ataque por parte del trastorno no han configurado ninguna hipótesis de validez general. Chocan con las observaciones empíricas o con datos experimentales. Tal es el caso de la teoría que intenta explicar las amnesias por un trastorno de la evocación y de la disponibilidad de los engramas *(retrieval theory)*, de la teoría de la desinhibición-interferencia (la amnesia como resultado de la inhibición frustrada de interferencias) y de otras teorías. La hipótesis que postula un trastorno de consolidación, es decir, un defecto en la transmisión de la memoria a corto plazo a la memoria a largo plazo, parece ser una explicación plausible para algunas formas de amnesia. El síndrome amnésico puede concebirse también como un fenómeno de desconexión entre un sistema dinámico cognitivo mediador y el sistema de la memoria semántica, donde determinadas lesiones cerebrales serían la causa de una interrupción de los sustratos morfológicos de estos sistemas (→ diagnóstico de las lesiones cerebrales).

Además de los trastornos *globales* de la memoria, hay trastornos *parciales,* es decir, específicos; por ejemplo, para informaciones no verbales (rostros, muestras, etc.) en lesiones del lóbulo temporal derecho; y para informaciones verbales, en lesiones del lóbulo temporal izquierdo.

Determinadas estructuras cerebrales revisten una importancia especial para las funciones mnémicas y su lesión da lugar a síndromes amnésicos. Tal es el caso de las partes mediales del lóbulo temporal y de otras áreas del sistema límbico. El circuito de Papez representa un punto de unión entre la corteza cerebral temporal y la frontal a través del hipocampo, el fórnix y el cuerpo mamilar, el núcleo talámico anterior y la circunvolución del cuerpo calloso. Actualmente se duda del papel central de la región del hipocampo. Se ha hecho responsables, sobre todo, a lesiones bilaterales de estas estructuras, mas también, por otra parte, a lesiones unilaterales, cuando se había lesionado previamente el lado contrario y, a veces, a ciertos trastornos exclusivamente unilaterales. En las lesiones corticales, los trastornos de la memoria suelen ir unidos a otro síntomas psicopatológicos.

Las diversas localizaciones pueden dar ocasión a trastornos *episódicos,* reversibles, y —en caso de lesión estructural— a trastornos *persistentes* de las funciones mnésicas.

Ciertos trastornos de la memoria que constituyen parte de alteraciones funcionales globales y que van unidos, por ejemplo, a trastornos de la atención, de la percepción, del ritmo psíquico y del impulso, se atribuyen a procesos cerebrales primarios de localización difusa o a enfermedades extracerebrales con repercusión en la función cerebral (→ psicosis orgánicas y sintomáticas). Entre los primeros se cuentan isquemias difusas, edemas cerebrales, traumas, procesos inflamatorios y degeneraciones; entre los segundos, intoxicaciones, trastornos metabólicos, anoxia y otros. Trastornos difusos persistentes se observan, por ejemplo, en procesos de atrofia cerebral acompañados de demencia.

Las amnesias globales relativamente aisladas, sin trastorno (grave) de otras funciones psíquico-mentales y basadas por lo general en lesiones bilaterales de las estructuras axiales mencionadas, pueden tener asimismo diversas causas. El síndrome de Korsakoff suele estar basado en un alcoholismo crónico y la carencia de tiamina (vitamina B_6). Se alteran sobre todo los cuerpos mamilares, también los núcleos talámicos ventrales anteriores y posteriores, el pulvinar y los sectores terminales de los fórnices. Es frecuente la no participación del hipocampo. La desorientación y las confabulaciones son trastornos concomitantes característicos, pero no necesarios. El síndrome amnésico es a menudo persistente o de larga duración, con retrocesos parciales, a veces plenamente reversibles.

Las encefalitis, por ejemplo encefalitis del herpes simple, con tendencia a lesiones hemorrágicas o necrosantes del lóbulo temporal, pueden presentar síndromes amnésicos reversibles o permanentes. Es frecuente que queden afectados el hipocampo, la ínsula y la circunvolución del cuerpo calloso o límbica («encefalitis límbica»). Las lesiones vasculares bilaterales, por ejemplo en el tálamo ventral, pueden ser causa de un síndrome amnésico. Especial interés han suscitado los casos de trastornos aislados graves de la memoria a raíz de operaciones de extirpación bilateral en los lóbulos temporales. Se han descrito tales trastornos después de intervenciones estereotácticas en el núcleo dorsomedial del tálamo en pacientes de Parkinson, y también después de una resección de aneurismas de la arteria comunicante anterior, acompañada de extirpación errónea de ramificaciones de esta arteria.

En los síndromes amnésicos con lesiones localizadas de las estructuras antes mencionadas suele mantenerse la memoria inmediata (por ejemplo, repetición de números), pero queda perturbada la recepción en la memoria a largo plazo, y en casos acentuados cabe hablar de una «memoria de segundos».

En lesiones agudas, la diferenciación entre amnesia *anterógrada* —es decir, trastorno mnésico desde el momento de la lesión— y amnesia *retrógrada* —es decir, para el período anterior a la lesión— suele ser más factible que en trastornos no agudos. La explicación de la amnesia retrógrada es objeto de diversas teorías. La amnesia anterógrada y la amnesia retrógrada tienen especial importancia práctica en los traumatismos cerebrales. En ellos, la duración de la amnesia sirve de criterio para juzgar la gravedad de la lesión. La duración de la amnesia retrógrada presenta alguna relación con la duración de la amnesia anterógrada y, por tanto, con la gravedad del trauma cerebral. Esto es válido fundamentalmente para lesiones cerebrales cerradas. Es preciso tener en cuenta las posibles dificultades en la determinación de la duración de la amnesia (por ejemplo, en casos de dictamen pericial).

Otro tipo de lesión que permite distinguir entre amnesia retrógrada y amnesia anterógrada es el tratamiento de pacientes psiquiátricos mediante electrochoques. Existe una relación entre la duración de la amnesia y la gravedad de la reacción cerebral, y entre la intensidad de la corriente y las modalidades especiales de aplicación. Las convulsiones unilaterales del lado no dominante reducen la gravedad de la amnesia consecutiva.

Una forma de curso especial de un síndrome amnésico es la *amnesia global transitoria* o *episodio amnésico*. Se trata de un síndrome que se distingue por una serie de características: pérdida aguda de la capacidad retentiva (tránsito de memoria a corto plazo a memoria a largo plazo), peguntas reiteradas en forma estereotipada, ausencia de síntomas concomitantes obligados, varias horas de duración, por lo general; después de la extinción, amnesia total sobre el episodio. Pueden actuar como factores desencadenantes la acción del frío y crisis de jaqueca; en un paciente apareció un episodio durante la angiografía selectiva de la arteria vertebral, poco después de recibir la inyección de medio de contraste; la arteria vertebral contralateral era muy hipoplásica. Se han descrito en algunos casos estados recidivantes de amnesia global transitoria. Se apunta como causa, principalmente, una isquemia pasajera en estructuras mediales del lóbulo temporal; se discute también una génesis epiléptica. Las contusiones craneales (lesiones deportivas) y los traumas de la columna cervical en los lanzadores de martillo, jabalina, etc., pueden dar lugar a la aparición de breves episodios de amnesia global transitoria.

Las amnesias *psicógenas* pueden ser reacciones con finalidad o trastornos de conducta de posible interpretación psicodinámica. El diagnóstico diferencial con respecto a las amnesias orgánicas requiere una consideración atenta de la situación específica y de la personalidad del paciente.

Bibliografía. J. Barbizet, *Psychophysiological mechanisms of memory*, en P.J. Vinken, G.W. Bruyn (dirs.), *Handbook of clinical neurology*, vol. 3, North Holland Publ. Comp. 1969, p. 258-267; C. M. Fisher, R.D. Adams, *Transient global amnesia*, «Acta Neurol. Scand.» 40, supl. 9 (1964); H.J. Flechtner, *Das Gedächtnis. Ein neues psychophysisches Konzept*, Hirzel, Stuttgart 1979; G. Frank, *Amnestische Episoden*, Springer, Berlín-Heidelberg-Nueva York 1981; J.A. Horel, *The neuroanatomy of amnesia*, «Brain» 101 (1978) 403-445; R. Jung, *Neurophysiologie und Psychiatrie*, en *Psy-*

chiatrie der Gegenwart. Forschung und Praxis I/2, ²1980, 1023-1049; H.H. Kornhuber, *Neural control of input into long term memory: limbic system and amnestic syndrome in man*, en H.P. Zippel (dir.), *Memory and transfer of information*, Plenum Press, Nueva York 1973; B. Milner, *Disorders of memory after brain lesions in man*, «Neuropsychologia» 6 (1968) 175; M. Mumenthaler, L. v. Roll, *Amnestische Episoden*, «Schweiz. Med. Wochenschr.» (1969) 99-133; K. Poeck (dir.), *Klinische Neuropsychologie*, Thieme, Stuttgart 1982; Th. Ribot, *Les maladies de la mémoire*, Alcan, París 1904; E. Tulving, *Episodic and semantic memory*, en E. Tulving, W. Donaldson (dirs.), *Organization of Memory*, Academic Press, Nueva York 1972, p. 382-403; E.K. Warrington, L. Weiskrantz, *Amnesia - a disconnection syndrome?*, «Neuropsychologia» 20 (1982) 233-248; C.W.M. Whitty, O. Zangwill, *Amnesia*, Butterworths, Londres 1977.

Kurt A. Flügel

TRASTORNOS DEL PENSAMIENTO. Factores de la inteligencia, capacidad de selección, disgregación, fuga de ideas, inhibición del pensamiento, déficit de los rendimientos cerebrales.

1. Psicología y psicopatología. Los procesos del pensamiento, como confluencia de múltiples operaciones dirigidas a la solución de problemas, pueden clasificarse por su contenido o por sus formas. Las correlaciones existentes entre rendimientos, que han sido frecuentemente confirmadas en sujetos sanos, vienen a apoyar la opinión de que los procesos que tienen lugar en la solución de problemas de todo tipo ofrecen una identidad formal («pensamiento»).

El análisis factorial (método estadístico de análisis de magnitudes correlativas) ha permitido crear esquemas modélicos de la estructura de la inteligencia humana, esquemas que muchos autores conciben en forma jerarquizada (A.O. Jäger 1967, F. Süllwold 1965). Bajo el plano correspondiente a un factor general («factor g», «inteligencia general», según Thurstone: capacidad para la aprehensión de relaciones) se distinguen facultades más concretas que tienen relevancia en determinados tipos de tarea («dimensiones de la inteligencia», «capacidades primarias»). Como se ha constatado en el estudio de la senescencia, los factores de inteligencia experimentan en el curso de la vida ciertos desplazamientos y reorganizaciones irregulares. La rapidez psicomotora decreciente, por ejemplo, se compensa con un aumento en experiencia («inteligencia cristalina», R.B. Cattell 1963; → diagnóstico cognitivo).

Algo similar cabe admitir en los procesos patológicos que influyen sobre la capacidad de pensar. No resulta suficiente establecer un modelo simple de déficit mental (→ defecto). La reducción de rendimiento a nivel cuantitativo ofrecía menos interés para la → psicopatología. Las singularidades cualitativas de los procesos mentales, que muestran ciertas notas características en diversos cuadros patológicos, se consideran como «trastornos del pensamiento» (con respecto al aspecto histórico, cf. P. Berner y R. Naske 1973). En los últimos años se han multiplicado las pruebas experimentales y los tests. Actualmente se dedica una especial atención a las llamadas funciones auxiliares de la inteligencia (atención, ritmo perceptivo, memoria, etc.) y a sus alteraciones. Los diversos resultados obtenidos no se basan en un sistema general de referencia y por eso son difíciles de categorizar. Un sistema idóneo, a nuestro juicio, para un ordenamiento global es el propuesto por Guilford en 1967 para la clasificación de factores de inteligencia hallados empíricamente: cabe distinguir: *a)* el material donde se manifiesta un rendimiento, *b)* el producto o efecto del rendimiento, *c)* las diversas operaciones mentales necesarias (factores procesuales).

La mayor parte de los trastornos del pensamiento observados se han detectado mediante la exploración de los pacientes. El tipo de tareas era el siguiente: se invitaba a los pacientes a hacer comunicaciones verbales comprensibles, a describir estados de cosas. El material es, pues, preferentemente de tipo verbal, y los aspectos del proceso del pensamiento pudieron describirse a partir de las verbalizaciones del paciente.

2. → Esquizofrenia: trastornos mentales característicos. Los procesos de pensamiento en cuanto operaciones encauzadas hacia un fin presuponen que las representaciones o las ideas no se presentan al azar (o en virtud de conexiones asociativas mecánicas), sino por selección. Es necesario para ello superar el contexto asociativo. E. Bleuler describió en

1949 el deterioro de esta capacidad de selección como «laxitud asociativa» y lo catalogó entre los trastornos fundamentales de la → esquizofrenia. Los diversos grados de gravedad se designan con distintos nombres: en casos leves, la designación es imprecisa y vaga, porque se incluyen asociaciones secundarias débilmente relacionadas con el tema. En el «deslizamiento del proceso mental» el paciente se detiene en una asociación accesoria y no lleva a término el proceso iniciado. El «curso mental versátil» mezcla secuencias lingüísticas afines con puntos alejados del contexto. Si se da la «disgregación», ninguna idea directriz puede retenerse ya en el foco de atención; el enfermo yuxtapone elementos inconexos y en casos graves sólo palabras o mezclas fonéticas. En el plano subjetivo, el paciente se queja de fenómenos tales como turbión de ideas, pensamiento confuso y pérdida de control sobre la propia actividad representativa (G. Huber 1981). Si el paciente une entre sí elementos que lógicamente no deben ir unidos, se habla de una «amalgama». El término «paralogia» designa tanto la ausencia de la expresión verbal correcta como la incoherencia en el diálogo. Las innovaciones verbales del paciente se designan como «neologismos». En los «bloqueos» (subjetivamente: perder el hilo), el discurso se interrumpe sin motivo alguno y la secuencia verbal no parece estar presente en el reservorio de la memoria inmediata.

El estudio experimental de la esquizofrenia ha podido confirmar con una serie de pruebas (W.E. Broen 1968, E. Plaum 1978) la frecuente existencia de bloqueos y deslizamientos del pensamiento. Las tendencias reactivas concurrentes tienen una elevada probabilidad de aparición («teoría de la interferencia»). En la recepción informativa los estímulos irrelevantes no pueden relegarse en medida suficiente *(overinclusion)*. Los tiempos de reacción lentos y la elevada posibilidad de distracción caracterizan a los pacientes esquizofrénicos (E.R. Rey 1981). Los tests de inteligencia revelan que la capacidad de rendimiento oscila intensamente (→ fundamentos psicométricos del diagnóstico). (Dispersión intraindividual elevada en los distintos rendimientos.)

3. Trastornos del pensamiento en depresiones y manías. El pensamiento inhibido (→ síntoma básico de la → depresión según E. Bleuler) va acompañado de una lentificación general. La inhibición se vive subjetivamente; los pacientes se expresan con gran esfuerzo. El verdadero trastorno del pensamiento consiste en una menor producción de representaciones e ideas. La reactividad del organismo decrece globalmente, como han demostrado las investigaciones realizadas sobre la atención involuntaria (H. Heimann 1979). Los pacientes se limitan a unos pocos temas que a veces repiten en forma estereotipada («monoideísmo»). La difícil evocación de palabras hace que el lenguaje resulte empobrecido y premioso. El rendimiento en tests de inteligencia es menor que en los casos de esquizofrenia. Métodos recientes (A.T. Beck 1981) han detectado errores de pensamiento típicos, que contribuyen al mantenimiento de la imagen negativa de la propia persona, del medio ambiente y del futuro. Así, los depresivos se orientan con imprecisión en la realidad y extraen consecuencias arbitrarias; juzgan sólo detalles de situaciones (abstracción selectiva); generalizan con inseguridad. Tienen la impresión de no poder controlar los acontecimientos.

La «fuga de ideas» maniaca (→ enfermedad maniacodepresiva) va ligada a una hiperactividad general desordenada. El ritmo de las verbalizaciones, las ocurrencias asociativas y la producción verbal aumentan. En casos graves, sin embargo, las asociaciones secundarias no controlables rebasan la estructura lógica del pensamiento, que resulta incoherente, como en el pensamiento disgregado; pero, a diferencia de éste, es posible reconocer aún, por lo general, los desencadenantes de las asociaciones. Éstos pueden ser, además de representaciones, estímulos casuales ambientales. Si las asociaciones que el paciente manifiesta obedecen a reglas mecánicas de conexión, tales como el sonido o la semejanza, pueden surgir peroratas sin sentido. La capacidad de rendimiento está afectada por una atención demasiado inestable. La distraibilidad extrema no permite mantener una actitud que capacite para la realización de tareas relevantes.

4. Trastornos del pensamiento orgánico-cerebrales. Las características generales de la «debilidad de rendimientos cerebrales» se han establecido con ayuda de numerosos → tests de rendimiento introducidos en la práctica clínica ordinaria (O. Spreen 1977; → diagnóstico de las lesiones cerebrales). Un descenso de nivel general en el rendimiento intelectual se considera como indicio de una pérdida de «inteligencia general». La capacidad de abstracción disminuye porque el paciente utiliza, para generalizar, signos o rasgos concretos, sin aprehender lo esencial. Las dificultades para rendimientos complejos y de grado superior dependen, sin embargo, de deterioros en la retentiva inmediata. Las operaciones mentales exigen la posibilidad de retener elementos a corto plazo, por ejemplo mientras se realizan cambios (F. Süllwold 1980). La lentificación de las reacciones, fenómeno asimismo frecuente, impide la realización de actos que han de tener lugar dentro de un tiempo limitado. Después de un determinado período de esfuerzo, el paciente no puede ya mantener la atención («fatiga prematura»).

La «prolijidad del pensamiento» aparece cuando se incluyen detalles accesorios en las descripciones. En el pensamiento prolijo hay una incongruencia entre el número de elementos presentes y el contenido informativo de los enunciados. Si una nueva tarea exige un cambio hacia otra vía de solución, los pacientes persisten muchas veces en el mismo esquema de acción y de pensamiento, a pesar de su inefectividad («rigidez»). Las tendencias reactivas, una vez surgidas, resultan difíciles de reprimir («perseveraciones»). Las «repeticiones» obedecen con frecuencia a un deterioro de la retentiva inmediata; los pacientes olvidan lo que acaban de decir. La atención se halla excesivamente coartada y apenas permite la realización de acciones complejas. Pese a estas características generales, las diferencias entre los enfermos orgánico-cerebrales con diversa etiología son notables y dependen a veces de la localización de la lesión y de la personalidad.

Bibliografía. A.T. Beck, *Kognitive Therapie bei Depressionen,* Urban und Schwarzenberg, Munich 1981; P. Berner, R. Naske, *Denkstörungen,* en Ch. Müller (dir.), *Lexikon der Psychiatrie,* Springer, Heidelberg 1973; W.E. Broen, *Schizophrenia. Research and Theory,* Academic Press, Nueva York 1968; E. Bleuler, *Lehrbuch der Psychiatrie,* Springer, Heidelberg 1949; R.B. Cattell, *Theory of fluid and crystallized intelligence,* «J. Educat. Psychol.» 54 (1963) 1-22; J.P. Guilford, *The nature of human intelligence,* McGraw Hill, Nueva York 1967; J. Heimann, *Psychophysiologie endogener Psychosen,* «Schweiz. Arch. Neurol., Neurochir. Psychiatr.» 125 (1979) 231; G. Huber, *Psychiatrie,* Schattauer, Stuttgart ³1981; A.O. Jäger, *Dimensionen der Intelligenz,* Hogrefe, Gotinga 1967; E. Plaum, *Hypothesen zu Basis-Störungen Schizophrener,* «Psychiatr. Neurol., Med. Psychol. Leipzig» 30 (1978) 74-84; E.R. Rey, *Schizophrene Störungen,* en W. Wittling (dir.), *Handbuch der klinischen Psychologie,* Hoffmann und Campe, 1981; O. Spreen, *Neuropsychologische Störungen,* en *Handbuch der Psychologie,* vol. 8, *Klinische Psychologie,* Hogrefe, Gotinga 1977; F. Süllwold, *Bedingungen und Gesetzmässigkeiten des Problemlösungsverhaltens,* en C.F. Graumann (dir.), *Denken,* Kiepenheuer u. Witsch, Colonia 1965; F. Süllwold, *Zur Phänomenologie und Bedeutung des unmittelbaren Konfigurationsgedächtnisses,* «Z. Experiment. Angew. Psychol.» 27 (1980) 26-43.

Lieselotte Süllwold

TRASTORNOS DEL SUEÑO. Sueño, sueño sano, variantes normales, sueño patológico, trastorno del sueño, división, frecuencia, tratamiento.

La definición del trastorno del sueño debe apoyarse en criterios objetivos y en criterios subjetivos. La división de los trastornos del sueño es siempre descriptiva; la razón de ello es que no se ha aclarado aún lo que constituye el sueño sano y reparador. Es cierto que el ser humano no puede vivir sin el sueño y que su estado general durante el día y, en consecuencia, su «calidad de vida» dependen del sueño. El sueño y sus trastornos deben considerarse como procesos psicofisiológicos complejos. Actualmente tales procesos se diferencian y describen partiendo, principalmente, de los resultados de la investigación electrofisiológica.

El *sueño sano* en cuanto «estado de reposo» es un proceso biológico activo que sigue un modelo característico. Este modelo ofrece una morfología basada en varias fases y una estructura con cursos cíclicos. El modelo se puede determinar con ayuda de potenciales bioeléctricos que informan, según la situación de los electrodos, sobre las actividades del cerebro, de los ojos, de la musculatura, de la temperatura corporal, de la resistencia eléctrica cutánea, de la respiración, de la circulación, etc. En el caso típico, el «modelo de sueño» consta de cuatro a cinco ciclos sucesivos por noche, que a su vez se articulan en una fase más larga, escasa en → sueños, y una fase más breve y rica en sueños (NREM frente a REM: *non rapid eye movements* frente a *rapid eye movements*). En un período de sueño total ordinario, de 7-8 horas, de un adulto sano, con notables oscilaciones individuales, los respectivos porcentajes de los diferentes estados son aproximadamente los siguientes: NREM 75 %, REM 25 %. Los criterios basados en los trazados electroencefalográficos permiten distinguir en el sueño NREM cuatro etapas: etapa 1: somnolencia o sueño ligero; etapa 2: sueño semiprofundo; etapas 3 y 4: sueño profundo (SWS: *slow waves sleep* = sueño de ondas lentas). Su porcentaje aproximado en el sueño total es: etapa 1, 5 %; etapa 2, 50 %; etapas 3 y 4, 20 %. La perturbación de determinadas partes del «modelo de sueño», por ejemplo, despertando al sujeto o administrándole fármacos, provoca, una vez eliminada la causa, una contrarregulación suplementaria o rebote *(rebound)*. El sueño y los procesos biológicos a él vinculados se hallan sujetos a ciertos ritmos evidentes. Estos últimos se rigen por «relojes interiores». La coordinación y la sincronización de tales ritmos pueden favorecerse o perturbarse mediante «indicadores externos», entre los que se cuentan también los factores sociales. En el caso de la alternancia sueño-vigilia, se trata de periodicidades circadianas, de 24 horas; en el caso de los ciclos nocturnos, que pueden demostrarse también a un nivel subliminal durante el día, se trata de periodicidades ultradianas, de hora y media.

Las *variantes normales* de los ritmos circadianos sueño-vigilia, de la duración del sueño nocturno y del «modelo del sueño» dependen, como se sabe, de la edad y del sexo. Está demostrada también la dependencia de los parámetros del sueño con respecto a los hábitos de sueño y de alimentación.

En cuanto al tiempo total de sueño a lo largo de las 24 horas en dependencia de la edad, cabe afirmar fundamentalmente que el más largo es el del lactante; más tarde, el sueño nocturno del niño, ya regularizado, va disminuyendo gradualmente; se estabiliza en los adultos y se abrevia en las personas entradas en años. La duración total del sueño en el niño de un año suma alrededor de 14 horas; en el de cuatro años, 12 horas; y en el de diez años, 9-10 horas. Estudios realizados con adultos sanos han señalado una media de 8 horas para jóvenes de 20 años; para adultos de cincuenta años, 7,2 horas. Investigaciones poligráficas y psicológicas de individuos sanos de sueño prolongado y breve, definidos con más de 9 horas y menos de 6 horas respectivamente, han proporcionado en el «modelo de sueño», con porcentajes iguales de sueño de ondas lentas, una diferencia en el sueño REM. Este sueño REM aumenta de modo significativo en individuos de sueño prolongado. Éstos muestran una fase de adormecimiento prolongada (desde el momento de apagar la luz, hasta la primera aparición de la etapa 2) y un despertar más frecuente. En cuanto a las afirmadas diferencias en las características psicológicas de los dos grupos, las opiniones son diversas. Algunos autores han establecido mediante investigaciones poligráficas la duración mínima de sueño circadiano, sin detrimento del estado general diurno ni de la capacidad de rendimiento, para individuos de sueño breve, en un tiempo total de sólo una hora, mientras que otros la han fijado en tres horas. El modelo de sueño ofrece, además de la duración total del sueño, alteraciones típicas en dependencia con la edad. El porcentaje, tanto de sueño de ondas lentas como de sueño REM, disminuye notablemente hasta los 20 años y, en menor medida, el sueño de ondas lentas aun en la edad adulta. Y a la inversa, la frecuencia y la duración de las interrupciones en el sueño por despertar nocturno y desvelo aumentan constantemente con la edad. Se han abordado con investigaciones poligráficas las diferencias del «modelo de sueño» en relación con el sexo. En comparación con mujeres de la misma edad, los hombres entre cuarenta y setenta años sufren interrupciones de sueño más frecuentes y más prolongadas, y muestran, en conjunto, menos sueño de ondas lentas y sueño REM. Se conoce la dependencia de los parámetros del sueño con respecto a los hábitos de sueño, por investigaciones realizadas acerca de la influencia de variables temporales. Después de períodos prolongados de vigilia, el tiempo de adormecimiento dura menos y la parte porcentual del sueño de ondas lentas es mayor. Tales dependencias están sometidas, por su parte, a influencias de los ritmos circadianos. A igual duración de períodos previos de vigilia, el tiempo de adormecimiento a medianoche es más breve que por la mañana y la parte porcentual de sueño REM es mayor en el sueño matinal. Se ha comprobado la influencia de los hábitos de nutrición sobre la duración del sueño y el «modelo de sueño» con investigaciones sobre diferente ingestión de alimentos o de calorías, así como mediante estudios llevados a cabo en pacientes anoréxicos o adiposos. La mala nutrición y la pérdida de peso van ligados a una disminución del tiempo total de sueño, a mayores interrupciones, a un despertar más temprano y a una reducción del sueño de ondas lentas y del sueño REM.

En el *sueño patológico* cambia el «modelo de sueño» bajo la influencia de sobrecargas y trastornos psíquicos, enfermedades somáticas, fármacos o condiciones ambientales opresivas; cambia en cuanto a su morfología o en su estructura temporal, o en ambas al mismo tiempo. Se pueden demostrar, por lo general, influencias en los sueños, y la investigación poligráfica revela al mismo tiempo modificaciones típicas de funciones autónomas y de la motórica. El sujeto no experimenta una sensación de descanso después del sueño. Se queja de tener poco sueño o demasiado sueño; en casos especiales, el sueño va ligado a considerables trastornos somáticos y psíquicos.

La *clasificación de los trastornos del sueño* puede seguir diversos criterios:

1. *División fenomenológica:* Trastornos del adormecimiento y del sueño continuado, despertar prematuro, inversión del ritmo sueño-vigilia.

2. *División sindrómica:* Hipo, hiper y disomnia.

3. *División sindrómico-genética:* Trastorno idiopático, trastorno exógeno, trastorno orgánico, trastorno psicótico y trastorno psicógeno.

El insomnio —sin duda el trastorno más frecuente y un concepto general que designa todas las formas de trastornos del sueño que van acompañadas de un déficit del mismo o que el sujeto siente como tal— suele dividirse del modo siguiente: Insomnios primarios y secundarios, insomnios de base farmacológica y de base situacional, insomnios unidos a disomnia.

Ninguna de estas divisiones está a la altura de los conocimientos actuales, logrados mediante importantes hallazgos obtenidos gracias a las investigaciones electrofisiológicas o poligráficas realizadas. Faltan aún los conocimientos necesarios para ofrecer una clasificación etiológica de los trastornos del sueño. Dada esta situación, parece razonable la división que elaboró y publicó en 1979 el Sleep Disorder Classification Committee, por su concepción y por su sistemática. La *Diagnostic classification of sleep and arousal disorders* (Clasificación diagnóstica de los trastornos del sueño y del despertar) distingue cuatro grupos de trastornos del sueño y especifica éstos de la forma que resumimos a continuación:

A. *Trastornos del adormecimiento y del sueño continuado* (insomnios) en combinación con: 1) procesos psicofisiológicos, 2) enfermedades psiquiátricas, 3) consumo de alcohol y de drogas, 4) trastornos respiratorios, 5) trastornos musculares y sensoriales, 6) influencias situacionales, médicas o tóxicas, 7-9) condiciones especiales y variantes de la norma.

B. *Trastornos con somnolencia excesiva* debido a: 1) procesos psicofisiológicos, 2) enfermedades psiquiátricas, 3) consumo de alcohol y de drogas, 4) trastornos respiratorios, 5) trastornos musculares y sensoriales, 6) narcolepsia, 7-10) condiciones especiales, variantes de la norma o trastornos idiopáticos.

C. *Trastornos del ciclo sueño-vigilia* relacionados con: 1) trastornos pasajeros, ó 2) duraderos, por ejemplo, cambio brusco de huso horario, o de turno de trabajo, cambio frecuente del tiempo sueño-vigilia, o ritmo desplazado o irregular de sueño-vigilia.

D. *Trastornos funcionales relacionados con el sueño*, sus etapas y los procesos del despertar: 1) sonambulismo, 2) pavor nocturno, 3) enuresis, 4) otros.

Se han demostrado alteraciones típicas del «modelo de sueño» o trastornos sindrómicos característicos en trastornos del sueño en los siguientes casos:

1. *Alcoholismo.* Trastorno del adormeci-

miento y del sueño continuado, con reducción del tiempo total del sueño, sueño REM fragmentado y reducido en el alcoholismo crónico (→ dependencia del alcohol) o reducción del sueño de ondas lentas y *rebound* de sueño REM en abstinencia de alcohol.

2. *Depresión.* Trastorno del adormecimiento y del sueño continuado, despertar precoz y latencia REM abreviada en → depresión unipolar, o mayor necesidad de sueño con tiempo total aumentado y necesidad de sueño persistente durante el día en depresión bipolar.

3. *Consumo de drogas y efecto farmacológico.* Trastorno del adormecimiento como consecuencia de drogas estimulantes (→ drogadicción) o de diversos fármacos, como preparados tiroideos, hormonas adrenocorticotrópicas, contraceptivos orales, citostáticos, etc. Trastornos del adormecimiento y del sueño continuado por abstinencia de drogas y de fármacos que producen tolerancia y hábito.

4. *Enfermedades geriátricas.* Trastorno del sueño y despertar temprano, tiempo total del sueño disminuido, sueño de ondas lentas y sueño REM reducidos.

5. *Manía.* Trastorno del adormecimiento y sueño abreviado.

6. *Trastornos psicóticos y enfermedades psicosomáticas (→ psicosomática).* Trastorno del adormecimiento y del sueño continuado unido a frecuentes sueños de → angustia, trastornos del sistema neurovegetativo y trastornos motores.

7. *Esquizofrenia.* Trastorno del adormecimiento y del sueño continuado, con sueño de ondas lentas y sueño REM reducidos.

8. *Medicación con somníferos.* Hang-over en adultos, trastorno del adormecimiento y del sueño continuado, con sueño fragmentado y sueño REM y NREM reducidos, insomnios-*rebound* en formación de hábito y dependencia, reducción o eliminación del sueño REM, sobre todo por barbitúricos.

9. *Enuresis nocturna.* Enuresis durante el sueño, sobre todo en sueño de ondas lentas del primer tercio de la noche.

10. *Narcolepsia.* Trastorno sindrómico, que aparece en forma de ataque, basado en un trastorno de la organización del sueño REM (sueño REM inmediatamente después del adormecimiento), con somnolencia de breve duración y eventualmente pérdida repentina del tono muscular provocada a menudo por intensa conmoción psíquica (cataplexia).

11. *Pavor nocturno.* Despertar a partir del sueño de ondas lentas del primer tercio de la noche, unido a crisis de → angustia y gritos.

12. *Sonambulismo.* El individuo camina mientras duerme; el fenómeno aparece en el sueño de ondas lentas del primer tercio de la noche, con conciencia reducida y trastorno de la memoria.

Sobre la *frecuencia del trastorno del sueño* existen pocos resultados de investigación que coincidan en sus conclusiones. Son frecuentes las quejas sobre trastornos del sueño, incluso en personas sanas. La incidencia puede estimarse en la población adulta en un 10 % y la prevalencia en un 20 %. La queja más frecuente es la de insomnio o la de dificultad para conciliar el sueño para el sueño continuado o para el sueño reparador. Entre los síntomas presentados por los pacientes en la práctica médica general están los trastornos del sueño, con una frecuencia del 15 % aproximadamente. Esta frecuencia es más elevada en pacientes psiquiátricos; alrededor del 70 % de estos pacientes se quejan de trastornos del sueño. La frecuencia aproximada difiere según el diagnóstico psiquiátrico; es del 90 % en depresiones endógenas, del 80 % en manías, del 70 % en depresiones larvadas, del 30 % en neurosis depresivas (→ formas de neurosis) y en casos de → esquizofrenia, y del 20 % en la arteriosclerosis cerebral.

La *autoobservación del trastorno* del sueño está sujeta a errores provocados por una memoria falaz o deficiente al despertar, por un conocimiento defectuoso o erróneo y por diferencias en la valoración de los propios problemas del sueño. La información acerca de un trastorno del sueño debe examinarse con los siguientes criterios, entre otros:

1. Ideas erróneas acerca del sueño sano en cuanto a duración, profundidad y ausencia de molestias.

2. Juicio equivocado acerca del propio sueño en cuanto a duración, profundidad y ausencia de molestias.

3. Interpretación unilateral de la propia sensación de fatiga como una falta de sueño.

4. Sobrecarga debida a deseos y → angustia inconscientes o inconfesados, como deseo de protección, miedo a los → sueños, miedo a la muerte, etc.

5. Prestigio social del trastorno del sueño, que se interpreta como voluntad de rendimiento y demostración de esfuerzo.

6. Modo distinto de vivenciar el trastorno del sueño, bien como señal de alarma inicial, o como enfermedad grave.

El *tratamiento de los trastornos del sueño* incluye los siguientes pasos terapéuticos:

1. Indagar la duración, grado de gravedad, factores perturbadores situacionales y evaluación subjetiva del trastorno del sueño.

2. Exclusión de posibles causas mediante tratamiento de la enfermedad básica, por ejemplo, miedos (→ angustia), estados dolorosos (→ dolor), insuficiencia cardiaca y otros.

3. Asesoramiento sobre terapias no medicamentosas, como por ejemplo → entrenamiento autógeno, → terapia de la conducta, terapias físicas y otras.

4. Farmacoterapia, con ponderación de riesgo en relación con peligro de intoxicación, habituación y dependencia, fenómeno de rebote e interferencias con otros medicamentos.

Bibliografía. W.C. Dement, Ch. Guilleminault, *Sleep*, 2 vols., Raven Press, Nueva York 1979-1980; G. Harrer, V. Leutner, *Schlaf und Pharmakon*, Editiones Roche, 1978; N. Kleitmann, *Sleep and Wakefulness*, The University of Chicago Press, Chicago-Londres 1967; W.B. Mendelson, J.Ch. Gillin, R.J. Wyatt, *Human sleep and its disorders*, Plenum Press, Nueva York-Londres 1977; R.L. Williams, I. Karacan, *Sleep disorders diagnosis and treatment*, Wiley Medical Publ. USA, 1978.

Fritz Gnirss

TRASTORNOS FRONTERIZOS. → Psicoterapia, patología del yo, → diagnóstico, defensa, trastorno de personalidad.

1. Definición. El calificativo de «fronterizo» *(borderline)* se utilizó durante mucho tiempo en → psiquiatría para designar cuadros psíquicos situados entre la neurosis (→ formas de neurosis) y la → psicosis difíciles de catalogar en una de estas dos categorías nosológicas. El término ha ido modificando su significado con los trabajos innovadores de O.F. Kernberg, a partir de 1967. Actualmente designa un cuadro psicopatológico independiente que se ubica, desde el punto de vista fenomenológico en la zona límite de la neurosis y la psicosis se mantiene relativamente estable en ella y se basa en un trastorno específico del yo, del cual derivan las típicas manifestaciones patológicas fronterizas. El → diagnóstico «síndrome fronterizo» está referido a dichos signos patológicos típicos que suelen aparecer ligados entre sí, mientras que la expresión «personalidad fronteriza» *(borderline personality organization)* se refiere a características estructurales permanentes en la organización del yo. Se habla de «estado fronterizo» cuando se trata de descompensaciones pasajeras de una personalidad que habitualmente funciona a un nivel de organización elevado.

2. Fenomenología. 1. *Sintomatología fronteriza.* Los estados fronterizos suelen distinguirse por una sintomatología múltiple que experimenta notables oscilaciones de intensidad y fluctúa en uno u otro sentido. Por eso el cuadro patológico es también calificado de «establemente inestable» (Schmideberg 1959). Un diagnóstico seguro requiere a veces la observación del curso durante varios meses (Chessik 1974). Se puede sospechar un diagnóstico fronterizo si aparecen, al menos, dos de los siguientes síntomas (Kernberg 1975, Rohde-Dachser 1979): 1) → Angustia crónica libre y flotante, en combinación con otros → síntomas no ligados necesariamente a la angustia. 2) Sexualidad perversa polimorfa. 3) Fobias y angustias corporales múltiples (dismorfofobia, hipocondría). 4) Síntomas de conversión múltiples, muy diferenciados o extravagantes. 5) Reacciones disociativas (estados crepusculares histéricos, fugas; amnesia acompañada de trastornos de la conciencia; personalidad múltiple). 6) Despersonalización crónica o vivencias frecuentes y graves de despersonalización. 7) → Depresión con ausencia de sentimientos de culpa, sustituidos por una ira impotente contra otros o contra sí mismo. 8) Pérdida episódica del control de los impulsos. 9) Acciones autonocivas, sobre todo mediante lesiones corporales sin intención suicida. 10) Síntomas obsesivos, con transición fluida hacia la inconexión delirante.

11) Formaciones delirantes fijas. 12) Trastornos del pensamiento y perceptivos limitados al ámbito conflictivo. 13) Vivencias seudoalucinatorias (sobre todo de naturaleza óptica). En condiciones externas de estrés (a veces durante una → psicoterapia efectuada incorrectamente), los pacientes fronterizos pueden descompensarse pasajeramente en sentido psicótico. El episodio psicótico, sin embargo, es de carácter fugaz, suele quedar en alguna forma de distonía del yo y siempre es reversible (Gunderson y Singer 1975).

Para asegurar de modo definitivo el diagnóstico de fronterizo es preciso analizar la patología del yo que sustenta estos síntomas (cf. más adelante en **4**).

2. *Personalidad fronteriza.* Los → síntomas fronterizos típicos son expresión de un trastorno estructural que afecta a la personalidad global del paciente. Spitzer y Endicott (1979) han realizado una descripción precisa de este trastorno de la personalidad. En una investigación sistemática distinguen, dentro de la categoría global de pacientes fronterizos, dos *subgrupos* que ellos denominan «personalidad esquizotípica» y «personalidad inestable». Ambas personalidades alteradas existen independientemente entre sí, pero pueden interferirse. Su diagnóstico se basa en rasgos de personalidad permanentes y no en síntomas episódicos.

Cabe hablar de *personalidad esquizotípica* cuando se cumplen al menos cuatro de los siguientes criterios, con exclusión del diagnóstico de → esquizofrenia: 1) Pensamiento mágico. 2) Ideas de referencia o pensamiento autorreferido. 3) Aislamiento social. 4) Falsos reconocimientos recurrentes, relativos a presencia o influencia de una persona que no está realmente presente. 5) Comunicación inadecuada, pero coherente. 6) Relación alterada en la situación cara a cara. 7) Desconfianza o representaciones paranoides. 8) → Angustia social exagerada o susceptibilidad extremada a la crítica.

La *personalidad inestable* se caracteriza por, al menos, *cinco* de estas notas: 1) Impulsividad o imprevisibilidad de la conducta en al menos dos áreas que son potencialmente autonocivas —por ejemplo, abuso de drogas (→ drogadicción) o del alcohol (→ dependencia del alcohol), juegos de azar, hurtos menores—. 2) Relaciones interhumanas inestables e intensas al mismo tiempo. 3) Malhumor intensivo o crónico. 4) Signos de trastorno de identidad. 5) Inestabilidad afectiva con fuertes oscilaciones anímicas. 6) Dificultades en la soledad. 7) Actos físicamente autonocivos. 8) Sentimientos crónicos de vacío y aburrimiento.

Más adelante, Spitzer y Endicott reservaron el concepto de *borderline personality disorder* para la «personalidad inestable». Su esquema de diagnóstico fue incluido el año 1980 en la sección «trastornos de la personalidad» del *Diagnostic and statistical manual of mental disorders,* de la American Psychiatric Association. Así, el término «fronterizo» (*borderline*) pasó a formar parte del diagnóstico oficial de una enfermedad psiquiátrica.

3. Instrumentos auxiliares para el diagnóstico. Para identificar con claridad las enfermedades fronterizas y su distinción frente a otros grupos patológicos se han elaborado en Estados Unidos una serie de instrumentos auxiliares de diagnóstico. El mejor verificado de ellos es la *Entrevista diagnóstica para pacientes fronterizos* de Gunderson y Kolb (1978). Se trata de una entrevista semiestandarizada que detecta, mediante 124 preguntas, cinco áreas de la personalidad con especial relevancia para el diagnóstico fronterizo: la adaptación social, los modelos de acción impulsiva, el área de los afectos, la afinidad con la → psicosis, y el ámbito de las relaciones interhumanas. Según los resultados obtenidos hasta ahora, la *Entrevista diagnóstica para pacientes fronterizos* permite, con una significancia estadística elevada, establecer la distinción frente a pacientes de otro tipo. Cabe mencionar también, entre los instrumentos auxiliares de diagnóstico, el *Índice de síndromes fronterizos,* un → cuestionario de autoevaluación para pacientes fronterizos, de Conte y otros (1980), y el *Borderline ego functions inventory* de Perry y Klerman (1978). La *Entrevista estructural para pacientes fronterizos* de Kernberg (1977) plantea mayores exigencias de competencia diagnóstica para el investigador; en ella se establece el diagnóstico de «fronterizo» por las reacciones del paciente a determinadas intervenciones, durante la situación exploratoria.

Dado que los pacientes fronterizos manifiestan en situaciones de → test no estructuradas ciertas peculiaridades que no se manifiestan en ambientes de investigación mejor estructurados —por ejemplo, el test de inteligencia Wechsler para adultos *(Wechsler-Intelligenz-Test für Erwachsene,* WAIS)—, conviene a veces efectuar las correspondientes investigaciones de control psicológico para asegurar el → diagnóstico, por ejemplo, una comparación de los resultados del test de inteligencia Wechsler para adultos con los del test de Rorschach; cf. Kernberg y otros 1981.

4. Patología del yo. 1. *Defensa fronteriza.* Las manifestaciones fronterizas son expresión de un trastorno del yo que se basa en la incapacidad de *expulsar* de la conciencia, eficazmente y de modo duradero, ciertos contenidos incompatibles y por ello cargados de angustia. A diferencia de lo que ocurre en pacientes neuróticos (o también en personas «normales» psíquicamente extravagantes), estos contenidos suelen ser conscientes y pueden en cualquier momento, a favor de un estímulo concreto, invadir el yo del paciente. Como protección contra este peligro sirven unas maniobras de defensa de tipo relativamente primitivo, en cuyo centro está la *escisión.* Los contenidos conscientes incompatibles pueden disociarse mediante la escisión, sustrayéndoles la catexis afectiva alternativamente. El paciente *sabe* entonces acerca de la existencia de sus contradicciones íntimas, pero no se siente afectado emocionalmente por ellas. Este mecanismo funciona en las primeras relaciones objetales, en las que las experiencias buenas y malas con una persona de referencia (generalmente la madre) quedan sedimentadas en las representaciones correspondientes a un objeto totalmente «bueno» y a un objeto totalmente «malo» (Kernberg 1975, 1976). Estas imágenes objetales contrapuestas pueden permanecer sin integrar en el proceso fronterizo, incluso con una progresiva maduración del yo, porque la agresión resultante de las experiencias negativas y proyectadas en la imagen «mala» es tan fuerte que se hace necesario proteger la imagen objetal «buena» y benéfica del contacto con el objeto «malo» para que no sea destruido por esta → agresión. Las experiencias negativas se concentran sobre todo en la prohibición de la autonomía por parte del padre o de la madre (Masterson 1976). El niño de dos a tres años, cuyos pasos hacia la individuación quedan bloqueados por esa prohibición, salva en tal situación su idea del objeto «bueno» adhiriéndose a un mundo arcaico y fantástico, a costa de relegar el examen de la realidad y, a veces, de suspender sus posibilidades de desarrollo ideativo y perceptivo; un mundo donde las imágenes del «hada» y de la «bruja» quedan netamente separadas. Posteriormente pueden insertarse en estos modelos de representación contrapuesta sistemas enteros de identificación que el individuo puede vivir alternativamente sin integrarlos en una identidad global del yo.

Una serie de *operaciones de defensa adicionales* vienen a favorecer esta escisión. Cabe mencionar entre ellas las idealizaciones primitivas, la proyección y la identificación proyectiva, la renegación y las fantasías de omnipotencia, unidas a una devaluación de los objetos (Kernberg 1975), al igual que las «operaciones de encubrimiento» descritas por Greenson (1958). Estas últimas ocultan las ideas y los afectos incompatibles mediante su contrario respectivo. En los trastornos fronterizos la → angustia adopta con frecuencia el papel de tal afecto encubridor, y suele crecer hasta el pánico si otro afecto incompatible (de cualidad libidinosa o agresiva) irrumpe en la conciencia del paciente (Rohde-Dachser 1979). Todas estas operaciones de defensa perjudican a importantes funciones del yo del paciente. Las manifestaciones fronterizas adquieren así su impronta específica, hasta aparecer a veces próximas a la → psicosis.

2. → *Trastorno afectivo y relaciones objetales.* La escisión entre la imagen objetal «buena» y la imagen «mala» impide una fusión de las derivaciones pulsionales, libidinosas y agresivas, ligadas a ellas. De este modo los impulsos amorosos y los impulsos agresivos no pueden neutralizarse mutuamente. Por eso, la → agresión conserva en el desarrollo fronterizo su cualidad arcaica, destructiva, mientras que las tendencias libidinosas buscan su meta de modo igualmente inmodificado y acrítico. El sujeto no puede vivenciar la ambivalencia con respecto a objetos importantes. En su lugar aparece un tosco dibujo en blanco y negro, donde faltan los tonos intermedios. Por ello, las relaciones objetales de

los pacientes fronterizos suelen ser intensas y a la vez inestables y están lastradas por fuertes oscilaciones de humor y abruptos desplazamientos de actitud frente al objeto (Spitzer y Endicott 1979). Algunos pacientes se salvan de este modelo torturante de relación en una soledad no menos torturante, con la que intentan protegerse a sí mismos, y a los otros contra su excesiva agresividad, efecto de la frustración.

5. **Terapéutica de los estados fronterizos.** La intensa tendencia a la regresión, que suele afectar al yo de estos pacientes, hace que estén contraindicados los métodos habituales de → psicoanálisis y otras terapias poco estructuradas, y que fomentan la regresión. Y, a la inversa, una terapia de mero apoyo suele ser poco eficaz (Kernberg 1975). El método adecuado es una → *psicoterapia de orientación psicoanalítica*, en la que el paciente pueda iniciar una relación terapéutica que le permita superar el plano de la escisión objetal. El psicoterapeuta debe estar a disposición del paciente como un *objeto real*, en el que éste pueda rectificar su proyecciones y distorsiones perceptivas. A diferencia de la psicoterapia de pacientes neuróticos, la psicoterapia fronteriza no busca primariamente la reconstrucción de la historia de la infancia ni el descubrimiento de los conflictos inconscientes. El problema del paciente consiste aquí en su incapacidad para la represión, cuyo lugar ocupan las operaciones ya descritas de defensa que debilitan al yo. El *riesgo* de toda psicoterapia fronteriza reside en la intensificación de este tipo de defensa, como reacción a la situación terapéutica: el recurso a maniobras de escisión, proyección y, sobre todo, identificación proyectiva va acompañado de una pérdida en el examen de la realidad, que puede desembocar en una psicosis de transferencia. De modo aún más catastrófico pueden actuar las tendencias a la renegación, que impulsan a los pacientes fronterizos a negar las consecuencias reales de su conducta auto y heterodestructiva. Por eso la psicoterapia fronteriza debe centrarse preferentemente en la labor sobre estos mecanismos de defensa patológicos (Kernberg 1975). Exige una constante *confrontación* del paciente con sus propias contradicciones y renegaciones. Se precisa a menudo el *establecimiento de límites* reales (por ejemplo, mediante una hospitalización provisional) si el paciente corre el riesgo de perjudicarse a sí mismo o a otros de modo irreversible. El objetivo terapéutico consiste en la combinación de los segmentos disociados del yo del paciente, para constituir una identidad estable y global del yo. Paralelamente a esto debe tener lugar una gradual modificación de la → agresión arcaica (Blanck y Blanck 1974) que permita al paciente el establecimiento de relaciones plenas, realistas y, por ello, vivenciales de modo ambivalente.

La → *psicoterapia de grupo* sólo tiene sentido cuando el paciente se siente tan amenazado por la agresión en la relación psicoterápica dual que prefiere proyectar dicha agresión, provisionalmente, sobre un conjunto de varias personas, más sólido y menos frágil que el terapeuta individual, que para él suele desempeñar la misma función protectora que el objeto «bueno» de la infancia.

Bibliografía. American Psychiatric Association, *Diagnostic and statistical manual of mental disorders*, Washington [3]1980; G. Blanck, R. Blanck (1974), *Angewandte Ich-Psychologie*, Klett-Cotta, Stuttgart 1978; R.D. Chessik, *The borderline patient*, en S. Arieti, E.B. Brody (dirs.), *American handbook of psychiatry*, Basic Books, Nueva York [2]1977; H.R. Conte, R. Plutchik, T.B. Karasu, I. Jerrett, *A self-report borderline scale. Discriminative validity and preliminary norms*, «J. Nerv. Ment. Dis.» 168 (1980) 428-435; R.R. Greenson (1958), *Über Deckabwehr, Deckhunger und Deckidentität*, en *Psychoanalytische Erkundungen*, Klett-Cotta, Stuttgart 1982; J.G. Gunderson, M.T. Singer, *Defining borderline patients. An overview*, «Am. J. Psychiatry» 123 (1975) 1-10; —, J.E. Kolb, *Discriminating features of borderline patients*, «Am. J. Psychiatry» 135 (1978) 792-796; O.F. Kernberg (1975), *Borderline-Störungen und pathologischer Narzissmus*, Suhrkamp, Francfort 1978; — (1976), *Objektbeziehungen und Praxis der Psychoanalyse*, Klett-Cotta, Stuttgart 1981; —, *The structural diagnosis of borderline personality organization*, en P. Hartocollis (dir.), *Borderline personality disorders*, Intern. Univ. Press, Nueva York 1977; O.F. Kernberg, E.G. Goldstein, A.C. Carr, H.F. Hunt, S.F. Bauer, R. Blumenthal, *Diagnosing borderline personality. A pilot study using multiple diagnostic methods*, «J. Nerv. Ment. Dis.» 169 (1981) 225-231; J.F. Masterson (1976), *Psychotherapie bei Borderline-Patienten*, Klett-Cotta, Stuttgart 1980; C.J. Perry, G.I. Klerman, *Clinical features of the borderline personality disorder*, «Am. J. Psychiatry»

137 (1980) 165-173; Ch. Rohde-Dachser (1979), *Das Borderline-Syndrom*, Huber, Berna-Stuttgart-Viena ²1982; M. Schmideberg, *The borderline patient*, en S. Arieti (dir.), *American handbook of psychiatry*, vol. I, Basic Books, Nueva York 1959; R. L. Spitzer, J. Endicott, *Justification for separating schizotypal and borderline personality*, «Schizophr. Bull.» 5 (1979) 95-104.

Bibliografía suplementaria. P. Hartocollis (dir.), *Borderline personality disorders*, Intern. Univ. Press, Nueva York 1977; J.E. Mack (dir.), *Borderline states in psychiatry*, Grune & Stratton, Nueva York 1975; M.H. Stone, *The borderline syndromes: Constitution, personality and adaptation*, McGraw-Hill Book Co., Nueva York 1980; V.D. Volkan (1976), *Psychoanalyse der frühen Objektbeziehungen*, Klett-Cotta, Stuttgart 1978.

CHRISTA ROHDE-DACHSER

TRASTORNOS NARCISISTAS DE LA PERSONALIDAD (= NEUROSIS NARCISISTAS).

El sí mismo, fase táctil, personalidades fronterizas, fusión, yo grandioso (yo megalómano).

Heinz Kohut (1971, 1977) ha descrito algunos trastornos narcisistas de la personalidad que se caracterizan por un sí mismo inconsciente. Los individuos que los padecen no han recibido en su infancia suficiente amor, calor, confirmación y estímulo. Tienden a las compensaciones, en el sentido de un sí mismo megalómano y de una fusión con un objeto idealizado, del sí mismo y a diversas formas de transferencia o relación especular. Estos trastornos de la personalidad se desarrollan sobre la base de un sí mismo deficientemente formado —entendiendo por sí mismo la representación central del amor y del respeto a sí mismo—; son, pues, el producto de experiencias infantiles insuficientes y frustrantes. Por eso hablamos en este contexto de neurosis narcisistas (Battegay 1977). Sigmund Freud (1916/1963) calificó de neurosis narcisistas aquellas manifestaciones en las que los pacientes, según él, se retraen totalmente de su entorno para volverse a su propio narcisismo; esta ruptura total en la capacidad comunicativa sólo se daría en casos de → psicosis y haría imposible la → psicoterapia. Pero las neurosis narcisistas se consideran ahora como formaciones neuróticas que obedecen a una carencia básica sufrida en el entorno protector de la familia durante la primera infancia. En el área lingüística alemana se habla de trastornos narcisistas de la personalidad, pero esto entraña el peligro de entender por tales ciertas deficiencias congénitas, cuando sabemos hoy que los factores ambientales son decisivos en dichos trastornos. Sigmund Freud (1916/1963) llama neurosis narcisistas a las depresiones (→ depresión) endógenas (→ endógeno); hay que decir, en todo caso, que tales estados muestran una notable carencia narcisista, quizá por causas bioquímicas (→ bioquímica), por lo cual cabría calificar también en última instancia a las depresiones endógenas como neurosis narcisistas. Sin embargo, los trastornos de desarrollo que se gestan en el inconsciente se designan con el término de «neurosis», en tanto que las depresiones endógenas, dada su acumulación hereditaria, muestran más bien un componente genético.

Adolf Portmann (1944) ha señalado que el hombre nace prematuramente desde el punto de vista fisiológico. En comparación con los primates, abandona demasiado pronto el útero materno y por eso necesita de un «útero social». Erik Erikson (1950/1957) ha llamado la atención sobre la → confianza originaria, que sólo puede desarrollarse en el niño si éste ha experimentado la protección y el calor del ambiente familiar en su primera infancia. Si a un niño se le obliga a vivir en un entorno que le niega este calor afectivo, el niño no podrá desarrollar la confianza originaria ni un sí mismo consistente y ambos son indispensables para un desarrollo normal.

La experiencia del entorno se realiza durante la vida fetal y durante los primeros meses después del nacimiento, principalmente a través de la piel. La oralidad no posee la importancia destacada que Freud (1916-1917/1961) le atribuyó, aunque es cierto que el niño siente placer al ser alimentado en las primeras semanas de vida. No reviste importancia, en el aspecto de la oralidad, que el niño se alimente con la leche materna o con un producto lácteo industrial. Es decisivo en cambio, el modo de ofrecérsele el alimento. Aunque el niño tome leche de un biberón, la madre debe sostenerlo junto al pecho para que pueda sentir el calor de su piel. El lactante necesita de este calor, aunque sólo sea por el hecho de que, ya fisiológicamente, no es capaz de regular por sí solo su temperatura corporal. Necesita además el afecto, el calor y la estimulación para poder desarrollarse sano en cuanto a su vida afectiva. En las culturas arcaicas, el niño recibe este calor y estimulación al ser portado a la espalda por la madre. Battegay (1977) denomina a este tramo vital fase táctil. Mahler (1968, 1972) lo califica de etapa simbiótica.

El niño sólo desarrolla un sano vivenciar de su autoestima si ha experimentado de modo duradero y constante el calor y la estimulación, proporcionados desde fuera, en su vida inicial (durante el período fetal y en el primer año). Si es verdad, como ha señalado Spitz (1960), que el niño puede proporcionarse placer a sí mismo en el primer año de vida mediante la conducta autoerótica, mediante la manipulación de su cuerpo y de los genitales (Blum 1958), también lo es que no puede alcanzar un sentimiento suficiente de sí mismo sin que se le dé amor y corroboración desde fuera. Edith Jacobson (1973) ha hecho notar que el niño, en las primeras fases de vida, sólo puede distinguir aquellas sensaciones que producen placer o displacer. Por eso califica la autora de narcisistas las manifestaciones pulsionales anejas. Sin embargo, como subraya la propia Edith Jacobson (1973), estas descargas pulsionales no se orientan sólo hacia el interior, hacia el yo, sino que se dirigen también al exterior, desde que el niño nace. Estas descargas dirigidas al exterior son, según la autora, precursoras de las tendencias pulsionales dirigidas al objeto. En esta primera fase del desarrollo se da, pues, la premisa para un narcisismo sano y para unas relaciones inalteradas con el objeto, o bien para las alteraciones de las mismas. Este origen común de la relación con el mundo y de las relaciones objetales explica quizá que, como condición previa para una relación con los objetos, deba darse siempre una extensión del narcisismo al objeto (Battegay 1977). Argelander (1972) señala que el narcisismo (primario) designa un estado psíquico original no observable, a partir del cual se producen las primeras catexis objetales. El autor supone que el acceso narcisista al mundo es una premisa para las relaciones objetales.

Las investigaciones ya clásicas de René Spitz (1960), realizadas con 91 lactantes de una casa cuna que habían sido alimentados anteriormente al pecho materno, pusieron de relieve que aun en las mejores circunstancias externas aparecen los síntomas del hospitalismo cuando no hay una dotación suficiente de personal cuidador. Se observó que los niños lloraban mucho en el primer mes, en el segundo mes gritaban y acusaban pérdida de peso y desarrollo estancado, en el tercer mes rehusaban el contacto y a continuación mostraban una expresión facial rígida, gemían, sus movimientos era lentos, y estaban aletargados. La catamnesis descubrió que 34 de los 91 lactantes —es decir, el 37 % de los niños observados por Spitz (1960)— habían muerto en el plazo de dos años. El proceso mencionado fue reversible hasta el quinto mes, cuando se devolvía el niño a la madre. Como revelan estas mismas observaciones, el niño, especialmente en sus primeros meses de vida, necesita de un calor afectivo y de una estimulación permanentes para desarrollarse.

Como enseña la experiencia clínica, el niño sólo desarrolla la vivencia de la autoestima, el narcisismo sano, si experimenta de modo constante y duradero este calor en las primeras fases de su vida —período fetal y primer año—. Otto F. Kernberg (1975, 1980), sin embargo, habla de individuos que por constitución o a consecuencia de un trastorno de las relaciones objetales en la primera infancia apenas son capaces de sentir el amor y afecto que se les ofrece. Tales son, junto con los psicóticos, las personalidades fronterizas (→ trastornos fronterizos). Kernberg señala que el narcisismo patológico de los adultos se basa en un sí mismo inicialmente megalómano y, por tanto, en una estructura estable que se agrupa en torno a las representaciones que el individuo se hace de sí mismo y de los objetos. Este sí mismo megalómano es, según Kernberg, una condensación de aspectos del sí mismo real, del sí mismo ideal y del objeto ideal. El sí mismo grandioso permite paradójicamente al paciente fronterizo narcisista una integración del yo mejor de lo que suele ser característico en pacientes fronterizos que poseen otras estructuras (→ trastornos fronterizos). Ese sí mismo grandioso, sin embargo, hace que el paciente oponga durante la → psicoterapia ciertas resistencias muy difíciles de superar. El sí mismo megalómano sirve, según Kernberg, para reprimir la exasperación de tales personas; ejerce, pues, una función defensiva fundamental.

La concepción de Kernberg difiere, pues, de la de Kohut (1971, 1977), que concibe el sí mismo grandioso, desde una posición de narcisismo infantil, como compensación de un deficiente desarrollo del sí mismo durante la infancia. Kohut subraya en su análisis la compensación narcisista, e intenta acoger al paciente, en la fase inicial, con una actitud empática y corroborante, para estructurar gradualmente el sí mismo. Sólo cuando el sí mismo se consolida un poco puede intervenir el psiquiatra por la vía analítica clásica. La definición del narcisismo propuesta por Kohut como catexis libidinal del yo es tachada de unilateral por Kernberg porque deja de lado el curso de los procesos de catexis agresiva correspondientes. La transferencia especular narcisista y la transferencia idealizante no constituyen, pues, para Kernberg un proceso que el analista deba favorecer para permitir al paciente un desarrollo estructural ulterior. Las dos formas de transferencia serían más bien expresión de la estructura patológica, megalomaniaca, y deberían cuestionarse para poner de manifiesto la exasperación oral subyacente, los irrefrenables sentimientos de envidia y el sadismo proyectado del paciente. Contrariamente a la concepción de Kohut (1971, 1977), Kernberg (1975, 1980) señala que el desarrollo pulsional y del sí mismo y el desarrollo de las relaciones objetales no se producen con independencia mutua. Lo cierto es que, a tenor de las experiencias clínicas, tanto las formas constitucionales de un narcisismo dañado como los trastornos de desarrollo deben situarse en el plano de un narcisismo normal, pero poco desarrollado. Así, pues, las tendencias megalomaniacas, los fenómenos de exasperación y también las necesidades de fusión y la idealización de autoobjetos pueden ser compensaciones de un narcisismo insuficientemente desarrollado, pero en el fondo totalmente normal (neurosis narcisistas), o de un narcisismo primariamente patológico (→ trastornos fronterizos); en este segundo caso se añade una tendencia a la escisión en objetos buenos y objetos malos, una identificación proyectiva, breves episodios psicóticos y brotes impulsivos, como signos de una tendencia del yo a la fragmentación.

Kohut describe así los fenómenos básicos del trastorno de estos pacientes —perfectamente analizables— afectados de neurosis narcisistas: Sufren alteraciones específicas en la esfera del sí mismo y de los objetos arcaicos (autoobjetos), impregnados de energía narcisista (libido), que aún se hallan estrechamente relacionados con el sí mismo arcaico, fusionados con él. Kohut señala los factores negativos y positivos de una fijación en tales objetos desde la primera infancia. Uno de los factores negativos, según este autor, es que tales individuos han quedado fijados en imágenes de sí mismos compensatorias, arcaicas, infantiles, grandiosas, o en objetos sobrevalorados, libidinalmente ocupados de modo narcisista. Estas representaciones arcaicas no se integran en el resto de su personalidad, primero, porque tales individuos se hallan empobrecidos en sus energías, que están ligadas a las antiguas estructuras y a las fantasías «grandiosas» correspondientes; segundo, porque la actividad adulta, de cara a la realidad externa, de estos individuos está impedida por la interferencia con dichas representaciones y exigencias ancestrales. Aunque hoy se dude de la hipótesis energética de los procesos psíquicos y se considere más la teoría de la información, podemos afimar que las ideas de Kohut responden muy bien a la realidad clínica. Habría que sustituir eventualmente el concepto de «libido» narcisista por el término de «información» narcisista.

El yo, junto con el ello y el super yo, forma parte de las instancias que configuran la estructura psíquica, afirma Kohut. Pero el sí mismo no se cuenta entre los elementos o instancias básicas. Constituye más bien una representación capital del individuo arraigada en las tres instancias. El sí mismo es aquel contenido del yo, del ello y del super yo que permite al individuo, a modo de una brújula, la orientación permanente y una autorrepresentación constante. El sí mismo es, en este sentido, la sede del narcisismo, del «amor propio»; la condición previa de la salud mental sería, pues, un narcisismo normal. Dentro de esta perspectiva, el desarrollo anómalo nace del amor propio fisiológico, cuando el sí mismo queda en estado rudimentario debido a una experiencia insuficiente de afecto, amor y estimulación parentales y por eso se hacen necesarias las compensaciones y los procesos de defensa. Vulgarmente se suele hablar entonces de personas egoístas. Desde un punto de vista científico cabe decir que estas personas deben dedicar toda su atención narcisista a sí mismas porque sólo disponen de un narcisismo insuficiente.

Kohut habla de un sí mismo corporal que correspondería al sentimiento corporal de sí mismo. Cuando se da una cierta debilidad del sí mismo, el interesado no logra ocupar narcisísticamente sus diversas funciones corporales o las diversas esferas de su personalidad. Kohut menciona, en este contexto, el sí mismo corporal fragmentado. Los autores, sin embargo, suelen hablar más bien de fenómenos de fragmentación en relación con el yo. Si los neuróticos narcisistas que muestran un yo fuerte manifiestan tales síntomas psicosomáticos, ello no es signo de una fragmentación sino de que un sistema orgánico o un órgano ya no pueden ser ocupados en sentido narcisista. Lo que no se especifica es cómo se produce la «elección del órgano».

Los autores sostienen ideas divergentes sobre el sí mismo. Freud (1916/1963) creyó que el individuo narcisista —es decir, alterado en el sí mismo— no era analizable y por ello no hizo uso de la noción del sí mismo. Rapaport (1967) sostiene en sus *Gesammelte Werke* (Obras completas) que el concepto del sí mismo es impreciso. Hartmann (1972) equipara el sí mismo con la persona global. Habla de narcisismo del ello, del yo y del super yo. Añade que el concepto de «persona» no posee un estatuto conceptual en el → psicoanálisis y que el narcisismo de todas las instancias psíquicas es un enigma. De hecho, según él, el narcisismo se encuentra en las tres instancias psíquicas (yo, ello, super yo). Define el narcisismo como catexis libidinal no del yo sino del sí mismo o, en otros términos, como inclinación amorosa que no va dirigida al yo sino al sí mismo. Equipara, sin embargo, el sí mismo con la persona, resultando así difícil de concebir lo que este autor entiende por persona. Ésta sería lo contrario a los objetos, pues Hartmann habla de autorrepresentación frente a la representación objetal. Hartmann no habla de narcisismo sin más, sino de catexis narcisista, y hay que tener presente que, según este autor, el sí mismo está formado en su totalidad por el yo, el ello y el super yo. Edith Jacobson (1964) sostiene que el sí mismo es un todo diferenciado y orgánico porque difiere del entorno; es un todo porque posee continuidad y dirección, como también la capacidad de permanecer en medio de los cambios. Cuando el individuo se hace consciente de esta entidad peculiar, esa conciencia encuentra una expresión emocional en la experiencia de una identidad personal, de un sentimiento de sí mismo. La señora Jacobson hace constar a este respecto que el sí mismo permite al hombre sentirse idéntico en medio del cambio y la evolución. C.G. Jung (1967) afirma que el sí mismo aparece como una representación arquetípica. Los arquetipos son, según Jung (1967), experiencias ancestrales de la humanidad, próximas al sustrato somático, que se heredan. Añade que el sí mismo se perfila previamente a otras representaciones afines, ocupando un puesto central en correspondencia con la relevancia de su contenido y numinosidad —es decir, de su valor sentimental apriorístico—. Jung concibe, pues, la noción de sí mismo de otro modo que Kohut (1971/1977). El sí mismo no sería sólo, en este sentido, esa representación capital que señala al hombre la dirección a seguir y le confiere la identidad y la autorrepresentación; según Jung (1967), el sí mismo constituye más bien la globalidad de todos los fenómenos psíquicos del hombre. Expresa la unidad y la totalidad de la personalidad en su conjunto. El conocido discípulo de Jung, Erich Neumann (1949), ve en el sí mismo un centro global. El yo sería en este sentido un centro de conciencia. Esta formación de un centro (del yo) sería una «filialización» del sí mismo, que crea en el yo una «filial» destinada a representar los intereses totales frente a las pretensiones del mundo interior y exterior. El yo ejercería a menudo el papel del hijo frente al centro global (de ahí, en parte, la elección del término «filialización»), un centro que, en cuanto sí mismo y en referencia al desarrollo del yo, parece ligado en buena medida al arquetipo del padre. No obstante, cuando nosotros hablamos de trastornos narcisistas de la personalidad o de neurosis narcisistas y, en ese contexto, del sí mismo, nos referimos, con Kohut, a esa representación central existente en el yo, en el ello y en el super yo que representa el vivenciar del valor propio y confiere a estas instancias la certeza de pertenecer al propio sujeto.

Mientras que en las neurosis de transferencia la actitud inconsciente del analizando hacia el terapeuta constituye el soporte de deseos objetales infantiles reprimidos, en las neurosis narcisistas de Kohut y en las personalidades fronterizas con trastorno narcisista (→ trastornos fronterizos) descritas por Kernberg (1975, 1980) los fenómenos de transferencia afectados por trastorno narcisista no están orientados hacia el objeto. Los individuos narcisistas sólo son capaces, a lo sumo, de concebir al psicoanalista como un autoobjeto idealizado o como la ampliación de su sí mismo grandioso, determinada por la fusión o, en fin, como una imagen especular de sí mismos. La representación megalomaniaca de estos pacientes aumenta cuando pueden vivenciar al analista como una prolongación de sí mismos. Frente a los neuróticos narcisistas, el terapeuta no puede empezar con la labor hermenéutica, a diferencia del procedimiento a seguir en los → trastornos fronterizos de matiz narcisista, en los que la tendencia a la identificación proyectiva debe ser objeto de interpretación inmediata; no debe insinuar desde el principio el elemento compensatorio de tal fantasía, ni la debilidad del sí mismo del sujeto. El terapeuta debe comportarse con tales pacientes, mucho más que en las neurosis de transferencia, haciendo que el enfermo experimente una participación positiva, un estímulo. El psicoanalista procede al principio con un mayor sentido protector que en las neurosis de transferencia. A veces convendrá hacer sentarse al paciente en una silla delante del analista, en lugar de yacer en el diván. Esas personas quieren tener al terapeuta ante su vista, para estar seguras de entrar en contacto con él, de poder realizar una fusión. Tales pacientes no pueden soportar a veces la soledad del diván y se sienten mejor y más fuertes en contacto directo con el psicoanalista. Tienen quizá la impresión de que el hecho de yacer en el diván los obliga a una regresión no deseada. Se sienten corroborados si advierten la atención benevolente del analista hacia ellos. Esto no significa que haya que plegarse en todo a esos pacientes. Significa tan sólo que una presencia modesta y estimulante del terapeuta ayuda al sujeto a experimentar una cierta confianza en sí mismo. Aunque no sea posible reparar la falta de apoyo al sí mismo del paciente por parte de su madre, si el terapeuta adopta una actitud adecuada, el paciente puede internalizar ciertos aspectos de éste y adquirir de ese modo alguna confianza en sí mismo y en los demás. Como ha demostrado Kohut, estos pacientes narcisistas reviven un objeto arcaico omnipotente en el análisis de su transferencia idealizante —que no constituye una transferencia propiamente tal, como quedó dicho, sino una fusión—. Al mismo tiempo y con independencia de esto, suele darse una reactivación de un sí mismo grandioso, como ocurre a nivel fisiológico en la primera infancia, sobre todo en la fase anal. También es posible una reviviscencia de las diversas formas de transferencia especular, reiterándose una conducta infantil en la que el niño intentaba verse en los ojos de la madre. Se constata en el curso del análisis que tales sujetos no sólo desean liberarse de su autoestima deficiente, sino que utilizan las compensaciones al servicio de la resistencia. Se observa, además, que estos pacientes intentan inconscientemente colocarse en una situación desfavorable o manipular el entorno para caer en esa situación. Se comportan también así frente al terapeuta, y éste debe tener alguna experiencia para no incurrir en la contratransferencia correspondiente. Ya que los individuos abrigan expectativas idealizantes desmesuradas acerca del analista, es lógico que se sientan decepcionados y se revuelvan contra él. Puede manifestarse su enfado contra el terapeuta durante buena parte del análisis, aunque estos sujetos desean en el fondo que el analista se mantenga firme. Éste, pues, debe mostrarse inquebrantable para merecer la confianza del paciente. El pronóstico en estos pacientes es menos favorable que en las neurosis de transferencia. No obstante, el éxito del → psicoanálisis de estos pacientes —que inicialmente debe ser más indulgente que el psicoanálisis clásico, para pasar luego a la técnica del psicoanálisis corriente— depende de la experiencia del terapeuta. Si él mismo no necesita de una confirmación narcisista, el pronóstico de sus tratamientos será mejor. El resultado final no será la plena realización del sí mismo de tales individuos, pero éstos pueden reconocer su susceptibilidad narcisista y aceptarla sin reaccionar con una exasperación desmesurada.

Bibliografía. H. Argelander, *Die klinische Bedeutung des primären Narzissmus*, «Jb. der Psychoanalyse», vol. 9, p. 7, Huber, Berna-Stuttgart-Viena 1972; R. Battegay, *Narzissmus und Objektbeziehungen*, Huber, Berna-Stuttgart-Viena 1977, [2]1979; E. Blum, *Die Freudsche Psychoanalyse*, en E. Stern, *Die Psychotherapie in der Gegenwelt*, Rascher, Zurich 1958; Erik H. Erikson, *Childhood and society*, Norton, Nueva York 1950 (trad. alem., *Kindheit und Gesellschaft*, Rau, Zurich-Stuttgart 1957; S. Freud, *Vorlesungen zur Einführung in die Psychoanalyse*, ed. en 3 partes, Hugo Haller, Leipzig-Viena 1916 (primera parte), 1917 (segunda y tercera partes), y en *Ges. Werke*, vol. XI, S. Fischer, Francfort [3]1961 (trad. cast., *Lecciones introductorias al psicoanálisis*, en *Obras completas*, vol. 6, Biblioteca Nueva, Madrid 1972); — *Trauer und Melancholie*, «Z. Psychoanalyse», vol. IV, 1916 y *Ges. Werke*, vol. X, p. 427, S. Fischer, Francfort [3]1963 (trad. cast., *Duelo y melancolía*, en *Obras completas*, vol. 6, Madrid 1972); H. Hartmann, *Essays on ego-psychology. Selected problems in psychoanalytic theory*, Int. Univ. Press, Nueva York 1964 (trad. alem., *Ich-Psychologie. Studien zur psychodynamischen Theorie*, Klett, Stuttgart 1972); E. Jacobson, *The self and the object world*, Int. Univ. Press, Nueva York 1964-1973; C.G. Jung, *Die Dynamik des Unbewussten*, en *Gesammelte Werke*, vol. 8, Rascher, Zurich-Stuttgart 1967; O.F. Kernberg, *Borderline conditions and pathological narcissism*, Jason Aronson, Nueva York 1975; —, *Internal world and external reality*, Jason Aronson, Nueva York 1980; H. Kohut, *The analysis of the self*, Intern. Univ. Press, Nueva York 1971 (trad. alem., *Narzissmus*, Suhrkamp, Francfort 1973); —, *The restoration of the self*, Intern. Univ. Press, Nueva York 1977 (trad. alem., *Die Heilung des Selbst*, Suhrkamp, Francfort 1978); M.S. Mahler, *On human symbiosis and the vicissitudes of individuation*, Int. Univ. Press, Nueva York 1968 (trad. alem., *Symbiosie und Individuation*, vol. 1, Klett, Stuttgart 1972); E. Neumann, *Die grosse Mutter*, Rheinverlag, Zurich 1949; A. Portmann, *Vom Ursprung des Menschen*, Reinhardt, Basilea 1944; D. Rapaport, *The collected papers of David Rapaport*, Merton M. Gill, Basic Books, Nueva York-Londres 1967; R.A. Spitz, *Die Entstehung der ersten Objektbeziehungen*, Klett, Stuttgart 1960.

RAYMOND BATTEGAY

TRASTORNOS SEXUALES FUNCIONALES. → Psicoterapia de la pareja, la terapia según Masters y Johnson, prohibición del coito, impotencia, frigidez.

La investigación de los trastornos sexuales y de su tratamiento ha hecho grandes progresos en los últimos decenios. Este movimiento se inició con la liberalización y la destabuización parcial de la sexualidad, lo que dio ocasión a los pacientes para expresarse sin reservas y reclamar una terapia. Pronto hubo múltiples ofertas de tales terapias para los trastornos sexuales, de origen funcional en el 80 % de los casos. Cabe mencionar aquí las → terapias analíticas breves, las diversas formas de → terapia de la conducta y los enfoques de una terapia basada en la teoría del sistema (→ terapia sistémica), que puede incluir también la terapia de parejas y del matrimonio y las propuestas de Masters y de Johnson, en un pluralismo metodológico. Pero es de especial interés observar que justamente en la terapia de los trastornos sexuales funcionales se han realizado algunas síntesis, con el fin de unificar las terapias de la conducta y los enfoques psicodinámicos. Esta tendencia se comprende teniendo en cuenta que la ignorancia de la conexión existente entre la causa y el efecto puede considerarse, por un lado, como consecuencia de una represión, pero también, por otro, como efecto de un proceso de aprendizaje en el sentido del condicionamiento.

Es obvio que esos trastornos sexuales funcionales deben considerarse como trastornos de comunicación, como es también perfectamente comprensible que en este terreno pueda ser útil la → psicoterapia centrada en el cliente. Al tratarse de trastornos de comunicación, la investigación de ésta ha hecho valiosas aportaciones al tratamiento de tales síntomas mediante la terapia de la comunicación.

Se ha hablado mucho en los últimos años sobre el método de Masters y Johnson. Se trata de una propuesta que combina elementos de la psicoterapia centrada en el cliente, de la terapia de la comunicación y de la terapia de la conducta. En el método originario se enfrentaba una pareja de tratamiento a una pareja de terapeutas; se entablaban diálogos entre los pacientes del mismo sexo y sus terapeutas, pero también entre los propios pacientes y los terapeutas entre sí y, complementariamente, conversaciones comunes. El método originario, pues, implicaba la presencia al menos de dos terapeutas expertos y bien compenetrados, formados en un instituto especial. La terapia consta de ejercicios diarios, numerosos diálogos y constante entrenamiento en la acción práctica. Se trata, pues, en cierto modo, de que el terapeuta y el coterapeuta aclaren primero la situación en diversos planos, sobre todo en el de la conducta, controlen el nivel de información y, si es necesario, lo complementen y hagan aflorar así el problema central. Partiendo del problema central y de la sintomatología, se intenta ayudar a la pareja a superar paso a paso las dificultades —sobre todo, la ansiedad— evitando situaciones angustiosas y aprendiendo nuevas posibilidades comunicativas, hasta alcanzar una vida sexual libre y desinhibida. Es importante que se organicen frecuentes reuniones, que se analicen los nuevos problemas y que la iniciación práctica descienda a los detalles del acto sexual.

Es interesante observar que en las diversas localidades donde se erigió un centro de consulta sexual se organizaron equipos semejantes, cualquiera que fuese la disciplina médica (ginecología, andrología, urología, → psiquiatría) que sirviera de punto de partida y al margen de la influencia de Masters y Johnson. El movimiento partió de diversas corrientes terapéuticas: centros de psicología profunda, círculos de terapia de la conducta, instituciones y personalidades individuales orientadas principalmente en la psicoterapia centrada en el cliente y en la terapia de la comunicación. También desempeñó un papel importante la → psicoterapia de la pareja, que fue reconociendo gradualmente la existencia de problemas que, por su ubicación en el área sexual, requieren un tratamiento sintomatológico especial.

Nosotros abordaremos los trastornos sexuales propiamente dichos; pero hay que comenzar diciendo que existen diversos principios de división de los trastornos sexuales psicógenos. Los más conocidos son aquellos esquemas de orientación fenomenológica. Podemos distinguir así, en el hombre, los trastornos de erección, de eyaculación y de orgasmo; y en la mujer, los trastornos de capacidad de excitación y de orgasmo, por una parte, y los fenómenos que impiden el trato sexual normal, como la dispareunia y el vaginismo, por otra. La tabla 1 presenta un cuadro sistemático de estos trastornos.

Tabla 1. Trastornos sexuales funcionales o psicosomáticos

	en el hombre	en la mujer
Trastornos de la libido	Ausencia o pérdida de la libido	
Trastornos de las funciones	Potencia erectiva nula o deficiente Potencia eyaculativa nula o deficiente Eyaculación *ante portas* Eyaculación precoz Eyaculación retardada	Algopareunia Dispareunia Vaginismo
Trastornos del orgasmo	Orgasmo nulo o deficiente	
	Potencia orgásmica nula o deficiente	Anorgasmia

Estos trastornos pueden aparecer combinados, como disfunciones sexuales polisintomáticas.

Los trastornos pueden ser primarios o aparecer secundariamente; pueden también presentarse forzosamente en los dos miembros de la pareja o aleatoriamente en uno de ellos. Pueden asimismo aparecer en cualquier situación y circunstancia o sólo en determinadas condiciones.

En lo que respecta a la terapia de los trastornos sexuales funcionales, hemos señalado ya el problema de la primera conversación orientadora, incluyendo la indagación del nivel de información de los pacientes. En el marco de este complemento de información es importante conocer los diversos tipos de ternura y los modos individuales de la actividad sexual, a fin de eliminar una serie de ideas erróneas. Uno de los errores más frecuentes es considerar como perversidad todo aquello que no se corresponda con el coito efectuado en la posición habitual. Es importante señalar que el tema de las variaciones en las posturas no es exclusivo de la literatura pornográfica, sino que las mismas relaciones interhumanas ofrecen variaciones que refuerzan la sensación erótica y el sentimiento de compenetración, sin provocar vergüenza ni repugnancia. Hay que subrayar a este respecto que sólo cabe hablar de perversiones cuando éstas constituyen el único medio de obtener la satisfacción sexual. Si los actos son mera ornamentación del proceso sexual, que finalmente tiene como término la satisfacción normal en el objeto pulsional normal, podrá hablarse, si acaso, de perversidades en el sentido usual del término, pero se trata en realidad de variaciones en el juego del amor, mientras se realicen en el marco de la experiencia de placer recíproca y no provoquen aversiones. Un método terapéutico inicial muy eficaz, que en gran número de casos puede llevar por sí solo al éxito, es la *prohibición del coito* (Stekel). Es muy importante que las personas que siguen un tratamiento de terapia sexual comiencen con una prohibición del coito. De ese modo se logra que el «foco» de atención no sea ya el trastorno sexual, sino el médico que ha formulado la prohibición. Cuando el hombre y la mujer se aproximan luego con un sentimiento de ternura tienen a menudo la sensación de que podrían ese día llevar a buen término su relación sexual, sin reparar en que esta sensación se debe a que no se ven presionados por la necesidad de realizar el acto. La pareja suele preguntarse luego si deben ser leales o no con la confianza que el médico ha depositado en ellos y ellos a su vez en el médico, y en el marco de este diálogo ocurre con mucha frecuencia que llegan a realizar el acto sexual sin dificultades. El problema, en efecto, no era ya el trastorno, sino la cuestión de la confianza hacia el médico y de éste hacia ellos. Si la pareja se presenta luego en el despacho del médico, alegre y ligeramente compungida, sólo resta, muchas veces, liberarla de los sentimientos de culpa, pues ya ha superado el trastorno en la mayoría de los casos.

Otro método de tratamiento muy sencillo es el de la *intención paradójica,* que propiamente pertenece al campo de la terapia de la conducta aunque debe su origen al fundador de la → logoterapia, V.E. Frankl. La intención paradójica consiste en que, por ejemplo, alguien que padece eritrofobia entre en una sala donde hay otras personas y no piense para sí: «¡Ojalá no me sonroje!», sino todo lo contrario: «¡Hoy voy a procurar enrojecer como un tomate!» Si logra adoptar esta actitud, el paciente observará con sorpresa que no ha logrado sonrojarse a pesar de haberlo intentado. Esto tiene aplicación en los trastornos sexuales funcionales; por ejemplo, en la *impotentia coeundi.* Basta persuadir al hombre a que no afronte el próximo encuentro sexual pensando «ojalá no fracase una vez más», sino que se diga a sí mismo algo así como «hoy fracasaré una vez más» o «he fracasado tantas veces que tengo derecho a fracasar una vez más». Otro pensamiento idóneo sería: «Hoy me hago la idea de que soy impotente ¿Por qué no?» Este método puede disipar el miedo al fracaso, que en estos casos provoca el síntoma. Una vez que se rompe este proceso circular, el método suele funcionar perfectamente en los siguientes encuentros.

Puesto que los trastornos sexuales funcionales suelen ir acompañados de angustia, especialmente de inquietud interna y de espasmos, son de especial importancia los métodos de ejercicio. Hay que mencionar a este respecto el → entrenamiento autógeno según J.H. Schultz y los ejercicios de relajación de Jacobson. Estos últimos activan intensamente los músculos y el sujeto experimenta seguidamente la relajación muscular. El autor presenta un elenco muy amplio de músculos que pueden activarse y relajarse. He aquí un esquema simplificado de ejercicios de este tipo:

Cerrar con fuerza los párpados,
apretar los labios,
presionar la mandíbula contra el pecho,

apretar los puños,
tensar los bíceps,
presionar los codos contra la caja torácica,
presión abdominal,
comprimir la musculatura de la pelvis,
juntar con fuerza las rodillas,
presionar sobre el suelo con las puntas de los dedos de los pies en posición sentada.

Estos ejercicios de relajación son también de gran importancia en el método de desensibilización. La desensibilización, un método de la → terapia de la conducta que resulta válido para trastornos sexuales funcionales, es un procedimiento eficaz para la anulación de los síntomas (sobre todo, los producidos por el condicionamiento clásico descrito por Pavlov). Desde esta perspectiva se supone que una excitación sexual coincidió alguna vez con la aparición de la → angustia y que en lo sucesivo, siempre que hay excitación sexual, reaparece la angustia, perturbando el curso ulterior del acto sexual. En la desensibilización se procede a confeccionar con el paciente una lista jerárquica de sus angustias. Para un hombre que padece *impotentia coeundi,* el rango jerárquico superior podrá corresponder a la angustia que le provoca la simple idea de la sexualidad. El segundo puesto podría ser para la imagen concreta de un determinado momento en que debe tener lugar la cohabitación; seguirá la situación, la persona, la disposición a los actos, el preludio y, finalmente, la introducción del miembro. Esta serie de imágenes puede reforzar el miedo al fracaso. El siguiente paso terapéutico es proponer al paciente los ejercicios de relajación de Jacobson e invitarle, después de tales ejercicios, a representarse aquello que le provoca menor angustia. Si es capaz de imaginar por un breve momento esa situación sin angustia, puede pasar al siguiente escalón: una situación que le cause más angustia. Si el paciente no puede avanzar más, deberá volver a los ejercicios de relajación y retroceder un escalón en las representaciones. La ventaja de este método es que, una vez que el paciente ha realizado los ejercicios de relajación y establecido una jerarquía de angustias, puede repetir estos ejercicios sin la asistencia del terapeuta. Esta desensibilización se realiza, en un principio, sólo con contenidos mentales.

El siguiente paso es afrontar la realidad, y esto nos aproxima ya al método de Masters y Johnson. Este método está destinado a liberar a la pareja de la angustia mediante intentos constantemente renovados, entre los que se intercalan siempre las sesiones. Este método comienza analizando con cada miembro de la pareja su resistencia, sus problemas y conflictos en el ámbito sexual. Hay que explorar también el nivel de información y completarlo. A continuación se entabla una primera conversación en común, en la que se analizan con toda franqueza los problemas que perturban el encuentro sexual. También con esta ocasión se examina el nivel de información. Pero lo que se analiza y debate principalmente son los conflictos personales. El terapeuta da luego instrucciones prácticas para la próxima reunión; y, durante el período en el que ambos pacientes intentan por su parte aproximarse gradualmente, tienen lugar las conversaciones de control. Conforme a los principios de la terapia de la conducta, los pacientes proceden por pequeños pasos, que pueden incluir ejercicios de relajación y el entrenamiento autógeno. Es importante que durante la reunión los dos pacientes se comuniquen el uno al otro sus sensaciones. Luego, una parte hace manifestaciones de ternura a la otra, las interrumpe tras breve rato y la otra parte explica lo que sintió con esas demostraciones, lo que le perturbó y lo que hubiera preferido. Seguidamente el mismo compañero o compañera comienza a acariciar a la otra o al otro, interrumpe las demostraciones al poco rato y a continuación dialogan los dos sobre las sensaciones agradables y desagradables y sobre las eventuales angustias experimentadas. Así se procede gradualmente, advirtiendo a ambos que, si uno de ellos siente excesiva angustia para seguir adelante, debe manifestarlo y el intento se interrumpe por ese día.

También son importantes algunas instrucciones especiales destinadas igualmente a la reducción de la angustia. A un hombre impotente se le puede liberar de la presión que supone tener que realizar el acto sexual recomendando a su consorte que se coloque sentada sobre él, mientras el hombre yace de espaldas. El hombre tiene entonces la impresión de que no se le exige nada, ya que la iniciativa parte principalmente de la mujer. Esta postura, el hombre echado de espaldas y la mujer sentada ante él o sobre él, es recomendada también por Masters y Johnson en la técnica del *squeeze* propuesta por ellos contra la eyaculación precoz. Esta técnica mantiene inactivo al hombre, al tiempo que la mujer se encarga de excitarlo ligeramente hasta que él sienta la inminencia de la eyaculación y aprenda a anunciar ésta a tiempo, de forma que la mujer pueda impedirla presionando el cuerpo del pene. El objetivo de este entrenamiento es, sobre todo, que el hombre aprenda a percibir a tiempo el flujo del semen y a reducir su impulso sexual. Para ello, la mujer presiona hacia adelante el cuerpo del pene y aguarda a que desaparezca la excitación del miembro viril; si el hombre logra esto varias veces seguidas durante un encuentro, la mujer podrá pasar en las sesiones siguientes a realizar esta excitación, no con la mano, sino colocándose sobre el hombre. Éste seguirá en la postura que favorece la actividad de la mujer y que, por tanto, no le supone a él ningún compromiso y le deja libre de toda presión en orden a la realización efectiva del acto.

La problemática de todos estos métodos de terapia de la conducta y de la comunicación reside en que nunca se puede estar seguro de que la desaparición de un síntoma no sea un mero tránsito a otro, y de que el conflicto no rebrote en otro terreno.

Ésta parece haber sido una de las razones de que diversos métodos de terapia de la conducta, sobre todo el de Masters y Johnson, hayan sufrido transformaciones, dando mayor cabida a las perspectivas psicodinámicas. Hay que decir, en efecto, que las escuelas de psicología profunda trataron inicialmente los trastornos sexuales intentando modificar la personalidad de los pacientes en terapias individuales, con la esperanza de que ello significase la desaparición del síntoma.

Si se tiene en cuenta que el diálogo médico tiene especial relevancia en el tratamiento de los trastornos sexuales funcionales, no es extraño que la → psicoterapia centrada en el cliente, introducida en 1940 por el psicólogo norteamericano Rogers, haya ocupado un lugar destacado en el tratamiento de estos trastornos. En área lingüística alemana se ha distinguido Tausch en la difusión de este método. El diálogo terapéutico se califica de «centrado en el cliente» porque contempla a éste como la persona mejor enterada de sus propios problemas. El término inglés *client* tiende a subrayar el trato igualitario y la actitud antiautoritaria que preconiza esta terapia. Esta actitud antiautoritaria persigue también la sustitución de ciertos modelos de conducta de los padres, que precisamente en el terreno sexual generan inseguridad e inhibición y hacen que las primeras experiencias sexuales de los niños y adolescentes estén cargadas de angustia y de sentimientos de culpa. El objetivo del tratamiento terapéutico mediante diálogo es la promoción de la seguridad emocional en el sentido de una distensión, un equilibrio y una satisfacción crecientes. Debe promover además la flexibilidad en el pensar y en el obrar, lo cual favorecerá asimismo una progresiva independencia y una mayor responsabilidad y capacitará al sujeto para elaborar los conflictos y problemas. Promoviendo al mismo tiempo la disposición a la acogida y el establecimiento de las relaciones sociales, la psicoterapia centrada en el cliente busca comportamientos y alternativas y el cambio de la situación del sujeto por el sujeto mismo. Tausch ha señalado la importancia, a este efecto, de las «variables terapéuticas nucleares» postulada por Rogers: la comprensión empática, la estima incondicional y la cordialidad hacia el sujeto, como también la propia autenticidad y congruencia del terapeuta. Esto último significa que el terapeuta trata de concentrarse en el mundo emocional del sujeto y adopta una actitud espontánea y abierta a todas las experiencias que puedan darse en la interacción terapéutica. El terapeuta, pues, no debe recluirse en su rol de experto, sino que en situaciones difíciles ha de expresar sus propios sentimientos en la medida en que puedan contribuir al esclarecimiento de la situación. Se trata de ese interés personal por el sujeto que puede expresarse en forma verbal y no verbal, y que cabe llamar «compromiso controlado», un compromiso personal del terapeuta que debe entenderse en conexión con el concepto de contratransferencia psicoanalítica y con la empatía, o sentimiento de relación personal entre el paciente y el terapeuta, de la psicoterapia. El compromiso incluye obviamente la comunicación de vivencias, relegando el principio de abstención del análisis clásico. Pero, a fin de garantizar el marco de la situación terapéutica y prevenir el deslizamiento de esa situación hacia relaciones privadas, este compromiso debe ser controlado por ciertos principios teóricos —incluidos los concernientes a las relaciones terapéuticas— y por las experiencias y autoexperiencias. Estas experiencias, a su vez, deben garantizarse en su control indagando y aprendiendo a controlar los propios problemas, por ejemplo, en un análisis didáctico o en un grupo de Balint o de autoexperiencia (→ grupos Balint). La figura 1 representa esquemáticamente las condiciones fundamentales del compromiso controlado.

Las psicoterapias basadas en la psicología profunda propiamente dicha intentan hacer conscientes los conflictos reprimidos y cristalizados en complejos inconscientes, generalmente con raíces en la primera infancia, ya que estos complejos se manifiestan, por ejemplo, en la angustia y constituyen por ello síntomas inhibitorios de la actividad sexual. Pero esa concienciación puede realizarse también al margen del marco psicoanalítico (→ psicoanálisis), y cuando se trata de trastornos sexuales funcionales, muchas veces es suficiente que el paciente se limite a concienciar y clarificar unos pocos problemas capitales, método que se denomina «terapia focal». Pero justamente para terapias focales o para terapias breves son importantes las propias experiencias psicodinámicas o la práctica de un análisis didáctico. Particularmente eficaces para estos fines son los → grupos Balint, donde los médicos celebran largas reuniones a intervalos de 14 días, bajo la dirección de un psicoterapeuta experimentado, para conocer mejor los problemas de los pacientes y los suyos propios. El ponente puede ser, por ejemplo, un médico que ha acumulado durante dos años una experiencia positiva con un grupo Balint orientado hacia cuestiones de medicina sexual, con participación, principalmente, de ginecólogos masculinos y femeninos. Otra área extensa de trastornos sexuales puede ser objeto de tratamiento desde la perspectiva existencial o logoterapéutica, máxima en casos de pacientes cuyo trastorno sexual expresa una crisis vital general. En la → logoterapia de Frankl es, sobre todo, el método de la intención paradójica y de la derreflexión el que mejores resultados ha logrado y que hemos analizado anteriormente.

Ya que la psicología profunda y especialmente el psicoanálisis de Freud otorgan especial relevancia a la sexualidad, es obvio que un tratamiento psicoanalítico de los trastornos sexuales funcionales presupone un conocimiento preciso del psicoanálisis en la teoría y en la práctica. Ese tratamiento quedaría reservado a psicoanalistas o a especialistas en psicología profunda, sobre todo si se trata de formas muy concretas de terapia breve o de terapia focal. Paradójicamente, la terapia breve exige más conocimientos y mayor experiencia que el análisis de larga duración. Sin embargo, ciertos conocimientos de psicología profunda, cuando se aplican en el marco de un diálogo psicoterápico de orientación analítica, pueden ser muy eficaces justamente en casos de trastornos sexuales funcionales. Por eso conviene resumir aquí algunos puntos esenciales, siguiendo las valiosas indicaciones de Becker sobre el enfoque psicoanalítico en el tratamiento de estos trastornos: Son especialmente significativos en los trastornos sexuales funcionales de la mujer, la fase edípica y el fenómeno de la «envidia de pene», que aparece cuando la niña descubre que se distingue del niño por la falta de pene. Durante la fase edípica se produce en la niña una inclinación hacia el padre como objeto de amor y, en consecuencia, una rivalidad con la madre. La niña supera la fase edípica cuando se forma en ella la instancia de la conciencia moral o el control regulativo del super yo, a través de una identificación con los padres. Si no se supera esta situación, pueden surgir trastornos en el futuro. La superación resulta especialmente difícil cuando el padre responde con una actitud «seductora» a las pretensiones edípicas de su hija o cuando la niña no rebasa

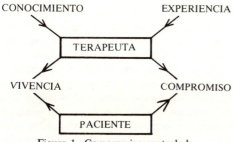

Figura 1. Compromiso controlado

la fase edípica y mantiene su inclinación al padre como objeto de amor. La niña proyectará luego la imago paterna en sus objetos de amor (elegirá, por ejemplo, un consorte de más edad o un tipo semejante al del padre), y como esta proyección mantiene vigente la barrera del incesto, podrán surgir trastornos sexuales funcionales, como la dispareunia o la anorgasmia. Puede ocurrir también que la niña, en la fase edípica, renuncie a un padre especialmente angustiante, amenazador y agresivo como objeto de amor e inicie una regresión al ámbito de la satisfacción oral y a sus formas de defensa.

Una mujer puede sufrir dificultades especiales en su capacidad de amor cuando no está segura de su identidad femenina o ésta aparece amenazada. Por ejemplo, la envidia del pene puede proyectar en la niña, como reacción, la fantasía de una «omnipotencia fálica» —es decir, de todo lo que a ella le falta—, y su futuro consorte no será capaz de satisfacer todas sus tendencias ideales. Entonces la mujer reaccionará con frustraciones y trastornos de cohabitación. También el masoquismo femenino puede convertirse en un elemento perturbador para las relaciones sexuales, ya que tales mujeres torpedean en cierto modo sus relaciones con la pareja, incapacitándose así para el amor.

Una debilidad acentuada del yo puede generar el miedo a la regresión orgásmica. Estas mujeres son incapaces de abandonarse al orgasmo porque temen perder el control. Son en cierto modo la angustia y la vergüenza ante el éxtasis lo que las frena y les prohíbe sentir el orgasmo y las impide efectivamente vivirlo.

La fase edípica desempeña un papel decisivo en el hombre, al igual que en la mujer. El fenómeno análogo a la envidia del pene en la mujer es el miedo a la castración en el hombre. Puede ocurrir que éste no pueda realizar o sentir un acto sexual porque se lo impide el miedo a la castración en cuanto angustia ante la represalia. También es posible que la → angustia ante los propios componentes agresivos de la sexualidad impida la realización de ésta. Una fijación en la situación edípica puede hacer que un hombre, aunque no tenga ante sí ningún rival, esté compitiendo siempre con el padre, y a la hora de actuar sexualmente experimente una situación de concurrencia que le provoca trastornos. Estas reflexiones son especialmente válidas en los casos de *impotentia coeundi*.

La eyaculación precoz supone igualmente una actitud idealizadora ante la mujer, que tiene su raíz en la situación edípica. La inhibición hace que el hombre cumpla su deseo inconsciente de no lesionar a la mujer, pero entonces tampoco puede satisfacerla. Otra posible explicación analítica de la eyaculación precoz sería un desarrollo insuficiente, estancado en la eliminación pasiva de las excreciones, en lugar de la regulación activa en el sentido del control de la micción. La enuresis nocturna y los actos masturbatorios intensivos favorecen una regresión de este tipo.

Uno de los trastornos de eyaculación, descrito repetidas veces en estos últimos años, es la eyaculación retardada: el hombre, a pesar de la excitación sexual, tiene dificultad para alcanzar el orgasmo y eyacular. Por una parte, este trastorno puede expresar simbólicamente la incapacidad de donar algo. El origen de esta incapacidad puede ser el miedo a la castración o a la pérdida del yo en la regresión orgásmica y, por tanto, la angustia por el yo o el miedo a la muerte. Por otra parte, los sentimientos de culpa ante la compañera o ante las proyecciones pueden hacer creer al hombre que no le está permitido gozar, como un autocastigo anticipado. Tales son algunas de las reflexiones psicoanalíticas a que dan lugar determinados trastornos sexuales funcionales.

Molinski introdujo el concepto de «trastorno sexual larvado» para designar el área fenoménica situada entre las fantasías totalmente inconscientes y la conducta manifiesta de la pareja en el placer y en el amor. Aplicando este concepto, el autor creó el instrumento terapéutico de la «descripción focalizadora». En el marco de las terapias de ejercicio gradual de Masters y Johnson se invita a la pareja a describir la conducta que observa durante el ejercicio. Esto produce un desplazamiento de la atención desde los aspectos técnicos del ejercicio hacia la conducta operante, perceptiva y emocional en el despliegue autónomo del placer. La descripción exacta del método, precisamente en los momentos de transición que no marchan bien, pone en evidencia el comportamiento saboteador de la pareja en sus fantasías, percepciones y acciones. Al concentrarse en la descripción detallada de la conducta manifiesta, la pareja describe los comportamientos ocultos con los que favorecía las disfunciones. La «descripción focalizadora» desenmascara, pues, esa conducta que Molinski denominó «trastorno sexual larvado». Pero el médico no puede saber de antemano ni puede revelar demasiado pronto a la pareja las causas de su defecto de conducta. La pareja no le creería, porque nunca lo había experimentado así. Sólo una vez que el médico analiza la descripción que hace la pareja de su propia conducta, el trastorno resulta claro y evidente a todos. La cordialidad de la pareja y un comportamiento afirmativo y simpático, a veces incluso sugestivo, por parte del médico son factores muy favorables para el éxito de la terapia. El médico debe mostrar una actitud positiva ante el amor y de plena confianza ante la capacidad de la pareja; pero esta actitud sólo resulta eficaz cuando es auténtica y sincera.

Bibliografía. N. Becker, *Psychoanalytische Ansätze bei der Therapie sexueller Funktionsstörungen*, en V. Sigusch, *Therapie sexueller Störungen*, Thieme, Stuttgart 1975; W. Bräutigam, *Sexualmedizin im Grundriss*, Thieme, Stuttgart 1977; V.E. Frankl, *Theorie und Therapie der Neurosen*, Ernst Reinhardt, Munich 1975; S. Freud, *The problem of anxiety*, Norton & Co., Nueva York 1936; E. Jacobson, *You must relax. Practica methods of reducing the tension of modern living*, McGraw Hill, Nueva York [4]1962; F. Labhardt, *Balintgruppen als Mittel zur sexualmedizinischen Ausbildung*, en W. Eicher (dir.), *Sexualmedizin in der Praxis*, G. Fischer, Stuttgart-Nueva York 1980; W.H. Masters, V.E. Johnson, *Die sexuelle Reaktion*, Rowohlt, Hamburgo 1970; W.H. Masters, V.E. Johnson, *Impotenz und Anorgasmie*, Goverts-Krüger-Stahlberg, Francfort 1973; H. Molinski, *Die fokusierende Deskription. Praktische Hinweise für die Behandlung funktioneller Sexualstörungen aus analytischer Sicht*, «Sexualmed.» 5 (1976) 712-716; W. Nikolowski, W. Pöldinger, H.J. Spechter, *Kompendium der Kohabitations- und Fertilitätsstörungen*, Karger, Basilea 1978; I.P. Pavlov, *Conditioned reflexes*, Oxford Univ. Press, Londres 1953; W. Pöldinger, *Sexuelle Störungen aus psychosomatischer Sicht*, «Z. Allgemeinmed.» 53 (1977) 86-91; C.R. Rogers, *Die nicht-direktive Behandlung*, Kindler, Munich 1973; J.H. Schultz, *Das Autogene Training*, Thieme, Stuttgart 1966; V. Sigusch, *Therapie sexueller Störungen*, Thieme, Stuttgart 1975; W. Stekel, *Die Geschlechtskälte der Frau*, Urban & Schwarzenberg, Munich 1920; R. Tausch, *Gesprächspsychotherapie*, Hogrefe, Gotinga 1968 (trad. cast., *Psicoterapia por la conversación*, Herder, Barcelona 1986); J. Willi, *Methodik der Sexualtherapie und ärztliche Ethik*, «Schweiz. Rdsch. Med.» 69 (1980) 583-588.

Walter Pöldinger

TRATAMIENTO CON ANTIANDRÓGENOS. Potencia sexual, tratamiento, desviaciones sexuales.

El antiandrógeno acetato de ciproterona fue sintetizado el año 1963 por Wiechert en los laboratorios Schering. La sustancia, de efectos antiandrógenos, antigonadotropos y progestacionales, bloquea el paso de las hormonas gonadales a determinados centros de excitación del diencéfalo, como demostraron los experimentos realizados con animales (Neumann y Steinbeck). Dado que la sexualidad del varón depende en su aspecto somático de la acción de los andrógenos, producidos principalmente en los testículos (testosterona), que sensibilizan para la recepción de estímulos los centros correspondientes, los antiandrógenos provocan una reducción reversible (contrariamente a la castración) y proporcionada a la dosis, o incluso una eliminación pasajera, de la apetencia sexual.

El medicamento (nombre comercial: Androcur) puede administrarse por vía oral (dosis media diaria 100 mg) o parenteral (300 mg cada 14 días). A las 2 ó 3 semanas del comienzo del tratamiento remite tensión determinada por la necesidad sexual perentoria. Disminuye la estimulabilidad específica por objetos heterosexuales o respectivamente por los objetos correspondientes a las desviaciones sexuales. El sujeto registra los estímulos correspondientes, pero éstos pierden en mayor o menor medida su carácter provocativo y quedan sin respuesta en la fantasía y en la intención. El umbral del estímulo se eleva.

A las 3 semanas de tratamiento cesa la potencia erectiva y la intensidad de los estímulos genitales. Uno de los motivos de tratamiento es el retraso de la eyaculación como objetivo a lograr especialmente en casos de eyaculación precoz. Las fantasías y ensoñaciones son influidas tan sólo más tarde, o no lo son en absoluto, y en el primer caso, menos intensamente que los parámetros orgánicos de la sexualidad masculina. Ya que una desviación sexual (→ trastornos sexuales funcionales), en el sentido de un apartamiento de la meta pulsional adecuada o del acto sexual adecuado, no guarda una relación causal con el nivel hormonal hemático, ni con una modificación de los centros de excitación sensibles a los andrógenos, tampoco puede obtenerse con antiandrógenos un cambio en la orientación pulsional o en el predominio del correspondiente objeto estimulante.

El tratamiento con antiandrógenos no es, pues, en modo alguno una terapia causal (→ medicina sexual). Como señala Laschet, sólo puede preparar al sujeto para responder positivamente a las medidas de pedagogía sexual y de psicoterapia o socioterapia, proporcionándole mediante la atenuación del impulso sexual un «sosiego» que facilite la intervención terapéutica.

Fähndrich considera un error la simple administración del medicamento sin una simultánea psicoterapia. Petri combina el tratamiento antiandrógeno con la → terapia analítica breve. Sigusch sólo considera indicados los antiandrógenos en pacientes con perversiones sexuales (→ perversión sexual) gravemente afectados en su personalidad, en combinación con una psicoterapia (→ terapia de la conducta).

Fähndrich utiliza los siguientes criterios de indicación: 1) Aberración o trastorno de la conducta sexual que dificulte notablemente el desenvolvimiento de la vida del sujeto afectado. 2) Indicios claros de sufrimiento o preocupación ostensible ante el problema. 3) Peligro de procedimiento penal o proceso pendiente, especialmente en casos de exhibicionismo.

Petri descarta el tratamiento cuando no existe delito o conducta desviada (→ desviación) y el paciente sólo exige un tratamiento por razones tácticas, cuando aparece como único motivo el deseo de escapar a una sanción legal y en casos de → desviación sexual, como la homosexualidad, no necesitados de tratamiento medicamentoso. En casos de travestismo y de transexualismo tampoco están indicados los antiandrógenos.

Van Emde Boas admite la indicación cuando una discrepancia entre los intereses sexuales de los dos cónyuges ocasiona conflictos graves.

El postulado de una combinación de antiandrógenos con → psicoterapia es con frecuencia, aunque exista una indicación para ello, mera utopía. En primer lugar, faltan terapeutas interesados y lo bastante cualificados para desempeñar esta tarea. En segundo lugar, los defectos de personalidad o de inteligencia del sujeto obligan muchas veces a limitar la terapia a la administración de antiandrógenos. Así, los pacientes subnormales apenas son susceptibles de tratamiento psicoterapéutico. En otros casos no está clara la necesidad de una psicoterapia prolongada que exija mucho tiempo y probablemente es poco eficaz. En muchos delincuentes sexuales la ausencia de capacidad de vinculación, la actitud egoísta o egocéntrica, una subnormalidad mental y la inexistencia de sufrimiento impiden el establecimiento de una relación médico-paciente adecuada, que es la premisa para un tratamiento medicamentoso continuado y consecuente. Si no hay un proceso penal pendiente o no existen cargas de remisión condicional de la pena, tampoco suelen darse suficientes motivos de tratamiento.

La terapia antiandrógena requiere el consentimiento del paciente, según las normas jurídicas vigentes en las diversas naciones.

Acerca de los resultados del tratamiento, Laschet y Laschet consideran no aptos para la terapia a los psicóticos con alucinaciones de contenido sexual y a los alcohólicos; excluyen asimismo los casos de defectos orgánicos en la zona hipotalámica y a los epilépticos; sin embargo, en la literatura se informa acerca de resultados positivos en pacientes con → psicosis endógenas, demencia y estados postencefálicos. En el tratamiento de delincuentes sexuales, el criterio de éxito es la ausencia de reincidencias. Una evaluación de 547 casos tratados (Mothes y otros) muestra un 85 % de ausencia de reincidencias en este grupo. Seebandt no halló ninguna recaída en 38 casos tratados. Petri pudo confirmar los resultados terapéuticos favorables en el exhibicionismo. Según las experiencias de Petri, la combinación con una terapia breve de orientación analítica produce equilibrio interno y serenidad, armonización de la pareja, un mejor rendimiento profesional y adaptación social.

Los éxitos en casos de pedofilia son muy desiguales. Según la evaluación global de Mothes, el 70 % de los pedófilos respondieron positivamente a la terapia antiandrógena. En la literatura se exponen, sin embargo, diversas definiciones del comportamiento pedofílico, de suerte que la mayoría de las veces no queda claro si se trata de conductas pedofílicas seniles, de actos ocasionales o de comportamientos dentro de una desviación pedofílica manifiesta. Dado que el predominio del objeto estimulante no puede corregirse mediante antiandrógenos, no cabe esperar en este último grupo un éxito terapéutico. Tratándose de violadores agresivos, las deficiencias de personalidad reducen notablemente las perspectivas de éxito.

En lo que respecta a los efectos secundarios del tratamiento, hay que mencionar la incapacidad procreadora reversible, que según investigaciones de histología testicular deben atribuirse a una detención de la maduración espermática. Espermogramas realizados en estos casos han mostrado, además de una fluidificación y disminución del eyaculado, una azoospermia y oligospermia de evolución lenta. La serie de efectos secundarios pasajeros y dependientes de la dosis está encabezada, en cuanto a la frecuencia, por un aumento del apetito y, en consecuencia, del peso, que es de origen hormonal, al igual que la caída del cabello, observada con pocas excepciones, el descenso de la secreción de las glándulas sebáceas y, en casos contados, una ginecomastia. No se ha demostrado que un tratamiento prolongado con dosis altas influya sobre el metabolismo hepático, así como sobre el proteico y el mineral.

Bibliografía. E. Fähndrich, *Cyproteronacetat in der Behandlung von Sexualdeviationen bei Männern*, «Dtsch. Med. Wochenschr.» 99 (1974) 234; H.J. Horn, *Administration of antiandrogens in hypersexuality and sexual deviations*, en O. Eichler, A. Farah, H. Herken, A.D. Welch, *Handbuch der exp. Pharmakologie*, Springer, Berlín-Heidelberg-Nueva York 1974; H.J. Horn, *Der derzeitige Stand der Antiandrogenbehandlung*, Kriminol. Gegenwartsfragen 15, Enke, Stuttgart 1981; U.L. Laschet, L. Laschet, *Antiandrogentherapie der pathologisch gesteigerten und abartigen Sexualität des Mannes*, «Klin. Wochenschr.» 45 (1967) 324; U. Laschet, L. Laschet, *Ten years cyproterone acetate for the medication of sexual behaviour in men*, bga - Berichte 3/78; C. Mothes, G. Lehnert, F. Samini, J. Ufer, *Klinische Prüfung von Cyproteronacetat bei Sexualdeviationen - Gesamtauswertung*, «Med. Mitteil.» 2 (1973) 26; F. Neumann, H. Steinbeck, *Antiandrogens*, en O. Eichler, A. Farah, H. Herken, A.D. Welch, *Handbuch der exp. Pharmakologie*, Springer, Berlín-Heidelberg-Nueva York 1974; H. Petri, *Behandlung von Perversionen mit analytischer Kurztherapie und Antiandrogenen*, «Z. Psychosom. Med. Psychoanal.» 17 (1971) 319; G. Seebandt, *Gedanken und Überlegungen zur Behandlung sexualtriebabartiger Psycopathen mit Antiandrogenen*, «Öffentl. Gesundheitsw.» 30 (1968) 66; V. Sigusch, *Die Behandlung mit Antiandrogenen*, «Sexualmedizin» 8 (1974) 13; C. Van Emde Boas, *Cyproterone acetate in sexualogical outpatient practice*, «Psychiatr. Neurol. Neurochir.» (Amsterdam) 76 (1973) 151.

H.J. Horn

ÍNDICE DE AUTORES

Aarons, L. 360 363
Abels 579
Abraham, A. 323
Abraham, G. 380
Abraham, K. 196s 290
Achté, K. 226
Ackenheil, M. 283 287 345
Ackerknecht, E.H. 434 441
Adams, C. 56
Adams, H.E. 93 571
Adams, R.D. 596
Adler, A. 15 19 32 127 304 386 391 402 410ss 413s 449 515 517 521 523
Adler, M. 9 393ss 396ss
Adler, R. 9 441
Adorno, Th.W. 97 105 138s
Aebi, H.J. 233s 358
Agnew, N. 328
Ahmed, P.I. 491
Aichhorn, A. 419 421
Ajurriaguerra, J. 204s
Alac, S. 9 212 357s
Albala, A.A. 345
Albert, H. 83
Albert, M.L. 169 171
Alexander, F.G. 185 266s 435 441 491 541 558 562
Algeri, S. 76
Altemöller 156 158
Altman, N. 345
Álvarez, A. 523
Alzheimer 70 74ss 148s 432 592
Allen, M. 462
Allgulander, Ch. 186
Ambrose, G. 291s
Amelang, M. 147 565 569
Améry, J. 523

Ammann, A.N. 250
Ammon, G. 386 391
Amthauer 577
Anastasi, A. 89 91 93 322s
Anchin, J. 528
Anderegg, E. 9 373 375
Anderson, D.D. 359 362
Andics, M. 523
Andrews, L.M. 564 569
Angermaier, M. 166 578
Angst, J. 116 119 192 195s 199 234 273s 277
Angus, J.W.S. 215s
Annaducci, L. 76
Ansbacher, H. 413s
Ansbacher, S. 413s
Anthony, E.J. 452 455
Antons, K. 115 216 452
Antuono, P. 76
Apel, K.O. 80s 83 239s
Appelbau, A. 445
Arba, J.C. 531
Argelander, H. 33 35s 172s 175 241ss 453 455 608 612
Arieti, S. 19 142 243 527s 606s
Aristóteles 531
Arnds, H.G. 9 33ss 36
Arnkoff, D.B. 536
Arnold, M.B. 535
Arnold, O.H. 290 381s
Arnold, W. 426
Arthus, H. 325
Åsberg, M. 71
Aschaffenburg, G. 294 407 469
Aserinsky, A.E. 516s
Askin, M.J. 415 417
Assagioli, R. 250
Astrup, C. 226 381 383

Attneave 454
Avenarius, R. 61s 100 105
Averill, J.R. 36 38 40
Avicena 206
Axline, V.M. 324s
Ayd, F.J. 56 194 199
Ayres, A.J. 493 497

Bach, G.R. 452 455
Bach, H. 86 172 175
Bachmann, C.H. 453 547
Bader, A. 322s
Baetz, E. 427
Baeyer, W. von 327 432s 471s 474
Baillarger 192
Bakalar, J.B. 551s 554
Baker 543
Baker, J. 410
Baker, L. 44
Balck, F. 572
Bales, R.F. 115
Balint, M. y E. 33 35s 87s 127 130 174s 267 278ss 443 454 552 554 558 617
Balmer, H. 83
Bally, G. 384 391
Ban, T.A. 56
Bandler, R. 459s
Bandura, A. 16 19 37 39
Bannister, D. 143 536
Barber 289
Barbizet, J. 596
Bard 590 594
Barnes, M. 425s
Barrucand, D. 292
Bartenwerfer, H. 578s
Barton 491

Índice de autores

Barz, H. 211s
Basaglia, F. 57 60
Bash, K.W. 191 423
Basler, H.D. 540
Bastiaans, J. 472ss 553s
Batchelor 226
Bateson, G. 43 130 228 232 457 487 504 527 529 556 558
Battegay, R. 9 37ss 87ss 186 267 376 379 384s 388 391s 404 406 414 444s 450 455 504s 607s 612
Baudelaire 326
Bauer, F. 606
Bauer, M. 505
Baum, A. 362
Baumann, U. 9 93 145ss 148 176ss 215s 236 278 444 569 582
Baumer, L. 382
Baumert 153 577
Baumrind, D. 404 406
Baxter, C. 288
Bayle 305
Beavin, J. 460 558
Bechterewa, N.P. 396s
Bechtler, H. 151
Beck, A.T. 56 116 193 197 199 533 536 598s
Beck, D. 32
Becker-Carus, Ch. 146s
Becker, H.S. 138s 420s 543s
Becker, N. 617 619
Becker, P.E. 9 139 271 277 570ss
Beckmann, D. 266s 414 417s 443s 460 574s
Beckmann, H. 48 56 196 199 286ss
Beebe, B. 86 89
Beer, B. 76
Beese, F. 340
Behn 575 581
Belton, G.P. 531
Bell, B. 277 491
Bellak, L. 502 505 581
Bellak, S.S. 581
Benda, C.E. 366 368
Bender 153s 578
Benedetti, G. 9 96 127 133 136s 197 199 403 406 505 512 514
Benedict, R. 129 133 136
Benesch, H. 536
Benett 499
Benjamin, H. 129 312
Benkert, O. 56 234 358 589
Benn, G. 520 523
Bennet, I. 419 421 499
Bennett, S.L. 87s
Bensheim 471s
Benson, F. 19

Bente, G. 446 448
Benton 154 160 578
Berbalk, H. 93 147ss 216 278 569 582
Berbig, E. 575
Berger 394
Berger, A. 543s
Berger, H. 190 206 233
Berger, M. 286s 342 344
Berger, M.M. 320s
Bergin, A.E. 236 536
Bergmann 520
Bergson, H. 408 410 460
Beringer, K. 326ss
Berkowitz, L. 16s 19
Berlin, F.S. 379
Berne, E. 29 31s
Berner, P. 9 99s 103 106 142 371 469 513s 523 530s 597 599
Bernheim, H.M. 292 384s
Bernstein, A. 403 571
Bertalanffy, L. von 488 504 525ss 528 555 558
Berteau 426
Bertelson, A.D. 190
Berze, J. 297 299 381s
Bettelheim, B. 129
Bettendorff 565
Beyme, F. 570s
Bibl, W. 157s
Bibring, E. 197 199
Bick, K.L. 76 326
Biefang, S. 93 148
Biemel, W. 318
Biermann, G. 44 162 323ss
Biermann-Ratjen, E.M. 445 448
Binder, H. 46 61s 137 139
Bindmann, A.J. 406
Binet, A. 155s 562 576s
Bini, L. 468 529 531
Binswanger, L. 25s 28 61s 82s 97s 101 106 192 196 199 239s 304s 314s 317s 423 517
Bion, W.R. 449 451 455
Birbaumer, N. 36 39 165 167
Birnbaum, K. 426
Bitter, W. 375
Bjorum, N. 345
Black, A.E. 404 406
Blanck, G. y R. 404 443s 606
Blane, H.T. 115
Blankenburg, K. 100s 106
Blankenburg, W. 28 46 195 199 239s 315 317s 382
Blaser, A. 320s 574s
Bleandonu, G. 498 505
Bleeker, H.E. 287s
Blessed, G. 149s

Bleuler, E. 60 62 217 224 226 239s 294 371 380 382 409s 427s 433 469 512ss 591 593 597ss
Bleuler, M. 61s 96 130 221 382 432s 514 593s
Bloch, E. 590
Block 328
Bloeschl, L. 56 197 199
Blohmke, M. 178
Blos, P. 495 497
Blum, E. 608 612
Blumenthal, R. 606
Blumhardt, J.C. 372
Bodenstein, D. 178
Böckle, F. 47
Boehme, K. 478 483 523
Böker, W. 104 106
Boesch, E.E. 580s
Boeters, U. 9 427s
Boeysen, G. 542
Bohm, E. 575 581
Boll, T.J. 171
Boller, W. 216
Bollnow, O.F. 82s
Bommert, H. 143 445 448
Bond, M.R. 180
Bondy, C. 73 157s 166 578
Bonhoeffer, K. 237 327s 429s 433 465 469
Bopp, J. 60
Borgzomeny 130
Borkovec, T.D. 570s
Bosch, G. 61s 177s
Boss, M. 9 26 28s 379 388 517s
Boszormenyi-Nagi, I. 485 487s
Bottenberg 581
Bourdon 579
Bowen, M. 228s 232 455ss 458 460 488
Bowlby, J. 17 19 128 136
Bowly 419
Brade, J. 322s
Bradford, L.P. 451 455
Brady, J.P. 415 418
Brady, J.V. 436s 441
Braid 288
Bratz, E. 593s
Brauchli, B. 142
Braukmann, W. 92s
Braun 290
Braunmühl, A. von 397
Bräutigam, W. 378s 619
Brefin, M. 9 375
Breggin, P.R. 530s
Brem-Gräser, L. 323
Bremer-Schulte 454
Brengelmann, J.C. 9 218 322s 536 540s

Brenner, H.D. 536
Brentano, F. 335
Bresser, P.H. 9 201
Breuer, J. 261 265 267 384 392
Breyer-Pfaff, U. 287
Brickenkamp, R. 9 564 573ss 576 579 581
Bridgman, P.W. 526
Briley, M. 288
Briner, F. 542 544
Brodie, B.B. 70
Brody, B. 379 606
Broekman, J.M. 61 46 313 315ss
Broen, W.E. 598s
Broen, W.E. jr. 75 77
Bronfenbrenner 403
Bronisch, F.W. 433
Bronisch, Th. 287 344
Brooks, Ch. 126 259s 543s
Brown 130
Brown, B.B. 70 130
Brown, F. 197 199
Brown, G. 547
Brown, G.I. 462 547
Brown, G.W. 97 130 215s 499 506
Brown, M. 33
Brown, W.A. 343s
Bruch, H. 41s 44
Bruner 123
Bruyn, G.W. 596
Buber, M. 374s 460 545
Bubolz, E. 547
Bugental, J.F.T. 460 462
Bühler, C. 325 460 462 577
Bühringer, G. 540
Bumke, L. 294
Bumke, O. 106 201 237 381ss
Bunney, W.E. jr. 73s
Bunz-Schlösser 402
Buochami, F. 74
Burckardt, G. 397
Burdock, E.I. 213 216
Bürger-Prinz, H. 295 297 299
Bürgin, D. 65
Bürle, A. 568s
Burlingham, D. 37 39 128
Burrows, G.D. 290ss
Bursevin, M.C. 74
Burstein, E.D. 445
Busemann, A. 368
Buser, M. 375
Busse, E.W. 149 151
Butollo, W. 36 39
Buttgereit, P. 573ss
Buytendijk, F.J.J. 541 544
Byck, R. 589
Bynum, T.E. 306s

Cade 233
Cahen, M. 205
Calanca, A. 350 358
Calhoun, K.S. 93 571
Camerino, M. 441
Cameron, N. 222
Campbell, R.J. 141s
Camus 200
Canguilhem, G. 46 419
Cannon, W.B. 436s 441 590 594
Canter 154
Capgras, J. 371
Caplan, G. 499 501 505
Cardinaux, H. 157s
Carkhuff 446
Carlsson, A. 71
Carpenter, W.T. 96
Carr, A.C. 606
Carroll, B.J. 341s 344s
Casati, I. 156 158
Caspar, R. 345 358
Cattell, J.M. 562 574
Cattell, R.B. 569ss 597 599
Cautela, J.R. 146s 178
Cerletti, U. 468 529 531
Cicala, G.A. 572
Cicerón, M.T. 19 21
Ciminero, A.R. 93 540s
Ciompi, B. 214 216
Ciompi, L. 96 150 382s 504s
Clark, W.H. 550s
Clerman, G.L. 594
Cloward 419
Cobb 398
Cohen 419
Cohen, A.K. 138s
Cohen, R. 157s 419
Cohen, S. 553
Cohn, D. 345
Cohn, R.C. 451 455 462
Cohnheim, J. 84 86
Condrau, G. 9 28s 310 312 517s
Conrad, G. 441
Conrad, K. 20s 102s 106 191s 218 232 237 294 327s 371 381 383 423
Conrad, W. 269
Conte, H.R. 604 606
Cools, A.R. 358
Cooper, B. 158 197 199 216
Cooper, D. 57 60
Cooper, J.E. 243 514
Coper 483
Cording, C. 92s
Corman, L. 323
Cornelison, A. 232
Corsellis, J.M. 287 530s
Costello, C.G. 530s

Cowie, V.A. 270 278
Coyne, L. 445
Cremerius, J. 444
Cressey, D.R. 138s
Crisp, A.H. 42 44
Critchley, M. 334
Cronbach, L.J. 268s 323 576 579
Cross, A.J. 74 287
Crow, T.J. 73s 282 285 287s
Cuche, H. 74
Cullberg, J. 475 484
Cumming, E. y J. 491 498 504s
Curic, L. 334
Curtis, G.C. 344
Cushing 394
Cytryn 406
Czeizel, A. 367s
Czernik, A. 9 341 343s

Chadwick, O. 498
Chapmann, J.P. y L.J. 61s
Charcot, J.M. 292 384
Chasseguet-Smirgel, J. 376 379
Chessik, R.D. 603 606
Chia, B.H. 307
Childs-Gowell, E. 32s
Chilman 403
Chodoff 471
Christian, W. 190
Chrzanowski, G. 9 526 528s

Dahl 153 577
Dahlhoff, H.D. 445 448
Dahme, B. 416s
Dalcroze, E. 541
Danielson 325
Darwin 394
Dattner, B. 307
Davanloo, H. 559s 562
David, C. 266s
David, D. 436 441
Davidson, H.H. 575 582
Davies, R.K. 345
Davis, J.M. 351 358
Davison, A.N. 76
Davison, L.A. 154s
Davonport, Ch.B. 296 299
Davsion, C. 541
Davy 326
Day, J. 232
De Boor, C. 444
Debus, G. 571s
De Crinis, M. 594
Degkwitz, R. 426 469 491
De Jong, R. 540
De la Pena, A. 63
Delay, J. 233 348 358
Delgado, J.M.R. 395ss

Índice de autores

D'Elia, G. 529ss
Demel, I. 531
Dement, W.C. 516 518 603
Demuth, W. 9 295
De M'Uzan, M. 266s 436 441
Deneke 416
Deniker, P. 233 348s 358
Denker, U. 427s
Dennerstein, L. 290ss
De Quincey 326
Derbolowsky, U. 541 544
De Renzi, E. 166
Descartes, R. 26
Desoille, R. 244 250
Deutsch, F. 541
Devereux, G. 47
De Vigne, J.P. 345
Dewhourst, K. 306s
Diatkine, R. 62 493 497
Di Bella, G.A.W. 502 505
Dicks, H.V. 455s 460
Dieckmann, G. 397s
Dieckmann, H. 407 410
Diemer, A. 238 241
Di Leo, J.H. 323
Dilthey, W. 57 80s 83 217 238 241 313 318 418 421 464 469
Dittrich, A. 328
Doerr, P. 286s 344
Dohrenwend, B.P. y B.S. 216 441
Doleys, D.M. 540
Doll 155s
Dollard, J. 16 19 38s
Dom, R. 284 287
Domino, E.F. 358
Donaldson, W. 597
Dörner, G. 376 379 395 397
Dörner, K. 139 498 505
Dorsch, F. 137 139
Doucet 426
Drees, L. 323
Dreikurs, R. 413s 450
Dreyer, J. 293s
Droysen, J.G. 80 83 238 241 318
Dubitscher, F. 523
Dubocovich 288
Dubois, P. 305
Du Boulay, G.H. 151
Dührssen, A. 36 178 235s 336 340 444s
Düker 579
Dumermuth, G. 164 167 190
Duncan, W. 57
Dunham, H.W. 273 277
Dunn, B.E. 531
Dunn, L.M. 166
Durand, D. 569

Durchholz, E. 91 93 144
Durero, A. 408
Durkheim, E. 47 138 420s 475 484 523
Dursch 492
Düss, L. 574s 581
Duss-von Werdt, J. 10 487 558
Dworkin, S. 359 362
Dykes, J.A. 151

Early 499
Eastwood, M.R. 216
Eberlein, G. 206
Ebtinger, R. 99 106
Eccles, J.C. 434 441
Eckensberger, L. 126
Eckert, J. 448
Eddy, N.B. 181 186
Eggers, Ch. 10 61 63 498
Eggert, D. 10 155ss 158 164 166 366 368 578
Ehrenstein, A. 402
Ehrhardt, H.E. 491
Eibach 402
Eibl-Eibesfeld, I. 414
Eicher, W. 10 280 308ss 311s 619
Eichler, O. 621
Eidelberg, L. 389 392
Eisenberg, L. 405s
Eisler, R. 80s 83
Eissler, K. 63 65
Eitinger, L. 471ss 474
Ellinwood, E.H. 186
Ellis, A. 536
Emerson 128s
Emery, G. 56
Emminghaus 492
Emrich, H.M. 283 287
Emrick, C.D. 115
Endicott, J. 226 232 604 606s
Engel, G.L. 266s 434ss 438ss 441
Engelhard, D. von 47
Engelke, E. 402
Enke 416
Enna, S.J. 76
Epstein, S. 36 39
Erickson 291s
Erikson, E.H. 86ss 129s 132s 136 385 392 411 527 543 607 612
Ermann, M. 38s
Ernst, K. 96
Eron, J. 558
Erzigkeit, H. 150s
Eser, A. 524
Esquirol, J.E.D. 200 293s
Essler, W.K. 241
Etzioni, A. 498 505
Ewald, G. 381ss

Ewald, R.W. 287
Extein, I. 342 345
Ey, H. 97 106 469 514
Eysenck, H.J. 36 39 236 275 323 426 437 441 443 445 565

Faberow, N. 523
Fähndrich, E. 621
Fahrenberg, J. 147 570s 574s
Falret 192
Fanaroff 127
Fann, W.E. 358
Faraday 526
Farah, A. 621
Faris 273
Feder, B. 545 547
Federn 230
Feigner 141
Feinberg, M. 345
Feldhege, F.J. 143
Feldmann, H. 44 99 106
Fenichel, O. 38s 226 235s 419 544
Ferber, Ch. von 178
Ferenczi, S. 127 290 541 558 562
Ferraro, A. 530s
Ferrier, N.I. 287
Fetscher, R. 329s
Feuchtersleben, E. von 424 426
Feuerlein, W. 10 108 110 115 186 215s
Fey, M. 40 44
Fichez, L. 472 474
Fichter, M.M. 90 93
Fiedler, P.A. 216
Fierz, H.K. 10 407 410
Filipp, S.H. 92s
Filskov, S.B. 171
Fink, M. 530s
Fisch 458
Fischel, W. 154
Fischer, G.H. 144 147 152 269 563s
Fischer, P.A. 152 154
Fischer, R. 328
Fischl-Carl, H. 340
Fish, R. 226 488
Fisher, C.M. 596
Fittkau, B. 572
Flamier, A. 74
Flavell, J.H. 123 126
Flechtner, H.J. 596
Fleck, L. 42 44
Fleck, S. 232
Flehmig, J. 164 167
Fleischmann, U.M. 150s
Floru, L. 96
Flügel, K.A. 10 597
Foley, J.P. jur. 322s

Fordham 409s
Foreyt, J.P. 541
Forster, R. 158
Försterling, W. 139
Forsythe, A.B. 63
Foucault, M. 98 100 106 425s 500
Foudraine, J. 57 60
Foulkes, S.H. 452 455
Fränkel, A. 482 484
Frank, Ch. 333s
Frank, G. 596
Frank, L.K. 244 250 580s
Franke, A. 216
Frankl, V.E. 304s 375 460 614 617 619
Frantz, E.G. 345
Franz, M.L. von 407 410
Franzen, F. 288
Frasemann, F. 334
Freddmann, P. 371
Freedman, A.M. 558 594
Freedman, D.X. 469
Freedman, N. 89
Freeman, H. 406
Freeman, W. 394s 397
Freiberg 129
French, T.M. 441 558 562
Frenkel-Brunswik, E. 139
Freud, A. 37 39 128 136 324 384 390 392 419 421 439 441 495 497
Freud, S. 18s 21ss 25 28 31ss 36ss 39 45 57 87 89 100 106 117 126s 130 133 137 172s 175 196s 199 219 229s 232 239 242ss 247 250 261ss 264s 267 289s 293s 304 309 329ss 332 335s 338s 361 371 375ss 379 383ss 386ss 389ss 392 406 408 410s 413 422 434s 439 441 467 469 513ss 516 518 520 523 528 542s 549 580s 607 610 612 617 619
Freudenberg 499
Frey, C.T. 407 410
Friedlaender, S. 545
Friedman 20
Fries, H. 40 44
Friessem, D.H. 505
Frischeisen-Köhler, L. 296 299
Frith, C.D. 288
Fritsch 394
Fröbel 492
Fröhlich, W.D. 293s
Frohne, I. 542ss
Frolov, J.P. 358 362
Fromm, E. 16 19 138s 462 518 523
Fromm-Reichmann 230

Frostholm, B. 543s
Frostig, M. 157 164 533 536 578
Fuchs 575 581
Fuchs, H.H. 151
Fuchs M. 542 544
Fuld, P.A. 151
Fulton 394
Funk 530
Fürntratt, E. 17 19
Fürstner, C. 19 21
Furrer, W.L. 279s

Gabelmann, J. 69s
Gabriel, E. 523
Gadamer, H.G. 315ss 318 424
Gaddum 328
Galen 206, 359
Galton, F. 562
Gambrill, E. 541
Gamper, V. 29
Gantt, W.H. 359 362
Garanto Alós, J. 63
Garber 157
Garey, R.G. 146 148
Garfield, S. 236 446ss 536
Garland, B.L. 73s
Garside, R.F. 119
Gärtner, H.J. 285 287
Gastaut, H. 209s
Gattaz, W.F. 285 287
Gaupp, R. 99 102 106 370s 381ss 464 469 523
Gawrilowa, S. 148 151
Gebsattel, V.E. von 25 196 199 379 423
Geest H. van der 372 375
Gehlen, A. 298s
Gehring, A. 574s
Geiger, M. 317
Geisel, B. 575
Gelb 544
Geller, D. 333s
Gendlin 445
Gentry, W.D. 415 417
George, E.I. 222 232
Gerlach, J. 358
Gershon, S. 76
Geschwind, N. 19
Gestrich, J. 199
Gibb, J.R. 455
Gibbs, E.L. y F.A. 190
Gill, M. 172 175
Gilland, P. 491
Gillin, J.Ch. 57 603
Gilman, A. 186 589
Gindler, E. 541ss
Ginestet, D. 358
Giogi, A. 462

Glanzmann, P. 572
Glaser, V. 542 544
Glass, A.J. 361s
Glass, G.V. 147 236
Glatzel, H. 84 86
Glatzel, J. 10 47 58s 60 82s 96 98 106 119 192 194 199 237 239ss 287s 294 318 421 423s 469 512 514
Gleser, G.C. 269 576 571 579
Glück, A. 119 194 200
Glueck, E. y S. 419 421 496s
Gnirss, F. 10 603
Goethe, J.W. von 521
Goffman, E. 420 491 498 505
Gold, M.S. 341s 345
Goldberg, D.P. 214 216
Golden, C.J. 170s
Goldfarb 128
Goldfried, M. 541
Goldstein 222 460
Goldstein, A.P. 236 541
Goldstein, E.G. 606
Goldstein, K. 544
Golfinopoulos, G. 287
Goodall, J. 360 362
Goodenough, F.L. 323
Goodman, L.S. 186 345 589
Goodman, P. 260 544 547
Goodwin, D.W. 275 277
Goodwin, F.K. 57
Göppinger, H. 423
Gorham, D.R. 214 216
Gorsuch, R.L. 572
Goslin, D.A. 126
Gosslar, H. 575
Gösslbauer, J.R. 565 569
Gotte, R. 166
Gottesman, I.I. 232 272 277
Gottmann, J.M. 147
Gottschaldt 572
Gottschalk, L.A. 571
Goudsmit, W. 139
Goulding, M. 31 33
Goulding, R. 33
Graham, P. 498
Grand, S. 89
Graumann, C.F. 599
Graumann, H.M. 82s
Gray, J.A. 437 441
Greden, J.F. 342 345
Green, R. 312
Greenacre, Ph. 379
Greenberg 127
Greenblatt, D.J. 589
Greenblatt, M. 398
Greene, B.M. 306s
Greenson, R.R. 605s

Índice de autores

Griesinger, W. 94 96 200s 228 394
Grigat, R. 474
Grinberg, L. 455
Grinder, J. 459s
Grinspoon, L. 551s 554
Groddeck, G. 389 392 435 441
Grof, S. 549
Groffmann, K.J. 269 564 570 572 581
Gross, G. 56 103 106 140 282 284 287s 371 382s 469
Gross, R. 96 142 328
Gruen, P.H. 345
Grüenberg, E.M. 406
Gruhle, H.W. 45 82s 97 101s 105s 139 218 225 237 287 294 319 368 381ss 398 423 469 523 590 594
Grumme, T. 148 151
Grunberger 230
Gruner, S. 323
Gudden 418
Guilford, J.P. 599
Guilleminault, Ch. 603
Gulliksen, H. 269
Gunderson, J.G. 604 606
Guntern, G. 554 557s
Günther, H.R.G. 82s
Gunzburg, H.C. 156ss
Gurman, A.S. 488
Gutjahr, W. 143
Guy, W. 90 93 214 216
Guze, S. 117 119

Haas, J. 334
Haase, H.J. 484 501 505 586 589
Hachinski, V.C. 151 285 287
Hacker, F. 17
Häcker, H. 570 572
Haefely, W. 584s 589
Häfner, H. 10 28s 86 382s 418 421 471s 476 484 499 505
Hagen 294
Hagen, M. 10 192
Hagen, W. 575
Hägglung, T.B. 65
Hahlweg, K. 541
Haiböck, H. 474
Hailey, A.M. 506
Haindorf, A. 200
Halbach, A. 200
Halbach, G. 474
Halbach, H. 186
Halder, P. 575
Haley, J. 43 232 457s 488 555 557s
Halmi, K.A. 41s 44

Halstead 170
Hamilton, J.A. 20s
Hamilton, M. 214 216 512
Hammer, E.F. 323s
Hampel, R. 575
Hampp, H. 297 299
Hamster, W. 170s
Hamurabi 206
Hansen, J. 10 299 594
Hanson, D.R. 273 277
Happich, C. 244 250
Harbauer, H. 162 366 368
Hardesty, A.S. 213 216 577
Hardin 141
Harding, G. 325
Haring, C. 10 206 468s
Harlfinger, H. 212
Harmatz, J.S. 216
Harrer, G. 10 333s 531 603
Harris, D.B. 323s
Hartelius, H. 530s
Hartmann, H. 19 61 63 330 389 391s 526 610 612
Hartmann, K. 496s
Hartmann, N. 16 19
Hartmann, W. 10 127s 142 243 358
Hartocollis, P. 607
Hasemann, K. 215s
Haskett, R.F. 345
Hasse-Sander, I. 282 287
Hassler, R. 178 180 397s
Hathaway, S.R. 574s
Hau, Th.F. 340
Hauser, G.A. 44
Hauser, R. 186
Hauss 416
Hautzinger, M. 448
Hawel, W. 565 568s
Hawkey, L. 325
Hayes, J.R. 143
Hayne 396
Hazama, H. 56
Heath, R.G. 396 398
Heath, R.W.
Heber, R.F. 156ss
Hecaen, H. 169 171
Heckhausen 404
Heckl, U. 565 568s
Heferline, R. 260
Hefferline, R.F. 547
Hegel 555
Heidegger, M. 26ss 29 37 39 61 63 314s 318 517s
Heigl-Evers, A. 39 277 450 453 455
Heigl, F. 172 175
Heilman, K.M. 170s

Heim, E. 10 320s
Heimann, H. 212 216 239ss 284 286s 313 318 423 598s
Heine, H. 407
Heine, M. 172 175
Heinl, H. 547
Heinrich, K. 119 200 491 523
Heinroth, J.C.A. 94 200
Heintel, H. 210
Heinze, G. 345
Heiss, R. 216 325 563s 569 573 575 579 581s
Helgason, T. 93
Helm, J. 572
Helmchen, H. 57 176 178 320s 426 484
Helweg-Larsen, P. 471 474
Hellbrügge 157s 164
Heller 494
Hempel 238s
Henke, H. 10 70 76
Henseler, H. 523
Henslin, J.M. 371
Henson, R.A. 334
Heraclito 535
Herder 460
Herken, H. 621
Hermann 471ss
Herms, V. 69s 312
Herrmann, W.P. 307
Hertel 565
Hertel Wulf, M. 474
Hertz, H. 326 328
Herz, A. 180
Herz, D.G. 312
Hess, R.D. 403 406
Hess, W.R. 16 19
Hesse, H. 521
Hesse Thaysen, E. y J. 474
Heston, L.L. 277
Hetzer 577s
Heyden, T. 147
Hicklin, A. 29
Higgins, J. 277
Hildebrand, F.W. 514
Hilgard 290
Hiltmann, H. 564 576 579
Hillers 578
Hinterhuber, H. 531
Hippius, H. 56 60 200 287 345 358 483 531 589
Hipócrates 140 206 359
Hirsch, S.I. 232
Hirsch, S.R. 273 277
Hirschfeld, M. 267
Hirzel 412
Hitchcok, E.R. 395s 398
Hitzig 394

Hobi, V. 10 569
Hoch, P.H. 398
Hoche, A. 513s
Hochleitner 164
Hockel, M. 143
Hofer, G. 10 46 97 102 106s
Hoff, A. 523
Hoffer, A. 328 550s
Hoffmann, H. 206
Hoffmann, L. 488
Hoffmann, N. 197 199 540
Hoffmann, S.O. 10 19 38s 426 469
Hoffmeister, F. 358
Hoffmeyer, H. 474
Hofmann, A. 327s 550
Hofstätter, P.R. 590 594
Höhn, E. 325
Hölderlin 426
Hole, G. 294
Holenstein, E. 318
Holitzer, V. 178
Holmbroe 226
Holmes, T.H. 437 441
Holtzman 575
Holl, A. 523
Hollister, L.E. 585s 589
Honigfeld, G. 213 216
Hoop J.H. van der 239 241
Horel, J.A. 596
Horn, G.E. 250 577
Horn, H.J. 10 621
Horn, K. 453
Horney, K. 127 412 460 462 544
Hornke, L. 576 579
Horstkotte, G. 178
Horwitz, L. 445
Howe, J. 216
Howe, W.R. 445 448
Hoyer, S. 150s
Huber, G. 10 95s 103 106 236s 281ss 284s 287s 371 382s 424 426 428 430 432s 469 598s
Hueck, W. 84 86
Hume, W.J. 67s 70
Hünnekens 164
Hunt, H.F. 606
Hunt, J.McV. 158
Huppmann, G. 334
Husband, J. 288
Husserl, E. (Hua) 26 196 314ss 317s 335 460 545
Hutchings, B. 276s
Huth, W. 10 22 25
Hynd, G.W. 171

Ideler, K.W. 94 513s
Iliff, L.D. 151
Iljines, V. 541 544
Inanaga, K. 56
Ingvar, D.H. 288
Inhelder, B. 122 126 495 498
Ireland 492
Irle, M. 579
Irniger, W. 56 475 484
Isbell, H. 186
Ishihara 565
Itard 492
Itil, T.M. 190
Izard, C.E. 536

Jackson, D.D. 191 232 237 456ss 460 558
Jackson, H. 513s
Jacob, H. 243
Jacobi, J. 408 410
Jacobi, P. 152 154
Jacobi, Y. 386 392
Jacobson, E. 69s 128ss 136 197 199 204 206 220 230 246 250 483 608 610 612 619
Jacobson, L.I. 536
Jaeckel, M. 426
Jaffe, J.H. 186
Jäger, A.O. 597 599
Jäger, R. 574s
Jakobi, M. 200
James 590s
James, N.M. 345
James, W. 326 328 550s
James-Lange 436
Janke, W. 571s
Janov, A. 87 89 549
Janowski, A. 572
Janssen, D. 427s
Jansson, B. 288
Janus, L. 340
Janz, D. 206 209s
Janz, H.U. 212
Janzarik, W. 95s 102ss 106 191 193 198s 241 294 327 423 469
Janzen, R. 180
Jaspers, K. 25s 37 39 44s 57s 81ss 97ss 101ss 106 191s 217s 225 237ss 239 241 294s 313s 317s 327 369 371 380 383 418s 422ss 426 464 469 523
Jellinek, E.M. 108 115
Jenkins, C.P. 439 441
Jentschura, G. 212
Jerrett, I. 606
Jeste, D.V. 358
Jochheim, K.A. 212
Johanson, E. 371
John, K. 93 178
Johns, M.W. 585s 589

Johnson, V.E. 308 312 456 460 612s 615s 618s
Johnstone, E.C. 74 282 285 287s 358
Jones 290
Jones, K. 491
Jones, M. 452 499 505
Jones, R. 516 518
Jores, A. 278 280
Josuttis, M. 550s
Jourard, S.M. 462
Jung, C.G. 26 247ss 250 261 267 319 373 384 386 392 406ss 409s 515 518 549 574s 610 612
Jung, F.G. 68ss 129
Jung, R. 139 237 287 358 596
Jurjevich, R.R.M. 536

Kächele, H. 236
Kaebling, R. 531
Kaegi, A. 140 142
Kafka, F. 519
Kagan, J. 129 136
Kahlbaum, K.L. 467 469 592
Kahn, E. 99 106 418
Kaila, M. 297 299
Kales, A. 190
Kalff, D.M. 325
Kalinowski, L.B. 394 397s 530s
Kallmann, F.J. 227s 232
Kamp 325
Kamper, D. 543s
Kandinsky 294
Kane, G. y J.F. 155 158
Kanfer, F.H. 541
Kanner, L. 61ss 494
Kant, F. 99 106
Kant, I. 19 21 367 590
Kant, O. 99 106
Kaplan, H. 558
Kaplan, H.I. 594
Kaplan, H.L. 569
Kaplan, H.S. 163 450 454s
Karacan, I. 190 603
Karasu, B. 606
Karlins, M. 564 568s
Kasanin, J. 192 199
Kasielke, E. 572
Katken, E.S. 68 70
Katz, M.M. 119 213 216 227
Katzmann, R. 76 151
Kaufmann, F.X. 47
Kausen, R. 410ss 414
Kedward, H.B. 176 216
Keeser, W. 90 93
Kehrer, F.A. 82s
Keidel, W.D. 180
Keiter 411

Kellam, S.G. 215s
Kellams, J.J. 531
Keller, G. 408
Kelley, G.A. 462
Kelly, G.A. 143 197 199 535s
Kemmler, R. 474
Kempe, P. 328
Kemper, N. 589
Kempler 547
Kendell, R.E. 84 86 141s 469
Kenkmann, H.J. 564 569
Kennell 127
Kerekjarto M. von 10 116 416 418
Kernberg, O.F. 38s 61 63 127 225 230 236 443 445 603ss 606 608s 611s
Kessler, B.H. 33s 36 177s
Kettler, A.R. 178
Kety, S.S. 272 277
Keup 328
Keupp, H. 47 141s 158
Kieler, J. 474
Kielholz, P. 48 56 116s 119 181 186 478 484 523 589
Kienle, G. 484
Kierkegaard, S. 37 39
Kiesler, D.J. 236 528
Kietzmann, M.C. 569
Kiev, A. 476 484
Kiloh, L.G. 119
Killian, W. 10 368
Kimball, C.P. 18s
Kind, H. 241 243
Kind, J. 358
Kindt, H. 425s 462 464 469
Kiphard, E.J. 164 166
Kirchhoff, G.F. 137ss
Kirchmann, E. 542ss
Kirk, S.A. 166
Kirkegaard, C. 342 345
Kisker, K.P. 60s 63 74 102s 106 142 178 192 234 237 241 278 287s 315 318 345 379 382s 423 426 433 472 474
Klaesi 468
Klages, L. 516 518
Klages, W. 299
Klapp, B.F. 416s
Klapsing-Hessenbruch, A. 69s
Klaus 127
Kleber 579
Kleesiek, K. 343ss
Klein, M. 61ss 127 230 324 493 495ss
Kleinmutz, B. 567 569
Kleist 17 428
Kleitmann, N. 516 603

Klempel, K. 287s
Klerman, G.I. 604 606
Klerman, G.L. 118s
Klessmann, E. 250
Klett, C.J. 213 216 514
Klimkova-Deutschova, E. 471s 474
Kline, N. 71
Kline, P. 143
Klipcera 494
Klix, F. 142s
Klopfer, B. 575 581s
Klotz, A. 474
Klove, H. 153s
Knight, D.R. 531
Kniskern, D. 488
Knoepfel, H.K. 279s
Koch, I.L.A. 418 421
Koch, K. 322ss
Koch, U. 572
Koch, W. 70
Kocher, R. 10 180
Kockott, G. 310ss 426
Köchert, R. 139
Koella, W.P. 589
Koeller, D.M. 93
Koestler, A. 460
Köhle, K. 43s 417
Köhler 544
Köhnken, C. 236
König, C. 10 449
König, J. 105s
Konig K. 11 37ss
Koffka 544
Kohlberg, L. 125s
Kohut, H. 16 19 61 63 87 89 127 129 181 186 225 230 262 267 385 392 607 609ss 612
Koining, G. 345
Kolb, J.E. 604 606
Kolle, K. 102 106 371 381ss 471 473s
Konjewnikoff 208
Koppitz, E.M. 323s
Kornfeld, U. 572
Kornhuber, H.H. 597
Kornreich 236
Kos, M. 323s
Koslow, St.H. 342 345
Kowalewsky 326
Kraepelin, A. 562
Kraepelin, E. 20s 57s 85s 94 96 103 140 176 191s 216s 237 296 326ss 364 369 371 381 383 394 407 418 422ss 426 428 467 469 578
Kräupl-Taylor, F. 84 86
Krafft-Ebing von 418

Krain 290
Kramer 576
Kranz, H. 97 100 106 119 200 491
Kraus, A. 11 119 193s 198ss
Krause, R. 139
Krauth, J. 147
Krebs, E. 11 190
Kreeger, L. 454s
Kreel, L. 288
Kreitler, H. y S. 143
Kretschmer, E. 60 63 97 103s 106 142 244 250 370s 381 383 428
Kretschmer, P. 36
Kretschmer, W. 407 410
Kreuter, F. 287
Krohne, H.W. 38 40
Kronfeld, A. 106 239 241 381 383
Kronfol, Z. 345
Krüger, G. 176ss 294
Kryspin-Exner, K. 531
Krystal, H. 472ss
Kübler-Ross, E. 65 439 441
Kudlien, F. 140 142
Küfner, H. 110 115 216
Kuhlhaneck, F. 358
Kuhn, M. 71 147 233
Kulawik, H. 523
Kulenkampff, C. 97 100 106s 491 502 509
Kulessa, Ch. 483
Kulick, B. 147
Künkel, H. 284 287s 411s
Kunos, G. 72 74
Kunz, H. 25 100 106
Kunze, H. 502 505
Künzler, E. 444s
Kürsteiner, G. 24s
Kury, H. 216
Kutter, P. 547

Laakmann, G. 286 288 341 344s
Laban, R. 541
La Barre, W. 550s
Labhardt, F. 11 206 280 427s 619
Laborit 233
Ladewig, D. 11 108 181 186
Laer, G. von 139
Lahy 567
Laing, R. 57 60 232
Laitinen, L. 398
Lambert, P.A. 350 358
Lampl, F. 402
Lander, H.J. 142s
Landgrebe, L. 241
Landolt 210
Lang, A. 568s
Lang, B. 536

Lang, C. 170s
Lang, O. 246 249s
Lang, P.J. 594
Lang, W. 76
Lange, P.J. 590s
Lange, V. 296 299
Langen, D. 290ss
Langer, G. 341s 349
Langer, M. 455
Langer, S.Z. 72 286 288
Langfeld 226
Langfeldt, G. 381 383
Langner, W. 170s
Laplanche, J. 261 267 383s 390 392
Larbig, W. 541
Laschet, L. y U. 620s
Lasuy, J.H. 514
La Tours 326
Lauber 577
Lauridsen, U. 345
Lauter, H. 60 119 194 199
Laux, G. 11 491
Laux, L. 570ss
Lawson, J.S. 149 151
Lazare, A. 118s
Lazarus, R.S. 36 38 40 220 438 441
Lebovici, S. 493 497
Lecourt, E. 334
Leeds, A. 542 544
Leedy, H. y J. 532ss
Leff, J.P. 485 488
Le Fur, G. 73s
Lehmann, H.E. 565 568s
Lehnert, G. 621
Lehr, U. 148 151
Lehrl, S. 150s
Leibbrand, W. 42 44 191s
Leibniz 120
Leidermann 127
Leifer 127
Leighton, A. 505
Leischner, A. 536
Leland, H. 158
Lemert, E.M. 138s 371 419s
Lemke, R. 193 200
Lempp, R. 159 162 368
Lendle, R. 180
Lenneberg, F.H. 121 126
Leonhard, K. 95s 192 200 427s 592 594
Lerner, A. 532s
Lersch 402
Lesch, O. 345
Leser, N. 523
Leslie, S.A. 493 497
Lesniak, R. 472 474

Leuner, H. 11 67 69s 244ss 249s 326ss 550ss 554
Leutner, V. 589 603
Leutz, G.A. 11 402
Levi, L. 441
Levine, S.B. 379
Levinger, L. 471 473s
Levison, J. 139
Lewin, K. 146 163 294 403 451 460 504 526 528 544
Lewis, M. 126
Lezak, M.D. 170s
Lézine, I. 156 158
Lidell, H.S. 359 362
Lidz, Th. 130 220 228 232
Liébault, A.A. 292 384
Liebel, H. 575
Lieberman, M.A. 443 453 455
Lieberz, K. 178
Liebhart, E.H. 536
Liebich, W. 575
Lienert, G.A. 147 269 562ss 576 578s
Liese, F. 536
Lima, A. 394 398
Limentani, A. 378s
Lincoln 153s
Linde, O.K. 586 589
Lindem, U. 39
Lindemann, E. 116 119 501 505
Lindemann, J.E. 541
Linden, K.J. 478 484
Linden, M. 540
Lindsley, D.B. 590 594
Lipowski, Z.J. 416 418 440s
Lippenmeier, N. 139s
Lipps 25
Lipton 128s
Livingston, K.E. 398
Llavero, F. 513s
Lobrinus, A. 216
Loch, W. 86 197 200
Locke 120 449
Lockowandt 578
Loewenfeld 392
Lohmann, J. 442 445
Lohr, N. 345
Lohrengel, S. 358
Lolas, F. 531
Lombroso 418
Loo, H. 74 358
Lord, F.M. 269
Lorenz, K. 16 19 360
Lorenzer, A. 172s
Lorr, M. 213s 216 426 511 514
Lothstein, L.M. 379
Lotze 414
Louis, V. 11 414

Lowen, A. 259s 542 544
Lowenfeld, M. 324s
Luban-Plozza, B. 279s
Lübcke-Westermann, D. 177s
Luborsky, L. 236
Lubs, M.L.E. 277
Lück, H.E. 570 572
Lückel, K. 547
Lückert 576
Lüer, G. 157s
Lugauer, J. 151
Lund, R. 287 344
Lungershausen, E. 119 194 199 287s
Luria, A.R. 128 492 497
Lushene, R.E. 572
Luther, M. 99
Lutz, R. 36
Luzius, F.J. 139s
Lyerly, S.B. 213 216

M'Uzan, M. de 436 441
Machover, K. 322ss
Mack, B. 571s
Mack, J.E. 607
MacKinnon, R. 172 175
MacLean, P.D. 590 594
Maeder, A. 515 518
Maes, J.A. 277
Magnam 191
Mahler, M.S. 61ss 127ss 136 220 230 388 392 494ss 543 608 612
Mahoney, M.J. 144 148 533 536
Maier 327
Maier, H. 244
Maier, H.W. 104 106 250
Maier, Th. 143
Maier, W. 234
Main 491
Maj, J. 72 74
Makkonen, M. 540
Malan, D.H. 172 175 558ss 561s
Malt 108
Mallison 553
Manès Sperber 519
Manheimer-Gommès, M. 492 497
Mann, J. 559 562
Manschreck, T.C. 96
Mantell, D. 474
Marcé, L.V. 20s
Marcel, G. 460 543ss
Marcuse, M. 267
Marino, R. 171
Marks, I. 36 38 40
Marks, J. 589
Marks, S.E. 144 148
Marlyne Kilbey, M. 186

Índice de autores

Marschall R. von 444
Marschner 579
Marshall, J. 151
Martí-Tusquets, J.L. 505
Martin, B. 375
Martin, D.M. 345
Martin, P.A. 530s
Marty, P. 266s 436 441
Marx 327
Macher 554
Maslow, A.H. 410 414 460ss 500 505 550s
Mason, J.W. 437 441
Massermann, I. 562
Massermann, J.H. 11 359ss 362s
Massing, A. 42 44
Masters, W.H. 308 312 456 460 612s 615s 618s
Masterson, J.F. 605s
Masuda, M. 441
Masur, F.T. 415 418
Matarazzo, J.D. 155 158 415ss 418
Matejcek, M. 190
Mathes, A. 210
Mathias, U. 543s
Matussek, N. 11 47 56 70 74 218 222 228 232 282s 285ss 288 341s 344s
Matussek, P. 11 102s 106 195 200 218 222 224 228s 231s 474
Matza 419
Maurer, Y. 11 259ss 541 544
Maurits, J. 46
Maxwell 526
May, R. 460 462
Mayer, K. 170s
Mayer-Gross, R. 237
Mayer-Gross, W. 139 287 319 427s
Mayer-Scheu, J. 371 375
Mazerol, M.Th. 324
McAllister, V.L. 151
McBryde, C.M. 441
McCarthy, R.G. 115
McClure, M. 33
McCord 419
McCormick, R.A. 379
McCrady, B.S. 460
McDougall, J. 378s 497
McKinley, J.C. 574s
McKinney, W.T. jr. 197 200
McNair, D.M. 514
Mead 129
Meares, A. 289 291s
Mechler, A. 191s 237
Medau, H. 541
Mednick, S.A. 272 276s

Meduna 468 529
Meerwein, F. 11 65
Meese, W. 148 151
Mehl, J. 143 570 572
Meichenbaum, D. 533 536
Meier, C.A. 407 410 516 518
Meili, R. 426 579
Meinecke, C.F. 379
Meissner, U. 21
Meissner, W.W. 455s 460
Meiwald, P. 520
Melamed, B.G. 541
Melnechuk, T. 288
Melon, J. 24s
Meltzer, H.Y. 343 345
Meltzoff 236
Melville 17
Melzack 180
Mellstrom, M. 570 572
Menara 158
Mende, W. 288
Mendels, J. 344s
Mendelson, W.B. 603
Mendlewicz, J. 196 200
Meng, H. 267 406
Menninger 141 236 531
Menninger, A. 555 558
Menninger, K. 141 236 523
Mentzos, St. 32s 428
Meredith, R.L. 540
Merleau-Ponty, M. 460 541 543ss 547
Merton, R.K. 138 140
Merz, F. 566 569
Merz, J. 11 460
Mesmer, F.A. 291
Métneki-Bajomi, J. 367s
Metzger, H. 166
Metzger, W. 293 295
Mewes, J. 536
Meyendorf, R. 530s
Meyer, A. 531
Meyer, A.E. 11 330 332 387 392
Meyer, D. 368
Meyer, H.H. 325
Meyer, J.E. 37 40 44 60 74 142 192 234 237 242s 278 287s 345 379 423 433 474
Meyer, W.U. 143
Meynert, Th. 19ss 75
Michael, J. 96
Michaelis, W. 536
Michel, L. 11 269 564 581
Michel, M. 474
Michels, R. 172 175
Mickle, W.A. 398
Middendorf, I. 541
Mierke 567

Miest, P.Ch. 567 569
Miller, J.G. 554s 558
Miller, N.E. 38s 67 70
Miller, N.R. 306s
Miller, Th. 236
Mills 451
Milner, B. 597
Milstein, V. 531
Milton, H. 292
Minkowski, E. 25 61 63 102 106 472 474
Minsel, W.R. 11 445s 448s
Minuchin, S. 42ss 457ss 460
Mirsky, I.A. 435 441
Mitchell, S. 506
Mitscherlich, A. 266s 435 441
Mitsuda, H. 275 278
Mittelstrass, J. 241
Mitterauer, B. 478 484
Mittler, P. 277
Möbius, P.J. 469
Möbius, P.S. 237
Möhling 579
Molinski, H. 312 618
Möller, H.J. 11 83 93 146 148 212ss 216 239ss
Mombour, W. 141s 426
Money, J. 311 376 379
Moniz, E. 394 398
Moreau de Tours, P. 492 497
Morel 191 467
Moreno, J.L. 325 398ss 401s 450s 455 460 532 541 545
Moret, C. 288
Morgan, W.L. 440s
Morgenthaler, F. 376 380
Mori, A. 56
Morris 406
Morton 40
Mosak 413
Moser, H. 462
Moser, U. 22 25
Moss, H.A. 136
Mothes, C. 620s
Müller, A. 414 567
Müller, C. 60 74 96 142 148 150s 216 234 278 287s 345 382s 423 426 433 474 491
Müller, D. 398
Müller, F. 345
Müller, H. 536
Müller, M. 139 192 237 287 379
Müller, P. 351 358
Müller, U. 523
Müller-Braunschweig, H. 444
Müller-Fahlbusch, H. 21
Müller-Lyer 293
Müller-Suur, H. 47 95 99 102s 106

Mumenthaler, M. 597
Mummendey, H.D. 143
Mundt, Ch. 11 96
Munro, H. 195 200
Münsterberg, E.H. 562
Murphy, H.B.M. 105s
Murphy, J.M. 504s
Murray 581
Murray, E.J. 536
Murray, E.N. 68 70
Murstein, B.I. 582
Musaph, H. 312 376 379
Mussen, P.H. 126 128 136
Myrtek, M. 147

Nache, O. 176 178
Nährer, W. 147 565 569
Nanda, H. 269
Napier, A.Y. 487s
Naske, R. 597 599
Nasse, F. 19 21
Natorp 25
Neisser, C. 97 101 106
Neisser, U. 143
Neumann, E. 311s 610 612 619 621
Neumann, F. 619 621
Neumann, H. 513s
Newbold, G. 291s
Newman, R. 172 175
Newmark, M. 277s
Newton 128 130
Nickel, H. 572
Niebergall, G. 165 167
Niederland, W.G. 472ss
Nihira, K. 156 158
Nikolowski, W. 619
Nissen, G. 162 368 406
Norden 576
Norell, J.S. 174s
Novick, M.R. 269
Nowak, H. 531
Nüsperli, M. 274 278
Nunberg, H. 389 392
Nusko, G. 151
Nusselt, L. 311s

Oaklander, V. 547
Oates, W.E. 372s 375
Oberborbeck, K. 402
Oberholzer, E. 152 154
Obermair 216
Obrador 395
Obrist, W.D. 149 151
Obrzut, J.E. 171
O'Doherty, D. 398
Oesterreich, K. 11 151 194 200
Ohlin 419

Ohm, A. 523
Okuma, T. 56
Oliver, J.E. 531
Olsen, R. 491
O'Neal, P. 405s
Oppenheim, B. 238s 506
Orban, P. 11 549
Orengo, P. 11 238
Orne 291
Ornitz, E.M. 61 63
Ortega y Gasset, J. 298s
Orth, I. 532s
Orwid, M. 474
Oseretzky 227 266
Osgood 578
Osmond, H. 328 550s
Oswald, W.D. 150s 215s 404
Otsuki, S. 56
Otte, H. 540
Overall, J.E. 214 216
Ovesey, L. 311s
Owen, F. 74
Owens, D.G.C. 287 358

Pahlen, K. 334
Pahnke, W.N. 550s
Palmore, E. 148 151
Panse, F. 491
Paolino, J. 460
Papez, J.W. 590 594s
Papousêk, M. 196 200
Paracelso 206
Pardes, H. 417s
Parkes, C.M. 116s 119
Parloff, M. 447s
Parmenter, R.A. 362
Parnitzke, K.H. 154
Parsons, T. 84 86 450
Pasamanick, B. 403 406
Pasini, W. 380
Patzig 328
Paul, B.B. y N.L. 488
Pauleikhoff, B. 11 21 99s 106 195 200 241 294s
Pauly, I.B. 311s
Pavlov, I.P. 358s 363 434 436 438 441 465 469 619
Pawlik, K. 144 148 568 576 579
Paykel, E.S. 93
Payne, R.W. 222 232
Pechstein 164
Peck, A. 151
Pelicier, J. 491
Pena, A. de la 63
Penfield 398
Penin, H. 210 284, 288
Penrose 365
Penry, J.K. 277s

Perls, F.S. 259s 450 462 541 544ss 547
Perls, L. 544
Perret, E. 11 171 536
Perris, C. 96 192 196 199s 273 277 288
Perry, C.J. 604 606
Perry, C.W. 289ss 292
Person, E. 311s
Pestalozzi 492
Peters, S. 287
Peters, U.H. 119 194 200 216 223 232 287 294 318 425s 593s
Peters, V.H. 426
Peterson-Delaney 531
Pethö, B. 241
Petri, H. 11 139s 159 163 620s
Petri, M. 96
Petrilowitsch, N. 421
Petsche, H. 190
Petzold, H. 11 259 261 402 531ss 542ss 545ss
Pfänder, A. 317
Pfeiffer, M. 106 511 514
Pfeiffer, W.M. 193s 200
Pfister-Heiss 575
Pflanz, M. 289 292
Pflug, B. 56 196 200
Phan, T. 74
Philippus, M.J. 155
Piaget, J. 119ss 122s 125s 129 142 156s 165 492ss 495s 498 504
Picard, W. 491
Pichot, P. 216
Pierrakos, J. 542
Pina, I. 151
Pinel 94 490 531
Piotrowski, Z. 152 154
Platón 140
Plaum, E. 11 143s 536 598s
Plaum, F.G. 444
Ploeger, A. 402
Plog, St.C. 491
Ploog, D. 398
Plogg, U. 505
Plutchik, R. 606
Poeck, K. 597
Poehler, W. 375
Pöldinger, W. 12 56s 186 305 334 348s 358 478 523 589 619
Pörksen, N. 502 505s
Pogroff, I. 533
Pohlmeier, H. 523
Polster, E. y M. 259 261
Pollock, G.H. 441
Pomerleau, O.F. 415 418
Pompey, H. 375

Índice de autores

Pongratz, L.J. 139 154s 414 418 445 448 536
Pontalis, J.B. 261 267 383s 390 392
Pope, K.S. 250
Popper, K.R. 239 241 434 441 466 469
Porter, R.W. 441
Portmann, A. 87 89 495 607 612
Posavac, E.J. 146 148
Poser, S. y W. 589
Pottash, A.L.C. 345
Poynter-Berg, D. 505
Praag, H. von 71
Pratt, J. 450
Prechtl 164
Pribilla, O. 176 178
Priester 577
Priestley, M. 334
Prindull, E. 245 250
Prinzhorn, H. 322 324
Prokop, K. 417
Propping, P. 276 278
Provence 128s
Pryer, R.S. 582
Pudel, V. 358
Puységur 288

Quadbeck, G. 482 484
Quails, C.B. 343s
Quekelberghe, R. van 536
Quensel, St. 138 140

Raatz, U. 166 579
Rabin, A.I. 324
Rabkin, J.G. 438 441
Rachman, S.J. 36 40 541
Radebold, H. 148 151
Radvila, A. 12 441
Rafaelsen, O.J. 57
Rahe 437
Rahm, D. 547
Rahner, K. 47
Rainer, J.D. 196 200
Raisman, R. 288
Rajaratnam, N. 269
Raknes, O. 542
Rakoff, V.M. 176
Rambert, M.L. 325
Ramey, E.R. 398
Ramsey, A. 345
Rank, O. 460 558 562
Rapaport, D. 610 612
Rasch, G. 269 581
Rasmussen, T. 171
Rathjen, D. 541
Rattner, J. 414 450
Rauchfleisch, U. 12 33 36 137

139s 406 445 505 563s 573ss 576 579ss 582
Rauer, W. 572
Rausch, E. 293 295
Raush 219
Raven 160 577
Razran, C.H.S. 359 363
Rechtschaffen, A. 190
Redlich, F.C. 172 175 469
Redlin, W. 155 158
Regel, H. 154
Reich, W. 265 267 460 541s 544
Reik, T. 138 140 173 175
Reil 531
Reim, B. 345
Reimer, F. 12 212 491
Reinach, A. 317s
Reiner, A. 158 483
Reiser 435
Reitan, R.M. 154s 170
Rémond, A. 190
Remschmidt, H. 12 41 44 154 164ss 167 169 171 493s 498
Renfordt, E. 320s
Rennert, H. 322ss 424 426
Rett, A. 12 334 367s
Retterstöl, N. 371
Revenstorf, D. 541
Revers, J. 575 581s
Revers, W.J. 334
Revol, L. 350 358
Rey, E.R. 143 153s 536 598s
Rheingold 128
Ribble 128
Ribot, Th. 595 597
Richman, N. 498
Richter, H.E. 159 163 266s 320s 444 460 523 574s
Richter, R. 565 567 569
Rickert, H. 80s 83
Riedel, M. 239ss
Rieman, F. 38 40
Riess, B.F. 406
Riffert 567
Riklin, F. 574s
Ringel, E. 12 478 523s
Ringer, C. 115s
Ringler 127
Risso, M. 104 106
Ritter, J. 142
Robert 290
Roberts, P.J. 76
Robertson 128s
Robertson, J. y J. 88s 128s
Robins, E. 117 119 226 232
Robins, L.N. 405s 496 498 504 506
Rodenburg, M. 151

Rodrigué, E. 455
Röder, E. 395 398
Röder-Kutsch, T. 433
Roffenstein, G. 82s
Roffwarg, H.P. 345
Rogers, C.R. 241 243 259 261 324 374 445ss 448 451 455 460ss 536 616 619
Rohde-Dachser, Ch. 12 402 603 605 607
Rohr, K. 96
Rohrbaugh, M. 558
Roizen, L. 531
Rojas-Bermúdez, J. 402 532s
Roll, L. von 597
Ronall, R. 545 547
Rorschach, H. 151s 160 222 575 579 581s 605
Rosa, K.R. 206
Rose, F.C. 74
Rosemeier, H.P. 416 536
Rosen, I. 376 379s
Rosen, W.G. 149 151
Rosenblum, L.A. 126
Rosenman 439
Rosenthal, D. 270 277
Rosenthal, H. 470
Rosenzweig, S. 581s
Rosman, B.L. 44
Ross Russel, R.W. 151
Rossolimo 576
Rost 219
Roth, M. 150
Rothacker, E. 81 83
Roubicek, J. 190
Rubin, L.J. 532s
Rudolf, G. 12 172 175s 178 214 216 236
Ruesch, J. 527ss
Rüger, V. 39
Ruitenbeek, H.M. 450 455
Rümke 224
Rupf-Bolz, E. 143
Ruse, M. 270 278
Rush, A.J. 56
Rush, B. 531 533
Russell, R.L. 147s
Rutter, M. 215s 493s 498
Ryan, N. 345
Ryckoff, J.M. 232

Sachar, E.J. 341 345
Sachse 178
Saddock, B.S. 558
Sadegh-Zadeh, K. 84 86
Sadock, B.J. 594
Sager, C.J. 163
Sager, C.L. 450 454s

Índice de autores

Sakel 468
Saletu, B. 589
Salzman, C. 216
Samini, F. 621
Samorajski, T. 76
Samuel, D. 76
Sander, A. 367s
Sandison, R.A. 552 554
Sandler, J. 37 40
Sandweg, R. 178
Saner, H. 63 65
Sanford, R. 139
Sano 396
Sapir, M. 206 280
Sarai, K. 56
Sarbin 290
Sartorius, N. 216 243s
Sartre, J.P. 26 37 40 590
Sassin, J. 345
Satir, V. 459s
Saupe, R. 393ss 396ss
Scadding, J.G. 84 86
Schachter, S. 436 441
Schäfer, H. 178 567 569
Schäfer, M. 12 83 129 240s 317ss 383
Schaffer 128s
Schaffner, P. 572
Schafheutle, R. 575
Schär, H. 375
Scharek, G. 287
Scharfenberg, J. 375
Scharfetter, Ch. 12 104 106 274 278 514
Schechter, D. 128s 136
Scheer, J.W. 416s 444
Scheff, Th.J. 47 141 498 506
Scheid, W. 12 237 307 430 433
Scheier, I.H. 569 571
Scheler, M. 314 317s 590 594
Schenck, K. 41 44
Schenk, Ch. 69s
Schenk-Danzinger 578
Schepank, H. 86 275 277s
Scherer, K.R. 139 536
Schetelig, H. 69s
Schiavi, R.C. 441
Schiff 32
Schilder, P. 290 295 299 450
Shildkraut, J.J. 71 74 341 345
Schilling 164
Schindler, L. 541
Schindler, R. 12 39s 95s 449 452 455
Schindler, W. 453 455
Schlange 578
Schlavson, S.R. 455
Schlegel, L. 12 33

Schleiffer, R. 239ss
Schlobies, M. 176 178
Schmale, A.H. 437 441
Schmalt, H.D. 143
Schmideberg, M 603 607
Schmidlin, P. 57 589
Schmid-Tannwald, I. 311s
Schmidt, G. 99 102 106
Schmidt, H.G. 115
Schmidt, L.R. 33s 36 177s 416ss 572 575
Schmidt, M. 154 165 167 169 171 494
Schmidt, M.H. 164 166s
Schmidtchen, S. 564 576 579
Schmidtke, A. 215s
Schmitt, W. 12 239ss
Schneck, J. 290ss
Schneewind, U. 545ss
Schneider, C. 221
Schneider, H.J. 137ss 323
Schneider, K. 12 36 40 47 57ss 60 82s 86 97 100ss 103 106 117ss 140 142 191ss 194s 200 217s 221 225s 236ss 241 275 313 318 381 383 418s 421 423 429 432s 462 469 513s 545 547 590
Schneider, P.B. 375 380 523
Schneider, R. 541
Schneider-Helmert, D. 53 57
Schneller, T. 540
Schöfer, G. 571s
Scholtz, W. 153 155
Scholz, O. 459s
Scholz-Wölfing, J. 430 433
Schomburg 156 158
Schön, K. 70
Schönbeck, G. 345
Schöne, W. 106 511 514
Schönfelder 327
Schönpflug, W. 296 299
Schopenhauer, A. 408 410
Schoppe 566
Schotte, J. 24
Schou, M. 57
Schraml, W.J. 33 36 444
Schrappe, W. 12 426
Schreber, D.P. 98s 106
Schröder, G. 571s
Schröder, H.Th. 345
Schubert, H. 531
Schuhfried 566 568
Schüle, H. 200s
Schulsinger, F. 96 272 277
Schulte, H. 104 107
Schulte, W. 36 40 107 193 200 211s 288 491
Schultes, H. 345

Schultz, J.H. 66 68ss 203 205s 247 250 265 267 292 442 445 614 619
Schultz-Henke, H. 33 36 38 40 265 267 335ss 338ss 385 392 516 518
Schulz, W. 448
Schumacher, H. 151
Schur, M. 329s 435 441
Schüssler, M. 345
Schüttler, R. 96 282 284s 287s 382s
Schütz, W. 375
Schütze, G. 12 41ss 44
Schwab, J. 371
Schwabe, C. 332ss
Schwartz, E.K. 449 455
Schwartz, G.E. 415 418
Schwartz, H.J. 448
Schwarz, B. 500 506
Schwarz, R. 96
Schweizer, W. 82s 239 241
Schwemmer, O. 238ss 241
Schwenkmezger, P. 572
Schwidder, W. 340
Schwoon, D. 540
Scotto, J.C. 371
Searles 130 229
Sears, R.R. 17 19
Sechehaye 230
Sedevec, V. 200
Sedlmayr, E. 571s
Seebandt, G. 621
Seebohm, Th. 316s 319
Seeger, G. 536
Seeler, W. 358
Seevers, M.H. 186
Séguin 492
Sehringer, W. 12 323s
Seidenstücker, G. 93 145ss 148 178 215s 236 278 569 571s 582
Seidler, E. 469
Seidler, H. 368
Seifert, R. 565s, 569
Seiffge-Krenke, I. 143
Selbach, H. 200
Selesnick, S.R. 491
Selg, H. 16 575
Seliger, H.J. 580 582
Seligman, M.E.P. 197 200 437 441 513s
Selosse, J. 324
Selver, Ch. 543s
Selvini-Palazolli, M. 42ss 459s 487s 556ss
Selye, H. 266s 437 441 589
Selz, M. 171
Sem-Jacobson, C.W. 396 398

Serieux, P. 371
Serko 327
Seyfeddinipur, N. 12 210
Shader, R.I. 214 216 589
Shafer, D. 498
Shagass, C. 190
Shakespeare, W. 408
Shaw, B.F. 56
Sheehan, P.W. 289ss 292
Sheer, D.E. 398
Shellhaas, M. 158
Shepherd, M. 216 504 506
Shields, J.A. 119
Shields, J. 228 232 272 277
Shipman, V.C. 406
Shneidman, E. 523
Sholomskas, D. 93 178
Sholomskas, U.K. 215s
Shulman, B. 412
Shulman, J. 363
Siegel, L.J. 541
Sieverts, R. 523
Sifneos, P.E. 12 267 435s 441 558ss 561s
Sigusch, V. 309 312 619ss
Silbereisen, R. 126
Silberer, H. 244 250 515s 518
Silverman, J. 61 63
Silvermann, C. 200
Simkin, J.S. 545 547
Simmel, G. 81 83 313 318s
Simmer, G.P. 363
Simon 490 576
Simon, J. 562
Simon, M. 523
Simon, R.C. 417s
Simon, W.C.M. 334
Simons, D. 139
Simons, G. 44
Simpson, C.M. 215s
Singer, I. 409s
Singer, J.E. 436 441
Singer, J.W. 244 250
Singer, M.T. 557s 604 606
Singer-Kaplan, H. 456 460
Skinner, B.F. 67 70 359 363 434 438
Slater, E. 232 270 278
Slavson, S.R. 413 451
Sloan 155 578
Sluzki, C.E. 457 460
Small, I.F. 531
Small, S.G. 530s
Smith, D.H. 379
Smith, E.W. 545 547
Smith, M.B. 404 406
Smith, M.L. 236
Smith, R.C. 358

Smith, W.L. 155
Smuts, J. 545
Smythis 328
Snell 369 371
Snyder, S.H. 74
Socarides, Ch.W. 378 380
Sócrates 19
Sodemann, U. 147
Solms, H. 12 380
Solomon, H.C. 398
Sommer, H. 530s
Sonneck, G. 523
Sonnenschein, H. 402
Spada, H. 581s
Spanoudis, S.S. 517s
Spark, G.M. 488
Spearman 577
Specht, G. 237
Specht, W. 371
Spechter, H. 619
Speck, O. 155 158 454
Speer, E. 554
Spencer, A.M. 554
Sperling, E. 42 44
Sperry, R.W. 434 441
Spiegel, A.D. 406
Spiegel, E.A. 398
Spiegel, R. 233s 394 396 398
Spiegel-Rösing, I. 547
Spiegelberg, H. 39 571s
Spiel, O. 523
Spielberger, C.D. 39s 572
Spiro 129
Spitz, R.A. 88s 118s 128s 197 200 247 250 405s 419 495 608 612
Spitzer, L. 141 226 232 604 606s
Spranger, E. 82s
Spreen, O. 155 157s 167 570 572 576 578 599
Sroufe, L.A. 126
Staabs, G. von 325s 575s
Staehelin, B. 375
Staehelin, J.E. 427s
Stamm, S. 245 250
Stancer, H.C. 176
Stefens, J.O. 533
Stegmüller, W. 83 239 241
Steichele, C. 180
Stein, L.J. 491
Stein, M. 437 441
Stein, N. 236
Steinbeck, H. 619 621
Steiner, C. 33
Steiner, G. 12 126
Steiner, M. 345
Steiner, S. 320 358
Steinert, H. 138 140
Steinglass, D. 457 460

Steinmeyer, E.M. 345
Stekel, W. 515 518 613 619
Steller, M. 139s
Stengel, E. 478 523
Stephanos, S. 266s 435s
Stephens, J.H. 381 383 443
Stern, D.N. 86 89
Stern, E. 325 612
Stern, W. 562s 576
Sternbach, R.A. 179s 237
Sternberg, G. 148 151
Steuber, H. 358
Stevenson, J. 241ss 498
Stewart, M.A. 496 498
Stierlin, H. 12 159 163 484s 487s 504 557s
Stiles, W.B. 147s
Stille, D. 178
Stille, G. 358
Stilling 565
Stokes, P.E. 345
Stokvis, B. 204 206 289 291s 541 544
Stolze, H. 543s
Stoll, K.D. 216
Stoll-Hürlimann, M. 56 484
Stollberg 373
Stoller, R.J. 175s 311s 376 379s
Stone, G.C. 415 418
Stone, M.H. 607
Storch, A. 29
Storms, L.H. 61 63
Störring, G.E. 20s 82s 192 200 426ss
Straker 561
Stramke, W.G. 536
Strasser, S. 318
Straub, H. 402
Straube, E. 284 286s
Straus, E. 25 196 200 289 317 319
Strauss, H. 471s 474
Strauss, J.S. 96
Strindberg, A. 99 107
Stringaris 327
Strobel, W. 334
Strömgren, E. 60 74 97 142 192 234 237 278 287s 345 379 423 427s 433 474
Strotzka, H. 498 504 506 523
Strümpell 492
Struening, E.L. 441
Strunk, B. 162 368
Struppler, A. 180
Struwe, G. 288
Studt, H.H. 33 35s 38 40
Stumpf, Ch. 12 258
Stünkel 158
Stürmer, K. 368

Suchenwirth, R. 21 192 200 322ss 427s
Sulser, F. 72
Süllwold, F. 597 599
Süllwold, L. 12 61 63 97 143 284 288 599
Sullivan, H.S. 33ss 36 127ss 130 136 490 526 529
Supprian, U. 297 299
Sutherland, E.M. 419 530s
Sutter, J.M. 371
Sutton, S. 569
Swan, J. 86
Swartley, W. 245 250
Sweeney, D.R. 345
Sydenham, T. 85s 140
Sykes 419
Symon, L. 151
Szagun, G. 121 126
Szasz, Th.S. 57 141 500 523
Szekely, A. 375
Szilasi, W. 317 319
Szondi, L. 21 23ss 386 392 575s 581
Szymusik, A. 474

Taj Al Deen, H. 571s
Takahashi, R. 56
Targowla, R. 471ss 474
Tarika, J. 345
Tasto, D.L. 93
Tatossian, A. 371
Tausch, R. 374 446 448 616 619
Taylor, L.B. 171 570
Teirich, H.R. 334 532s
Tellenbach, H. 59 192 197s 200 423
Teofrasto 359
Terry, R.D. 76 151
Terry, S. 232
Test, M.A. 491
Teutsch, A. 474
Tewes, U. 166 570ss
Thalmann, H.Ch. 493 498
Thalmann, H.J. 163
Theander, S. 40ss 44
Thom, A. 506
Thomae, H. 40 42ss 299 402
Thomas, C. 570 572
Thomas, J. 518
Thomas, K. 205s 523
Thurner, F. 166 570ss
Thurstone 577
Thygesen, P. 471ss 474
Tienari, P. 228 232
Tinbergen, N. 360 363
Tischtau-Schröter, R. 13 40
Titze, M. 413s

Tobien, H.H. 147
Toffano, G. 76
Tolman 59
Tolstrup, K. 43s
Tölle, R. 106 196 200 421
Toman, W. 323s
Tomlinsen, B.E. 150
Toohey, M.L. 558
Toulmin, S. 379
Tournier 374
Touwen 164
Trautmann 471s
Travaglino 427s
Tredgold, A.F. 156 158
Treff, W.M. 284 288
Trenkel, A. 414
Triebe, J.K. 569
Triebel, A. 229 231s 474
Troeger, U. 200
Trojan, A. 502 506
Truax, C.B. 215s 446
Truöl 402
Tscheulin, D. 446ss
Tsoi, W.F. 307
Tuke, S. 531 533
Tulving, E. 597
Tunner, W. 536
Tustin, F. 62s

Uchtenhagen, A. 13 506
Uexküll, Th. von 18 267 312 415 418 434 436 440s
Ufer, J. 621
Ulich, E. 569
Ullrich, R. 90 93 571s
Ullrich de Muynck, R. 90 93
Utz, H.E. 572
Uzan, A. 74
Uzgiris, I.C. 158

Vaernet, K. 398
Vaihinger 413
Valenstein, E.S. 170s 398
Van Emde Boas, C. 620s
Vardy, M. 474
Vaughn, C.E. 485 488
Venzlaff, U. 471s 474
Vignolo, L.A. 166
Vinken, P.J. 596
Vliegen, J. 238 424 426
Vogel, F. 276 278
Vogel, H. 13 176
Vogel, T. 284 288 424
Vogt, C. y O. 284
Vogt, H.J. 309ss 312
Vogt, M. 71
Volkan, V.D. 607
Völkel, H. 21 192 200 427s

Völker, M. 462
Volmat, R. 323s
Vormann, G. 547
Voth, H. 445

Wach, J. 80 83
Wagerer, M. 178
Wagner, E. 98s 107
Wagner, I. 143
Wagner, W. 381ss
Wagner von Jauregg 307 468
Wahler, R. 565 569
Walcher, W. 193 200
Waldmann, H. 194 200
Walflhäusl, W. 345
Walsh, K.W. 169 171
Walter 402
Walter, G.A. 144 148
Walter, H.J. 545 547
Walters, R.H. 17 19
Walther-Büel, H. 19 21 465
Wall 180
Waller, H. 502 506
Wallon, H. 495 498
Wandrey, D. 589
Warrington, E.K. 597
Wartegg 153 160 322s
Wasilewski, B. 345
Waskow, J. 447 449
Watanabe, S. 56
Watson 59
Watts, J.W. 394 397
Watzlawick, P. 43 457s 460 488 504 556 558
Weakland, J.H. 232 458 488 558
Weatley, D. 587 589
Weber, H. 566 569
Weber, M. 81 83 239 241 313 318s 420
Weber, S.M. 107
Wechsler, D. 153 155 157 171 576 605
Wedel, G. 474
Wedler, H. 523
Weerts, T.C. 571
Wehner, E.G. 91 93 144
Wehr, T.A. 57
Wehrli, A. 536
Weidlich 578
Weinberger, D.R. 285 288
Weinberger, L. 571s
Weiner, R.D. 435 530s
Weis, K. 524
Weise, G. 576 579
Weise, K. 506
Weiskrantz, L. 597
Weiss 577
Weiss, J.M. 437 441

Índice de autores

Weiss, S.M. 415 418
Weissmann, M.M. 91 93 177s 215s
Weitbrecht, H.J. 97 194 200 237 287s 293 295 381 383 433 469 594
Weitz, G.W. 505
Weizäcker, V. von 25
Welch, A.D. 621
Wellek 294
Welner 96
Welsh 570
Welte, B. 47
Welter-Enderlin, R. 13 558
Wender, P.H. 277
Werder, H. 13 155 326
Werfel, F. 402
Werner, H. 120 126 163
Wernicke, C. 20s 424 426
Wertheim, E.S. 556 558
Wertheimer 544
Wesecky, A. 334
West 208 530
Wettley, A. 191s
Wewetzer, K.H. 155
Wexberg, E. 411s 414
Wheatley, D. 554
Whitaker, C.A. 453 455 487s
Whitelaw, J.D.A. 554
Whitty, C.W.M. 597
Widdel 142
Wider, F. 57 589
Widlöcher, D. 402
Wiechert 619
Wieck, H.H. 237 241 306s 324 430 433 484
Wieczerkowski, W. 572
Wiederholt, I. 311s
Wiener, N. 66 70 555
Wiesenhütter, E. 206 541 544
Wieser, S. 110 115 426
Wilkins, J. 476 484
Wilmanns, K. 381 383
Wilmer, H. 499 506
Wilson, G.T. 541
Wilson, V.L. 147
Wilson, W.P. 151

Willi, J. 13 455ss 460 576 581 619
Williams, R.L. 603
Williams, T.A. 119
Willms, H. 334
Wimmer, A. 427s
Wing, J.K. 96s 212 216 243 491 498s 501s 504 506 511 514
Wing, L. 156 158
Winkelmann 142 578
Winkler, P. 147s
Winkler, W.Th. 491
Winnicott 220 532 543
Winnicott, D. 129 136
Winnicott, W.D. 493ss 496 498
Wirsching, M. 488
Wirz-Justice, A. 57
Wistedt, B. 358
Withaker, D. 453 455
Witte, W. 293 295
Wittenborn, J.R. 233s
Witter, H. 241 423
Wittling, W. 445 575
Woerz, R. 178ss
Woggon, B. 13 234
Wolberg, L.R. 32s
Wolf, A. 449 455
Wolfensberger-Hässig, Ch. 411 414
Wolff, H.W. 375
Wolff, K. 13 292
Wolfram, H. 572
Wolmann, B. 146 148
Wolpe, J. 438 441
Wolpert, E. 530s
Woollams, St. 33
Woolley 328
Worsley, P. 105 107
Wortis, J. 363
Wright, G.H. von 83 239 241
Wulf, Ch. 543s
Wulff 500
Wunderlich, Ch. 155
Wundt, W. 44s 293 407 562
Wyatt, R.J. 282 285 288 358 603
Wycis, H.T. 394 396 398
Wygotski, L.S. 492s 498

Wylick, van 325
Wynne, L.C. 220 222 228 232 504 557s
Wyrsch, J. 26 191s
Wyss, D. 127 136 424

Yarrow 129
Yates, A.J. 67s 70
Young, E. 345
Yule, W. 498
Yurmark, J.L. 505

Zak 565ss
Zamora, E.N. 530s
Zander, E. y W. 13 340
Zangwill, O. 597
Zarifian, E. 74
Zeh, W. 241
Zeintlinger, K. 402
Zerbin-Rüdin, E. 196 228 270 277s 281 285 288
Zerssen, D. von 13 89ss 92s 116 141s 146 148 212ss 216 242s 287 344
Ziegler, G. 147
Ziehen, T. 592 594
Zielke, M. 447ss
Zilboorg, G. 414 418
Zilhka, E. 151
Zilm, D.H. 567 569
Zimmer, H. 409s
Zimmermann, M. 178ss
Zimmermann, R.E. 148 151
Zimmermann, W. 368
Ziolko, H.U. 41 44
Zippel, H.P. 597
Zschintzsch, A. 572
Zubin, S. 569
Züblin, W. 163
Zucker 327
Zuckerman, M. 570 572
Zulliger, H. 152 324 575 581
Zung 116
Züst, R. 325s
Zutt, J. 97 107 200
Zwingmann, Ch. 524

ÍNDICE DE MATERIAS

Abandono 161 183ss 229 554
Abnormal pain behaviour 179
Abstinencia
   crisis de 185
   delirio de 481
   síntomas de 107 109 112 181-186 208 227 254 481 586 602
   tratamiento de la 184s
Abstraction à partir de l'action 122
Absurdo 19 421
Abulia 226
Abuso(s) 107-115 184 586 604
   deshonestos con niños 377
Academia Suiza de Ciencias médicas 63s 65
Aceleración 388
Acetato de ciproterona 619
Acetilcolina 75
Acetilcolinesterasa 75
Acción(es)
   autolesivas 604
   de cortocircuito 593 478s
   interiorizada 121
   investigador de la, terapeuta de la 398s
   libre 401
   sobre objetos 122
Ácido gamma aminobutírico (GABA) 252s 258 281s 286
Acogida
   criterios de 488
   compromiso de 488
Acomodación 120 122 493
Acontecimiento(s)
   primario 332 387
   vitales 437
Acoso 194
Acridano, derivados 255
ACTH 286 341 437
Acting out 451

Actitud
   diatrófica 246
   fundamental 30 32
   opistótona 207
   tests de actitud 89 91
   trofotrópica 67
Activa
   imaginación 408
   musicoterapia 332ss
   proyección 408
   reestructuración 487
   regulación del tono 204
   rehabilitación 499
Activación
   grado de 593
   investigación de la 296
   sistema de 295ss 590
   teoría de la 590
   terapia de la 211
Actividad 298 408 566
   afán de 195
   campo de 296-299
   de grupo 186
   espontánea del organismo 119s
   terapia de 443
Actor 543
Actuación 24 28 379 400 453 533
   terapéutica 541
Actual
   interacción 46
   neurosis 261-266 434s
   situación 46
Acumulación 354-358
Adaptación 34 62 89 91s 95 122s 142 156 163 177 212 264 266 358-362 453 498 526 604
   adecuada a la realidad 219
   psíquica, procesos de 64
Adaptative behavior scales 156

Índice de materias

Adelgazamiento 40-44 183 250 261s 267
  psicógeno 40
  puberal 40 250
Adenilato-ciclasa, sistema 282
Adgredi 15
Adicción, adictos 32 69 107-115 161 178-186 291 326s 376 382 402 412 422 486 505 542 553
  a medicamentos y drogas 32 69 107ss 119 137 180-188 291 328 361 376 403 430 475ss 480-483 486 547 551 553s 593 602 604
Adiestramiento 411
  línea ideologizante del 413
Adolescencia 42 125 273 491ss
  inicio de la 43
Adopción (estudios de) 270-278 281
Adrenolítico, efecto 347
Afán de hacerse valer 337s 412
Afectividad, afectivo 125 170 220 223-226 332 511 589-593
  ausencia de tono 593
  carencia 224
  crispación 589 593
  explosión 592s
  frialdad anestésica 60
  incontinencia 592
  indiferencia 347
  labilidad 592
  naturaleza 22s
  pueril 224
Afecto(s) 16s 23 36s 94s 110 116 125 192 196 212 217 221 223s 227 244 246s 273-276 278s 285ss 294-299 324s 329 346 359s 384-387 390s 409 426s 432 438-441 476 512s 515 524 534s 584 589-594 604
  inadecuado 227
Agitación (estado de) 67 86 225 227 254ss 265ss 295-298 306 308 310 331 335 346-351 358 376s 427 475s 479s 482 592 612-619
  catatónica 225ss
Agotamiento
  depresión por 54 117 342
  neurosimpático 40
  sintomatología del 291
Agravio 542
Agresión 15-19 30 41 65 88 91 110 113 208 229 246 251s 262ss 279 299 337s 346 359s 368 377 390s 395 405 452s 470 478ss 518 520s 590 605s
  concepto de 15
  contra la propia persona 518 521
  control de la 17
  instinto de 377
  justificación de la 17
  permisividad de la 17
  perturbadora 395
  problemática de la 520s
Agresividad, agresivo 15s 127 158 160 165 248 252s 262 396 574
  impulsos 453
  tensión 18
Agudización 431s
Aislamiento 69 92 102ss 212 220 390 439 451 470 473 484 501 511s 520 591 604
  de afectos 439
  psíquico 64
Alcaloides de rauwolfia 346
Alcohol 32 49 56 107-115 119 137 182ss 186 190 253 275ss 353s 361 366 395 402 424 429 480s 537ss 550s 554 559 593ss 601s 604
  abuso del 107-115 604
Alcohólicos 275s 475ss 480s 550s 620
  hijos de 275
Alcoholismo 32 107-115 119 137 182ss 186 190 253 275s 356 361 366 395 402 424 429 480s 537ss 550s 554 559 593 595 601s 604
  alteración de la personalidad en el 112s
  curso espontáneo del 115
  diagnóstico del 107s
  electroencefalograma en el 276
  embriopatía por 276
  factores del 108s
  genética del 108s
  juvenil 111
  objetivo de la terapéutica del 113
  resultados del tratamiento del 115
  riesgo de enfermedad en el 275
  secuelas del 111s
  terapéutica del 107 113
  y teoría del aprendizaje 109
Alergenos 267
Alérgicas, reacciones 437
Alexitimia 250 267 435s 438 553
Algopareunia 308ss
Alianza
  laboral 43 148
  terapéutica 444 560
Alienación 95 192-195 199 225
  depresión de 193s
  vivencia de 95
Alimentación con sonda 43
Alimento, toma 40-44 86
Alquimia 406
Alteración(es)
  anatómicas 306
  de la tomografía computadorizada 148ss 284
  epiléptica 209s 592
  orgánicas de la personalidad 428-433
  psíquicas comprensibles 380
Altruismo 358-363
Alucinación(es) 20 61 73 82 107 111s 116ss 179 183 194 208 210 219ss 226-230 254 256 260 289 293ss 313 328 349 361 401 425 429ss 465s 482 511s 515 592s 620
  acústica 210 220 227 229
  alcohólica 111ss
  de personas depresivas 194

gustativa 221
háptica 221
hipnagógica 294
olfatoria 221 227
óptica 221 227 229
táctil 221 227 229
Alucinógenos 184 282s 326s 443 483 550-554
Amalgamas 221 598
Ambivalencia 104 110 196 224 298 335 337 452 454-459 477 495 522 593 605
Ambulatorio
 comportamiento 133
 modelo centrado en el 503s
 tratamiento 51 114s
Amenaza 542
Amencia 19-21 431 594
Amenorrea 40s 193
American Psychiatric Association 425s 604 606
Amina(s), amínico
 biógena 48 256 281 285 340 347
 carencia de 342
 hipótesis de la depresión 256
 sintéticas 183 283
Aminoérgico
 disfunciones 341
 sistemas 340
 sistemas de neuronas 344
Amitriptilina 48-52 255-258 285
Amnesia, amnésico 209s 289 383 388 430s 472 481 513 594ss
 confusión 481
 duración de la 595s
 posthipnótica 289
 retrógrada 596
 síndromes 513 594ss
Amok 593
Amor
 aspiración al 337 339
 formas primordiales del 86s
 homosexual 375 377s
 objeto de 110 617s
 privación de 542
Amortiguante
 antidepresivos 48-55 583
 componentes de efecto 584
Amplificación 408 516
Analidad, anal 126 131s 263s 337 375 377 388
 agresiva, experiencia 338
 retentivas, necesidades o tendencias 337
 uretral-muscular, fase 132
Analgesia 592
 histérica 592
 psicógena 592
Analgésicos 65 178
Análisis
 activo 24
 causal pluridimensional de la personalidad 573s
 cuantitativo 189

de grupo 449-455
del destino 21-25 386 442 575 581
del estilo 321s
del estilo vital en psicología individual 32
estructural 29
existencial 25-29 59 82 97 101 304s 314s 388 418 422 424 442 617
factorial 89 118 213 228s 260 472 571 574 577 597
psicopatológico del delirio 99-102
vegetoterapéutico del carácter 542
Analista participante 24
Analítica
 breve 442 444 558-562 620
 existencial 25-29 59 82 97 101 304s 314s 388 418 422 442 617
Analítico
 perspectiva 455-460
 psicología 406-410
 psicoterapia 333s
 de grupo 231
Anamnesis 33-37 118 149 151s 160s 172s 177 235 241ss 261 289 310s 339 417 442 483 494 511 552 554
 biográfica 33-36 160
 profunda 442
 psicológica profunda 339
Anastrofía 218
Andrógenos, nivel 397
Andrología 613
Anfetamina 183s 253s 282 286 341
Angiología 436
Angostamiento 295-299 518ss
 afectivo 296
 dinámico 520
 situacional 519
Angustia(s), angustiado 27 36-40 48-51 68ss 88 90 104 107 109 111s 126ss 133 153 160s 165 180 182ss 193 195 205 214 221 229 245-250 253 256 260-267 275 279 296s 299 308-312 323s 328s 336 338 349ss 361ss 367 372 375ss 390 401 412 430s 434s 437-441 448 451-456 463 470-473 476 479 483 486s 493s 497 513 530 535 537 539s 548 554 558-562 570s 575 582 584-589 591s 602-605 613-618
 amortiguamiento de la 47 49 583
 ante el examen 483 570s 584
 ante impulsos pulsionales 37s
 ante una posible pérdida de las fronteras de la personalidad 37
 aprendizaje de la 37s
 como sentimiento 37
 concreta 36
 cuestionarios para escolares CAE 571
 de aniquilación 266
 desencadenamiento de la 558-562
 disposición a la 38
 en sentido estricto 36s
 en situaciones límite 36s

Índice de materias

entrenamiento en la 540
flotante 603
histeria de 264
infantil, test de 570
listas de 571
manifiesta 570
medición de la 569ss
neurosis de 161 250 262ss 275 361s 434s 535 554
noción filosófica de la 36
objetal (referida a un objeto) 36
originarias del ser humano 194s
proceso de 38s
real 37
sexual 486
situacional 36
somática 603
supresión de la 559
tendencia a la 569s
teoría de la 37s 571
test de 569-572
vinculación 603
Animal (experimento con) 71-74 109 197 346s 358-362 411 436s 530 619
Anomalía, anómalo 200ss
comportamiento 129 361s
sexual 205 309
Anomía (teoría de la) 138
Anorexia, anoréxico
familia 42s
femenina 42
masculina 42
nerviosa 40-44 129 267 291 298 438 440 495
síndromes 40s
Anormalidad
cualitativa 44s 418
cuantitativa 44 418
Ansiolisis, ansiolíticos 65 233 582 587
Antepasados 22ss
Antiandrógeno 379 619s
Antiautista, efecto 349 357
Anticolinérgicos 48 256 258 346 358
Anticuerpos autoinmunizantes 267
Antidepresivos 47-57 65 70-76 144 196 233 250-253 255-258 285s 343ss 351 440 480s 523 530 583ss 586
activantes 48-52 56 583s
clasificación de los 47-50
no tetracíclicos 49
no tricíclicos 47-53
tetracíclicos 47ss
tricíclicos 47-53 343
Antidopaminérgico, efecto 282s
Antiemético, efecto 346s
Antiepilépticos 208s 233
Antipsicótico 232s 253s 343 345s 348-352 356ss
Antipsiquiatría 57-60 95 141 192 419 453 463 500 502
Antisocial, conducta 25
Antisuicidal, terapia centrada en el cliente 47 51 53

Antropología 19 26 59 100 191 294 304 315 324 372s 382 403 414 419 422s 445s 460 504 545 590
cultural 504
fenomenológica 314
Antropológico-existencial
perspectiva 27 59
psicopatología 191
Aparato
de Beck 567
de determinación de Viena 567
para test de rendimiento laboral y concentración 567
para examen de la atención 567
Apetito, frenadores 40 183 583
Apofenia 102 218
Aprehensión
de cosas 391
perspectiva de 124s
Aprendizaje, aprender 16s 19 37s 59 67 109 120 131 142 144 147 152 154s 163 181 197 235 273 364-368 415s 438 442 456s 492s 502 504 526 534 537 539 560 577ss 612
a vivir 451s
condiciones del 537
debilidad para el 492
en el éxito 537
instrumental 438
mediante modelo 17
modelo general de teoría del 59
modelos de teoría del 197
operante 537
proceso de 120 131 163 364s 442 534 560 578 612
psicología del 67 155 539s
teoría del 38 58s 109 120 144 181 197 235 273 438 456 504 526
trastorno de 492
Aquí y ahora 400 451 453 461
Arcaico
ideas 407 409
representaciones 609 611
Arousal, reaction 296 582-585
Arquetipos 406s 409
Artesanía, tratamiento mediante 210s
Artritis 18 435 439
Asesoramiento, asesor 470ss 563
Asimilación 493 545s
Asistencia
al enfermo en los monasterios 490
estándar, áreas de 488s
hospitalaria a enfermos 488-491
necesidad de 365
porcentajes de 489
próxima 491 502
Asistencial
centros 488-491
en el extrarradio 491
personal 213 279
región 502

Asma
  bronquial 18 68s 160 205 291 435-440 448 496 538
  pulmonar 18 68s 160 205 291 435-440 448 496 538
Asociación, asociativo
  actividad 385
  helvética de psicólogos 563s
  laxitud 598
  libre 24 324 383-386 388 401
  norteamericana de psicoterapia de grupo (AGPA) 451
  procedimiento 246 248
  profesional de psicólogos alemanes 564
  prueba de 574
  trastornos de 23s 153 246 248 324 333 383-386 388 391 401 512 553 574 581
Aspiración 335
Astenia 95s
Ataques 206-211 307 357 434 593
  de gran mal, epilepsia 206ss 209s
  de pequeño mal propulsivo 206s 209
  focales 206
  impulsivos y estado de pequeño mal 206-210
  mioclónico-astáticos 206 209
  ocasionales 206s
  psicomotores 206-210
Atención
  flotante 173
  trastorno de la 88 143 152 169 173 222s 431 433 472 494 566s 578 595
Atenuación 592
Atropina, intoxicación 256 326
Audiómetro 564s
Audiovisual
  diagnóstico 319s
  método de terapia 319ss
  técnica de grabación 319s
  teoría 319s
Aura
  epigástrica 207
  gustativa 207
  olfativa 217
  óptica 207
Ausencia(s) 206 209s
  atónicas 209
Autismo, autista 60-63 129 212 224s 494 552
  comportamiento 60s 96 349
  de Asperger 62
  de Kanner 61s
  infantil precoz 60s
Autoabsorción 136
Autoactualización, proceso 546
Autoanálisis 24 452
Autoayuda 113 454 461 475ss 501 540
  grupo de 114 454 540
  organizaciones de 475s
  programas de 454
Autocomprensión 82
Autoconfianza 87

Autoconservación 545
Autocontrol 67 113 540
Autocuración, intento 100 455
Autodeterminación 537
Autoestima 17 110 118 181 330 376 385 401 411 457 519 570 608 610s
  experiencia de 385 608 610s
  sentimiento de 17 110 181 330 376 401 411 457 519
  reducción del sentimiento de 519
Autoevaluación, cuestionarios y escalas 88-93 116 144-170 177 213s 233 235 511 569s 574s 604
Autoexperiencia (grupo de) 173s 203ss 279 443 503 617
Autoexposición 245
Autohipnosis 204
Autointerpretación 249
Automatismos 208
Autonomía, autónomo 110 132 134 444 461
  autorregulación de parámetros 66
  de mando 225s
  funciones 391
  procesos 66
  sentimientos de temor y culpa 335
Autoobjeto idealizado 607 611
Autoobservación 204 210 485 534 602
  del trastorno del sueño 602
  hipocondríaca 204s
Autoorganización 555
Autopercepción 41 66 185 215 416 451
Autopunición 264s
Autoridad 247 390 404s 450ss 519
Autorrealización 460ss 544-547
Autorrefuerzo 17
Autorrelajación 203s
Autorrepresentante 88 330
Autorresponsabilidad 31 461
Autosacrificio 360
Autoscopia 225
Autosugestión 203 205 290
Autotensión concentrativa 204
Auxiliary egos 399s
Awareness compleja 546
Ayuda a morir 63ss 373 533 551
  activa 63s
  bien 63
  física 63s
  pasiva 63s
  psicológica 64s
Azafenotiacina, derivados 254

Bad trips 483
Barbitúricos 53 107 182-185 345ss 529 582s 586s 602
Basic assumption 449
Benacticina 252
Benzamidas 349
Benzoctamina 252s
Benzodiacepina
  derivados de la 53 182s 252ss 440 582-588

Índice de materias

receptores de la 251-254
Benzoquinolicina, derivados 346
Biblioteca hospitalaria 531s
Biblioterapia 531ss
Bicuculina 252
Binetarium 576s
Biodinámica 358-363
Bioenergética, bioenergético 258ss 541s
  análisis 542
Biofeedback 66-70 438 443 539s 564
  análogo 67
  bibliografía sobre 66s
  binario 67
  cutáneo-galvánico 69
  digital 67
  investigación del 67s
  mecanismo de 67s
  mediante electroencefalograma 67 69
Biografía 19 22 33-36 103 150 160 174 220 310s 370 429 465
Biología 15s 67 191 227 230 393s 418 468 525
Biologismo 15s
Biomoleculares, efectos 252ss 256
Biopsicosociales, cursos 441
Bioquímica, bioquímico 70-76 150 196 228 281-285 347s 607
  hallazgos 281-285
Bipolar
  formas de curso 192 195s 273s
  psicosis afectivas 273s
Bisexualidad 377
Bocio 55 344
Body image 41
Body therapy 541
Bondad, criterios 563
Borderlina personality organization 603
Boston, Universidad 559
Broken home (hogar roto) 162 228
Bromacepam 253
Brote 380
Butirofeno y derivados 254s 345

Cain-Levine social competency scale 156
Calentamiento
  fase de 399
  proceso de 399s
  relajante 204
Calificativos, lista 571
Calor, sensación 66s
Camberwell family interview 215
Cambio
  esencial 149 182ss 209s 287 432s 593
  fenómenos de 245
  medición en psicoterapia 233s
Campo
  de concentración 466 469-474
    cautiverio en 472ss
    permanencia en el 470 472s

    síndrome de 472
    teoría del 451 502 505 525s
Cáncer 64 291 440 454 520 540 551
Cannabis 184 483
Capacidad
  de aprendizaje 19 152 154 365s 493 578
    reducida 19
  de comprensión 41 44s 114 442 592 620
  de diferenciación 128s 359
  de obrar 77ss 84 201ss 234 299-303
  de rendimiento psíquico 111ss 493
  de sublimación 38
  de testar 78
  de vinculación 129
  laboral 211s
  orgásmica 308-311
  perceptiva 205
  primaria 597
  retentiva 151 154 306 397 431 433 529s 578 594
  tests de 562 564
Captativo 337
Carácter(es)
  obsesivo 18
  sexuales primarios 379
    secundarios 378s
Caracterológico
  estructura 36 38 542
  neurosis 118 175 250 261ss 265s 421 554
  propiedades 360
  trastorno 111
Cardiología 436 481
Caricaturizaciones 432
Castigo, realización 186
Castración 133 264 376s 379 453 618ss
  angustia de 264s 376s 618
  complejo de 133
Cataléptico
  efecto 289 346
  estupor 361
Catalizador 528
Catamnesis 20 41 43s 69 92 115 175 177 229 379 403 405 444 504
Cataplejía 593 602
Catarsis, catártico 15 47 51 291 325 398 400s 480 531ss 548
  efecto 47 51
Catatonía 220 225ss 328 427 430 468 483 566
  perniciosa 468
Catecolamina(s), catecolamínico 281s 437s
  déficit de 341
  hipótesis 282
Causa, causal
  derivabilidad 515
  primaria 336
Cebo 30
Cefalalgia, cefalea 55 68 204 207 253 291 306
  por tensión 68s 183

Celos
  delirio de 100 217 227 380s
  deliroides 99s 217 227
Cenestesias 210 294
Centros
  de intervención de crisis 503
  de salud comunitarios 489
  diencefálicos de vigilancia 590
Cerebro, cerebral
  áreas terminales del 395s
  atrofias 148 284 287 464
  centros de erotización de la conducta 397
  contusión 431s
  debilidad de rendimiento 597ss
  destrucción 397
  disfunción mínima 152 159
  fisiología de los sueños 514 516s
  funciones 168-171
  hemorragia 284
  humano 384
  investigación del 397
  lesiones
    apreciación de su gravedad 596
    diagnóstico 19 143 150-154 159 161s 168-171 175 206-211 261s 307 323 334 364-368 429-433 534 565 578 595s 599
    orgánicas 149s
  localización, psicosíndrome local 168-171 432 513 593
  neurotransmisores 340
  procesos vasculares 433
  signos focales 307
  trastorno del metabolismo 285
  trastornos orgánicos del 148s
  psicosíndromes difusos 432 593
  trauma 18 112 297 595s
  tumor 41 208 395
Certeza
  aguda 370
  delirante 370s
Cibernética 525 555
Ciclotimia(s) 20s 85 192 195 199 281 285ss 306 370 430 433 496
  de derivación orgánica 287
  en la edad infantil 195
  sintomáticas 430 433
  vital 193
Ciencia(s)
  del espíritu 80 83
  humana 528 555s
  naturales 26 80 383 528 556
  sistémica 528
Cingulectomía 394
Círculo(s)
  cultural 105 386 404s 412s 442 528 608
  funcional sociopositivo 411
  regulares 66 335
  vicioso 292

Cirugía como lesión corporal 394
Citomegalia 366
Clasificación 85 90 94 116-119 140s 156 161 165 175 188 198 206 217 364 419 421 424 442 465 467 494 511 563 573 576ss
  intentos de 442
  internacional 94 467
  principios de 465
  sistemas de 116-119 140s
Climaterio 20 117 273
Clínica(s)
  de día 501 503
  especialista 114s
  nocturnas 501
  Tavistock de Londres 558
Clobazam 252
Clometiazol 114
Clomipramina 48 50 52 54 255 258 285
Clonacepam 253
Clonidina 341
Clopentixol 254
Clordiacepóxido 52 233 252ss
Clorimipramicina (CI) 344
Clorpromacina 233 251 254-257 583
Clorprotixeno 51 254 256
Clotiapina 254
Clozapina 254s
Clubes de pacientes 502
Coalición, formación 459 485
Cocaína (hoja de coca) 182 184 327
Coercitivas, medidas 230
Coherencia dinámico-estructural 198
Coito 612-619
  prohibición de 614
Coitus interruptus 264
Colinacetiltransferasa 74s
Colitis ulcerosa 250 267 291 351 435 437 439 496
Colon irritable 435 440
Color(es)
  test de 334 564s 572-576
  y palabra, prueba de interferencia 565
Colusión 456 459
Coma insulínico 468
Comedero 360-363
Comida
  dificultad de 261s
  exceso de 205
Comodidad 336
Compañeros de jaula 360
Compasión 391
Compenetración, sentimiento 614
Compensación 122 220 246 266 336 383 390 408 410-414 433 533-536 607 609s 611
Complejo(s) 38s 154 188 407s 546 617
  relativamente autónomo 261
Comprensión 33 44s 57ss 80-83 97 100ss 173 175ss 217 313s 318 321ss 380 393 412s 420 423 462s 467 469 513 549

Índice de materias

contenido de la 81s
de la situación 44ss 58
de lo ajeno 82s
del sentido 80ss
empática 81s 313 318
espiritual 82
espontánea 321ss
estática 81s 238 313
existencial 82
explicativa 238s
expresiva 82
fenomenológica 81s
genética 59 80-83 238s 314
histórica 80
límites de la 45 57ss 238s
metafísica 82 99
noción de 45
psicológica 80-83
racional 81s 318
Compromiso
    controlado 616ss
    del sentido 421s
Comunicación 26 29-33 42 64s 87 98 101-104 124 149 156 160 172s 175 199 212 222ss 226 308 321 333ss 339 362 403s 416 418s 440 455-459 462 472 486 497 504 512 520 527ss 532 541ss 545 555s 578 604 607 612s
    campo de 528
    estudio de la 504 612s
    intercorporal 543
    no verbal 541s
    padres-hijos 403s
    paradójica 458
    psicología de la 29 32
    teoría de la 527s 555s
    trastorno de 124
Concentración 68 94 112 149 152 160s 184 193 203ss 211 229 262 432s 472 541s 567 576-579
    test de 567 576-579
Conciencia, consciente 17 20 23s 81 105 107 178 189 196 207-210 214 220 225ss 246 261 265 289-292 296ss 313-317 330ss 338s 380 385-391 407ss 429ss 434 438 465s 480-483 512 515 535s 549 590-593 602s 605
    ámbito de la 591
    angostamiento de la 296s 591
    cambio de la 593
        cualitativo 593
    constante 407
    corrección de la 408
    del propio sexo 376-379
    desintegración de la 20
    deterioro de la 20
    enturbiamiento de la 208ss 237 297 429-433 465 481s
    fenómenos de la 314
    general 407
    habitual 407

moral 219s 329 377ss 485 521
    plano de la 485
    pérdida de la 466
    sistema de la 330ss
    subjetiva del sexo 376-379
    trastornos de la 20 189 214 220 508 512 603
Concordancia, tasa 228
Condensación 388
Condicionamiento 43 66s 296s 358s 436 438 534 537s 590 612 615
    aversivo 438
    clásico 438 537s 615
    fenómenos de 538
    operante 43 66s 359 438 537s
    proceso de 297
Condiciones
    culturales 442
    económicas 442
    jurídicas de la pastoral 371
Conducción de vehículos, comportamiento 564 568
Conducta 16-19 29-32 46 87 91 116-126 129 132 137ss 148 151s 158-163 165 168-172 175 178 182 190 205 211 213ss 235 252-255 258 270ss 275 289 291 322s 337s 340 356 359-362 365 375-380 384 389 393-397 400s 404s 409 411 419-422 425 432s 442 456s 459 491-494 496s 500 505 511 522 526 535 537-541 545 570 572s 577 603s 615-619
    alcohólica 538s
    alucinatoria 361
    análisis de la 537-540
    condiciones de la 539
    desviación de la 45s 137ss
    dirección de la 397
    entrenamiento de la 539
    esquema de la 120s
    genética de la 270
    humana 360
    impulsiva agresiva 394
    medicina de la 414
    modificación de la 540
    obsesiva 37s 395
    pauta de 29-32 109 360 411
    psicología de la 129 434 436 438
    regulación de la 121
    sexual 375-380 395
    sexualmente diferenciada 338
    singularidades de la 493
    teoría de la 15
    terapéutica de la 29 31s 36 39 43 47 75 90 114 155s 177s 190 197 236 291 304 334 361s 379 414-418 434 436 438 440 443 453 455s 497 534-541 577 612-616 620
    tipos A y B 439
    trastornos de la 116 129 132 151s 158-162 168-172 190 205 270 275 291 340 356 359-363 433 491-494 500 537-541

Conductismo, conductista 59 291 434 436 438 455-460 525s
  modelo 59
  ortodoxo 59
  punto de vista 455-458
  teoría de la hipnosis 291
Confabulación 152 297 433 595
Confianza 86 129 134s 148 289 400 458 483 497 548
  originaria 86ss 129 132 134s 264 385 411 607
Conflicto
  actualización del 43
  de delegación 485
  de Edipo 247 266 336 390 411 560
  diagnóstico del 33
  diálogos centrados en el 70
  evitación del 513
  intrapsíquico 219 328 332 375
  nuclear 131-134
  psicoterapia centrada en el 250
Confluencia 545s
  patológica 546
Confusión, confusional
  estados de 116s 149 207s 210 359 397 431 465 475s 480ss
  onírica 19s
Congresos mundial de psicocirugía 395
Conocimiento, conocer 39 541
  cognitivo 39 47 61s 68 88 119-126 142 144 149 156 160 163ss 180 193 195 197 220 416 436 443 451 504 527 533-541 546 557 567 570s 575 591 597
    reglas del 451
  de sí mismo 126
  desequilibrio del 122
Consecuencia, condiciones 539
Constelación(es) 42s 229 409 435 456 525
  de defensa interpersonal 32
  neuróticas 245
Constitución 22 359 370 412 435 536
Constructivismo 119
Consultation-liaison-service 414 416 440
Contacto 29 64 88 113s 148 212 223ss 289 310 333 337 377 460ss 539 545s 553 571 574 608
  deficiente 212
  diferencial, concepto de 138
  fase de 113s
  límite 546
  método de manejo del 539
  personas de 64
  visual 611
Contenido
  imaginativo 244s
  manifiesto del sueño 388
Contexto de sentido 238
Continuidad 119ss 148 368 503
Contracatexis 391
Contradependencia 451
Contraindicación 114 249s 356 447 554 586 606

Contrarresistencia 409
Contratransferencia 24 43 161 174 409 456 528 532 546 552 611
Control, controlado
  bebida 113 115
  diálogos sobre el 615
  interno 537
  mediante magnetófono 461
Conversación(es)
  basadas en la psicología profunda 532
  en grupo 531ss 552
  terapéutica 442
Conversión 118 263 265ss 434 439 496 554 603
  historia de 263 266s
  neurosis de 433s 439 496
  síndromes de 603
    concretos 118
  síntomas de 603
    extravagantes 603
    múltiples 603
Convulsión(es)
  clónica 207
  en la zona boca-lengua-faringe 356
  mediante cardiazol 468
  umbral de 347
Cooperación 123 231 360 373
  modelo en pastoral 371-375
Coping (strategies) 362 436-440
Corea de Huntington 271
Coronario
  enfermedad 18 439
  riesgo 540
Corps objectif 541
Correlación simultánea 335 339
Corticales, superficies 359s
Corticotropina 437
  hormona liberadora de la (CRH) 286
Cortisol 286 340-343
  capacidad de estimulación mediante 341s
  hipersecreción de 343s
Cósmico, orden 136
Cosmovisión 23 403 406
  de las ciencias naturales 383
Creatividad, creativo 64 98 105 142 211 332ss 391 402 438 449 460s 531ss
  margen 449
  promoción de la 332ss
Crimen sexual 377
Criminalidad infantil 405
Crisis, crítico
  convulsivas 206-211
  choque 475
  elaboración de la 475s
  existencial 304
  intervencion de 43s 475ss 498s 501 503 505
  jacksoniana 208
  ocasiones de 475
  proceso de 475

Índice de materias

reacción a las 475s
superación de la 51
vulnerabilidad a la 475s
Cromosómico
    aberración 270 276 367
    anomalía 159
    lesión 553
    mutaciones 366
    oligofrenia 276
    sexo 379
Crónico
    alcoholismo 356 481 595
    alucinación alcohólica 111s
    certeza 370
    crisis 475
    curso de enfermedad 227
    depresión, depresivo 194
        constitución con deficiencia 197s
    despersonalización 603
    esquizofrenias 94ss 226s 348-351 356ss 430
    implante 395-398
Cronificación, cronificante 43
    causas 337
Cronometraje 552
Cronopatología 196
Cuentos 386
Cuerpo 542ss
Cuerpo-cosa 541s
Cuestionario(s) (tests) 36s 89-93 108 112 116 144-147 174 177 213s 233 235 404 437 460 478 563ss 469-575
    de afecciones de Francfort 143
    de angustia interaccional 571
Culpa
    delirio de 100 194 370
    exclusión de 508s
    fobia de 494
    sentimiento de 27s 30 37 100 118 126 133-137 193s 199 263s 329 335 338 370 471ss 485s 603 614 616ss
Cultura
    de grupo 453
    científica 397
    patriarcal 449
Cura
    de protección hepática 481
    médica de almas 304s
Curación(es) 548
    con defecto 307
Curso 114-148 217 226-230 233 235 325 447 465-470 499 574
    agudo de enfermedad 227
    crítico 475s
    diagnóstico del 144-148 233 235 447 574
    espontáneo 40 43 47 115 185
    investigación del 499
    sistémico 557
    tipos de 229

Dados de Necker 565
Danza, terapia mediante 489 541
Dar 131s
Dattner-Thomas, concepto 307
Datos
    área de 176
    ley de protección de 176ss
Debilidad
    aritmética 492
    del entendimiento 201ss
    irritable 432
    límite 509
    mental 77ss 201ss 364 509 578
    primaria del yo 219
Decepción 110 118 130 359 521 542 599
Decisión
    nueva 31
    precoz 31s
Declaración de Helsinki y de Tokio 416
Defecto (estado de) 94-97 104 151 209 217 219 270s 273 277 282s 336 356 359s 364s 370 373 381 427 429 431ss 435 455 477 534 553
    metabólico hereditario recesivo 270
    orgánico 336 431ss
Defensa
    bifásica 435
    y mecanismos de 15-18 22 32 37 42s 61 95 110 128 130 153 172 175 197s 219 223ss 245 247 249 261-267 284 298 309 321 329 336 376 378 383-386 390ss 401 420 435 438s 446 493 513 532 552ss 559ss 570 580s 583 591 605s 609 618
Deferencia orgánica 410
Deficiencia(s) 282s
    pura 282 284
    mental 77ss 200ss 270 276 334 364-368 507ss 554
    neurales 359
Deficientes
    mentales, psicología de los 155 157s 201ss 300 364-368 402
    psíquicos 77ss 155-158 200ss 277 364-370 405
Déficit 37s 62 75 84 219 376 493 519 534 597
    cognitivo 62
Definición
    del problema 554-557
    intento de 36
Deflexión 546
Degeneración, degenerativo 74 94 149 190s 236 369ss 418-421 431
    constitución 370
    sexual 205
    teoría de la 191s 236 369ss 418-421
Delincuencia, delincuente 45s 137s 182ss 186 276 311 379 405s 486 488 496 509 620
    en gemelos y en adopción 276
    sexual 620
Delirio (sistema), delirante 19s 45 82 97-107 111s 116 118 147 183 193-197 199 210 217-223 226-229 293s 297s 349 369ss 381 383 386 396

413 422 425s 429 431 463-466 480s 496 511ss 582 592s 603s
alcohólico 111-114 429
catatímico 370
comprensión del 219s
concepto de 101
cuadros 481s 582 586
de amnistía 104
de grandeza 100 220 227 229 370 409
de invención 227
de linaje 227
de referencia hipersensible 103s 371 381
estados de confusión en personas ancianas 481
exógeno 20 111s 183 297 426 429ss 465 575 481 582
formación del 99s 221 226 370
génesis del 99 103s 219s
investigación del 99 105 219s
ocurrencias 102s 219 226
paranoico 369
primario de culpa 194
psicógeno 370
querellante 371

Delirium tremens 112 475 481s
Demanda 545
Demencia, demencial 18 70 74ss 94 148-151 192 209 217 224 287 305ss 313 380s 428-433 494 497 507 592 595 620
  aguda 433
  infantil 494
  paralítica 306
  paranoidea 381s
  precoz 192 217 224 313 380ss
    formas paranoides de la 381s
  presenil 74 149
  primaria 149
  proceso 592
  reversible 433
  score de 149
  secundaria 149
  senil 70 74 148s
    tipo Alzheimer 70 74ss 149
  síndrome transitorio 433
Dependencia 32 46 69 90 99s 103 107-115 118 127 137 180-188 190 225 231 248 254 291s 328 359 361s 376 403 430 450s 455 457 476s 480-483 485s 508 537-541 547 550s 553s 559 586 602 604
  del alcohol 107-115 119 137 190 361 537ss 559 604
  orgánica 107 182s
  psíquica 107s 181 184
Depresión 18ss 30 38 41 47-57 61 69-76 84s 88ss 107 112 116-119 127-130 137 144 149 160s 180 182ss 187-190 192-199 210 213ss 224 226s 229 247 249 255-261 263 270-276 282 284-287 297 306-309 337-343 351 354 368 370 372 380 395 408 422 425 429 432s 436 439 448 464ss 468 471s 477ss 495s 519ss 527-530 535 537 540

553s 558 566s 574 584-590 592 594 598s 602s 607
agitada 193 297 592
anaclítica 88 118 129 193ss
ansioso-agitada 49
endógena 47ss 53s 61 72 116-119 130 194-198 274 285ss 309 342 356 380 429 433 464 468 477s 519s 522 530 602 607s
farmacógena 119
formas y tipos de 116-119 189
inhibida 49 193s
investigación de la 70s
involutiva 192 194s
larvada 118 193 587
monofásica 55
neurótica 54 116-119 286 496
neurovegetativa 118 193
orgánica 119
periódica 55
postsináptica 342
presináptica 342
primaria 117
profundidad de la 342
psicógena 116s
psicorreactiva 117
psicótica 117
puerperal 195
quejumbrosa 195
secundaria 117
senil 119
sintomática 119
somatógena 118
subterránea 117
tardía 118 192
terapéutica de la 47-57
vital 193s
Depresivos, depresivo
  alteraciones del estado de ánimo 118
  endógeno primario 341
  endógenos monopolares 342
    formas de curso 192 195ss 342
  endógenos unipolares 341s
  enfermedades 47-57
  estructura 337s
  fases, desencadenamiento 197s
  maníacos 54s 118 192 273 282 297 370 380 426 554 592 598
  neurosis 117ss 161 250 261ss 275 494 553s 602
  neurótico-reactivos 341s
  ocurrencias delirantes 193
  paranoidea 194
  psicopatía 118s
  psicosis delirantes 193ss
  reacción interna 117s
    a conflictos internos 117
  roles de delirio 199
  síndromes residuales 194 198
  sistema 558

Índice de materias

Depresivo-obsesiva, estructura neurótica mixta 339
Deprivación 154 159 328 360 402-406
   cultural 402-406
Derecho penal, ley penal 63 77ss 496 509
Dermatológica, afección 291
Derreflexión 304s 617
Desaliento 411s
Desarrollo 42 82 86ss 119-137 142 155-158 163-169
      324s 336 365 380s 385-388 399 402 404 406
      418 463s 491-498 576ss 607-612
   adictivo perverso 620
   anormal 370
   corporal 388
   delirante 219
   escala de 163s
   modelo de 119s 127 163 168
   moral 119
   neurofisiológico, diagnóstico 163
   neurótico 478 608
   no conflictivo 391
   paranoico 370
   psíquico 238
      inconsciente y defectuoso 261
   querulatorio 298
   sensomotor 120
   sistémico 525
   socioemocional 119s
   test de 323 564 577s
      para la edad escolar 577s
      psíquico verbal 157 166 578
   trastornos del 42 119-137 155-158 163s 209 366
      405 491-494 576ss 607-612
   vivencial reactivo 429
Desatención 29ss
Descanso, período 47
Desconcierto 227
Desconfianza 132 134ss 218 472
   originaria 86s 132 134s
Desconocimiento 183 604
Desdiferenciación 226
Desdinamización 592
Deslizamiento 221
Desencadenantes, condiciones 34ss 274 336 434s 539
Desenlace 408
Desensibilización 361 438 456 538 615
   sistemática 438 538 540
Deseos 37 330s 387s 514s
   de seguridad 37
   pulsionales infantiles 514ss
   realización de 330 513-516
      alucinatoria 61 514ss
Desesperanza 372 437 519s
Deshabituación 114 185
Desinhibición 358s
Desintoxicación 114s 185s
Desipramina 48 50 52 255-259 285
Desmetilimipramina (DMI) 341 344

Desomatización 435
Desorientación 433 595
Despersonalización 225 260 603s
Desplazamiento 390 591
Desrealización 225
Destino
   forzoso 23
   posibilidad del 23s
Destructividad, destrucción 15s 218 224s 377 388
Desugestión 290
Desvalimiento 145 224 437 513
   aprendido 145 437 513
Desvarío 221
Desviación, desviado 45 57s 137ss 158 309 311 376
      379 419ss 535 620s
   comprensión de la 420s
   conducta 137ss
   primaria 138
   psiquiátrica, teoría de la 137
   secundaria 138
   sexual 375-380 395s 619s
   teoría psicoanalítica de la 137
   teoría sociológica de la 45 137 420
Deterioro, proceso 381s
Determinación
   instrumento de 566s
   instrumento de Kiel 567
   instrumento electrónico de 567s
Determinismo, principio determinista 358
Dexametasona, prueba de inhibición 286 340-343
Dexanfetamina 183
Diagnóstico(s), diagnóstico 19s 23 33ss 40s 43 45 49
      57 64 85s 90s 102 108 114 118 140-175 177
      182 184s 189 194 210 212s 215-218 223 226-
      229 231ss 235 237 242 244s 268s 271s 275
      278-281 293 307s 311 317 319-325 328 339
      341s 351ss 364 367 369s 393 397 403 413
      415ss 423ss 427 429-434 445-448 450 455-460
      462-469 472 480 483 491-495 498 501 511ss
      518-523 532 534-537 555 563-570 572-581
      597s 603-606
   clave de 467
   cognitivo 160 163ss 567 575 597
   de la angustia 569
   de la psicosis 102
   de neuropsicología 18 85 143 151 154 162 170s
      261s 492ss 565
   del desarrollo 142 155-158 163-168 325
   del desarrollo del lenguaje 62 163 166
   esquema triádico del 140ss
   fundamentos psicométricos del 103 144 149 169s
      213 268s 321 365 437 459 494 512 563 565 569
      573-576 581 598
   global 278s
   independencia del proceso 142s 533ss
   indicadores 465
   instrumentos auxiliares del 604s
   interaccional 455-460

mediante el juego 324s
multimétodo 144-148
neurológico 151-154 460
pluridimensional 148-151
precoz de trastornos mentales del desarrollo 155-158
psicoanalítico 33 171-175 393 580s
psicológico 151-154 460s
relacional 33s 278ss
tradicional 279
unidades 395
Diálogo(s)
consecutivos 552
diagnóstico 511ss
psicoterapia clásica del 445-449
Diarrea 18
Diacepam 252s
Dibencepina 50ss 54 255 258
Dibenzacepinas 346
Dibenzoacepina, derivados 255
Dibenzobiciclo-octadieno, derivados 252
Dibenzocicloheptadieno, derivados 255
Dibenzocicloheptatrieno, derivados 255
Dibenzodiacepina, derivados 254s 346
Dibenzooxepina, derivados 255
Dibenzotiacepina, derivados 254 346
Dibujo, dibujar
a tu familia en figuras de animales 323 575
a una persona 153 323
de la familia 153
del árbol 153 323
Dicotomía, dicotómico 82 192 238
sistema 192
Diencéfalo 16 113 169s 252 285 297 359s 395 437 530 590 596 619s
Dietilamida del ácido lisérgico LSD 184 283 294 327s 483 549-552
Difenilbutilpiperidina, derivados 254s 346 349
Difenilmetano, derivados 252
Diferencial, diagnóstico 40s 126 154 184 189 194 210 226s 307 311 323 341s 364 417 432 468s 480 483 511
psicoterapia dialógica 445-449
Dihidroantraceno, derivados 255
Dimetacrina 50s 255 258
Dinámica
de expulsión 486
de grupo 35 114 416 449-455 504
de la trayectoria vital 538
de rango 449
Discinesias 155 356ss
precoces 255
tardías 255 357s
Discounting 30
Discriminación 372 402-406 470
Disforia 370
Disfraz, tendencia erótica 310ss 378
Disgrafía 85 492

Disgregación 95 222s 225 597s
Dislexia 85 492
Dismorfofobia 603
Disociación de la esfera impulsiva 297
Disocialidad 127ss 472 496 535
Dispareunia 618
Distimia(s) 30 116ss 182ss 207 209s 224 226 274 430 463 513
depresiva no psicopática en psicosis afectivas 274
Disulfiram 114
Diván 24 324 611
Doblar 399s
Doble 225
Documentación 174-178 319s 511s
psiquiátrica, sistemas de 176ss
Dolencias
cardiovasculares 291
ginecológicas 291
reumáticas 18 267 291
urogenitales 291
Dolor(es) 178ss 183 298 377 395ss 434-437 439 538 590
conducta en el 178 180
enfermedad del 179
fantasma 396
investigación del 178ss
originario 86s
pacientes de 396
percepción del 178
psicógenos 179s
sensaciones de 395s
somatógenos 179
umbral del 180
Dominancia, dominante
hemisferio 529
latente 453
mediante la debilidad 412
Dopa L 343
Dopamina 48 145 228 251 254ss 281ss 286 340-344
bloqueo de receptores 282s
potenciación de la 48
receptores de la 254 258 343
Dopaminahidroxilasa beta 282
Dopaminagonistas 343
Dopaminérgicas, neuronas 75 346
Dopamínica, hipótesis 145 228 281ss 343
en esquizofrenia 254
Dosis
eficaz 252
tóxica 252
Double bind 228
Double conscience 265 385
Doxepina 52 255
Drama (representación), dramático 114 325 334 374 398-402 443 451s 462 532 545
apelaciones 47
simbólico 244 248
Dreaming-state 208 517

Índice de materias

Drogas, drogodependencia, drogadictos 32 69 107s 119 137 180-188 291 328 361 376 403 430 475 477 480-483 485s 550s 553s 547 593 602 604
  abstinencia de 183-186
  consumo de 227 601s
  desintoxicación de 182 227 602
  psicosis producida por 424
Duda 132 134ss

Early escape, fenómeno 341
Ecforización 583s
Ecoencefalograma 284s
Ecolalia 62 226
Ecología 37 442 525
Economía 16
  hormonal 388
Ecopraxis 226
Edad
  adulta 125 261
  comienzo del segundo año de 337
Educación 211 263s 309 336 338 379 404 406 412
  en el hogar 19 159
  sujeto de la 338
Efecto(s)
  principio cuantitativo de destrucción del 397
  secundarios 55 253-256 397
Efedrina 183
El lobo estepario 521
Elaboración
  consecutiva 552
  incorrecta 18
  mecanismo de 284
Electrochoque 54 72 286 346s 436s 468 529ss
  mitigado 529ss
  unilateral 529ss
Electroencefalografía, electroencefalograma 66-70 144 147-150 152 163s 177 187-190 206-210 254s 272 276ss 284-287 311 392 436 517 567 582-585 600
  método de investigación mediante 517
Electromiograma 67ss
  biofeedback mediante 67s
Eludir 30
Ello 87 110 127s 262s 328ss 384 387 389s 451 485s 526 546 549 609s
  funciones del 546
  instancia del 328ss
Embarazo, interrupción 367
Embriopatías por virus 366
Emoción(es), emocional 15ss 20 29 39 94 96 119 124-127 145 163 165 181 192 197 204 212 224ss 244 247s 261 263 266 289s 332-335 348 350 385 390 417 426ss 436-439 443 485 494 520 532 535 514 545 557 585 590ss
  calor 607
  desarrollo 119 125s 163 165
  especificidad de las 436
  estimulación 443

estupor 427
excitación 426
falta de experiencia 385 390
frialdad 60
indiferencia 348
movimiento 591
parálisis 427
psicosis 19s 96 192s 426ss 592
Emotividad 198 224s 244 427s 535 591
Empatía 310 442 445
  opacidad a la 590
Encefalina 180
Encefalitis 366 430 464 596
Encefalopatía 432
Encuentro 398 460ss
Encuesta
  en psiquiatría 500
  instrumentos de 512
Endocinesis 198
Endocrinología, endocrinólogo 41 312 340-346 432 436 513 593
  enfermedades 41
Endocrinos, psicosíndromes 41 432 513 593
Endogenidad, endógeno 21 48-51 57 59 61 72 85 116-119 130 140s 194 196ss 214 237 267 271 274 281-287 297 309 314 327 341s 353s 380s 424 427-430 436 438s 462 464-469 477 488 497 519s 522 529s 592s 602 607 620s
  psicosis 21 57 59 85 141 148 197s 214 267 271 274 281-285 297 314 327 424 430 433 439 466s 488 497 592 620
Endorfina 179s 283
  actividad de la 179
  antagonistas de la 283
Endotoxina 327
Enequetia 593
Enfermedad
  básica profunda 429s
  causa de la 22
  con delirios 102s 369s
  concepto biológico de la 418
  constructos de 85s
  curso de la 227
  de adaptación 437
  de Alzheimer 149 432 592
  de angustia 37s
  de Basedow 435 439
  de Huntington 75
  de Pick 433 592
  de Tay Sachs 270
  de Wilson 271
  diagnóstico de la 140ss
  elaboración de la 439
  en sentido psiquiátrico 511
  específicamente humana 278s
  indicadores de 511
  maniacodepresiva 54s 192 554
  mental 57s 84 94 100s 200ss 228 230 300 303 305s

311 315 359s 368s 372 414s 418 424ss 434 467
480 488-491 518 525 531 596
metabólica 41
mortal 518 522
noción de 84ss 140 200s 216s 238 369 418 422s
462s 498 511
orgánica 205
por almacenamiento de lépidos 366
proceso de 295
psiquiátrica, teoría de la 500 502
psíquica 438ss
  en la infancia 158-162
riesgo de 272-278
rol de la 84
signos de 44
síndrome de la 85
superación de la 439
teoría de la 57 85 140 160 422 450
valoración de la 37 509s
ventajas de la 434
  primarias 434
  secundarias 434
Enfermos paroxísticos 593
Enfoque
  dinámico-estructural 422
  elementarista 120
  interaccional 422
  nosológico 422
  patológico-estructural 422
Engrafía, engrama 583s 595
Ensayo y error 38
Énstasis 550
Entorno
  mental 23 434
  modificación del 361
Entrenamiento 537
  autógeno AT 66-70 203-206 246s 259 299 440 444
483 491 603 614ss
    ejercicio cardíaco en el 204
    ejercicio de calor en el 204
    ejercicio de peso en el 204
    flexo solar en el 204
    frialdad en la frente en el 204s
    grado inferior del 203s
    grado superior del 203ss
    grupo de autoexperiencia centrado en el 203ss
  capaz de 265
  compensatorio, método de 533-536
  en la improvisación 543
  para psicoterapia breve 561s
Entrevista(s) 33s 36 92s 147s 153 171-175 212-216
222s 241 319 322 326ss 403 417 440 485 494
511s 604s
  con moribundos 439
  diagnóstica 39s 172-175 512
    para pacientes fronterizos 604
  estandarizadas 511
  primera 33 36 148 153 172ss 241 417 494

  psicoanalítica 171-175
    informaciones escénicas en la 171-175
    planos de diálogo en la 171-175
Enuresis 190 261 291 601s
Envenenamiento 221 483
Envidia del pene 617s
Enzimas 270 275 281ss
  alcohol 275
Epidemiología, epidemiológico 41s 90 92 110s 162
214 431 494 499 504
  investigación 504
Epidérmica, sensación 335
Epigénesis, diagrama epigenético 120 133s
Epilepsia 18 20 24 107 111s 119 168 183 185 206-211
275ss 297 307 356 392-397 428 430 584ss 593
620
  afectiva 593
  clasificación de la 206s
  criptogenética 206
  de domingo 206s
  del lóbulo temporal 18
  difusa 207 210
  esencial 206
  fotosensible 207
  generalizada
    primaria 207
    secundaria 207
  genuina 206-209
  investigación de la 397
  morbilidad 206
  musicógena 207
  no clasificada 207
  parcial 207
    continua 208
  por lectura 207
  postraumática 207
  precoz 206
  procesual 206
  psicomotora 206-210
    primaria 208
    secundaria 208
  refleja 207
  residual 206
  rinencefálica 208
  sintomática 206-209
  tardía 206
  vigil 206s 209
Epiléptico
  delirio 208
  demencia 209s
  estado crepuscular 20 209s
  predisposición 206
  psicosis 210
  reacciones 206-211
Epileptiformes, ataques 183 584 586
Episodio(s), episódico
  distimia 209s
  estado confusional 208

Índice de materias

estado crepuscular 208
memoria 595
pérdida de los controles e impulsos 603
psicóticos 210
Epistemología 526 556
Equilibrio 122 125
fluido 556
Equiparación 489
Erección, trastornos 308-311 613
Ergoterapia 210ss 367 443
Ergotropismo, ergotrópico 22s
actitud 67
de defensa 22s
originario 22s
Erógenas, zonas 388
Eros 127
Escala
de desarrollo de Denver 164
de juicio 212-215
de juicio clínico 574
Escenario 399s
Escisión 61 221 224s 290 605s
Escuela de Nancy 292 384s
Esfuerzo, síndrome 440
Espasmo(s)
respiratorios de origen afectivo 593
de Salaam 208
Espectro, amplio
métodos de 321s 538
neurolépticos de 350 480 540
Espiral de Exner 565
Espontaneidad 211 398-402
Esquema, esquemático
corporal 128
sinopsis de procedimientos psicoterapéuticos 442
Esquizofrenia 20 22 24ss 32 38 41 57 59-62 70-76 95s
102 112 119 129ss 140 143 145 148 179 184
187-190 192-195 199 214 216-232 254 258ss
271-276 281-287 294 298 311 327 337 340
342s 348-351 356 358 370 380ss 387 391 395
397 418 424ss 430 433 439 444 464-469 478
483 485 504s 512s 522 529 540 553s 566 574
582 594 598 602 604
aguda 227 356 468
catatónica 225ss
desencadenantes de la 273
desorganizada 227
forma hebefrénica de 224 226
génesis de la 382
hipótesis de la 326s
indiferenciada 227
investigación sobre la 273 597s
biológica 228
nuclear 226
paranoide 218-221 226s
predisposición a la 273
riesgo de enfermar de 272 274s
sintomática 430

teoría de la 216ss 382 504
teoría química de la 228
Esquizofrénico
atmósfera 223
disociación 225
estado residual 94ss 227
formas 20
formas de delirio 554
proceso 370
psicosis 94s 130 184 210 282 298 349 351 424 427s
483 513
sintomatología 24s 216-232 370
transacciones 556s
trastorno de espectro 272
trastorno mental 221-224 582
Esquizofreniforme, psicosis 381s
Esquizoidia, esquizoide 38 41 60s 96 337 542
caracteres 60s 542
estructura 337
Esquizotípica, personalidad 604
Estadística 144-148 467
Estado
catatónico 220 328
crepuscular 20 208 210 288 384 430s 593 603
histérico 603
orientado 431
postconvulsivo 593
postparoxístico 208
de ánimo 30s 51 116-119 148 180 182 193 195 197
224 296s 313 340 370 432 511s 583
delirante 513
entonación del 47ss 296 480
escala de 144
fundamental 432
oscilaciones en el 224
de excepción 509
epiléptico 207s
espástico 68 205
mixto maniacodepresivo 427
picnoléptico 209
psicopatológico 522
residual
blando 95
de psicosis afectivas 94s
Estatuto de reciprocidad 485
Estereotaxia 394-397
Estereotipias 225s 361 512
Estilo
cognitivo 142s
vital 32 45 413
Estimulación, estimulantes 87s 261s 340-344 443 483
551 583s 608 610
centrales 586
tests de 340-345
e inhibición neuroendocrinológica 340
Estímulo(s) 358 438
externos 289
incondicionado 438

inhibitorios 358
invasión de 538
neutral 538
sensoriales 289 492
umbral de 347 592 619
Estímulo-respuesta 358s
psicología del 38
Estreñimiento 18 40s 183 440
Estrés 112 205 266 291 311 343 359 361 417 434-437 484 537-540 559 584
causación del 538
desencadenantes de 537s
Estrógenos 343
Estructura(s), estructural
caracterológica fóbica 38
de rango 449
deficiente del yo 37s
deformación 95
histórica 339
mesolímbicas 343
mixtas 339
obsesiva-histérica 339
neuronales corticales 343
Estupefacientes, ley 107 180 238
Estupidez 77ss 94 200ss
Estupor, estuporoso 193 220 225 227 361 427 480 483 512 530
catatónico 220 225ss 483
cuadros de estado 480 483
mutista 193
Etapas
básica 284
final 94
preclínica 307
simbiótica 608
Ética 125 234 374 518 563
Etiología 220 225 227-231 236 311 462 501 538 601
Etiquetación, hipótesis 141
Etnología 416 550
Euforia 111 592
Eutanasia 63
Eutonía 541
Evaluación 177 443 446 499 505
estudio de la 499 505
Evitación 29ss
Excitación, señal 358
Exculpación, características 509s
Exhibicionismo 375 377 620
Existencia
formas de 23s
onírica 514
Éxito
perspectiva de 443
posibilidades en psicoterapia 234ss
Exógeno 57 72 191 236s 276 291 297 327 387 427s 436 438 462 465 483 497 592s
oligofrenia 276
psicosis 72 236s 297 387 483 497 592s

tipo de reacción 237 327 593
Exorcismo 372
Experiencia
cósmico-mística 549s
de influencias orgánicas 226
deficiente 212 261 385 390 442
emocional correctora 558
mística 547 549
saber de 558 597
sexual 375-380
orgásmica 542
Experimento, experimental 562
resultados 66 75
situación de aislamiento 220
Explicación 28 44s 57 80-83 100 217 238-241 314 380 463 467 469
causal 80ss
deductiva-nomológica 239
inductiva-estadística 239
psicológica 238s
subjetiva 238
Exploración 33s 145ss 173 231 235 241ss 289 310 317 324 362 383s 459 472 494 511
Exposición, tiempo 24
Éxtasis 550
Exteriorización 199
Extinción 438
Extrapiramidales, fenómenos secundarios 56 345ss 351-358
Extraversión 408 447 565
Eyaculación
precoz 613 618
retardada 613 618
trastornos de la 308ss 613-619

Factores
ambientales 46 108 281 499 501 504
constitucionales 358s
de riesgo 501
estresantes 554
objetivos 538
hereditarios 270-274 277
Familia(s) 21-24 37 43 51 63 104 129s 133 136 153 158-162 174 195 215 220 222s 228-232 235 267 272-277 299-303 310 323 351ss 386 394s 403-406 412s 440-444 454-460 462 473 475 484-488 490 492-497 500 503s 537 540 548 554-558 574s 581 607
anoréxicas 42s
de procedencia 42s
problemáticas 484-488
Familiar
ambiente 607
asistencia 490
constelación 229 412s
diagnóstico 455 459 581
dinámica 495
esquema mental 58

fuerzas sistemáticas 484
intervención terapéutica 43
investigación 220 222s 504
problemas 540
psicoterapia 43 159 162 231s 235 320 412 443s 450 454s 457 459 484-488 497 526 547 551 554-558
psiquiatría 43 220 454 462 484-488 493s 557
sistema 222s 484
terapéutica, modelos 487
transacciones 222
Familiaridad 37
Fantasía(s), fantástico 15s 31s 37 42 110 245 247-250 265s 290 336 338 376 383 385 388 399 401 408s 461 477 518 521 546 611
    activa 408
    catatímica 244-250 294 326 334 443 552
        experimental 244
        grado inferior de la 245s 249
        grado medio de la 245s 248
        grado superior de la 245s 248s
        introducción de la 246
        musical 249
    de grupo 248
    diurna 336
    huida a un mundo 521
    individuales 248
    pasiva 408
    sexual 264s 408
Farmacocinética 233 250-258
Farmacodinámica 182 250ss
Farmacoencefalografía cuantitativa 190
Farmacológico, efecto 252 254ss
Farmacoterapia 47ss 53ss 65 70ss 90 139 144 177 179 190 192 196 198 210 215 232ss 250-259 282 291 312 326s 340s 343 345-358 393 395 440 467s 479ss 483 489 491 497 523 529 537 564-567 582-590
Fase 380
    clónica 207
    convulsiva 207
    de ejercicio del décimo al decimoctavo mes 128
    de movimiento ocular 517
    de producción 532
    edípica 132s 339 388 390 617s
    fálico-edípica 388
    final 399
    frecuencia de 342
    genética 249
    genital infantil 132 136
    inicial 532
    locomotriz 132s 136
    lúdica 398
    oral-respiratoria-sensorial 131 136
    paradójica 358
    preconvulsiva 207
    preedípica 312 335ss
    preoperatoria 121 125

táctil, tactilidad 87 221 227 229 388 607s
Fatalismo 23
    gobernable 23
Fate analysis 21
Feedback 66-70 437s 443 451 456 458s 540 564
    mediante EEG 68
    respiratorio 66 68ss
    técnicas de 248 451
Fenilcetonuria 140 270 366
Fenmatracina 183
Fenomenología, fenomenológico 25-28 33 49 51 57ss 61 81s 97 101s 196 198 218 220 237s 293s 313-318 321ss 326s 382 407 427 429 460 465ss 544 550s 601 603 613
    descripción 58
    psicopatológica 313s 317s 466s
Fenómeno(s)
    concomitantes 55s 315 345ss 356ss
        hipercinéticos 348 356ss
    psicogalvánico 408
    psíquicos anormales 314
Fenotiacina, derivados 254 345
Fentolamina 344
Fetichismo 375 378
Fiabilidad 90 92 141s 212s 215 268s 321s 563 579
    del diagnóstico psiquiátrico 141
Fiabilidad-validez, dilema 321s
Ficción, objetivo ficticio 413
Fight-flight 436
Figuras complejas según Rey 154
Filosofía 36 315 411 413 460 590
    de la vida 44 57
Finalidad 410-414
    error de 413
    hipótesis de la 413
Física 383
Fisiológicos, parámetros 436
Fisioterapia 87 258ss 289 291 436 541
Fisoestigmina 258
Fixed-role, terapia de 535s
Flexibilidad 227
    cérea 227
Flunitracepam 53 253
Fluoxetina 258
Fluracepam 53 253
Fobia 38 41 69 160 182 250 262ss 275 291 305 361s 384 472 494 513 522 537 553 559 571 587 603
    cardíaca 250
    pánica 361
Foco, focalizante 559-562
    descripción 618
Formación(es) 332 372 374 405 414ss 442s 503 554 557 561
    conceptual 126
    de cualidades 184s
    delirantes parafrénicas 369
    reactiva 391
    reticular 251 256 347 582-585

Fracaso(s) 16s 245 279
   de la primera infancia 493
Fragmentación 222s 225
   fenómenos de 610
Frecuencia
   beta 68
   cardíaca 67s
   de centelleo 565
   de los trastornos del sueño 601s
Frigidez 612-619
Fronterizo
   defensa 605
   desarrollo 605
   estado 603
   síntomas típicos 604
   sintomatología 603
Frontal, lóbulo 396
Frontotalámico, haz 395s
Frustración 16 110 112 138 165 246 261 361 385 456 520 607 618
Fumar 184 205
Función(es)
   biológicas 67
   cognitivas 142s 149 533ss
   de rendimiento 443s
   mnémicas 596
   neurales 358
   neurovegetativas 340 348 475
   prospectiva 515
   psíquicas 408
   test de examen de 340 576-579
Fusión 263 266s 377 385 388 390s 484 607 609-612

Galactosemia 366
Gamma 454
Gate-control-theory 180
Gemelos (estudio de) 228 270-277 282 285 378 503
   univitelinos 228 271-274
Generaciones, límites 485
General system theory 457 528 554-558
Generatividad 136
Genes, mutación 367
Genética, génesis, genético 15s 22 59 99 108s 219s 227s 238 249 270-278 281 284s 313s 370 382 467 518
   psiquiátrica 22 270-278
   heterogeneidad 271 273
   marcador 272
Geneticocausal 27s
Genitales 133 136 312 375 608
Genotropismo 21s
Geriatría, enfermedades geriátricas 210 481 547 602
Gestalt
   psicología de la 218 222 422 544-547
   teoría de la 293 525-528 544
Gheel 490
Gimnasia 541
   terapéutica 541

Ginecología 613
Giving-given up 437
Gottschalk-Gleser-Sprachinhaltsanalyse 571
Grid-technique 142s
Grito inicial 207
Grupo(s) 35 39 114 144 177 186 211s 231s 235 248s 258-261 320 332ss 360s 379 399s 413 416 443s 449-455 460 467 504 509 526 531 539-542 544ss 552s
   Balint 278ss 440 443 454 617
   centrado en el paciente 278
   de las psicosis endógenas 467s
   de alto riesgo 272ss
   de riesgo 478
   grande 39 449s 454s 540
   juveniles 278s
   pequeño 39 449 454
   primario 110
   problemático 485
   profesionales 442
   T 451
Guía interior 248
Guided affective imagery 244
Guión, analistas del guión vital 29-32

Hachís 184 326 483
Haloperidol 254s 257
Hamilton anxiety scale 214
Hamilton depression scale 214
Handicaps, behavior and skills schedule 156
Hemodiálisis 63 283
Herencia 22 108s 190s 196 209 263 536 607
   condicionamiento por la 285
   teoría de la 227s 281
Hermanos 104 271-274 412 449
Hermenéutica 27s 57 59 101 238ss 321
   psicoanalítica profunda 57 59
Heroína 183-186
Heteroestimación 91 145
   escala de evaluación de 116 177 213s 233
Heteroimpulso 295-298
Hidracina 255
Hidroxicina 253
Hidroximaprotilina 344
5-Hidroxitriptófano 49 255 285
Hipermnesia 295 298 592
Hiperorexia 41 43
Hipersensibilidad 336
Hipertensión 18 69 254 435-440
   esencial 18 69 435-440
Hipertimia 118 295-299 592
Hipertiroidismo 18
Hipnobenzodiacepinas 53 582 586
Hipnógeno, efecto 347-352 356
Hinosis, hipnoidia 67 69 203s 288-292 294 383s 434 442 444 540
   crítica de la 291s
   teoría electrodinámica de la 290

Índice de materias

teoría fisiológica de la 289ss
vacía 290
Hipnóticos 233 252 347 351 480s 582-589
Hipnotizador 288s
Hipocampo 74s
Hipocondría 112 118 195 204s 210 264 275 299s 434 603
Hipófisis 41
Hipoglucemia inducida mediante insulina 341ss
Hipotálamo 286 252 295 437 530 590 620
Hipotiroidismo 344
Hipovigilancia 297
Hipsarritmia 208
Histeria 18 34 38 41 95 112 118 210 227 250 263 265ss 275 309 339 384s 430 434 465 496 522 542 554 592 603
Historia
  clínica 242
  evolutiva 397
Historial 22
Holding 64
Holismo 545
Holtzman inkblot technique 152 575 581
Homeóstasis, concepto 545 554 556
Homofilia 375 377s
Homosexualidad, homosexuales 219 229 309-312 377s 620
  pasiva 219
  tendenciales 378
Hormona(s) 281 286 311 340-345 388 436
  del crecimiento 286 340ss 344
    capacidad de estimulación de la 340 342 344
    secreción de la 286
  del lóbulo anterior de la hipófisis 340 344
  estimulante del tiroides 341 344
Horror trips 483
Hospitales psiquiátricos 58 60
Hospitalismo 86 88 94ss 159 161 366 491 499 502s 505 608
  familiar 159
Hospitalización, daños 489
Human leucocyte antigens 285
Human-potential-movement 461
Humanidad 442
Humillación en la primera infancia 376
Hundimiento 289
Hurto menor 604

Ideas
  axiológicas 519s
    desviadas 519s
  delirantes 20 82 116 193s 196 210 219s 229 294 349 582
  fuga de 195 597s
  maníaca 598
Identidad 46 110 121 136 198 312 331 453 461 543 604
  actualización de la 543
  atribución de la 543
  difuminación de la 136
  enfoque teórico de la 198
  perceptiva 329 331
  trastorno de la 604
Identificación 17 63 130 198 247 271 289s 311 386 390 457 503 531ss 560 611 617
  posibilidad de 379
Idiocia 200ss 365 509
Igualdad, igual 411
  entre iguales 411
Ilusión(es) 293s
  afectivas 294
  por inadvertencia 294
  sensoriales 20s 60s 73 82 107 111 116s 179 183 193s 208 210 219-222 226-230 255s 260 281s 288s 293ss 314 328 349 361 401 425 429ss 466 482s 511ss 515 592 620
Imagen(es)
  afines al soñar despierto 244
  fijas 245
  fluctuantes 245
  -guía ideales 136
  histeriformes 430
  idealizada de los padres 110
  reflejada 611
Imaginación 198 244-250 408
Imbecilidad 77ss 200ss 364 509
Imipramina 48-52 71-74 233 252 255-258
Imitación 121 165
Impatient multidimensional psychiatric scale 90 213s
Impertinente, comportamiento 132s
Implante 394-397
  técnica de 397
Impotentia coeundi 614-619
Impulsividad 437
Impulso(s), (trastorno del) 51 53 180 183 193 195 198 212 225s 247 295-299 335-340 349 370 397 427 432 472 494 590-595
  a cambiar de sexo 308 311s 378s
  aumento del 48 53 298
  castrantes 453
  contradictorios 338
  control del 603
  de acción 338
  desplazamiento del 296s
  disociación del 297
  esfera del 296ss
  exceso de 295 298 593
  experiencia de 335-340
  instintivo 37s 42
  jerarquía de los 295
  magnitud del 296
  medición del 295s
  paralización del 427
  pérdida de 397
  propio 295-298
  psicología del 335

reducción del 297
sexual (reproductor) 388
sobrecarga de 299
Imputabilidad 507ss
normas de artículos nuevos 507ss
reducción de la 77ss
Incapacidad 37 41 111ss 84 160 152s 183s 235 252 306 404 429 433 493 501 576-579 583 598
de obrar 77-80 201ss
de testar 78
Incapacitación 77ss 84 202ss 299-303 453
impulsos de 453
superación de la 303
Incesto, barrera 618
Incidencia 41
Inclusión 198
Incitador 443
Incomprensibilidad, teorema 45
Inconsciencia 209 296 429
Inconsciente 21-25 31 39 82 174 244s 248s 261 265 289s 325 328-332 335 380 383-390 400s 404 406-410 413 439 451 466 476 515s 532 542s 548s 580ss 607
colectivo 23 386 407 516
familiar 21 23 581
interpersonal 36
personal 407
reprimido 413
Incontinencia fecal 68
Indicación 24 49 55 64 90 143 172s 210 233s 236 253 260 291 312 349s 353s 367 392-397 402 443 445-451 468 475 486s 494 497 501 532 551-554 582-589
reglas de 394
Indicador de culpa 118
Indiferencia 434
Individuación 62 128 409 484ss 605
Individualismo 29 31s 104 124s 304 410-414 418s 450 458
Individuo(s)
afines en los genes 22
idea sistemática del 418
Indol 346
Inducción 246
Infarto cardíaco 64
Infección 149 267 366 437 439
Influencia
estilo de 540
troqueladora 31
vivencial 113
Información 122 171-175 284 286 323 384 393 397 459 527s 532s 609
teoría de la 525 527s
Infusión duradera, continua 54
tratamiento por 49 54
Inhibición 193s 252 254 261 295 306 308 329 331 336-340 346s 361s 377 385 427 473 590 594s 597s 616

ante la alimentación 362s
de reflejos condicionados 346
extensiva 361s
hipótesis de la 590s
sistema de 295
Iniciativa 133ss 211 306
Inseguridad, cuestionario 570s
Insomnio 20 111 601s
de rebote 53
Instancias 384 389 609
Instant mysticism 550
Institucionalismo 95
Integración 220 222 368 371-375 391 401 432 444 505 533 541ss 545s
fase de 533
jerárquica 120
modelo de la pastoral de 371-375
proceso de 545
Intelectual
cociente (CI) 364ss
factor 597
Inteligencia 41 90-93 121 123 144 151-158 160 164-166 171 201ss 250 270s 364-368 404 416 432s 448 492 494 563s 576-580 597ss 605 620
defecto de la 364 620
dimensiones de la 597
forma de deterioro de la 77ss
reducción de la 367 509
tests de 41 89-93 145 151-158 160 165s 170s 364s 432s 562ss 572s 576-581 598 605
trastornos estructurales de la 77ss
Intención, intencionalidad 335 337 391
paradójica 304s 614 617
Interacción, interaccional 33 38 42 46 53 58s 87 113 119s 128 138 173 198s 231 271 361 370 399-402 422 442 447 451 455-460 462-466 485 493 497 512 525s 555-558 571
centrada en los temas 451
centrífuga 485
centrípeta 485
concepto 198
de dos 360
de grupos 360
entre el factor hereditario y el medio ambiente 271 273 275
excluyente 485
vinculante 485
Interaccionismo, interaccionista 120
concepto 138
Interiorización 38 129
Intermedio
casos 192
eslabones 282
Interpersonalismo, interpersonal 32 36 125s 525s
coincidencia 125
Interpretación(es) 24 28 32 36 59 92s 99 100s 126s 171-175 188 218 223ss 227 240 242 248 265

268 294 314 322-325 330 358 369s 383 388 452s 466 477 483 511-516 526 532 546s 560 563s 574 581 611
  basadas en la psicología profunda 383
  de formas, tests y métodos de 152 562 572-575 578-582
  en el plano del objeto 516
  en el plano del sujeto 516
  idiosincrasia del mundo 46
  labor de 611
  provisionales en la entrevista psicoanalítica 171-175
Intervención(es)
  corporal 543
  directa del cuerpo 543
  sistémicas 556
  urgente 51 53
Intoxicaciones 49 149 180 183 189 366 428 430s 483 595 603
Intraindividual, fluctuación 283
Intravenosa, aplicación 480
Introversión 89 408 565
Introyección 197 248ss 290 439 546
  patológica 546
Intuición 408
Invariancia 122 126
Invariantes funcionales 120
Inventario
  de angustia (STAI) 570s
  de personalidad de Friburgo 574
Inversión 122 375 377s
Investigación 21 71-74 90 92 143 147s 174s 178 180 196s 213 217 220 222 227s 244 253 270s 281s 286 293 304 307 313 316 321s 325-328 340s 351 366s 397s 404 414-420 422 433 437 440s 459 461ss 467 490 493 495s 498s 504s 514 516ss 528 556 580 612
  analítica de niños 493
  de la personalidad 197
  de laboratorio 67 556
  experimental de la esquizofrenia 597s
  psicoterapéutica comparada 234
  psiquiátrica 241ss
Iprindol 255 258
Iproniacida 255
Ira 16 18 126 210 279 329 360 436 439 521 537 591 603 609 611s
Iracepina 253
Irradiación 591
Irreversibilidad, irreversible 380 382 429 431
  psicosíndromes orgánicos 431
Irritabilidad 210

Jaqueca 68s 140 291
Juego(s) 324s
  de azar 604
  manipulativos 30ss
  simbólicos 121

Juicio
  debilidad de 367
  sociomoral 125
Justificación 410

Kenacepina 253

Labeling approach 137ss 141 145
Lactante 86 88 608 611
Lealtad, vínculos 485ss
Lectura 531ss
Lemas funestos 31
Lenguaje 62 391 403s
  balbuciente 221
  del cuerpo 541
  simbólico 23 387
Lentificación 397 432
Lesión(es)
  cerebrales 143 150-154 159 161s 168-171 175 206-211 261s 307 323 334 364-368 429-433 481 534 565s 578 594ss 599
  genética mutativa 276
  perinatales 366
  postnatales 366
  sexual 377
Leucodistrofia metacromática 270
Levomepromacina 254s
Ley
  de protección de datos de la República Federal de Alemania 176
  del todo o nada 358
Libertad 27s 37s 125 359
  de acción 38
Libido 41 126 131 193 224 263s 289 308-311 329 335 377 379 384 515 545 609ss
  noción de 545
  trastornos de la 41 308ss
Life event, escalas de 89 92 197
Limpieza 391
  educación en los hábitos de 126 132 263s 338 391
Lincoln-Oseretzky, escala de 153
Lincoln-Oseretzky Motor Development Scale 578
Lípidos, solubilidad de los 251
Líquido cefalorraquídeo 71 250 305ss
  patológico 307
  saneamiento de 305ss
Literaterapia 531s
Litio, litioterapia 47 55 144 194 233 255 258 274 286 344 530
  acetato de 55 258
  profilaxis mediante 344
  concentración en el suero 344
Locura, loco 19 45 94 97 100s 105 369s 490 548
  maniacodepresiva 380
Logoterapia 304s 442 462 614 617
Loracepam 253
LSD 184 283 294 327s 483 549-552
Lucidez, intervalo 78

Lúes 305ss
Lues cerebri 305ss
Luminositas 407s

Macaco 360s
Madurez
  grados de 449
  sexual 388
  trastornos de 492
Magnetismo animal 292
Mal ejemplo 17
Malarioterapia 307 468
Malformación(es) 270 274 277 366
  riesgo de 277
  síndrome de 366
Malhechor 379 488 496 509 533
Mandala 409
Manía 18 20 22s 26 55 73 85 118s 192-199 227 273 282 285 297s 305ss 314 356 367 369s 380 426ss 430 554 592 598 602
  alegre y optimista 195
  erética 18
  excitada 95
  persecutoria 99s 102ss 221 227 229 513
Maniacodepresivas, formas 370 426 592
Manicomio 45 490
Manierismos 225s
Manipulación 361s 453 485
Maprotilina 48-52 54 255 258 285
Maratonianas, sesiones 452
Mardi of convulsion 208
Marginados 58 138 418-421
Marihuana 184
Marital communication inventory 460
Masoquismo, masoquista 18 263s 358-363 377 542 618
  psíquico 18
  triunfo 263s
Masturbación 205 265
Materialismo 434
Mecanismos
  de defensa del yo 383s 390s
  de dominio 283
  obsesivos 593
  protectores 284 286
  psicopatológicos 395
Mediadores, concepto 502
Medicación duradera, continuada 55 349ss 353-358 586
Meditación 66 205
Melancolía, melancólico 26 118 196-199 307 314 350 408 422 496 522
  globo 193
  involutiva 118
Melitraceno 50 52 255
Memoria
  a corto plazo 594ss
  a largo plazo 594ss

fijación en la 590 592
secundaria 596
semántica 595s
somática 543
trastornos de la 107 112 142 147 149 160 164 168-171 193 306 329ss 384s 437 472 481 513 565 584 590 592 594-597
Menopausia 344
Mensajes 29-32
Mental
  contenido 15 193 591
  curso 430s
  desorden 226 594
  inhibición 597s
Mental Health, movimiento 501
Mental deficiency 364s
  modelo 58 528
Meprobamato 233 252ss 583 588
Mérito 485 487
Mescalina 184 283 294 327 551
  como estupefaciente 327
  pruebas con 327
Metacomunicación 124
Metanfetina 183
Metapsicología 28 127 383
Metilanfetamina 341
Metisergida 344
Método(s)
  de Alexander 541
  de autocontrol y autodirección 540
  de clases 450
  de elección de colores 573
  de elección de imágenes 443 564
  de examen 233ss
  de Feldenkrais 541
  de figuración gráfica 564 573 578 581
  de grupo 460
  de interpretación de formas de Rorschach 572 575 578
  de operación abierta 395s
  de psicoterapia 442
  de Stanislavski 543
  del masaje 258ss 541
  del soñar despierto basado en la psicosis profunda 244
  empírico-experimentales 321s
  estadísticos 467
  estereotácticos 395s 398
  fenomenológicos 57 59 464
  fenomenológico-hermenéuticos 321s
  funcionales 541s
  gráficos 152s 321-324 443
  hipnóticos 289s
  lúdicos, de figuración lúdica 152s 249 564 573 575 581
  mixtos 538
  multimodales 542s
  neoreichiano 542

Índice de materias

operantes 438
plástico, de figuración plástica 334 443 564
psicoterapéuticos, evaluación de 177 446
psiquiátricos 396
   teoría de los 468
sugestivos 442
terapéuticos 246
Metodología, metodológico 24
   de la terapia basada en el análisis del destino 24
   de las ciencias naturales 26
   dualismo 463
   operativa 395
Mianserina 48 50 52 255 257s
Miastenia 140
Micropsicológica, conclusión 33ss
Midazolam 53 253
Miedo
   a la angustia 38
   ante un enemigo exterior 39
Minnesota Multiphasic Personality Inventory (MMPI) 266 574
Minorías políticas 403
Minusvalidez 156-159 161 364s
Miorrelajantes 529
Mito, mítico 386 409
Mnémico, material 331
Modelado 443
Modelo(s)
   centrado en la clínica 503
   de desarrollo orgánico 119s
   de Heidelberg 479
   de Hempel-Oppenheim 238
   de interacción disfuncional 558
   de lucha-huida 436s
   de parálisis 227
   de psicosis 282 294 326ss 425
   de trabajo en grupo 449
   de Ulm 440
   de vivencia 30ss
   dinámico-estructural 198
   estratificado 513
   estructural de la personalidad 328ss 332 387s
   etiológico de enfermedad 85
   ideas de 339s
   inspirados en la teoría cognitiva 197
   integrativo de personalidad 543
   mecanicista de desarrollo 119s
   mental interaccional 58s
   psicoanalítico 196s
Modo(s)
   de defensa 95
   de enfermar 28
   de interacción 485
   de ser 82
   eliminativo 131 136
   retentivo 131s 136
Mongolismo 270
Monismo 434 598
   metodológico 240
Monoaminooxidasa, inhibidores (IMAO) 47-52 56 71s 256 258 282 285s 347
Monodrama 32 399
   de terapia guestáltica 32
Moral
   prohibición 521
   rectitud 389s
Moralidad heterónoma 125
Morbus sacer (epilepsia) 206-211
Morfina (tipo de dependencia) 182ss 480
Motilidad, psicosis 20
Motivación 15 28 92 184 194 224 234 239 247 250 279 295 327 356 361 386 404 416 443 455 595
   comprensión de la 239
   psicología de la 15
Motivo(s)
   estándar 245-249
   genuino 16
Motórica 132s 136
Motricidad 152s 156ss 167 193 195 198 206-210 212 214 224ss 296-299 338s 347-351 367 432 483 537 541 564-568 577 593 601s
Movimiento
   anímico 193 426 590s
   educación del 164
   estereotipias del 226 512
   terapia del 258ss 334 374 489 541-547
   trabajo de 542
   vital 542
Mucopolisacaridosas 366
Muerte
   acompañamiento en la 533
   casos de 397
   pulsión de 15s 388 410
Multiinfarto, demencia por (DMI) 74s 149
Mundo
   comprensión del 46
   delirante 100s
   vital 398 400
Música, musicoterapia 332ss 367 374 443 489s 531 534 551
   de grupo 332ss
   individual 332ss
   receptiva 332ss
Mutismo 494 578
   electivo 494

Nacimiento fisiológico prematuro 87
Nancy, escuela de 292 384s
Narcisismo, narcisista 16 65 87 110 127 170s 175 196 220 225 230 249s 260 263 266 291 329s 332 376ss 385s 389ss 402 454s 552s 607-612
   grandioso en sentido 376
   infantil 196
   información 609
   investigación del 224
   ira 16

libido 609
noción de 552
patológico 608
primario 87 389 608
susceptibilidad 612
Narcohipnosis 444
Narcolepsia 601s
Narcosis 252 529
  episodio de 366
Necesidad(es) 335-339
  con carga conflictiva 361
  eróticas 337
  expansivas 336
  motora-agresiva 337s
  sexual 337
  uretral 337s
  y experiencia oral-captativa 337 339
Necrofilia 377
Needs 545
Negatividad 226
Neocórtex 74 590
Neologismo 62 511s 598
Neopsicoanálisis 16 335-340
Neurales, redes 528
Neurastenia 434
Neurocirugía 187 392ss 397
Neuroendocrinología 72 340-346
Neuroendocrino
  pruebas 342
  sistema funcional 340
Neurofisiología 18 67 163 187 283s 286 290 295 433-436 492
Neurológicos 254 345
Neurolepsia 344
Neurolépticos 47-57 70 73 119 250-258 260 282s 343 345-358 440 444 479s 483 582 585ss
  de acción prolongada 349-358
  de acción retardada 351-356
  de depósito 254 343 352-358
Neurología 151-154 163s 187 292 304s 460 492 566
Neurological examination of the child with minor nervous dysfunction 164
Neurolúes 305ss
Neuropsiquiatría 534
Neuroquímica 70-76
Neurorreceptores 70-76
Neurosecreción 340
  hipotalámico-hipofisaria 340
Neurosis, formas neuróticas 18 22 25s 28 31 34 38 41 57 61 69 87 94s 110 112 118 128 133 143 148 151s 154 159 161 170 172 175 179 189s 210 214 218 223 230s 245 247 250 259 261-267 270 272 275 286 291 298s 304s 311 335-339 341s 358-363 371 376 382 384-391 395 402s 405 408 411ss 419 421 424-427 430 433-436 439 443 455-459 465ss 475ss 491 497 517 519 526 533s 540 542s 546s 551-554 559 570 586 591 593 602s 606-612

cardíaca 18 266 435
condicionadas 359
de defensa 262s
de distorsión vital 522
de institución 491
eclesiógena 371s
experimentales 358-363
fóbica 262s
génesis de las 336
histérica 262s
infantiles 262
narcisista 87 110 170 175 220 250 260 263 266 378 385s 390s 402 552s 607-612
noógena 304s
obsesiva 38 161 250 262s 275 338s 390 395 425 496 522 554
orgánicas 170s 250 261s 265ss 434 444
serotoninérgicas 72 75
sintomáticas 175 262 265s
teoría de las 25 164 172 440
traumáticas 22
Neuroticismo 69 91 447
  test de 69
Neurotización 475s
  secundaria 414
Neurotransmisores 70-76 150 281ss 285s 295 340s
Neutralización 16 434
  del conflicto reprimido 434
Niño, infancia 29-33 86ss 120-134 136 152-165 169 187 189s 195 197 220 223 247 249s 261-265 267 272s 277 307 311s 323ss 336-339 362 364 366ss 376-379 384s 388-391 395 399 402-406 411ss 417 424 435s 443 457 484-487 491-498 520 540 548 569 576-579 581 600 607ss 611
  interior dócil 29
  interior espontáneo 29
  modelo 41
  pequeño 30-33 45 62 87s 110 120s 123s 126 128s 165 220 247 261s 267 277 335-339 365-368 376 379 383-390 405 435s 438 493-497 577s 593 600 607s
Nisoxetina 258
Nitracepam 53 253
Nivelación 592
No analizable 610
No atención 30
No saber nada 519
No trial 17
Nomifensina 48 50 52 54 255 257 344
Non rapid eye movements (NREM) 188ss 600
Non-responder 284 286
Noradrenalina 251 256 281ss 285s 341 347 437
  hipótesis de la carencia (deficiencia) de 285s 341
Noradrenérgica, disfunción 341s
Norma(s) 17 26 36-39 44ss 84 92 119 125 137s 149 154 170 178 180 195 198 213 282 307 323 364s 375 406 419s 453 461-464 507 553 556s 563 570 574 578 599-603

Índice de materias

familiares 484
interiorizada 37
noción de 419
real 44s
Normalización forzada 210
Norseudoefedrina 183
Nortriptilina 48 50 52 258
Nosología, nosológico 49 51 74 85 90 116 155 175 192 198 297 356 369s 375 380 418 422 462 468 477 480
   psiquiátrica 297
   unidades 85 424
Nosotros 104 289 411 449 451
   conciencia del 449
   formación del 289
   originario 411
Noxiptilina 50 52 258
Núcleo
   amigdalino 360 395
   caudado 395
   medial del hipotálamo de Cajal 295
Número de camas 488ss
Nurses' observation scale for impatient evaluation 213
Nutrición, dificultades 86

O-Metiltransferasa 48
Obediencia 344 414 416s 540
Objetivación de los resultados de la psicoterapia 233
Objetividad 92 268s 563
Objeto(s), objetal 36ss 87s 92 120s 123s 127ss 146 205 219 234 262s 268 330 375 377 408 526 539 563 569 575 601-612
   carácter(es) 263
   constancia 88 129
   de la primera infancia 110
   grado 408
   ideal 608
   noción de 121
   permanencia 121 124
   primario del amor 376 378
   sustitutivo 88
   sexuales 375 377
Obrar 226
Observación, delirio 227
Observadores 557
Obsesión(es) 18 22 38 45ss 51 102 160ss 194 229s 246s 249 262ss 275 298s 338s 390 395s 422 425 463 496 513 522 530 540 553s 559 593 603
Obstrucción 225 598
Occisión deliberada 63
Ocupación, afán 211 230 349 489 531
Ofertas terapéuticas concomitantes 489
Oligofrenia 84 155s 201ss 270 276s 364-368 424 492 497
   grados de gravedad de la 365
   metabólica 276

sindrómica hereditaria 277s
Olvido 594
Omisiones 221
Onicofagia 262 291
Oniroide 426ss
Ontogénesis 449 493 497
Ontología 27s
Operación(es)
   concretas 121-124 165
   de defensa 605
   formales 122s 125 165
   métodos de 127 211 394ss
   quirúrgica abierta 396
Operacionalismo 525s
   psicológico 59
Opio, opiáceos 107 180 183ss 255 326 347 583 585s
Opioides 107 183
Oralidad, fase oral 65 86 118 126 131s 136 247 263 337 339 388 542 607
Ordenador 66 142 149 152 176 189 284 397 525 564s 568 574
   tecnología de 525
   valoración mediante 397
Organización Mundial de la Salud (OMS/WHO) 94ss 107 181 186 320 365 424 467s 498 500 505s 509
Organizaciones 540
Órgano(s), orgánico
   elección de 610
   inferioridad 412
   perceptivo 330s
   sensoriales 330s
Orgasmo 308-311 542 613s 618
Orgon, orgonterapia 542
Orientación
   intencional 337
   religiosa 442
Ortopedia 210
Ortotanasia 63ss
Oscilaciones durante el día 194
Ostracismo 37
Overinclusion 222
Oxipertina 254
Oxprenolol 254
Oxitriptano 49s 52

Paciente(s)
   agudo 533 544
   antipático 409
   ausentes 279
   colectivo de 453
   crónico 505s 533 544 547
   suicidales 51ss
Padres, imagen 110
Paidofilia 375 377s 621
Pánico 37 112 361 605
Pantomima 443
Paracinesias 511s

Parafilias 375-380
Parafrenia 369ss 381s 592
  expansiva 592
Parálisis 227 305ss 359 380 464
  clásica 306
  expansiva 306
Paralogias 221 598
Paranoia, paranoide 17s 73 97 102s 183 199 210 218ss 307 328 369ss 381s 424 429s 433 439 472 580
  combativa 371
  teoría de la 381s
Parasitismo 360
Paratimia 224 592
Parcialidad multidireccional 487
Pareja(s)
  conyugal 442
  de animales 360
  diagnóstico de 455 459
  problemas de la 540
  psicoterapia de la 33 159 235 320 442ss 450 455-460 540 557 575 581 612-619
Parkinson 59 208 255 356 596
  enfermedad de 75
Paroxística, afección 206
Pasividad 63s 219 408
Pastoral
  mediante el teléfono 479
  psiquiátrica 63 371-375
  religiosa 371-375
Patogénesis 22 40-43 104 113 206 278 296 298 376 426s 436 591
Patogenicidad 197s
Patología 19 25-28 57-60 85s 97s 170 195 221 307 322s 420 450 494 546 601 603-606 608
  individual 58
Peak experience 550
Pedagogía, pedagogo 43 155ss 158-162 212 279 324 332 364s 367 462 492 494 497 533 565s 576
  terapéutica 44 158 161 211s 332s 367 492 497 565s
Pederastia 377
Pediatría 210 492 495
Penfluridol 254
Penicilina, tratamiento 253 305ss
Pensamiento(s) 15 59 61 94 101 103 117 121-125 142 160 164s 168 171s 180 182 193 205 210 212 214 217s 221-226 229 284 288s 294-298 325 328 331 349 369s 382s 391 408s 413 422 431 511s 528s 534 555ss 565s 591s 594-599 604
  avalancha de 221
  consciente 289
  curso del 313
  impuestos 313
  interproposicional 122
  intuitivo 121
  latente en los sueños 388 515
  mágico 604
  mágico-animista 61

  obsesivo 102 229
  preconceptual 121
  propagación del 221 226
  robo de 221 226
  trastorno del 94s 214 218 221-224 226s 229 284 294 298 331 349 511s 565s 592 594 597-599 604
Pensée opératoire 266 436
Percepción 45 65ss 80 97 102s 116 142s 145 147 152 160 164s 168s 178 208 210 218-223 243 259 288 293s 314 317 328 331 335 339 369 387-391 416 422 436 438 451 456 459 484 494 504 515 525s 534s 545ss 566 577s 580s 595 604ss
  ajena 416 451
  aparatos de 387 389
  delirante 97 102 210 218ss 223 226
  en los esquizofrénicos 217-220 222s
  experimentos de 222s
  ilusorias 20 604
  interpersonal 525s
  perspectiva en la 45
  propioceptiva 66
  psicología de la 504
Pérdida, sentimiento 560
Perfenacina 52 254ss
Perseveración 153 297 599
Persona, personal 408s 610
  constructo, teoría del 535
Personalidad(es) 29 34-37 44 59 89-93 95s 103 107-110 112s 116 118 142 144s 148s 151-154 160 169-172 177 179ss 190 194 197 203 217 220s 225 234s 259 261-267 271ss 275 278 289 298 320 322-325 328-331 342 356ss 380ss 385 387 389ss 394 406 409 418-424 428ss 434s 437 442 457 460 465 473 493 497 509 525 534 537 543-546 562ss 570 572-579 603-612 620
  acentuada 419
  anormal 18 44ss 58s 84 118 137 188 191 201 217 236ss 298 313ss 381s 415 418-423 427 477s 590
  cambio de 94s
  cuestionario de 116 572-575
  defecto de 620
  del terapeuta 215 234 532s 548s
  desarrollo de la 33s 380 409 418 493 534
  escalas de 487ss
  escisión de la 288 291
  estructura de la 35 103 172 323 342 406 428 430
  fronteras de la 37
  histérica 18 34 38 434
  inestable 604
  inventario de la 574
  modelo de 144 287ss 328-332 543 564 573
    tópico 328 330 389
  narcisista 87 110 170 175 220 250 260 263 266 378 385 390s 402 552s 607-612
  premórbida 109 113
  primaria 95s 428
  protección de la 320

psicopáticas 418-422
teoría de la 545
test de 36 89-93 108 113 144s 151-154 160s 170 177 235 266 298 322s 418 437 460s 562-565 570 572-579
timopáticas 118
trastorno de la 25 158 172 190 225 260-263 265s 271 275 291 294 325 335 385 390s 419s 424 434s 457 519 603-612
variable de 182
Personality disorder 604
Personalización 454
Perspectiva 124s 455-460
  individual 124s
  individualista 124
  plurigeneracional 485
Perversión, perversidad 137 161 205 308 312s 375-380 554 603 613 620
  sexual 137 205 308 312 375-380 620
Peso
  pérdida de 40s 88 193 608
  sensación de 66
Peyote, culto 550
Picnoléptico
  ausencias 206 209s
  pequeño mal 208
Picrotoxina 253
Pictoterapia 443 489 552
Pimocida 254s
Pink-spot (mancha rosada) 283
Pirandamina 258
Placebo 234
Play back 320s
Plexo solar 204
Pobreza, pobre 403 406
Poder
  afán de 98 109s 127 338 390 403 408 411 420 449 457 543
  ejercicio del 543
  fantasía de 408
Poesía, terapia 531ss
Poligenia 271s
Poligrafía, poligráfico 69 188 190
  deducciones 69
Posición
  exterior 556
  interna 556
  omega 453s
Positivismo idealista 413
Postsocialización 461s
Postinvestigaciones 68
Potenciales evocados 189
Práctica(s)
  general 205 278s
  de hipnosis 292
Preadolescencia 43
Preconsciente 329-332 386-389
Predicción 341 344

Preparados mixtos 49-52 54s 183 354 357 481
Present state examination 212 511
Prevalencia 41
Prevención, preventivo 162 414 417s 420s 462 478s 493-496 501 505 533 540
  primaria 414 501
  terciaria 414 478 501
Preservación 338
Pretensiones desmesuradas 336
Previsión, falta 432
Principio(s)
  de placer 30 109 329 331 387 389
  éticos 125
  rectores 248
  terapéuticos generales 110s 394 416
Problema(s)
  cuerpo-alma 433s 438
  de la infancia 540
  definición sistémica del 555s
  jurídicos 77ss 176ss 184 201ss 299-303
  sociopolítico 520 523
Proceso(s), procesual 70 81 119 131s 143s 148ss 163 172s 228 238 245 249 284 289ss 293 297 305 323 362 365 370 380-386 390 393s 399s 413 418 421 435 442 461 465s 484 526 528 532-535 541 545s 555 560 567 578 580 590s 609
  actividad 284s
  cognitivos 541 546 567 592
  de defensa 18
  de proyección inmaterial 244s
  diagnóstico de 144
  esquizofrenia 381s
  evolutivo del niño 496
  físico-psicótico 380
  interrupción de 381s
  nervioso 109-112 358
  onírico 28
  paralelos directos 380
  primario 289
  psicótico 82 382
  psíquico 381s
    habituación de 590
  secundario 332 387
  terapéutico 528 552s
  tetrádico 532
  vasculares 208 433
Pródromos 284
Profeta 408s
  seguidores de 409
Profilaxis 21 47 55 278 343s 367 403 405 415 476 479 481 483 522 621
  primaria 403ss
  secundaria 403 405
Progresión 408s 433 455 457 464 577
Prolactina 283 343
Pronóstico(s) 34 43s 62 64 67 90s 95s 112 115s 130 160 162 172s 186 194 208 222 268 284 287

339-344 394 431 433 450 486 491 494ss 553 577 611
    criterio 342
    juicio 509s
    orientadores 194
    parcial 194
Propandiol, derivados 252
Propanolol 254
Propósito
    formación de 203 205
    formulación de 203 205
Protagonista 398-402
Protipendil 254
Protocolo del grupo alemán de trabajo en gerontopsiquiatría 214
Protriptilina 50 52 255 258
Proximidad 39
Proyección 18 37 61 100 160 219 224 244s 247 296ss 387 389s 408 410 439 450 456 574 579-582 591 605s 611 616ss
    concepto de 574 579-582
    noción clásica de 579s
    pasiva 408
    patológica 546
Prueba
    de futuro 401
    de hipoglucemia mediante insulina 286 342
    doblemente a ciegas 233s 550
    fase de 232ss
Psicoanálisis, psicoanalítico 15ss 22 24ss 28s 32-36 38s 45 57ss 61 86 109 117 126-140 171 196 204s 219 221 230s 235 244 246ss 261-266 275 290ss 304 309 320 323ss 335-341 362 375 377ss 383-392 401 403 413 415 422s 433-436 438 440 442ss 449-453 455-460 467 484 491ss 504 526-529 535 541s 544 548ss 552 558 560 572 580s 606 612 617
    concepción 38
    escucha 527
    idea del delirio 219
    nociones del yo 32
    regla fundamental 383ss
Psicocirugía, psicoquirúrgico 392-397
    indicaciones para una operación 393-397
Psicodiagnóstico 33s 143 565 568 572 580s
Psicodinámica, psicodinámico 19s 35 128 148 219 224s 230s 243-250 265 290 469 496 521 532 542 551s 558-561 591 612 616s
    fórmulas 35
    de la esquizofrenia 229
    inconsciente 244
Psicodislépticos 233
Psicodrama 114 325 334 374 398-402 443 451s 462 532 545
    centrado en el protagonista 399
    técnica del 399s
    terapia del 398-402
Psicoestimulantes 73 183 185 233 256

Psicofármacos, psicofarmacología 47-51 65 70 72 90 139 144 177 179 190 192 196 198 210 232ss 250-259 282 291 312 327 340 343 345-358 393 395 440 463 467s 480-484 489 491 497 523 529 537 564s 567 582-589
    competencia 65
    investigación de los 467
Psicofisiología 36 85 144 289 415 417 433-442 492 528 601
Psicogénesis 35 40 42 103s 116ss 140s 159-163 179 228 311 369ss 427s 592
    de la esquizofrenia 228
Psicohigiene 402-406 451 501 533
Psicoide 409
Psicolépticos 253s 345s
Psicolíticos, psicolítico 233 550-554 583
    sesión 551ss
Psicología 15s 18 22 26 29 33-39 44s 57 59-62 64s 96 99 140 148 150-158 185 192 196 211 213 217s 230 238 249s 268 270-279 290-294 296 309 313s 325 328 332 335 366 372 383 394 397 406-410 413-418 421-425 434 440s 445 452 460 467ss 491 503s 512 525-528 536s 550-553 555s 562ss 567s 576 580 590 597
    académica 38
    analítica 80
    como ciencia del espíritu 44
    compleja 406
    comprensiva 45 81 239
        enfoque de la 57 423
    constructiva 80
    de la *Gestalt*, enfoque desde la 422
    de la religión 434 550s
    del desarrollo cognitivo 156
    del tráfico 567
    descriptiva 80
    elementarista 44 218
    estructural 57
    evolutiva 126s 130 156 222 336 383 435 492ss 496s 505 526
        del niño 495
    explicativa 313
    humanista 460
    individual 29 32 104 304 410-414 419 450 458
        comparada 410s
    médica 414-418
    profunda 22 29 32 45 59ss 160s 191 205 237-250 322 325 335 339 383 387 399 442 454 465 476 492s 518 532s 543 545 550-553 613 616s
        escuelas de 45 191
    revivenciar 80-83
    totalista 217 221 293 328s 373 410-414 457 460ss 610
Psicomimética 282s
Psicomodelos de causación autotóxica 327s
Psicomotricidad, psicomotor 163 193 195 198 206-210 212 214 225 296 347-351 432 483 541 564-568 575 577 593

Índice de materias

acceso 593
retardo 349
Psiconeurosis 69 170s 250 261-266 444
Psicopatía 26 57s 91 113 118 137 148 265s 270 275 298 382 418-421 424 429s 522 535 554
   críticos de la 419ss
   investigación de la 418ss
   noción de 418
   teoría de la 418ss
Psicópata, psicopático
   clasificación tipológica de estructuras 421
   de estado anímico lábil 118
   hipertímico 118
   psicología de los 422
Psicopatología 15 19 25 32 41 44s 57-60 70 78 81s 85 91 93 95 98-105 127 129s 137 146 148ss 168s 179 184 191 194s 197ss 208 210 214 218 220s 223 237-243 271 282s 293s 296s 305s 315-319 322s 326 328 380ss 384 395 403 405 411s 419-423 425ss 429-432 462-469 483 491-498 501 504 512s 517s 522s 526 546 595 597
   de la psicosis 81s
   de la senescencia 148-151
   descriptiva 464s 467
   interaccional 512
Psicopatometría 212-215 431ss
Psicopoética 531
Psicosexuales, trastornos 250
Psicosíndrome(s) 41 112 119 169ss 428-433 481 513 593
   exógeno de la primera infancia 593
   orgánico 112 119 428-433 481
      inespecificidad de 429 431
Psicosíntesis 25 462
Psicosis 18-21 31 38 41 44s 57ss 72ss 81s 85 94ss 102ss 107 111ss 116s 140s 143 148s 154 159s 175 179 182 184 189-193 196 198 202s 209s 214 218 223 226-232 236-239 250 254s 262 267 270-276 281-288 291 293ss 297s 305s 310s 313s 323 326ss 332ss 337 343 349 351 359 369ss 380-383 387s 396 402 405 409 412 423-433 439 465-468 473s 480 483 485 488 494-498 513 526 535 540 546 553 589 592s 603s 606ss 620
   afectiva 94ss 116 192 196 270-274 285ss 424 426 589 592
      unipolar 273s
   aguda 95s 343 483
   alcohólica 111s 424
   alternativa 210
   atípica 274s
   cicloides 95 192 427s
   de base somática 140s 236 428-433
   de la primera infancia 495
   diagnóstico de las 142s 533ss
   emocional afín a la esquizofrenia 427
   emocional oniroide 427s
   esquizoafectiva 95 192s 226 274s 342 428 592

   experimentales 326ss
   fásica 192
   funcionales 380
   hipercinética 20
   histéricas 227
   involutiva 356 433
   juvenil 307
   mixtas 192 274 298 424
   modelo de 326ss
   noción de 382
   orgánicas 20s 209 236 267 326 380 424s 428-433 592 595
   por contusión 430s
   psicógenas 369ss 427s
   puerperal 19ss
   simbiótica 104 494
   sintomáticas 21 190 209 226s 236s 327 424 427-433 595
      en sentido estricto 430
   situacionales 227
   única 424
Psicosocial
   aspectos 227 436
   centros de asesoramiento 540
   ciencias 402
   diagnóstico 148-151
   síndrome de deprivación 159
Psicosomática, psicosomático 18 28 144 160 162 179 236s 250 260s 291 310 338s 347 351 398 402 408 412 414ss 433-442 444 486 488 492-498 537 540 542ss 556 558 584 602 610
   conducta defectuosa 361
   cuadros 250
   enfermedades 18 179 267 351 439 444 540 542ss 556
   instituciones 440
   síndromes 266s
   síntomas de trastornos 587 610
   sistema 558
   situación 496
Psicoterapia, psicoterapéutico 29-35 38s 47 55 67 70s 114 139 144 161 172-175 177 186 192s 203s 206 210s 215s 234ss 241s 244-250 278s 288ss 292 304 319-322 324-328 333s 339 351s 383 385 393-399 402-406 414 416 427 440 442-448 460ss 468 480 489 534 541-544 550-554 558ss 603-607 617 620
   averbal 211
   breve 244 246 558s
      condición para la 559s
      estudio sobre la 560s
   centrada en el cliente 215 235 241s 260 440 443 445-448 451 462 535 616
   centrada en el cuerpo 258ss
   de apoyo 442s
   de grupo 39 114 180 231ss 235 258ss 320 379 398 413 443s 449-455 525 542 552 606
      para esquizofrénicos 258ss

para enfermos esquizofrénicos agudos 259
  de orientación psicoanalítica 606
  descubridora 442
  desencadenante de la angustia 559ss
  directiva, método de 442
  fases de la 113s 185s
  guestáltica de orientación existencial 545
  humanista 442 445 460ss 544-547
  indicaciones de la 210s
  individual 192 332ss 443 453 533 607
    analítica 231
  líderes con formación 278
  objetivos en 234
  principios de la 210s 539
  protectora 442
  psicagógica, método de 442
  reconstructiva 442
  recursos para la 442s
  reeducativa 442
  reglas de la 540
Psicótica, madre 379
Psicotrauma 384 391
Psicovegetativos, trastornos 69 584
Psilocibina 184 283 551
Psique total 409
Psiquiatría, psiquiátrico 22 25-29 34 36 39 43 57-60
    83 85 91 93 95-104 111 129s 137 140ss 144s
    148s 152 155 176s 187-192 200ss 206 210ss
    216-220 224s 227s 230 232 236-245 254 260
    268 270-278 293 296 308 315 319-323 326 340
    351 370-375 393-399 402-406 414 418 423 434
    440s 453ss 462-506 511 513 518 523 525-529
    531 541 543s 555-558 566 578 590 602s 613
  antropológica 25s
  autopsia 518
  biológica 191 230 468
  cirugía 393
  clasificación de las enfermedades 216s
  clínica 111 557
  custodial 491
  de dos clases 489
  de enlace 502
  de la puerta giratoria 491
  de los perseguidos 469-474
  de urgencia 168 351 475-484
  debate metodológico de la 239s
  democrática 498 500
  departamentos 489
  dilema del método 240
  forense 202ss 594
  historia de la 488
  hospitalaria 488-491
  infantil 155s 158 190 291 405 489 491-497
  juvenil 155 158 405 489 491-497
  médica 419
  próxima 468 489 498s 501s
  reforma de la 468 489 499s
  reformista 211 499s

  sectorial 498s 502s
  sistemas de clasificación 94
  terminología 244
  transcultural 511
Psíquico
  anomalías graves 77ss 200ss
  anormalidad 58s 217
  aparato 383s
  organización 449
Pubertad 40 130-137 250 310 324 388 493
Pueblos primitivos 541
Pulsión(es) pulsional (instinto) 15ss 22-25 37 42 86
    127s 219 230 249 261-267 304 308-313 329-
    332 335 367 375-380 383-391 476 513-516 581
    608 620
  conflicto entre 219 230 261-266 304 376 385
  constitucionales, intensidad de las 22
  defensa contra las 513s
  deseos 514ss
  destructiva 388
  dinámica de las 15s 127 249
  disgregado 25
  inversión de las 391
  mezcla de 15s
  naturaleza de las 23
  necesidad de las 22s
  objetivo de las 16s 620
  parciales 388
  realización de 614
  representantes de las 330ss
  satisfacción de las 389
  sexuales 375s
    perversas polimorfas 375s
  tendencias 608
  teorías sobre las 15s 384
Punto de Arquímedes 407

Raptus melancholicus 193
Rasgo temporal 144-148
Rating scale for extrapyramidal side effects 215
Reacción(es)
  catárticas 531
  condicionadas 358s
  de duelo, anormales 117
  de duelo, normales 117
  de orientación 284 286
  incondicionadas 438
  inespecífica, tipos de 429
  instrumento de 566
  interna anormal 226
  pupilar 284
  secundarias 284
  selectiva de antipatía 23
  selectiva de simpatía 23
Reactividad, reactivo
  afectiva 432
  depresión 54 117s 271 274 309
  influencia 113

Índice de materias

organismo 119ss
psicosis 226
Realidad
  adaptación a la 219 224 391
  apartamiento de la 96
  clínica 609
  cotidiana 400
  crítica de la 331
  desconocimiento de la 61
  examen de la 331 580 605s
  excedente de 401
  inseguridad sobre la 338
  negación de la 61
  orientación en la 223
  pérdida de la 60-63 220s
  principio de 266 328 387 389 454
  que da sentido 23
  substracción de la 219
  trastorno de la 222
Reaproximación 128
  crisis de 128
Rebelde interior, niño 29
Recaída, peligro 344
Recapitulación 553
Receptor(es) 48s 52 54s 180 251-258 282s 285s 341-344 346 467 483 582 586s 589
  adrenérgico alfa, antagonista del 341 344
  beta, bloqueadores de 48s 51 55 253s 454 582-587 589
  bloqueo de 343 347
  colinérgicos 75
  efecto en los 251s
  opiáceos 180
  postsináptico 71s
  sustancias bloqueadoras de 344 346s 483
Recidiva
  peligro de 342 356
  profilaxis de la 343
Reciprocidad 485
  negativa 485
  positiva 485
Recompensa 66
Recuerdo(s) 313 329s 385ss 515 594ss 602
  capacidad de 594ss
  falseamiento del 313
  decisivos 335
Recuperación regresiva de la persona 409
Reeducación mediante una persona de referencia 362
Reelaboración 246-250 553
Reexploración espontánea 361
Referencia(s)
  axiológica, reducción de la 519s
  delirio de 102ss
  sistema de 218 224 323 442ss
  trascendentales 442
Reflejo(s)
  condicionados 436 438

  especular 399s
  innatos 120
  teoría del 436 438
Refuerzo 17 43 109 450 537-540
  positivo 17 43 109 401 437 537ss
Regionalización 502
Regresión 32 39 42 87 110 127 129 133 175 196 224 247 259 263 309 361s 390 401 408ss 435 439 452 454s 457 459 489 522 550ss 560 606 611 616-619
  orgásmica 618
Rehabilitación 91 94 114s 151 168 171 185s 211s 332 356 402 414 431s 462 489s 492s 498-505 534 550s
Reindividualización 211
Reinterpretación 30
Relación(es)
  acogedora 449
  comunitaria 411
  cuerpo-alma 371s 433s 438
  de grupo prototípica 449
  de pareja 612-619
  dialogal paciente-terapeuta 247
  didáctica 449
  dual, dualismo 434 449s
  interhumana 33 46 98s 100 102 111 199 261 333 335 398s 403 411 413 462 479 518-522 527 604 613
  madre-hijo 22 86s 376 402-406 449 495
  médico-paciente 26 34s 176s 231 247 278ss 319ss 352 356 391 414 416s 435 440 443 464 620
  objetales 36ss 87 262 375 377 527 607-612
  padre-hijo 449
  personal en grupos pequeños 449
  socioeconómicas 181 403s 406
  trastorno de las ideas de 228 604
Relajación 66-70 183 203-206 244 246 288ss 334 442s 483 537-542 614s
  de sentido psicoanalítico 203s
  método de 541
  psicofísica 246
  técnicas de 443 483 538 540 614s
  terapia de 66 68s
REM latencia, sueño del 286
REM (*Rapid eye movements*) 53 188s 286 517 585s 600-603
REM sueño 53 517 585s 599-603
Remanencia 198
Rendimiento
  intelectual 118 599
  motor, serie de pruebas de 566
  presión de 614ss
  tests de 90 92 142 147 151-158 160 215 282 321s 563s 573 576-579
    general 578s
    mediante concentración 567 578s
Renegación 29s 61 64 438s
Renuncia, actitud 338

Repetición, tendencia 388
Represalia, dinámica 486
Representación, representante
  de latencia 453
    recíproca 453
  delirantes 105 219 383
  objetal 88 205 219s 330
  psicodramática 398-402
  simbólica 248s
Represión 18 24s 28s 38 61 117 263ss 332 385 388ss 400s 408 413 434s 439 591 612
Reserpina 71ss 254 309
Reservorio presináptico 48
Residencia 489
Residuo(s), residual 94s 206 265 431
  estado de defecto 265
  puros 284
Resistencia 26 35 172 174 230 247 305 383 385 391 400s 409 453 458s 532s 542 546 548 553 556 559 609 611 615
Resocialización 211
Resomatización 435
Respiración
  ejercicio en el entrenamiento autógeno 66 204
  feedback de 68s
  ritmo de 204
  terapia de la 541
  tipo de 204
Responsabilidad
  descargo de la 30
  en las acciones 77ss
Responsabilidad-irresponsabilidad 246 301 461 507-510
Respuesta
  correcta 211
  somática 266
Restos diurnos 388
Resultados
  clínicos 69
  de la psicoterapia 442ss
  del tratamiento 115
Retención, retener 131s
  afectiva 591
Reticulares, técnicas y terapia 454 502s
Retraso(s)
  del aprendizaje 364-368
  mental sociocultural 277
Retroactiva, anulación 390
Retroalimentación 66 527
Retroflexión 546
Reumatismo de partes blandas 205
Reversibilidad 429
Riesgo
  cifras empíricas de 271 277
  de enfermedad
    en alcoholismo 275
    familiar en alcoholismo 275
    en psicosis afectivas 273s
    en psicosis atípicas 274
  investigación del 271 277 476 499 501 505
Rigidez 46 153 227 255 370 457 599
  perceptiva 218
Rítmica 541
Ritmo(s)
  circadiano 286 340
  psicomotor 432
  sueño-vigilia 600s
Ritual estereotipado 361
Rivalidad 360
Robot(s), robótico
  psicología de los 527
  sistemas 526ss
Rol(es) 31 109 124 159 198 325 398-402 420 443 451ss 532 557
  adopción de 124
  feedback de 399
  intercambio de 398-402 420
  juego de 325 398s 401 443 451 532 557
  noción teórica de 198
  teoría de los 159

Sacrificio, disposición 338
Sadismo 15 263s 377 609
Sadomasoquismo 308 375 377
Salud
  deseo de 291
  importancia de los factores sociales para la enfermedad o la 504
  problemas de 540
  psicofísica 542
Saneamiento permanente 307
Sanitaria, educación 540
Santo 408
Sarampión 366
Satisfacción
  directa 361
  sustitutiva 336
Secreción 340-344
  hormonal 344
Secreto profesional 176 563
Sedación, efecto sedativo 233 256 310s 345 353ss 357 480 585
Sedantes 233 309 311 584
Sectorial, principio 499
Sectorización 502
Seducción 547ss
Seguimiento
  de pacientes 94 114 185 344 394 396s 479
  fase de 94 114 185 344
  organización del 114s
Seguridad 37 412
Selección, selectivo
  autenticidad 451
  criterios para la psicoterapia breve 560
  de pacientes 488
Self reinforcement 17

Semiconscientes, islas 407s
Senectud
  diagnóstico de la 148-151
  problemas de la 540
Senescencia 148-151
  investigación de la 597
  normal 148-151
Senior Apperception Technique 575 581
Sensaciones
  dolorosas ininfluenciales 395
  somáticas, trastornos de las 193 195
Sensibilidad
  comunicativa 321s
  de los receptores 48 54 342
  entrenamiento de la 451 539
Sensibilización del médico 279
Sensitivity Training Groups 451 540
Sensory awareness 259 541
Sentido
  de la conducta 420s
  de la vida 100s
  del deber 125 361
  operativo 136
  pregunta por el 304
  regularidad de 238
  ruptura del 82
Sentimiento(s) 30 60s 86 116 193 196 217s 220 246s
    259 329 338 367 426 450 461 484ss 494
    497 520 535 537 546-549 560 573 583 590s
    607
  comunitario 410-414
  básicos profundos 86
  de falta de sentimiento 193
  de inferioridad 30 110 136 368 418 448 454s 472
  de perjuicio, delirio de perjuicio 100 218 227
  de sí mismo 261 323 378 387 515 610s
  en su forma original 86 547ss
  vitales 195s
Sentir 408
Separación 38 86 88 128 131 159 162 197 267 311
    376s 554
  prematura 86 88
Ser 26s 80-83 314-318 398 424 464 466 469 541
Ser-en-el-mundo 25-28 86 100 314 517
Serotonina, serotonímico 48s 53 71 255s 281s 285s
    328 344 346
  bloqueadores de receptores de la 344
  hipótesis 285 328
  precursores de la 53ss
Seudoalucinaciones 294 313
Seudocomunidad 223 228
Seudodemencia 430
Seudohostilidad 223
Seudointimidad 98
Seudopatológico 418
Sexo, sexual
  aberraciones 375-380
  características 379

  consejo 620
  gonadal 379
  diferencias 338
  medicina 308-312 617 620
  usos 379
Sexualidad 15 85 116 130 133s 136 193 219 229 246ss
    250 261-266 291 295 308-312 335-340 368
    375-380 384ss 388 435 450 542 554 593 603
    612-620
  doble 409
  perversa polimorfa 603
Short-term anxiety provoking psychotherapy 560
Sí mismo 17 37 87 105 110 127 181 197 220 261s 266
    328ss 335 338 376s 382 385 387 389 392 409
    448 455s 495 607-611
  consistente 87 262s 385
  filial, filialización del 610
  grandioso 110 376 607 609-612
    e irreal 110
  ideal 608
  ideal de 329
  inconsciente 607
  real 87 608
Significado, atribución 443
Signos
  morfológicos 284s 287
  neurofisiológicos 283s 286
  neurohistopatológicos 284
Simbiosis, relación simbiótica 30 104 110 127ss 228s
    231 266 311 376 378 388 449 454 486 494ss
    608
Simbolismo 244
Símbolos, simbólico 23 82 121 244s 248s 372 374s
    386s 515s
  confrontación 248
  exposición mediante 388
  religiosos 372 374s
Simulación 45 85
Sinapsis 48 295 467
Sincronicidad 408
Síndrome(s) 18 32 41 64 73s 85 90s 97 112ss 117ss
    140 149s 169ss 182 192 194 198 208 212 227
    237 255s 261s 266ss 270ss 282 294 297 340
    364 366ss 397 405s 424 428s 435 440 463-469
    472 476-481 491 513 518-522 591 593 595s
  alucinatorio paranoide 73 513
  apálico 64
  axial 478 513
  de abstinencia alcohólica 107 109 112 114s 481
  de Down 156 366s
  de Friedmann 209
  de Gilles de la Tourette 497
  de hiperventilación 435s 440 476
  de Klinefelter 270
  de Korsakoff 111ss 297 429s 433 595
  de Turner 270
  de West 208
  delirante 496

diagnóstico de 212
funcional 435
hipercinéticos 494
hiperestésico-emotivo 430 592
hipocondriaco 298
maniforme 183
modelo de 140
nuclear 513
obsesivo 593
presuicidal 478s 518-522
psicodinámicos 591
psicoorgánico 397 513
psicopatológico 32 466
   transitorio 18
residual 431s
seudoneurasténicos 429 431ss
somatizado 298
tipo II 282
XO 270
XXX 270
XXY 270
XYY 270 276
Sintáctico 121
Síntomas, sintomatología 18 21-24 40 56 59 69 73 85s 88-93 95 102 118 149 152 161s 169 172 174s 179 190 192 194 196 199 209 213s 216-226 229s 236s 241s 253s 256 260-267 270 272 275 279 282s 291s 294 305s 308 312 314 324 327 329 333 336-341 348s 356 364-370 376 380ss 384-387 390 394 396 403 405 412 424s 428-435 438ss 442ss 457ss 463 465 467 472ss 476 481 483 486 494-499 505s 511-514 522 525 538 543 546 548s 553-557 573 583 586 595 602ss 610 612-616
  accesorios 294 512
  básicos 283
  cambio de 616
  central de la parálisis 306
  conjunto de 512s
  corporales 152 266 434s 439
  cuantificación de los 511
  cuestionario y escala de 89-92
  de conversión histérica 339 496
  de primer orden 102 194 217s 221 226 513
  de segundo orden 217 226 513
  deficitaria 28ss 349 356 396
  diana de 394s 467
  eventuales 40s
  fundamentales 513
  neuróticos 261s 265s
    puente 118
  neurovegetativos 56 583s
  noción de 59
  obsesivo 194 554 559 603
  paranoides 97 424 513
  por exceso 394 356
  primario 217 223 226 380 512
  productivos 396
  puente 118 261
  registro de 512
  secundarios 217 223 226 512
  transitorios 19 236s 428-433
  visible 267
Sintonía interhumana 411 413
Sistema(s)
  abierto 525-528
  asistencial 488s
  axiológicos 519
  cibernéticos 67
  constancia del 525
  de examen de rendimiento 577
  de lo consciente 387
  de reglas lingüísticas 121
  de relación social 442
    amplio 442
  de valor privados 412
  de vida 15s 388
  desde el punto de vista de la teoría de la comunicación 455-460
  dopaminérgico mesolímbico 283
  humano 556
  inconsciente 330ss
  límbico 252 284 295 583ss 590 595
  mesolímbico 282s
  negroestriado 283
  nervioso central 48 109 111 154 178 180 183s 250-254 281 285 430 492s 513 582-587
  nosológicos 418
  orgánico 610
  perceptivo 328-332
  perspectivas del 485
  preconsciente 330ss
  teoría de los 455-459 484 525-529 554-558 612
  terapéutico 557
  triádico 57
  tuberoinfundibular 282s
Sistemática psiquiátrica 140 422 466ss
Situación, situacional
  análisis de la 59 571
  ansiosa 584
  comprensión de la 44ss 58
  conflictiva 33 43 70 127-135 172 197 219 224 245-250 252 261-267 304 310 322s 325 328 332s 336s 361 372s 375s 384s 390s 398-402 416 433s 442 455-459 461 494s 497 505 513 515 573 581 614-617
  crítica 51 53
  de grupo 400
  de sobrecarga por conflicto 434
  de test 64s
  definición de la 45s 419 421
    consensual de la 419
    del individuo 421
  dominio de la 46
  estresante 559
  geográfica 489

Índice de materias

Superprotección 263 390
Social
   adaptación 89 91s 95 142 156 158 177 215 358-363 437 498 604
   aislamiento 64 92 104
   ámbito del alcoholismo 110
   asistente 279 440 452
   ayuda a morir 64s
   campo 108 110 483s 525s
   capa 110s 157 159 366 412 504s
   centros de terapéutica 139
   clubes de pacientes 443
   competencia 95s
   conducta 123ss 148 190 252-255 494 572
   conocimiento 119 123s 126
      egocéntrico 124
   cooperación 395
   crisis 403
   desarrollo 119s 123ss 127
   desviación 137ss
   determinación 15
   diagnóstico psiquiátrico 501
   dimensión de la enfermedad 84
   discriminación 402-406
   distancia 451
   eficiencia 537
   entorno 23
   entrenamiento de la competencia 540
   escalas de adaptación 89-93
   experiencia 126
   influencia 362
   ingeniero 443
   integración 443s
   interacción 128 361
   medidas de defensa 18
   medio 444 498
   modalidad 132 136
   muerte 63ss
   norma 36s 125 137 198
   organización del trabajo psiquiátrico 503
   patología 58
   pertenencia 42
   prestigio del trastorno del sueño 603
   proceso 110 546
   psicología 15s 366 410s 419
   psiquiatría 36 60 96 139 228 230 491 498-505
   refuerzo 538
   relación, sistemas 442
   situación 242 461
      angustia en 570s
   totalidad 125
   útero 87 607
Social body 543
Social engineer 443
Social interest 410
Socialidad 397
Socialización 18 114 137 309 402-406 419s
   condiciones de 419
   proceso de 309 402-406
   teoría de la 137
Sociedad 15s 22 86 137s 230 267 356 396 402-407 416 421 442 453 498 500 521 523 526
   apoyo de la 523
Sociedad psicoanalítica de Viena 410
Sociodrama 374 399
Sociología 396 411 415s 434 462 525
   médica 415s
Sociometría 399 451
Sociopatía 31 91 418-421
Socioterapia 352 402 443 501 523 547
Sodomía 377
Soledad 47 477 520
   sentimiento de 64 486 560
Solicitud oral 64
Solidaridad 136
Solución(es)
   de problemas 35 532s 554 557 560
   instrumentales 360
Somatización 433s 439s
Somatopsíquico, psicosomático 435
   unidad 372
Somatosis, postulado 59 191
Somatostina 76
Sombra 408
Sonambulismo 288 601s
Soñar despierto 32 244-250 329s 552
   método del 244-250
   método de psicoterapia 244
Structured clinical interview 213
Subestimulación 95
Subgrupos 450 454 604
Subsistemas 486 555
Sueño 47 69 116 183s 188s 194 196 203 205-209 244ss 252ss 288ss 306 349ss 451 481 514-517 599-603
   continuado del efecto 586
   curas de 349ss 468
   déficit de 600ss
   epilepsia en el 207 209
   etapas del 188s
   gran 408
   inducción 53
   investigación del 189
      mediante encefalograma 189
   modelo de 599-603
   parcial 290
   patológico 601
   relajante 205
   sano 599
   substracción de 53s 144 196
   terminal 207
   trastornos del 49ss 53 69 86 88 107 111 116 160 183ss 188s 194s 205ss 253 256 306 349ss 472 481 540 584ss 599-603
Sueños 15s 20s 24 28 86 89 173 218 244-250 293 325

329 331 349ss 376 383-389 399 401 407s 427
514-517 599-603 619
    causalidad de los 514s
    comprensión de los 516s
    contenido de los 28
    diurnos proyectivos 245
    finalidad de los 514ss
    individuales en el grupo 249
    interpretación de los 24 173 330 388 483 515s
    nocturnos 248
    pensamiento en los 28 517
    punitivos 514s
    subjetividad de los 514
    teoría de los 383s 514ss
    trabajo de los 244s
Sugestión 205 246 288-292 442 531 540 550
    verbal 289
    posthipnótica 291
Suicidio, suicidalidad, suicidal 31 47-54 116 137 183s
194 210 215 285 297 299 351 468 471 475-480
482 505 512 518-523 530 554 559 585s
    acto de 478
    amenazas de 478
    ampliado 194
    anuncio de 478
    derecho de 479
    desarrollo 475-480
    fantasías de 518 521
    ideas de 478
    impulsos de 51 351 478
    intentos de 478s
    medios de 183
    pensamiento de 47 478
    preservación contra el 479 514-523
    prevención del 478s
    profilaxis del 475-480
    riesgo de 478s
    situación de urgencia 480
Sulpirid 254s 257
Sumisión, actitud 411
Superprotección 263
Superrealidad 401
Supervisión 245 443 503
    de grupo 443
    individual 443
Suprarrenal, corteza 41 283 286 437
Suspensión, intentos 54
Symptons and social behavior rating scale for relatives 213s

Tabes, tabético 305ss
    parálisis 307
Tálamo 113 169 252 286 360 395s 437 530 590 596
620
Talante íntimo negativo 30s
Talleres protegidos 501
Tandamina 258
Taquicardia 255s 356

Tartamudeo 291
Teatro
    mágico 521
    terapéutico 532
Técnica(s)
    de alimentación 86
    de asociación libre 385
    de grupo 451
    de la psicoterapia breve 559s
    de tratamiento 558s
    paradógica 557
    terapéuticas 248
Telepáticos, fenómenos 408
Temas 249
    de la casa 247
    de la pradera 248
    del arroyo 249
    delirante 99s 105
    simbólico 245
Temblor 55s 218 256 356
Temor 36 335s 339
    reacción de 339
    sentimientos de 335
Temperamento 17 296 359
Templo(s)
    de Esculapio 541
    dormir en el 490
Temporalidad alterada 196
Tendencia(s)
    adictivas 553
    descalificante 412
    posesiva 337
    regresiva 127
Tensión (estados de) 23 68s 86 183 266 351 375 388
396 427 449 461 483 526
    arterial 67 149 205 290 347 436 439 538 540 583s
    muscular 68 542s
    sexual 619
Teología 278 440 549ss
Teoría(s)
    cognitiva 38s 196s 451
    de la especificidad 129 433-437
    estratificada de los sentimientos 191 590
    estructural y social de la criminalidad 137s
    general de los sistemas 525s 554ss
    neurofisiológica de la hipnosis 290
    pavloviana de la hipnosis 290
    psicoanalítica de la hipnosis 290
    psicodinámicas 561
        del alcoholismo 109s
    psicológicas 383s 528
    psicopatológica 383s
    sobre la hipnosis 289ss
    sociogenéticas 467
    talámica de los afectos 590
Terapeuta, papel 554-558
Terapéutica, terapéutico
    amplitud 252

Índice de materias

atmósfera total 114
comunidad 31s 449 491 499
contrato 31
destrezas básicas 539
Lomi 542
mediante el deporte 489
oriental de la respiración y del movimiento 542
por la conversación 47 51 115 214 235s 241s 260 310 374s 440 442 445-448 462 497 531 535 545 612s 615 617
prolongada 185 345 350-358 505 533 547 558 561s
Terapia(s) 21 28-33 39s 43s 47-54 75 96 98 107 113s 144-147 150 159 161s 172-175 177 185s 205 210ss 225s 229s 232-250 258-261 278ss 281 288 304-312 319-322 324s 327s 332ss 342s 345 351s 358-363 367 371 373ss 378s 383 393-400 402-406 415ss 427 433 440-449 454-462 465 467s 479ss 486-489 495ss 498-505 512 517 523 526-531 533-541 544-562 574 584-591 606 609 612-620
breve 244-250 442 558-562 612 617 620
cognitiva 533-536 443 538ss
concentrativa de movimiento 541ss
creativa 211 531ss
de análisis del destino 21-25
del cuerpo 541-545
ecléctica 533-536
experimental 358-363
familiar estructural 487
focal 442 617
guestáltica 32 114 258ss 322 333 374 443 450 462 533 541s 544-547
orientada hacia el encuentro 544s 451s 462
humanista 533
integrativa del movimiento 542s
lúdica 324s 443
objetivo de la 28 47 113 146 211s 234 307 456s 458 486s 540 547
por medio del trabajo 23 210ss 259 349 488-491
primaria 442 547ss
psicodélica 443 550ss
psicolítica 550-554
psicológicas 536s
racional-emotiva 535 540
referida al cuerpo 258ss
sexual 456s
sistémica 454 505 555-558
Ternura, necesidad 337
Test(s) 23ss 36 41s 69 89-93 108 112s 116 142-148 150-158 160s 163-166 168-171 174 176s 212-216 222 233ss 242 244s 266 282 286 289 296 298 304 319 321-325 334 340-346 359 364s 418 432-435 437 440 447 457 459ss 494 562-581 597ss 604s
aplicación del 563
batería de 146 169ss 564 572s 577s
de Halstead-Reitan 170
para competencia gramatical 166
para la detección de operaciones cognitivas 142 578
para niños deficientes psíquicos 157 576ss
TULUC 170
colectivo de Rorschach 460 575 581
Columbus 575 581
con aparatos 147 169 564-570 575
Culture Free Test 577
Children's Apperception Test (CAT) 575 581
d2 579
DLKE de rendimiento diferencial 579
de apercepción temática 152s 160 564 573 575 579ss
de Behn-Rorschach 575 581
de Bender 153s
de Benton 153s 578
de Bühler-Hetzer 163
de cálculo 578
de completar frases 574 581
de configuración 564 573ss
de coordinación somática 153 157 164
para niños 157 164
de desarrollo lingüístico de Landau para preescolares (LSV) 166
de despliegue 564 580
de dibujos de Wartegg 153 323 575
de estructura de la inteligencia 90 577
de factores de personalidad 16 PF Test 574
de Francfort de concentración para niños de cinco años 579
de Francfort de vocabulario para niños de cinco años 166
de Fuchs-Rorschach 575 581
de Giessen 460 574
de inteligencia
de vocabulario Hannover-Wechsler para la edad preescolar (HAWIVA) 166
no verbales Snijders-Oomen 577
Wechsler para adultos 605
Wechsler reducido 153 577
Wechsler reducido para niños psíquicamente enfermos 153 577
de intereses 89 91 564
de Kramer 576
de láminas de Zulliger 152
de las fábulas de Duss 574 581
de las paralelas 146
de matrices progresivas 577
de niños pequeños 577
de Pauli 567 579
de pirámides de colores 575
de reproducción de formas de Gotinga 153s 578
de revisión 579
de Rorschach 151ss 222 575 581
de Stanford-Binet 576
de Szondi 21-25 575 581
de visión, aparato de Rodenstock 565

del árbol 323 575
del mundo 324s
del Stroop-Word-Colour 565
escolar 564 576
especiales 151-154
fase de investigación mediante 562ss
guestáltico de Bender 153s 578
Hamburg-Wechsler-Intelligenztest (HAWI) 41 153 157 171 577 605
Hamburg-Wechsler-Intelligenztests für das Vorschulalter (HAWIVA) 157 166 577
Hamburg-Wechsler-Intelligenztests für Erwachsene (HAWIE) 153 157 171 576 605
Hamburg-Wechsler-Intelligenztests für Kinder (HAWIK) 153 157 160 577
Illinois Test of Psycholinguistic Abilities 578
Kahn Test of Symbol Arrangement 143
Mannheimer Intelligenztest 577
Marital Adjustment Test 460
Matching Familiar-Figures-Test 142
método psicopatométrico 431ss
métodos de complementación verbal 564 572ss 579-581
métodos psicológicos 150
Münchner Alkoholismus Test 215
objetivos 146s 569 575
Peabody Picture Vocabulary Test 166
perfil del 170
proyectivos 147 151ss 160 169 323 440 459s 563 572-575 579-582
psicológicos, investigaciones sobre los 36 51 235 432 572-576
Rosenzweig Picture-Frustration 574 581
Sceno-Test 153 160 324s 575
Schwarzfuss (Pata negra) 575 581
teoría de los 142-146 212-216 268s 321s
    clásica 268s
    no clásica 581
    probabilista 144 563
Token-Test 166
Zulliger-Rorschach-Test 575 581
Zurcher-Wechsler-Intelligenztest für Erwachsene 577
Testosterona 343
Texto, configuración 531ss
Texto-guión 31
Therapeutic community 443
Tiempo, temporal
  de latencia 136
  libre, grupos de 442
  limitación 560
Timeréticos 255s
Tímica, esfera 591
Timolépticos 72 194 256 286s 347
Timopráctica 542s
Tioridacina 51 255
Tioxantenos 254 346
Tipificación de personalidades psicopáticas 419

Tipo(s)
  alcohólico 183
  de actuación de la psicoterapia 442
  ideal 81s
  melancólico 198
  psicológicos 406-410
Tipología 108 116 141 180 184 192 197 421
  cinética 197
Tireotropina 341-344
Tiroides, glándula 41 344
Tolerancia (efecto de la) 38 49 181-184 252s
  farmacodinámica 182
Tomografía
  computadorizada 148ss 152 284
  mediante emisión de positrones 150 285
Tono, pérdida 593
Tortícolis 68s
Totalitaria, institución 491
Toxicidad 252 256
Trabajadores 360
Trabajo del duelo 117 485ss
Trance 288s
Tranilcipromina 52 255
Tranquilización cardíaca 66
Tranquilizantes 49 51 69 107 182s 250-254 257s 299 309 345ss 349 480 483 582-589
  abuso de los 582 584s
  de día 585s
  habituación a los 582 585s
  mayores 254 345 582
  menores 69 582
Transacción(es), transaccional 29-33 374 442
  análisis 29-33 374 443
  con mensajes complementarios 29
  con mensajes dispares 29
Transaccionismo 525
Transexualidad 308 311s 378s 620
Transferencia 24ss 32 36 38 161 170s 174 230s 245 247 263 266 291 362 383 385 391 400 408s 413 443 450-456 528 532s 542 546 551s 560ss 591 606s 609-612 616
  análisis de la 248 453
  especular 607 609 611
  interpretación de la 560
  neurosis de 25 247 261ss 266 385 391 553 611
  positiva 32
  problemática en los esquizofrénicos 230
  proceso de 391 400
  relaciones de 245
  situación de 28
Transición
  centros de 489
  objetos de 532 543
Transitivismo 225
Transmetilación 283
Transmisión
  genética 196
  en epilepsia 277

Índice de materias

en psicosis afectivas 274
sináptica química 528
Transmisores 48 150 252 258 272 281ss 285s 295 436 467
Transversal, consideración 227
Trascendencia 409 550
Trastorno(s)
  afectivos 116 192s 214 223s 226s 274 295-298 359s 426s 512s 589-592
  cardiocirculatorios 107 149
  de cohabitación 618
  de desarrollo prenatal 366
  de interacción 42
  de la conducta infantil 158-162
  de la memoria global 595
  de la referencia a la realidad 60s 220s 294 425
  de las funciones sistémicas 525s
  de orientación 149 431 465
  de regulación ortostática 356
  del contenido mental 221
  del desarrollo mental 155-158 405
  del ritmo cardíaco 439
  del sueño, división de los 599-603
  en el trato sexual 205
  esquizofrénico de la personalidad 225s
  fronterizos 25ss 38 61 109s 175 227 247 250 263 391 402 448 492 496 553s 603-612
  gastrointestinales 41 107 111 183 205
  mental
    amorfo 222s
    formales 210 221 223 227 229
    fragmentado 222s
    mixto 463
  neuromusculares 540
  neurótico 112s 117 559
  neurovegetativos 111 118 250 591
  orgásmicos 308-311
  parciales de la memoria 595
  paroxísmicos 188 190
  perceptivos 294 566
  persistentes de funciones mnésicas 595
  precoz de la interacción 42
  psicógenos 140s 158-163 602
  psíquico 107 111ss 140ss 159-162 191 237 387 426
    patológico 77ss
  pupilar 307
  sexuales 308-312 375-380 540
    funcionales 613s 617s
    larvado 618
  somático 387
Tratamiento
  cadena de 185
  cognitivo del estrés 537 540
  con luces de color 334
  de choque 491 530
    en psiquiatría 529s
  de *delirium tremens* 481
  de depresivos 258ss

de la suicidalidad 480
de los trastornos del sueño 603
de urgencia 51 53 479 481ss
en grupo 544
equipo de 489
estrategia de 212
global, plan de 55 351-356
mediante electrochoque 54 72 286 347 436 468 529ss
simultáneo 480
somático 258s 334 541-547
  formas de 468
y terapia medicamentosa 148 230
Trauma 18 22 112 168s 273 297 309 366 430s 464 480 519 596
  craneocerebral 366 430 480
Travestismo 311 375 378 620
Triangulación 458s
Tribus indias 550
Trimipramina 50 54 255
Triptófano 49-53
Trisomía 270 366
Tristeza
  duelo 116s 193s 329 438 470s 476 485ss 560
  reacción de 116s 476 560
  vital 194
Trombocitos, modelo 286
Troquelado 397
Tumor 41 64 112 119 149 168 208 305 309 394s 434 464 495
Tutela 201ss 299-303

Úlcera 160 435
  gástrica 205 267 437
Umbral, medición 564
Universo controlable 398s
Urgencia
  llamada telefónica de 47 51 475 479
  psiquiátrica 475s 480 483
Urología 613

Vacío 592
Vaginismo 308ss
Validez 92 141s 213 268s 321ss 563
Valor 125 518ss
Variable
  demográfica 182
  fisiológica 290
Variantes
  de la vivencia y la conducta sexuales 375-379
  normales de los trastornos del sueño 599-603
Vejiga nerviosa 435
Venganza 17 376
Verbales, recursos 289
Verbigeración 512
Vergüenza 132 134ss 614 618
Vida, vital
  alterna doble 225

año primero, final del 337
año quinto de 339
año segundo de 121
año tercero y cuarto de 338
energía 542
fase primera 608
meses primeros de 86
mitad de la 408
plan de 30s
  inconsciente 30s
sexual 261 264 385 388 486 613
Vídeo
  autoconfrontación mediante 539
  reproducción en 539
Vigilancia 69 107 295-298 565 567 593
  caída de la 69
  centros de 593s
  disminución de la 298
  duradera 297
  grado de 107 593
Viloxacina 48 50 52 255
Vineland social maturity scale 156
Violación, violadores 377 621
Violencia, violentos 159 543
Vivencia, vivencial
  activación de las 544
  ámbito 218 296-299
  de lo impuesto 225
  del impuesto neutral 338
  delirantes 101 425
  impulsiva motoragresiva 338
  lagunas de las 336
  oniroide 427s
  precoz 224
  y conducta 392s
Vocalización 361
Voyeurismo 375 377

Warming-up process 399

Yo 21-26 29-33 37ss 60ss 64 76 87 102 105 109s 112 127-130 132 197s 220-226 230 242 246s 249 260 262-267 290s 309 322 324s 328ss 335 362 378 383s 387-391 398-402 407 435 437 442s 451 435s 463 465 485 493-497 504 511-515 526s 546 552ss 580ss 603-606 608-611 618
adulto 29ss
alienación del 221s
alteraciones del 22
análisis del 21s 24s
auxiliar 399s
conciencia del 225
debilidad del 127 219 391 553 618
defecto del 553
desdiferenciación del 226
escisión del 290
estados del 29-32
estructura del 37s 62 580
fase analítica del 24
fortaleza del 391 442s 553 610
fragmentación del 61
función del 222 224 546
ideal del 328ss 332 389
infantil 29
instancia del 328ss
instinto de autodeterminación del 388
límite entre el medio ambiente y el 225
límites del 221 225
método psicoterapéutico de reforzamiento del 442
modelo de debilidad del 230
órbita del 25
paterno-materno 29
patología del 603-606
placer 32
psicología del 22 38 60-63 197 230 249 504 525s 552ss
real 32
sentimiento del 226
super- 32 87 109s 127 197 262-265 290 328ss 377 384 387-391 485s 526 609s
tensión del 362
trastornos del 221 224s 435 603 605
  vivenciales 465s 511-514
vivencia del 221 225s
vida sexual en sintonía con el 378

Zeta, parenritmias 284
Zoofilia 377